Speckmann/Wittkowski

Bau und Funktionen des menschlichen Körpers

Praxisorientierte Anatomie und Physiologie

Unter Mitarbeit von Axel Enke

18., völlig neu bearbeitete Auflage
428 vierfarbige Abbildungen

Urban & Schwarzenberg
München–Wien–Baltimore

Anschrift der Verfasser:
Prof. Dr. med. E.-J. Speckmann
Physiologisches Institut d. Univ.
Robert-Koch-Straße 27a
48149 Münster

Prof. Dr. med. W. Wittkowski
Anatomisches Institut d. Univ.
Vesaliusweg 2–4
48149 Münster

A. Enke
Kripperstraße 51
53489 Sinzig

Lektorat; Planung: Dr. med. Dorothea Schneiderbanger, Bad Wörishofen; Annette Heuwinkel, München
Redaktion: Bernd Bretter, Stuttgart;
Annette Heuwinkel, München; Eva Pinkl, München
Herstellung: Christine Zschorn, Landshut
Zeichnungen/Fotos: Mary Anna Barratt-Dimes, Gerhard Bäuerle, Michael Budowick, Jochen Buschmann, Karl Dengler, Jonathan Dimes, Henriette Rintelen (Abbildungsnachweis im Buchanhang)

Die Deutsche Bibliothek – CIP-Einheitsaufnahme

Speckmann, Erwin-Josef:
Bau und Funktionen des menschlichen Körpers: praxisorientierte Anatomie und Physiologie / Speckmann/Wittkowski. Unter Mitarb. von Axel Enke. – 18., völlig neu bearb. Aufl. – München; Wien; Baltimore; Urban und Schwarzenberg, 1994
Bis 17. Aufl. u. d. T.: Schütz, Erich: Bau und Funktionen des menschlichen Körpers
ISBN 3-541-02648-0
NE: Wittkowski, Werner:

Satz: Typodata GmbH, München.
Printed in Germany.

ISBN 3-541-02648-0

Für

Hildegard Speckmann
mit Bettina und Thomas

Cornelia Wittkowski
mit Thomas, Helmut,
Ulrike und Maik

„Schön ist, was wir sehen –
schöner, was wir erkennen –
weitaus am schönsten aber, was wir nicht fassen können.“

Niels Stensen (1638–1686)

Vorwort

Der vorliegende Band stellt eine Fortführung des von Professor Dr. med. Dr.-Ing. E. h. E. Schütz (1902–1987) und Professor Dr. med. K. E. Rothschuh (1908–1984) verfaßten und über viele Jahrzehnte mit großem Erfolg erschienenen Buches gleichen Titels dar. Unter Beibehaltung der grundsätzlichen Ziele sind Aufbau und Gliederung von Grund auf verändert sowie Text und Abbildungen neu gestaltet worden.

Bau und Funktionen des menschlichen Körpers sind unlösbar miteinander verknüpft. Daher haben die Autoren, die seit vielen Jahren in Forschung und Lehre zusammenarbeiten, Anatomie und Physiologie eng miteinander verzahnt. Das hat den Vorteil, daß der Bau unmittelbar einen funktionellen Sinn erhält und umgekehrt die Funktion eine bauliche Grundlage. Dieses Vorhaben und das Bemühen um eine durchsichtige Systematik erleichtern nach aller Erfahrung das Lernen und Behalten.

Das Ziel dieses Buches besteht darin, eine ganzheitliche Betrachtung des menschlichen Körpers zu vermitteln. Um die Orientierung zu erleichtern, wurde der Organismus in Teilsysteme untergliedert und das Nervensystem als persönlichkeitsbildender Teil in die Mitte gerückt. Der Besprechung der Teilsysteme ist ein „Übersichtskapitel“ vorangestellt. Zur Beschreibung des Körper*baus* wurde ein großer Teil der Abbildungen neu entworfen sowie in der Regel mit deutschen Namen und mit lateinisch-griechischen Fachbezeichnungen (meistens im Singular) beschriftet; zur Erläuterung der Körper*funktionen* wurden stark vereinfachte, jedoch an der Struktur orientierte Schemata entwickelt, die die im Text beschriebenen Prozesse in graphischer Form veranschaulichen sollen. Die Abbildungen stellen also nicht nur Illustrationen zum Text dar, sondern sind ein integrierter Bestandteil der Gesamtdarstellung.

Anatomie und Physiologie werden im vorliegenden Buch in erster Linie als medizinische Disziplinen verstanden. Daraus ergibt sich zwangsläufig eine Ausrichtung der Darstellung auf das Verständnis von Krankheit und die Betreuung von Patienten im weitesten Sinne des Wortes. Die Praxisorientierung ist soweit wie möglich durch Hinweise auf konkrete Krankheitsbilder und Behandlungsweisen unterstützt worden. Damit ist das Buch besonders für Pflegekräfte und Krankengymnasten/innen geeignet. Die Mitarbeit von Herrn A. Enke war dabei eine große Hilfe. Ferner eignet es sich für Diätassistenten/innen und Medizinisch-Technische Assistenten/innen, denen anatomisch-physiologische Kenntnisse das Verständnis ihrer Arbeit erleichtern. „Hörern aller Fakultäten“, neben Medizinern insbesondere Biologen, Pharmazeuten und Biochemikern, bietet es notwendige Basisinformation über Bau und Funktionen des menschlichen Körpers. In der Psychologie spielt das Verständnis der Beziehung zwischen Körper und Seele eine immer größere Rolle, die in der modernen biologischen Psychologie und Psychobiologie ihren Niederschlag findet. Die hierfür notwendigen medizinischen Kenntnisse vermittelt dieses Werk.

Unseren Mitarbeiterinnen Frau F. Rasch und Frau J. Möllers gilt unser Dank für die Hilfe bei der Erstellung des Manuskripts. Nicht zuletzt sind wir Frau Dr. D. Schneiderbanger und Frau A. Heuwinkel vom Verlag Urban & Schwarzenberg für fruchtbare Diskussionen und wertvolle Anregungen bei der Planung und Abfassung des Buches sowie Frau H. Rintelen für die Herstellung des überwiegenden Teils der Abbildungen zu Dank verpflichtet.

Münster, im Mai 1994

E.-J. Speckmann
W. Wittkowski

Inhaltsverzeichnis

nen- und Massenkonzentration

nzentration ist der Volumen- oder Massenanteil eines Stoffes in 1 Liter (oder Milliliter) Lösungsmittel.

	1 Milliliter pro Liter	Volumenkonzentration
	1 Gramm pro Liter	Massenkonzentration
l	1 Gramm pro Deziliter	Massenkonzentration
/dl	1 Milligramm pro Deziliter	Massenkonzentration
g/l	1 Mikrogramm pro Liter	Massenkonzentration

offmengenkonzentration

bt die Zahl der Teilchen (Moleküle) an, die in 1 Liter Lösungsmittel (z.B. Blutserum) enthalten sind.

mol/l	1 mol pro Liter
mmol/l	1 tausendstel mol pro Liter

Vorsilben und Symbole einiger Zehnerpotenzwerte

Zehnerpotenz	Vorsilbe	Symbol	Zehnerpotenz	Vorsilbe	Symbol
10^6	Mega- (millionenfach)	M	10^{-2}	Centi- (hundertstel)	c
10^3	Kilo- (tausendfach)	k	10^{-3}	Milli- (tausendstel)	m
10^2	Hekto- (hundertfach)	h	10^{-6}	Mikro- (millionstel)	μ
10^1	Deka- (zehnfach)	da	10^{-9}	Nano- (milliardstel)	n
10^{-1}	Dezi- (zehntel)	d			

Umrechnungsbeziehungen zwischen einigen alten Einheiten und SI-Einheiten

Größe	Umrechnungsbeziehungen					
Kraft	1 dyn	=	10^{-5} N	1 N	=	10^5 dyn
	1 kp	=	9,81 N	1 N	=	0,102 kp
Druck	1 cm H_2O	=	98,1 Pa	1 Pa	=	0,0102 cm H_2O
	1 mm Hg	=	133 Pa	1 Pa	=	0,0075 mm Hg
	1 atm	=	101 kPa	1 kPa	=	0,0099 atm
	1 bar	=	100 kPa	1 kPa	=	0,01 bar
Energie		=	10^{-7} J	1 J	=	10^7 erg
(Arbeit)		=	9,81 J	1 J	=	0,102 mkp
(Wärmemenge)	1 cal	=	4,19 J	1 J	=	0,239 cal
Leistung	1 mkp/s	=	9,81 W	1 W	=	0,102 mkp/s
	1 PS	=	736 W	1 W	=	0,001 36 PS

Umrechnungsbeziehungen zwischen alten Konzentrationseinheiten (mg%; g%) und SI-Einheiten

Stoff	alte Einheit	SI-Einheit	Stoff	alte Einheit	SI-Einheit
Glucose	1 mg%	0,0555 mmol/l	Bilirubin	1 mg%	17,10 μmol/l
Harnstoff	1 mg%	0,1660 mmol/l	Cholesterin	1 mg%	0,0259 mmol/l
Harnsäure	1 mg%	59,48 μmol/l	Plasmaeiweiß	1 g%	10 g/l
Creatinin	1 mg%	88,40 μmol/l			

Wissenswertes

Häufig benutzte Abkürzungen in der Medizin

ACh	=	Acetylcholin
ACTH	=	adreno-corticotropes Hormon
ADH	=	adiuretisches Hormon
ADP	=	Adenosindiphosphat
AEP	=	akustisch evoziertes Potential
ANF	=	atrialer natriuretischer Faktor
Anti-A	=	Antikörper im Plasma zur Blutgruppe B
Anti-B	=	Antikörper im Plasma zur Blutgruppe A
Anti-D	=	Antikörper im Plasma von rh-negativen Individuen
AP	=	Aktionspotential
ATP	=	Adenosintriphosphat
AV-Rhythmus	=	Rhythmus des AV-Knotens
avD_{O_2}	=	arteriovenöse Differenz O_2
BSG	=	Blutsenkungsgeschwindigkeit
dpt	=	Dioptrien
EEG	=	Elektroenzephalogramm
EKG	=	Elektrokardiogramm
EMG	=	Elektromyogramm
EOG	=	Elektrookulogramm
EP	=	evozierte Potentiale
f	=	Frequenz
FSH	=	follikelstimulierendes Hormon
GFR	=	glomeruläre Filtrationsrate
5-HT	=	5-Hydroxytryptamine, Serotonin
Hb	=	Hämoglobin
HCG	=	Choriongonadotropin
HDL	=	high density lipoprotein
HLA	=	human leukocyte antigen
HMV	=	Herzminutenvolumen
HZV	=	Herzzeitvolumen
IFN	=	Interferone
Ig	=	Immunglobuline
LDL	=	low density lipoprotein
LH	=	luteinisierendes Hormon
MCH	=	mittlerer Hämoglobingehalt der Erythrozyten
MP	=	Membranpotential
NA	=	Noradrenalin
pCO_2	=	Kohlendioxidpartialdruck
pO_2	=	Sauerstoffpartialdruck
PTT	=	partial thromboplastin time
RBF	=	renaler Blutfluß
REM	=	rapid-eye-movement-Schlaf
RhD^-	=	Rhesus-negativ
RhD^+	=	Rhesus-positiv
RQ	=	Respiratorischer Quotient
SEP	=	somatosensorisch evoziertes Potential
STH	=	somatotropes Hormon
T	=	absolute Temperatur
T_3	=	Trijodthyronin
T_4	=	Thyroxin
TSH	=	thyreoideastimulierendes Hormon
VIP	=	vasoaktives intestinales Peptid
V_T	=	Atemzugvolumen
ZNS	=	Zentralnervensystem
ZVD	=	zentraler Venendruck

Abkürzungen von häufig verwendeten anatomischen Bezeichnungen

Einzahl			Mehrzahl		
A.	=	Arteria	Aa.	=	Arteriae
Lig.	=	Ligamentum	Ligg.	=	Ligamenta
M.	=	Musculus	Mm.	=	Musculi
N.	=	Nervus	Nu.	=	Nervi
R.	=	Ramus	Rr.	=	Rami
V.	=	Vena	Vv.	=	Venae

Abkürzungen von Richtungsbezeichnungen als Bestandteile anatomischer Begriffe

		männlich		deutsch
ant.	=	anterior	=	vorderer
caud.	=	caudalis	=	unten
dext.	=	dexter	=	rechts
dist.	=	distalis	=	weiter vom Rumpf entfernt
dors.	=	dorsalis	=	hinten (rückwärts)
ext.	=	externus	=	außen (i.S. von oberflächlich)
inf.	=	inferior	=	unterer
int.	=	internus	=	innen (i.S. von tief)
lat.	=	lateralis	=	außen (i.S. von seitlich)
med.	=	medialis	=	innen (als Gegensatz von seitlich)
		medius	=	mittlerer (von drei)
palm.	=	palmaris	=	in oder nach der Hohlhand zu
post.	=	posterior	=	hinterer
prof.	=	profundus	=	tief
prox.	=	proximalis	=	näher zum Rumpf liegend
sin.	=	sinister	=	links
sup.	=	superior	=	oberer
superf.	=	superficialis	=	oberflächlich
ventr.	=	ventralis	=	vorn (bauchwärts)

Bewegungsrichtungen

Flexion → Beugung
Extension → Streckung

Abduktion → vom Körper weg
Adduktion → zum Körper hin
Rotation → Drehung, Kreiselung

Achsen und Ebenen

1) **Vertikale (longitudinale) Achse** → Längsachse des Körpers.

2) **Transversale (horizontale) Achse** → Querachse.

3) **Sagittale Achse** → verläuft von der Hinter- zur Vorderfläche des Körpers.

4) **Mediansagittalebene** → teilt den Körper in zwei annähernd gleiche Hälften (Symmetrieebene).

5) **Sagittalebene** → Paramedianebene, jede parallel zur Mediansagittalebene stehende Ebene.

6) **Frontale Ebene** → eine Ebene, parallel zur Stirn.

7) **Transversale Ebenen** → stehen senkrecht zur Mediansagittalebene und zu einer Frontalebene. Bei aufrechtem Stand liegen sie horizontal.

Griechisches Alphabet

α Α Alpha	β Β Beta	γ Γ Gamma	δ Δ Delta	ε Ε Epsilon	ζ Ζ Zeta
ι Ι Jota	κ Κ Kappa	λ Λ Lambda	μ Μ My	ν Ν Ny	ξ Ξ Ksi
ρ Ρ Rho	σ Σ Sigma	τ Τ Tau	υ Υ Ypsilon	φ Φ Phi	χ Χ Chi

Bezeichnungen und Symbole der SI-Basiseinheiten

Basisgröße	Basiseinheit	Symbol
Länge	Meter	m
Masse	Kilogramm	kg
Zeit	Sekunde	s
elektrische Stromstärke	Ampere	A
thermodynamische Temperatur	Kelvin	K
Lichtstärke	Candela	cd
Stoffmenge (Substanzmenge)	Mol	mol
Frequenz	Hertz	Hz
Kraft	Newton	N
Druck	Pascal	Pa
Energie	Joule	J
Leistung	Watt	W
Elektrizitätsmenge/elektrische Ladung	Coulomb	C
elektrische Potentialdifferenz (Spannung)	Volt	V
elektrischer Widerstand	Ohm	Ω

Maße und Einheiten

Länge		1 Meter	1 m
	1 hundertstel Meter	1 Zentimeter	1 cm
	1 tausendstel Meter	1 Millimeter	1 mm
	1 millionstel Meter	1 Mikrometer	1 µm
	1 milliardstel Meter	1 Nanometer	1 nm

Volumen Das Volumen ist eine von der Länge abgeleitete Einheit. 1 Liter entspricht dem Volumen eines Würfels von je 10 cm Länge, Breite und Tiefe.

		1 Liter	1 l = 1000 cm^3
	1 zehntel Liter	1 Deziliter	1 dl = 100 cm^3
	1 tausendstel Liter	1 Milliliter	1 ml = 1 cm^3
	1 millionstel Liter	1 Mikroliter	1 µl = 1 mm^3
	1 milliardstel Liter	1 Nanoliter	1 nl
Masse	1000 Gramm	1 Kilogramm	1 kg
		1 Gramm	1 g
	1 tausendstel Gramm	1 Milligramm	1 mg
	1 millionstel Gramm	1 Mikrogramm	1 µg

1 Einleitung: Gesamtsystem des Organismus und funktionelle Ausrichtung

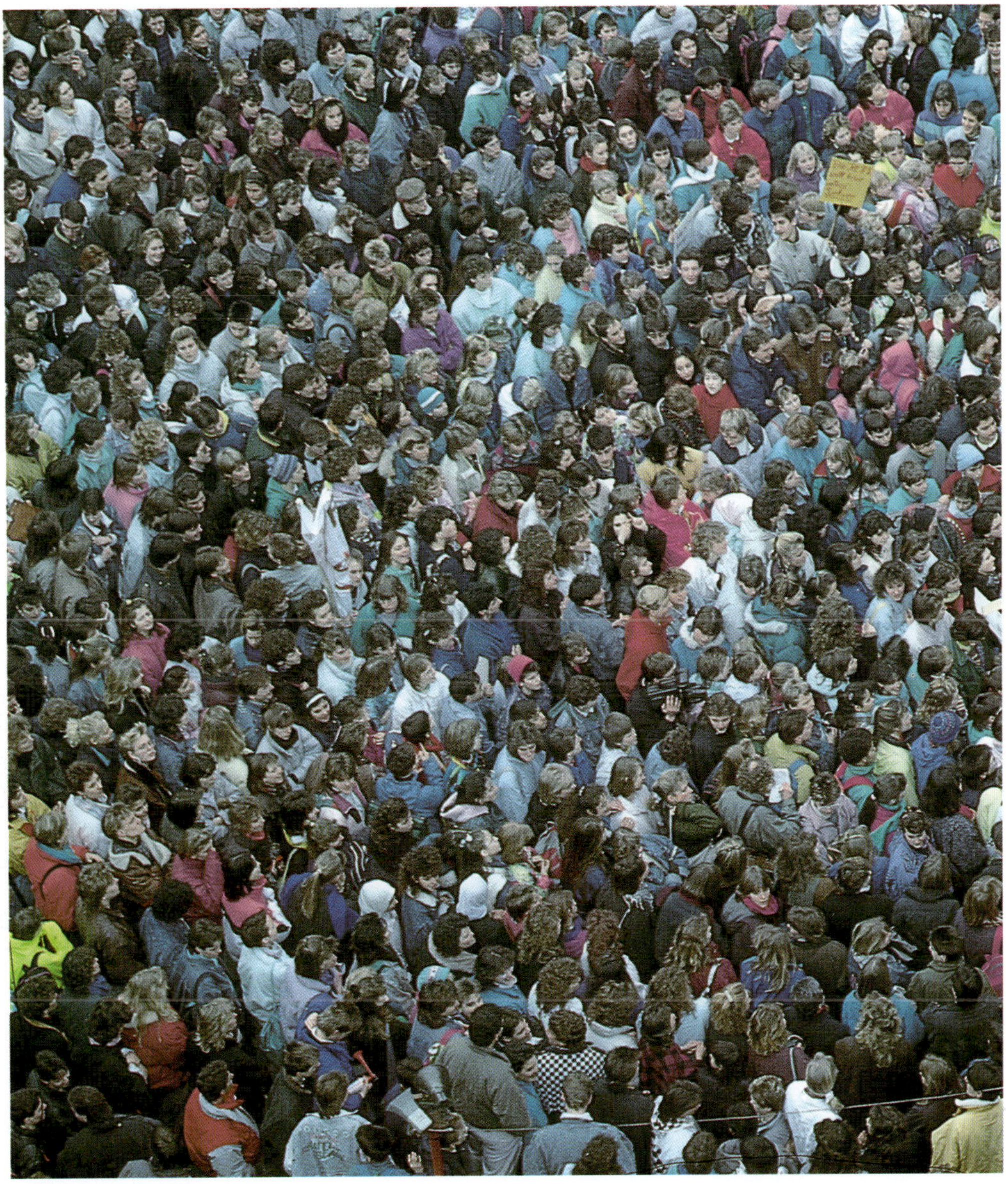

Jedes Lebewesen braucht für seine Existenz eine geeignete **Umwelt**. Der Organismus steht in enger Wechselwirkung mit dieser Umwelt. Darauf ist die gesamte funktionelle Organisation des Menschen ausgerichtet.

Die **Wechselwirkung** mit der Umwelt umfaßt zum einen die bewußte Wahrnehmung der Außenwelt durch den Organismus. Diese Funktion übernimmt das Sinnessystem, das als **sensorisches System** bezeichnet wird (Abb. 1-1). Zum anderen reagiert der Organismus auf die Umwelt oder wirkt auf diese durch ein Bewegungssystem ein, das **motorisches System** genannt wird (Abb. 1-1). Beide Systeme besitzen als wesentlichen Baustein Nervengewebe und sind deshalb insgesamt dem **Nervensystem** zuzurechnen. So ermöglicht das Nervensystem dem menschlichen Organismus, mit seiner Umwelt in wechselseitige Beziehung zu treten. Gleichzeitig bildet es die materielle Grundlage für das Bewußtsein, für geistige und seelische Vorgänge.

Sensorisches und motorisches System, die eine direkte Verbindung mit der Umwelt herstellen, können ihre Funktion nur aufrechterhalten, wenn genügend Substrate (z.B. Nährstoffe) für ihren **Stoffwechsel** zur Verfügung stehen und die anfallenden End- und Zwischenprodukte des Stoffwechsels abgeführt werden. Verschiedene Organe leisten diese Zubringerdienste (Abb. 1-1):

- Die Aufnahme der Stoffwechselsubstrate aus der Nahrung und aus der Atemluft übernimmt der Magen-Darmkanal mit seinen Anhangorganen bzw. die Lunge.
- Für den Stofftransport im Organismus sorgen die Organe des Blutkreislaufs.
- Das Ausscheiden der Stoffwechselendprodukte erfolgt über Darm, Niere und Lunge.

Zahlreiche spezialisierte Organe übernehmen also die Einzelfunktionen im Versorgungsteil des Organismus. Für die einwandfreie Funktion des Organismus ist es notwendig, daß die Organe zu einer Gesamtleistung koordiniert werden. Diese Aufgabe übernehmen das **vegetative Nervensystem** und das **endokrine System** (Abb. 1-1). Beide Koordinationssysteme sind aufeinander abgestimmt.

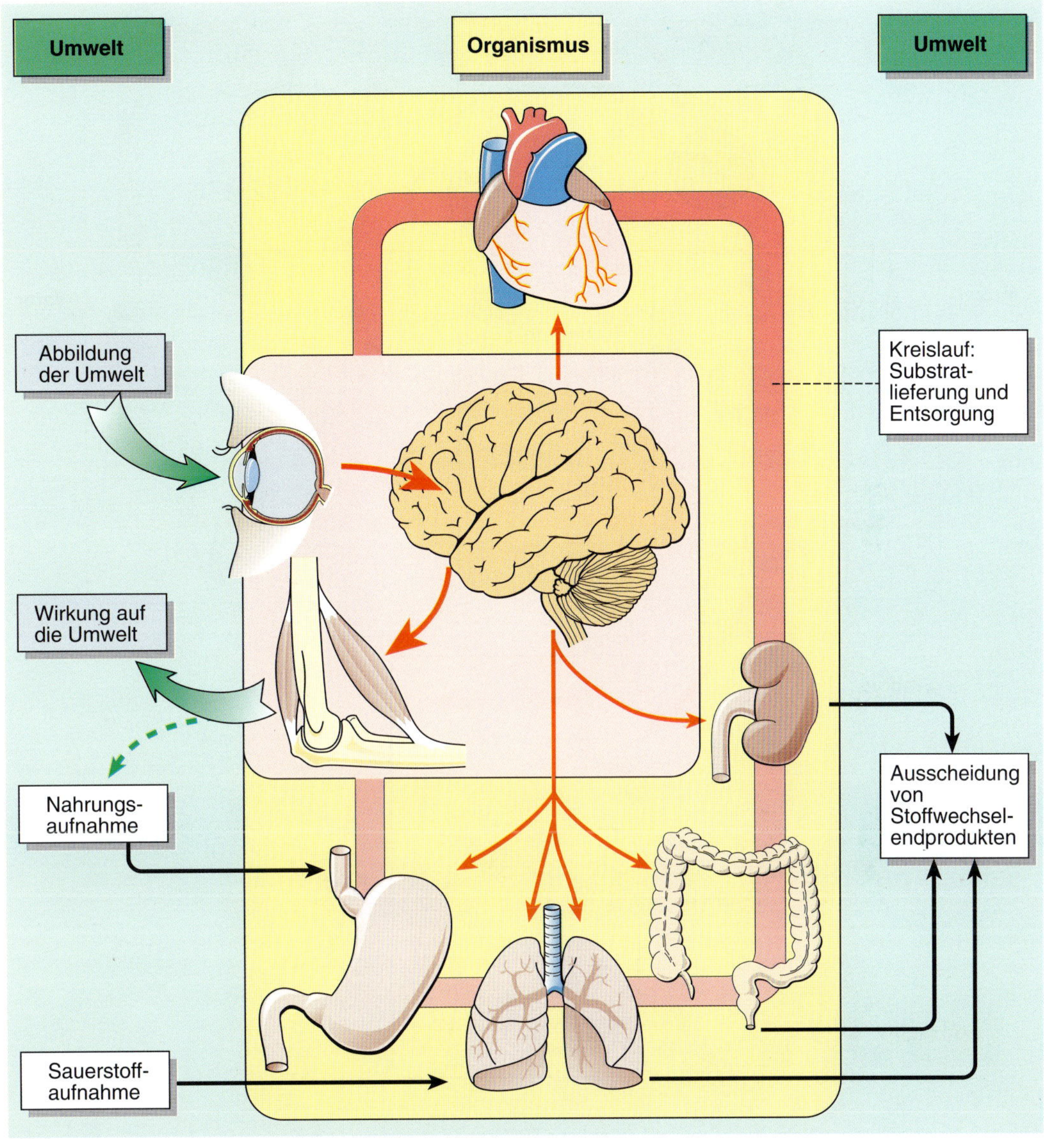

Abb.1-1 Der menschliche Organismus in Wechselbeziehung mit seiner Umwelt.

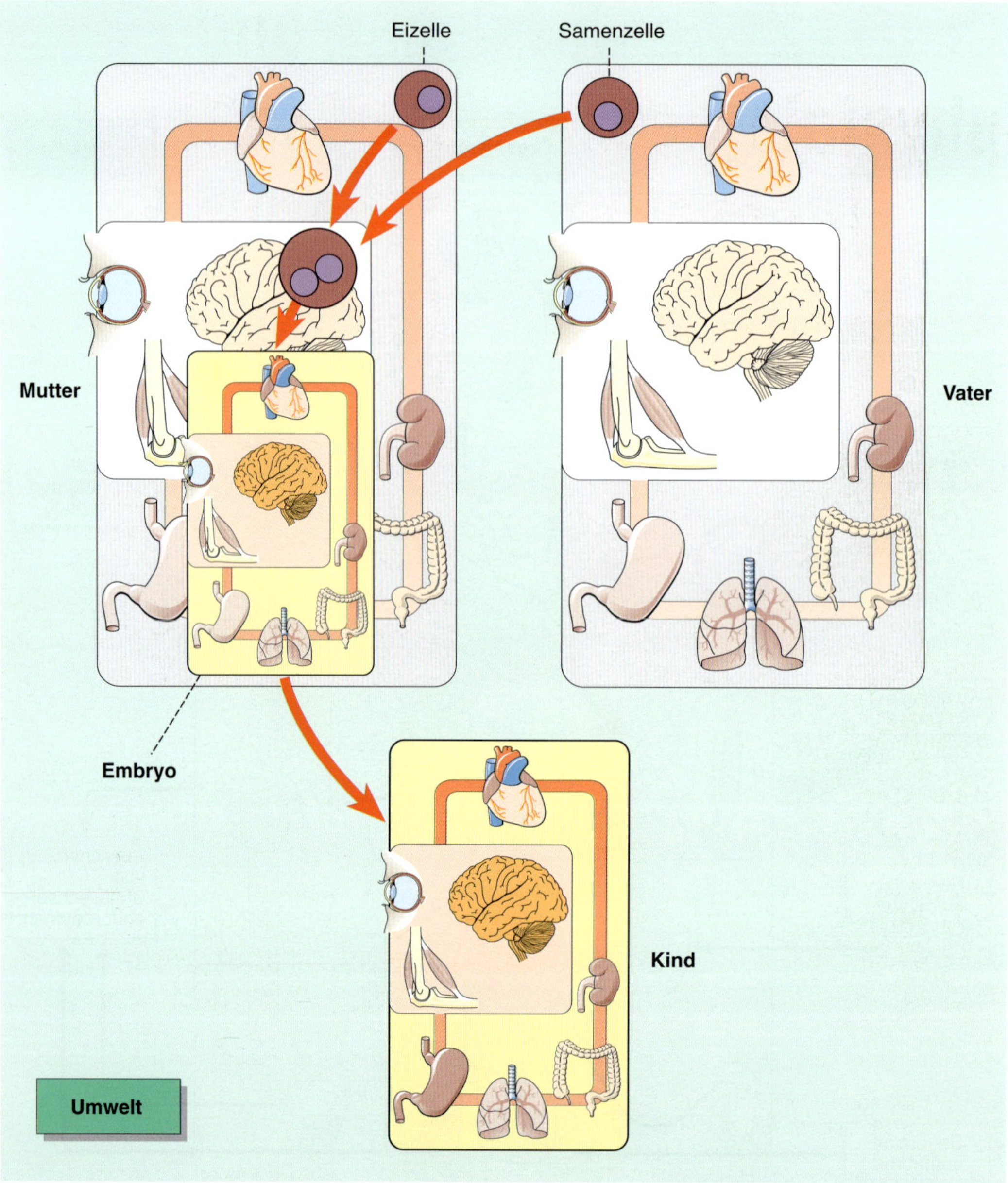

Abb.1-2 Neues Leben entsteht. Weibliche und männliche Funktionssysteme zur Fortpflanzung.

Die **Fortpflanzung** erfordert zusätzliche geschlechtsspezifische Funktionssysteme. Abb. 1-2 zeigt, daß im männlichen wie im weiblichen Organismus Keimzellen gebildet werden (Eierstock und Hoden).

Wenn die männliche Keimzelle in den weiblichen Organismus gelangt, kann es zu einer Verschmelzung der männlichen und weiblichen Keimzelle kommen. Durch diesen Vorgang der Befruchtung entsteht ein neues Lebewesen. Der weibliche Organismus bildet die direkte Umwelt für das Kind und übernimmt seine Versorgung bis zur Geburt (Abb. 1-2). Nach der Geburt ändern sich die Umweltbedingungen für das Kind. Sie entsprechen dann den Verhältnissen beim erwachsenen Organismus, wie sie oben skizziert sind.

2 Anatomische und physiologische Organisation des Menschen im Überblick

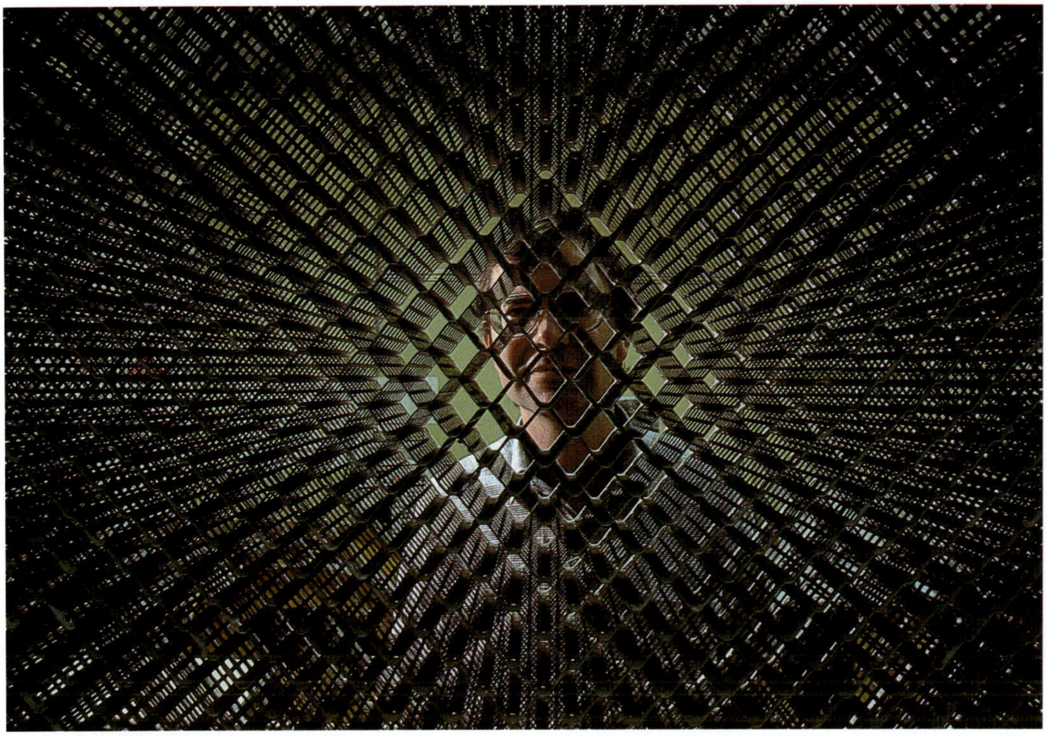

2

Die Gesamtfunktion des Organismus ermöglichen verschiedene Teilsysteme. Der folgende knappe Überblick gibt Informationen über:

- Funktion und Bau dieser Systeme.
- Die Einzelfunktion und deren Einbindung in die Gesamtfunktion.
- Die äußere Form einzelner Organsysteme (Morphologie) und deren räumliche Beziehung zum Gesamtkörper (Topographie; Lagebeschreibung Abb. 2-1).

2.1 Wechselwirkungen des Organismus mit der Umwelt: Sensorik (Sinnessystem)

Das sensorische System nimmt Informationen aus der Umwelt auf, leitet sie weiter und verarbeitet sie im Zentralnervensystem zu Empfindungen und bewußten **Wahrnehmungen**. Dies ermöglichen **Signale** (Reize), die von der Außenwelt ausgehen und die im Organismus Reaktionen auslösen. Diese Reize

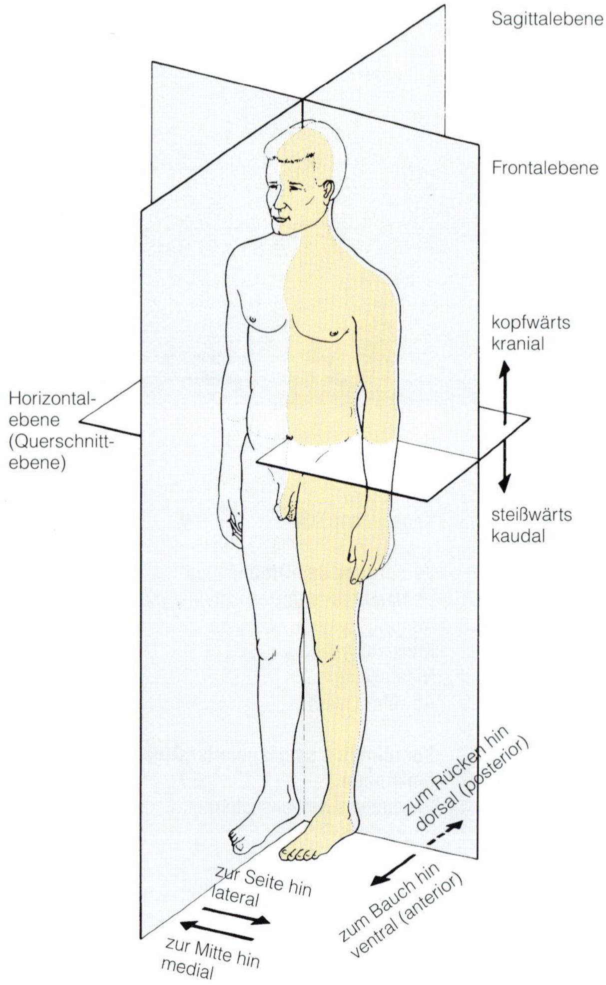

Abb. 2-1 Die wichtigsten Ebenen des menschlichen Körpers sowie Richtungsbezeichnungen zur Beschreibung der Lage der Körperteile.

können einerseits in Form von Energie auftreten. So werden durch Schallwellen im **Hörsystem** (auditorisches System) und durch das Licht im **Sehsystem** (visuelles System) Reaktionen hervorgerufen. Andererseits bestehen diese Signale auch aus bestimmten Molekülen, die als Riech- oder Geschmacksstoffe auf das **Riech-** oder **Geschmackssystem** (olfaktorisches oder gustatorisches System) einwirken. Die Strukturen, die die Umweltreize unmittelbar aufnehmen, heißen **Rezeptoren**. Die Signale aus der Umwelt lösen in ihnen und in den angeschlossenen Nervenfasern elektrische Potentiale oder Potentialmuster aus. Dadurch werden die Informationen aus der Umwelt in elektrische Signale des Nervensystems verschlüsselt. Für die Aufnahme verschiedener Reize stehen die folgenden spezialisierten Sinnesorgane zur Verfügung.

2.1.1 Haut, Muskulatur, Eingeweide und Schmerz-, Tast-, Temperaturempfindungen (System der somatoviszeralen Sensibilität)

Für die Reizaufnahme im System der somatoviszeralen Sensibilität sind verschiedene Rezeptortypen bekannt:

- Rezeptoren, die durch mechanische Reize wie Druck, Berührung, Veränderung der Gelenkstellungen erregt werden und dementsprechend **Mechanorezeptoren** heißen. Sie sind z. B. für den Tastsinn notwendig (Mechanorezeption).
- Rezeptoren, die die lokale Gewebstemperatur registrieren (**Thermorezeptoren**) und damit zur Thermorezeption (Temperatursinn) führen.
- Rezeptoren, die durch gewebsschädigende Reize (Noxen) aktiviert und daher **Nocizeptoren** genannt werden. Sie bilden die Grundlage der Schmerzempfindung (Nocizeption).

Die Rezeptoren im System der somato-viszeralen Sensibilität befinden sich in verschiedenen Schichten der Haut, in der Muskulatur, in den Sehnen und in den Gelenken (somatischer Bereich), aber auch in den Eingeweiden (viszeraler Bereich). Die Rezeptoren sind über sensible Hautnerven mit segmentalen Abschnitten des Rückenmarks verbunden, so daß bestimmte Hautabschnitte Rückenmarkssegmenten zugeordnet werden können (Abb. 2-2, 2-3, 2-6). Diese Hautareale heißen **Dermatome**. Im Bereich des Rumpfes dehnen sie sich gürtelartig aus, im Bereich der Gliedmaßen verlaufen sie meist streifenförmig vom Schultergürtel in Richtung Hand oder vom Beckengürtel zum Fuß.

2.1.2 Auge und Sehen (Visuelles System)

Das visuelle System nimmt einen kleinen Teil der **elektromagnetischen Wellen**, nämlich das Licht, mit Hilfe des Auges aus der Umwelt auf. Das Auge erfüllt dabei eine doppelte Funktion. Es entwirft mit Hilfe der Lichtstrahlen ein Abbild der Umwelt an der Augenhinterwand und tastet dieses durch lichtempfindliche Rezeptoren (**Fotorezeptoren**) ab.

Das Auge ist mit seinen Anhangsstrukturen in die **Augenhöhle** (Orbita) eingebettet (Abb. 2-4). Diese hat die Form einer Hohlpyramide, deren Spitze nach hinten (innen) und deren Basis nach vorne (außen) gerichtet ist. Die Wand der Augenhöhle wird von verschiedenen Knochen der Schädelbasis und des Gesichtsschädels gebildet. Der kugelige **Augapfel** (Bulbus) liegt in der vorderen Hälfte der Augenhöhle. Mit der Hornhaut wölbt er sich am vorderen Pol vor. Von seinem hinteren Pol zieht der Sehnerv zum Gehirn. Wie der Gelenkkopf in einem Kugelgelenk kann der Augapfel durch die Augenmuskeln in alle Richtungen bewegt werden. Im oberen seitlichen Abschnitt der Augenhöhle liegt die Tränendrüse.

2.1.3 Ohr und Hören (Auditorisches System)

Das auditorische System nimmt mit Hilfe des Ohres mechanische **Schwingungen** aus der Umwelt auf und verarbeitet sie. Das Übertragungsmedium ist in der Regel die Luft.

Die Schwingungen werden allgemein als Schall bezeichnet. Mit Hilfe des auditorischen Systems sind Schwingungen mit Frequenzen von 20 bis 16000 pro Sekunde (20 Hz bis 16 kHz) wahrnehmbar. Ähnlich wie das Auge erfüllt das Ohr dabei eine doppelte Funktion: Es entwirft ein „Bild“ des Schalls aus der Umwelt und tastet dieses „Bild“ dann mit Hilfe von Rezeptoren ab.

Das Hörorgan (Abb. 2-4) wird gegliedert in:

- äußeres Ohr
- Mittelohr
- Innenohr

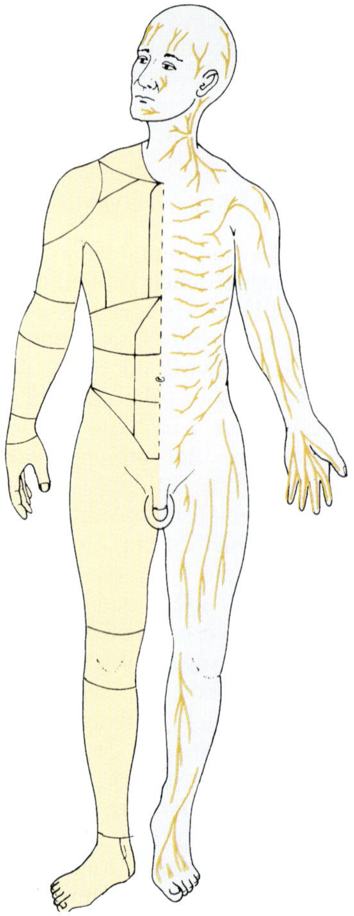

Abb. 2-2 Hautregionen (rechte Körperseite) und Hautnerven (linke Körperseite); Vorderansicht.

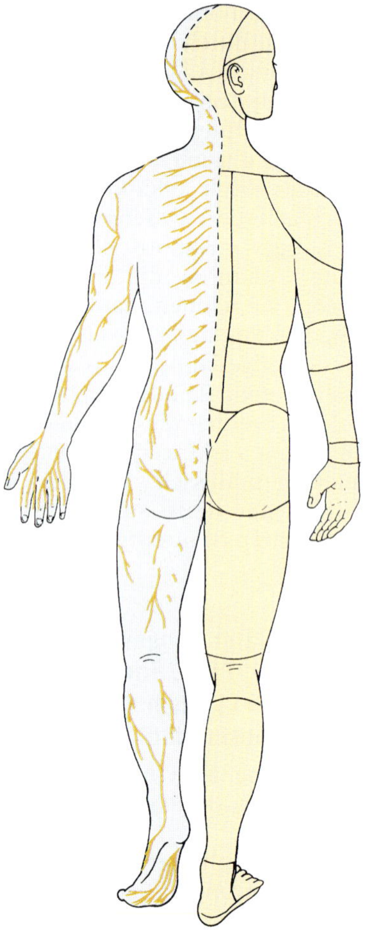

Abb. 2-3 Hautregionen (rechte Körperseite) und Hautnerven (linke Körperseite); Rückansicht.

Das **äußere Ohr** besteht aus Ohrmuschel, Gehörgang und Trommelfell. Die Ohrmuschel ist eine von Haut überzogene elastische Knorpelplatte, die sich zum Gehörgang hin trichterförmig verengt. Der Gehörgang liegt zwischen Kiefergelenk und Warzenfortsatz der Schädelbasis. Er besitzt eine teils knorpelige, teils knöcherne Wand und verläuft mit zwei leichten Biegungen nahezu horizontal. Das **Mittelohr** besteht aus der Paukenhöhle, einem schmalen Raum innerhalb des Schläfenbeins, der die Gehörknöchelchen enthält. Diese bilden eine bewegliche Kette zwischen dem Trommelfell und dem Vorhoffenster (Fenestra vestibuli) des Innenohrs. Über die Eustachische Röhre (Tuba auditiva) ist die Paukenhöhle mit dem Nasenrachenraum verbunden. Dieser mit Schleimhaut ausgekleidete Gang wird ebenso wie der äußere Gehörgang teils knöchern, teils bindegewebig-knorpelig begrenzt. Das **Innenohr** (Abb. 2-4) besteht aus kompliziert gebauten, häutig ausgekleideten Hohlräumen, dem sog. Labyrinth.

Der Empfangsapparat des auditorischen Systems hat die Form eines Schneckenhauses und heißt daher Schnecke (Cochlea). Von den Rezeptoren des auditorischen Systems laufen Nervenfasern zum Gehirn.

2.1.4 Vorraum und Bogengänge im Innenohr und Beschleunigungsempfindung (Vestibuläres System)

Das Vestibularissystem registriert mechanische **Beschleunigungen** des Kopfes. Dabei spielt es keine Rolle, ob der Kopf durch die eigenen Muskeln oder durch eine Kraft von außen beschleunigt wird. Grundsätzlich er-

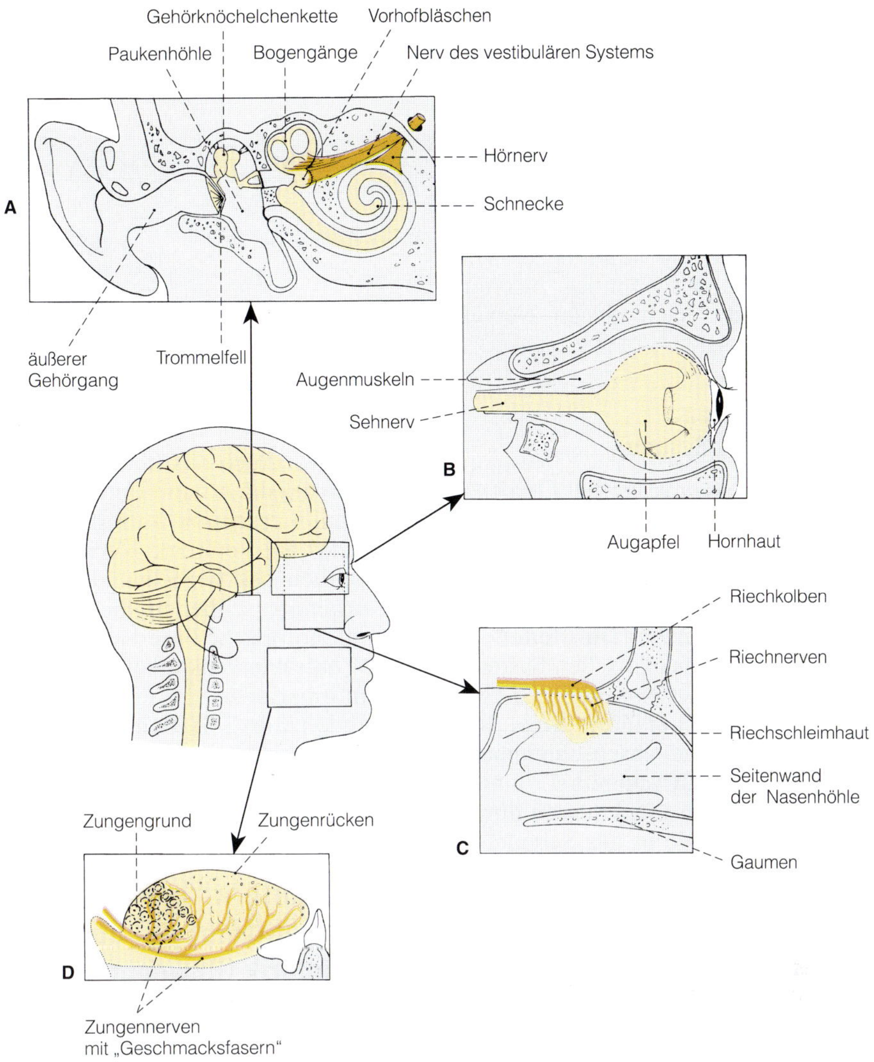

Abb. 2-4 Lage und Bau der Sinnesorgane im Kopfbereich.
A: Ohr mit Hörsystem (auditorisches System) und System zur Beschleunigungsempfindung (vestibuläres System).
B: Auge mit Sehnerv und Augenmuskeln (visuelles System).
C: laterale Nasenwand mit Riechschleimhaut (olfaktorisches System).
D: Zunge mit Nerven für die Geschmacksempfindung (gustatorisches System).

faßt der rezeptive Apparat, der zum größten Teil im Vorraum (Vestibulum) des Innenohres liegt und von daher seine Bezeichnung hat, geradlinige Beschleunigungen und Drehbeschleunigungen (Abb. 2-4). Um diese zu registrieren, verfügt das vestibuläre System über zwei rezeptive Teilapparate:

- Zur Aufnahme der geradlinigen Beschleunigungen dienen die Vorhofbläschen mit den Maculaorganen.
- Das Registrieren der Drehbeschleunigungen übernehmen die Bogengänge mit den Bogengangsorganen.

Die Bogengänge liegen wie die Schnecke des Hörorgans im Labyrinth der Felsenbeinpyramide. Von den Macula- und Bogengangsorganen ziehen Nervenfasern zum Gehirn.

2.1.5 Zunge und Schmecken (Gustatorisches System)

Das gustatorische System ist für Geschmacksempfindungen verantwortlich. Im Gegensatz zu den bisher besprochenen sensorischen Teilsystemen werden hier die Empfindungen primär nicht durch Einwirkung von Energie, sondern durch die Anwesenheit bestimmter Stoffe (**Geschmacksstoffe**) in Rezeptornähe ausgelöst.

Die **Geschmacksknospen** enthalten die Sensoren des gustatorischen Systems. Sie liegen vor allem im Schleimhautepithel von Zungenrücken und Zungengrund (Abb. 2-4). Weitere Sensoren befinden sich an Gaumen, hinterer Rachenwand und Kehldeckel. Die von den Rezeptoren ausgehenden Nervenfasern verlaufen mit verschiedenen Nerven zum Gehirn (Abb. 2-4).

2.1.6 Nase und Riechen (Olfaktorisches System)

Das olfaktorische System vermittelt Geruchsempfindungen. Ähnlich wie beim gustatorischen System stehen beim olfaktorischen System die Rezeptoren in einem direkten Kontakt mit der Umwelt und reagieren auf in der Luft schwebende Substanzen (**Duftstoffe**).

Die Rezeptoren des olfaktorischen Systems liegen im Dachbereich der Nasenhöhle (Abb. 2-4). Dort befindet sich ein kleines Areal (Regio olfactoria), in dem die Nasenschleimhaut zur Riechschleimhaut (**Riechepithel**) umgebaut ist. Von dort ziehen Riechnerven durch das Dach der Nasenhöhle in das Schädelinnere zum Riechkolben (Bulbus olfactorius), der mit dem Gehirn verbunden ist.

2.1.7 Zentralnervensystem und Verarbeitung der Information aus der Umwelt

Insgesamt nehmen Rezeptoren der verschiedenen sensorischen Teilsysteme die Informationen aus der Umwelt auf und leiten sie über Nervenfasern zum **Zentralnervensystem**, das aus Gehirn und Rückenmark besteht.

Das **Gehirn** liegt mit Nerven, Gefäßen und umgebenden Hirnhäuten im Hirnschädel, einem bis auf wenige Öffnungen geschlossenen Raum. Es ist zusätzlich mit Hirnflüssigkeit zum Schutz ummantelt. Unter der Schädelkalotte befindet sich das Großhirn mit seinen verschiedenen Lappen (Abb. 2-5). Der Hirnstamm liegt auf der knöchernen Schädelbasis.

Am Hinterhauptsloch (Foramen occipitale magnum) geht der Hirnstamm in das **Rückenmark** über (Abb. 2-6). Dieses liegt im Wirbelkanal, der vorne von Wirbelkörpern und Zwischenwirbelscheiben, seitlich und hinten von Wirbelbögen und Bändern be-

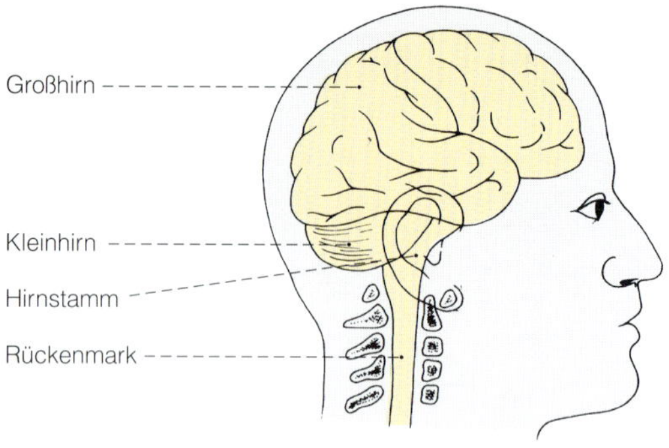

Abb. 2-5 Großhirn, Kleinhirn, Hirnstamm und Halsteil des Rückenmarks; seitliche Ansicht.

grenzt wird. Auch das Rückenmark ist durch Rückenmarkshäute und durch einen Flüssigkeitsmantel geschützt. In regelmäßiger Folge bildet das Rückenmark Nervenwurzeln, die sich seitlich des Wirbelkanals zu Spinalnerven zusammenschließen. Sie enthalten sensible und motorische Fasern.

Im Zentralnervensystem gelangen die Umweltinformationen überwiegend in die Großhirnrinde (Abb. 2-5). Dort werden sie in Zusammenarbeit mit weiteren Hirnstrukturen zu Empfindungen und bewußten Wahrnehmungen verarbeitet.

2.2 Wechselwirkung des Organismus mit der Umwelt: Motorik (Bewegungssystem)

Das motorische System kontrolliert den Kontraktionszustand der quergestreiften Skelettmuskulatur. Es stützt das Skelett und ermöglicht damit dem Organismus Haltung (**Stütz- und Haltemotorik**). Weiterhin ermöglicht das motorische System zielgerichtete Bewegungen (**Zielmotorik**). Die Zielmotorik läßt sich in eine unbewußte und in eine bewußte Form, auch Willkürmotorik genannt, unterteilen.

2.2.1 Stütz- und Haltemotorik

Die Hauptaufgabe des Systems der Stütz- und Haltemotorik ist, die Länge der Muskeln auf einem vorgegebenen Wert konstant zu halten. Auf diese Weise ist es möglich, die gelenkig verbundenen Teile des Skeletts untereinander zu fixieren. Erst dadurch kann der Mensch stehen oder sitzen. Die dafür notwendige Dauerkontraktion der Muskulatur

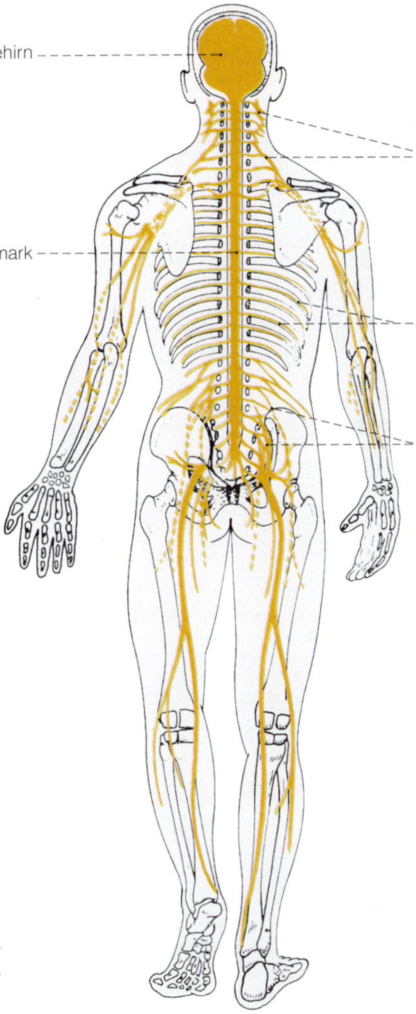

Abb. 2-6 Rückenmark und Rückenmarksnerven in Stamm und Gliedmaßen; Rückansicht.

(Tonus) wird im wesentlichen durch Verbindungen der Muskulatur mit sensorischen und motorischen Nervenzellen (reflektorisch) aufrechterhalten.

2.2.2 Zielmotorik

Die Zielmotorik ermöglicht auf einen Zweck ausgerichtete Bewegungen. Dabei wird die Muskellänge zielgerichtet verändert. Dieser Vorgang kann überwiegend reflektorisch ablaufen (unbewußte Zielmotorik) oder unter Einschaltung des Bewußtseins durch das Gehirn eingeleitet werden (bewußte Zielmotorik).

- Die **unbewußte Zielmotorik** wird in der Regel durch Reizung von Hautrezeptoren ausgelöst und führt über vorgegebene neuronale Verschaltungen im Rückenmark schließlich zur Kontraktion von Muskelgruppen. Dadurch entstehen weitgehend gleichförmige Bewegungen, die durch den Organismus nur wenig veränderbar sind.
- Die **bewußte Zielmotorik** führt vor allem fein abgestufte Bewegungen oder differenzierte Bewegungsfolgen unter primärer Beteiligung des Bewußtseins aus. Verschiedene Stufen der neuronalen Informationsverarbeitung sind dabei zu durchlaufen. Am Beginn steht die Bewegungsplanung oder ein sog. „primärer Willkürimpuls“. Daran sind offensichtlich verschiedene Einzelstrukturen des Gehirns beteiligt. Dabei entstehen unter Beteiligung der Hirnrinde komplexe motorische Programme, die als Erregungsmuster in das Rückenmark ab-

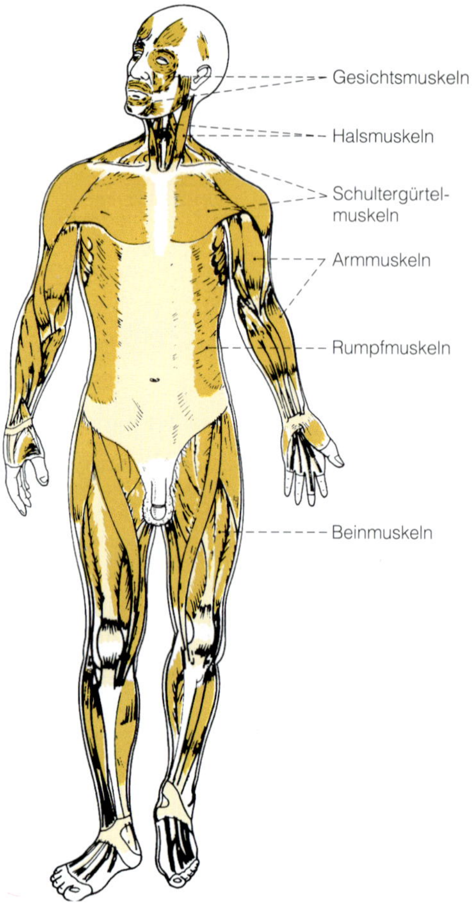

Abb. 2-7 Oberflächlich gelegene Muskeln des Körpers; Vorderansicht.

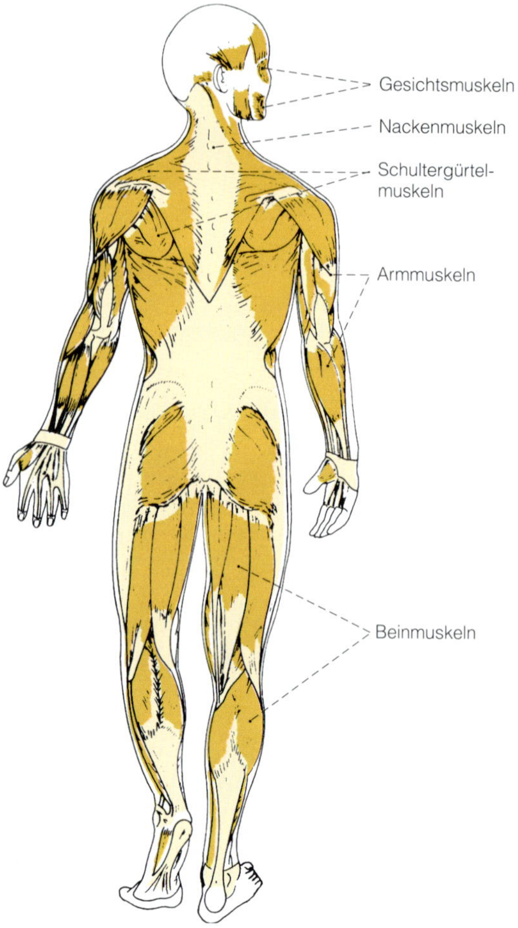

Abb. 2-8 Oberflächlich gelegene Muskeln des Körpers; Rückansicht.

steigen und dann über Nerven der Skelettmuskulatur zugeleitet werden.

Ausprägung und Verteilung der Muskulatur sind für das Oberflächenrelief des menschlichen Körpers bedeutsam (Abb. 2-7, 2-8). Etwa 400 einzelne Muskeln bewegen die Elemente des Skeletts und sind häufig gruppenweise zu Funktionssystemen zusammengesetzt. Sie wirken als elastische Gurte und setzen dadurch die Biegungsbelastung der langen Röhrenknochen herab.

Es gibt Rumpf-, Gliedmaßen- und Kopf-Halsmuskeln (Abb. 2-7, 2-8). Die **Rumpfmuskeln** festigen die Wirbelsäule als Achsenskelett des Rumpfes (Haltefunktion), bewegen sie aber auch in allen Abschnitten, d.h. nach vorne beugen, nach hinten strecken, nach den Seiten neigen oder in sich drehen. Außerdem bilden sie die schützende Wandung der Eingeweidehöhlen und sorgen für rhythmische Atembewegungen.

Der Rumpf ist aber auch Basis für die Bewegungen der Gliedmaßen. Er besitzt dazu **Extremitätenmuskeln**. Oberflächlich gelegene Muskelgruppen an der Vorder- und Rückseite des Rumpfes ziehen zum Schulterblatt oder zum Oberarm und sorgen damit für die Befestigung und ausgiebige Bewegung des Schultergürtels. Der Beckengürtel trägt und überträgt das Rumpfgewicht auf die Beine. In Anordnung und Funktion der Muskeln gibt es zahlreiche Parallelen zwischen oberen und unteren Gliedmaßen. So sind Schulter- und Hüftgelenk jeweils von einem kräftigen Muskelmantel umgeben, der Bewegungen in alle Richtungen des Raumes ermöglicht. Die Muskeln an Vorder- und Rückseite von Oberarm bzw. Oberschenkel dienen vor allem den Bewegungen im Ellenbogen- bzw. Kniegelenk. Unterarm- bzw. Unterschenkelmuskeln sind in erster Linie für die Bewegungen von Hand und Fingern bzw. Fuß und Zehen verantwortlich.

Der Rumpf ist auch der Ausgangspunkt für die große Beweglichkeit des Kopfes, die durch das komplizierte Zusammenspiel von **Hals- und Nackenmuskeln** möglich ist. Die Ausdruckskraft der Bewegungen von Kopf und Arm sowie der Mimik ist sehr viel größer als die von Rumpf und unteren Extremitäten.

2.2.3 Knochenapparat

Das Knochenskelett bestimmt in besonderem Maße Gestalt und Proportionen des Menschen. Der Körper eines Erwachsenen enthält über 200 Knochen (Abb. 2-9, 2-10, 2-11). Sie werden der Form nach unterschieden:
- lange Knochen mit einem markhaltigen Hohlraum (Röhrenknochen), z.B. Oberarm- oder Oberschenkelknochen
- kurze Knochen, z. B. Handwurzelknochen
- platte Knochen, z. B. Schädel- und Beckenknochen oder Schulterblatt
- unregelmäßig geformte Knochen, z.B. am Gesichtsschädel.

Die einzelnen Knochen des Skeletts stehen untereinander in einer mehr oder minder beweglichen Verbindung (Abb. 2-9, 2-10, 2-11). Es handelt sich meist um Gelenke, bei denen die Form der zusammentreffenden Knochen und die Weite der Gelenkkapsel bzw. der Verstärkungsbänder die Beweglichkeit bestimmt.

Das Skelett ist in folgende Abschnitte zu gliedern:
- Kopf (knöcherner Schädel)
- Hals (Halswirbelsäule)
- Rumpfskelett mit Wirbelsäule und Brustkorb
- obere Extremität (Schultergürtel und freie obere Extremität)
- untere Extremität (Becken und freie untere Extremität).

2

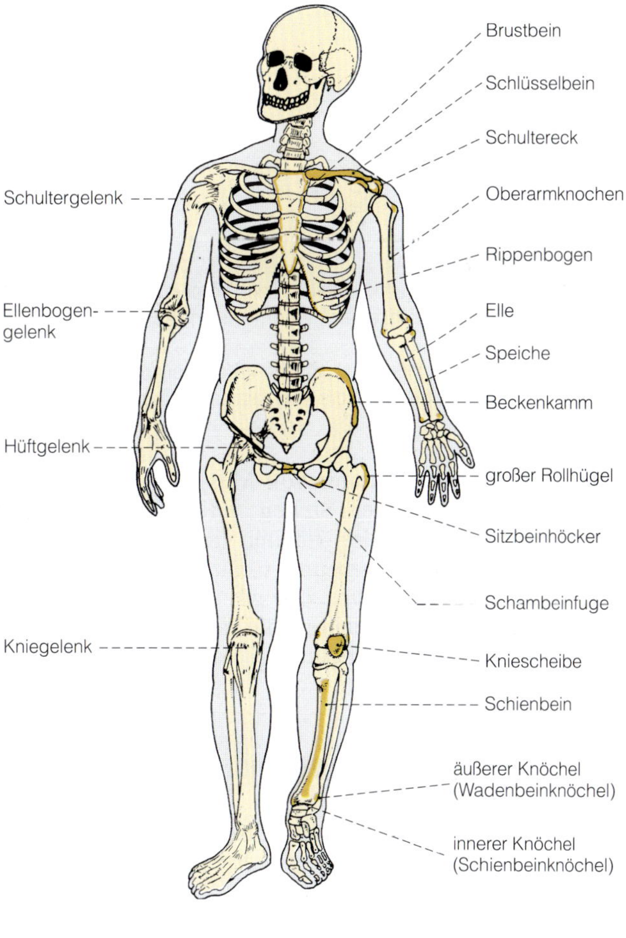

Abb. 2-9 Knochenskelett, Gelenke (linke Körperseite) und Bandapparat der Gelenke (rechte Körperseite); Vorderansicht.
Dunkle Tönung an der linken Körperseite = Knochenvorsprünge und Gelenke, die durch die Haut tastbar sind.

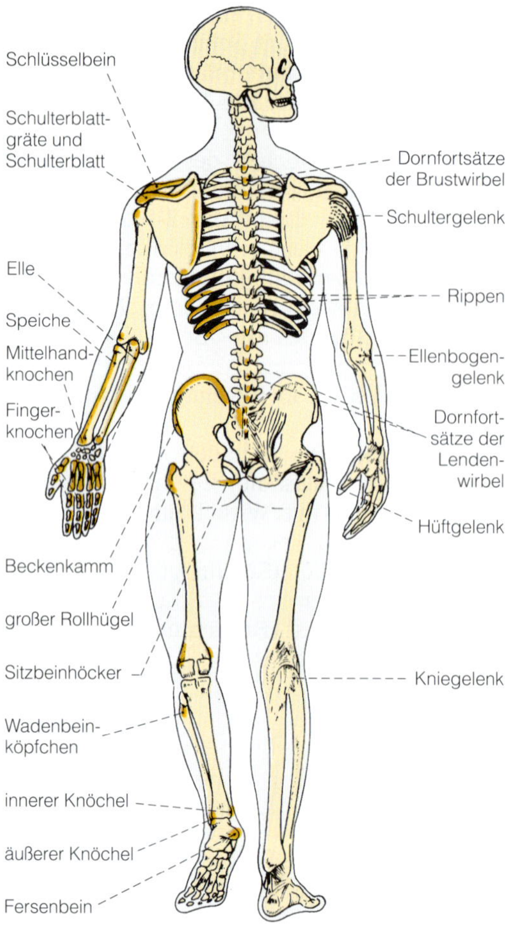

Abb. 2-10 Knochenskelett, Gelenke (linke Körperseite) und Bandapparat der Gelenke (rechte Körperseite); Rückansicht.
Dunkle Tönung an der linken Körperseite = Knochenvorsprünge und Gelenke, die durch die Haut tastbar sind.

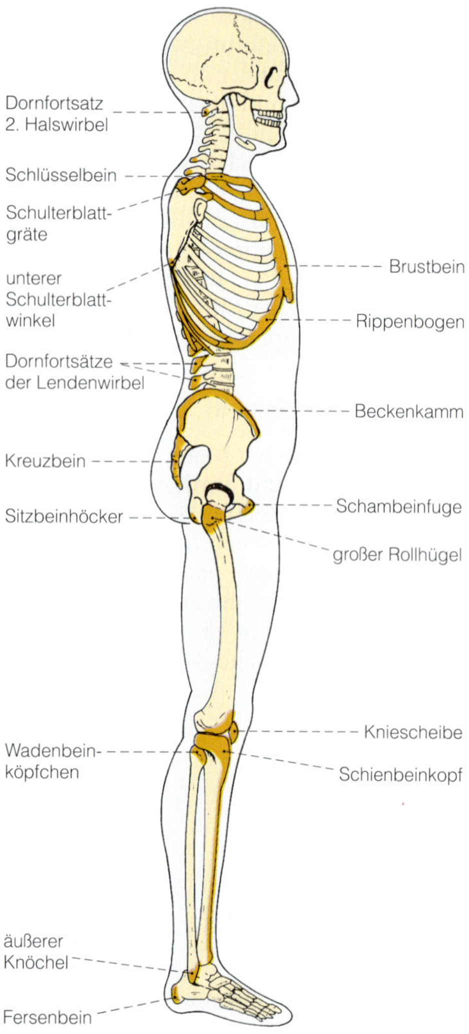

Abb. 2-11 Knochenskelett; rechte Seitenansicht.
Dunkle Tönung = Knochenvorsprünge und Gelenke, die durch die Haut tastbar sind.

Die Knochen sind meistens von Muskulatur bedeckt. Es gibt jedoch Stellen, an denen Knochenvorsprünge oder -flächen unmittelbar unter der Haut liegen und somit tastbar sind (Abb. 2-9, 2-10, 2-11). Das gilt auch für viele Gelenke. Dies erleichtert die räumliche Orientierung und ist hilfreich bei der Krankenuntersuchung.

2.3 Versorgung des Organismus

Für die Informationsverarbeitung im Nervensystem ist die Bereitstellung von Energie im Stoffwechsel der einzelnen Zellen notwendig. Dazu müssen Substrate in die Zellen befördert und Stoffwechselendprodukte aus den Zellen entfernt werden. Diese Aufgaben übernimmt der sog. Versorgungsteil des Organismus.

2.3.1 Verdauungs- und Resorptionssystem

Die Stoffe, die für die **Energiegewinnung** notwendig sind, werden teilweise mit der Nahrung zugeführt. Sie können jedoch in dieser Form nicht von den Zellen des Organismus aufgenommen werden. Es ist eine Verdauung notwendig. Verschiedene Teile des Verdauungstraktes zerkleinern, verflüssigen und spalten die Nahrungsmittel durch Enzyme. Dabei sind Mundhöhle, Speiseröhre, Magen, Dünn- und Dickdarm funktionell hintereinander geschaltet. Die in die Grundbausteine zerlegten Nährstoffe der Nahrung gelangen mit Hilfe verschiedener Mechanismen in das Blut. Dieser Prozeß heißt **Resorption**. Bei der Passage des Speisebreis von der Mundhöhle bis in die hinteren Darmabschnitte erfolgen nacheinander Verdauung und Resorption. Die Motorik des Verdauungstrakts gewährleistet den notwendigen Transport.

Der **Verdauungskanal** (Abb. 2-12, 2-13, 2-14) beginnt an der Mundöffnung (Lippen) und endet am After (Anus). Damit besitzt der Organismus neben der äußeren Oberfläche, die von der Haut gebildet wird, auch eine innere Oberfläche, die Wand des Verdauungstrakts. An Mund und After gehen jeweils die oberflächlichen Deckschichten (Epithelien) von Haut und Schleimhaut ineinander über. Erst mit der Aufnahme in die Darmwand gelangen die Grundbausteine der Nährstoffe in den Organismus.

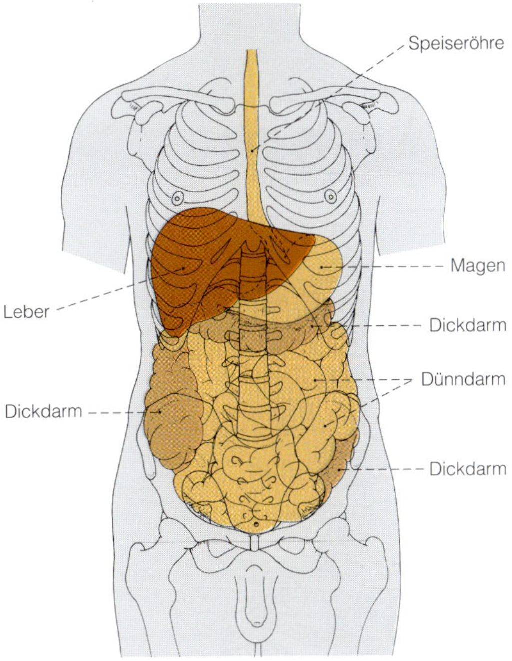

Abb. 2-12 Verdauungstrakt; Vorderansicht.

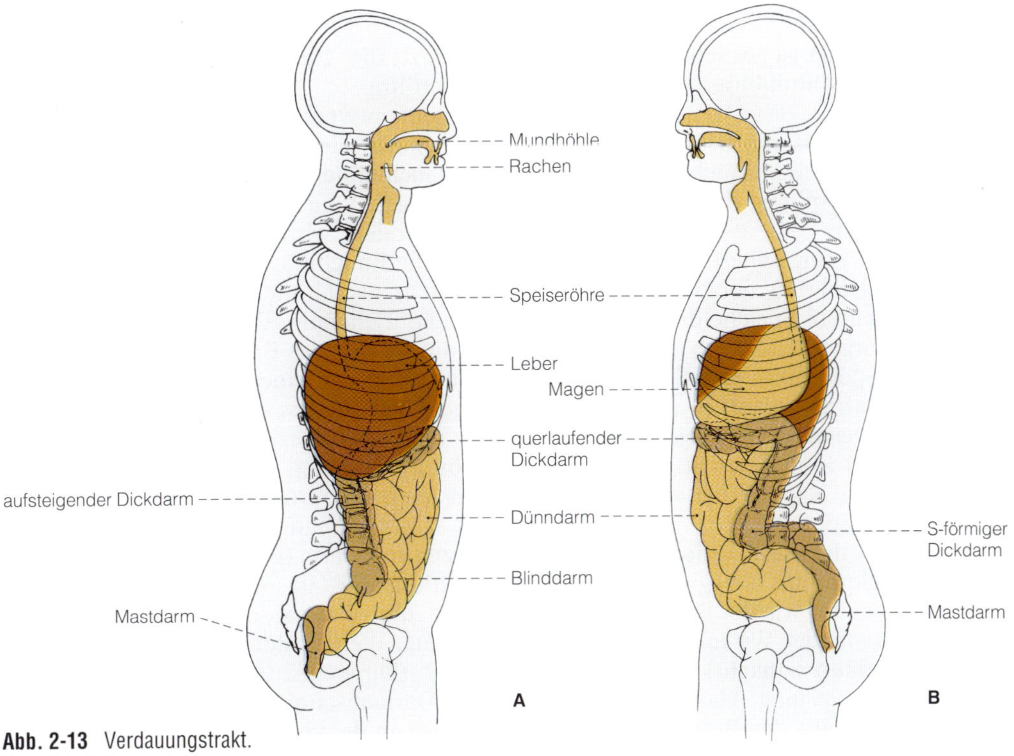

Abb. 2-13 Verdauungstrakt.
A: rechte Seitenansicht.
B: linke Seitenansicht.

2

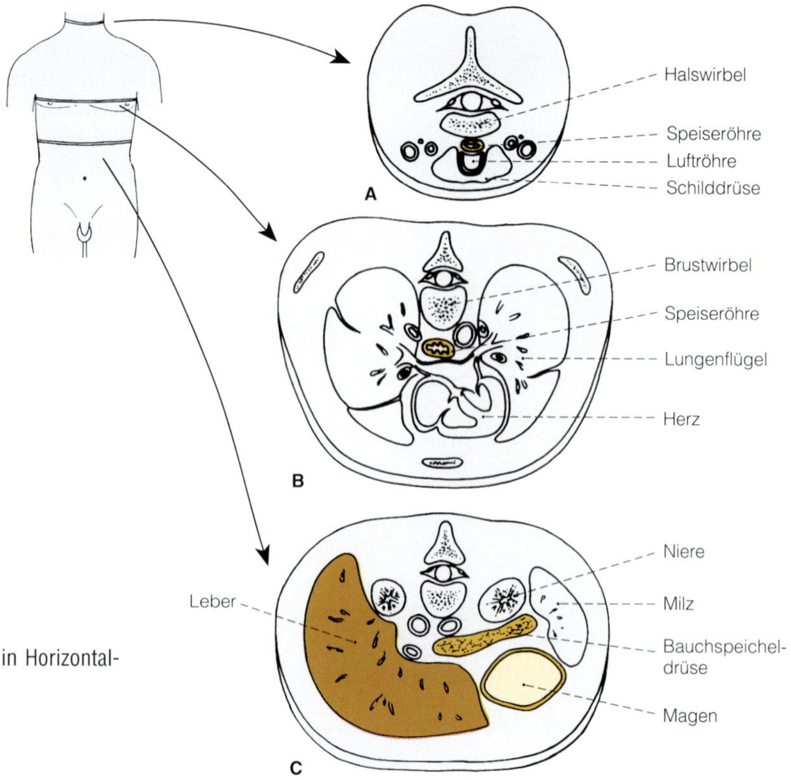

Abb. 2-14 Verdauungstrakt in Horizontalschnitten durch:
A: Hals
B: Brustkorb
C: Bauch

Der Verdauungstrakt ist gegliedert in:
- Kopfteil mit Mundhöhle und Rachen (Schlund)
- Rumpfteil mit Speiseröhre, Magen, Dünndarm mit Leber und Bauchspeicheldrüse als zugehörigen Anhangsdrüsen, Dickdarm sowie Mastdarm.

Zahnreihen und Zunge übernehmen die mechanische Zerkleinerung der Nahrung in der **Mundhöhle**. Mehrere Speicheldrüsen als Anhangsorgane sorgen zusätzlich für ein Einspeicheln des Speisebreis. Der Schluckreflex befördert die Nahrung dann in den **Schlund** (Pharynx) und weiter in die **Speiseröhre** (Oesophagus). Dabei kreuzt der Speiseweg den Luftweg, der über Nasenhöhle und Schlund zum Kehlkopf führt.

Die unterhalb des Kehlkopfeingangs – in Höhe des Ringknorpels – beginnende Speiseröhre liegt genauso wie der Schlund unmittelbar ventral (vor) der Wirbelsäule. Vor der Speiseröhre verläuft zunächst die Luftröhre bis zu ihrer Aufzweigung (Hauptbronchien). Im unteren Abschnitt des Brustkorbs grenzt die Speiseröhre mit ihrer Vorderfläche an das Herz. Oberhalb des Zwerchfelldurchtritts unterkreuzt die Hauptschlagader (Aorta) die Speiseröhre.

In seinem weiteren Verlauf (unterhalb des Zwerchfells) liegt der Verdauungskanal in der **Bauchhöhle** (Peritonealhöhle). Diese erstreckt sich vom Zwerchfell bis (fast) zum Beckenboden, wird nach vorne und seitlich durch die Bauchmuskulatur und die Beckenschaufeln, nach hinten durch die Wirbelsäule und die Lendenmuskeln begrenzt. Ebenso wie die Höhlen des Brustkorbs wird auch die Bauchhöhle von einer dünnen, glatten Haut ausgekleidet. Dieses sog. **Bauchfell** (Peritoneum) sondert eine dem Blutserum ähnliche (seröse) Flüssigkeit ab. Das Bauchfell überzieht auch den größten Teil des Darmrohrs und seiner Anhangsdrüsen. Der Bauchfellüberzug von Darm (Peritoneum viscerale) und Bauchhöhlenwand (Peritoneum parietale) macht die Darmabschnitte gegeneinander gleitfähig. Weiter bildet das Bauchfell Duplikaturen (Doppelblätter), durch die verschiedene Darmabschnitte an der hinteren und teilweise an der vorderen Bauchwand beweglich aufgehängt sind. Diese Abschnitte sind von Bauchfell umgeben (intraperitoneale Lage). Andere Darmabschnitte sind mit der hinteren Bauchwand verwachsen und dadurch weniger beweglich. Sie liegen hinter dem Bauchfell und sind nur an der Vorderseite von Bauchfell bedeckt (retroperitoneale Lage).

Die Bauchhöhle besteht aus drei „Stockwerken“:
- dem Oberbauch,
- dem Unterbauch und
- dem Becken.

Die komplizierten Lagebeziehungen der Bauchorgane erklären sich aus Darmdrehungen und sekundären Verwachsungen im Laufe der vorgeburtlichen Entwicklung.

Der **Oberbauch** enthält neben einem kurzen Abschnitt der Speiseröhre, die sich in den Magen öffnet, den Magen (Ventriculus), den Zwölffingerdarm (Duodenum), dazu als dessen Anhangsdrüsen die Leber (Hepar) mit Gallenwegen und die Bauchspeicheldrüse (Pancreas). Diese Organe sind im wesentlichen für die Verdauung zuständig.

Die Grenze zum **Unterbauch** bildet der querlaufende Dickdarm. Der Unterbauch enthält den Dünndarm (Intestinum tenue) mit Leerdarm (Jejunum) und Krummdarm (Ileum) ohne Zwölffingerdarm sowie den Dickdarm (Intestinum crassum) mit Blinddarm (Caecum), aufsteigendem, querlaufendem und absteigendem Dickdarm (Colon ascendens, Colon transversum, Colon descendens) und den S-förmigen Dickdarm (Colon sigmoideum).

Im **Becken** befindet sich der Mastdarm (Rectum). Er liegt an der hinteren Beckenwand (Kreuzbein) und endet mit dem After (Anus). Im Dünndarm und den nachfolgenden Darmabschnitten findet die Resorption statt.

2.3.2 Atmungssystem

Um aus den Nährstoffen in den Zellen Energie zu gewinnen, muß der Körper zusätzlich **Sauerstoff** aus der Umwelt aufnehmen. Während bei den Nährstoffen eine Depotbildung im Körper erfolgen kann, besteht diese Möglichkeit beim Sauerstoff nicht. Deshalb muß der Körper ständig und an den aktuellen Bedarf angepaßt Sauerstoff aufnehmen und mit dem Blutkreislauf im Organismus verteilen. Bei der Energiegewinnung in den Zellen entsteht als Endprodukt **Kohlendioxid**. Reichert sich dieses Stoffwechselendprodukt an, führt es zu einer Ansäuerung und schließlich zu einer eingeschränkten Funktion der Zellen. Aus diesem Grunde ist die Entsorgung des Kohlendioxids notwendig. Die Sauerstoffaufnahme aus der Umwelt in das Blut und die Kohlendioxidabgabe aus dem Blut in die Umwelt übernimmt die Lunge.

Alle der Lunge vorgeschalteten Atemwege, wie Nasenhöhle, Kehlkopf, Luftröhre, Bronchien, leiten die Atemluft und bereiten sie vor (Abb. 2-15, 2-16, 2-17). Nase mit Nasenhöhlen und Nasennebenhöhlen sowie Rachen (Pharynx) gehören zu den oberen Luftwegen. Kehlkopf (Larynx), Luftröhre (Trachea) und der in der Lunge steckende Bronchialbaum bilden die unteren Luftwege.

- Durch die **Nasenlöcher** strömt die Luft in die zwei durch die Nasenscheidewand voneinander getrennten Nasenhöhlen. Seitlich gelegene Muscheln unterteilen die Nasenhöhle in mehrere Gänge. In der seitlichen Wand der Nasenhöhle liegen die Zugänge zu den Nasennebenhöhlen. Durch paarige hintere Öffnungen der Nasenhöhle (Choanen) erreicht die Atemluft den oberen Rachenabschnitt, kreuzt den Speiseweg und gelangt in den unteren Rachenabschnitt zum Kehlkopfeingang, über den sich als Schutz gegen das „Verschlucken“ der Kehldeckel (Epiglottis) wölbt.

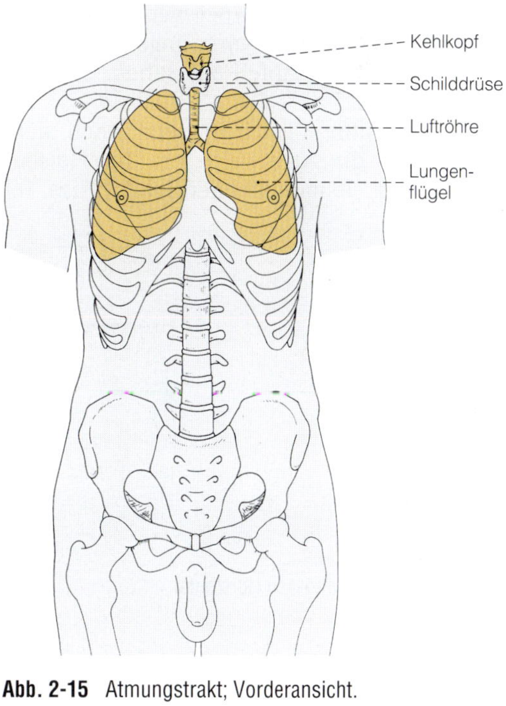

Abb. 2-15 Atmungstrakt; Vorderansicht.

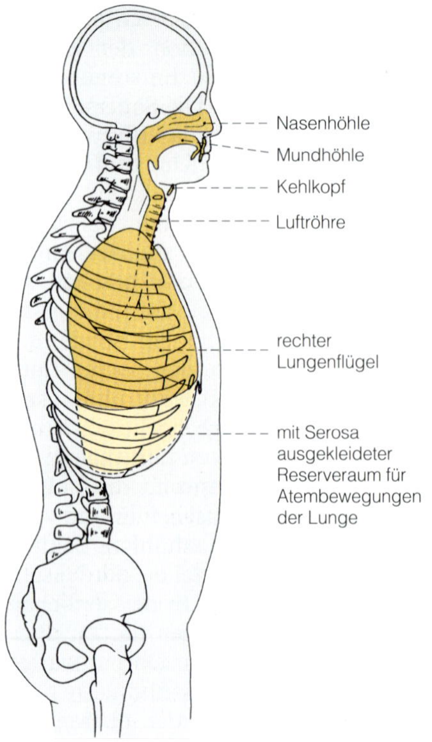

Abb. 2-16 Atmungstrakt; rechte Seitenansicht.

- Der **Kehlkopf** (Larynx), das Anfangsstück der Luftröhre, ist zugleich der kompliziert gebaute Stimmapparat. Er liegt vor der Speiseröhre und ist am Zungenbein aufgehängt. Mehrere Knorpel versteifen seine Wand, die wie der vorspringende Schildknorpel (Adamsapfel) zu sehen oder zu fühlen sind.
- Die **Luftröhre** (Trachea) setzt nach dem Kehlkopf die Atemwege fort. Im Halsbereich liegt sie nahe bei der Schilddrüse. Im Brustraum reicht die Luftröhre bis etwa zum 5. Brustwirbel und gabelt sich hier in die beiden Hauptbronchien für die Lungenflügel. Mit Eintritt in die Lunge setzt sich die Verästelung in immer feinere Bronchialzweige fort. An deren Enden sitzen die Lungenalveolen.
- Die **Lunge** ist ein feingekammertes Organ mit Lungenbläschen (Alveolen). Die Lungenflügel füllen die beiden seitlichen Brustraumhälften aus, die mit einer serösen Haut (Pleura: Rippenfell, Lungenfell) ausgekleidet sind (Abb. 2-15, 2-16, 2-17). Sie gleichen einem Kegel. Auf der medialen, dem Mittelfellraum (Mediastinum) zugewandten Fläche ist eine Eindellung sichtbar. Die ausgehöhlte Basisfläche ruht auf dem Zwerchfell. Die Lungenspitzen reichen über die Thoraxöffnung bis in den Halsraum. Die unteren Lungengrenzen wandern mit den Atembewegungen von Zwerchfell und Brustkorb auf und ab. Lage und Form des Herzens bedingen vor allem linksseitig eine starke Einbuchtung der mediastinalen Lungenfläche. Auf der Medialseite der Lungenflügel liegen auch die Lungenpforten (Hilus). Hier treten die Bronchien und die Blutgefäße in die Lungenflügel ein.

2.3.3 Kreislaufsystem

In den vorausgehenden Kapiteln wurde die Aufnahme von Nährstoffen und Sauerstoff in den Organismus beschrieben. Das fließende Blut dient dem **Transport** der Substrate. Die Strömung des Blutes hält der Kreislauf aufrecht. Die strukturelle Grundlage des Kreis-

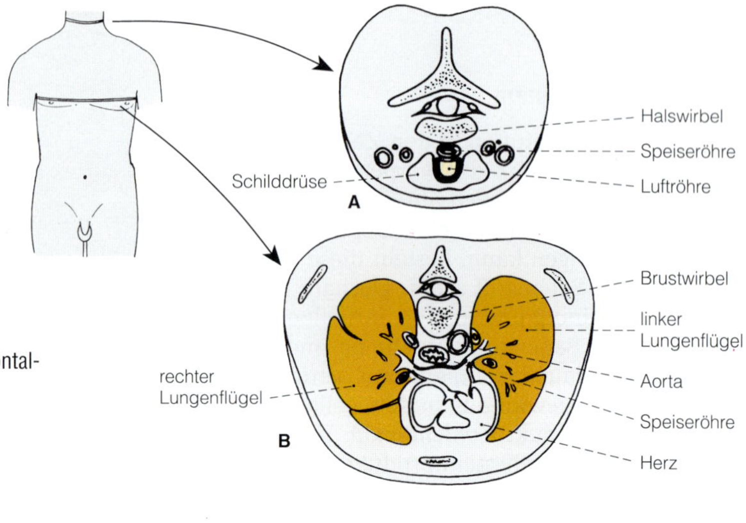

Abb. 2-17 Atmungstrakt in Horizontalschnitten durch:
A: Hals
B: Brustkorb

laufs bildet ein Röhrensystem, in dem das Blut zirkuliert. Durch die Pumpfunktion des Herzens gelangt Blut über die Arterien zu den Organen. Von dort fließt es über Venen zum Herzen zurück.

- Das **Herz** liegt im Mediastinum, also im Raum zwischen den beiden Lungenflügeln (Abb. 2-18, 2-19, 2-20). Es hat etwa die Größe der Faust des betreffenden Menschen und läßt sich mit einem abgestumpften Kegel vergleichen. Zu unterschieden sind die Herzbasis und die Herzspitze. Die Herzspitze zeigt nach unten links. Die Herzbasis ist der kopfwärts gelegene Anteil. Hier befinden sich die am Herzen beginnenden und endenden großen Blutgefäße. Denken wir uns eine Gerade durch die Basismitte und die Herzspitze gelegt, so verläuft sie von rechts hinten oben nach links vorne unten. Kennzeichnend ist die asymmetrische Lage des Herzens. Zwei Drittel des Organs liegen links und ein Drittel rechts von der Mittellinie. Seitlich und vorn umfassen die beiden Lungenflügel das Herz bogenförmig, so daß nur ein Teil der Vorderwand direkt an die Brustwand angrenzt. Die Herzbasis mit den großen Gefäßen projiziert sich auf den Raum zwischen 2. und 3. Rippe beiderseits des Brustbeins. Um die Projektionsstelle der Herzspitze zu finden, muß man sich zunächst eine Senkrechte durch die Mitte des Schlüsselbeins nach unten gelegt denken. Etwas medial dieser sog. Medioklavikularlinie liegt im 5. Zwischenrippenraum der Punkt zum Tasten und Abhören der Herzspitze (Abb. 2-18). Hinten liegt das Herz der Speiseröhre benachbart. Seine Unterseite ruht auf dem sehnigen Teil des Zwerchfells, was zu Form- und Lageänderungen beim Ein- und Ausatmen führt.
- Die großen arteriellen Gefäße, Aorta und Lungenarterie (Truncus pulmonalis), liegen – weiter vorne als die großen Venen (Abb. 2-18, 2-19, 2-20) – an der Herzbasis.
  - Die **Lungenarterie** teilt sich unmittelbar oberhalb des Herzens in einen rechten und einen linken Hauptast, der dann zu dem jeweiligen Lungenflügel führt.
  - Die **Aorta** steigt zunächst aufwärts, biegt bogenförmig um und gibt hier drei große Äste ab, die Kopf, Hals und die oberen Gliedmaßen versorgen. Sie verläuft dann hinter dem Herzen abwärts als Brustaorta. Nach dem Zwerchfelldurchtritt, unmittelbar vor der Wirbelsäule, zieht sie hinter der Bauchhöhle als Bauchaorta weiter. Im Bereich der unteren Lendenwirbelsäule teilt sie sich in die beiden Hüftarterien (A. iliaca communis), die mit zwei großen Zweigen die Beckenregion und die unteren Gliedmaßen versorgen.

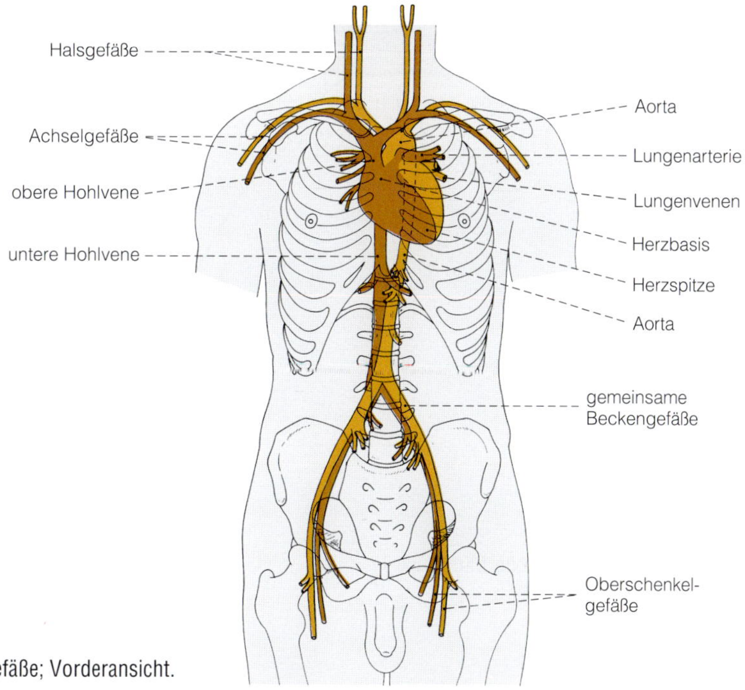

Abb. 2-18 Herz und große Blutgefäße; Vorderansicht.

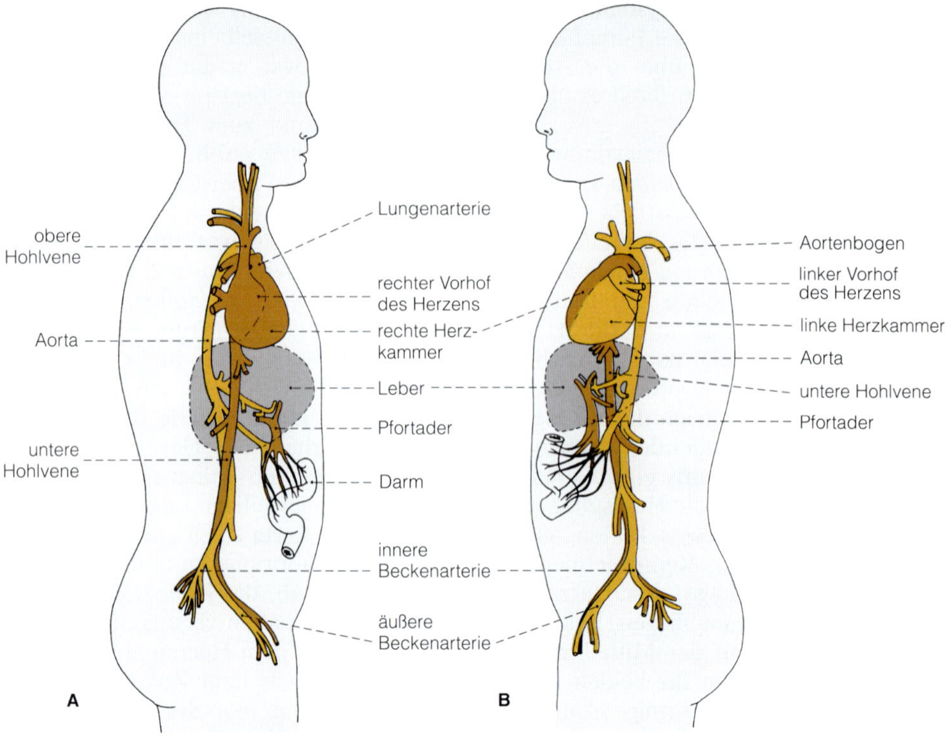

Abb. 2-19 Herz und große Blutgefäße:
A: rechte Seitenansicht
B: linke Seitenansicht

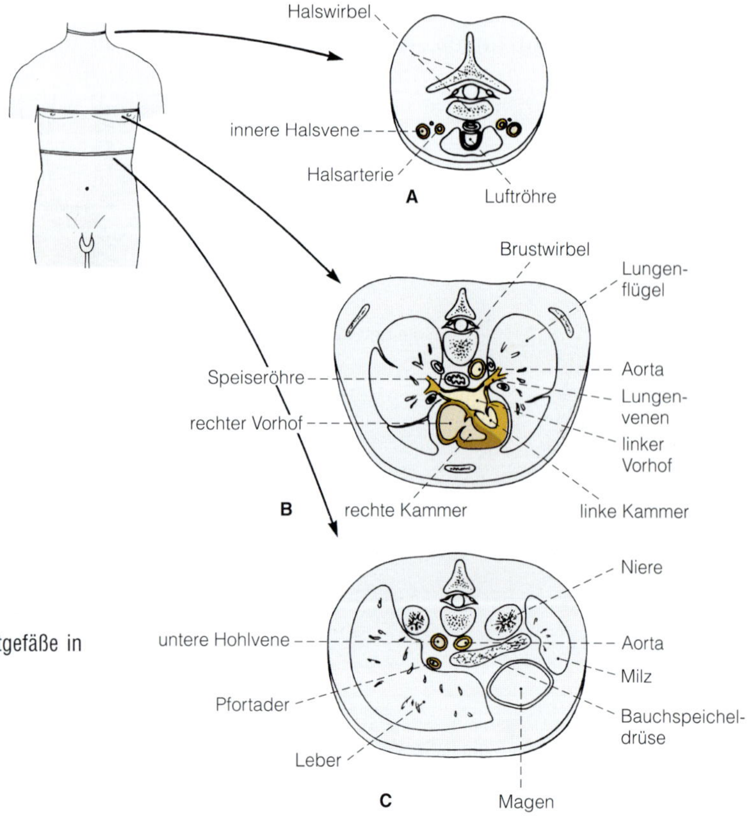

Abb. 2-20 Herz und große Blutgefäße in Horizontalschnitten durch:
A: Hals
B: Brustkorb
C: Bauch

- Zwei große Venenstämme führen das venöse Blut des Körpers zum Herzen zurück.
  - Die **untere Hohlvene** (V. cava inferior) zieht parallel zur Aorta im Bauchraum aufwärts, durchsetzt das Zwerchfell und mündet dann in das Herz ein.
  - Die von oben kommende **obere Hohlvene** (V. cava superior) leitet das Blut des Kopfes und der Arme herzwärts.

Je zwei Venenstämme der Lungenflügel führen ebenfalls zum Herzen.

2.3.4 Nierensystem

Im zellulären Energiestoffwechsel entstehen Kohlendioxid und Wasser. Das Kohlendioxid entsorgt vor allem die Lunge, das Wasser scheidet die Niere aus. Darüber hinaus stellt die Niere durch kontrollierte Ausscheidungsprozesse die Zusammensetzung der Zellumgebung (extrazelluläres Milieu) ein und kann trotz ungleichmäßiger Substratlieferung (z.B. Aufnahme von Wasser und Elektrolyten durch die Nahrung) und unterschiedlicher Stoffwechselaktivität das extrazelluläre Milieu konstant halten.

Das Nierensystem (Harnorgane, Abb. 2-21, 2-22, 2-23) besteht aus:

- harnbildenden Organen, den Nieren
- harnableitenden Organen, den Harnleitern, der Harnblase und der Harnröhre.

- Die doppelseitig angelegten **Nieren** liegen unterhalb des Zwerchfells beiderseits der Wirbelsäule in der Lendenregion zwischen

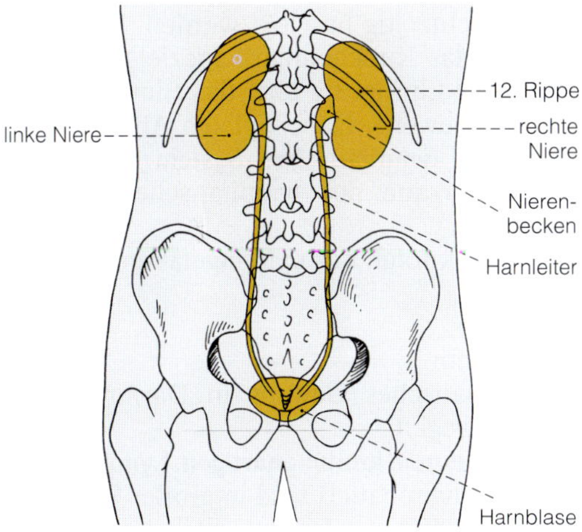

Abb. 2-21 Nieren und harnableitende Wege; Rückansicht.

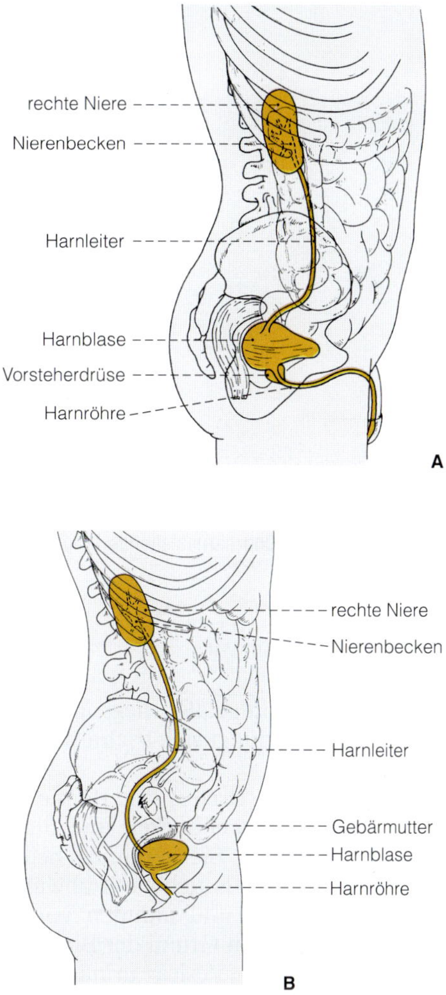

Abb. 2-22 Rechte Niere mit harnableitenden Wegen; rechte Seitenansicht beim Mann (**A**) und bei der Frau (**B**).

Bauchhöhle und hinterer Bauchwand. Der obere Pol der bohnenförmigen Organe wird von der 11. und 12. Rippe sowie der eng anliegenden Nebenniere überlagert. Das untere Ende reicht fast an den Beckenkamm heran. Die laterale (seitliche) Organkontur ist konvex (nach außen gewölbt), die mediale konkav (nach innen gewölbt) geformt. Die Lage der Nieren ändert sich mit der Körperstellung und der Atmungsphase. Bedingt durch die Bewegungen des Zwerchfells wandert der untere Nierenpol beim Stehen und beim Einatmen nach unten.

An der medialen, konkaven Seite befindet sich die Nierenpforte (Hilus) mit den ein- und austretenden Gefäßen. Dorsal (rück-

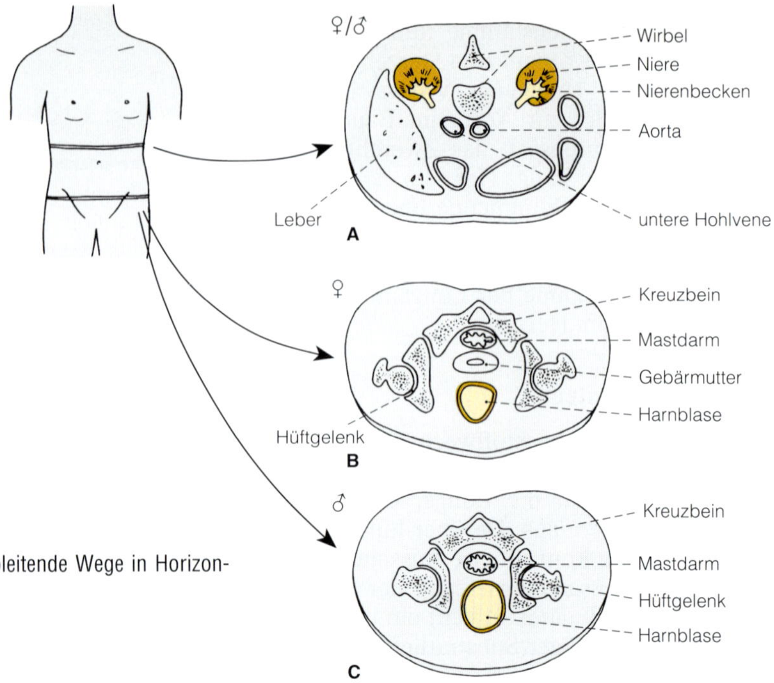

Abb. 2-23 Nieren und harnableitende Wege in Horizontalschnitten durch:
A: Oberbauch
B: kleines Becken bei der Frau
C: kleines Becken beim Mann

seitig) der Blutgefäße liegt das Nierenbecken. Es verjüngt sich trichterförmig zum Harnleiter.

- Die **Harnleiter** (Ureter) sind dünne Schläuche, die die Nierenbecken und die Harnblase verbinden. Sie verlaufen beiderseits an der hinteren Bauchwand abwärts zum kleinen Becken und münden von hinten schlitzartig in den Grund der Blase.
- Die **Harnblase** (Vesica urinaria) ist ein Hohlraum, in dem der Harn gesammelt wird. Sie liegt vorne im kleinen Becken unmittelbar hinter dem Schambein. Bei starker Füllung wölbt sie sich mit ihrem oberen, von Bauchfell bedeckten Teil bis ins große Becken vor und grenzt dann auch an die vordere Bauchwand über der Schambeinfuge (Blasenhochstand).
- Die **Harnröhre** (Urethra) beginnt beim Mann am hinteren unteren Grund der Harnblase (Abb. 2-22 A). Sie zieht an der Blasenunterseite entlang nach vorne und durchläuft dann, unter der Schambeinfuge, das männliche Glied und mündet auf dessen Spitze.
  Bei der Frau liegt der Abgang der Harnröhre weiter vorne (Abb. 2-22 B). Sie zieht hinter der Schambeinfuge nach unten, verläuft dabei parallel zur Vorderwand der Scheide und mündet in den Scheidenvorhof.

2.3.5 Abwehrsystem

Dringen **körperfremde Substanzen**, wie Bakterien oder Viren, in den Organismus ein, so finden sie dort eine nahezu ideale Umgebung zur Vermehrung. Alle Gewebe können befallen, dabei geschädigt und schließlich zerstört werden. Die Haut bietet zunächst einen natürlichen Schutzwall gegen diese Eindringlinge.

Hat ein Fremdkörper diesen ersten Schutz überwunden und ist in den Organismus eingedrungen, so muß er schnell und damit noch rechtzeitig beseitigt werden. Dazu produziert das Knochenmark spezielle Abwehrzellen und bringt sie über das Blut in das befallene Gewebe. Dabei spielen Abwehrzellen aus dem **lymphatischen System** eine große Rolle. Organe des lymphatischen Systems sind:

- Lymphknoten mit Lymphgefäßen
- Milz
- Thymus
- Mandeln
- lymphatisches Gewebe in Darmrohr und Atemwegen.

- Die kleinen **knötchenartigen Lymphknoten** (Nodi lymphatici) sind in großer Zahl über den gesamten Körper verteilt und als Abwehrstationen in die Lymphbahnen eingeschaltet (Abb. 2-24). Oberflächlich im Unterhautfettgewebe gelegene Lymphknotengruppen finden sich vor allem an den Grenzen des Rumpfes, also im Kopf-Hals-Bereich, in der Achselhöhle und in den Leisten. Sie sind mit tiefen Lymphknotenketten im Halsbereich sowie im Bauch- und Brustraum verbunden. Große Lymphgefäße, vor allem der Milchbrustgang (Ductus thoracicus), sammeln die Lymphe im Hals-Brust-Bereich und leiten sie den Venenstämmen (Schlüsselbeinvenen) der oberen Hohlvene zu. So besteht ein unmittelbarer Zusammenhang zwischen Lymph- und Blutgefäßsystem.

- Die **Milz** (Splen) liegt im linken Oberbauch unter dem Zwerchfell (Abb. 2-25). Die 9. bis 11. Rippe überlagern sie dorsal. Ihre Längsachse entspricht dem Verlauf der 10. Rippe. Nachbarorgane sind linke Niere, Bauchspeicheldrüse, Magen und Dickdarm. Die Milz ist von Bauchfell (Peritoneum) überzogen. Neben den Aufgaben eines lymphatischen Organs baut sie Blutkörperchen ab.
- Der **Thymus** (Bries) besteht aus zwei Lappen und liegt hinter dem Brustbein im oberen Abschnitt der Brusthöhle (Abb. 2-25). Er ist bei Kindern sehr stark ausgeprägt und bildet sich mit der einsetzenden Pubertät allmählich zurück.
- Die **Mandeln** (Tonsillen) sind Ansammlungen von lymphatischem Gewebe in der Schleimhaut. Sie umgeben die Öffnungen von Mund- und Nasenhöhle, die zum Rachen führen (Abb. 2-25), als Abwehrring.
  - Die Gaumenmandeln (Tonsilla palatina) befinden sich in der Nische zwischen den Gaumenbögen beiderseits des Zungengrundes,
  - die Zungenmandeln (Tonsilla lingualis) liegen im Zungengrund,
  - die unpaare Rachenmandel (Tonsilla pharyngea) befindet sich im Rachendach, und sog. Seitenstränge befinden sich in der seitlichen Rachenwand.

Weiteres lymphatisches Gewebe enthält die Wand der unteren Atemwege sowie des Darmrohrs, insbesondere des Dünndarms und des Wurmfortsatzes (Abb. 2-25).

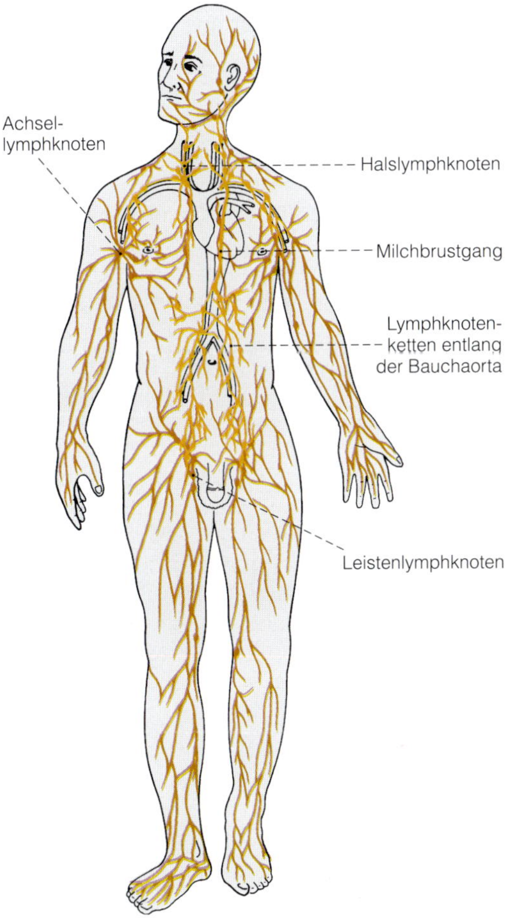

Abb. 2-24 Oberflächliche und tiefe Lymphknoten und -gefäße; Vorderansicht.
Dunkle Tönung = oberflächliche Lymphknoten
helle Tönung = tiefe Lymphknoten

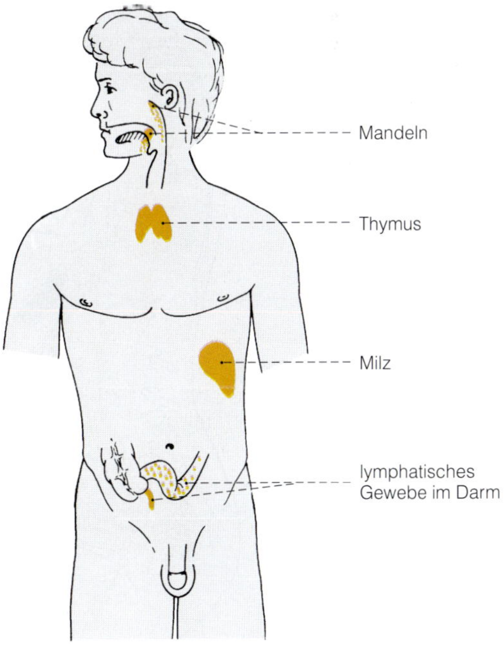

Abb. 2-25 Lymphatische Organe; Vorderansicht.

2

2.4 Koordination spezialisierter Organfunktionen

Die Aufgaben, die der Versorgungsteil des Organismus bewältigt, sind auf verschiedene, spezialisierte Organe verteilt. Diese Aufteilung von Einzelfunktionen macht eine Koordinierung der Organtätigkeiten erforderlich. Das vegetative Nervensystem und das endokrine System bewirken diese Koordinierung.

2.4.1 Vegetatives Nervensystem

Dieses System tauscht mit den Organen des Versorgungsteils **Informationen** aus. Dies geschieht über Nervenzellen und deren Fasern, die die Informationen von den Organen zum Zentralnervensystem (afferente Neurone) und umgekehrt (efferente Neurone) leiten (Abb. 2-26). Auf diese Weise beeinflußt das vegetative Nervensystem die Muskelfasern des Herzens, die Zellen der Drüsen und die Muskulatur der inneren Organe.

Das vegetative Nervensystem verfügt über zwei efferente (vom Zentralnervensystem zu den Organen ziehende) Teile, den Sympathikus und den Parasympathikus. In der Regel werden die inneren Organe von beiden Systemen in ihrer Funktion beeinflußt.

- Der **Sympathikus** beginnt im Brust- und Lendenabschnitt des Rückenmarks. Er bildet beiderseits der Wirbelsäule Ketten von Nervenzellgruppen (Ganglien), den Grenzstrang des Sympathikus. Von ihm gehen Nervenäste aus, die teilweise unter Zwischenschaltung von Nervengeflechten mit Nervenzellgruppen (Plexus) zu den Organen ziehen.
- Der **Parasympathikus** besteht aus einem Kopfteil, der im Hirnstamm beginnt, und einem Beckenteil, der aus dem Kreuzbein-

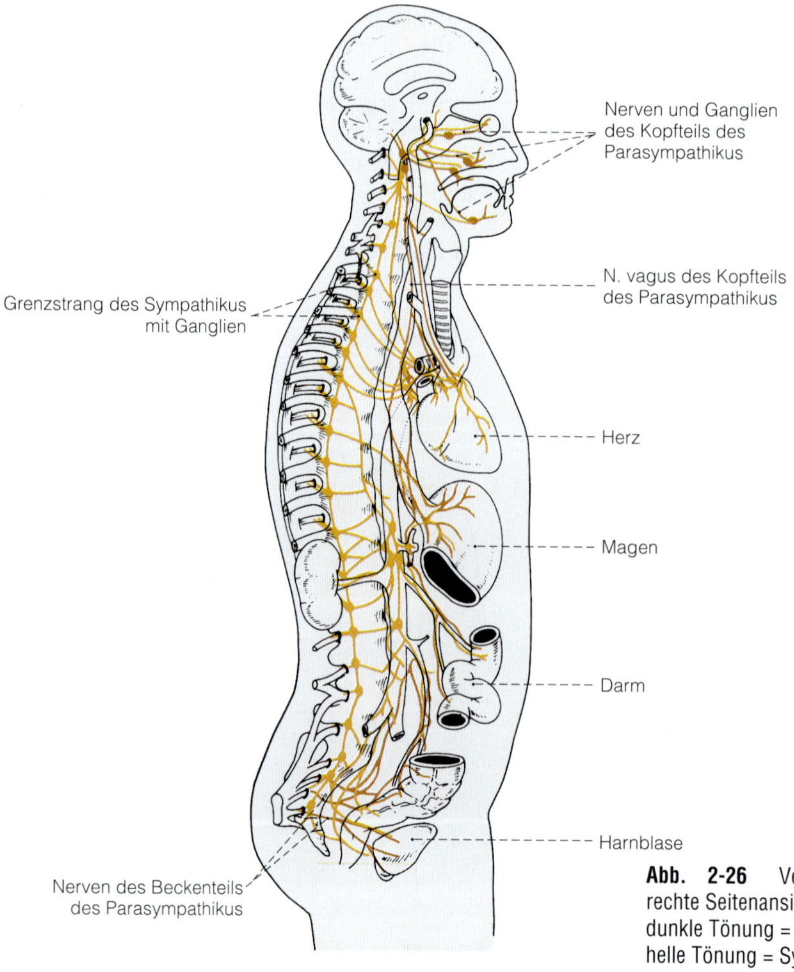

Abb. 2-26 Vegetatives Nervensystem; rechte Seitenansicht.
dunkle Tönung = Parasympathikus
helle Tönung = Sympathikus

abschnitt des Rückenmarks kommt. Seine Äste verlaufen zu den Organen und bilden mit Zweigen des Sympathikus häufig organnahe Geflechte (Plexus).

2.4.2 Endokrines System

Im endokrinen System stellen spezifische Moleküle, die **Hormone**, die Informationsträger dar. Sie werden in der Regel in Drüsen gebildet und gelangen von dort in das Blut. Diese Drüsen geben ihre Sekrete in nach außen abgeschlossene, körpereigene Räume ab. (Darauf begründen sich auch die Bezeichnungen **endokrine Drüsen**, endokrines System und innere Sekretion.) Die Aktivität einer endokrinen Drüse ist meistens von der Konzentration verschiedener Hormone im Blut abhängig, die in anderen endokrinen Drüsen des Organismus gebildet werden. Innerhalb dieses Systems dienen die Blutgefäße als Informationsweg, die einzelnen Hormondrüsen als Umschalt- und Verteilungsstellen.

Endokrine Drüsen sind meistens kleine Organe, die an vielen Stellen des Körpers anzutreffen sind (Abb. 2-27).

- Die **Zirbeldrüse** (Epiphyse, Corpus pineale) ist ein zapfenartiges Anhangsorgan auf der Dorsalseite des Zwischenhirns. Sie spielt offensichtlich im Zusammenhang mit tages- und jahreszyklischen Vorgängen sowie mit der Reifung der Keimdrüsen eine Rolle.
- Mit der **Hirnanhangsdrüse** (Hypophyse) hat das Zwischenhirn ventral ein weiteres Anhangsorgan. Sie liegt in einer rundlichen Vertiefung der Schädelbasis, dem Türkensattel. Der Vorderlappen der Drüse (Adenohypophyse) gibt unter Einfluß des Zwischenhirns eine große Zahl von Hormonen ab, die vielfach die Funktion anderer Hormondrüsen regeln. Im Hinterlappen (Neurohypophyse) werden Hormone des Zwischenhirns an die Blutbahn abgegeben.
- Die **Schilddrüse** (Glandula thyroidea) besitzt einen rechten und einen linken Lappen. Diese liegen teilweise am Kehlkopf, teilweise an der Luftröhre. Sie sind durch ein Zwischenstück verbunden, das auf der Luftröhre tastbar ist. Schilddrüsenhormone wirken im zellulären Stoffwechsel und sind für die Einstellung des Calciumhaushalts wichtig.
- Je zwei **Nebenschilddrüsen** oder Epithelkörperchen (Glandulae parathyroideae) befinden sich auf der Rückseite der beiden Schilddrüsenlappen. Sie schütten ein Hormon aus, das ebenfalls an der Regelung des Calciumstoffwechsels beteiligt ist.
- Die **Nebenniere** (Glandula suprarenalis) liegt beiderseits auf dem oberen Nierenpol und ist rechts dreieckig, links kappenartig

2

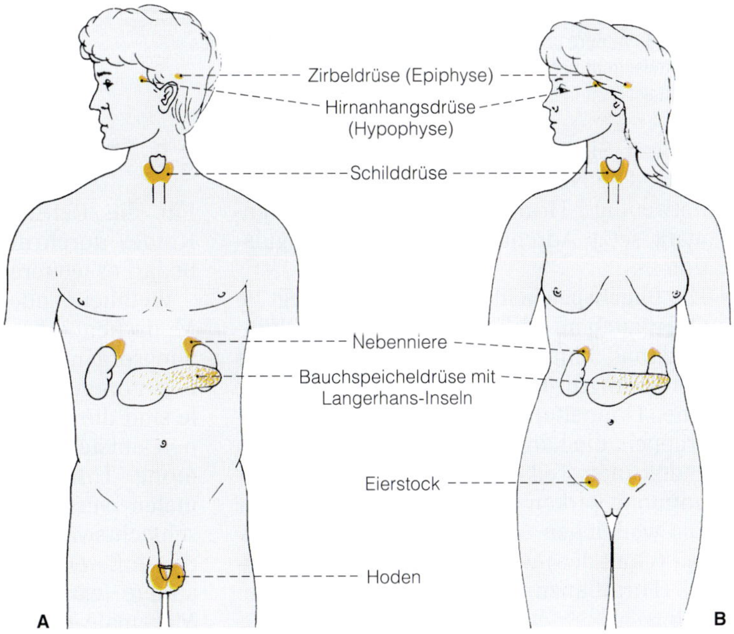

Abb. 2-27 Endokrine Drüsen; Vorderansicht beim Mann (**A**) und bei der Frau (**B**).

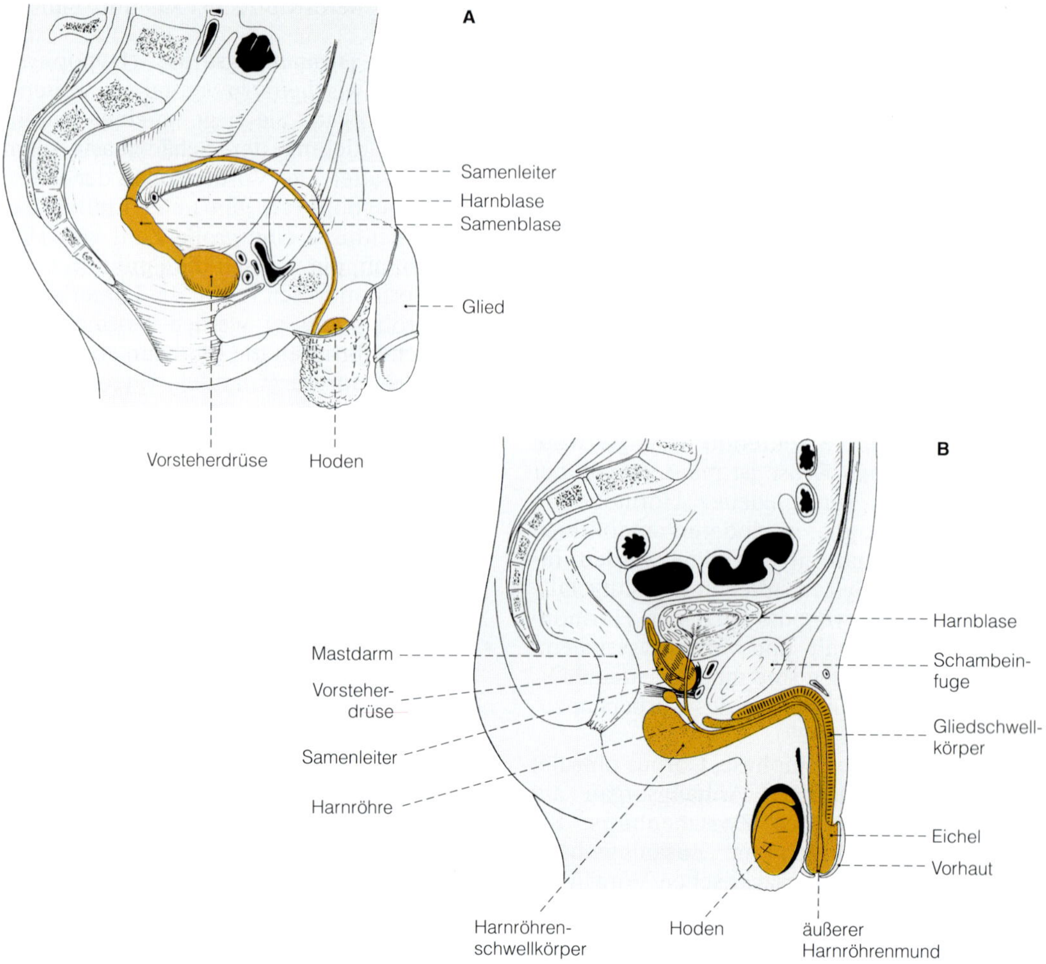

Abb. 2-28 Äußere und innere Geschlechtsorgane des Mannes.
A: Sagittalschnitt neben der Mittellinie (Paramedianebene).
B: Sagittalschnitt in der Mittellinie (Medianebene).

geformt. Sie besteht aus der Rinde und dem Mark. Die Nebennierenrinde bildet lebensnotwendige Hormone. Das Nebennierenmark setzt Adrenalin zur Kreislaufregulation frei.

- Die **Bauchspeicheldrüse** (Pancreas) liegt im Oberbauch als Anhangsdrüse des Zwölffingerdarms hinter dem Magen. Sie hat als Verdauungsdrüse und als endokrine Drüse eine Doppelfunktion. Inselförmige Zellgruppen, die Langerhans-Inseln, bilden den endokrinen Teil der Drüse. Die Inselzellhormone wirken im Zuckerstoffwechsel.
- Die weiblichen und männlichen **Keimdrüsen** (Gonaden) werden im folgenden Kapitel (Fortpflanzung des Menschen) behandelt.

2.5 Fortpflanzung des Menschen

Für die Befruchtung und Versorgung des Kindes durch den mütterlichen Organismus bedarf es weiterer Organsysteme.

Weibliche oder männliche Prägung eines Menschen hängen von seinen Fortpflanzungsorganen und den von ihnen gebildeten Hormonen ab. **Primäre Geschlechtsmerkmale** sind die Keimdrüsen oder Gonaden. In ihnen entstehen Keimzellen sowie Sexualhormone. Unter **sekundären Geschlechtsmerkmalen** versteht man die ableitenden Geschlechtswege mit den Anhangsdrüsen sowie die äußeren Geschlechtsorgane. Aber auch andere (extragenitale) geschlechtsspezifische Merkmale wie die Entwicklung der Körperproportionen, Behaarung, die Verteilung des Unterhautfettgewebes, die Entwicklung der Brustdrüse, das Wachstum des Kehlkopfes oder das sexuelle Verhalten zählen dazu.

2.5.1 Männliche Fortpflanzungsorgane

Die Keimzellen (**Spermien**) entstehen in der männlichen Keimdrüse, im paarig angelegten **Hoden** (Testis; Abb. 2-28). Hier bildet sich auch das männliche Geschlechtshormon Testosteron. Das ovale Organ liegt im Hodensack (Scrotum), ebenso wie Nebenhoden und **Samenleiter** (Ductus deferens), die zu den ableitenden Geschlechtswegen zählen. Diese setzen sich im Samenstrang fort, der aufwärts zieht und durch den Leistenkanal die Beckenhöhle erreicht. Hier überkreuzt der Samenleiter den Harnleiter (Ureter) und nimmt den Ausführungsgang der **Samenblase** (Vesicula seminalis) auf, die hinter der Harnblase liegt. Er durchdringt dann schräg die zwischen Harnblase und Beckenboden gelegene Vorsteherdrüse (Prostata) und mündet dort in die Harnröhre ein. Das Sekret der Anhangsdrüsen, Samenblase und Vorsteherdrüse, ist dem Samen beigemischt. Der weitere Weg des Samens verläuft durch das männliche Glied (**Penis**) und ist identisch mit den Harnwegen.

2.5.2 Weibliche Fortpflanzungsorgane

Die weiblichen Keimzellen, die **Eizellen,** bilden sich im paarig angelegten **Eierstock** (Ovarium; Abb. 2-29). Die beiden ovalen Organe liegen an der seitlichen Beckenwand. Im monatlichen Zyklus reift meist eine Eizelle heran. Sie wird vom Eierstock abgestoßen (Ovulation) und von der Öffnung des **Eileiters** (Tuba uterina), die frei in die Bauchhöhle mündet, aufgenommen. Dieser Muskelschlauch durchbohrt, trichterartig verengt, die seitliche Wand der **Gebärmutter** (Uterus) und mündet in deren Innenraum ein. Der

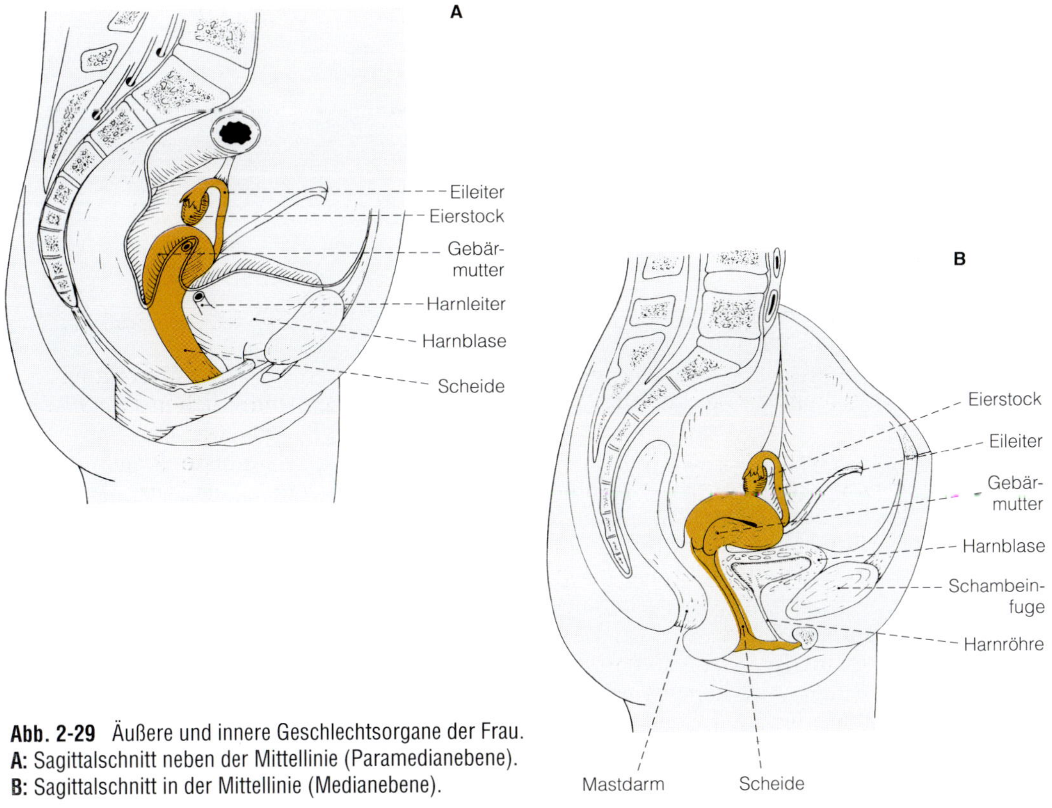

Abb. 2-29 Äußere und innere Geschlechtsorgane der Frau.
A: Sagittalschnitt neben der Mittellinie (Paramedianebene).
B: Sagittalschnitt in der Mittellinie (Medianebene).

Uterus ist birnenartig geformt und liegt im kleinen Becken zwischen Harnblase und Mastdarm. Nach unten verjüngt sich die mit Schleimhaut ausgekleidete Gebärmutter zum Gebärmutterhals (Cervix uteri). Dieser Kanal öffnet sich im Muttermund zur **Scheide** hin.

Eierstock, Eileiter und große Teile der Gebärmutter sind von Bauchfell überzogen, grenzen also unmittelbar an die Bauchhöhle. Die Scheide (Vagina) ist ein bindegewebig-muskulärer Schlauch, der hinter der Harnröhre schräg nach unten verläuft. Am Eingang der Scheide liegt, auf beiden Seiten von den kleinen Schamlippen (Labia minora) umschlossen, der Scheidenvorhof (Vestibulum vaginae).

2.5.3 Befruchtung und Keimentwicklung

Die Eizelle und die aufwärts wandernden Samenzellen begegnen sich meistens im Eileiter. Dort **verschmelzen** die beiden Keimzellen (Befruchtung). Der sich entwickelnde Organismus „wandert" dann in die Gebärmutterhöhle. Hier nistet er sich in der Schleimhaut ein, umgibt sich mit Hüllen und bildet mit der mütterlichen Schleimhaut den **Mutterkuchen** (Placenta). Während der achtwöchigen Embryonalzeit entwickeln sich alle menschlichen Organsysteme. In der nachfolgenden Fetalperiode wächst das Kind. Das Gewebe sowie die Funktionen der Organe reifen aus.

3 Zellen und Gewebe

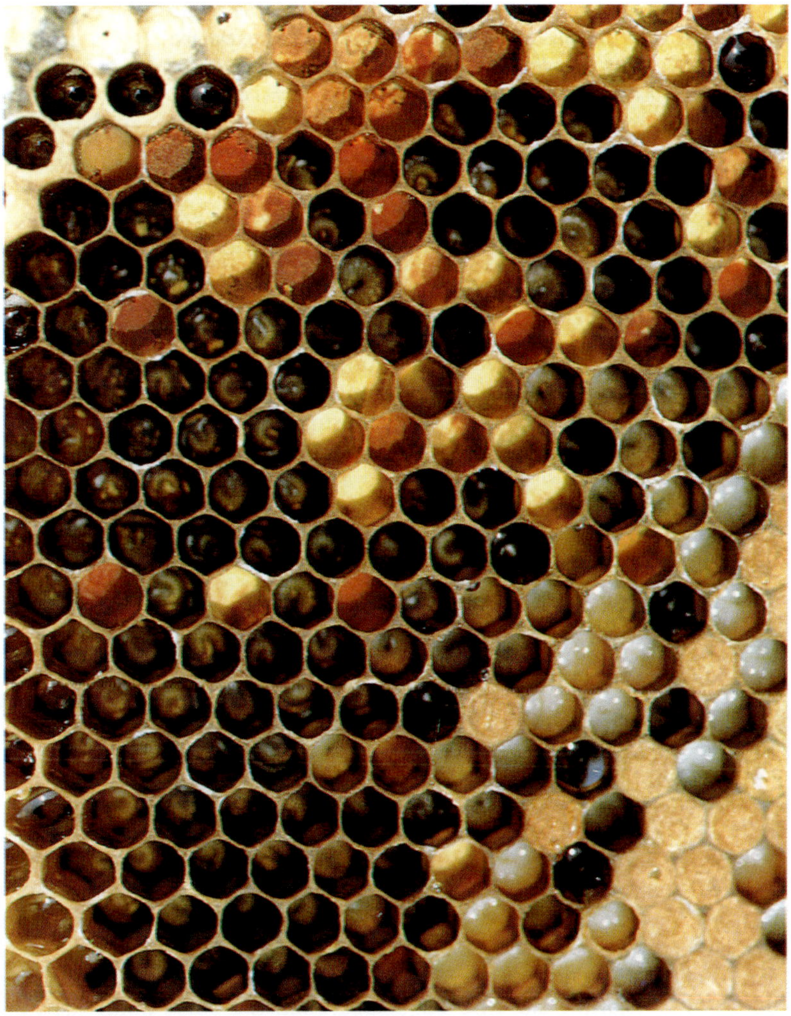

Die Zelle ist der kleinste lebensfähige Baustein des Körpers. Sie besteht aus Kern und Zytoplasma. Die Zellfunktionen verteilen sich auf verschiedene Strukturen (Zellorganellen). Zellen vermehren sich durch Zellteilung. Dabei können sie sich zu Zellverbänden (Geweben) zusammenfügen. Die Gewebe des Körpers sind unterschiedlich ausgebildet und haben charakteristische Funktionen.

Zellen sind Bausteine des Körpers, die nur mit Hilfe des Mikroskops zu sehen sind. Die Zellenlehre (Zytologie) behandelt Bau und Funktion von Zellen, die Gewebelehre (Histologie) beschreibt die Grundformen verschiedener Zellverbände.

Unter bestimmten Bedingungen sind Zellen auch einzeln lebens- und teilungsfähig. Für ihre elementaren Lebensvorgänge wie Stoff- und Energiewechsel, Atmung oder Zellteilung braucht jede Zelle eine Grundausstattung an Zellorganellen. Darüber hinaus sind bei dem hochorganisierten Körper des Menschen die meisten Zellen in ihrer Form und Ausstattung so differenziert, daß sie zu Leistungen wie Zusammenziehung, Erregungsleitung, der Aufnahme von Sinnesreizen oder der Abgabe von Zellprodukten befähigt sind. Zellen gleicher Spezialleistung liegen oft in Zellverbänden (Organen) zusammen. Sie sind u.a. auf den Transport von Sauerstoff und Nährstoffen über die Blutbahn, also auf die Tätigkeit anderer Zellverbände angewiesen. Von ihrer eigenen Leistung hängen wieder andere Gewebe des Körpers ab. Jede Zelle ist Glied einer großen Einheit, in deren Organisation sie eine bestimmte Funktion einnimmt.

An der Zelle (Abb. 3-1) unterscheidet man den Zelleib (Perikaryon) und den Zellkern (Nucleus, Karyon). Der **Zellkern** enthält mit den Chromosomen die Träger genetischer Informationen. Der **Zelleib** setzt sich aus einer kolloidalen Lösung von Eiweiß, Wasser und Salzen zusammen, in die verschiedene hochspezialisierte Strukturen, die Zellorganellen, eingefügt sind (Zytoplasma, Protoplasma). Außerdem kann der Zelleib gewebsspezifische Strukturen (Metaplasma, z.B. Muskelfibrillen) oder Stoffwechselprodukte (Paraplasma, z.B. Hormone) enthalten. Kern und Zelleib arbeiten eng zusammen. So stehen die im Zytoplasma erbrachten Leistungen unter Kontrolle des Zellkerns, aber auch der Zellkern wird in seiner Funktion vom Zytoplasma beeinflußt. Der Zellkern ist von der Kernmembran, der Zelleib von der Zellmembran umschlossen.

3.1 Zelle mit Zellorganellen

Die Zelle mit Membran, Kern, Zytoplasma und Zellorganellen zeigt ein weites Spektrum von Funktionen. Zu diesen gehören Synthese von Molekülen, Stoffwechsel und Bereitstellung von Energie und Transportvorgänge.

3.1.1 Zellmembran

Um ihre spezifischen Aufgaben erfüllen zu können, braucht die Zelle ihren „eigenen Lebensraum", ihr Milieu. Dies wird durch die **Zellmembran** (Zytolemm, Plasmalemm, Abb. 3-1) ermöglicht, die die Zelle zur Umgebung abgrenzt. Sie sorgt dafür, daß innerhalb der Zelle (intrazellulärer Raum) eine andere Konzentration von Stoffen aufrechterhalten wird als außerhalb der Zelle (extrazellulärer Raum). Außerdem ist sie für den Stoffaustausch zwischen Zelle und Umgebung zuständig.

Die Zellmembran besteht aus einer Doppellamelle aus Phospholipiden, zwischen die Eiweißmoleküle (Proteinmoleküle) eingelagert sind. Sie ist selektiv durchgängig (**semipermeabel**), so daß etliche gelöste Substanzen wie die Atemgase, Sauerstoff und Koh-

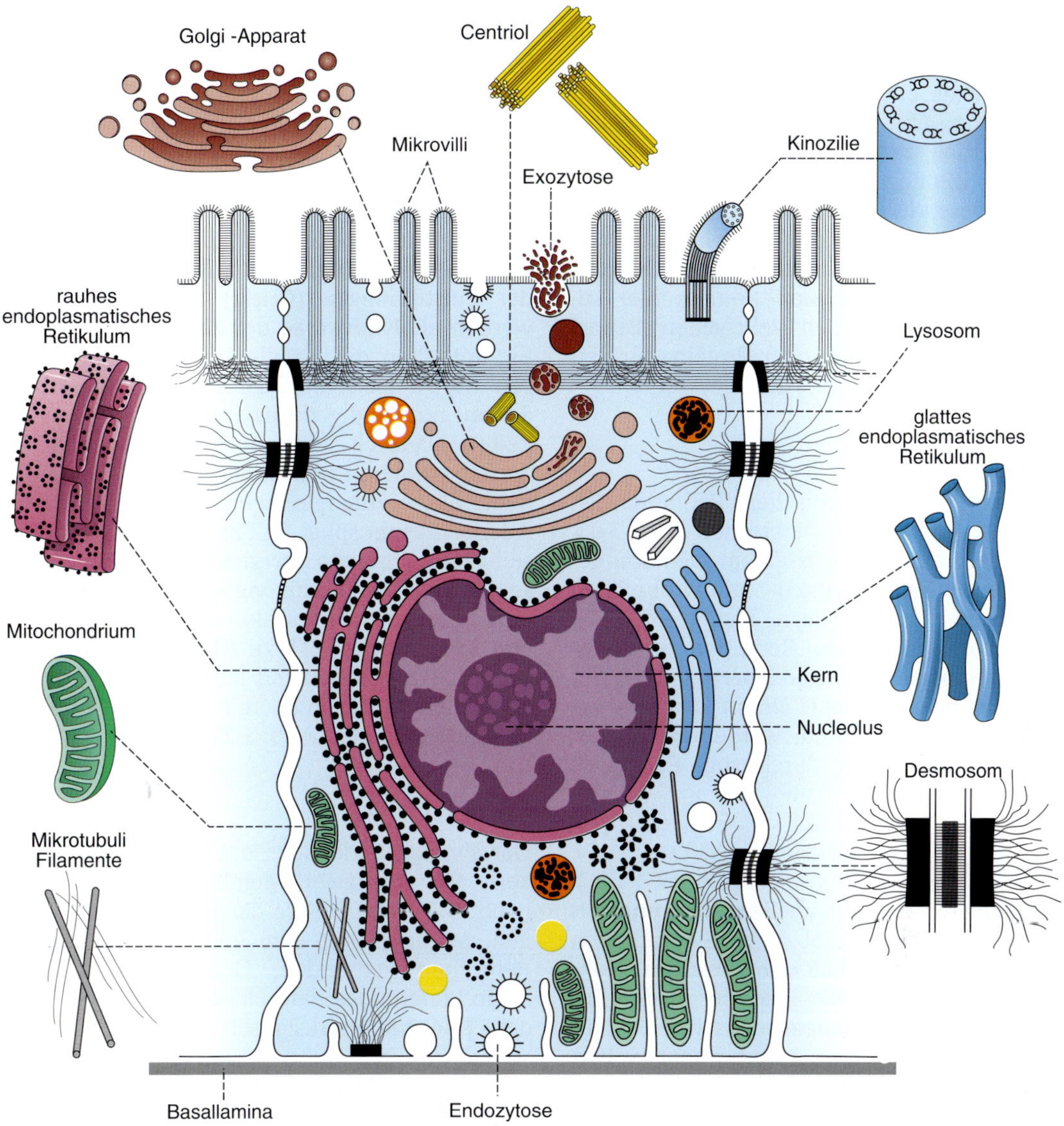

Abb. 3-1 Schematische Darstellung einer Zelle mit den wichtigsten Organellen.

lendioxid, frei zwischen extra- und intrazellulärem Raum diffundieren können, indem sie nur dem Konzentrationsgefälle folgen. Andere Substanzen werden durch unterschiedliche Transportformen in die Zelle hinein- oder aus ihr herausgeschleust.

Die elektrische Ladung der Zellmembran (**Membranpotential**) ist die Grundlage für Aktivierungsvorgänge z.B. an Nervenzelle oder Muskelfaser. Oberflächlich gelegene Proteine der Zellmembran verfügen über jeweils charakteristische Erkennungsmerkmale, so daß die Zellen als „körpereigen" oder „körperfremd" erkannt werden können. Membranproteine ermöglichen Kontakte mit benachbarten Zellen. In der Zellmembran sind auch zahlreiche Bindungsstellen für Moleküle (Rezeptoren) und Enzyme lokalisiert. So gewinnt die Zellmembran besondere Bedeutung für den Informationsaustausch mit der Zellumgebung.

3.1.2 Endoplasmatisches Retikulum

Das endoplasmatische Retikulum ist ein vielfach verzweigtes Netz von schlauchartigen oder spaltförmigen Hohlräumen, die von Membranen begrenzt werden (Abb. 3-1). Diese Membransysteme stehen sowohl mit dem Zellkern als auch mit der Zellmembran in Verbindung. Im endoplasmatischen Retikulum werden zahlreiche **Stoffe synthetisiert**. Für die Bildung von Proteinen (z.B. Enzymen) müssen Ribosomen vorhanden sein, die sich den Membranen des endoplasmatischen Retikulums anlagern. Nach der vom Zellkern vorgegebenen Information können hier sowohl Proteine für den zelleigenen Bedarf (z.B. Strukturproteine) oder Proteine für den „Export" (z.B. Hormone) gebildet werden.

3.1.3 Golgi-Apparat

Mit dem endoplasmatischen Retikulum ist der Golgi-Apparat eng verbunden (Abb. 3-1). Er besteht ebenfalls aus einem membranbegrenzten Hohlraumsystem mit zahlreichen Schläuchen und Bläschen. Hier werden die im endoplasmatischen Retikulum synthetisierten **Substanzen angereichert** und zu Sekretkörnchen **verpackt**. Wenn sie für den „Export" bestimmt sind, werden sie an der Zelloberfläche meist durch sog. Exozytose freigesetzt.

3.1.4 Lysosomen

Lysosomen sind Organellen der **intrazellulären Verdauung** (Abb. 3-1). Sie enthalten Enzyme für den Abbau von Eiweißen, Kohlenhydraten und Fetten. Die lysosomalen Enzyme werden im endoplasmatischen Retikulum gebildet, im Golgi-Apparat angereichert und von einer Membran umgeben. Die lysosomale Membran wählt die Substanzen aus, die der zelleigenen Verdauung zugeführt werden sollen. Die Lysosomen nehmen das abzubauende zelleigene oder zellfremde Material auf.

3.1.5 Zellskelett

Zentralkörperchen (Centriolen) sind zylindrische, aus 9 mal 3 Röhrchen zusammengesetzte Strukturen, die bei der Zellteilung (Kap. 3.2) eine Rolle spielen (Abb. 3-1). Sie sind für die Organisation von röhrenförmigen (Mikrotubuli) und fadenartigen (Mikrofilamente und Intermediärfilamente) Strukturen von Bedeutung, die insgesamt als Zytoskelett bezeichnet werden. Tubuli und Filamente erfüllen vorwiegend **mechanische Funktionen**, z.B. bei Zellbewegungen oder bei der Aufrechterhaltung der Grundstruktur der Zelle.

3.1.6 Mitochondrien

Mitochondrien sind von einer doppelten Membran umgebene Gebilde (Abb. 3-1 und 3-2). Die innere der beiden Membranen bildet Einstülpungen (Crista). Mitochondrien werden als **Kraftwerke** der Zelle bezeichnet. Sie enthalten die für die sauerstoffabhängigen Stoffwechselvorgänge (**biologische Oxidation**) notwendigen Enzyme (sog. Atmungskette). Dadurch können sie z.B. Traubenzucker oxidieren und daraus Energie gewinnen. Diese Energie wird in Form von Adenosintriphosphat (ATP) gespeichert und steht für zahlreiche energiefordernde Prozesse der Zelle zur Verfügung, so für Stofftransport oder Muskelkontraktion. Unter Abgabe von Energie wird ATP zu ADP (Adenosindiphosphat) abgebaut und kann in den Mitochondrien wieder in energiereiches ATP umgewandelt werden (Abb. 3-2).

3.1.7 Zellkern

Der häufig runde oder oval geformte Zellkern ist von zwei Membranen umgeben (Abb. 3-1). Die äußere der beiden Membranen ist direkt mit dem endoplasmatischen Retikulum verbunden. Gemeinsam bilden beide Membranen zahlreiche Kernporen, die den Informationsaustausch zwischen Kern

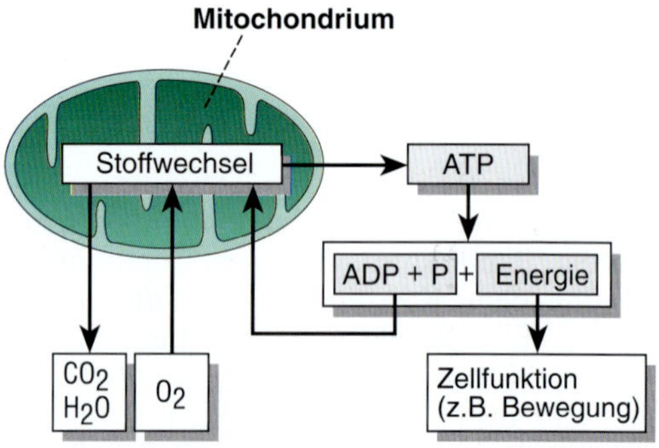

Abb. 3-2 Beitrag der Mitochondrien zum Energiestoffwechsel.
ATP = Adenosintriphosphat
ADP = Adenosindiphosphat
P = anorganisches Phosphat
O_2 = Sauerstoff
CO_2 = Kohlendioxid.

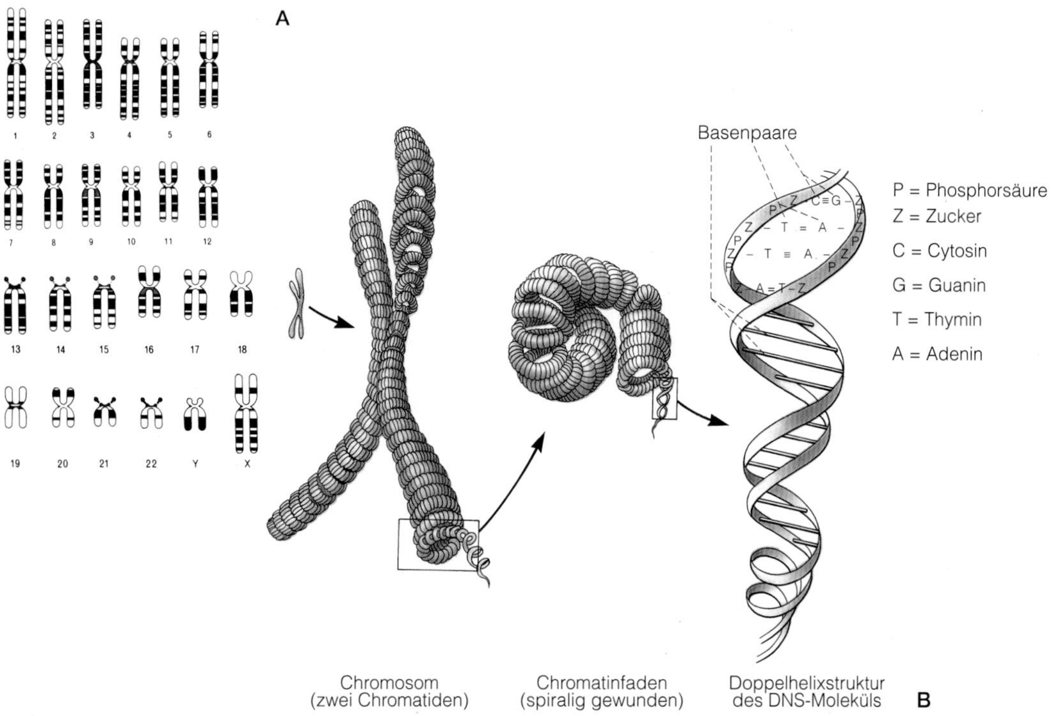

Abb. 3-3 Chromosomensatz des Menschen (A) sowie Aufbau eines Chromosoms (B).
A: Chromosomensatz: Anordnung und Numerierung der Autosomen (Nicht-Geschlechtschromosomen) nach abnehmender Größe. In den Körperzellen sind die Chromosomen 1–22 doppelt vorhanden. X, Y: Geschlechtschromosomen.
B: Aufbau eines Chromosoms aus gewundenen Strängen der Desoxyribonucleinsäure (DNS).

und Zytoplasma ermöglichen. Die Kernsubstanz besitzt eine feinkörnige bis schollige Struktur. Sie läßt sich mit Kernfarbstoffen gut färben und wird deshalb als **Chromatin** bezeichnet (Chroma = Farbe). Chemisch besteht Chromatin aus Nucleoproteiden, in denen Nucleinsäuren enthalten sind. Sie kommen in den Kernkörperchen (Nucleolus) als Ribonucleinsäure (**RNS**; ribonucleic acid, **RNA**) und im übrigen Kernbereich als Desoxyribonucleinsäure (**DNS**; deoxyribonucleic acid, **DNA**) vor. Bei der Zellteilung bilden sich aus der wenig strukturierten Chromatinsubstanz die **Chromosomen**.

Der Chromosomensatz des Menschen besteht aus 46 Chromosomen; **44 Autosomen** (Nicht-Geschlechtschromosomen) und **2** geschlechtsbestimmenden **Heterochromosomen**. Beim weiblichen Geschlecht sind zwei X-Chromosomen vorhanden (Abb. 3-3A). Vom **X-Chromosom** hervorgerufene Chromatinverdichtungen an der Kernmembran sind mikroskopisch gut erkennbar (Sex-Chromatin) und werden zur Geschlechtsdiagnose herangezogen. Beim männlichen Geschlecht kommt neben einem X- ein **Y-Chromosom** vor.

Aufbau der Chromosomen (Abb. 3-3): Das DNS-Molekül hat das Aussehen einer spiralig gewundenen Leiter (Doppelhelix). Die Holme der Leiter (Längsstränge) bestehen aus Zucker (Desoxyribose) und Phosphorsäure. Die Sprossen verbinden jeweils die Zucker der Längsstränge und bestehen aus zwei stickstoffhaltigen Basen, entweder Adenin (A) und Thymin (T) oder Zytosin (C) und Guanin (G). Die Basen sind jeweils durch Wasserstoff miteinander gekoppelt. Vier Kombinationen sind für die Sprossenbildung möglich: AT, TA, CG und GC. Diese Kombinationen sind die Buchstaben der genetischen Information. Ihre Reihenfolge ist beliebig variierbar. Mehrere aufeinanderfolgende Basen bilden ein **Gen**.

Um das Ganze etwas anschaulicher zu machen, werden Basen, Gene und Chromosomen häufig mit der Sprache oder Teilen eines Buches verglichen:

- Base = Buchstabe
- Gen = Satz
- Chromosom = Kapitel
- Chromosomensatz = Buch

DNS-Moleküle können sich selbst verdoppeln (**Replikation**), indem sie sich in einzelne Längsstränge mit zugehörigen Sprossenhälften spalten. An diesen isolierten Längsstrang wird ein zweiter gebaut und angekoppelt. Durch die feststehenden Kombinationsmöglichkeiten der Basen ist die Ergänzung der halben zur ganzen Sprosse jeweils vorherbestimmt. Das neugebildete DNS-Molekül ist identisch mit dem ursprünglichen.

Die in der DNS gespeicherten Informationen drücken sich in den jeweiligen Zellaktivitäten aus, z.B. in der Produktion von Proteinen aus Aminosäuren. Um genaue Produktionsanweisungen zu übermitteln, bedarf es eines spezifischen **Informationsträgers**. Diese Botenaufgabe übernehmen **RNS-Moleküle**. Sie werden im Kern an DNS-Molekülen gebildet (Transkription) und übernehmen vom DNS-Molekül die Informationen über die Reihenfolge der Aminosäuren. Entsprechend dieser von der Boten-RNS angegebenen Reihenfolge erfolgt die Synthese spezifischer Moleküle im endoplasmatischen Retikulum des Zytoplasmas (Translation).

Der Zusammenbau von Molekülen nach den Bauplänen aus dem Zellkern kann in einzelnen Zellen im Reagenzglas durch Austausch von genetischem Material verändert werden (sog. **Genmanipulation**). Dieses Verfahren findet bei der Herstellung von Insulin Anwendung. Dabei werden menschliche Gene auf geeignete Wirtszellen (Bakterien) übertragen. Danach vermehren sich diese Bakterien und produzieren menschliches Insulin.

3.1.8 Allgemeine Zellfunktionen

- **Molekülsynthese**: Zusammensetzung von Molekülen am endoplasmatischen Retikulum nach Produktionsanweisungen (RNS) aus dem Zellkern.
- **Stoffwechsel** und **Energiebereitstellung**: Energiegewinnung durch Umwandlung von Nährstoffen (Oxidation), Energiespeicherung durch Bildung bestimmter Moleküle (ATP) und Energiefreisetzung für Zelleistungen durch Spaltung der energiereichen Moleküle (ATP —> ADP + P + Energie).
- **Aktiver Transport an Membranen**: Stofftransport, meistens gegen ein Konzentrationsgefälle, unter Energieverbrauch.
- **Diffusion**: Stoffbewegung vom Ort der höheren zum Ort der niedrigeren Stoffkonzentration.
- **Exozytose**: Ausschleusung gespeicherter Stoffe in Bläschenform unter Eröffnung der Zellmembran.
- **Endozytose**: Aufnahme von Stoffen durch örtliche Einstülpung der Zellmembran um die Stoffe und Entleerung des dadurch entstehenden Bläschens in das Zellinnere.
- **Phagozytose**: Aufnahme größerer Partikel (z.B. Zelltrümmer) nach dem Prinzip der Endozytose.
- **Osmose**: Wasserbewegung vom Ort einer niedrigeren zum Ort einer höheren Teilchendichte.
- **Membranpotentialentstehung**: Bildung einer elektrischen Potentialdifferenz durch Diffusion geladener Teilchen.
- **Bewegungsvorgänge von Zellen**: Veränderung der Zellgestalt durch Verschiebungen von Elementen des Zytoskeletts (Mikrofilamente).

Die Zelle stellt sich nicht nur als Baustein, sondern auch als Organismus kleinsten Maßstabes dar, in dem sich alle Funktionen und „Organe" finden, die im Körper vorkommen. Als „Mikroorganismus" ist die Zelle damit ein Abbild und Muster des Organismus.

3.2 Zellteilung

Bei einer Zellteilung entstehen in einer festgelegten Abfolge Tochterzellen.

Der Organismus entwickelt sich durch fortlaufende Teilung seiner Zellen. Ohne Zellteilung gibt es kein Wachstum, keine Entwicklung und keinen Ersatz von Gewebe (**Regeneration**), das durch Verschleiß, Verletzung oder Erkrankung verlorengegangen ist. Die Haut z.B. bildet in der Tiefe ständig neue Zellen durch Teilung, während an der Oberfläche die älteren Zellen abgestoßen werden.

Bei der Zellteilung spaltet sich die Mutterzelle in zwei Tochterzellen. Dieser Vorgang heißt **Mitose** (Abb. 3-4). In einer der Mitose vorausgehenden Phase (Interphase) verdoppelt sich die Chromosomenmasse (Reduplikation). Bei Beginn der Mitose entstehen im Kern allmählich faden- oder schleifenförmige

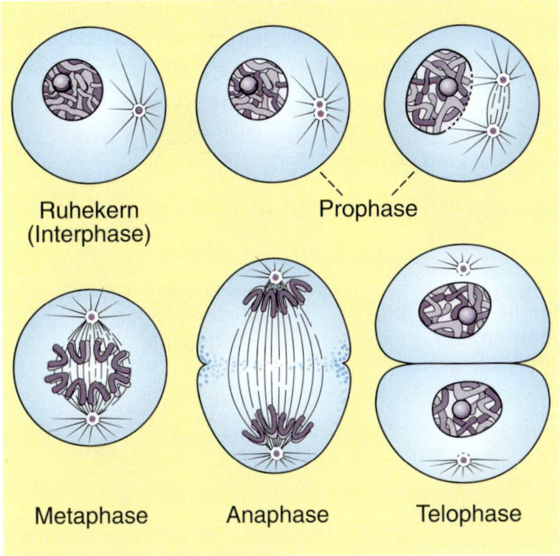

Abb. 3-4 Zellteilung (Mitose) mit ihren verschiedenen Phasen.

Strukturen, die sich schließlich als stets gleichbleibende Zahl unabhängiger **Chromosomen** identifizieren lassen (Prophase; vgl. auch Abb. 3-3). Diese an Masse verdoppelten Chromosomen teilen sich dann der Länge nach jeweils in zwei Hälften. Die Chromosomenhälften ordnen sich schließlich in der Zellmitte zur sog. Äquatorialplatte an, wobei die zueinander gehörigen Hälften sich gegenüber liegen (Metaphase). Die Zentralkörperchen (Centriolen) der Mutterzelle bilden währenddessen an den beiden Polen der Zelle eine spindelartige Figur. Dann wandern die Chromosomenhälften in Richtung Centriolen und formen jeweils für sich einen neuen Tochterkern (Anaphase und Telophase). Während dieser Phase schnürt sich der Zellleib mit der Zellmembran vom Rande her ein. Begegnen sich diese Einschnürungen in der Zellmitte, ist die Aufteilung der Mutterzelle in die beiden Tochterzellen abgeschlossen. Die Mutterzelle hat ihre Chromosomen durch identische Verdoppelung vermehrt. So erhält jede der Tochterzellen wie die Mutterzelle 46 Chromosomen, also den vollständigen Chromosomensatz.

Eine andere Art der Zellteilung mit auf die Hälfte reduziertem Chromosomenbestand findet bei der Bildung der Keimzellen statt. Von dieser sog. Reduktionsteilung oder **Meiose** wird im Kapitel „Fortpflanzung" (☞ Kap. 15) die Rede sein.

3.3 Gewebe

3

Gewebe sind Zellverbände aus gleichartig differenzierten Zellen. Als Epithelgewebe, Binde- und Stützgewebe, Muskelgewebe und Nervengewebe erfüllen sie innerhalb des Organismus jeweils spezifische Funktionen.

Zellen sind im menschlichen Organismus in der Regel zu **Zellverbänden** zusammengefügt. Verbände überwiegend gleichartig differenzierter Zellen mit bestimmter Funktion bezeichnen wir als Gewebe.

Hauptformen:

- **Epithelgewebe** bilden innere und äußere Oberflächen mit Schutz- und Stoffwechselfunktionen.
- **Binde- und Stützgewebe** füllen den Innenraum des Körpers aus und haben Stoffwechsel- und Stützfunktion.
- **Muskelgewebe** dient durch Zusammenziehung (Kontraktion) der Körperhaltung und Körperbewegung sowie Transportvorgängen.
- **Nervengewebe** empfängt, bildet und leitet Signale.

3.3.1 Epithelgewebe

Epithelgewebe sind Verbände eng aneinanderliegender Zellen (Abb. 3-5, Tab. 3-1). Sie bilden **innere und äußere Oberflächen** des Körpers. Je nach Lokalisation zeigen sie eine unterschiedliche Differenzierung und Funktion. So steht bei der äußeren Oberfläche des Körpers, der Haut, die **Schutzfunktion** im Vordergrund (Schutzepithel). Diese Epithelien bestehen aus mehreren bis vielen Lagen übereinandergeschichteter und miteinander verankerter Epithelzellen. Mehrschichtiges verhorntes Plattenepithel bildet die oberflächliche Schicht der Haut. Mehrschichtiges unverhorntes Plattenepithel, ebenfalls ein Schutzepithel (Abb. 3-5), findet sich an inneren Oberflächen, z.B. in der Mundhöhle.

Einschichtig sind dagegen Epithelien, die einen Stofftransport von außen nach innen oder umgekehrt zulassen. Den Transport von außen in das Gewebe bezeichnet man als **Resorption** (Resorptionsepithel), die Abgabe von Stoffen an Oberflächen als Sekretion (Sekretions- oder Drüsenepithel). Sekrete von Drüsenepithelien können an innere (Drüsen des Magen-Darmtraktes) und äußere Oberflächen (Drüsen der Haut) abgegeben werden (Abb. 3-6).

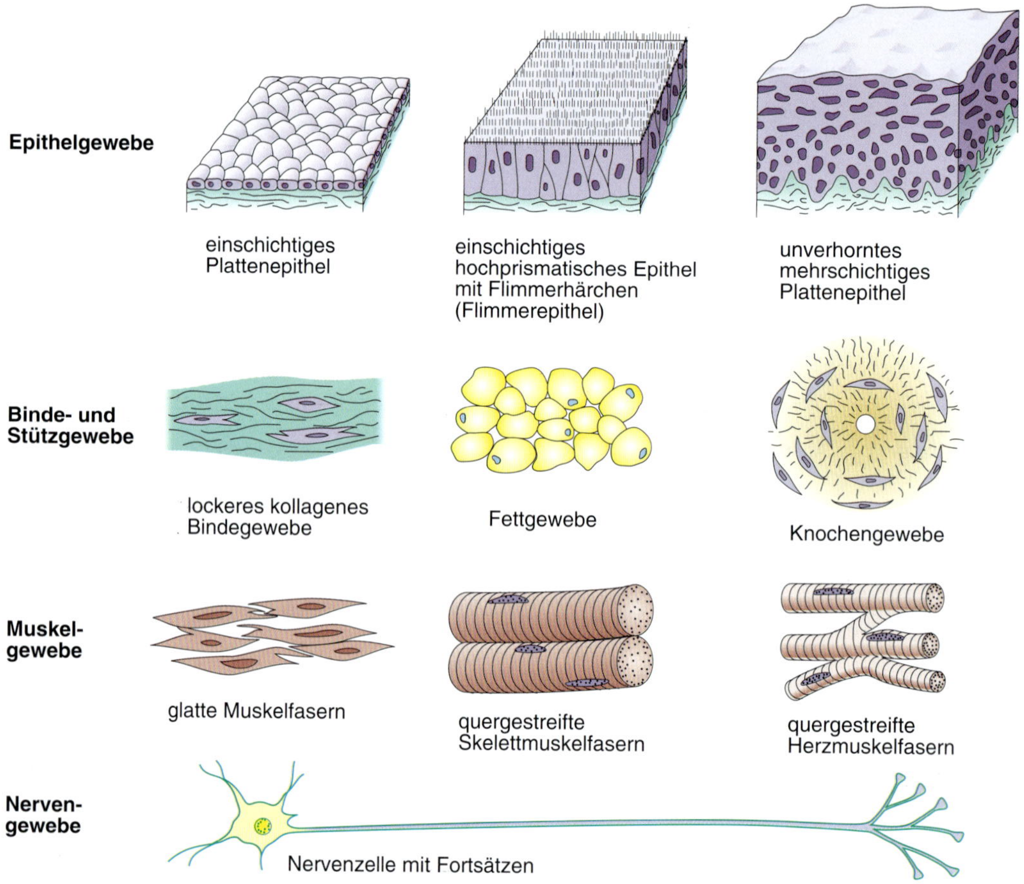

Abb. 3-5 Schematische Darstellung von Gewebetypen des menschlichen Körpers.

- Letztere werden **exokrine Drüsen** genannt, weil sie ihr Sekret nach außen abgeben. Sie sind nach Menge und Ausscheidungsart des Sekrets zu unterscheiden:
  - **merokrine Drüsen**: Abgabe von Sekrettröpfchen durch Exozytose (z.B. Tränendrüsen).
  - **apokrine Drüsen**: Abgabe von Sekrettröpfchen unter Abstoßung des sie umgebenden Zytoplasmaabschnitts (z.B. Milchdrüse).
  - **holokrine Drüsen**: Zellen, die sich bei der Sekretbildung völlig auflösen (z.B. Talgdrüsen der Haut).

Tab. 3-1 Gliederung der Epithelgewebe nach ihrer Funktion

	Form	Lokalisation	Funktion
Schutzepithelien	verhorntes mehrschichtiges Plattenepithel	Haut	äußere Abdeckung und Schutz des Körpers
	unverhorntes mehrschichtiges Plattenepithel	Schleimhaut (z.B. Mundhöhle)	teilweise innere Abdeckung und Schutz des Körpers
	Übergangsepithel	Harnwege (z.B. Harnblase)	Schutz gegen Harn
Resorptionsepithelien	einschichtiges Epithel	Schleimhaut (z.B. Darm)	Stoffaufnahme (Resorption)
Sekretionsepithelien		Schleimhaut (z.B. Darm)	Stoffabgabe (Sekretion)
transportierende Epithelien	einschichtiges Epithel (mit Flimmerhärchen)	Schleimhaut (z.B. Atemwege)	Sekretstrombewegung (Reinigung)

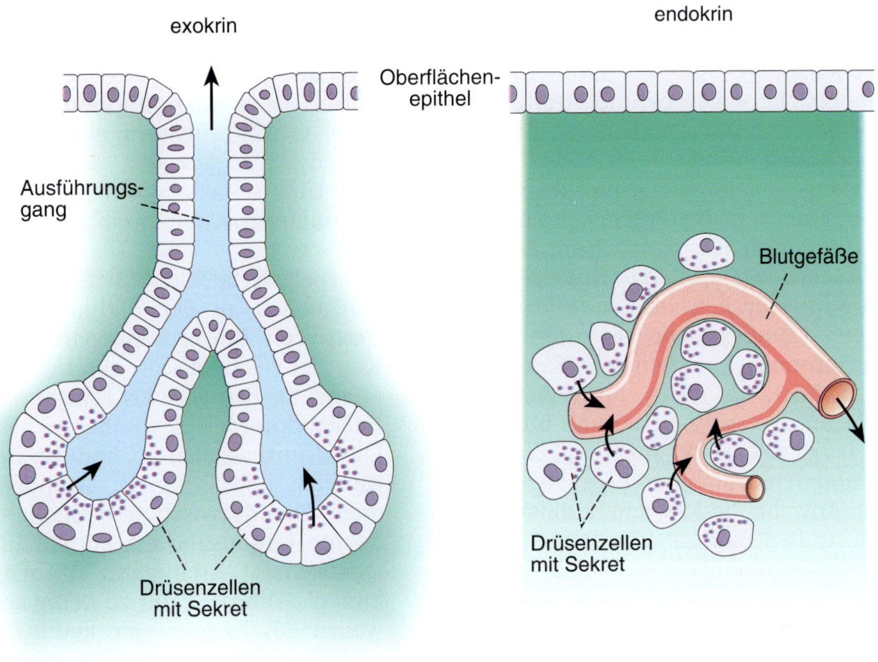

Abb. 3-6 Gegenüberstellung von exokrinen und endokrinen Drüsenepithelien.
Pfeile: Sekretabgabe an äußere und innere Oberflächen (exokrin) und an Blutgefäße (endokrin).

- Eine andere Gruppe von Drüsen, sog. **endokrine Drüsen**, schüttet ihr Sekret in Blutgefäße aus. Ihre Sekrete sind Hormone (Abb. 3-6).

Eine dritte Gruppe von Epithelien hat **Transportaufgaben** innerhalb eines Röhrensystems. Sie transportieren z.B. Staubpartikel im Bereich der Atemwege. Ein solches transportierendes Epithel ist dicht mit Flimmerhaaren (Kinozilien; Abb. 3-5) besetzt. Wellenartige Bewegungen der Flimmerhaare transportieren oberflächlich gelegenen Schleim und darin enthaltene Partikel in einer Richtung.

Epithelien werden nach Gestalt und Schichtenbildung klassifiziert (Abb. 3-5, Tab. 3-1). Nach der Zellhöhe unterscheidet man:
- Plattenepithel
- isoprismatisches (kubisches) Epithel
- hochprismatisches (Zylinder-)Epithel

Alle Epithelzellverbände sitzen auf einem Grundhäutchen (**Basalmembran**) und erneuern sich durch kontinuierliche Zellteilung der an der Basalmembran gelegenen Epithelzellen (Regeneration). Untereinander sind die Epithelzellen durch verschiedene Zellmembrankontakte (Haftstrukturen) verbunden.

3.3.2 Binde- und Stützgewebe

Binde- und Stützgewebe füllen den Innenraum des Körpers aus und haben **Stoffwechsel- und Stützfunktion** (Abb. 3-5). Es gibt:
- Bindegewebe
- Fettgewebe
- Knorpel
- Knochen

Alle diese Gewebe stammen aus dem embryonalen Bindegewebe (Mesenchym). Sie bestehen aus meist lockeren, differenzierten Zellverbänden. Besondere funktionelle Bedeutung hat die von diesen Zellen gebildete Grundsubstanz. Diese Interzellularsubstanz ist ungeformt, flüssig wie beim Blut oder gallertartig wie beim Kern der Bandscheiben und enthält als geformte Bestandteile unterschiedliche Mengen verschiedener Bindegewebsfasern.

- **Retikuläres Bindegewebe** bildet einen netzartigen Zellverband, der durch ein Geflecht sog. Retikulinfasern versteift ist. Es ähnelt dem embryonalen Bindegewebe und kommt vor allem in lymphatischen Organen und im Knochenmark vor. Die Maschenräume des retikulären Bindegewebes sind ausgefüllt mit freien (nicht ortsgebun-

3

denen) Zellen wie Lymphozyten, Plasmazellen, Makrophagen oder Vorläufern von Blutzellen.

- **Sehnengewebe, lockeres** und straffes **Bindegewebe** sind kollagenfaserige Bindegewebe, die sich vor allem durch Anordnung und Menge der in der Grundsubstanz liegenden Fasern, insbesondere der Kollagenfasern, unterscheiden (Abb. 3-5). Die Zellen dieser Gewebe bilden vorwiegend Fasern und heißen Fibroblasten (Fibrozyten). Lockeres Bindegewebe ist durch viel Grundsubstanz mit wenigen Fasern gekennzeichnet. Es dient als Verschiebeschicht und Wasserspeicher und bildet das Zwischengewebe in inneren Organen, Haut und Schleimhäuten. Es ist auch wichtig für Abwehr- und Regenerationsvorgänge. Im straffen Bindegewebe sowie im Sehnengewebe dominieren geflechtartige und parallel angeordnete kollagene Faserbündel. Bindegewebszellen kommen nur wenig vor.
- **Fettgewebe** entwickelt sich aus retikulärem Bindegewebe durch Einlagerung von Fetttropfen in Retikulumzellen (Abb. 3-5). Es hat mechanische Aufgaben, dient als Wärmeschutz und als „Energiespeicher". Bei der Bildung von Fettzellen treten zunächst kleine Fetttröpfchen auf, die dann zusammenfließen und schließlich als großer Tropfen die Zelle ausfüllen. Kern und Zytoplasmastrukturen werden dabei an den Zellrand verlagert (Siegelringform). Man unterscheidet braunes und weißes Fettgewebe.
  - Braunes Fettgewebe ist besonders reich an Mitochondrien und kommt beim Erwachsenen kaum vor. In den ersten Lebensmonaten ist es jedoch in verschiedenen Körperregionen ausgeprägt und dient der Wärmebildung.
  - Weißes Fettgewebe ist als Baufett und als Speicherfett im Körper vorhanden. Es bildet an mechanisch beanspruchten Stellen Polster, die druckelastisch sind (z.B. an Handteller oder Fußsohle, auch am Gesäß oder im Wangenbereich). Erst bei andauerndem Hunger wird solches Fett für den Energiestoffwechsel benötigt. Deshalb haben ausgezehrte Menschen eingefallene Wangen (Fehlen des Bichat-Wangenfettpfropfes). Speicherfett ist im Körper weit verbreitet, wird hauptsächlich im Unterhautgewebe und im großen Netz der Bauchhöhle eingelagert und dient als Nährstoffspeicher.

  Die Bildung von Fettgewebe und seine Verteilung werden hormonell, vor allem durch Geschlechtshormone, gesteuert. Entsprechend zeigen sich geschlechtsspezifische Unterschiede, wie die Ausprägung der „charakteristischen" weiblichen Körperformen.
- **Knorpelgewebe** hat Stützfunktion und ist maßgeblich an der Bildung des Skeletts (passiver Bewegungsapparat) beteiligt. Knorpel zeichnet sich durch seine Druckelastizität bei geringer Zugfestigkeit aus (Gelenkknorpel, Zwischenwirbelscheibe). Die Knorpelzellen (Chondrozyten) sind rundlich und liegen in Gruppen zusammen. Die dazwischen befindliche ausgedehnte Grundsubstanz enthält in charakteristischer Architektur Kollagenfaserbündel. Knorpel zählt zu den wenigen Geweben des Körpers, die keine Blutgefäße enthalten und deshalb durch Diffusion über größere Strecken ernährt werden müssen. Die **drei Knorpelarten**
  - hyaliner Knorpel,
  - elastischer Knorpel und
  - Faserknorpel

  unterscheiden sich in Art, Menge und Verteilung der interzellulären Fasern. Dies beeinflußt ihre mechanischen Eigenschaften.
- **Knochengewebe** bildet den Hauptteil des Skeletts und verleiht dem Körper seine Stabilität und Form (Abb. 3-5). Es besteht aus Knochenzellen (Osteozyten), die ebenso wie die Knorpelzellen eine besondere Form von Bindegewebszellen sind, und Knochengrundsubstanz. Diese enthält wiederum Bündel kollagener Fasern und zusätzlich – als Besonderheit dieses Stützgewebes – reichlich Mineralsalze (v.a. Calciumphosphat und Calciumcarbonat in Form von Hydroxylapatitkristallen; nähere Einzelheiten zum Knochenbau und zur Knochenbildung ☞ Kap. 6 „Motorisches System"). Die Hartsubstanzen des Zahnes (Zement, Dentin und Schmelz) sind in der Interzellularsubstanz ähnlich wie das Knochengewebe zusammengesetzt.

3.3.3 Muskelgewebe

Das Muskelgewebe kann sich als einziges Gewebe des Körpers verkürzen (kontrahieren) und dient der **Körperbewegung** und dem

Transport (Abb. 3-5). Es besteht aus Fasern, in deren Zytoplasma (Sarkoplasma) fadenartige, verkürzungsfähige Elemente eingelagert sind. Formen:

- **Quergestreifte Muskelfasern** (Skelettmuskelfasern) enthalten viele randständig gelegene Kerne. In ihrem Sarkoplasma liegen dicht gebündelt und geordnet Myofibrillen, die aus hellen und dunklen Abschnitten bestehen und dadurch der Skelettmuskelfaser ihre auffällige Querstreifung verleihen (☞ Abb. 6-7). Nur die quergestreifte Muskulatur kann unmittelbar willkürlich beeinflußt werden.
- **Herzmuskelfasern** enthalten je einen im Zentrum gelegenen Kern. Ebenso wie Skelettmuskelfasern werden sie in Längsrichtung von Myofibrillen durchzogen, die eine Querstreifung aufweisen. Die Herzmuskelfasern bilden einen netzartigen Verband (☞ Abb. 9-9). Die Kontakte zwischen den Fasern werden als „Glanzstreifen" bezeichnet.
- **Glatte Muskelzellen** haben meist Spindelform und einen zentral liegenden Kern. Gelegentlich sind sie verzweigt. Sie lassen keine Querstreifung erkennen (daher „glatt"). Man findet sie in den Wandungen der Eingeweide, besonders im Darm, an der Blase, in der Gebärmutter und in den Blutgefäßen.

3.3.4 Nervengewebe

Das Nervengewebe besteht aus den Nerven- oder Ganglienzellen mit ihren Ausläufern, den Nervenfasern, und aus den Gliazellen (Abb. 3-5; Einzelheiten ☞ Kap. 4 „Nervensystem – Allgemeine Grundlagen").

3.3.5 Mögliche Veränderungen an Geweben

- **Differenzierung**: Nach einem erblichen Muster erfolgende Umwandlung entwicklungsfähiger Gewebe in spezialisierte Gewebe (z.B. embryonale Umwandlung von Epithelgewebe in Nervengewebe).
- **Atrophie**: Abnahme von Zellgröße und/oder Zellzahl (z.B. „Muskelschwund" bei mangelnder Beanspruchung, wie bei Ruhigstellung durch Gipsverband; Inaktivitätsatrophie).
- **Hypertrophie**, **Hyperplasie**: Zunahme von Zellgröße (Hypertrophie) und Zellzahl (Hyperplasie; z.B. bei vermehrter Muskeltätigkeit und bei gesteigerter Aktivität von endokrinen Drüsen).
- **Metaplasie**: Umwandlung differenzierter Gewebe in differenzierte andersartige Gewebe oder in weniger differenzierte Gewebe (z.B. Entstehung von mehrschichtigem Plattenepithel in den Atemwegen infolge chronischen Zigarettenrauchens).
- **Degeneration**: Abweichungen von der normalen zur minderwertigen Struktur und Funktion (z.B. als Folge von Stoffwechselstörungen).
- **Regeneration**: Wiederbildung bzw. Ergänzung verlorengegangener Zellen und Gewebe, z.B. Ersatz von Hautepithelien, die im Rahmen der normalen Zellalterung abgeschilfert (physiologische Regeneration) oder bei Verletzungen untergegangen sind (reparative Regeneration).
- **Nekrose**: Untergang von Geweben (z.B. nach Durchblutungsstörungen beim Herzinfarkt).

Lernkontrolle

1. Zeichnen Sie eine Skizze der Zelle, in der ihre wichtigsten Elemente enthalten sind.
2. Welche Aufgaben haben folgende Zellorganellen: Mitochondrium, endoplasmatisches Retikulum, Golgi-Apparat?
3. Erläutern Sie die Vorgänge bei der Zellteilung (Mitose).
4. Nennen Sie die vier Gewebearten und ihre jeweiligen Funktionen.
5. Welche Unterformen des Binde- und Stützgewebes kennen Sie?

4 Nervensystem – Allgemeine Grundlagen

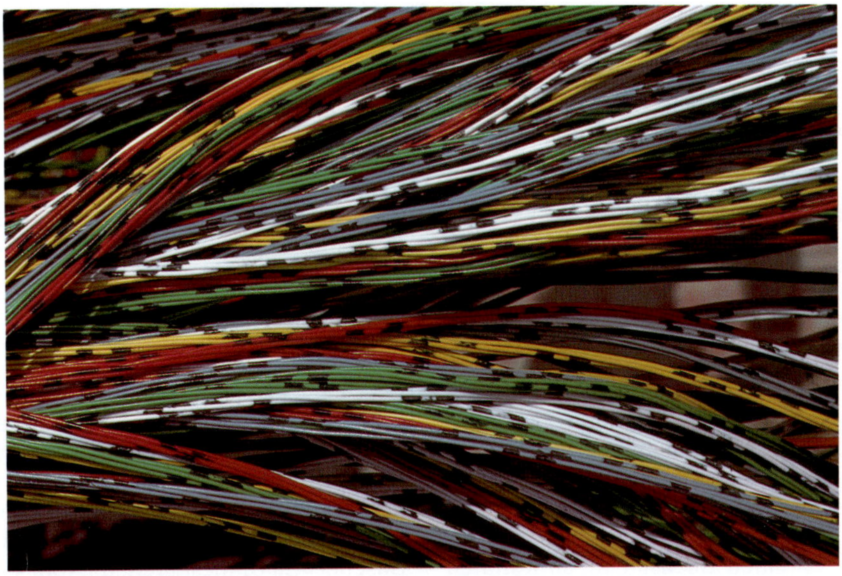

Das Nervensystem besteht aus Nervenzellen. Zum größten Teil befinden sie sich in Gehirn und Rückenmark und sind über ihre Fortsätze mit Sinnesrezeptoren, Skelettmuskeln und Eingeweideorganen verbunden. Diese Verbindungen dienen dem Informationsaustausch, der mit Hilfe von elektrischen Signalen und Überträgerstoffen erfolgt.

4.1 Bauelemente des Nervensystems

Nervenzellen bestehen aus einem Nervenzellkörper und davon ausgehenden Fortsätzen. Mit Hilfe dieser Fortsätze werden über Synapsen Kontakte zu anderen Nervenzellen hergestellt. Die Zellfortsätze lassen sich in Dendriten und Neuriten einteilen.

Die Bausteine des Nervensystems sind Nervenzellen (**Neurone**, Ganglienzellen; Abb. 4-1). Das menschliche Gehirn besteht aus etwa 14 Milliarden Neuronen und einer noch größeren Zahl von Gliazellen. Setzt man für jedes Neuron einen Buchstaben, so könnten damit 4,5 Millionen Seiten eines Buches dieses Formats gefüllt werden. Charakteristisch für Nervenzellen sind die vom **Zelleib** (Perikaryon, Nervenzellkörper, Soma) ausgehenden zahlreichen **Fortsätze**. Jeweils einer dieser Fortsätze ist für die Übertragung von Informationen auf andere Zellen geeignet. Dieser Fortsatz heißt Nervenfaser, **Axon** oder **Neurit**.

Die anderen Fortsätze, die sog. **Dendriten** – häufig mit baumähnlichen Verzweigungen – nehmen Informationen anderer Zellen auf und leiten sie dem Zelleib zu.

Die Übertragungsstellen von Informationen von einer Nervenzelle zur anderen oder von Nervenzellen zu anderen Zielzellen im Körper (z.B. Muskelfasern) heißen **Synapsen**. Solche Kontakte finden sich sowohl am Nervenzellkörper (axo-somatische Synapsen) als auch an den Dendriten (axo-dendritische Synapsen) sowie an Anfang und Ende von Axonen (axo-axonale Synapsen). Ein typisches Neuron der Großhirnrinde besitzt z.B. auf Zellkörper und Dendriten Tausende von Synapsen (Abb. 4-2).

Es gibt jedoch zahlreiche Abweichungen von der geschilderten Grundform (Abb. 4-1 A). So haben Nervenzellen von Spinalganglien (Nervenzellgruppen, die beiderseits des Rükkenmarks liegen, vgl. Abb. 4-21) einen zweigeteilten Fortsatz (Abb. 4-1 B). Der eine Zweig kommt von einem Rezeptor (z.B. der Haut), der andere zieht in das Rückenmark. Bei den über den Körper verstreuten Nervenzellen des vegetativen Nervensystems verzweigen sich die Axone häufig in synapsenbildende Endknöpfchen (Abb. 4-1 C). Sinneszellen hingegen, z.B. der Riechschleimhaut, tragen an der Schleimhautoberfläche Büschel von Sinneshärchen (Abb. 4-1 D).

4.1.1 Nervenzellkörper

Der Zellkörper enthält die gleichen Organellen wie andere Zellen des Organismus (Abb. 4-2, ☞ Abb. 3-1). Allerdings sind einige Strukturen besonders ausgeprägt. So finden sich im Zellkörper großer Nervenzellen mit langen Fortsätzen häufig schollenartige Verdichtungen des rauhen endoplasmatischen Retikulums (sog. Nissl-Schollen) und große Nucleoli im Kern. Dies weist auf eine hohe Stoffwechsel- und Produktionsaktivität hin.

Nervenzellkörper mit den gleichen Funktionen lagern sich häufig zusammen. Solche Anhäufungen von Nervenzellkörpern werden im Zentralnervensystem als Kerne (**Nuclei**) und im peripheren Nervensystem als **Ganglien** bezeichnet.

4.1.2 Nervenfaser (Axon, Neurit) und Nervenfaserbündel

Nervenfasern **leiten elektrische Signale** des Nervenzellkörpers zu den Zellen, mit denen Synapsen ausgebildet sind. Sie **transportieren** auch **Substanzen** (z.B. Stoffe, die für die

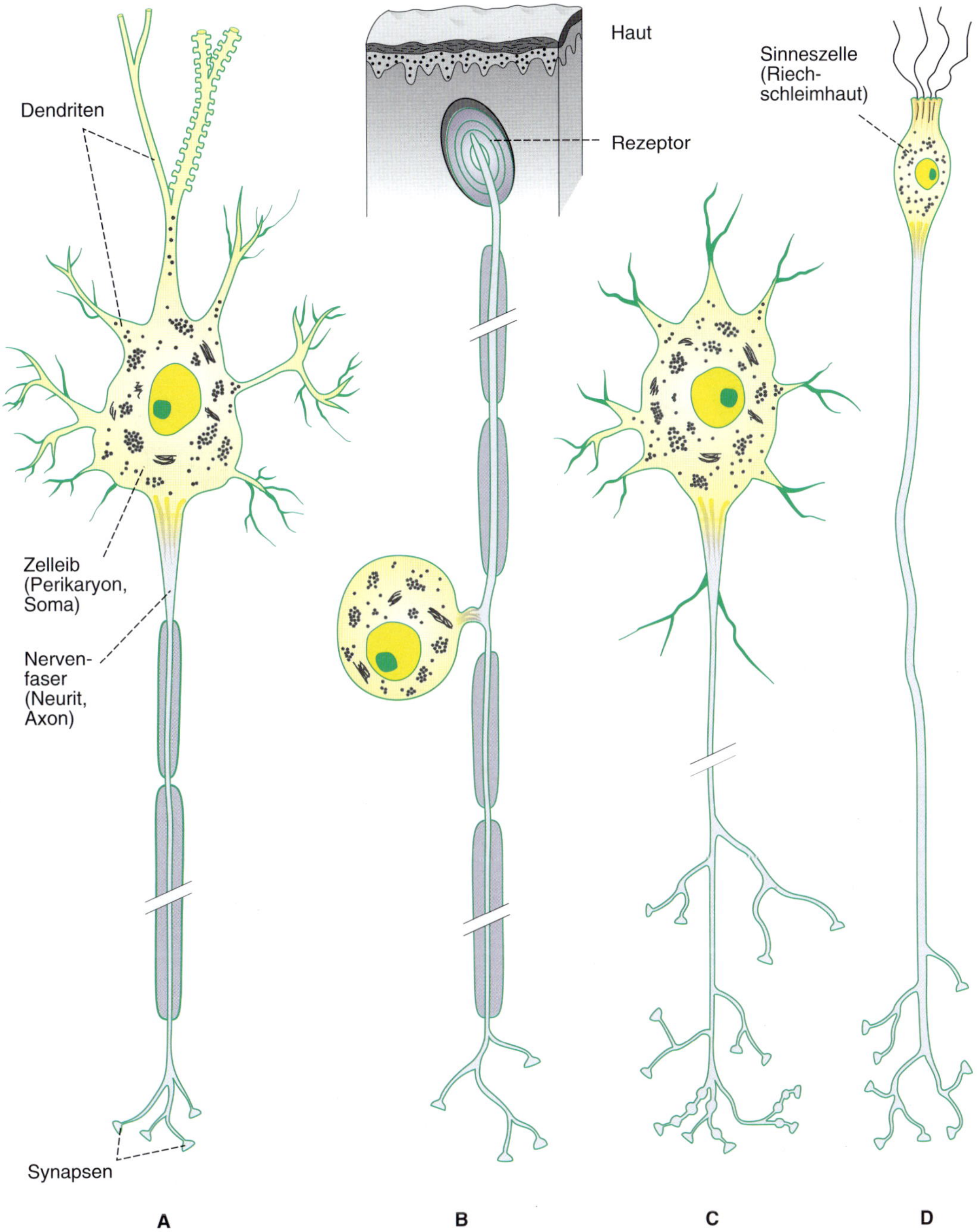

Abb. 4-1 Unterschiedliche Formen von Nervenzellen.
A: Nervenzelle der Großhirnrinde.
B: Nervenzelle des Spinalganglions mit Rezeptor in der Haut.
C: Nervenzelle des vegetativen Nervensystems.
D: Sinneszelle der Riechschleimhaut.

4

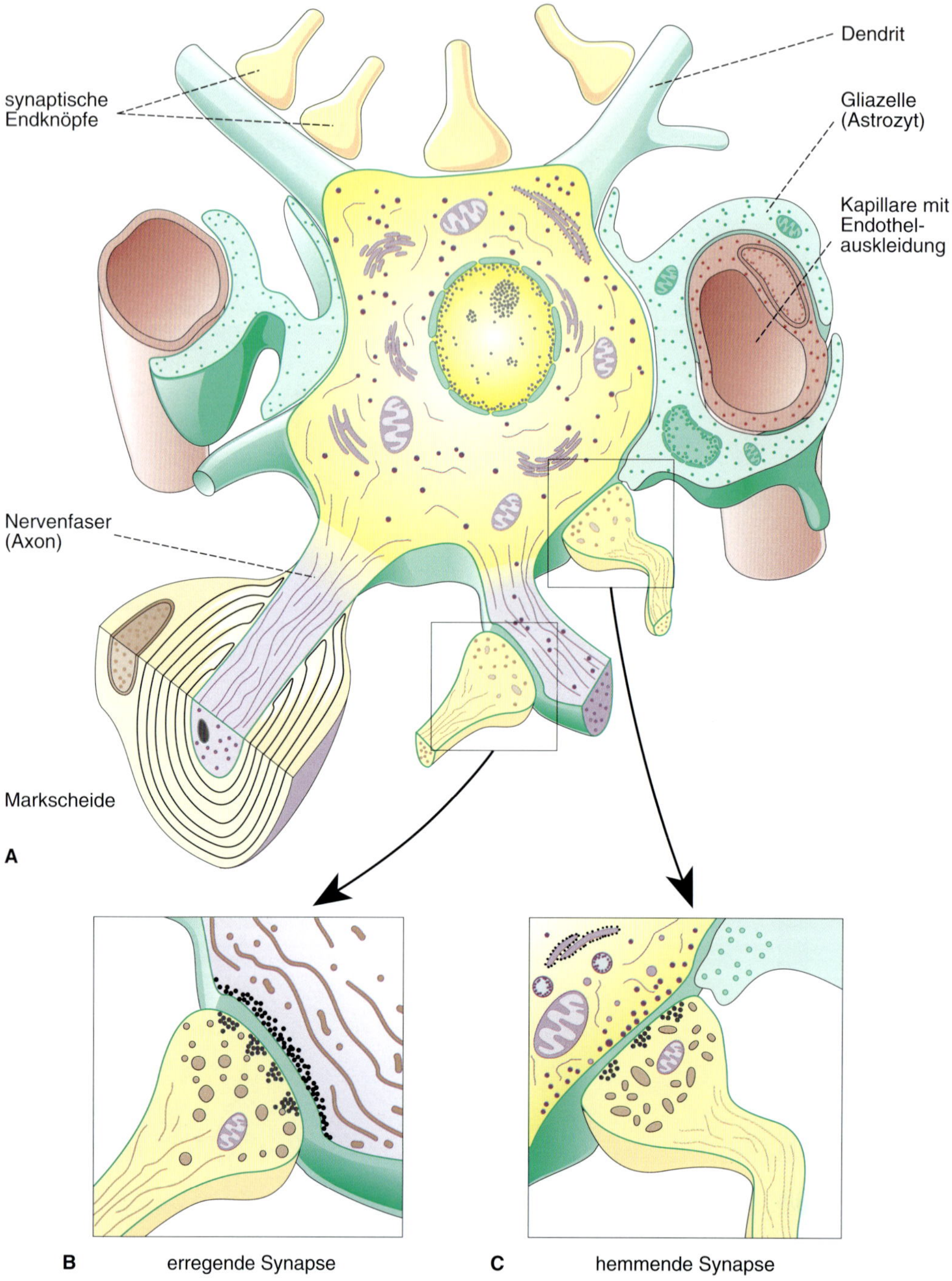

Abb. 4-2 Schnitt durch den Zelleib einer Nervenzelle mit Fortsätzen und benachbarten Gewebselementen.
A: Darstellung der Feinstruktur der funktionellen Einheit von Blutkapillare, Gliazelle (Astrozyt) und Nervenzelle.
B und **C**: erregende und hemmende Synapsen.

synaptische Übertragung von Bedeutung sind) vom Zellkörper zu den synaptischen Endknöpfchen (axonaler Transport). Der Transport von Substanzen läuft auch rückwärts von den Endigungen zum Zellkörper ab. Ermöglicht wird er vor allem durch ein System feinster Röhrchen, den Mikrotubuli. So gelangt eine Vielzahl von Substanzen aus dem endoplasmatischen Retikulum des Zellkörpers bis zu den synaptischen Endigungen.

Nervenfasern sind häufig von Hüllzellen umwickelt. Diese bilden die sog. Markscheide (**Myelinscheide**), die aus zirkulär gewickelten Membranen besteht (Abb. 4-1, 4-2, 4-3). Die Membranwicklungen der Markscheide um die Nervenfasern werden von Gliazellen gebildet, den Oligodendrogliazellen im Zentralnervensystem und den Schwann-Zellen im peripheren Nervensystem (Abb. 4-3). Im Bereich dieser Markscheiden sind die Axone gegen ihre Umgebung isoliert. In Abständen von 2–3 mm ist die Hülle unterbrochen, wodurch die sog. Ranvier-Schnürringe entstehen. An diesen Stellen steht das Axon in direkter Verbindung mit dem extrazellulären Raum.

Es gibt zwei Arten von Nervenfasern:
- Nervenfasern, die von einer Markscheide umgeben sind, heißen **markhaltige Nervenfasern**.
- Nervenfasern, die keine derartige Hülle be-

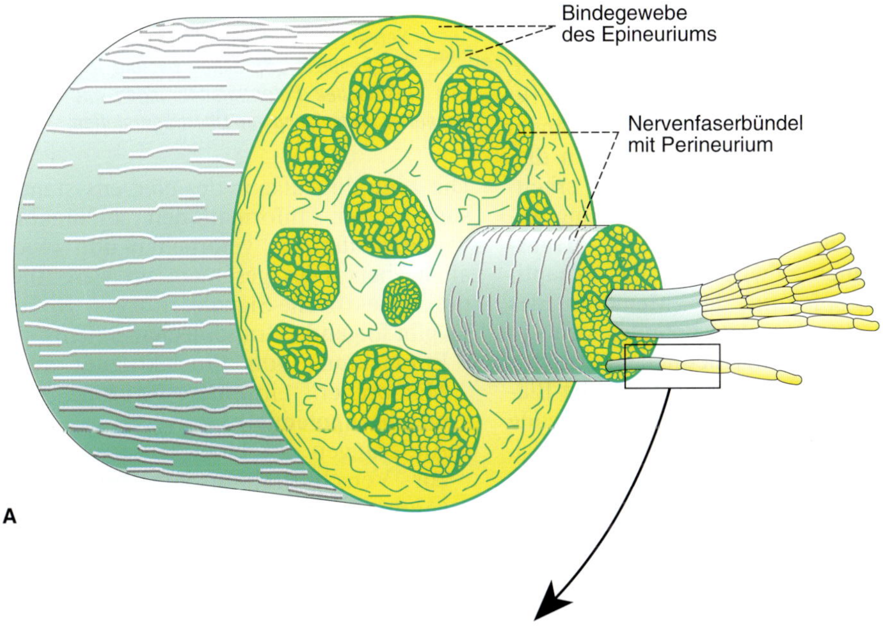

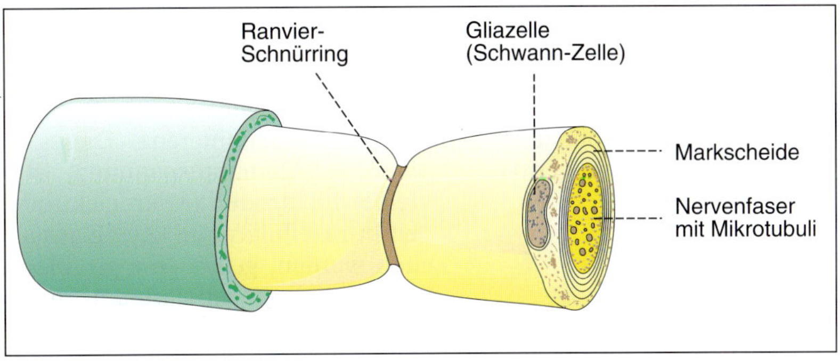

Abb. 4-3 Peripherer Nerv.
A: Bau und Hüllstrukturen eines peripheren Nerven.
B: Markscheide einer Nervenfaser eines peripheren Nerven.

sitzen, werden **marklose Nervenfasern** genannt.
In der Regel fügen sich zahlreiche Axone zusammen und bilden innerhalb des Zentralnervensystems Faserbündel (Tractus) und im Bereich des peripheren Nervensystems Nervenstränge (**periphere Nerven**). Die markhaltigen und marklosen Axone in peripheren Nerven werden durch Bindegewebe (Perineurium) zu größeren Bündeln zusammengefaßt. Längs verlaufende Gewebszüge (Epineurium) schützen die Nerven vor Überdehnung. Derartige Bindegewebsstrukturen fehlen im Zentralnervensystem.

4.1.3 Synapsen

Synapsen stellen die Verbindungen zwischen Nervenzellen her (vgl. Abb. 4-2). Das Axon, das mit einer Nervenzelle Kontakt aufnimmt, weist im synapsennahen Teil keine Markscheiden auf. Es ist an seinem Ende zu einem **synaptischen Endknopf** aufgetrieben. In dieser Endformation sind Bläschen zu erkennen, die einen für die Signalübertragung wesentlichen Stoff (Überträgerstoff, **Transmitter**) enthalten. Zwischen dem synaptischen Endknopf und der Membran des nachgeschalteten Neurons befindet sich ein Spalt. Nach der unterschiedlichen Struktur der Membrankontakte und der Form der Bläschen lassen sich **erregende** und **hemmende Synapsen** voneinander unterscheiden (vgl. Abb. 4-2). Einen ähnlichen Aufbau wie die neuro-neuronalen Synapsen weisen die Kontaktstellen zwischen den Axonen und den Fasern der Skelettmuskulatur auf. Da sie eine größere Ausdehnung haben, werden sie allgemein als neuromuskuläre Endplatten bezeichnet (☞ Abb. 6-7). Vielfältig und ohne eine typische Struktur sind die Kontaktstellen zwischen Axonen und den übrigen Zellen des Organismus. Synapsen können im Laufe des Lebens immer wieder neu gebildet werden. Dies kann eine Grundlage für Lernvorgänge sein (☞ Kap. 5.11).

4.1.4 Glia

Den Gliazellen des Nervengewebes kommt keine unmittelbare Bedeutung für die Informationsverarbeitung im Nervensystem zu. Sie unterstützen jedoch die Funktion der Nervenzellen. So halten sie die Zusammensetzung des Extrazellulärraums und damit die Arbeitsbedingungen für die Nervenzellen konstant. Die Gliazellen bilden nicht nur die Markscheiden (Oligodendroglia, Schwann-Zellen), sondern sie umhüllen auch die Blutgefäße im Nervensystem (Astrozyten) und stellen damit eine Verbindung zwischen Blut und Nervenzellen her (vgl. Abb. 4-2). Auf diese Weise kontrollieren Gliazellen die Versorgung der Nervenzellen mit Nährstoffen (**Blut-Hirnschranke**). Als Folge dieser Schrankenfunktion können viele Substanzen, so auch Medikamente, nicht in das Hirngewebe eintreten.

4.2 Grundfunktionen der Nervenzellen

Nervenzellen verarbeiten Informationen. Die dabei benutzte „Sprache" besteht in erster Linie aus elektrischen Potentialänderungen und damit gekoppelter Freisetzung von Überträgerstoffen.

Die zentrale Aufgabe des Nervensystems besteht darin, Informationen aufzunehmen, weiterzuleiten, zu verarbeiten und (wieder) abzugeben. Dies geschieht im wesentlichen durch elektrische Signale.
Es gibt folgende Grundmechanismen:
- Entwicklung von Bioelektrizität an den Membranen einzelner Neurone (**Ruhemembranpotential**).
- Änderungen der bioelektrischen Aktivität zur Verschlüsselung von Informationen (**Aktionspotentiale**).
- Weiterleitung der Aktivitätsänderungen (**Erregungsleitung**).
- Übertragung der Bioelektrizität auf andere Neurone (**Erregungsübertragung**).

4.2.1 Ruhemembranpotential

Die Nervenzellmembran ist Sitz einer elektrischen Potentialdifferenz. Dieses Membranpotential (Membranspannung) ist mit Hilfe kleiner Elektroden (Mikroelektroden), die in den Intrazellulärraum (Zytoplasma) eingestochen werden, gegen eine großflächige Elektrode im Extrazellulärraum meßbar (Abb. 4-4). Im Ruhezustand der Nervenzellen, d.h. ohne Einflüsse anderer Nervenzellen oder Änderungen in der Zusammensetzung des Extrazellulärraums, ist das Membranpotential konstant. Dieses sog. Ruhemembranpotential hat seinen negativen Pol im Intrazellulär-

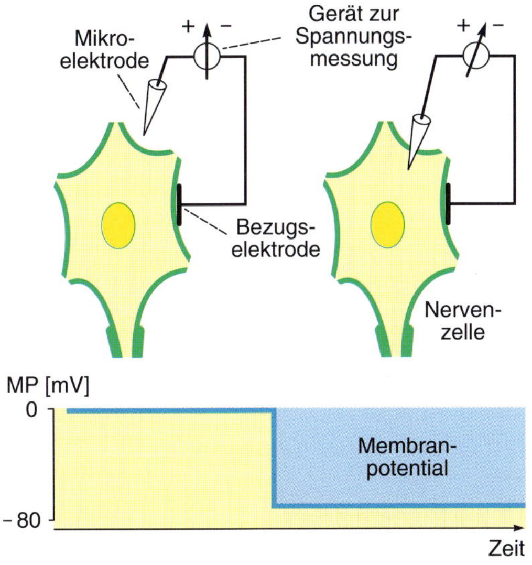

Abb. 4-4 Registrierung des Membranpotentials einer Nervenzelle mit der Mikroelektrodentechnik. Eine Mikroelektrode und eine großflächige Bezugselektrode sind mit einem Gerät zur Messung der elektrischen Spannung verbunden. Zunächst befinden sich beide Elektroden im Extrazellulärraum. Es wird keine Potentialdifferenz registriert. Nach Einstich der Mikroelektrode in das Neuron wird eine Potentialdifferenz erfaßt, die quer zur Membran besteht und als Membranpotential (MP) bezeichnet wird. Die MP-Registrierung ist den schematischen Darstellungen im oberen Bildteil zugeordnet.

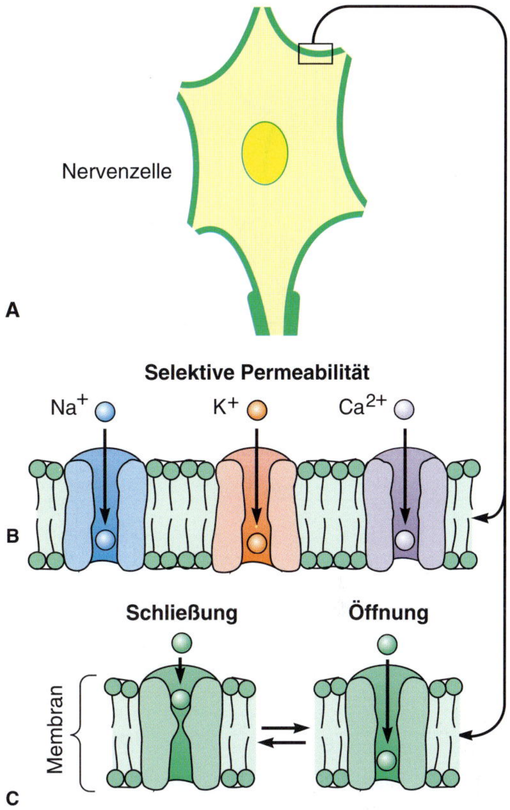

Abb. 4-5 Struktur und Funktionen von Ionenkanälen in Nervenzellmembranen. Röhrenartig gebaute sog. Tunneleiweißmoleküle durchsetzen die Doppellipidschicht der Membran.

A: Nervenzelle. Der gekennzeichnete Membransektor ist in B und C vergrößert dargestellt.

B: Selektive Durchlässigkeit (Permeabilität) der Kanäle für verschiedene Ionensorten (Na^+, K^+, Ca^{2+}). Die Ionenselektivität der Kanäle ergibt sich zum Teil aus der Größe der Ionen im Verhältnis zum Kanaldurchmesser.

C: Öffnung und Schließung der Ionenkanäle. Durch Strukturänderungen des Tunneleiweißmoleküls wird der Durchtritt von Ionen ermöglicht oder verhindert. Die Öffnungs- und Schließungszustände können jeweils ineinander übergehen.

raum und seinen positiven Pol im Extrazellulärraum. Es beträgt meistens 70 mV (Millivolt = 1/1000 Volt).

Das Ruhemembranpotential entsteht durch einen Strom von **positiv geladenen Kaliumionen** aus dem Intrazellulärraum durch Tunneleiweißkörper der Nervenzellmembran („Ionenkanäle"; Abb. 4-5) in den Extrazellulärraum. Dieser Auswärtsstrom von Kaliumionen kommt dadurch zustande, daß die Konzentration von Kaliumionen im Intrazellulärraum sehr viel größer ist als im Extrazellulärraum. Ein großer Teil der zu den positiven Kaliumionen gehörenden negativen Ionen kann die Nervenzellmembran nicht überqueren und bleibt im Nervenzellinneren. Durch diese Ladungsverschiebungen wird an der neuronalen Membran ein elektrisches Potential aufgebaut (Polarisation) mit negativem Pol im Intra- und positivem Pol im Extrazellulärraum. Arten der Polarisation:

- Eine Verminderung des Membranpotentials heißt **Depolarisation**.
- Die Erhöhung bezeichnet man als **Hyperpolarisation**.
- Ein Wiederanstieg des Membranpotentials nach einer voraufgehenden Verminderung wird **Repolarisation** genannt.

4.2.2 Aktionspotential

Wird das Ruhemembranpotential um einen bestimmten Betrag vermindert, so „ist die Schwelle zu einem neuen Vorgang über-

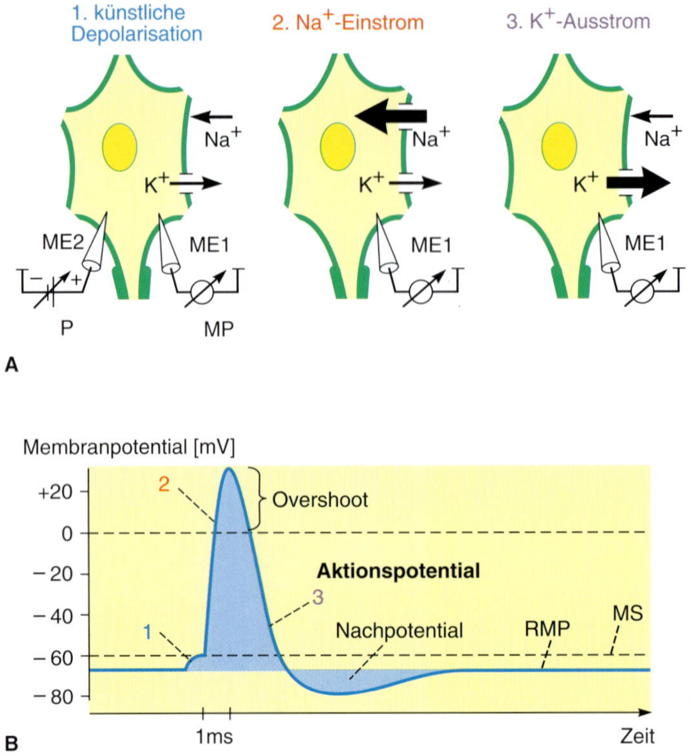

Abb. 4-6 Entstehung des Aktionspotentials.
A: Künstliche Depolarisation einer Nervenzelle mit Hilfe einer externen Potentialquelle (P; 1), Natriumionen-(Na^+-)Einstrom (2) und Kaliumionen-(K^+-)Ausstrom (3).
ME1 = Mikroelektrode zur Ableitung des Membranpotentials (MP).
ME2 = Mikroelektrode zur künstlichen Depolarisation.
B: Künstliche Depolarisation (1) und Aktionspotential (2, 3), das durch die in A dargestellten Ionenströme entsteht.
MS = Membranschwelle.
RMP = Ruhemembranpotential.
Die Ziffern in B beziehen sich auf die schematischen Funktionsdarstellungen im Teil A.

schritten". Diesen Betrag des Membranpotentials bezeichnet man daher als **Membranschwelle**. Zunächst werden Membrankanäle für Natriumionen in der Nervenzellmembran kurzzeitig geöffnet (Abb. 4-5, 4-6). Dadurch fließen Natriumionen, die eine positive Ladung tragen und im Extrazellulärraum in einer höheren Konzentration vorliegen als im Intrazellulärraum, in das Nervenzellinnere. Der Einwärtsstrom von positiven Ladungen bewirkt eine Depolarisation und sogar eine Umpolarisation („**Overshoot**") der Membran (Abb. 4-6). Mit geringer zeitlicher Verzögerung wird der Ausstrom von Kaliumionen erhöht und dadurch eine Repolarisation eingeleitet. Diese Abfolge von Depolarisation und Repolarisation nach Überschreiten der Membranschwelle dauert etwa 1 ms (Millisekunde = 1/1000 Sekunde). Sie wird als **Aktionspotential** (Erregung) bezeichnet. Aktionspotentiale sind im Nervensystem die Signale, in denen die Informationen verschlüsselt sind. Während des Aktionspotentials und im unmittelbaren Anschluß an ein Aktionspotential ist die Nervenzelle unerregbar (**refraktär**).

4.2.3 Erregungsleitung

Läuft an einer Stelle einer Nervenfaser ein Aktionspotential ab, so wird dadurch die benachbarte Stelle, die noch nicht erregt ist, depolarisiert (Abb. 4-7, S. 50 und 51). Beim Überschreiten der Membranschwelle entsteht auch an dem zunächst nicht erregten Membranabschnitt ein Aktionspotential. Die Nervenfaser hat die Erregung fortgeleitet. Auf diese Weise werden an Nervenfasern, die nicht von einer Markscheide umgeben sind, alle Membranabschnitte nacheinander von der Erregung erfaßt (**kontinuierliche Erregungsleitung**). Befindet sich zwischen der erregten und der „ruhenden" Stelle einer Nervenfaser eine Myelinscheide, so „springt" die neuronale Erregung von Schnürring zu Schnürring (**saltatorische Erregungsleitung**). Dadurch erhöht sich die Geschwindigkeit der Erregungsleitung beträchtlich. Mit Hilfe der Erregungsleitung werden im Nervensystem Informationen transportiert.

Bei der Multiplen Sklerose kommt es an verschiedenen Stellen des Zentralnervensystems zu einem regellosen Zerfall der Markscheiden. Diese „Entmarkungskrankheit" geht mit einer Verminderung der „Nervenleitgeschwindigkeit" und schließlich mit einer Unterbrechung der Erregungsleitung einher. Je nach Ort der Erkrankung treten unterschiedliche neurologische Störungen, Empfindungsstörungen, Lähmungen etc. auf.

4.2.4 Erregungsübertragung

Wird eine Erregung über eine Nervenfaser bis zum synaptischen Endknopf geleitet, so beginnt dort die Erregungsübertragung (Abb. 4-8). Zunächst strömen in der Regel **Calciumionen** – wiederum einem Konzentrationsgefälle folgend – in den Endknopf ein. Dies führt dort zur Freisetzung der in den Vesikeln (Bläschen) gespeicherten Transmitter in den synaptischen Spalt. Die Transmittermoleküle verbinden sich mit Rezeptoren in den nachgeschalteten Zellen (Neurone, Muskelfasern, Drüsenzellen). Durch die **Transmitter-Rezeptor-Verbindung** werden benachbarte Membrankanäle geöffnet. Strömen durch diese Kanäle positiv geladene Ionen in den Intrazellulärraum der nachgeschalteten Zelle, so entsteht dort eine Depolarisation (exzitatorisches postsynaptisches Potential, EPSP). Fließen durch die geöffneten Membrankanäle negativ geladene Ionen in den Intrazellulärraum der nachgeschaltenen Zelle oder positive Ionen aus dem Intra- in den Extrazellulärraum, so entsteht eine Hyperpolarisation (inhibitorisches postsynaptisches Potential, IPSP). Beim Zerfall der Transmitter-Rezeptor-Verbindung infolge einer enzymatischen Spaltung und/oder eines Rücktransports des Transmitters in den synaptischen Endknopf werden die zugeordneten Ionenkanäle wieder geschlossen und die postsynaptischen Potentiale beendet.

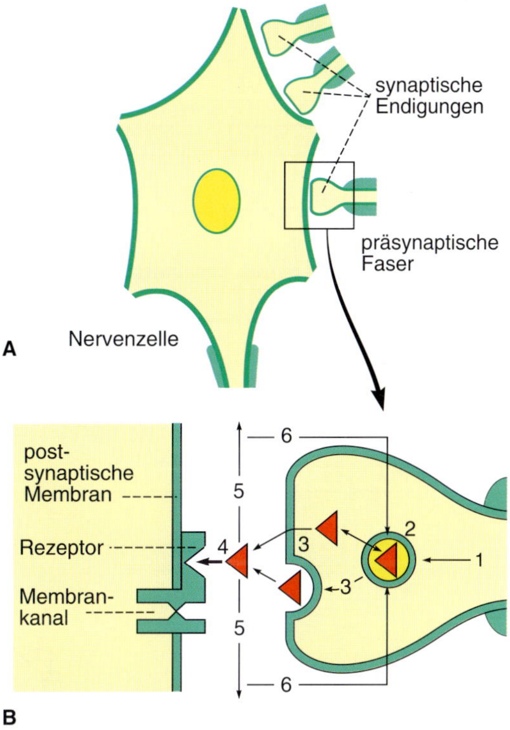

Abb. 4-8 Elementarprozesse der Erregungsübertragung an einer Synapse.
A: Nervenzelle mit Synapsen. Der gekennzeichnete Abschnitt ist in B vergrößert dargestellt.
B: Synthese (1), Speicherung (2), Freisetzung (3), Rezeptorbindung (4), Inaktivierung (5) und Rücktransport (6) eines Transmitters an der Kontaktstelle zwischen präsynaptischer Faser und postsynaptischer Nervenzelle.

Exzitatorische (erregende) **postsynaptische Potentiale** können, insbesondere wenn sich mehrere summieren (Bahnung), die Membranschwelle erreichen und in der betreffenden Zelle wiederum ein Aktionspotential auslösen. Damit wird die Erregung von einer Zelle auf die nächste übertragen. **Inhibitorische** (hemmende) **postsynaptische Potentiale** dagegen vermindern die Wahrscheinlichkeit, daß in der der Synapse nachgeschalteten Zelle die Membranschwelle erreicht und damit ein Aktionspotential ausgelöst wird. Durch das Zusammenspiel von exzitatorischen und inhibitorischen postsynaptischen Potentialen ist eine vielfältige Informationsverarbeitung im Nervensystem gegeben.

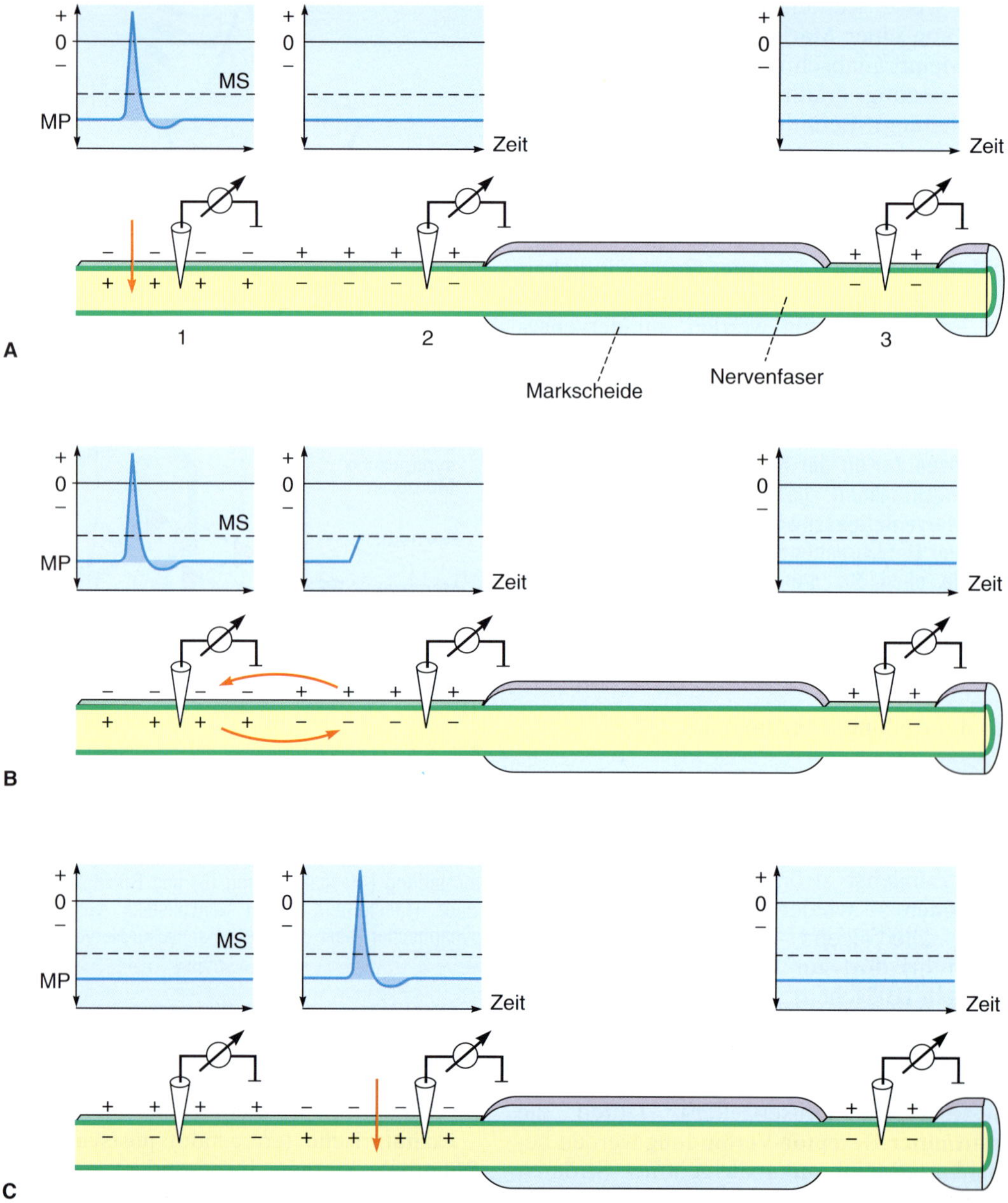

Abb. 4-7 Elementarprozesse der Erregungsleitung in einer Nervenfaser. Die Pfeile zeigen die Ionenströme (A, C, E) durch die Nervenzellmembran und die Ionenströme entlang der Nervenzellmembran an (B, D).
MP = Membranpotential.
MS = Membranschwelle.
A bis **C**: kontinuierliche Erregungsleitung.
D und **E**: saltatorische Erregungsleitung (s. gegenüberliegende Seite).

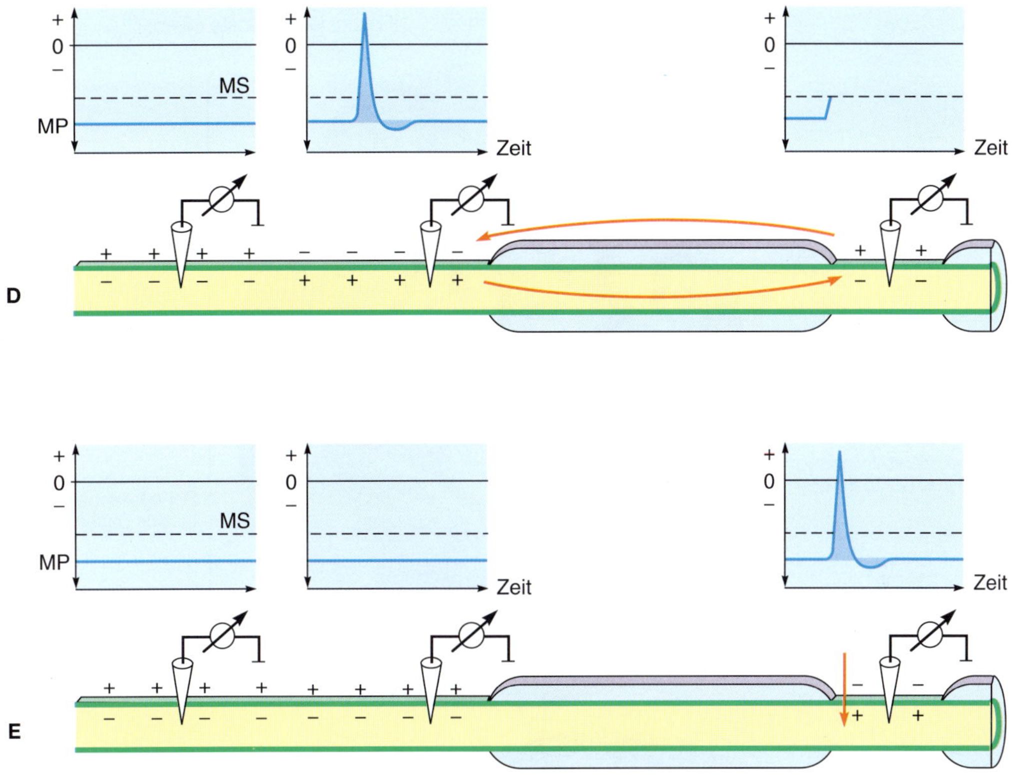

Abb. 4-7 Fortsetzung

4.3 Gliederung und Oberflächenstrukturen von Gehirn und Rückenmark

Der überwiegende Teil der Nervenzellen befindet sich im Zentralnervensystem. Dieses besteht aus dem Gehirn in der Schädelhöhle und dem Rückenmark im Wirbelkanal. Unterschiedliche Oberflächenstrukturen charakterisieren die Hauptabschnitte des Zentralnervensystems.

Das Gehirn befindet sich in der knöchernen Kapsel des Schädels (Abb. 4-9, 4-10). Sein Gewicht schwankt zwischen 1100 und 1500 g (das mittlere Hirngewicht bei der Frau beträgt ca. 1245 g, beim Mann ca. 1375 g). Zwischen Hirngewicht und den Leistungen des Gehirns bestehen beim Menschen keine klaren Beziehungen. Mit seiner Unterfläche (Hirnbasis) grenzt das Gehirn an den knöchernen Boden des Schädels, die Schädelbasis. Die obere gewölbte Fläche der Halbkugeln oder Hemisphären liegt dem Dach des Schädels (Kalotte) an. Das Gehirn setzt sich fort in das Rückenmark, das ebenfalls aus Nervengewebe besteht und, im Wirbelkanal geschützt, vom Kopf in den Rumpf hinabzieht.

Nach makroskopischen und entwicklungsgeschichtlichen Gesichtspunkten ist das Gehirn in die folgenden Hauptabschnitte (Tab. 4-1; vgl. Abb. 4-10) zu gliedern:

1. **Großhirn** (Endhirn, Cerebrum) mit den beiden Hemisphären („Halbkugeln") des Großhirns und den beiden Seitenventrikeln im Innern
2. **Zwischenhirn** mit Thalamus, Hypothalamus, Hypophyse und dem dritten Hirnventrikel
3. **Mittelhirn** mit Großhirnschenkeln und Aquädukt (Aquaeductus)
4. Hinterhirn mit **Kleinhirn** (Cerebellum), **Brücke** (Pons) und dem vierten Hirnventrikel
5. Nachhirn mit dem **verlängerten Mark** (Medulla oblongata)

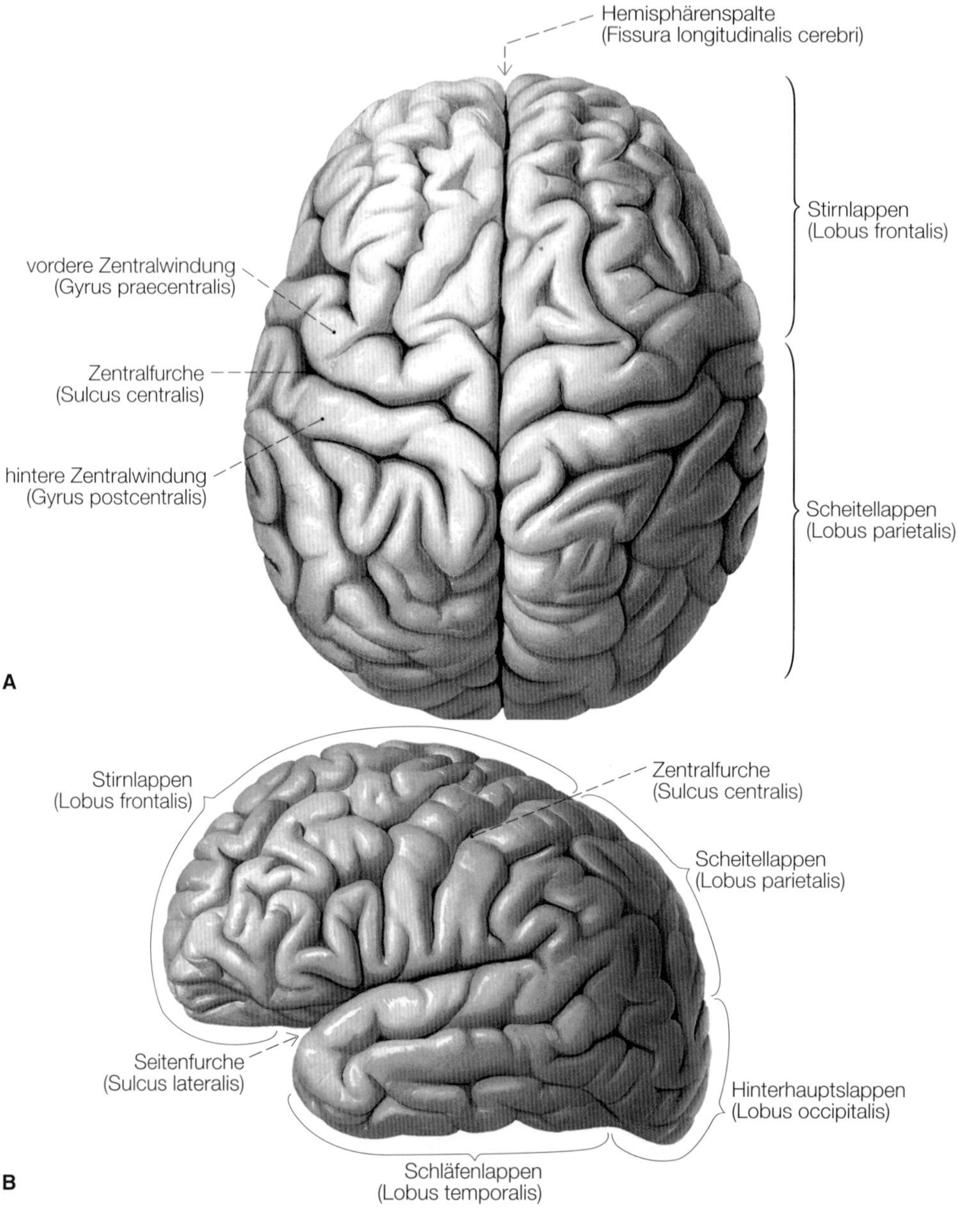

Abb. 4-9 Großhirn.
A: Großhirnhemisphären in der Ansicht von oben.
B: Seitenansicht der linken Hemisphäre.

An das verlängerte Mark schließt sich das **Rückenmark** an. Der Hirnstamm umfaßt Mittelhirn, Brücke und verlängertes Mark (Tab. 4-1).

Von außen betrachtet scheint die Hauptmasse des Gehirns aus den beiden **Großhirnhemisphären** (Großhirnhalbkugeln) zu bestehen, die die übrigen Teile so überwölben, daß diese von oben und von der Seite kaum sichtbar sind (Abb. 4-9). Beide Halbkugeln sind durch die Hemisphärenspalte (Fissura longitudinalis cerebri) getrennt, die bis zu den querlaufenden Fasermassen des Balkens herunterreicht. Die Oberfläche des Großhirns zeigt erhabene Windungen (Gyrus), dazwischen Furchen (Sulcus).

Die einzelnen Teile des Großhirns heißen nach ihrer Lage:

Tab. 4-1 Gliederung des Zentralnervensystems

Großhirn			
Zwischenhirn			
Mittelhirn			
Brücke	Hirnstamm	Gehirn	Zentralnervensystem
verlängertes Mark			
Kleinhirn			
Rückenmark			

- Stirnlappen (Lobus frontalis)
- Scheitellappen (Lobus parietalis)
- Schläfenlappen (Lobus temporalis)
- Hinterhauptslappen (Lobus occipitalis; Abb. 4-9).

Die Lappengrenzen werden teilweise durch konstant ausgebildete Furchen markiert. So ist der Schläfenlappen durch die tiefe Seitenfurche (Sulcus lateralis oder Sylvius-Spalte) gegenüber Stirn- und Scheitellappen abgegrenzt. Zwischen Stirn- und Scheitellappen verläuft die Zentralfurche (Sulcus centralis). Davor liegt – zum Stirnlappen gehörig – die vordere Zentralwindung (Gyrus praecentralis), dahinter – zum Scheitellappen gehörig – die hintere Zentralwindung (Gyrus postcentralis). Der stark entwickelte Hinterhauptslappen grenzt sich mit dem Sulcus parietooccipitalis vom Scheitellappen ab. Drängt man beide Hinterhauptslappen auseinander, so kommt die Region der Calcarinafurche zum Vorschein (Abb. 4-10). Der Schläfenlappen läßt von außen eine obere, mittlere und untere Schläfenwindung erkennen. Einen ähnlichen Verlauf dreier übereinander gelegener Windungen zeigt der Stirnlappen. In der Tiefe der Seitenfurche liegt die sog. Insel (Lobus insularis). Auf der medialen Fläche des Schläfenlappens befinden sich der Gyrus parahippocampalis und der Gyrus occipitotemporalis lateralis. Auf der Unterfläche des Stirnlappens liegen beiderseits mit den Riechkolben (Bulbus olfactorius) Teile des Riechhirns (Abb. 4-11).

Betrachtet man die Unterseite des Gehirns (**Hirnbasis**) oder ein sagittal durchgeschnittenes Gehirn, so werden auch die übrigen Hirnabschnitte sichtbar. Zwischen Stirnlappen und Schläfenlappen zeigt sich in der Mitte der basale Teil des Zwischenhirns (Hypothalamus) mit trichterartiger Vorwölbung (Infundibulum), die in die Hirnanhangdrüse (Hypophyse) übergeht (Abb. 4-10, 4-11). Daran schließen sich paarige Warzenkörper (Corpus mamillare) des Zwischenhirns an. Die basale Oberfäche des Mittelhirns liegt in einer Vertiefung (Fossa interpeduncularis) zwischen den beiden Großhirnschenkeln.

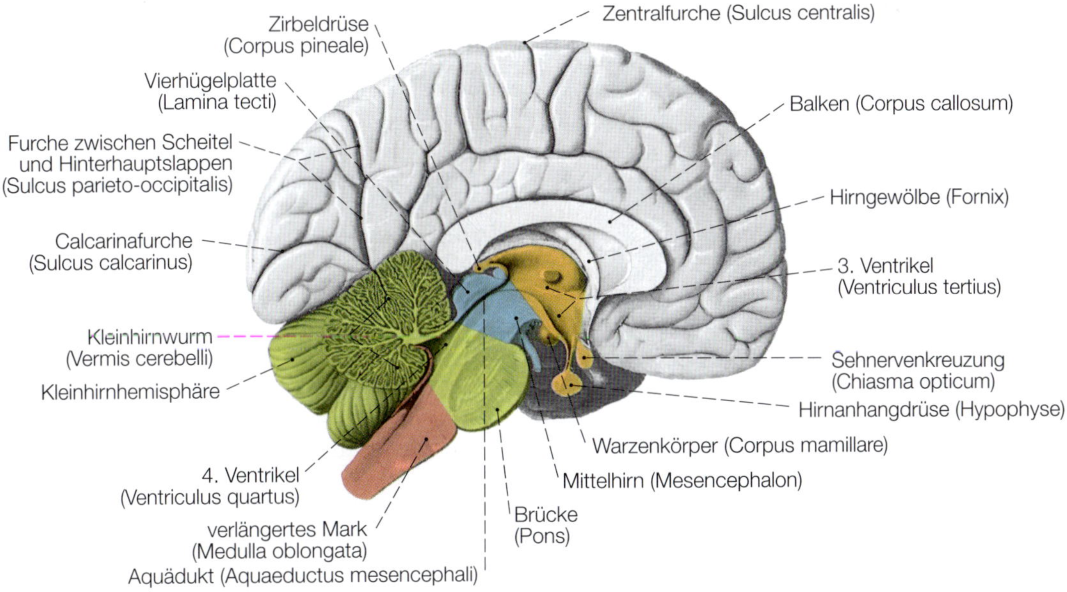

Abb. 4-10 Medianer Sagittalschnitt des Gehirns.

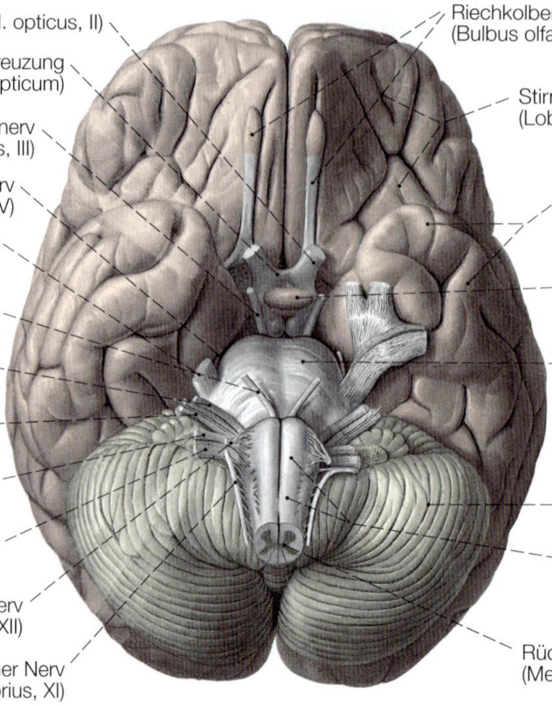

Abb. 4-11 Hirnbasis mit Hirnnerven.

Auf der Dorsalseite bildet die Vierhügelplatte die Oberfläche des Mittelhirns (Abb. 4-10). Mit der Brücke (Pons) zeigt der Hirnstamm eine kräftige Auftreibung, die äußerlich sichtbar über die Großhirnschenkel mit den Großhirnhemisphären und über die Kleinhirnschenkel mit den Kleinhirnhemisphären verbunden ist.

Den sich verjüngenden Übergang zwischen Brücke und Rückenmark bildet das **verlängerte Mark** (Medulla oblongata). Es besitzt auf seiner ventralen Seite einen Mittelspalt. Beiderseits davon liegen zwei wulstige Vorsprünge, die Pyramiden, die sich nach abwärts verjüngen und in das Rückenmark übergehen (Abb. 4-11). Weiter seitlich liegen ebenfalls vorgewölbt die Oliven. Das **Rückenmark** hat eine zylindrische Form mit Anschwellungen im Bereich der Halswirbelsäule und der unteren Brustwirbelsäule.

Das Kleinhirn (Cerebellum) füllt den Raum zwischen Hinterhauptslappen des Großhirns und dem Hirnstamm (Mittelhirn, Brücke, verlängertes Mark) aus. Es besteht aus zwei Hemisphären und dem dazwischen gelegenen mittleren Anteil, dem Wurm (Vermis). Auch das Kleinhirn zeigt eine Oberflächenvergrößerung durch Ausbildung von Windungen und Furchen. Allerdings sind diese Windungen sehr viel schmaler als die des Großhirns.

4.4 Hirnnerven und Rückenmarksnerven

Zahlreiche Fortsätze von Nervenzellen verlassen das Zentralnervensystem oder laufen hinein. Sie legen sich zu Bündeln zusammen, die als Nerven bezeichnet werden. Nach ihrem Ursprungs- bzw. Zielgebiet werden sie als Hirnnerven bzw. Rückenmarksnerven bezeichnet.

4.4.1 Hirnnerven

Im Bereich von Zwischenhirn, Mittelhirn, Brücke und verlängertem Mark treten zwölf Nervenpaare, die sog. Hirnnerven, aus bzw. ein (Abb. 4-11). Die Nerven sind sowohl mit der rechten wie mit der linken Hirnhälfte verbunden und bilden somit **Paare**. Sie werden mit römischen Ziffern gekennzeichnet und haben teils motorische, teils sensorische Funktionen. Sensorische Funktionen besit-

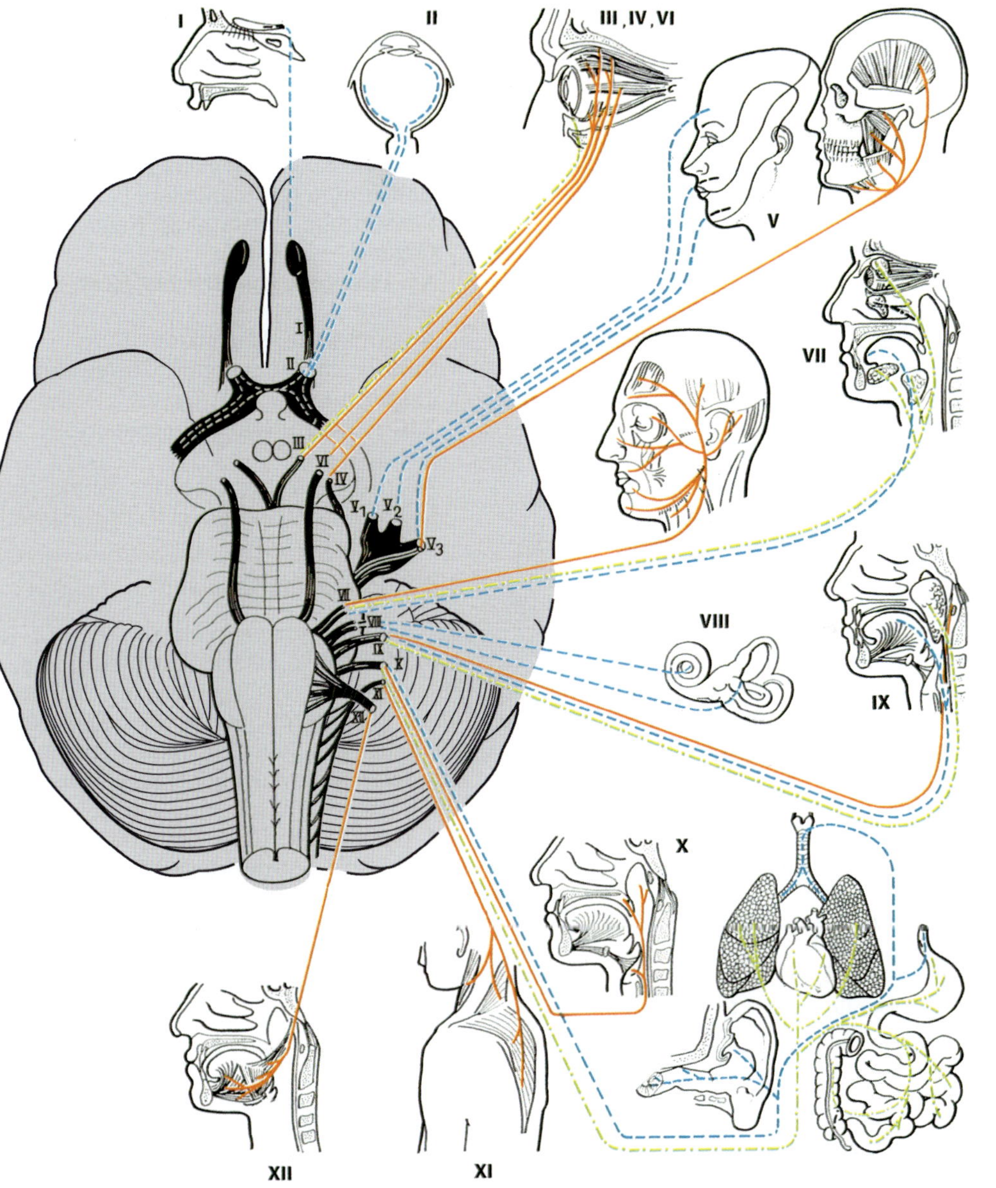

Abb. 4-12 Schematisierte Darstellung der Hirnbasis mit Hirnnerven sowie der Innervationsgebiete der einzelnen Hirnnerven.

zen z.B. der Riechnerv (I), der Sehnerv (II), der Hörnerv (VIII) und der Geschmacksnerv (IX). Motorische Funktionen haben vor allem die Nerven III, IV, VI, die zu den Augenmuskeln gehen, ferner die Anteile des Gesichtsnerven (VII), die zu den Muskeln des Gesichtes ziehen.

Austrittsstellen und Eintrittsstellen an der Hirnbasis sowie Funktion der zwölf Hirnnervenpaare (Abb. 4-12):

- **I.** Hirnnerv (**Riechnerv**, N. olfactorius): Bestandteil der Riechbahn: Riechepithel der Nase, Riechkolben, Tractus olfactorius, Großhirn
- **II.** Hirnnerv (**Sehnerv**, N. opticus): Bestandteil der Sehbahn: Netzhaut des Auges, Sehnervenkreuzung, Zwischenhirn, Großhirn
- **III.** Hirnnerv: (**Augenbewegungsnerv**, N. oculomotorius):
  Austrittsstelle: Mittelhirn
  Motorische Versorgung: äußere Augenmuskeln (teilweise; vgl. IV und VI)
  Parasympathische Versorgung: innere Augenmuskeln (teilweise)
- **IV.** Hirnnerv (**Augenrollnerv**, N. trochlearis):
  Austrittsstelle: Mittelhirn (dorsal!)
  Motorische Versorgung: oberer schräger Augenmuskel
- **V.** Hirnnerv (**Drillingsnerv**, N. trigeminus):
  Austrittsstelle bzw. Eintrittsstelle: Brücke (seitlich)
  Motorische Versorgung: Kaumuskeln
  Sensorische Versorgung: Gesichts- und Kopfhaut (teilweise); Nasen-, Mund- und Augenhöhle
- **VI.** Hirnnerv (**Augenabziehnerv**, N. abducens):
  Austrittsstelle: zwischen Brücke und verlängertem Mark
  Motorische Versorgung: seitlicher gerader Augenmuskel
- **VII.** Hirnnerv (**Gesichtsnerv**, N. facialis):
  Austrittsstelle bzw. Eintrittsstelle: Kleinhirnbrückenwinkel
  Motorische Versorgung: mimische Muskulatur
  Parasympathische Versorgung: Tränendrüse, Nasen- und Munddrüsen (Speicheldrüsen)
  Sensorische Versorgung: Zunge
- **VIII.** Hirnnerv (**Vorhof-Schnecken-Nerv**, N. vestibulocochlearis):
  Eintrittsstelle: Kleinhirnbrückenwinkel
  Sensorische Versorgung: Vestibularapparat, Hörorgan im Innenohr
- **IX.** Hirnnerv (**Zungen-Rachen-Nerv**, N. glossopharyngeus):
  Austrittsstelle bzw. Eintrittsstelle: verlängertes Mark (seitlich)
  Motorische Versorgung: Rachenmuskeln
  Parasympathische Versorgung: Ohrspeicheldrüse
  Sensorische Versorgung: Rachen, Zunge, Carotissinus
- **X.** Hirnnerv (**herumschweifender Nerv**, N. vagus):
  Austrittsstelle bzw. Eintrittsstelle: verlängertes Mark (seitlich)
  Parasympathische Versorgung: innere Organe in Kopf und Hals sowie Brust- und Bauchraum (größtenteils)
  Sensorische Versorgung: Kehlkopf, innere Organe
- **XI.** Hirnnerv (**zusätzlicher Nerv**, N. accessorius):
  Austrittsstelle: Halsmark
  Motorische Versorgung: Kopfwender und Trapezmuskel
- **XII.** Hirnnerv (**Unterzungennerv**, N. hypoglossus):
  Austrittsstelle: verlängertes Mark (vorne)
  Motorische Versorgung: Zungenmuskeln

4.4.2 Rückenmarksnerven

An die Hirnnerven schließen sich in Richtung des Rückenmarks Rückenmarksnerven (Spinalnerven, Nn. spinales) an. Sie treten jeweils beiderseits durch die Zwischenwirbellöcher aus dem Wirbelkanal aus und sind mit dem Hinterhorn der grauen Substanz des Rückenmarks durch eine **Hinterwurzel** und mit dem Vorderhorn der grauen Substanz durch eine **Vorderwurzel** verbunden (vgl. Abb. 4-21, ☞ Abb. 6-13). Diese Anordnung ist Ausdruck einer segmentalen Gliederung des Organismus und damit auch des Rückenmarks. Jedes Paar von Rückenmarksnerven gehört zu einem Abschnitt des Rückenmarks (**Rückenmarkssegment**) und versorgt einen bestimmten Abschnitt z.B. der Haut („Hautsegment" = Dermatom) oder Muskulatur („Muskelsegment" = Myotom). Diese feste Zuordnung spielt für Erkrankungen (Diagnostik und Therapie) eine wichtige Rolle.

Die Zahl der Rückenmarkssegmente und damit die Zahl der Spinalnervenpaare entspricht der Zahl der Wirbel der Wirbelsäule. Lediglich im Halsbereich gibt es statt sieben acht Paare von Spinalnerven, da das erste Spinalnervenpaar den Wirbelkanal bereits oberhalb des ersten Halswirbels (Atlas) verläßt. Daher werden die Spinalnerven auch nach den Wirbelsäulenabschnitten benannt und innerhalb der Abschnitte numeriert:

- 8 Paare Hals-(Zervikal-)Nerven (C1–C8)
- 12 Paare Brust-(Thorakal-)Nerven (Th1 bis Th12)
- 5 Paare Lenden-(Lumbal-)Nerven (L1–L5)

- 5 Paare Kreuzbein-(Sakral-)Nerven (S1 bis S5)
- 1–2 Paare Steißbein-(Kokzygeal-)Nerven (Co1 und Co2)

4.5 Innerer Aufbau von Gehirn und Rückenmark

Nervenzellen sind innerhalb von Gehirn und Rückenmark ungleich verteilt. Ansammlungen von Nervenzellkörpern bilden graue, Ansammlungen von Nervenzellfortsätzen weiße Substanz. Nach ihrem Verteilungsmuster lassen sich verschiedene Teile des Zentralnervensystems unterscheiden.

4.5.1 Graue und weiße Substanz

Schnitte durch Gehirn und Rückenmark zeigen eine charakteristische Verteilung von grau und weiß erscheinendem Gewebe (Abb. 4-13, 4-14, 4-15). Diese Farben basieren auf der unterschiedlichen Struktur und Architektonik von Nervenzellen und ihren Fortsätzen. Die Axone von Nervenzellen sind häufig von einer weiß glänzenden Markscheide umgeben. So erscheinen Hirnteile, die Bündel (Tractus) markscheidenhaltiger Axone enthalten, weiß und werden als weiße Substanz bezeichnet. Hirnteile, die Anhäufungen von Nervenzellkörpern und ein Netzwerk von Dendriten und markscheidenlosen Axonen enthalten, erscheinen dagegen grau; sie bilden die graue Substanz. Aus grauer Substanz besteht im Großhirn und Kleinhirn typischerweise eine kontinuierliche Randschicht, die Hirnrinde (Cortex), und große, im Innern von Großhirn und Kleinhirn gelegene Areale, die Kerngebiete (Nucleus). Solche Kerngebiete finden sich auch in den verschiedenen Abschnitten des Hirnstamms. Die graue Substanz des Rückenmarks liegt innen und zeigt im Querschnitt eine schmetterlingsartige Kontur, umgeben von weißer Substanz.

4.5.2 Großhirn

Die beiden Großhirnhemisphären besitzen mit der Hirnrinde (Cortex cerebri) eine gleichmäßig dicke Randschicht (ca. 5 mm) grauer Substanz, die allen Windungen und Furchen der Oberfläche folgt (Abb. 4-14). Im Innern jeder Hemisphäre erstreckt sich ein ausgedehnter, mit Hirn-Rückenmarksflüssigkeit (Liquor cerebrospinalis) gefüllter Hohlraum, der **Seitenventrikel** (Abb. 4-16). Zwischen diesem Hohlraum und der Hirnrinde dehnt sich eine große Masse weißer Sub-

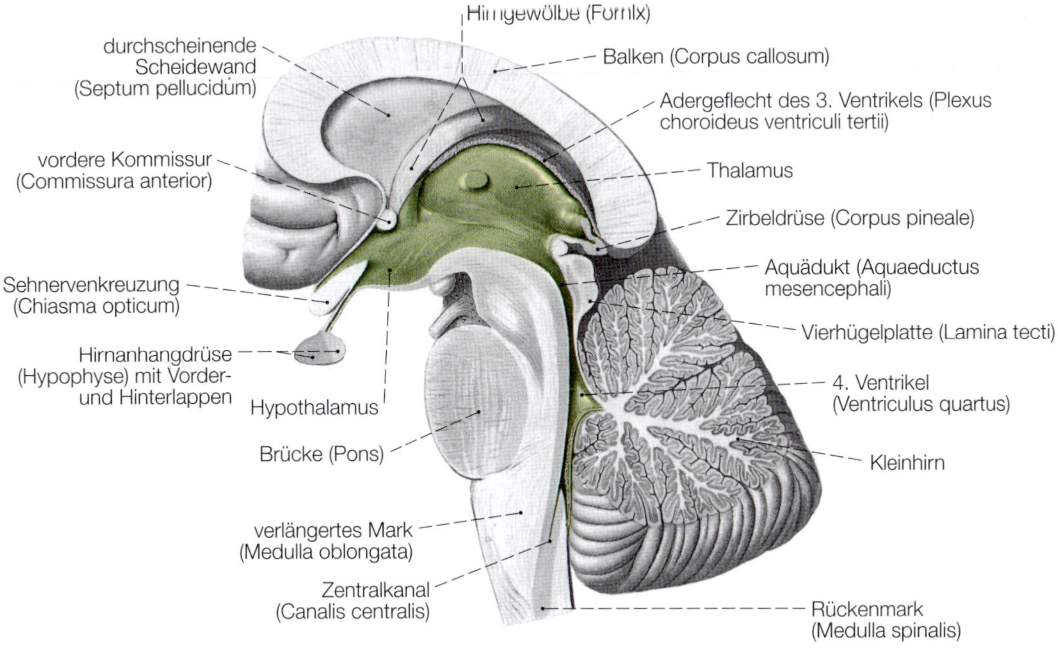

Abb. 4-13 Medianer Sagittalschnitt von Zwischenhirn, Hirnstamm und Kleinhirn.

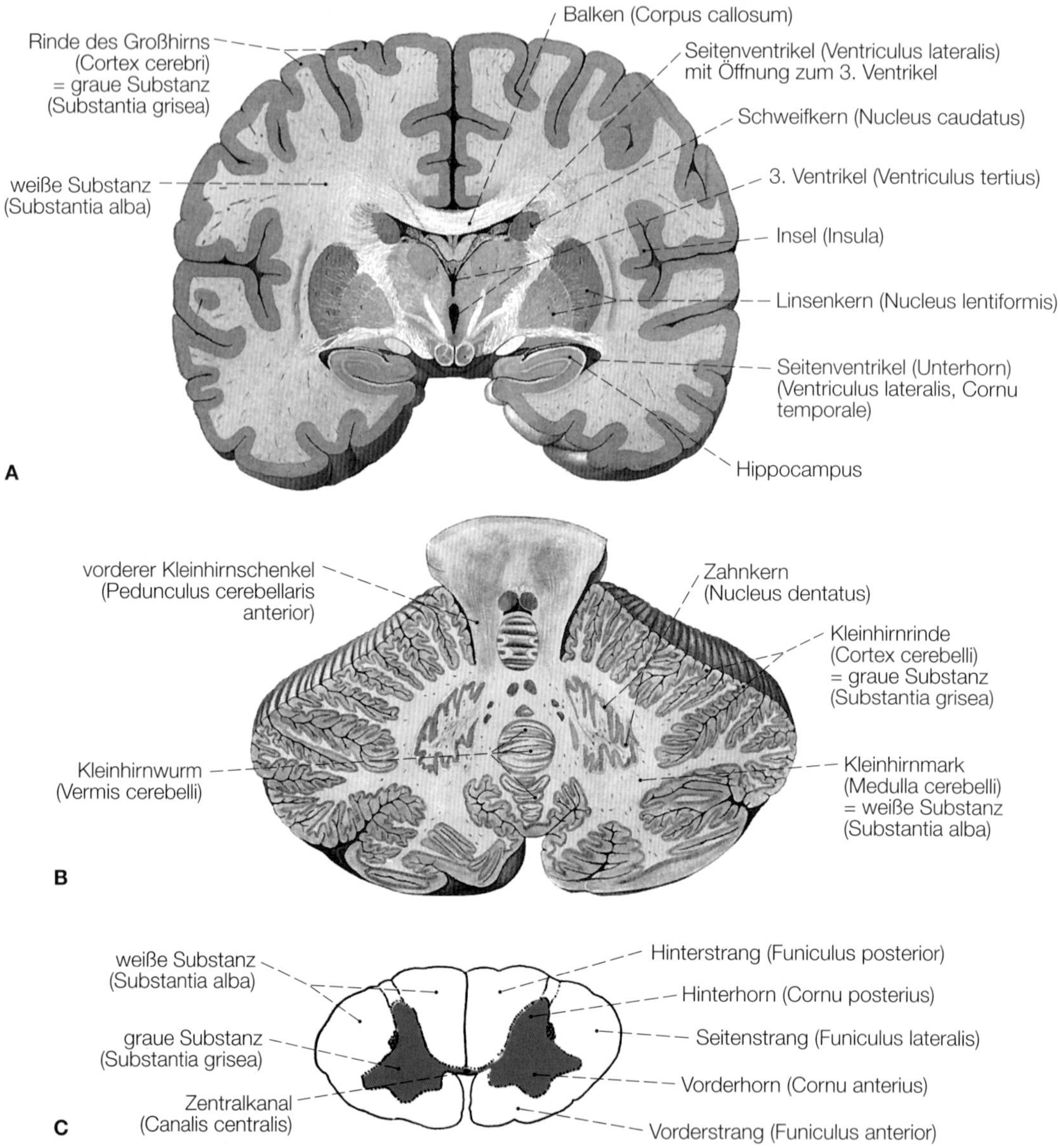

Abb. 4-14 Verteilung von grauer und weißer Substanz auf Schnitten von Großhirn, Kleinhirn und Rückenmark.
A: Frontalschnitt durch Großhirn und Zwischenhirn mit Anschnitten der Seitenventrikel und des 3. Ventrikels.
B: Horizontalschnitt des Kleinhirns.
C: Querschnitt des Rückenmarks.

stanz, in die mehrere Kerngebiete, die sog. Basalganglien, eingelagert sind. Die weiße Substanz setzt sich aus Faserbündeln (Bahnen) zusammen. Es handelt sich dabei um sog. Assoziationsbahnen, um Kommissurenbahnen und um Projektionsbahnen.

- **Assoziationsbahnen** sind Verbindungszüge, die verschiedene Teile der gleichen Großhirnhemisphäre verknüpfen.
- **Kommissurenbahnen** verbinden einander entsprechende Teile beider Hemisphären. Sie sind in der Mitte zwischen den Hemisphären zu einer Nervenfaserplatte, dem Balken (Corpus callosum), zusammengedrängt (Abb. 4-13).
- Das Großhirn steht durch seine rindenwärts (afferent) und rückenmarkwärts (efferent) ziehenden Fernbahnen oder Projek-

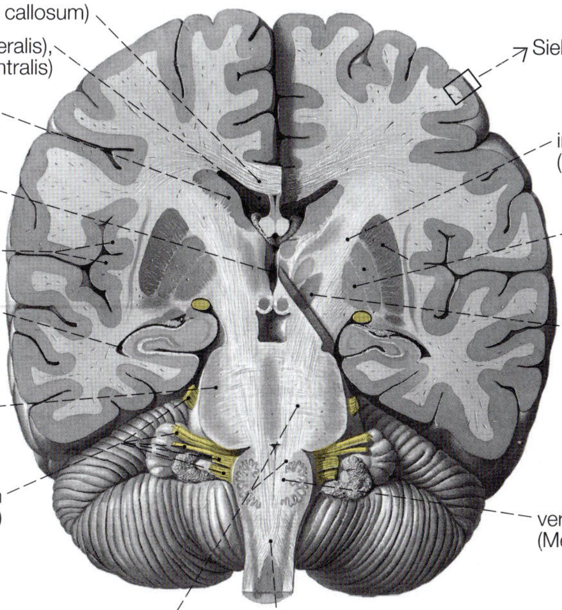

Abb. 4-15 Schrägschnitt von Großhirn und Hirnstamm zur Darstellung des Verlaufs der efferenten Bahnen, insbesondere der Pyramidenbahn.

tionsbahnen mit dem ganzen Organismus in wechselseitiger Verbindung. Diese **Projektionsbahnen** durchlaufen ziemlich geschlossen die sog. innere Kapsel (Capsula interna), die zwischen dem Linsenkern der Basalganglien und dem Thalamus des Zwischenhirns liegt.

Die großen subkortikal gelegenen Kerngebiete der Hemisphären heißen **Basalganglien** (Abb. 4-14 A, 4-15). Sie grenzen teilweise direkt an den Seitenventrikel. Man unterscheidet zwei Hauptkomponenten:

- den bogenförmig mit dem Seitenventrikel verlaufenden Schweifkern (Nucleus caudatus) und
- den keilförmigen Linsenkern (Nucleus lentiformis), der aus einem medialen bleichen Kern (Globus pallidus) und einem lateralen Schalenkern (Putamen) besteht.

Auch die Vormauer (Claustrum) wird zu den Basalganglien gerechnet. Mit Kerngebieten des Hirnstamms (vor allem des Mittelhirns) sind die Basalganglien vor allem bei der Bewegungskontrolle sehr wichtig.

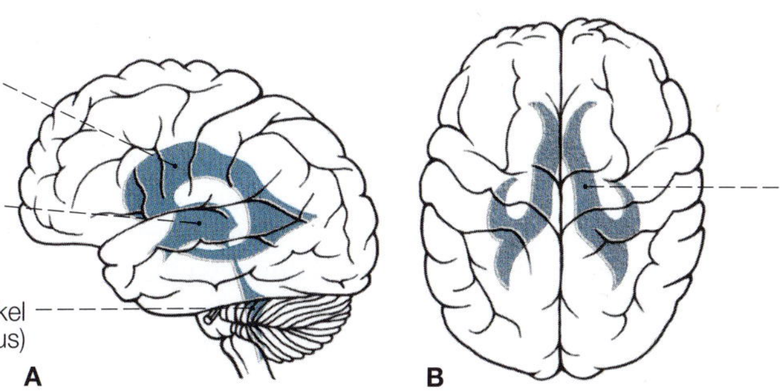

Abb. 4-16 Projektion der Hirnventrikel.
A: Projektion von Seitenventrikel und 3. Ventrikel auf die seitliche Hirnoberfläche.
B: Projektion der Seitenventrikel auf die (dorsale) Oberfläche der Großhirnhemisphären.

Zwischen dem Linsenkern, dem Schweifkern sowie dem Thalamus des Zwischenhirns verlaufen die Nervenfaserbündel der inneren Kapsel (Capsula interna; Abb. 4-14 A, 4-15). Hierbei handelt es sich um **Projektionsbahnen des Großhirns** wie die Pyramidenbahn und extrapyramidale Bahnen.

4.5.3 Zwischenhirn

Das Zwischenhirn wird durch einen medianen, schlitzförmigen Hohlraum, den **dritten Ventrikel**, in zwei Hälften geteilt, und gliedert sich in Thalamus und Hypothalamus, (Abb. 4-13, 4-14). Der dritte Ventrikel enthält ebenso wie die Seitenventrikel Hirn-Rükkenmarksflüssigkeit und ist mit diesen durch je eine kleine Öffnung verbunden. Thalamus und Hypothalamus bestehen überwiegend aus Ansammlungen größerer Kerngebiete mit unterschiedlicher Funktion und Verknüpfung. Fast alle zur Großhirnrinde verlaufenden (afferenten) Bahnen werden in Kerngebieten des Thalamus umgeschaltet. Die Kerngebiete des Hypothalamus dienen der Regulation endokriner und vegetativer Funktionen.

4.5.4 Mittelhirn

Der **dritte Ventrikel** setzt sich innerhalb des Mittelhirns in einen schmalen Gang, den Aquädukt, fort. Er wird dorsal von der Vierhügelplatte bedeckt, die wichtige Schaltstationen von Hör- und Sehbahn enthält (Abb. 4-13). Basal (ventral) vom Aquädukt liegt die Haube (Tegmentum) mit Kerngebieten wie dem roten (Nucleus ruber) oder dem schwarzen Kern (Substantia nigra) sowie vor allem mit zum Thalamus aufsteigenden Bahnen. Außen sind die beiden Großhirnschenkel vorgelagert, die aus den Bahnen der inneren Kapsel hervorgehen und am Mittelhirn vorbei zu Brücke, verlängertem Mark und Rückenmark verlaufen (efferente Bahnen; Abb. 4-15).

4.5.5 Brücke

In Richtung Rückenmark erweitert sich der Aquädukt zum **vierten Ventrikel**. Seinen Boden bildet die Rautengrube, an die sich zur Hirnbasis als kräftige Auftreibung die Brücke mit einer Reihe wichtiger Kerngebiete anschließt (Abb. 4-11, 4-13). Die Brückenkerne haben Schaltaufgaben für die Verbindungen zwischen Großhirn und Kleinhirn. Die von der Brücke zum Kleinhirn ziehenden Fasermassen verlaufen in den mittleren Kleinhirnschenkeln.

4.5.6 Kleinhirn

Der **vierte Ventrikel** wird vom Kleinhirn mit seinen beiden Hemisphären und dem zwischen beiden gelegenen Wurm überdacht (Abb. 4-13, 4-14 B). Die Rinde des Kleinhirns besteht wie die des Großhirns aus grauer Substanz, ist jedoch sehr viel dünner. Die Hauptmasse des Kleinhirns bildet weiße Substanz mit Kerngebieten. Durch vordere Kleinhirnschenkel ist das Kleinhirn mit dem Mittelhirn, durch mittlere mit der Brücke und durch hintere mit dem verlängerten Mark verbunden. In den Kleinhirnschenkeln verlaufen afferente und efferente Bahnen.

4.5.7 Verlängertes Mark

Neben zum Hirnstamm aufsteigenden und zum Rückenmark absteigenden Bahnen enthält das verlängerte Mark Kerngebiete für die Funktion der Hirnnerven (Abb. 4-11, 4-13). Besonders zahlreich sind diese am Boden der Rautengrube. Zum Rückenmark hin verengt sich der vierte Ventrikel zu einem engen Kanal, dem **Zentralkanal** des Rückenmarks (Abb. 4-13).

4.5.8 Rückenmark

Das Rückenmark enthält um den Zentralkanal gelegene graue Substanz (**Schmetterlingsfigur**), umgeben von einem Mantel weißer Substanz (Abb. 4-11, 4-14 C, vgl. Abb. 4-21 A). Die nach vorne und hinten vorspringenden Abschnitte der grauen Substanz bezeichnet man als Vorder- und Hinterhorn. Sie sind eng verbunden mit den Eintrittsstellen von Nervenfaserbündeln in das Rückenmark (hintere Wurzel mit der Anschwellung des Spinalganglions) und Austrittsstellen von Nervenfaserbündeln aus dem Rückenmark (Vorderhorn). Die mantelförmig um die graue Substanz angeordnete weiße Substanz besteht im wesentlichen aus auf- und absteigenden Nervenfaserbündeln. Durch ihre Lage zu den Hörnern der grauen Substanz wird die weiße Substanz in Vorderstränge, Seitenstränge und Hinterstränge gegliedert. Auf- und absteigende Bahnen verlaufen hier streng geordnet.

4.5.9 Bahnen des Rückenmarks

- **Aufsteigende** (afferente) **Bahnen**:
  - Tractus spinobulbaris medialis (Goll-Strang):
    Ursprung/Verlauf: von Haut- und Muskelrezeptoren über Spinalganglienzelle, Rückenmark, Medulla oblongata, Anschlußbahnen zu Thalamus und Hirnrinde.
    Funktion: vermittelt Tiefen- und Oberflächensensibilität der unteren Körperhälfte (☞ Abb. 5-6).
  - Tractus spinobulbaris lateralis (Burdach-Strang):
    Ursprung/Verlauf: mit obigem Tractus fast gleichverlaufend.
    Funktion: vermittelt Tiefen- und Oberflächensensibilität der oberen Körperhälfte (☞ Abb. 5-6).
  - Tractus spinothalamicus anterior und lateralis:
    Ursprung/Verlauf: vom Rückenmark zum Thalamus. Fortsetzung über Anschlußbahnen zur Hirnrinde.
    Funktion: vermittelt vor allem Schmerz- und Temperaturempfindung (☞ Abb. 5-7).
  - Tractus spinocerebellaris anterior (Gowers-Strang) und posterior (Flechsig-Strang):
    Ursprung/Verlauf: vom Rückenmark zum Kleinhirn.
    Funktion: Weitergabe von Informationen der Tiefen- und Oberflächensensibilität (Mechanorezeptoren) an das Kleinhirn.
- **Absteigende** (efferente) **Bahnen**:
  - Tractus corticospinalis lateralis (Pyramidenseitenstrangbahn):
    Ursprung/Verlauf: motorische Großhirnrinde, über Hirnstamm, Kreuzung im verlängerten Mark und abwärts im Seitenstrang des Rückenmarks zur Vorderhornganglienzelle.
    Funktion: bewußte Zielmotorik (☞ Abb. 6-60).
  - Tractus corticospinalis anterior (Pyramidenvorderstrangbahn):
    Ursprung/Verlauf: fast wie obiger Tractus, aber im Vorderstrang zu den Vorderhornganglienzellen (Kreuzung zur Gegenseite auf Segmentebene).
    Funktion: bewußte Zielmotorik (☞ Abb. 6-60).
  - Extrapyramidale motorische Bahnen (Tractus vestibulospinalis, Tr. tectospinalis, Tr. reticulospinalis, Tr. olivospinalis, Tr. rubrospinalis):
    Ursprung/Verlauf: Ursprünge im Hirnstamm bzw. verlängerten Mark, verlaufen größtenteils im Seitenstrang des Rückenmarks, enden an den motorischen Vorderhornganglienzellen des Rückenmarks.
    Funktion: Stütz- und Haltemotorik sowie Zielmotorik.

4.6 Architektur der Hirnrinde

Die graue Substanz der Großhirnrinde zeigt eine typische Anordnung von Nervenzellen. Sie äußert sich in der Ausbildung charakteristischer oberflächenparalleler Schichten.

Der komplexe Bau des Zentralnervensystems ist am Beispiel der Großhirnrinde besonders eindrucksvoll zu veranschaulichen (Abb. 4-17). Die Rindensubstanz besteht aus oberflächenparallelen, abgrenzbaren Schichten, die sich durch Art und Anordnung der Nervenzellen und Nervenzellfortsätze unterscheiden. Auch der Zellaufbau einzelner Areale der Hirnrinde ist unterschiedlich, was verschiedenen Funktionen der Rinde entspricht. So heben sich zahlreiche Rindenfelder voneinander ab.

Bei mikroskopischer Betrachtung der Hirnrinde sind sechs Schichten unterscheidbar, die eine unterschiedliche Zahl verschieden großer Nervenzellen aufweisen. Auch die Anordnung, Zahl und Gruppierung der Fortsätze folgt klaren Gesetzmäßigkeiten. Neben der horizontalen Schichtung der Rinde ist auch eine vertikale Organisation vorhanden. Anatomische und physiologische Studien zeigen eine Anordnung der Nervenzellen zu Zellsäulen, die einige hundert Neurone umfassen und als funktionelle Einheiten zu betrachten sind. Deutlich wird diese Architektonik im Bereich der Sehrinde.

4.7 Hirn- und Rückenmarkshäute

Bindegewebige Häute umgeben Gehirn und Rückenmark. Entsprechend ihrer Beschaffenheit heißen sie harte Hirnhaut, Spinnwebenhaut und weiche Hirnhaut. Zwischen Spinnwebenhaut und weicher Hirnhaut befindet sich ein mit Flüssigkeit gefüllter Spaltraum.

Drei bindegewebige Häute überziehen Gehirn und Rückenmark und haben wichtige schützende und unterstützende Funktionen (Abb. 4-18, 4-19, 4-20, 4-21):

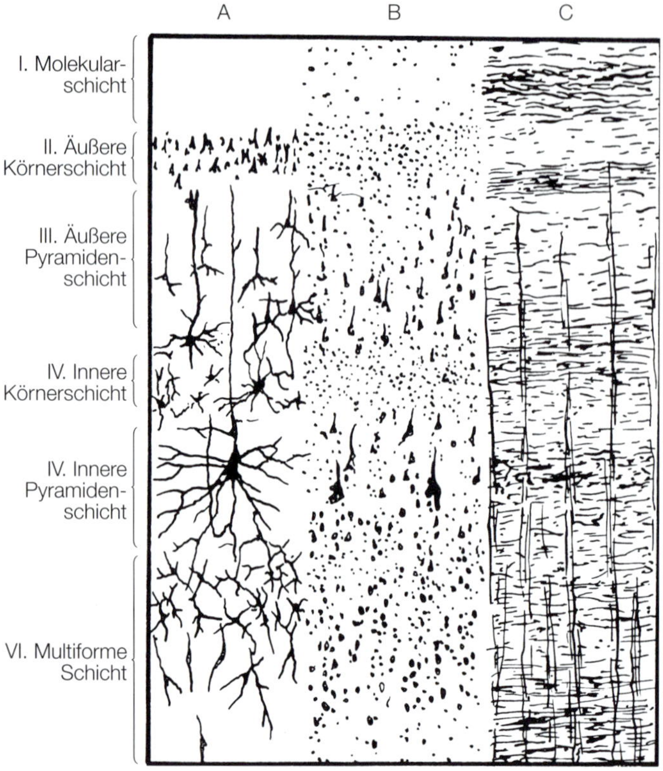

Abb. 4-17 Schichtenbildung der Großhirnrinde (I bis VI).
A: Nervenzellkörper mit Fortsätzen (Silberimprägnation nach Golgi).
B: Nervenzellkörper (Nissl-Färbung).
C: Nervenfasern (Markscheidenfärbung).

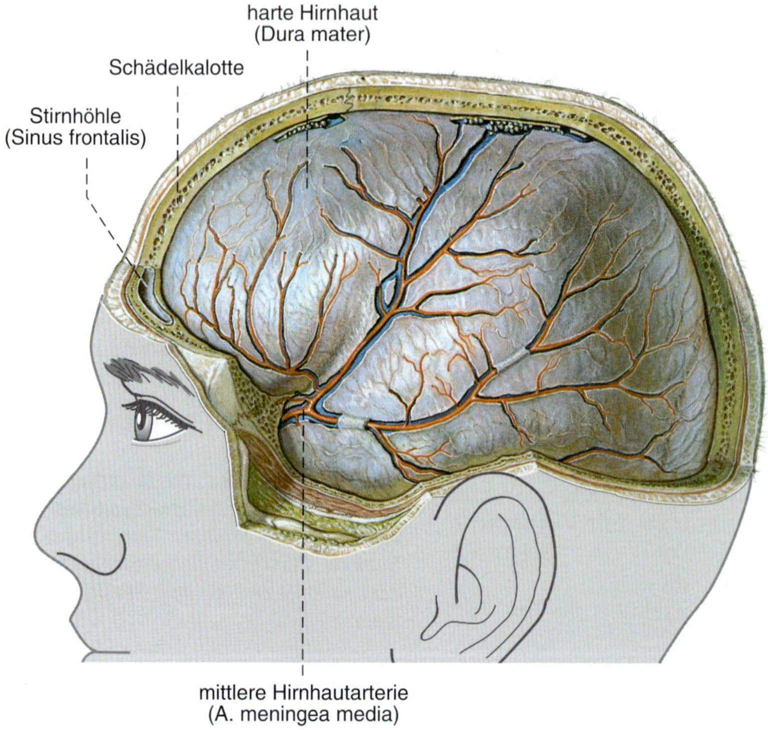

Abb. 4-18 Harte Hirnhaut (Dura mater) und Hirnhautgefäße nach linksseitiger Entfernung der Schädelkalotte.

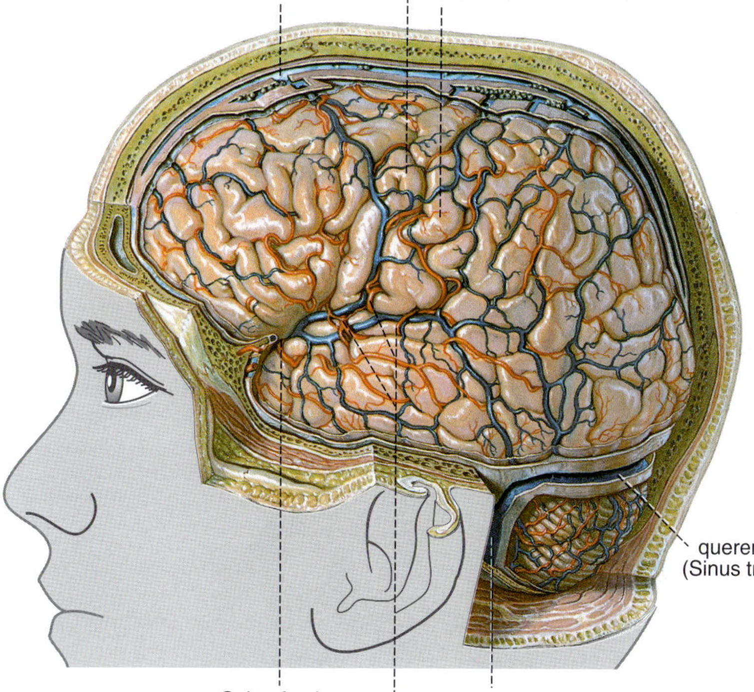

Abb. 4-19 Linke Großhirn- und Kleinhirnhemisphäre mit Hirngefäßen nach Entfernung von Dura mater und Arachnoidea.

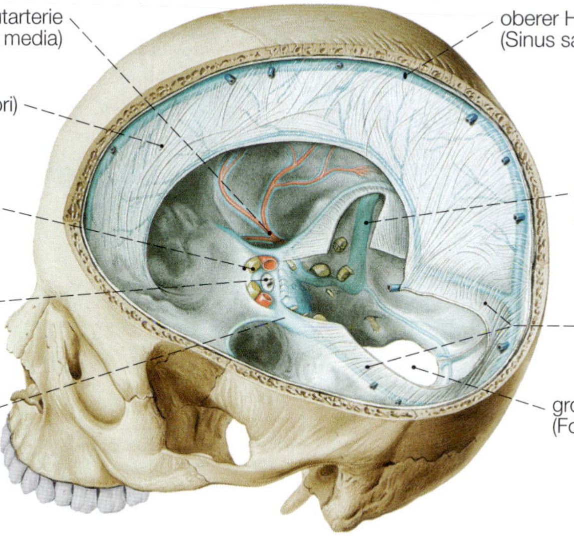

Abb. 4-20 Einblick in die Schädelhöhle: Auskleidung der Schädelinnenseite und Gliederung der Schädelhöhle durch harte Hirnhaut (Dura mater)

- die harte Hirnhaut (Dura mater),
- darunter die Spinnwebenhaut (Arachnoidea) sowie
- die weiche Hirnhaut (Pia mater) unmittelbar auf dem Nervengewebe.

Im Schädel ist die Dura, die **harte Hirnhaut** von sehnenartiger Beschaffenheit, fest mit dem Schädelknochen verbunden, mit Ausnahme der Spalträume, die die venösen Blutleiter der Dura mater bilden (Abb. 4-18). Diese harte Haut hüllt das ganze Gehirn ein. Sie bildet außerdem ein sagittal gestelltes Blatt, die große Hirnsichel, die zwischen den beiden Hemisphären tief in die Mittelspalte hinabzieht und den Innenraum des Schädels gliedert (Abb. 4-20). Das Kleinhirn ist separat von einem Durazelt eingehüllt. Im Bereich des Rückenmarks liegt zwischen der Dura und dem Periost (Knochenhaut), das den Wirbelkanal auskleidet, ein ringförmiger Spalt, der Epiduralraum (Cavitas epiduralis; Abb. 4-21). In ihm liegen u.a. Venengeflechte.

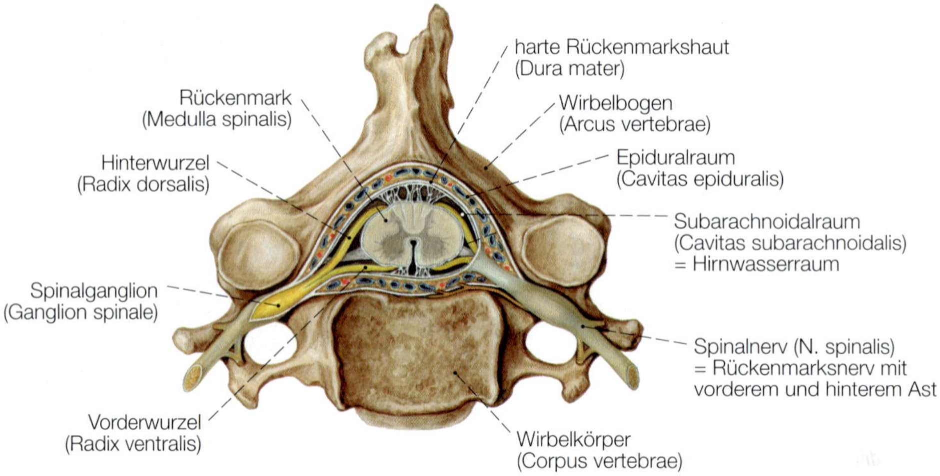

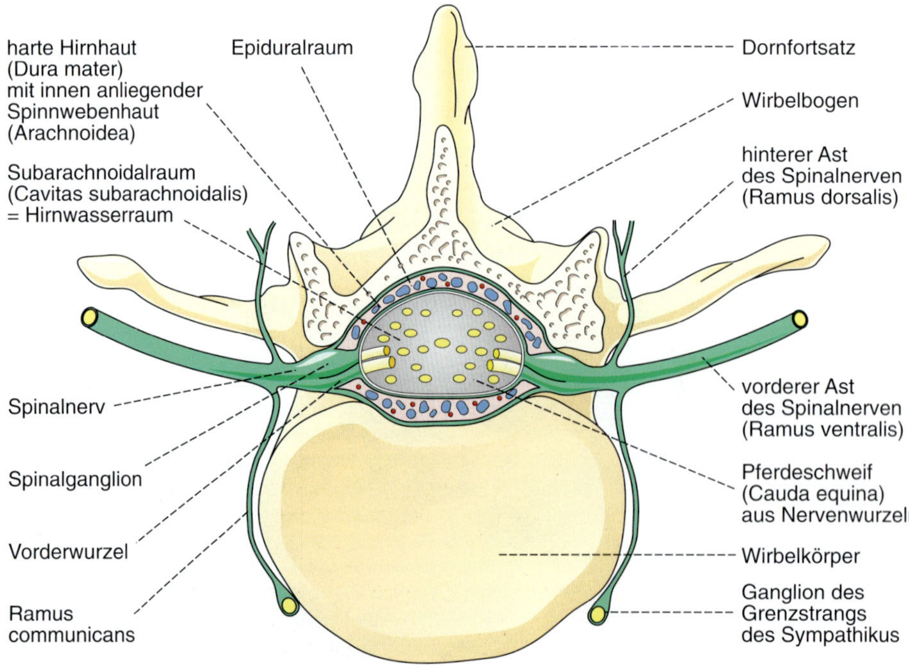

Abb. 4-21 Wirbelsäulenquerschnitte.
A: Halswirbel mit Rückenmark und Rückenmarkshäuten.
B: Unterer Lendenwirbel mit Pferdeschweif (Cauda equina).

Die **Spinnwebenhaut** (Arachnoidea) liegt, nur durch einen kapillären Spaltraum getrennt, an der Dura. Von ihr gehen zahllose feine Stränge aus, die locker gespannt zur Pia mater (weiche Hirnhaut) ziehen. Diese ist mit der Organoberfläche von Gehirn und Rückenmark fest verbunden. Dadurch bleibt zwischen Arachnoidea und Pia ein subarachnoidaler Spaltraum bestehen, der mit Liquor cerebrospinalis gefüllt ist.

Die **weiche Hirnhaut** bekleidet die Oberfläche des gesamten Zentralnervensystems. In ihr verlaufen auch die Blutgefäße. Im Bereich des Rückenmarks ist der subarachnoidale Spaltraum besonders weit. So bildet die Gehirn-Rückenmarksflüssigkeit im Subarachnoidalraum einen Flüssigkeitsmantel, der einen hohen Schutz bietet gegen Schlag- oder Stoßeinwirkung auf Schädel und Wirbelsäule.

4.8 Blutversorgung von Gehirn und Rückenmark

Vom Hals laufen rechte und linke Halsarterie sowie rechte und linke Wirbelarterie in den Schädel und bilden an der Hirnbasis einen Arterienring. Von den Gefäßen der Hirnbasis zweigen Arterien zu den verschiedenen Hirnabschnitten ab. Das Rückenmark wird teilweise von den Wirbelarterien und teilweise aus kurzen Ästen der Zwischenrippen- und Lendenarterien versorgt.

Gehirn und Rückenmark sowie Hirn- und Rückenmarkshäute, speziell die Dura mater, werden getrennt mit Blut versorgt.

4

4.8.1 Blutgefäße des Gehirns

Etwa ein Fünftel des **arteriellen Blutes** des großen Kreislaufs wird über zwei Paare von Arterienstämmen dem Gehirn zugeführt. Diese sind die beiden inneren Kopfarterien (A. carotis interna) und die beiden Wirbelarterien (A. vertebralis). Die beiden **inneren Kopfarterien** ziehen jeweils durch einen knöchernen Kanal (Canalis caroticus) in das Schädelinnere. Die beiden **Wirbelarterien** verlaufen gemeinsam mit dem Rückenmark durch das große Hinterhauptsloch (Foramen occipitale magnum) zur Hirnbasis und vereinigen sich zu der auf der Brücke verlaufenden (unpaaren) Basilararterie (A. basilaris). Basilararterie und innere Kopfarterien sind zu einem Arterienring (Circulus arteriosus) zusammengeschlossen, der um den Türkensattel herum liegt (Abb. 4-22). Von den Wirbelarterien und der Basilararterie gehen vor

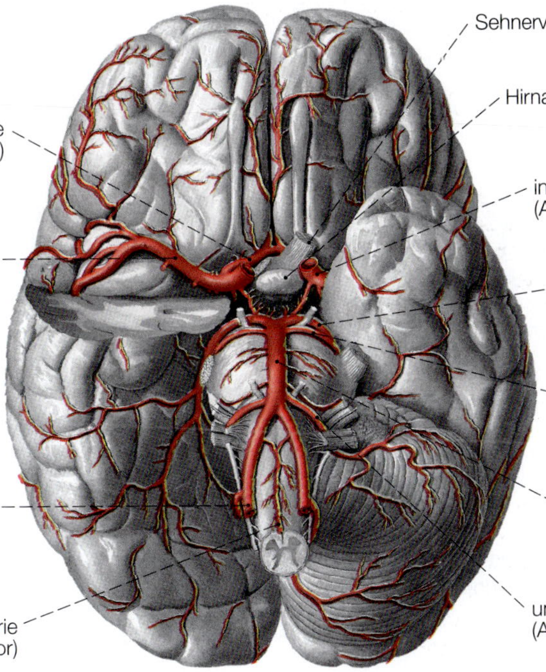

Abb. 4-22 Hirnbasis mit Hirnnerven und Arterien, insbesondere dem Arterienring (Circulus arteriosus).

allem Zweige für den Hirnstamm und das Kleinhirn ab, während der Arterienring die Versorgung des Groß- und Zwischenhirns gewährleistet. Dazu bilden sich als Hauptäste der A. carotis interna auf jeder Seite die vordere und mittlere Großhirnarterie (A. cerebri anterior und media) und als Ast der A. basilaris die hintere Großhirnarterie (A. cerebri posterior). Durch Querverbindungen über den Arterienring können Durchblutungsstörungen eines Astes oder einer Seite unter Umständen ausgeglichen werden.

Alle genannten Arterien verlaufen im **Subarachnoidalraum** und damit im Flüssigkeitsmantel des Gehirns. Auch die zahlreichen Verzweigungen liegen zunächst oberflächlich (Abb. 4-19). Erst feinere Äste treten radiär (senkrecht zur Oberfläche) in die Hirnsubstanz ein.

Erkrankungen der Hirngefäße sind häufig. Wird eine Hirnarterie durch ein Gerinnsel (Thrombose, Embolie) verschlossen, so geht das Hirngewebe im Versorgungsgebiet zugrunde, wenn der Blutmangel nicht durch Nachbargefäße oder über den Arterienring ausgeglichen werden kann. Arterien können aber auch bei Vorschädigung (Arteriosklerose, hoher Blutdruck) platzen. Die dann fol-

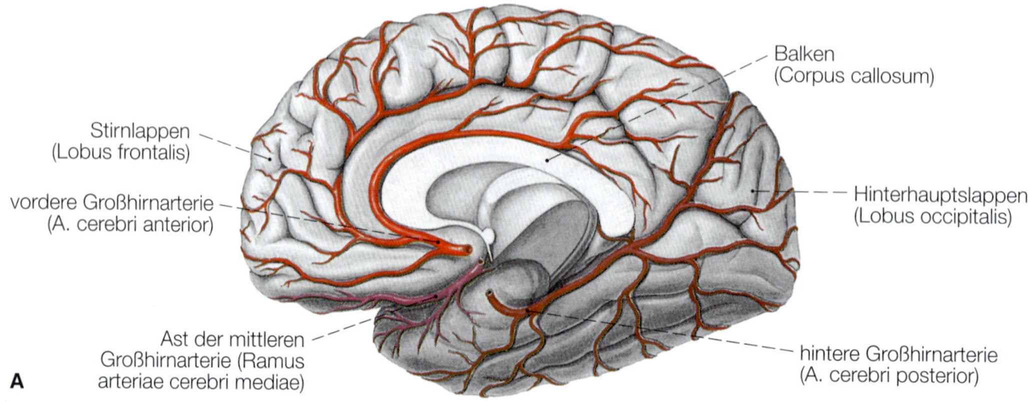

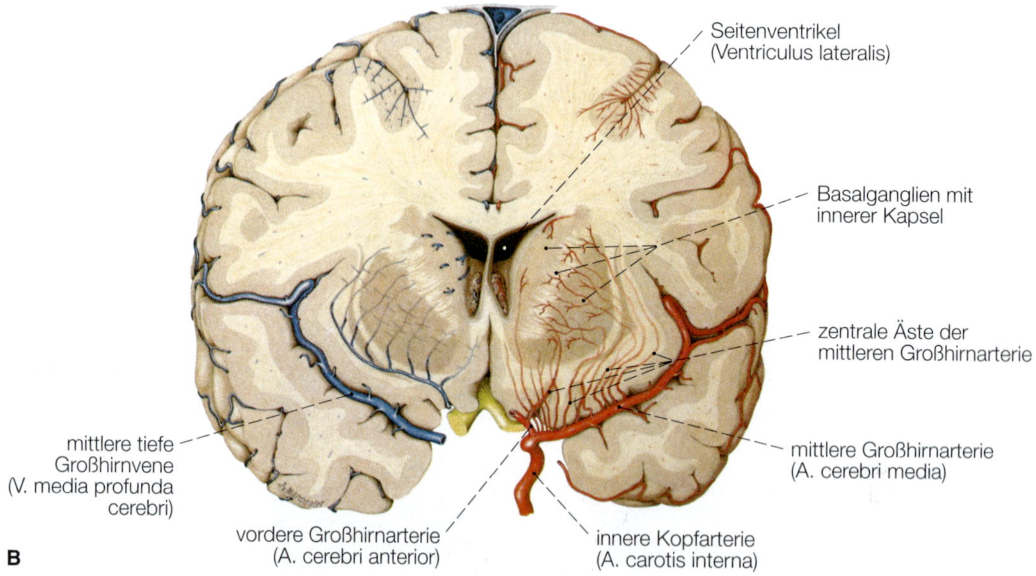

Abb. 4-23 Gefäße des Großhirns.
A: Verzweigungen der vorderen und hinteren Großhirnarterie.
B: zentrale Äste der mittleren Großhirnarterie zur Versorgung von innerer Kapsel, Basalganglien und Zwischenhirn.

gende Blutung führt zu einer Gewebsschädigung. Häufig sind von solchen Erkrankungen Gefäßzweige betroffen, die die Basalganglien des Großhirns und die innere Kapsel versorgen (Abb. 4-23 B). Etwa vier Fünftel aller Blutungen des Gehirns betreffen die innere Kapsel. Bei einem derartigen „Schlaganfall" (Halbseitenlähmung) ist das motorische System erheblich beeinträchtigt.

Der **venöse Abfluß** des Gehirns erfolgt zunächst über oberflächlich im Subarachnoidalraum gelegene Venen. Diese münden in starrwandige Blutleiter, die von der Dura mater gebildet werden (Sinus durae matris; Abb. 4-19, 4-20). Das gemeinsame Abflußgefäß dieses Blutleitersystems der Dura mater ist die **innere Drosselvene** (V. jugularis interna). Sie beginnt im Foramen jugulare der Schädelbasis und verläuft am Hals abwärts.

4.8.2 Blutgefäße des Rückenmarks

Die **Arterien** des Rückenmarks (A. spinalis) verlaufen in Längsrichtung an der Vorder- und Rückseite des Rückenmarks und sind netzartig verbunden. Sie befinden sich wie die Hirnarterien im Subarachnoidalraum. Regelmäßig erhalten die Rückenmarksarterien Zuflüsse aus den Wirbelarterien (A. vertebralis) im Bereich des Übergangs zum verlängerten Mark. Unregelmäßig in Zahl und Lokalisation sind dagegen Zuflüsse z.B. aus den Zwischenrippenarterien und den Lendenarterien, die über die Zwischenwirbellöcher den Wirbelkanal und damit das Rückenmark erreichen (Abb. 4-21).

Der Abfluß des venösen Blutes führt über **ausgedehnte Venengeflechte** innerhalb des Wirbelkanals (Epiduralraum) und außerhalb der Wirbelsäule.

4.8.3 Blutgefäße der Dura mater

Die Dura mater des Gehirns wird von **Hirnhautarterien** versorgt, die zwischen Knochen und harter Hirnhaut verlaufen (Abb. 4-18). Die größte ist die mittlere Hirnhautarterie (A. meningea media).

Bei Schädelverletzungen, z.B. Schädelbruch, ist es möglich, daß Hirnhautarterien zerreißen und Blutergüsse entstehen (epidurales Hämatom). Solche Blutungen können das Gehirn komprimieren und lebensbedrohliche Situationen hervorrufen.

4.9 Gehirn-Rückenmarksflüssigkeit (Liquor cerebrospinalis)

Im Gehirn befinden sich Hohlräume mit Adergeflechten. Diese bilden die Gehirn-Rückenmarksflüssigkeit, die die inneren Hohlräume ausfüllt und in den äußeren Flüssigkeitsmantel zwischen den Hirn- und Rückenmarkshäuten abfließt.

Das Gehirn enthält in seinem Innern wie bereits erwähnt **vier** flüssigkeitsgefüllte Hohlräume, die **Hirnventrikel** (Hirnkammern; Abb. 4-10, 4-13, 4-24). Die beiden Seitenventrikel der Großhirnhemisphären stehen in Verbindung mit dem in der Mitte gelegenen dritten Ventrikel des Zwischenhirns; von hier führt der Aquädukt zum vierten Ventrikel. Dieser steht über drei Öffnungen mit dem **subarachnoidalen Raum** zwischen Kleinhirn und verlängertem Mark in Verbindung, der hier zur sog. Cisterna cerebellomedullaris erweitert ist (Abb. 4-24). Alle genannten Räume sind mit Gehirn-Rückenmarksflüssigkeit (Liquor cerebrospinalis) gefüllt, die von den Adergeflechten der Gehirnventrikel (Plexus choroideus) abgesondert wird.

Der klare, farblose **Liquor** füllt auch den subarachnoidalen Spaltraum im Bereich des Schädels und des Rückenmarks, so daß ein Flüssigkeitsmantel das ganze Gehirn und Rückenmark umgibt. Der Liquordruck beträgt im Liegen 7–12 cm Wassersäule. Das gesamte Volumen von Ventrikelsystem und Subarachnoidalraum liegt bei etwa 125 ml. Ungefähr das Vierfache dieser Menge wird täglich in den Hirnventrikeln produziert. Die Liquorzirkulation entspricht der Reihenfolge der Ventrikel. Die Resorption erfolgt im Subarachnoidalraum. Liquor hat eine charakteristische chemische Zusammensetzung. Der Eiweiß- und Zellgehalt ist außerordentlich gering; ansonsten besteht Ähnlichkeit mit der Zusammensetzung des Blutplasmas. Bei Zirkulations- und Resorptionsstörungen kann sich eine Erweiterung der Liquorräume mit Schwund an Hirnsubstanz (Hydrocephalus, „Wasserkopf") entwickeln.

Der Subarachnoidalraum ist teilweise so weit, daß sich durch Punktion Liquor gewinnen läßt. Besonders gut geeignet für einen solchen (**diagnostischen**) **Eingriff** ist der untere Abschnitt der Lendenwirbelsäule (Lumbalpunktion), da das Rückenmark oberhalb endet und damit nicht verletzt werden kann

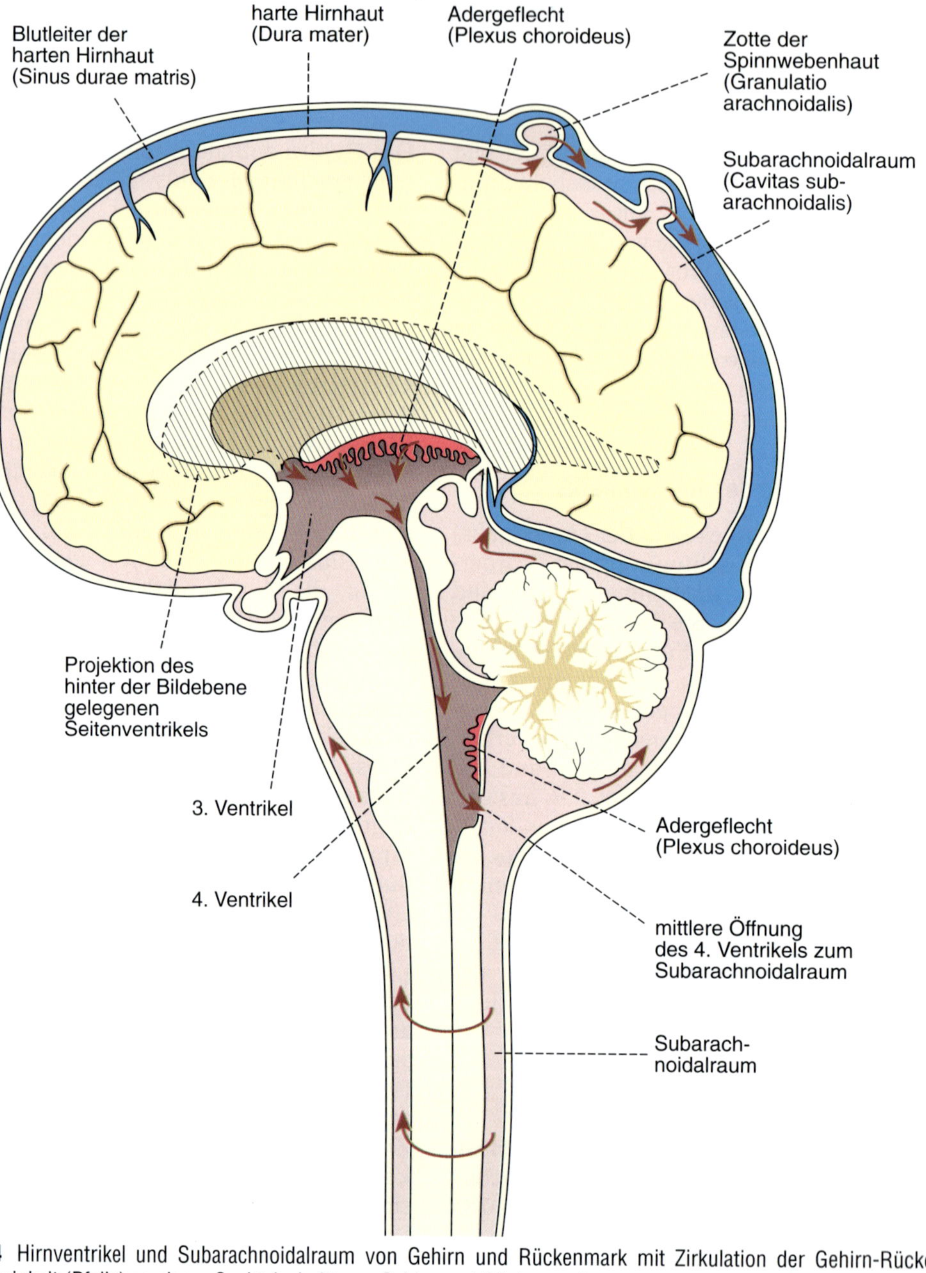

Abb. 4-24 Hirnventrikel und Subarachnoidalraum von Gehirn und Rückenmark mit Zirkulation der Gehirn-Rückenmarksflüssigkeit (Pfeile) an einem Sagittalschnitt von Gehirn und Rückenmark.

(Abb. 4-21 B). Seltener ist die Punktion der Cisterna cerebellomedullaris (Subokzipitalpunktion). Auch eine Punktion der Hirnventrikel ist möglich.

Bei Erkrankungen kann der Liquordruck und die Zusammensetzung des Liquors in typischer Weise verändert sein. Daher gibt eine Liquoruntersuchung wichtige diagnostische Hinweise. Mittels einer Injektion eines Betäubungsmittels in den Subarachnoidalraum läßt sich die Schmerzleitung durch die Hinterwurzeln unterbrechen (**Lumbalanästhesie**). Bei einer anderen Art der Lumbalanästhesie wird das Betäubungsmittel in den epiduralen Raum injiziert (**Epiduralanästhesie**).

4.10 Hirnfunktionen im Spiegel des Elektroenzephalogramms (EEG)

Elektrische Potentialänderungen dienen der Informationsverarbeitung im Zentralnervensystem. Ein Teil dieser Signale läßt sich von der Oberfläche des Schädels als Elektroenzephalogramm (EEG) abgreifen. Die Wellen des EEG spiegeln einen großen Teil der Hirnfunktion wider.

Die Informationsverarbeitung im Gehirn geschieht mit Hilfe von **elektrischen Signalen**. Diese Potentiale des Nervengewebes lassen sich nicht nur durch Mikroelektroden aus dem Intrazellulärraum von Neuronen, sondern auch aus dem Umfeld von Nervenzellen ableiten (Kap. 4.2). Die extrazellulär erfaßbaren Potentiale können so weit ausgedehnt sein, daß sie auch an der Oberfläche des Gehirns und selbst von der Schädeloberfläche als Elektroenzephalogramm (EEG) registrierbar sind (vgl. Elektrokardiogramm; ☞ Kap. 9.4). So ist es möglich, durch das EEG Aufschluß über die **Hirnfunktion** zu erhalten.

4

4.10.1 Entstehungsmechanismen des EEG

In der Hirnrinde bilden zahlreiche afferente Fasern mit oberflächlich gelegenen Dendriten von Pyramidenneuronen erregende synaptische Kontakte (Abb. 4-25). Steigt ein Aktionspotential in der afferenten Faser auf, so

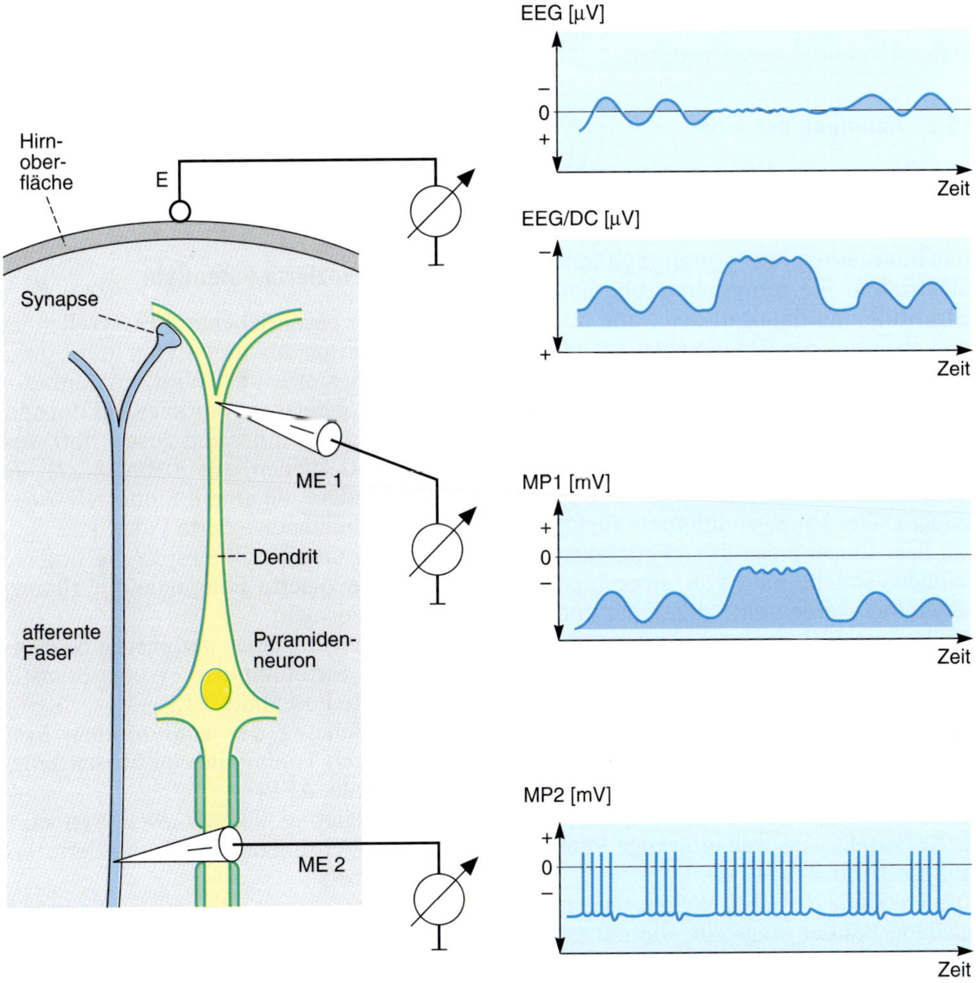

Abb. 4-25 Entstehungsmechanismen des Elektroenzephalogramms (EEG) an der Hirnrinde. Auslösung einer wellenförmigen Potentialfolge. Registrierung des Membranpotentials der afferenten Faser (MP2) und des oberflächennahen Dendriten (MP1) mit intrazellulären Mikroelektroden (ME2, ME1). Gleichzeitige Ableitung des EEG und des DC-Potentials an der Cortexoberfläche mit der extrazellulären Elektrode (E).

entsteht in den Dendriten ein depolarisierendes synaptisches Potential (exzitatorisches postsynaptisches Potential, EPSP; Kap. 4.2.4). Diese postsynaptischen Potentiale summieren sich zu Depolarisationen hoher Amplitude und langer Dauer, wenn sich die Aktionspotentiale in den afferenten Fasern zu Gruppen oder Reihen zusammenfügen. Die dendritischen Depolarisationen bilden im Extrazellulärraum ausgedehnte Potentialfelder, die bis zur Kopfhaut reichen. Dort können sie mit Elektroden abgetastet, durch elektronische Geräte verstärkt und mit Hilfe eines Tintenschreibers als Kurve sichtbar gemacht werden. Dabei werden Geräte verwendet, die nur die Änderungen der Potentiale erfassen (sog. konventionelles EEG). Es kommen darüber hinaus Verstärker zum Einsatz, die neben den Änderungen auch langanhaltende Verschiebungen des Potentials wiedergeben (sog. DC-Potential). Bei dem zuletzt genannten Verfahren spiegelt das Elektroenzephalogramm das dendritische Membranpotential genau wider.

4.10.2 Ableitung des EEG

Zur Ableitung des EEG werden zahlreiche **Elektroden** an der Kopfhaut angebracht (Abb. 4-26 A). Dabei richtet man sich nach einem international genormten System:
- Elektroden, die unmittelbar oberhalb der Hirnrinde und damit in der Nähe des Entstehungsortes der EEG-Wellen liegen, werden als **differente** Elektroden bezeichnet.
- Elektroden an anderen Punkten des Kopfes, z.B. am Ohr, die vom Entstehungsort des EEG weit entfernt liegen, nennt man **indifferente** Elektroden (Referenz-, Bezugselektroden). Werden zwei differente Elektroden mit dem Eingang des EEG-Verstärkers verbunden, spricht man von einer bipolaren Ableitung; werden eine differente und eine indifferente Elektrode verwendet, von einer unipolaren Ableitung (Abb. 4-26A).

4.10.3 Frequenzbänder des EEG und ihre Beziehung zum Reifungsgrad und zur Aktivität des Gehirns

Das EEG stellt eine wellenförmige Potentialkurve dar (Abb. 4-26 B, C).

Die Frequenz der EEG-Wellen wird in verschiedene Bänder eingeteilt, die mit griechischen Buchstaben gekennzeichnet sind:
- 8–13/Hz Alpha(α)-Wellen
- 14–30/Hz Beta(β)-Wellen
- 4–7/Hz Theta(υ)-Wellen
- 0,5–3/Hz Delta(δ)-Wellen

Die vorherrschende Frequenz der EEG-Wellen hängt vom **Reifungsgrad** des Gehirns ab. Im Säuglings- und Kleinkindesalter finden sich vor allem Theta- und Delta-Wellen, die mit zunehmendem Alter durch Alpha- und Beta-Wellen ersetzt werden. Die Frequenz der EEG-Wellen wird aber auch von der **Aktivität** des Gehirns bestimmt. Beim Erwachsenen treten im inaktiven Wachzustand bei geschlossenen Augen Alpha-Wellen auf, die beim Augenöffnen von Beta-Wellen abgelöst werden. Beim Übergang vom Wachzustand in den Schlaf erscheinen EEG-Wellen aus dem Theta- und Delta-Band (Kap. 4.11).

Bei zahlreichen Funktionsstörungen des Gehirns, z.B. bei einer Verminderung der Hirndurchblutung oder bei Tumoren, verändert sich das EEG in typischer Weise. Daher hat das EEG in der klinischen Diagnostik eine große Bedeutung erlangt. Unverzichtbar ist die EEG-Ableitung bei der Diagnose und Therapieeinstellung von Epilepsien. So findet man bei epileptischen Anfällen Spitzenpotentiale und Spitze-Welle-Komplexe im EEG (Abb. 4-26 C).

4.10.4 Evozierte Potentiale

Die bisher beschriebenen EEG-Wellen laufen kontinuierlich ab und treten ohne erkennbare Sinnesreize auf. Wird ein Sinnesorgan **künstlich gereizt**, so strömen Aktionspotentiale zur Hirnrinde und lösen dort zusätzliche EEG-Wellen aus (Abb. 4-27). Diese EEG- Wellen, die einem Sinnesreiz zugeordnet sind, heißen evozierte Potentiale.

Je nach Ort der Sinnesreizung unterscheidet man evozierte Potentiale mit charakteristischen Formen:
- nach Reizung eines **peripheren Nerven** z.B. durch Stromimpulse (somatosensorisch evozierte Potentiale, SEP)
- nach Reizung des **auditorischen Systems** z.B. durch Tonimpulse (akustisch evozierte Potentiale, AEP)
- nach Reizung des **visuellen Systems** z.B. durch Lichtblitze (visuell evozierte Potentiale, VEP)

Veränderungen der Latenzen, Formen und Amplituden der evozierten Potentiale weisen auf Störungen in den Sinnessystemen hin. So

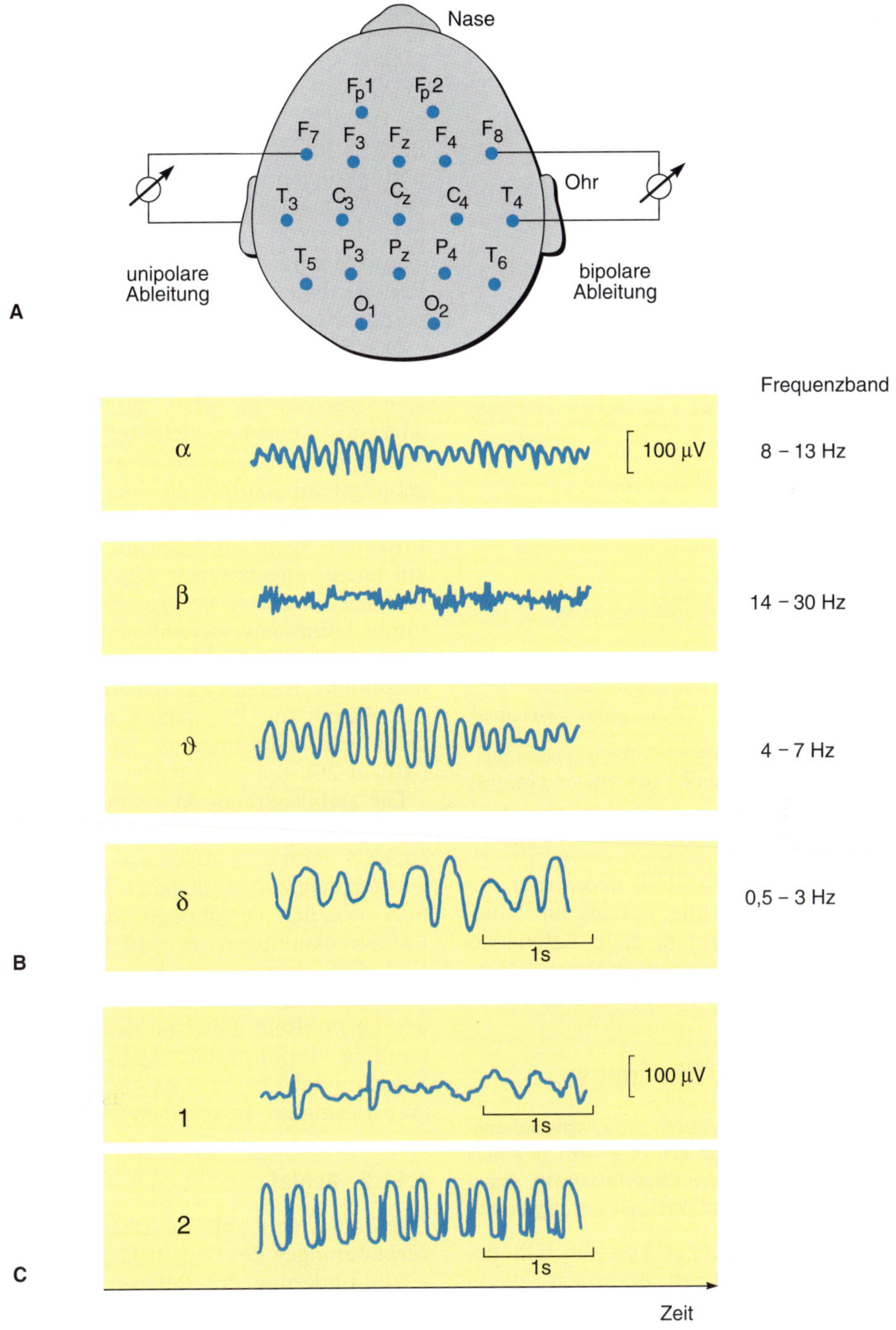

Abb. 4-26 Elektroenzephalogramm (EEG) des Menschen.
A: Ableitungsschema mit den internationalen Bezeichnungen der Elektroden. Schematische Darstellung von unipolarer und bipolarer Ableitung.
B: Frequenzbänder des EEG.
C: EEG bei epileptischer Aktivität.
1 = Scharfe Wellen.
2 = Spitze-Welle-Komplexe (spikes and waves).

4

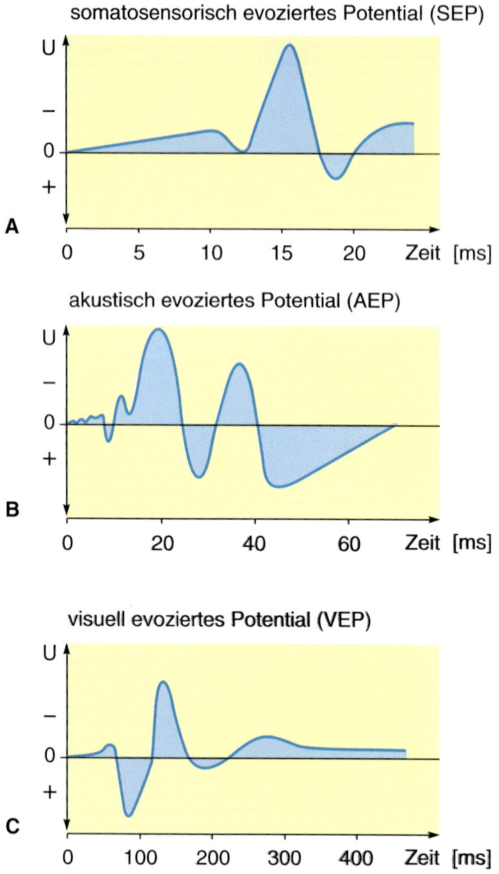

Abb. 4-27 Evozierte Potentiale nach Reizung eines peripheren Nerven (A; N. medianus), des auditorischen (B) und des visuellen Systems (C).

kann mit Hilfe der akustisch evozierten Potentiale eine Hörstörung bereits im Säuglingsalter erkannt werden. Eine Latenzverlängerung der visuell evozierten Potentiale ist charakteristisch für die Multiple Sklerose.

4.11 Schlaf-Wach-Rhythmus

Nervenzellverbände weisen periodische Schwankungen ihrer Aktivität auf. Dies führt zu einem Tagesrhythmus der gesamten Körperfunktionen. Dabei lassen sich grob Schlaf- und Wachzustände abgrenzen.

Die Aktivität biologischer Systeme läßt periodische Schwankungen erkennen, wenn man sie über einen längeren Zeitraum betrachtet. Solche rhythmischen Aktivitätsänderungen sind am intakten Gesamtorganismus, an einzelnen Organen und sogar an isolierten Zellen nachweisbar.

4.11.1 Schlaf-Wach-Rhythmus (circadiane Periodik)

Die rhythmischen Aktivitätsänderungen äußern sich beim Menschen unter anderem in einer sich wiederholenden Abfolge von Schlaf- und Wachzuständen (Abb. 4-28). Diese Aktivitätsänderungen heißen circadiane Periodik. Diese Periodik ist mit Schwankungen im Ablauf von verschiedenen **Körperfunktionen** verbunden, die sich unter anderem wiederum in Schwankungen der Körpertemperatur und der Schwelle für die Zahnschmerzempfindung ausdrücken. Die Periodendauer des Schlaf-Wach-Rhythmus beträgt etwa einen Tag.

Der Schlaf-Wach-Rhythmus ist in der Regel mit der **Tag-Nacht-Folge** synchronisiert. Der Wechsel zwischen Hell und Dunkel wirkt als Zeitgeber. Schaltet man ihn oder andere Größen wie den Wechsel in der Umgebungstemperatur und im Geräuschpegel der Umwelt aus, so wird der Schlaf-Wach-Rhythmus nicht aufgehoben. Er beruht also auf einem angeborenen Eigenrhythmus. Als Urheber für diesen endogenen Aktivitätsrhythmus kommen verschiedene Strukturen und Prozesse im Organismus in Betracht. Eine besondere Bedeutung haben offensichtlich die Aktivitäten des paarig angelegten Nucleus suprachiasmaticus im Zwischenhirn (Abb. 4-28).

Die stabilisierende Wirkung der Zeitgeber auf den Schlaf-Wach-Rhythmus kommt besonders dann zum Ausdruck, wenn die **Zeitgebersignale** zum endogenen Aktivitätsrhythmus plötzlich verschoben werden (z.B. bei Langstreckenflügen in Ost-West- oder in West-Ost-Richtung). Dabei können Störungen des Schlafes und der Aufmerksamkeit sowie Unwohlsein auftreten (sog. jet-lag). Eine ähnliche Problematik ergibt sich bei der Schichtarbeit, bei der häufig der Arbeitsbeginn sprunghaft verschoben wird.

4.11.2 Schlaf

Der Schlaf geht mit zahlreichen **Funktionsveränderungen** des Organismus einher:
- Verminderung der Reflexerregbarkeit und des Muskeltonus
- Verlagsamung der Atmung, Herabsetzung der Herzschlagfrequenz und Verminderung des arteriellen Blutdrucks
- Einschränkung der Drüsensekretion (z.B.

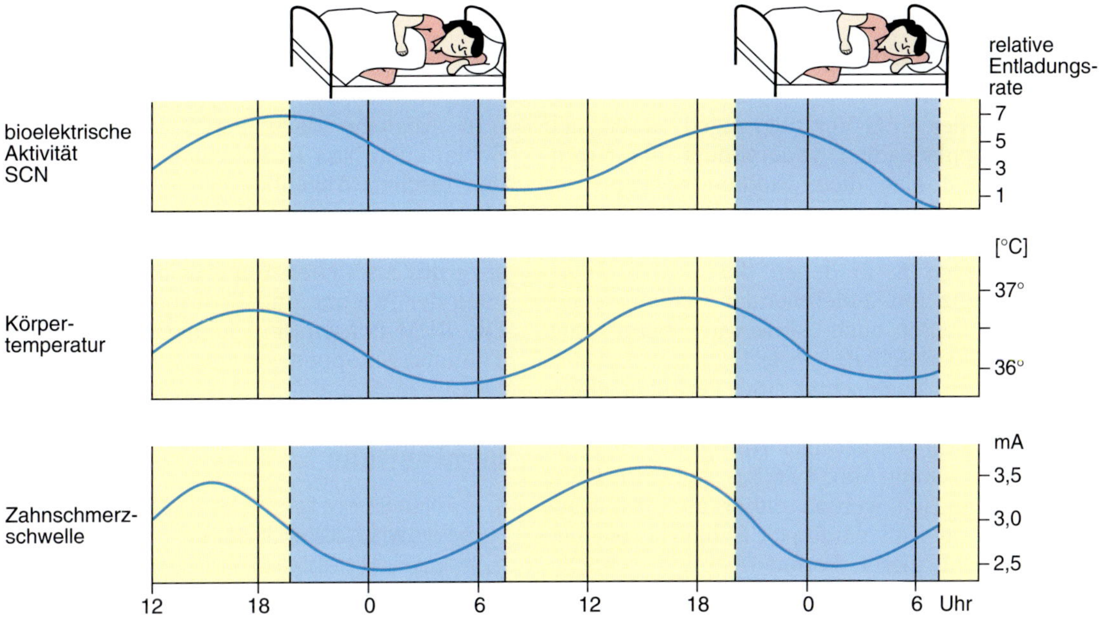

Abb. 4-28 Schlafzeiten (Bettsymbole) und tägliche Schwankungen der bioelektrischen Entladungsrate (relative Einheiten) des Nucleus suprachiasmaticus (SCN) im Zwischenhirn, der Körpertemperatur sowie der Zahnschmerzschwelle.

Tränendrüsen, nicht jedoch Schweißdrüsen)
- Verminderung der Aktivität von Magen-Darmkanal

Mit Hilfe des **EEG** lassen sich Tiefe und Verlauf des Nachtschlafes bestimmen (Abb. 4-29). Beim Übergang vom Wachzustand in den Schlaf wird der Alpha-Grundrhythmus durch langsamere Potentialschwankungen mit steigender Amplitude ersetzt. Dabei treten besondere Wellenformationen wie die sog. Schlafspindeln auf (Abb. 4-29 A). Auf-

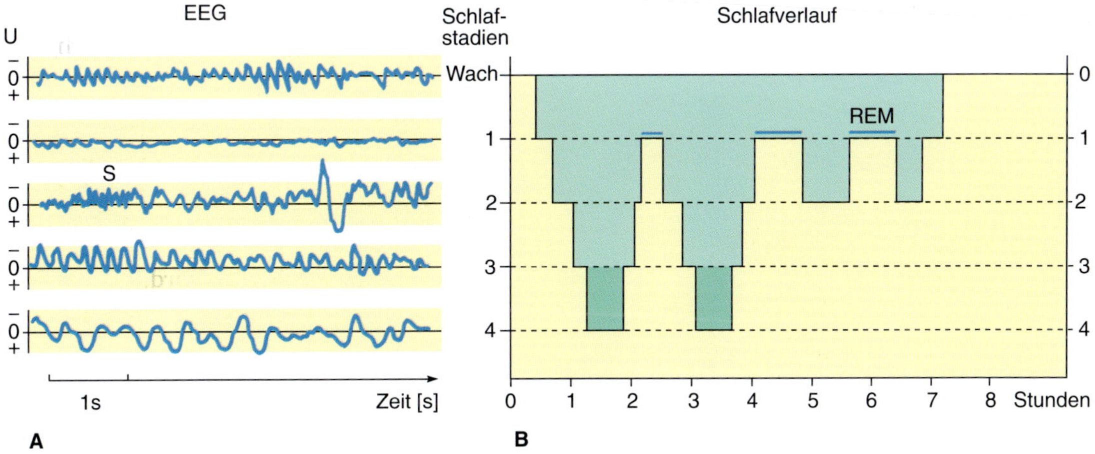

Abb. 4-29 Elektroenzephalogramm (EEG) in verschiedenen Schlafstadien.
A: EEG-Registrierungen im Wachzustand und während der Schlafstadien 1–4.
S = Schlafspindeln
B: Schlafverlauf. Die Schlafstadien 1–4 werden mehrfach durchlaufen.
REM = paradoxe Schlafphasen mit „rapid eye movements"

grund der EEG-Veränderungen lassen sich vier Schlafstadien voneinander abgrenzen. Bestimmt man diese Stadien während des Nachtschlafes, so ergibt sich ein typischer Schlafverlauf (Schlafprofil; Abb. 4-29 B). Schlafphasen, in denen die mittlere EEG-Frequenz mit zunehmender Schlaftiefe absinkt, heißen auch „slow wave sleep" (sog. orthodoxer Schlaf).

In den Nachtschlaf sind Perioden eingestreut, in denen das EEG rasche Potentialschwankungen geringer Amplitude – wie im Wachzustand (Abb. 4-26 B) – aufweist. Diese Schlafphasen werden daher als „fast wave sleep" oder als paradoxer Schlaf bezeichnet. Während dieser Perioden treten schnelle, richtungslose Augenbewegungen („rapid eye movements", REM) auf, die zu der Bezeichnung **REM-Schlaf** geführt haben.

In Analogie dazu heißt der orthodoxe Schlaf auch **Non-REM-Schlaf.** Zusätzlich zu den raschen Augenbewegungen finden sich zahlreiche vegetative Funktionsänderungen, wie Zunahme der Herzschlagfrequenz, Anstieg des arteriellen Blutdrucks, Beschleunigung der Atmung und Erektionen des Penis. Die REM-Phasen sind häufig mit lebhaften Träumen gekoppelt.

Lernkontrolle

1. Zeichnen Sie eine typische Nervenzelle und beschriften Sie ihre verschiedenen Strukturen.
2. Welche Funktion haben die verschiedenen von Ihnen genannten anatomischen Teile des Neurons?
3. Erläutern Sie die Signale, mit denen das Nervensystem „Informationen" transportiert.

5 Sensorisches System

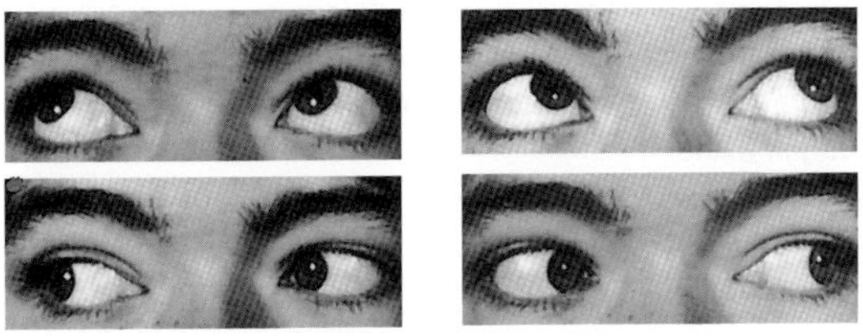

5

Das sensorische System nimmt Einflüsse (Reize) aus der Umwelt und aus dem eigenen Körper auf. Dies geschieht mit Hilfe von Rezeptoren, die durch spezifische Reize erregt werden. Die Rezeptorerregungen werden zum Gehirn geleitet, dort in Form bioelektrischer Aktivität abgebildet und zu Empfindungen und bewußten Wahrnehmungen verarbeitet. Die Sinnesempfindungen werden im Gedächtnis gespeichert.

Das sensorische System verfügt über folgende Teilsysteme:
- ***System der somato-viszeralen Sensibilität: Empfindung von Druck und Berührung, Temperatur und Schmerz***
- ***Visuelles System: Sehen***
- ***Auditorisches System: Hören***
- ***Vestibuläres System: Empfindung von Beschleunigungen***
- ***Gustatorisches System: Schmecken***
- ***Olfaktorisches System: Riechen***

5.1 Bauelemente und Grundfunktionen des sensorischen Systems

Die Rezeptoren im sensorischen System sind über Nervenfasern mit dem Rückenmark und dem Gehirn verbunden. Am Rezeptor wird der Reiz in elektrische Potentiale umgeformt (verschlüsselt). Die vom Rezeptor aufgenommenen Informationen gelangen über entsprechende Nervenfasern zum Zentralnervensystem.

Umwelteinflüsse nimmt der Organismus mit Hilfe des sensorischen Systems auf. Die **Umwelteinflüsse** liegen vor als:
- Energie, die z.B. als Druck die Haut verformt, als Schallwellen Antworten im Gehörorgan auslöst oder als elektromagnetische Strahlung (Licht) auf das Auge wirkt.
- Spezielle Moleküle, die als Geschmacks- und Geruchsstoffe mit dem Geschmacks- und Riechorgan in Verbindung treten.

Die Informationen über die Umwelt sind also für den Organismus in verschiedenen Signalen enthalten; diese Signale bezeichnet man als **Reize**.

5.1.1 Aufbau des sensorischen Systems

Der Aufbau des sensorischen Systems beginnt – in Flußrichtung der Information – mit einer Struktur, die den Reiz aufnimmt und deshalb als **Rezeptor** bezeichnet wird. Dieser Rezeptor ist entweder Endglied einer Nervenfaser oder als selbständige Zelle mit einer Nervenfaser funktionell sehr eng verknüpft (Abb. 5-1). Die Nervenfaser besitzt in der Regel Markscheiden und läuft im Verband eines peripheren Nerven auf das zentrale Nervensystem zu. Der Zelleib der Nervenfaser befindet sich in einem sensiblen Ganglion, z.B. dem Spinalganglion, das außerhalb des Zentralnervensystems liegt. Nach dem Eintritt in das Zentralnervensystem bildet die Faser synaptische Kontakte aus. Dort wird die Information vom ersten (peripheren) Neuron an ein zweites Neuron weitergegeben. Nach weiteren synaptischen Übertragungen, die an verschiedenen Stellen des zentralen Nervensystems stattfinden, gelangt die Information schließlich in die Großhirnrinde.

5.1.2 Verschlüsselung des Reizes am Rezeptor

Verändern sich die Einflüsse der Umwelt in ihrer Stärke (z.B. Änderung der Lichtverhältnisse: heller – dunkler), bedeutet dies auch eine Veränderung der Information für den Organismus (Abb. 5-1): Erhöht sich die Reizintensität sprunghaft und verbleibt auf diesem erhöhten Wert, nimmt das Membranpotential des Rezeptors ab. Diese **Depolarisation** des Rezeptors wird als **Rezeptorpotential** oder **Generatorpotential** bezeichnet. Dabei ist die Depolarisation (Verminderung des Membranpotentials) dem Reiz häufig sehr ähnlich. Bei einer Verstärkung des Reizes steigt die Höhe (Amplitude) des Rezeptorpotentials an. Die Änderung des Umwelteinflusses (des Reizes) ist also im Rezeptorpotential verschlüsselt (Codierung).

5.1.3 Umsetzung und Weiterleitung der verschlüsselten Information an der Rezeptorfaser

Rezeptoren sind häufig nicht dazu in der Lage, Aktionspotentiale zu bilden (Abb. 5-1). Die Rezeptordepolarisation, die durch die Änderung der Reizintensität ausgelöst wird, breitet sich jedoch bis zur Membran des nächsten Ranvier-Schnürrings der angeschlossenen Faser aus. Dort werden – bei Überschreiten der Membranschwelle – **Aktionspotentiale** ausgelöst. Aktionspotentiale laufen nach dem Prinzip der saltatorischen (springenden) Erregungsleitung über die Faser bis zur Synapse, die sich am Neuron im Zentralnervensystem befindet.

Folgende Zusammenhänge ergeben sich zwischen dem Auftreffen des Reizes auf den Rezeptor und der Auslösung der Aktionspotentiale in der Nervenfaser:

1. Bei einer schrittweisen Erhöhung der Reizintensität nimmt das Generatorpotential des Rezeptors und damit die Depolarisation der ersten Schnürringe der Nervenfaser zu.
2. Die erhöhte Depolarisation hat zur Folge, daß mehr Aktionspotentiale pro Sekunde ausgelöst werden. Das heißt: die Frequenz der Aktionspotentiale steigt mit Zunahme der Reizintensität weiter an.

Die Information aus der Außenwelt wird also in einem ersten Schritt in der **Höhe** (Amplitude) des Generatorpotentials und in einem zweiten Schritt in der **Frequenz** der Aktionspotentiale in der Faser verschlüsselt. In dieser „Verpackung" (Codierung) wird die Information aus der Umwelt im Nervensystem weitertransportiert.

Die Aktionspotentiale, die über die Rezeptorfasern in das Zentralnervensystem laufen, gelangen dort an die erste synaptische Umschaltstelle, die häufig an den Dendriten des

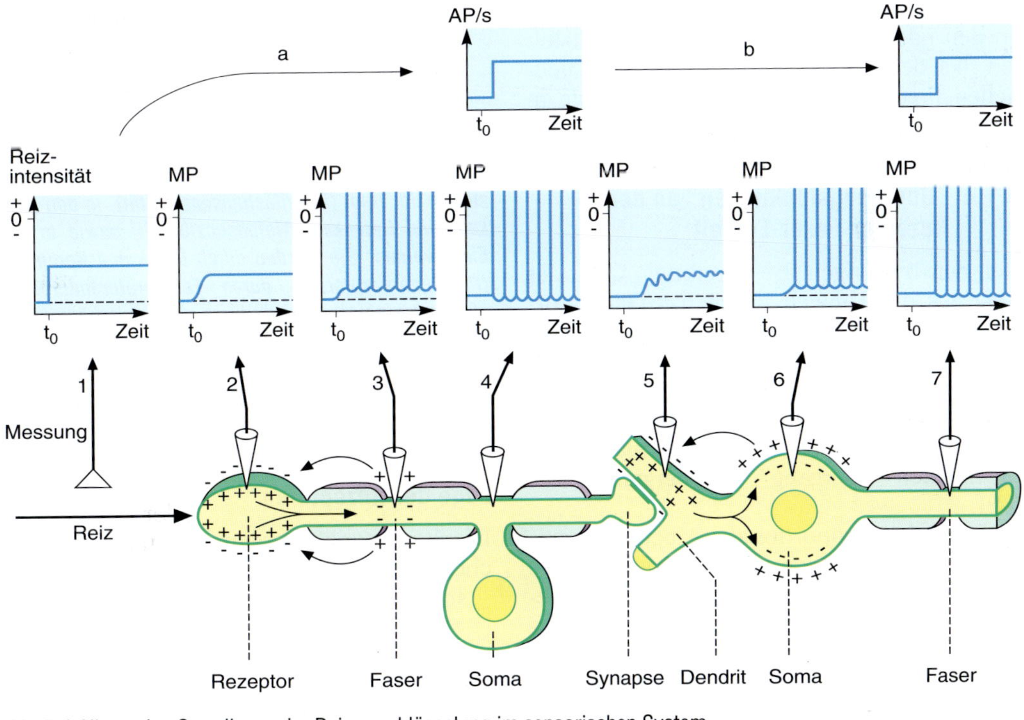

Abb. 5-1 Allgemeine Grundlagen der Reizverschlüsselung im sensorischen System.
Neben der Messung der Reizintensität (1) wird an verschiedenen neuronalen Teilstrukturen das Membranpotential (MP) mit Mikroelektroden gleichzeitig registriert (2 bis 7). Der Anstieg der Reizintensität wird als Frequenzänderung der Aktionspotentiale (AP pro Sekunde) in der Rezeptorfaser (Pfeil a) und im Axon des nachgeschalteten Neurons verschlüsselt (Pfeil b).

nachgeschalteten Neurons liegt. Hier lösen die Potentiale synaptische Depolarisationen (erregende postsynaptische Potentiale) aus. Ebenso wie Rezeptoren sind Dendriten in der Regel nicht dazu fähig, Aktionspotentiale zu bilden. Die synaptische Depolarisation in den Dendriten wird jedoch in den Nervenzellkörper fortgeleitet, wo Aktionspotentiale hervorgerufen und in dem angeschlossenen Axon weitergeleitet werden.

Damit liegt am nachgeschalteten Neuron dieselbe Situation vor, wie sie für den Rezeptor und die daran angeschlossene Faser beschrieben wurde:

Nimmt die Frequenz der Aktionspotentiale, die in die synaptische Region einlaufen, zu, so wächst die dendritische Depolarisation und die Frequenz der Entladungen von Soma und Axon an. Auf diese Weise wird die Verschlüsselung der Umweltinformationen in Frequenzänderungen der Aktionspotentiale auch nach der synaptischen Umschaltung fortgesetzt. Diese Prozesse wiederholen sich an den nächsten synaptischen Umschaltstellen, bis der Reiz in Form von unterschiedlichen Frequenzen der Aktionspotentiale in der Großhirnrinde abgebildet ist.

5.1.4 „Übergangsfunktionen" an der Rezeptor-Faser-Einheit

Bei der bisherigen Beschreibung wird der Reiz aus der Umwelt durch das Generatorpotential des Rezeptors und durch die Entladungsfrequenz der angeschlossenen Faser zu jeder Zeit in gleichem Verhältnis (proportional) abgebildet. Eine Struktur mit dieser Verschlüsselungsfunktion nennt man „proportionalen Übergang" (**P-Übergang,** Abb. 5-2).

Neben dem proportionalen Übergang kommen im sensorischen System noch weitere Übergänge vor, unter denen der folgende besonders häufig vertreten ist: Wird die Reizintensität sprungförmig erhöht, so steigt in diesem Fall die Entladungsfrequenz der Faser zunächst steil und überschießend auf hohe Werte an. Im Anschluß daran fällt sie auf den Wert zurück, der sich bei einem P-Übergang ergibt (Adaptation). Auf diesem Niveau verharrt die Entladungsfrequenz, solange die Reizintensität konstant bleibt.

Wird die Reizintensität wieder sprungförmig vermindert, so kehrt die Entladungsfrequenz nicht wie beim P-Übergang auf den Ausgangswert zurück, sondern nimmt vorübergehend tiefere Werte an, d.h. in der Regel werden die Aktionspotentiale der Faser sogar vollkommen unterdrückt.

Durch diesen Verlauf der Entladungsfrequenz wird somit nicht nur eine proportionale Verschlüsselung der tatsächlichen Höhe der Reizintensität erreicht, sondern auch die Änderung der Reizintensität markiert. Eine solche Struktur reagiert also nicht nur proportional (P), sondern auch „differentialquotientenempfindlich" (D). Man bezeichnet sie als einen **PD-Übergang** (Abb. 5-2). Die Bedeutung der PD-Übergänge liegt offenbar darin, daß der Organismus auf Änderungen des Informationsflusses aus der Außenwelt besonders „aufmerksam gemacht" wird und darauf „vorausschauend" reagieren kann.

5.2 System der somato-viszeralen Sensibilität: Empfindung von Druck, Berührung, Temperatur und Schmerz

Die Rezeptoren der somato-viszeralen Sensibilität (Körper-Eingeweide-Sensibilität) befinden sich in der Haut (Oberflächensensibilität), in den Muskeln und Gelenken (Tiefensensibilität) sowie in den Eingeweiden. Sie werden durch Druck und Berührung (Mechanorezeptoren), durch Temperaturänderungen (Thermorezeptoren) und durch Gewebsschädigungen erregt (Schmerzrezeptoren). Die Rezeptorerregungen werden zur hinteren Zentralwindung der Hirnrinde geleitet. Dabei findet eine Verteilung nach Körperregionen statt (Somatotopie).

Lage der Rezeptoren

Die Rezeptoren werden ihrer Lage entsprechend in zwei Bereiche eingeteilt:
- **somatischer Bereich:** Rezeptoren in Haut, Muskulatur, Sehnen und Gelenken. Über die Rezeptoren der Haut wird die Oberflächensensibilität vermittelt, über die der Muskeln, Sehnen und Gelenke die Tiefensensibilität.
- **viszeraler Bereich:** Rezeptoren in den Eingeweiden.

Rezeptortypen

Für die Reizaufnahme sind drei verschiedene Gruppen von Rezeptortypen verantwortlich:

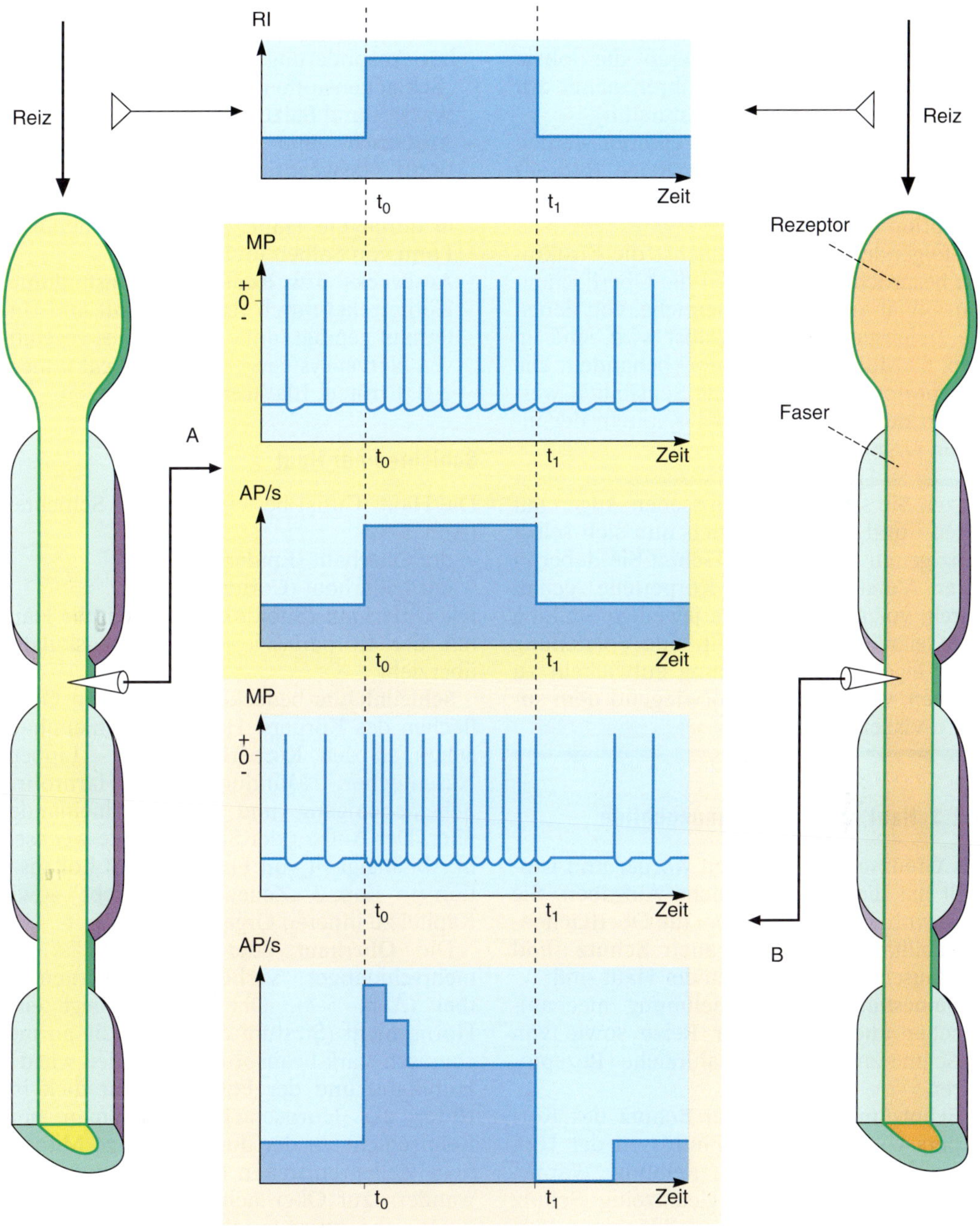

Abb. 5-2 Übergangsfunktionen an zwei Rezeptor-Faser-Einheiten. Neben der Messung der Reizintensität (RI) werden jeweils das Membranpotential einer Rezeptor-Faser-Einheit (MP) und die Frequenz der Aktionspotentiale (AP pro Sekunde) registriert.

A: Proportionaler Übergang bzw. P-Übergang.

B: Proportional-differentialquotientenempfindlicher Übergang bzw. PD-Übergang.

- **Mechanorezeptoren** reagieren auf mechanische Reize wie Druck, Berührung, Veränderung der Gelenkstellung. Sie vermitteln die Mechanorezeption, die, auf die Oberflächensensibilität bezogen, dem Tastsinn entspricht.
- **Thermorezeptoren** registrieren die lokale Gewebstemperatur und führen damit zur Thermorezeption (Temperatursinn).
- **Nozirezeptoren** oder **Nozizeptoren** werden durch gewebsschädigende Reize (Noxen) erregt. Sie bilden die Grundlage der Nozizeption (Schmerzsinn).

Im folgenden werden zunächst die Strukturen besprochen, von denen die Oberflächensensibilität ausgeht. Die Bereiche, von denen die Tiefensensibilität ausgelöst wird, sind im Kap. 6 „Motorisches System" behandelt. Die Rezeptoren für die viszerale Sensibilität werden in den entsprechenden Kapiteln der inneren Organe erläutert.

Setzen Sie sich mit geschlossenen Augen auf einen Stuhl. Stellen Sie sich nun sich selbst ganz genau bildlich vor. Gehen Sie dabei in Ihrer Vorstellung alle Körperteile genau durch, vor allem auch die jeweilige Stellung der Gelenke. Die Fähigkeit, eine Vorstellung Ihrer eigenen Körperhaltung entwickeln zu können, verdanken Sie vorwiegend dem somato-viszeralen System.

5.2.1 Haut und Hautanhangsgebilde

Als Grenzschicht zwischen Körper und Umwelt hat die Haut zahlreiche Aufgaben. Sie ist sowohl der Ort, von dem die Oberflächensensibilität ausgeht, als auch Schutz- und Austauschfläche. Aufgaben der Haut sind:

- **Sinnesfunktion**: Wahrnehmung mechanischer und thermischer Reize sowie von Schmerzreizen über zahlreiche Rezeptoren.
- **Schutzfunktion**: passiver Schutz des Körpers vor schädlichen Einflüssen der Umwelt wie Druck, Stoß, Reibung, Wärme, Kälte oder Strahlen; gleichzeitig Schutz vor Wasserverlust (bei großflächigen Verbrennungen bedrohlicher Salz- und Wasserverlust); aktiver Schutz durch Beteiligung an Abwehrvorgängen des Immunsystems und durch Drüsensekrete.
- **Funktion im Wärmehaushalt**: Wärmeausgleich durch unterschiedliche Durchblutung (Verengung/Erweiterung) der Hautgefäße, damit auch Beteiligung an der Regulation der Körpertemperatur sowie an der Kreislaufregulation (Blutspeicher).
- **Ausscheidungsfunktion**: Abgabe verschiedener Drüsensekrete (Talg, Schweiß), dabei Absonderung von Wasser, Salz und „Schlackenstoffen"; somit Beteiligung am Wasser- und Salzhaushalt.
- **Austausch- und Atemfunktion** (Resorption): Gaswechsel (O_2, CO_2) durch die Haut möglich; Aufnahme zahlreicher Stoffe durch die Haut, z.B. Medikamente in Form von Salben und Pflastern.
- **Ausdrucks- bzw. Kommunikationsfunktion**: Körperrelief durch Bau von Haut und Unterhaut geprägt; unter Einfluß des vegetativen Nervensystems zahlreiche Reaktionen, z.B. Erröten, Blaßwerden, Schwitzen.

Schichten der Haut

Die Haut (Cutis) besteht aus zwei Schichten (Abb. 5-3):
- der Oberhaut (Epidermis)
- der Lederhaut (Corium, Dermis).

Die Unterhaut (Subkutis) verbindet die Haut mit der Körperfaszie, die die Muskulatur überzieht.

Schleimhäute bedecken die inneren Oberflächen des Körpers. Haut und Schleimhaut gehen an den Körperöffnungen – Lippen, Nasenlöcher, Mündung der Harnröhre, Scheideneingang und After – ineinander über. Der Aufbau der Schleimhäute wechselt in Abhängigkeit von Funktion und Lokalisation (☞ Kap. 3 „Zellen und Gewebe" sowie Kapitel zu inneren Organen).

Die **Oberhaut** oder Epidermis ist ein mehrschichtiges, verhornendes Plattenepithel (Abb. 5-3). Oberflächlich liegt eine Hornschicht (Stratum corneum), die an mechanisch stark beanspruchten Stellen wie der Hohlhand und der Fußsohle sehr dick ist. Unter der Hornschicht findet man eine Keimschicht, in der durch ständige Mitosen neue Zellen entstehen (Regeneration). Diese wandern zur Oberfläche, verhornen schrittweise und werden schließlich als Hornschuppen abgestoßen. In den tiefen Zellagen der Epidermis liegen die pigmentbildenden Zellen (Melanozyten), die mit ihrem Pigment, dem braunschwarzen Melanin, die Hautfarbe bestimmen. Durch Bestrahlung (ultraviolettes Licht) kann die Melaninbil-

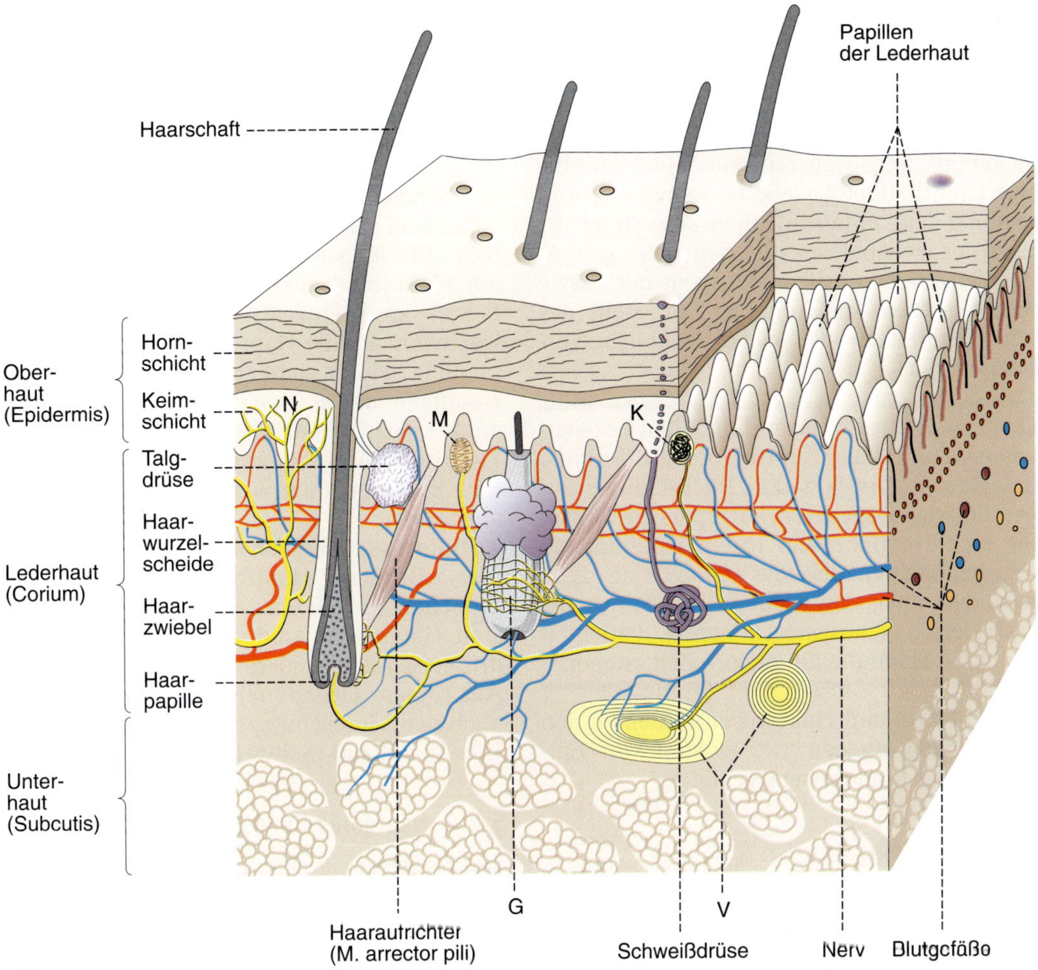

Abb. 5-3 Schichten, Strukturelemente und Anhangsorgane der Haut. Rezeptoren der Haut:
M = Meißner-Tastkörperchen
K = Krause-Endkörperchen
N = freie Nervenendigungen
G = manschettenartiges Nervengeflecht um Haarwurzel
V = Vater-Pacini-Körperchen

dung angeregt werden (Hautbräunung). Mit den Langerhans-Zellen enthält die Epidermis auch Zellen des spezifischen Abwehrsystems.

Die Hautoberfläche hat ein regional unterschiedliches Aussehen. Zu unterscheiden sind:

- Felderhaut mit Unterteilung der Haut durch schmale Furchen in unregelmäßige (rhombische) Felder. In den Furchen stehen die Haare.
- Leistenhaut mit einem genetisch festgelegten Verlauf von Hautleisten im Bereich von Hohlhand und Fußsohle. Sie ist haarlos, besitzt keine Talgdrüsen, jedoch zahlreiche Schweißdrüsen.

Die Lederhaut oder das Corium hat ihren Namen daher, daß man ihr durch Gerben eine lederartige Beschaffenheit geben kann. Sie besteht im wesentlichen aus einem Geflecht zugfester kollagener Fasern, enthält aber auch elastische Fasern. Dadurch besitzt sie Festigkeit und ein gewisses Maß an elastischer Dehnbarkeit. Die oberste Schicht trägt Papillen, die von unten her in die Oberhaut hineingreifen. Auf diese Weise sind Oberhaut und Lederhaut eng miteinander verzahnt. Im Corium liegen die meisten Hautsinnesorgane, z.B. die Meißner-Tastkörperchen oder freie Nervenendigungen zur Schmerzempfindung (Abb. 5-3).

Die **Unterhaut** oder Subcutis besteht aus lockerem, fettgewebsreichem Bindegewebe. Das Unterhautfettgewebe ist individuell und regional sehr unterschiedlich ausgeprägt. Es dient als Fettspeicher. Zu den tiefer gelegenen Organen, vor allem Muskeln mit Faszie und Knochen mit Knochenhaut, stellt das Unterhautfettgewebe eine verschiebliche Verbindung her.

Den „elastischen" Zustand der Haut bezeichnet man auch als Hautturgor. Die Prüfung des Hautturgors läßt u.a. Rückschlüsse auf den Flüssigkeitsgehalt des Körpers zu. Heben Sie eine Hautfalte von Ihrem Unterarm ab und beobachten Sie, wie schnell sich diese nach dem Loslassen wieder zurückbildet. Bei exsikkierten („ausgetrockneten") Patienten bleibt die Hautfalte für längere Zeit „stehen".

Haare, Nägel und Hautdrüsen zählen zu den **Hautanhangsorganen**. Sie werden von Epidermis und Bindegewebe gebildet.

Haare und Nägel

Die **Haare** sind biegsame und zugfeste Hornfäden, die in einer Epidermistasche sitzen und sich mit ihr tief in die Unterhaut einsenken (Abb. 5-3). Der Haarschaft ist unten zur Haarzwiebel angeschwollen und sitzt auf einer ernährenden Haarpapille aus Bindegewebe. Dort befindet sich auch die Wachstumszone des Haares. Außerdem wird hier Pigment gebildet (Melanozyten) und in das Haar eingelagert. Bei fehlendem Pigmentgehalt werden die Haare grau. Die Wachstumsrate beträgt etwa 0,4 mm pro Tag. Die Haare sind in der Regel von Haarbalgdrüsen oder Talgdrüsen begleitet, die ein öliges Sekret bilden, dadurch die Haut geschmeidig machen und sie gegen Bakterien schützen. Kleine glatte Muskeln (M. arrector pili) vermögen den Haarschaft aufzurichten (Gänsehaut, Abb. 5-3).

Ebenso wie die Haare entstehen auch die **Fingernägel** und **Zehennägel** durch die besondere Art der Hornbildung aus Epidermis. Sie schützen Finger- und Zehenendglieder und sind als Widerlager wichtig für die Tastempfindung im Bereich der Finger- und Zehenendglieder.

Drüsen der Haut

Die **Schweißdrüsen** bestehen aus einem Drüsenknäuel und liegen in der Unterhaut (Abb. 5-3). Ihr langer Ausführungsgang führt bis zur Hautoberfläche. Sie sondern ein saures Sekret ab (Schweiß), das das Bakterienwachstum auf der Haut hemmt (Säureschutzmantel). Hauptsächliche anorganische Bestandteile des Schweißes sind Salze. Aber auch „Schlackenstoffe" wie Ammoniak, Harnstoff und Harnsäure sowie Medikamente, z.B. Salicylsäure, werden auf diese Weise abgegeben.

Duftdrüsen kommen als größere Drüsenpakete z.B. in der Haut der Achselhöhle oder im Schambereich vor. Auch die Milchdrüsen sind Hautdrüsen und werden zu den Duftdrüsen gerechnet, deren Sekret alkalisch ist. Aus diesem Grunde fehlt in diesem Bereich auch der Säureschutz, und es treten häufiger Infektionen auf (Schweißdrüsenabszeß).

5.2.2 Hautgefäße und Hautdurchblutung

Die Oberhaut enthält keine Gefäße. Die Lederhaut besitzt, zumal in der subpapillären Schicht, zahllose feine Kapillaren. Ihre Verletzung bei Abschürfungen führt zu feinen Sickerblutungen. Die Gefäße der Haut dienen wegen des geringen Stoffwechsels nur zum kleinsten Teil der Hauternährung. Wichtiger ist ihre Rolle für die Regelung des **Wärmehaushaltes**: Bei hoher Außentemperatur erweitern sich viele sonst geschlossene Kapillargefäße. Durch die vermehrte Durchblutung rötet und erwärmt sich die Haut. Sie gibt Wärme an die kühlere Umgebung ab. Bei niedriger Außentemperatur ist die Haut blaß, die Gefäße sind verengt, daher ist der Wärmeverlust gering. Die Farbe der Haut hängt also sehr von ihrer Durchblutung ab.

Die wichtigsten physikalischen Heilverfahren, z.B. warme, kalte und kohlensaure Bäder, Packungen, Wickel bzw. Auflagen, Lichtbäder, Massage oder Hautbürsten, erzeugen eine verbesserte Hautdurchblutung.

Zusätzlich beeinflussen sie über afferente Nervenfasern, die im Rückenmark Verbindung zum vegetativen Nervensystem haben, auch die Tätigkeit innerer Gewebe (☞ Kap. 12 „Vegetatives Nervensystem").

Wird die Durchblutung der Haut durch Druck von außen zu lange behindert, so entsteht ein Druckgeschwür (Dekubitus). Besonders an den Körperstellen, wo zwischen Knochen und Haut wenig „Polstergewebe" liegt, besteht die Gefahr der Bildung eines Druckgeschwürs. Nennen Sie die Körperstellen, die diese Bedingungen erfüllen.

5.2.3 Rezeptoren zur Empfindung von mechanischen Reizen (Mechanorezeptoren)

Durch die Mechanorezeptoren der Haut wird ein großer Teil der Oberflächensensibilität vermittelt. Durch sie werden **Druck-**, **Berührungs-**, **Vibrations-** und **Kitzelempfindungen** ausgelöst. Die entsprechenden Rezeptoren befinden sich in den verschiedenen Schichten der Haut und sind über den gesamten Körper verteilt (Abb. 5-3). Sie sind sehr verschieden aufgebaut. Unterschieden werden:

- Merkel-Tastscheiben (Grenze Oberhaut–Lederhaut)
- Meißner-Tastkörperchen (Papillen der Lederhaut)
- Vater-Pacini-Körperchen (Unterhaut, Sehnen, Faszien)
- Nervengeflechte um Haarwurzeln
- freie Nervenendigungen (in Epithel, Bindegewebe, Haarwurzeln und Blutgefäßen).

Das räumliche Auflösungsvermögen der Mechanorezeption der Haut ist in den verschiedenen Körperregionen sehr unterschiedlich ausgeprägt. So können z.B. an der Zungenspitze und an der Kuppe der Zeigefinger zwei mechanische Reize auch dann noch als getrennt wahrgenommen werden, wenn sie in einem Abstand von nur 1 bis 2 mm gleichzeitig angeboten werden. Für ein solches **räumliches Unterscheidungsvermögen** ist am Unterarm dagegen bereits ein Abstand zwischen den Reizpunkten von 40 mm und am Rücken sogar von fast 70 mm notwendig. Werden die beiden Reize nicht gleichzeitig, sondern nacheinander gegeben, so verkürzen sich die für die räumliche Unterscheidung notwendigen Abstände zwischen den Reizpunkten zum Teil erheblich. Deshalb spricht man von einer „simultanen" und „sukzessiven" Raumschwelle. Diesen Zusammenhang macht man sich im täglichen Leben dadurch zunutze, daß man Gegenstände zum besseren Erkennen nicht nur berührt, sondern betastet.

Die **Mechanorezeptoren** der **Haut** sind überwiegend zu den PD-Rezeptoren (Kap. 5.1.4) zu rechnen (Abb. 5-2). Diese PD-Eigenschaften der Mechanorezeptoren der Haut erklären auch die tägliche Erfahrung, nach der beim Überziehen eines Kleidungsstückes die stetig wechselnde Berührung des Stoffes mit der Haut deutlich empfunden wird. Das anschließende Tragen des Kleidungsstückes löst dagegen kaum noch eine Empfindung aus.

Die **Mechanorezeptoren**, die sich in den **Muskeln**, **Sehnen** und **Gelenken** befinden, vermitteln die Tiefensensibilität. Sie liegen als Muskelspindeln, Sehnenorgane und Gelenkrezeptoren vor (☞ Kap. 6 „Motorisches System"; Abb. 6-56, 6-57). Mit diesen Rezeptoren kann die Stellung der Glieder zueinander, die Bewegung in den Gelenken und die Kraftentwicklung in der Muskulatur empfunden werden. Die Tiefensensibilität ist also für den Stellungssinn, den Bewegungssinn und den Kraftsinn verantwortlich.

Der Stellungs- und Bewegungssinn wird durch gemeinsame Aktivierung von Gelenkrezeptoren und Muskelspindeln vermittelt. Für den Kraftsinn liefern die Informationen aus den Sehnenorganen und Muskelspindeln die Grundlage. Diese Zusammenstellung zeigt, daß sich die für einen Sinn der Tiefensensibilität notwendige Information erst aus der gleichzeitigen Aktivierung verschiedener Rezeptortypen ergibt.

Die **Mechanorezeptoren** im **viszeralen Bereich** haben dieselben Grundeigenschaften wie diejenigen im somatischen Bereich. Ihre funktionelle Bedeutung soll anhand einiger Beispiele kurz erläutert werden:

- Die Mechanorezeptoren in der Lunge sind als Dehnungsrezeptoren an der Regelung der Atemmechanik beteiligt (☞ Kap. 8 „Atmung").
- Die Mechanorezeptoren in der Wand der Harnblase sind in die Mechanismen zur Füllung und Leerung der Blase einbezogen (☞ Kap. 10 „Nierensystem und Wasserhaushalt").
- Die Mechanorezeptoren an der Gabelungsstelle der Halsschlagader und am Aortenbogen haben als Druckaufnehmer (Pressorezeptoren, Barorezeptoren) eine

große funktionelle Bedeutung bei der Einstellung der arteriellen Blutdrucks (☞ Kap. 9 „Kreislauf").

5

5.2.4 Rezeptoren zur Empfindung von Temperatur (Thermorezeptoren)

Die Thermorezeptoren befinden sich in der Haut und im Körperinneren. Wahrscheinlich stellen sie freie Nervenendigungen dar. Im Vergleich zur Mechanorezeption ist die Dichte der temperaturempfindlichen Punkte der Haut sehr viel geringer.

In ihrer Antwort auf eine Temperaturänderung zeigen die Thermorezeptoren ein deutliches PD-Verhalten (Abb. 5-2). Prüft man die Entladungsfrequenz thermoempfindlicher Rezeptor-Faser-Einheiten bei verschiedenen Gewebstemperaturen, lassen sich zwei Reaktionstypen unterscheiden (Abb. 5-4): Beim ersten Typ ist die höchste Entladungsfrequenz bei einer Temperatur von etwa 30°C, beim zweiten dagegen bei einer Temperatur von etwa 43°C zu finden. Abweichungen der Temperatur von diesen Werten führen zu einer Senkung der Entladungsfrequenz. Der erste Typ wird als **Kaltrezeptor**, der zweite als **Warmrezeptor** bezeichnet. Neben der Temperaturerfassung besteht eine wesentliche Aufgabe der Thermorezeption darin, zur Temperaturregelung des Körpers beizutragen (☞ Kap. 14 „Temperaturregelung").

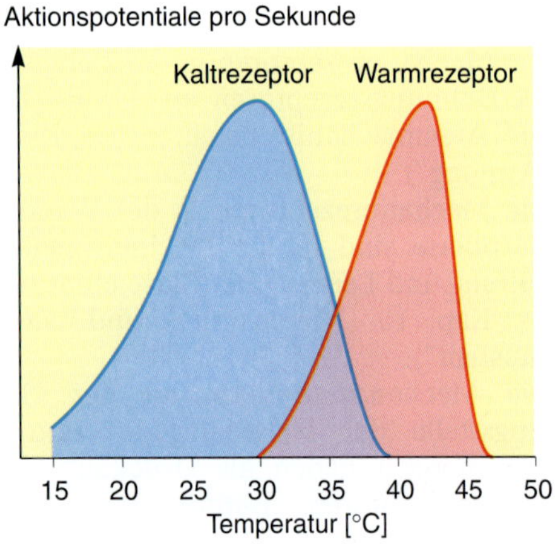

Abb. 5-4 Entladungsraten (Zahl der Aktionspotentiale pro Sekunde) von Kalt- und Warmrezeptoren in Abhängigkeit von der Temperatur in Rezeptornähe.

5.2.5 Rezeptoren zur Empfindung von Schmerz (Nozizeptoren)

Bei den Schmerzrezeptoren handelt es sich um freie Endigungen dünner Nervenfasern. Wie bei der Empfindung von mechanischen Einwirkungen und von Temperatur liegen für die Schmerzempfindung spezifische Rezeptoren vor (Nozizeptoren). Demnach entsteht eine Schmerzempfindung nicht durch die Erregung von Rezeptoren einer anderen Sinnesmodalität mit Reizen von besonders hoher Intensität.

Zur Veranschaulichung ein Beispiel: An der Haut der Ellenbogen lassen sich zwar Berührungsempfindungen, nicht aber Schmerzempfindungen auslösen. Für spezifische Schmerzrezeptoren spricht auch, daß auf der Haut wesentlich mehr Schmerzpunkte als Kalt-, Warm- und Druckpunkte vorhanden sind.

Als Reize zur **Schmerzauslösung** kommen grundsätzlich alle Einflüsse in Betracht, die zu einer Gewebsschädigung führen. Dazu gehören zunächst mechanische Reize. Sie können z.B. in Verletzungen der Körperoberfläche (Schnittwunden u.a.) oder in Dehnungen von Hohlorganen im Körperinneren (Darmblähungen u.a.) bestehen. Weiterhin ist es möglich, durch Anwendung von Temperaturreizen eine Schmerzempfindung auszulösen: Bei einer zunehmenden Erwärmung des Gewebes setzt die Schmerzempfindung dann ein, wenn die unmittelbare Umgebung der Schmerzrezeptoren 45°C erreicht hat (Schädigung von Körpereiweiß). Schließlich sind Schmerzrezeptoren durch zahlreiche Stoffe erregbar, die entweder von außen zugeführt werden (z.B. Säuren) oder im Körperinneren (z.B. Histamin) entstehen. Ein einheitlicher Schmerzstoff, der unabhängig vom Typ des Schmerzreizes die Schmerzempfindung vermittelt, konnte bisher nicht gefunden werden.

Die Nozizeptoren zeigen in ihrer Reaktion auf einen Schmerzreiz ein deutliches **P-Verhalten** (Abb. 5-2). Eine „Gewöhnung" der Nozizeptoren an den Schmerzreiz fehlt also. Das stimmt mit der Erfahrung überein, daß Schmerzempfindungen, z.B. im Bereich der Zähne, sehr lange andauern können.

Wie bei der Mechanorezeption läßt sich bei der Nozizeption ein somatischer von einem viszeralen Bereich abgrenzen. Auch hier kann der somatische Bereich in einen oberflächlichen und in einen tiefer gelegenen Unterbereich gegliedert werden. Der oberflächliche somatische Bereich umfaßt die Haut. Durch sie wird der sog. **Oberflächenschmerz** vermittelt. Er verläuft in zwei Phasen: So entsteht z.B. nach einem Nadelstich zunächst ein heller, stechender Schmerz, der örtlich begrenzt und gut lokalisierbar ist. Nach einem kurzen Intervall folgt ein zweiter Schmerz von dumpfem, brennendem Charakter. Er ist ausstrahlend, nur schwer lokalisierbar und von längerer Dauer.

Der tiefere somatische Bereich schließt Muskeln, Gelenke und Knochen (vor allem Knochenhaut) ein. Hier entsteht der sog. **Tiefenschmerz**. Er ist primär dumpf, ausstrahlend und schwer lokalisierbar.

Im viszeralen Bereich, der die Eingeweide des Körpers umfaßt, ist die Schmerzempfindung ebenfalls dumpf und diffus.

5.2.6 Erregungsleitung zum Gehirn

Die von den Mechano-, Thermo- und Nozizeptoren aufgenommenen Informationen werden in Aktionspotentiale verschlüsselt (Abb. 5-1) und in Nervenfasern weitergeleitet. Diese Fasern befinden sich in peripheren Nerven, in Rückenmarksnerven und Hirnnerven. Ihre Nervenzellkörper sind in sensorischen Ganglien zusammengefaßt (☞ Abb. 4-26).

Der afferente Erregungsstrom zum Rückenmark verläuft nach Hautbezirken geordnet. Die Erregungen aus einem Hautstreifen (Hautsegment oder Dermatom) gelangen jeweils in einen bestimmten Abschnitt des Rückenmarks (Rückenmarkssegment). Die **Dermatome** zeigen eine gesetzmäßige Anordnung (Abb. 5-5). Bei der Untersuchung der Sinnesempfindungen (Sinnesmodalitäten) der

5

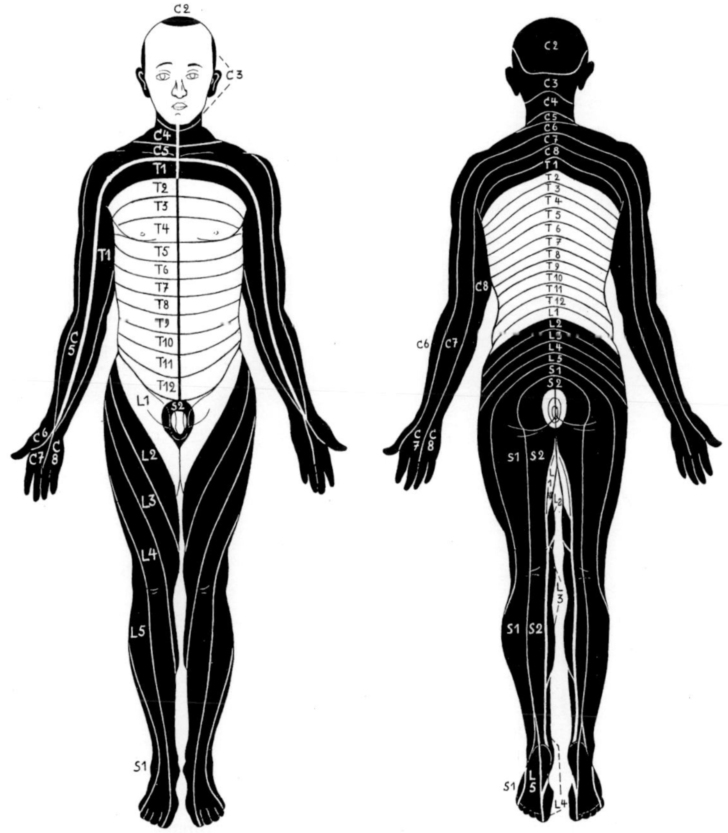

Abb. 5-5 Gliederung der Körperoberfläche in Dermatome (Hautstreifen, die jeweils von einem bestimmten Rückenmarkssegment versorgt werden). Die exakte Zuordnung ist aus der Buchstaben-Zahlenkombination ersichtlich:

C1–C8 = zervikale Rückenmarkssegmente (C1 besitzt kein Dermatom)
T1–T12= thorakale Rückenmarkssegmente
L1–L5 = lumbale Rückenmarkssegmente
S1–S5 = sakrale Rückenmarkssegmente

5

Haut ist die Zuordnung von Dermatomen zu Rückenmarkssegmenten von besonderer klinischer Bedeutung (etwa bei Empfindungsstörungen in bestimmten Hautarealen, z.B. bei Druck auf einzelne Rückenmarksnerven bei Bandscheibenvorfall).

Nach dem Eintritt in das Rückenmark nehmen die Erregungen zunächst zwei verschiedene Wege (Abb. 5-6, 5-7):

- Erregungen, die an den Mechanorezeptoren starten, steigen im Rückenmark direkt bis zum verlängerten Mark (Medulla oblongata; Abb. 5-6) auf. Die Fasern aus der unteren Körperhälfte enden dort an Nervenzellen des Nucleus gracilis und diejenigen aus der oberen Körperhälfte an Nervenzellen des Nucleus cuneatus. In diesen Kernen werden die Erregungen mit Hilfe von Synapsen umgeschaltet und über Faserbündel (Lemniscus medialis) einem großen Kerngebiet des Gehirns, dem Thalamus, zugeleitet.
- Erregungen, die von den Thermo- und Schmerzrezeptoren ausgehen, werden nach dem Eintritt in das Rückenmark auf Strangzellen übertragen (Abb. 5-7). Die Fasern dieser Neurone steigen ebenfalls bis zum Thalamus auf.

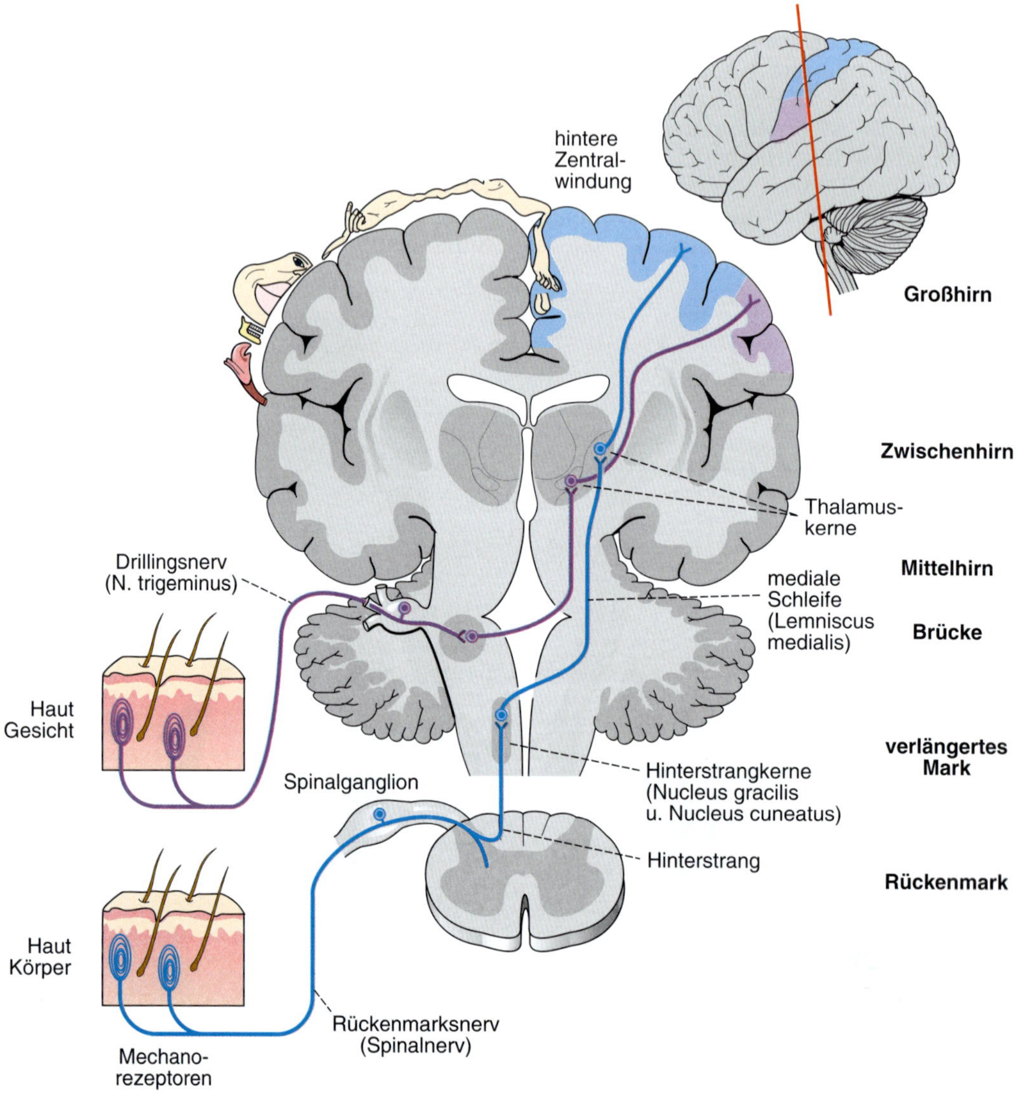

Abb. 5-6 Leitungsbahnen für Impulse der Mechanorezeptoren (Tast-, Berührungs- und Vibrationsempfindungen) von der Haut bis zur Großhirnrinde.

Erregungen, die in den Hirnnerven weitergeleitet werden (☞ Abb. 4-11, 4-12, 5-6, 5-7), enden in Kerngebieten der Medulla oblongata. Von dort werden sie über Fasersysteme ebenfalls zum Thalamus geleitet.

Bei der **Erregungsleitung** zum Thalamus findet eine **Kreuzung** der Fasern auf die jeweils gegenüberliegende Körperseite statt. Erkrankungen einer Großhirnhemisphäre haben deshalb sensorische Ausfallserscheinungen auf der anderen Körperhälfte zur Folge. Als Beispiel hierfür mag der Sensibilitätsausfall beim Schlaganfall stehen. Es gibt Patienten, die ihre Extremitäten nicht mehr „kennen", da sie völlig das Gefühl für sie verloren haben.

Die zweite Umschaltung des aufsteigenden Erregungsflusses findet im Thalamus statt. Hier können einzelne Teilkerne abgegrenzt werden, denen im sensorischen, motorischen und vegetativen Nervensystem eine Bedeutung zukommt. Einige der sensorischen Teilkerne werden nun durch die aufsteigenden Erregungen im System der somato-viszeralen Sensibilität aktiviert. Die Verschlüsselung äußerer Reize besteht auch hier in der Entladungsfrequenz thalamischer Neurone.

Die Axone der thalamischen Neurone steigen zur **Großhirnrinde** (Cortex; Abb. 5-6, 5-7) auf. Die Nervenzellen der Hirnrinde, die für die somato-viszerale Sensibilität zustän-

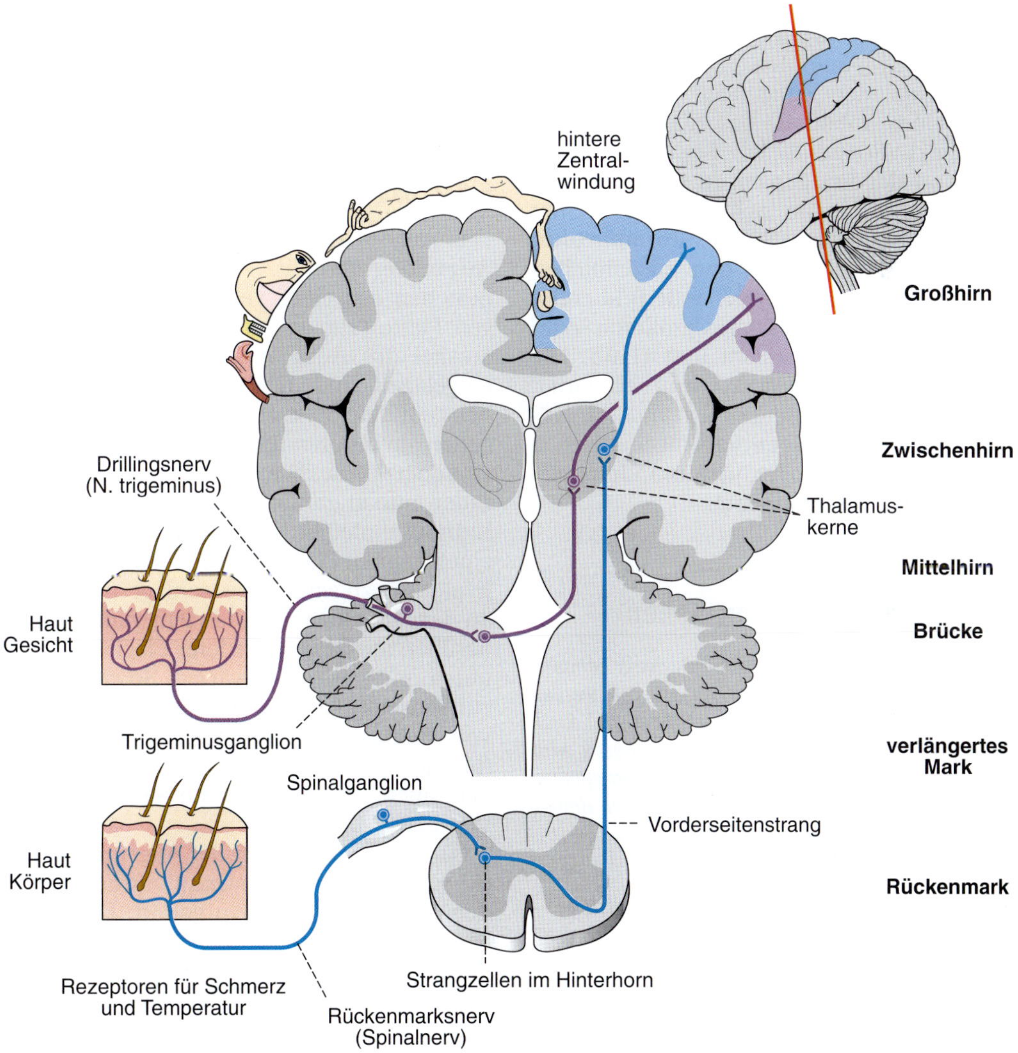

Abb. 5-7 Leitungsbahnen für Impulse der Schmerz- und Temperaturrezeptoren von der Haut bis zur Großhirnrinde.

dig sind, befinden sich in der hinteren Zentralwindung (Gyrus postcentralis). Die benachbarte vordere Zentralwindung (Gyrus praecentralis) spielt im Rahmen des motorischen Systems eine entscheidende Rolle.

Die Nervenzellen der hinteren Zentralwindung werden durch die Fasern des Thalamus aktiviert. Bei der räumlichen Anordnung der aktivierten Neurone im Cortex stellt man fest, daß hier nicht mehr – wie bei der Erregungsleitung im Rückenmark – eine Aufteilung nach Sinnesempfindungen, sondern nach Körperregionen vorliegt. Erregungen, die an Rezeptoren in benachbarten Körperabschnitten starten, enden im Cortex auch an benachbarten Neuronen. Dadurch werden alle aufsteigenden Erregungen mosaikförmig wie zu einer Abbildung des Körpers zusammengesetzt (Somatotopie). Stellt man diese Projektion der Erregungen in die Hirnrinde bildlich dar, so ergibt sich der Umriß einer menschenähnlichen Gestalt (Homunculus; Abb. 5-6, 5-7). Das von den tatsächlichen Körperproportionen abweichende Bild ergibt sich aus der vergleichsweise größeren Zahl von Rezeptoren in Gesicht und Hand. Die Erregungen, die nun in der Hirnrinde vorliegen, werden zu Empfindungen und schließlich zu Wahrnehmungen von mechanischen Einwirkungen, von Temperaturänderungen und von Schmerz verarbeitet.

5.3 Visuelles System: Sehen

Die Rezeptoren des visuellen Systems befinden sich in der Netzhaut des Auges. Sie werden durch Lichtstrahlen erregt. Auf der Netzhaut wird durch Hornhaut und Linse ein Bild entworfen. Dieses wird durch die Rezeptoren abgetastet, in Nervenerregungen verschlüsselt und als Nervenerregungen in den Hinterhauptslappen der Großhirnrinde geleitet.

5.3.1 Der Reiz für das visuelle System: Licht

Der Reiz für die Rezeptoren des visuellen Systems sind **Lichtstrahlen**. Es handelt sich dabei um einen kleinen Teil aller elektromagnetischen Wellen, die von der Umwelt ausgehen. Dieser als „Licht" bezeichnete Ausschnitt der Wellen reicht vom langwelligen, rot erscheinenden bis zum kurzwelligen, blau erscheinenden Bereich des Lichtspektrums. Der Ausschnitt umfaßt damit die Wellenlängen von etwa 400 bis 800 Nanometer (nm) (0,0000004 bis 0,0000008 m). Oberhalb des langwelligen Bereiches schließen sich die infraroten („Wärmestrahlen"), unterhalb des kurzwelligen die ultravioletten Strahlen („Bräunungsstrahlen" für die Haut) an. Eine kürzere Wellenlänge als ultraviolette Strahlen haben Röntgenstrahlen und Gamma-Strahlen, eine größere Wellenlänge als infrarote Strahlen haben Radiowellen.

Die Aufnahme der Lichtstrahlen erfolgt durch das Auge. Es erfüllt dabei eine doppelte Funktion: zum einen entwirft es mit den Lichtstrahlen ein Bild der Umwelt, zum anderen wird dieses Bild durch lichtempfindliche Rezeptoren (Fotorezeptoren) abgetastet und zum Gehirn weitergeleitet.

5.3.2 Bau des Auges

Das Auge wird von vorne durch die beiden **Augenlider** geschützt (Abb. 5-8, 5-9). Diese bestehen aus einer versteiften bindegewebigen Platte (Tarsus), auf die außen der Ringmuskel des Auges und die dünne Lidhaut aufgelagert sind. Ober- und Unterlid lassen bei geöffnetem Auge die Lidspalte frei und gehen am inneren und äußeren Lidwinkel ineinander über. Die Bindegewebsplatte der Lider enthält zahlreiche Talgdrüsen, die den Lidrand einfetten. Die Lider sind innen von einer dünnen Haut, der Bindehaut (Conjunctiva), überzogen. Diese schlägt oben-innen an der Lidgrenze um und zieht zum Augapfel herüber, mit dessen vorderer Fläche sie oben, unten und seitlich verwächst. So entsteht ein zur Lidspalte hin offener Bindehautsack, der von Schleimhaut ausgekleidet ist. Schutzfunktion, z. B. gegenüber Fremdkörpern, haben auch die am Lidrand entspringenden Wimpern (Zilien).

Für den Lidschluß ist der **Augenringmuskel** (M. orbicularis oculi) verantwortlich, der zu den mimischen Muskeln gehört. Der Lidheber (M. levator palpebrae superioris) öffnet die Lidspalte. Er zieht mit dem oberen geraden Augenmuskel durch die Augenhöhle und strahlt in die Lidplatte ein. Der Lidheber wird durch den N. oculomotorius innerviert. An der Lidhebung sind auch glatte Muskeln beteiligt, die vom Sympathikus innerviert werden. Bei Sympathikuslähmung sinkt deshalb das Oberlid herab und die Lidspalte wird eng (Ptosis).

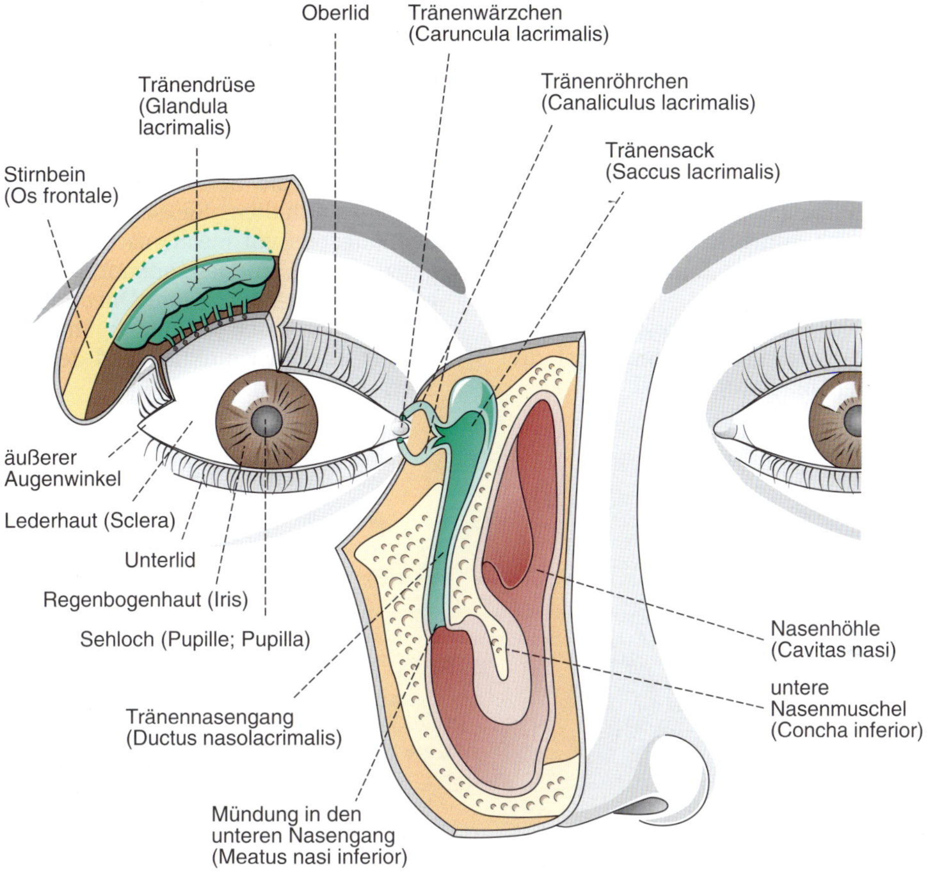

Abb. 5-8 Tränendrüse und Tränenwege.

Entzündungen an Ober- und Unterlid betreffen häufig die Schweißdrüsen der Wimpern. Eine schmerzhafte Eiterung dieser Drüsen wird als Gerstenkorn (Hordeolum) bezeichnet. Davon zu unterscheiden ist das Hagelkorn (Chalazion), eine weniger schmerzhafte Entzündung und Schwellung von Talgdrüsen der Lidplatte an der Lidinnenseite.

Im oberen Teil der Augenhöhle (Orbita) liegt eine kleine Drüse, die **Tränendrüse** (Abb. 5-8). Sie sondert die Tränenflüssigkeit ab, die durch feine Ausführungsgänge in den Bindehautsack gelangt, sich durch Lidschlag über die Hornhaut verteilt und nasenwärts zum inneren Lidwinkel abfließt. An den Tränenpunkten beginnen hier mit den beiden Tränenröhrchen die Abflußwege, die die Tränenflüssigkeit in den Tränensack und von dort durch den Tränennasengang (Ductus nasolacrimalis) in die Nase ableiten (Abb. 5-8). Das Ende des Ganges liegt unter der unteren Muschel in der Nase. Pro Tag wird durchschnittlich ein halber Liter Tränenflüssigkeit gebildet. Sie ist wichtig für die Reinigung des Bindehautsacks, z.B. von kleinen Fremdkörpern sowie für die Befeuchtung der Hornhaut. Darüber hinaus trägt die Tränenflüssigkeit zur Ernährung der Hornhaut bei, die keine Blutgefäße hat. Die Sekretion der Tränenflüssigkeit wird vom Parasympathikus gefördert, vom Sympathikus überwiegend gehemmt. Beim Weinen ist der Tränenfluß von den Abflußwegen nicht zu bewältigen. Die Tränen rollen über den Lidrand.

Durch Austrocknung kann die Hornhaut trübe werden. Dies kann z.B. bei bewußtlosen Patienten eintreten, wenn der Lidschluß ausbleibt. Für sol-

che Patienten gibt es spezielle Verbände und Salben, die das Austrocknen des Auges verhindern.

5

Der **Augapfel** (Bulbus) hat in etwa Kugelform mit einem Durchmesser von etwa 24 mm. Am vorderen Augenpol wölbt sich die Hornhautschale etwas stärker vor. Ein Schnitt durch den Augapfel läßt erkennen, daß – von vorne nach hinten – eine Reihe von lichtdurchlässigen Teilen hintereinanderliegt (Abb. 5-9).

Die Wand des Augapfels umschließt Glaskörper und Augenkammern. Sie weist drei Schichten auf (Abb. 5-10):

– Die **äußere Schicht** umfaßt die durchsichtige Hornhaut (Cornea) und die weiße Lederhaut (Sclera), eine Fortsetzung der Hornhaut. Die Lederhaut besteht aus sehnenartig straffen Bindegewebsfasern, die eine dicht geflochtene Haut bilden. Dadurch kann die Sclera dem Augeninnendruck standhalten. Sie schützt außerdem den Augapfel vor mechanischer Beschädigung von außen. Der Innendruck des Auges liegt bei 15 bis 18 mm Quecksilbersäule. Bei chronisch erhöhtem Innendruck kommt es zum Krankheitsbild des grünen Stars (Glaukom).

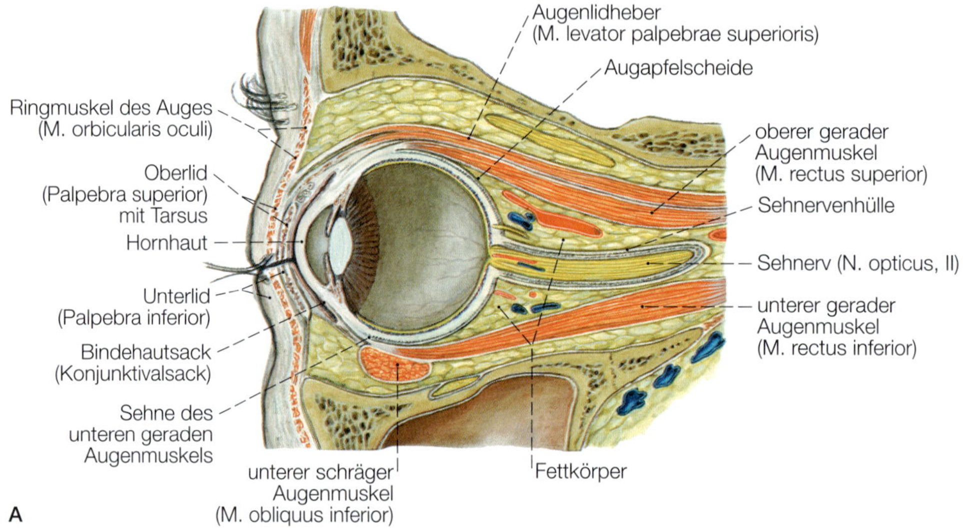

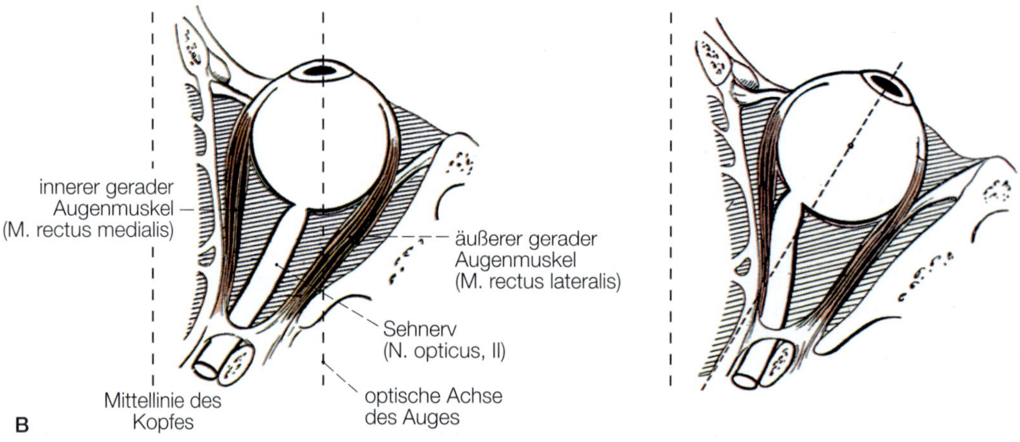

Abb. 5-9 Augapfel und Augenmuskeln.
A: Sagittalschnitt durch die Augenhöhle.
B: Stellung von Auge und Sehnerv beim geradeaus (links) und zur Seite gerichteten Blick (rechts).

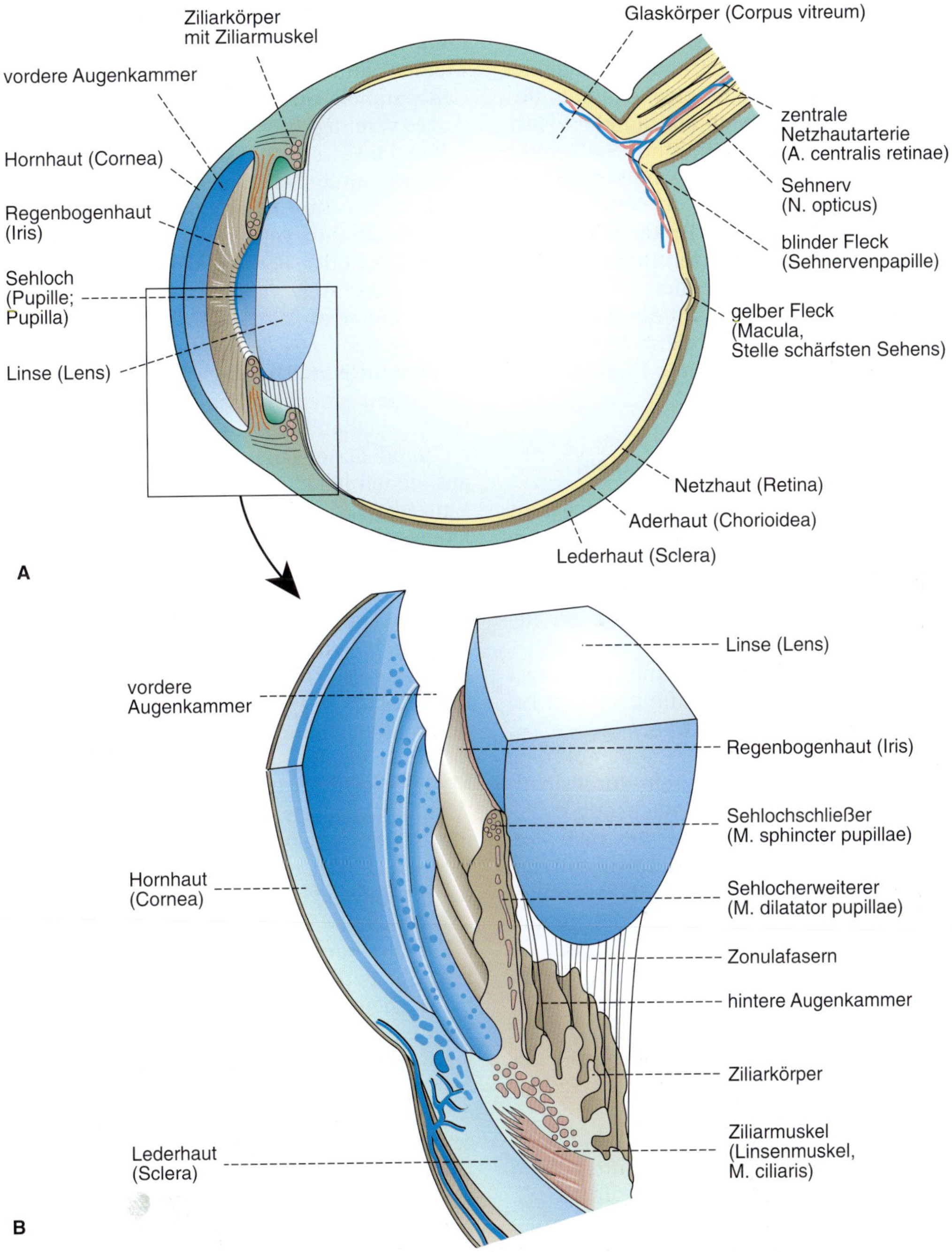

Abb. 5-10 Der Augapfel (Bulbus) mit Sehnerv im Schnittbild.
A: Augapfel insgesamt mit Wandschichten und Innenstrukturen.
B: Ausschnitt mit Darstellung von Hornhaut, Iris und Linse.

- Die **mittlere Schicht** umfaßt die Regenbogenhaut oder Iris, den Ziliarkörper und die gefäßführende Aderhaut (Chorioidea). Die Regenbogenhaut (Iris) ist eine runde Gewebsplatte, die in der Mitte eine kreisförmige Öffnung, das Sehloch (Pupille), besitzt und mit ihrer Ebene senkrecht zur Längsachse des Auges steht.
- Die **innere Schicht** ist die Netzhaut (Retina) mit ihren lichtempfindlichen Rezep-

toren und nachgeschalteten Nervenzellen, deren Fasern sich im Sehnerv fortsetzen. Ihr äußeres, der Aderhaut anliegendes Blatt, ist die schwarz erscheinende Pigmenthaut, deren Zellen mit dunklem Farbstoff (Pigment) angefüllt sind. Sie schützt das Augeninnere vor störenden Reflexerscheinungen.

Die **Augenfarbe** Grün bis Braun wird durch die unterschiedliche Konzentration an Pigmenten im Bindegewebe der Iris bedingt. Fehlt dieses Pigment, so wird die Augenfarbe durch das bläulich pigmentierte hintere Irisepithel oder durch graugetönte Bindegewebsfasern bestimmt.

5.3.3 Bildentstehung auf der Netzhaut

Die Lichtstrahlen durchdringen zunächst die Hornhaut und treten dann in die vordere Augenkammer ein (Abb. 5-10). Sie ist mit einer klaren Flüssigkeit, dem Kammerwasser, gefüllt. Das Licht passiert nun die von der Regenbogenhaut gebildete Pupille. Sie kann – entsprechend den Lichtverhältnissen – enger und weiter gestellt werden und erscheint bei Betrachtung von außen schwarz.

Nach Durchtritt durch die Pupillenöffnung fällt das Licht auf die Linse, ein durchsichtiges, bikonvexes (konvex = nach außen gewölbt), verformbares Gebilde, das dem Polster des Glaskörpers anliegt und ringsherum durch einen Aufhängeapparat (Ziliarkörper) befestigt ist. Der Glaskörper füllt den gesamten Raum des Augapfels zwischen Linse, Ziliarkörper und der Netzhaut (Retina) aus. Er ist ebenfalls durchsichtig. Durch die zähflüssige Substanz des Glaskörpers trifft das Licht schließlich auf die Netzhautauskleidung des Auges, in der die lichtempfindlichen Rezeptoren liegen.

Der Bildentwurf auf der Retina erfolgt durch die Brechungseigenschaften von Hornhaut, Kammerwasser, Linse und Glaskörper (Abb. 5-11). Diese Strukturen werden daher als **dioptrischer Apparat** zusammengefaßt. Das durch den dioptrischen Apparat erzeugte Bild auf der Retina ist verkleinert und steht auf dem Kopf. Seine Funktion entspricht derjenigen des Linsensystems bei einem Fotoapparat. Wie bei einer Sammellinse kann man die Gesamtbrechkraft des Auges aus der Brennweite berechnen. Sie beträgt für das normale, ruhende (akkommodationslose) Auge 58 Dioptrien (Brechkrafteinheit; dpt = 1 : Brennweite in m). Krümmungsradien, Brechkraft und Abstand der einzelnen Medien sind einander dann so zugeordnet, daß parallele Strahlen auf der Netzhaut des Auges vereinigt werden.

Die **Linse** ist an dem Verlauf der Lichtstrahlen durch das Auge maßgeblich beteiligt (Abb. 5-10). Ihre Krümmung und damit ihre Brechkraft sind veränderlich. Dadurch wird eine Nah- oder Ferneinstellung (**Akkommodation**) des Auges möglich. Diese Funktion wird durch den Aufhängungsapparat der Linse, bestehend aus dem Ziliarkörper und den Aufhängungsfasern, ausgeübt. Der Ziliarkörper ist ein kreisförmig um die Linse gelagertes Muskelband, das an seinem inneren, freien Rand feine Vorsprünge bildet. Von hier aus ziehen feinste Fasern (Zonulafasern) zur Linsenkapsel und bilden damit einen Aufhängeapparat. Die Linse wird auf diese Weise vom Zug des Ziliarkörpers in ihrer Lage fixiert und kann in ihren Krümmungsverhältnissen verändert werden. Dem dienen die ringförmig und radiär verlaufenden Muskelzüge des Ziliarkörpers (M. ciliaris). Es handelt sich um glatte Muskelfasern, die parasympathisch durch einen Teil des N. oculomotorius versorgt werden. Kontraktion des M. ciliaris führt zu einer Entspannung des Aufhängeapparats. Dadurch kann die Linse ihre stärker gewölbte Eigenform annehmen. Ihre Brechkraft nimmt zu. Das Auge vermag dann nahe liegende Dinge scharf zu sehen (Abb. 5-11).

Für das **normalsichtige** (emmetrope) Auge liegt der Fernpunkt, d.h. der Punkt, den wir bei Ferneinstellung des Auges scharf sehen können, in der Unendlichkeit (Abb. 5-11). Der Nahpunkt, d.h. der Punkt, der bei maximaler Naheinstellung noch scharf gesehen werden kann, liegt bei einem zwanzigjährigen Menschen etwa 10 cm vor dem Auge. Die Brechkraft, die das Auge zu seinen normalen 58 dpt durch Naheinstellung dazugewinnen kann, ergibt sich aus der Entfernung des Nahpunktes. Je näher der Nahpunkt am Auge liegt, desto größer ist die maximal mögliche Akkommodationskraft (Akkommodationskraft in dpt = 1 : Nahpunktabstand in m). Bekanntlich nimmt die Akkommodationsfähigkeit im Laufe des Alters infolge Elastizitätsverlustes der Linse mehr und mehr ab (Alterssichtigkeit, Presbyopie). Damit rückt der Nahpunkt vom Auge ab (das führt zu den „zu kurzen Armen beim Zeitunglesen"). Mit

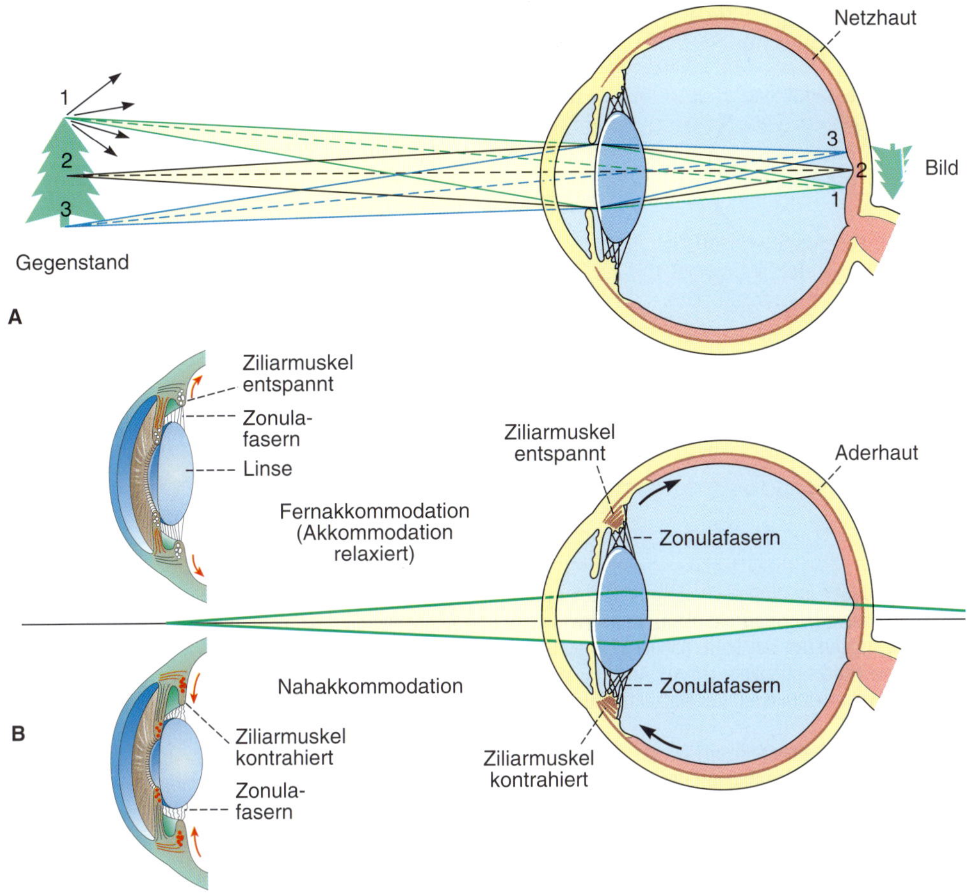

Abb. 5-11 Bildentstehung auf der Netzhaut.
A: Grundlagen der Bildentstehung auf der Netzhaut. Jeder Gegenstandspunkt entspricht einem Bildpunkt auf der Netzhaut. So entsteht ein verkleinertes und umgekehrtes Bild des Gegenstandes.
B: Einstellung des Auges beim Blick in die Ferne und auf einen nahegelegenen Punkt. Räumliche Darstellung der vorderen Augenkammer mit Linse (links) und Strahlengang (rechts). In der oberen Hälfte ist der Zustand bei Fernakkommodation abgebildet. Der Ziliarmuskel ist entspannt, und die elastische Linse wird über die Zonulafasern durch Zug der elastischen Strukturen in der Aderhaut abgeflacht. In der unteren Hälfte ist die Nahakkommodation dargestellt. Der Ziliarmuskel kontrahiert sich, die Zonulafasern erschlaffen. Aufgrund der Eigenelastizität nimmt die Linse eine eher kugelförmige Gestalt an. Dadurch verkürzt sich ihre Brennweite, und Gegenstände in der Nähe können scharf abgebildet werden.

zunehmendem Alter muß die nachlassende Akkommodationsfähigkeit durch eine vor das Auge gesetzte Sammellinse, die Lesebrille, ersetzt werden. Bei völliger Akkommodationslosigkeit ist eine Lesebrille von 3 dpt zweckmäßig, wenn eine bequeme Leseentfernung von 33 cm erreicht werden soll.

Als Störungen im dioptrischen Apparat des Auges sind Kurz- und Weitsichtigkeit sehr verbreitet (Refraktionsanomalien; Abb. 5-12):

- Bei der **Kurzsichtigkeit** (Myopie) ist die Brechkraft des Auges zu groß bzw. das Auge selbst zu lang. Das bedeutet, daß parallele, aus der Unendlichkeit kommende Strahlen schon vor der Netzhaut vereinigt werden. Daher werden Brillen mit Zerstreuungsgläsern vor das Auge gesetzt, die parallele Strahlen so auseinanderspreizen, daß sie nach Brechung im Auge wieder auf der Netzhaut vereinigt werden und damit dort ein scharfes Bild ergeben.
- Der umgekehrte Fall liegt bei der **Weitsichtigkeit** (Hyperopie) vor: die Brechkraft des Auges ist zu gering bzw. der Augapfel zu kurz. Parallel auftreffende Strahlen werden

5

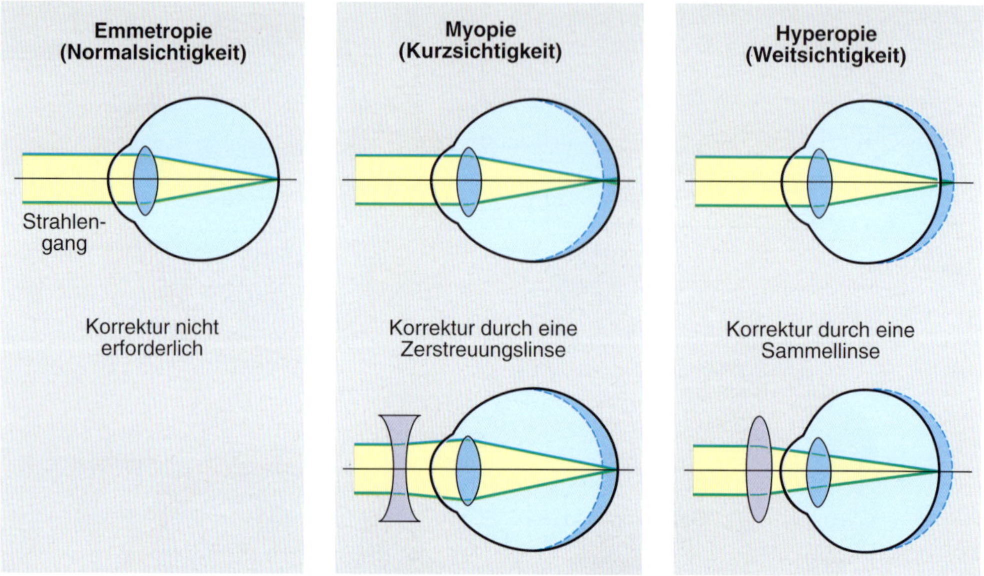

Abb. 5-12 Störungen im dioptrischen Apparat des Auges: Kurzsichtigkeit und Weitsichtigkeit.
Bei der Emmetropie (Normalsichtigkeit) sind Brennweite und Achsenlänge des Auges genau aufeinander abgestimmt. Strahlenkreuzung auf der Netzhaut, daher scharfes Bild auf der Netzhaut.
Bei der Myopie (Kurzsichtigkeit) ist das Auge zu lang. Bei weiter entfernten Blickzielen Strahlenkreuzung vor der Netzhaut, daher unscharfes Bild auf der Netzhaut. Zur optischen Korrektur muß eine Zerstreuungslinse vor das Auge gesetzt werden.
Bei der Hyperopie (Weitsichtigkeit) ist das Auge zu kurz. Bei weiter entfernten Blickzielen Strahlenkreuzung hinter der Netzhaut, daher unscharfes Bild auf der Netzhaut. Zur optischen Korrektur muß eine Sammellinse vor das Auge gesetzt werden.

erst hinter der Netzhaut vereinigt. Durch das Tragen von Brillen mit Sammelgläsern wird die zu geringe Brechkraft des Auges ausgeglichen und damit wieder ein scharfes Sehen ermöglicht.

Eine weitere Störung im dioptrischen Apparat ist der Astigmatismus. Dabei weist die Hornhaut horizontal und vertikal verschiedene Krümmungen auf. Diese Störung kann durch Gläser ausgeglichen werden, die nur in einer der beiden Ebenen sammeln oder zerstreuen (Zylindergläser).

Beim Astigmatismus irregularis ist die Hornhaut unregelmäßig geformt, das auf der Netzhaut auftreffende Bild infolgedessen verzerrt. Ein solcher Astigmatismus kann mit einer Kontaktlinse korrigiert werden.

5.3.4 Abtasten des auf der Retina entworfenen Bildes

Die **Netzhaut** ist der lichtempfindliche Teil des Auges. Das auf der Netzhaut entworfene Bild trifft auf ein Mosaik lichtempfindlicher Sehrezeptoren (**Fotorezeptoren**; Zapfen und Stäbchen), die durch das Licht erregt werden und das Bild abtasten. Ihr Erregungszustand und ihre Erregungsmuster werden – modifiziert durch die große Zahl der Nervenzellen in der Retina – über die Fasern des Sehnerven (N. opticus) dem Gehirn mitgeteilt.

Die Netzhaut besteht aus gut erkennbaren neuronalen Schaltelementen, die untereinander viele funktionell wichtige Verbindungen eingehen (Abb. 5-13, 5-14).

Der inneren Grenzschicht der Netzhaut benachbart (also dem Glaskörper zugewandt) liegen die Nervenfasern, die, als Sehnerv zusammengefaßt, das Auge gehirnwärts verlassen. Sie stellen die Neuriten der großen multipolaren Nervenzellen dar. Die Dendriten dieser Nervenzellen ziehen nach außen (also der Pigmentschicht zugewandt), wo sich die Sinneszellen befinden. Diese Sinneszellen tragen – nach außen gerichtet – schlanke Stäbchen oder dicke Zapfen, die dicht nebeneinander liegen. Weitere Nervenzellen, wie die amakrinen Zellen oder die

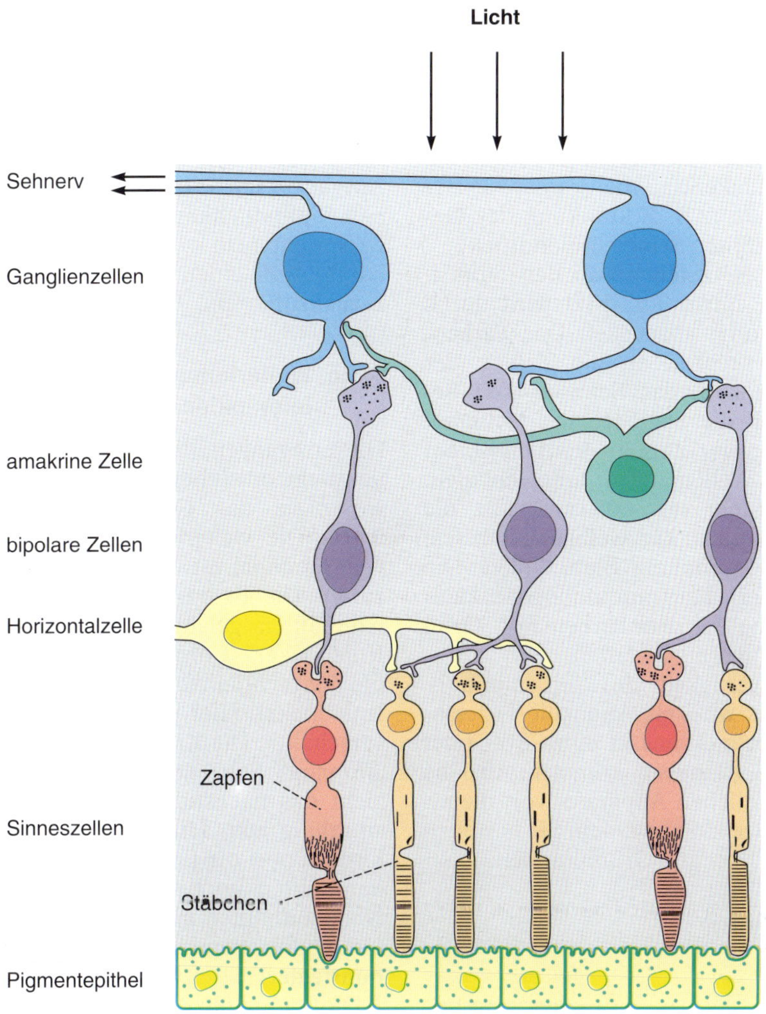

Abb. 5-13 Aufbau der Netzhaut des Auges mit Verschaltung von Sinnes- und Nervenzellen.

Horizontalzellen, tragen zur Informationsverarbeitung bei.

Die arterielle Versorgung der inneren Schichten der Netzhaut erfolgt durch die Zentralarterie (A. centralis retinae). Sie erreicht die Retina über den Sehnerven und wird von der Zentralvene begleitet. Die äußeren Schichten der Netzhaut werden durch Diffusion von der Aderhaut her ernährt.

Bei der Augenspiegelung läßt sich das Innere des Auges, insbesondere die Netzhaut

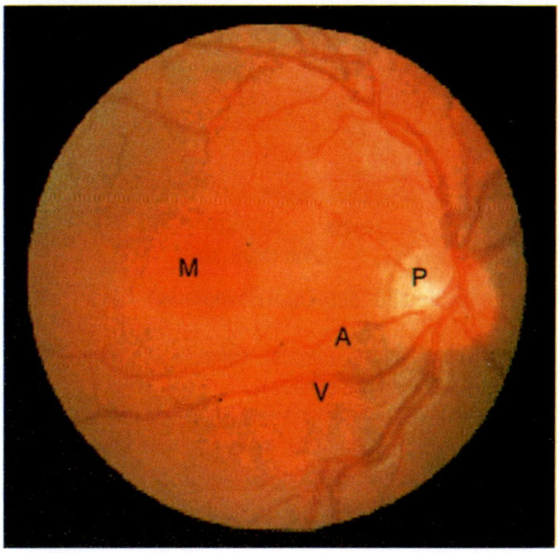

Abb. 5-14 Bild des Augenhintergrundes (Netzhaut) bei Augenspiegelung mit gelbem Fleck (Macula, M) und blindem Fleck (Sehnervenpapille, P). Venen (V) etwas dicker und dunkler, Arterien (A) dünner und heller.

5

und ihre Blutgefäße, genau beobachten (Abb. 5-14). Nicht nur in der Augenheilkunde ist die Augenspiegelung ein wichtiges diagnostisches Mittel (z.B. Entzündung, Blutung, Netzhautablösung), sondern auch in der inneren Medizin (z.B. Gefäßveränderungen bei Hochdruck, Zuckerkrankheit) oder in der Nervenheilkunde (z.B. Erkrankung des Gehirns durch erhöhten Schädelinnendruck).

Das auf der Netzhaut durch den dioptrischen Apparat entworfene Bild wird durch die Fotorezeptoren abgetastet: Das **Farbensehen** ist überwiegend an die Zapfen der Netzhaut gebunden, das **Schwarz-Weiß-Sehen** wird durch die Stäbchen der Netzhaut übernommen. Die Zapfen können Licht verschiedener Wellenlängen unterscheiden. Langwelliges Licht (ca. 800 nm) löst die Empfindung Rot aus, kurzwelliges Licht (ca. 400 nm) die Empfindung Blau/Violett. Die Gesamtheit der Farbempfindungen kann durch Mischung der drei Farben Rot, Grün und Blau hervorgerufen werden.

Eine Unterwertigkeit des farbempfindlichen Apparates wird als Anomalie bezeichnet. Sie besteht meistens in einer Rot- oder Grünschwäche. Daneben kommen Ausfälle des farbempfindlichen Apparates vor, die als Anopie gekennzeichnet werden. Sie bestehen häufig in einer Rot- und Grünblindheit.

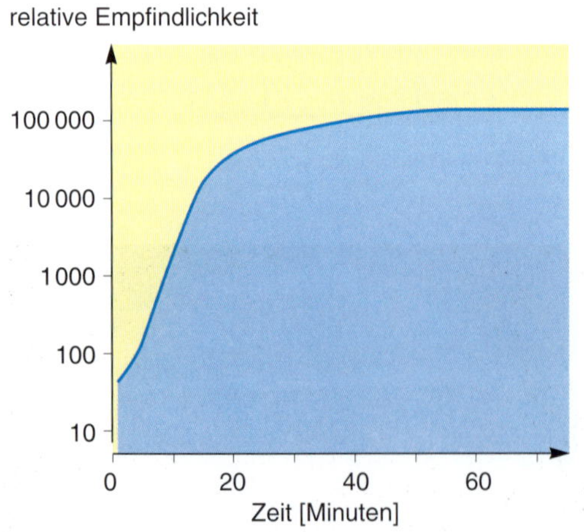

Abb. 5-15 Verlauf der Dunkeladaptation beim Nachtsehen.
Senkrechte Skala (Ordinate): relative Empfindlichkeit (Kehrwerte der Schwellenreize).
Waagerechte Skala (Abszisse): Dauer der Dämmerung (Abnahme der Lichtintensität soweit wie möglich). 15 Minuten nach Beginn der Dämmerbeleuchtung kann bereits eine mehr als 10000fache Steigerung der Empfindlichkeit vorliegen.

In der Dämmerung sind nur noch die Stäbchen der Netzhaut aktiv. Mit Einsetzen der Dämmerung wird die Empfindlichkeit des Auges erheblich gesteigert (Dunkeladaptation; Abb. 5-15). Sie nimmt innerhalb einer Stunde bis auf das Hunderttausendfache des Ausgangswertes zu. Fällt diese Steigerung der Sehempfindlichkeit in der Dämmerung aus, so spricht man von Nachtblindheit. Sie ist häufig auf einen Mangel an Vitamin A zurückzuführen.

5.3.5 Weiterleitung der visuellen Information zur Hirnrinde

Die Erregungen, die in der Retina bei der Belichtung entstehen, werden erst bewußt, wenn sie das **Großhirn** erreichen (Abb. 5-16). Die weiterleitenden Sehnervenfasern werden dabei z.T. gekreuzt (Sehnervenkreuzung). Die Fasern der beiden linken Netzhauthälften gelangen zum linken äußeren Kniehöcker (Corpus geniculatum laterale), die der rechten Netzhauthälften zum rechten Kniehöcker. Hier ist die Sehbahn synaptisch verschaltet. Die Kniehöcker werden auch als „primäre" Sehzentren bezeichnet. Von dort zieht das nächste Neuron in der sog. Sehstrahlung zum Hinterhauptslappen des Gehirns, wobei die Erregungen der linken Netzhauthälften im linken und die der rechten Netzhauthälften im rechten Sehfeld der Hinterhauptslappen enden (**primäre Projektionsfelder**).

Die primären Projektionsfelder in der Hirnrinde sind mit weiteren Hirnrindenfeldern, die in unmittelbarer Nähe liegen, funktionell eng gekoppelt. Sie werden als **Assoziationsfelder** bezeichnet. Ihre Aufgabe besteht darin, den Inhalt und die Bedeutung der Sehempfindung zu erkennen. Fallen die Assoziationsfelder aus und bleibt gleichzeitig das primäre Projektionsgebiet erhalten, so können die sonst wohlbekannten Gegenstände zwar noch gesehen, aber nicht mehr erkannt werden (visuelle Agnosie, „Seelenblindheit"). Ein Apfel z.B. wird nur noch als eine unbestimmte rundliche Struktur gesehen, aber nicht mehr als Apfel erkannt.

5.3.6 Augenbewegungen

Die Befestigung des Augapfels in der Augenhöhle muß zugleich Spielraum für seine Bewegungen lassen. Der Augapfel ruht ge-

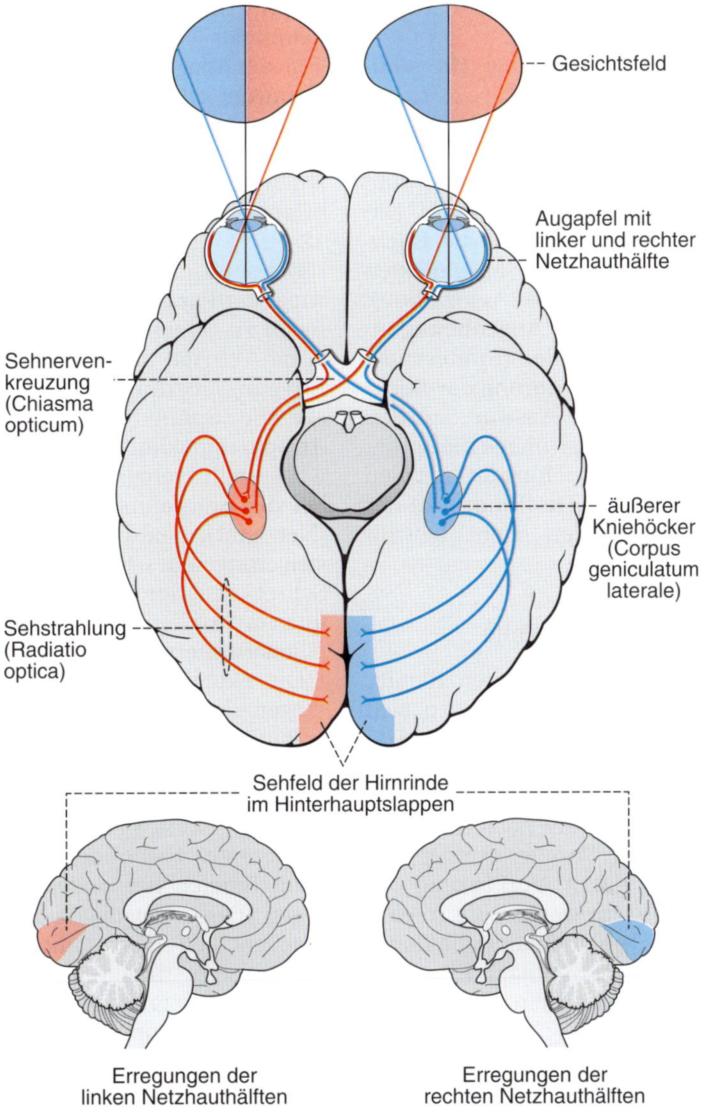

Abb. 5-16 Verlauf der Sehbahn vom Augapfel bis zur Großhirnrinde.

wissermaßen als Gelenkkopf in einer Art Pfanne, die durch eine bindegewebige Augapfelscheide (Vagina bulbi) mit dem angrenzenden Fettkörper der Augenhöhle gebildet wird (Abb. 5-9). In dieser Lagerung ist der Augapfel **wie ein Kugelgelenk** um drei Achsen bewegbar. Zur Bewegung des Bulbus dienen vier gerade und zwei schräge Augenmuskeln. Die geraden Augenmuskeln entspringen rings um die Sehnervenaustrittsstelle aus der knöchernen Augenhöhle und ziehen nach oben, unten, medial und lateral. Sie setzen mit kurzen platten Sehnen an der Lederhaut (Sclera) des Augapfels vor dem Äquator an, während die schrägen Augenmuskeln hinter dem Äquator in die Lederhaut einstrahlen. Die Augenmuskeln bewirken die fein abgestufte Einstellung der Sehachsen der Augen beim Blicken.

Die Augenmuskeln sind:

- oberer gerader Augenmuskel (M. rectus superior),
- unterer gerader Augenmuskel (M. rectus inferior),
- innerer gerader Augenmuskel (M. rectus medialis),
- äußerer gerader Augenmuskel (M. rectus lateralis),

- oberer schräger Augenmuskel (M. obliquus superior)
- unterer schräger Augenmuskel (M. obliquus inferior).

Die Augenmuskeln werden vom III., IV. und VI. Hirnnerven versorgt.

Die Kerne der Augenmuskelnerven sind untereinander funktionell verknüpft. Dadurch wird es möglich, daß sich die Blicklinien beider Augen stets im angeblickten Punkt schneiden (binokulare Assoziation). Fehlt diese Abstimmung der Augenbewegungen, so kommt es zum Schielen (Strabismus). Bei zu geringer Zusammenführung der Blicklinien spricht man von Auswärtsschielen (Strabismus divergens), bei überschießender Zusammenführung von Einwärtsschielen (Strabismus convergens). Die Eindrücke des schielenden Auges werden nicht bewußt wahrgenommen.

5.3.7 Regelung der Pupillenweite

Die Pupille wird durch die inneren Ränder der Iris gebildet. In der Iris befinden sich ringförmig (zirkulär) und speichenförmig (radiär) angeordnete glatte Muskelfasern (Abb. 5-10). Durch Kontraktion der ringförmigen Fasern werden die Irisränder nach innen gezogen und damit die Pupille verengt (M. sphincter pupillae), durch Verkürzung der speichenförmigen Fasern werden die Irisränder nach außen gezogen und damit die Pupille erweitert (M. dilatator pupillae). Eine Verengung der Pupille nennt man **Miosis**, eine Erweiterung **Mydriasis**.
Mit der Möglichkeit, den Durchmesser zu verändern, erfüllt die Pupille dieselbe Funktion wie die Blende im Fotoapparat. So kann z.B. durch eine Pupillenverengung die in das Auge einfallende Lichtmenge vermindert und die flächenhafte Schärfe sowie die Tiefenschärfe der Abbildung auf der Netzhaut erhöht werden.

Der M. sphincter pupillae wird von Nervenzellen kontrolliert, die im Ursprungskern des N. oculomotorius liegen und zum parasympathischen Teil des vegetativen Nervensystems gehören (Westphal-Edinger-Kern; Abb. 5-17). Die von dort ausgehenden Informationen werden im Ganglion ciliare auf weitere Nervenzellen umgeschaltet und gelangen schließlich zum M. sphincter pupillae. Der M. dilatator pupillae ist von Nervenzellen kontrolliert, die an der Grenze zwischen Hals- und Brustsegmenten des Rükkenmarks liegen und zum sympathischen Teil des vegetativen Nervensystems gehören (Centrum ciliospinale). Die von dort ausgehenden Informationen werden in den oberen Ganglien des sympathischen Grenzstranges auf weitere Nervenzellen umgeschaltet und gelangen zum M. dilatator pupillae (☞ Abb. 12-1).

Bei der Einstellung der Pupillenweite überwiegt der **Parasympathikus.** Nimmt seine Aktivität zu, so wird die Pupille verengt, nimmt seine Aktivität ab, so wird sie erweitert. Die Erregungsübertragung des Parasympathikus auf die Sphinktermuskulatur kann durch **Atropin** blockiert und dadurch die Pupille weitgestellt werden. Dies findet Anwendung bei der Spiegelung des Augenhintergrundes (Netzhaut). Nur bei erheblichen Erregungssteigerungen des Nervensystems, z.B. in einer Schrecksituation, steht der Sympathikuseinfluß im Vordergrund und führt zu einer Pupillenerweiterung („Schreckpupille").

Die aktuelle Pupillenweite wird auf zwei Wegen eingestellt (Abb. 5-17):
- Pupillenverengung bei **Lichteinfall**: Ist der Lichteinfall in das Auge, z.B. durch den Schein einer Taschenlampe des Arztes, gesteigert, so nehmen die Erregungen in den afferenten Fasern des visuellen Systems zu. Im Bereich der prätektalen Region zweigen diese Erregungen zum parasympathischen Teil des Oculomotoriuskerns ab, aktivieren diesen und führen dadurch schließlich zur Engstellung der Pupille. Da zusätzlich zur einseitigen Verschaltung auch eine Kreuzung der Fasern zur jeweils gegenüberliegenden Seite stattfindet, ruft die Beleuchtung nur eines Auges eine Pupillenverengung an beiden Augen hervor (konsensuelle Pupillenreaktion).
- Pupillenverengung bei **Konvergenz**: Werden die Blicklinien der Augen nach innen geführt (Konvergenz), so nehmen die Erregungen aus dem Oculomotoriuskern zu, die zu den betreffenden Augenmuskeln verlaufen. Eine solche Konvergenzbewegung wird z.B. dann durchgeführt, wenn der Patient auf Aufforderung des Arztes einen nahgelegenen Gegenstand fixiert. Die Oculomotoriusaktivität, die die Konvergenzbewegung bewirkt, wird auch dem parasympathischen Teil des Oculomotoriuskerns mitgeteilt und dadurch schließlich eine Pupillenverengung herbeigeführt.

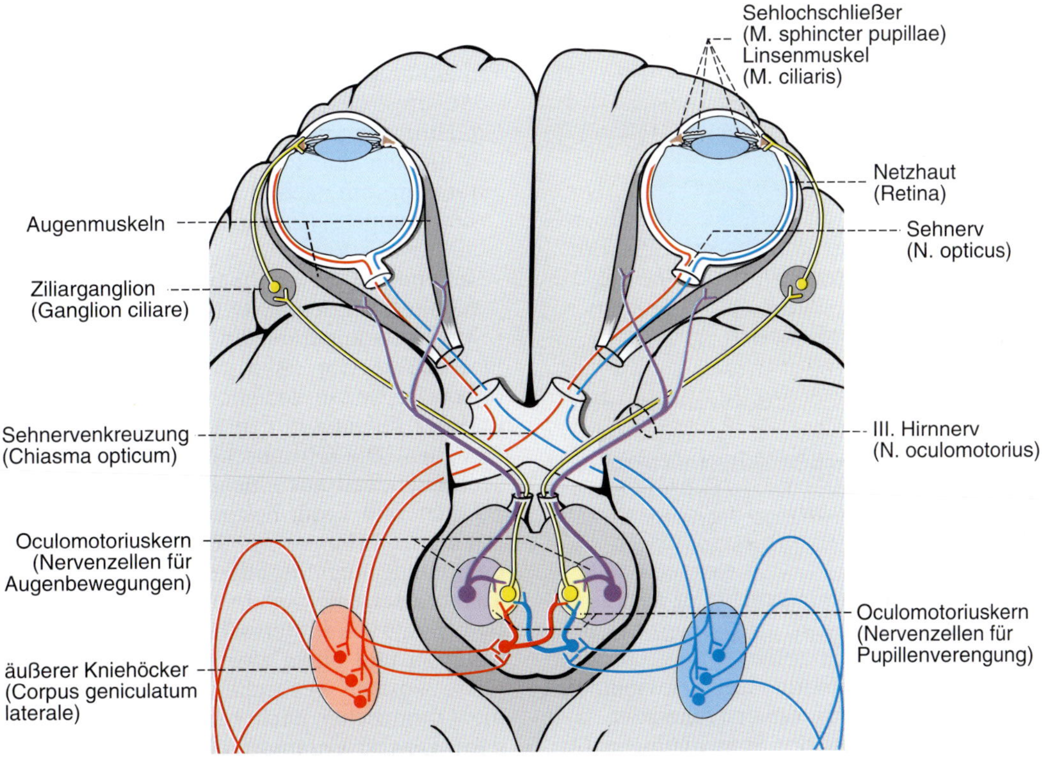

Abb. 5-17 Verlauf der Bahnen zur Einstellung der Pupillenweite bei Lichteinfall und bei Konvergenz.
Lichtreaktion: Netzhaut, Sehnerv, Sehnervenkreuzung, Oculomotoriuskern (Nervenzellen für Pupillenverengung), Ganglion ciliare, M. sphincter pupillae.
Konvergenzreaktion: Oculomotoriuskern (Nervenzellen für Augenbewegungen), Oculomotoriuskern (Nervenzellen für Pupillenverengung), Ganglion ciliare, M. sphincter pupillae.

Bei der Einstellung der Pupillenweite sind insgesamt zahlreiche sensorische, motorische und vegetative Hirnanteile beteiligt. Daher werden bei ärztlichen Untersuchungen häufig die Pupillenreaktionen auf Beleuchtung und bei Konvergenz untersucht. Fällt die erstere aus, so spricht man von einer reflektorischen Pupillenstarre, sind beide nicht vorhanden, von einer absoluten Pupillenstarre. Als mögliche Ursache kommt eine Schädigung des N. oculomotorius bei Hirndrucksteigerung in Frage.

Nehmen Sie eine Taschenlampe und leuchten Sie sich vor einem Spiegel in die Augen. Beobachten Sie die Reaktion der Pupillen auf beiden Seiten. Bemerken Sie auch, daß das rechte Auge mitreagiert, wenn Sie das linke anleuchten?

5.4 Auditorisches System: Hören

Die Rezeptoren des auditorischen Systems befinden sich in der Schnecke des Innenohres. Sie werden durch Schalldruckänderungen erregt, die über das äußere und mittlere Ohr zum Innenohr gelangen. Die Rezeptorerregungen werden über eine Kette von Nervenzellen dem Schläfenlappen der Hirnrinde zugeleitet.

5.4.1 Der Reiz für das auditorische System: Schallwellen

Das auditorischen System nimmt mechanische Schwingungen (Druckschwankungen) auf, die von der Umwelt ausgehen und sich in der Regel über die Luft bis zum Ohr ausbreiten (Abb. 5-18). Die Schwingungen werden allgemein als **Schall** oder, auf die Luft bezogen, als Luftschall bezeichnet. Als Schwingungserreger (Schallquelle) wirken u.a. die Bewegungen einer Lautsprecher-

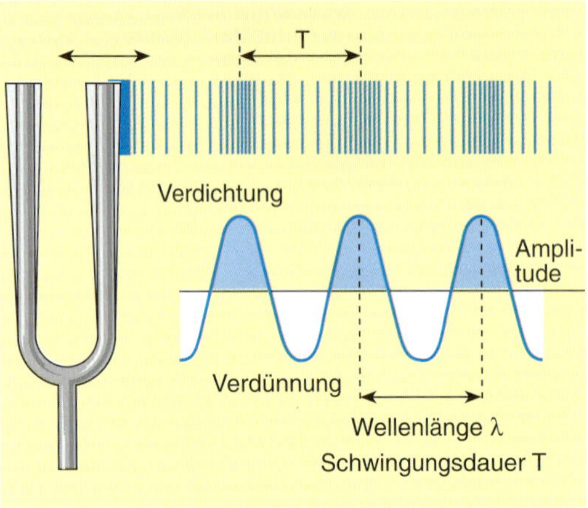

Abb. 5-18 Entstehung von Schallwellen am Beispiel einer schwingenden Stimmgabel. Schallschwingungen sind eine Abfolge von Luftverdichtungs- und Luftverdünnungszonen.

membran, einer Stimmgabel oder der Stimmbänder des Kehlkopfes.

Der Schall ist in seiner Intensität (Stärke) durch die Amplitude der Schwingungen (Schalldruck) und in seiner Höhe bzw. Tiefe durch die Frequenz der Schwingungen (Anzahl der Schwingungen pro Sekunde) festgelegt. Besitzt der Schall nur eine Frequenz, so nennt man ihn Ton. Mit Hilfe des auditorischen Systems sind Schwingungen mit Frequenzen von etwa 20 bis etwa 16000 Schwingungen pro Sekunde (20 Hz bis 16 kHz) wahrnehmbar. Schall mit Frequenzen unterhalb von 20 Hz nennt man Infraschall, Schall mit Frequenzen über 16 kHz Ultraschall.

Die Empfindlichkeit des Gehörs für höhere Frequenzen wird mit zunehmendem Alter geringer (Altersschwerhörigkeit). So können ältere Menschen z.B. das Sirren einer Mücke nicht mehr wahrnehmen. Bei 70jährigen ist die obere Hörgrenze oft auf 4–5 kHz gesunken.

5.4.2 Bau des Gehörorgans

Das „Ohr" ist ein anatomisch und funktionell differenziertes Gebilde. Es liegt im Schläfenbein. Es besteht aus zwei verschiedenen, aber in enger Nachbarschaft liegenden Sinnesorganen, nämlich aus dem Organ zur Wahrnehmung von **Schallwellen** (Gehörorgan) und dem Organ zur Wahrnehmung von **Beschleunigungen** (Vestibularapparat; Kap. 5.6). Gemeinsam ist beiden, daß sie gegenüber mechanischen Einwirkungen empfindlich sind.

Einteilung des „Doppelorgans" (Abb. 5-19):

- Äußeres Ohr mit Ohrmuschel, äußerem Gehörgang und Trommelfell,
- Mittelohr mit Paukenhöhle und Nebenräumen, mit Gehörknöchelchenkette und Ohrtrompete (Eustachische Röhre, Tuba auditiva),
- Innenohr (Labyrinth) mit dem Hörorgan, nämlich der Schnecke (Cochlea), und dem Vestibularapparat (Kap. 5.6).

Das **äußere Ohr** (Abb. 5-19): Vom Gehörorgan ist außen lediglich die Ohrmuschel und der Eingang in den äußeren Gehörgang zu sehen. Die Ohrmuschel besteht zum wesentlichen Teil aus einem elastischen Knorpel, der ihre Form bestimmt, und dem fettreichen Ohrläppchen. Der schlauchartige Gehörgang beginnt mit einem knorpeligen Teil und setzt sich in einem knöchernen fort. Er verläuft von hinten schräg nach vorne zur Mitte zu und bildet zwei leichte Biegungen. Diese können ausgeglichen werden, wenn die Ohrmuschel nach hinten-oben gezogen wird. Dies ist Voraussetzung für die Ohrspiegelung oder eine Spülung des Gehörgangs. Der **Gehörgang** ist mit einer drüsenreichen Haut ausgekleidet. Diese Drüsen sondern das Ohrschmalz ab. Es kann verhärten und einen Ohrpfropf bilden, der vorübergehend zu Schwerhörigkeit führen kann. Der Ohrpfropf muß dann ausgespült werden. Der Gehörgang ist 2,5 bis 3,5 cm lang. Er wird innen durch eine dünne bindegewebige Platte, das **Trommelfell**, begrenzt. Das Trommelfell gerät durch die Schalldruckschwankungen im äußeren Gehörgang in Schwingungen. Mit dem Trommelfell verbunden ist im oberen Anteil der lange Fortsatz (Handgriff) des Hammers (Abb. 5-19), dessen Ende mit einer trichterförmigen Einziehung des Trommelfells verwachsen ist. An der Innenseite des Trommelfells liegt das Mittelohr.

Das **Mittelohr** (Abb. 5-19): Der Hauptteil des Mittelohres ist ein hoher spaltförmiger Raum, die **Paukenhöhle** (Cavum tympani). Das Trommelfell bildet die seitliche Wand. Nach vorne ausgehend von der Paukenhöhle zieht ein etwa 3,6 cm langer Gang zum Nasenraum, die **Ohrtrompete** (Eustachische Röhre, Tuba auditiva). Sie erweitert sich nach unten trichterartig und mündet am Übergang vom Nasenraum in den oberen Rachenraum (Abb. 5-19). Durch Aneinanderlie-

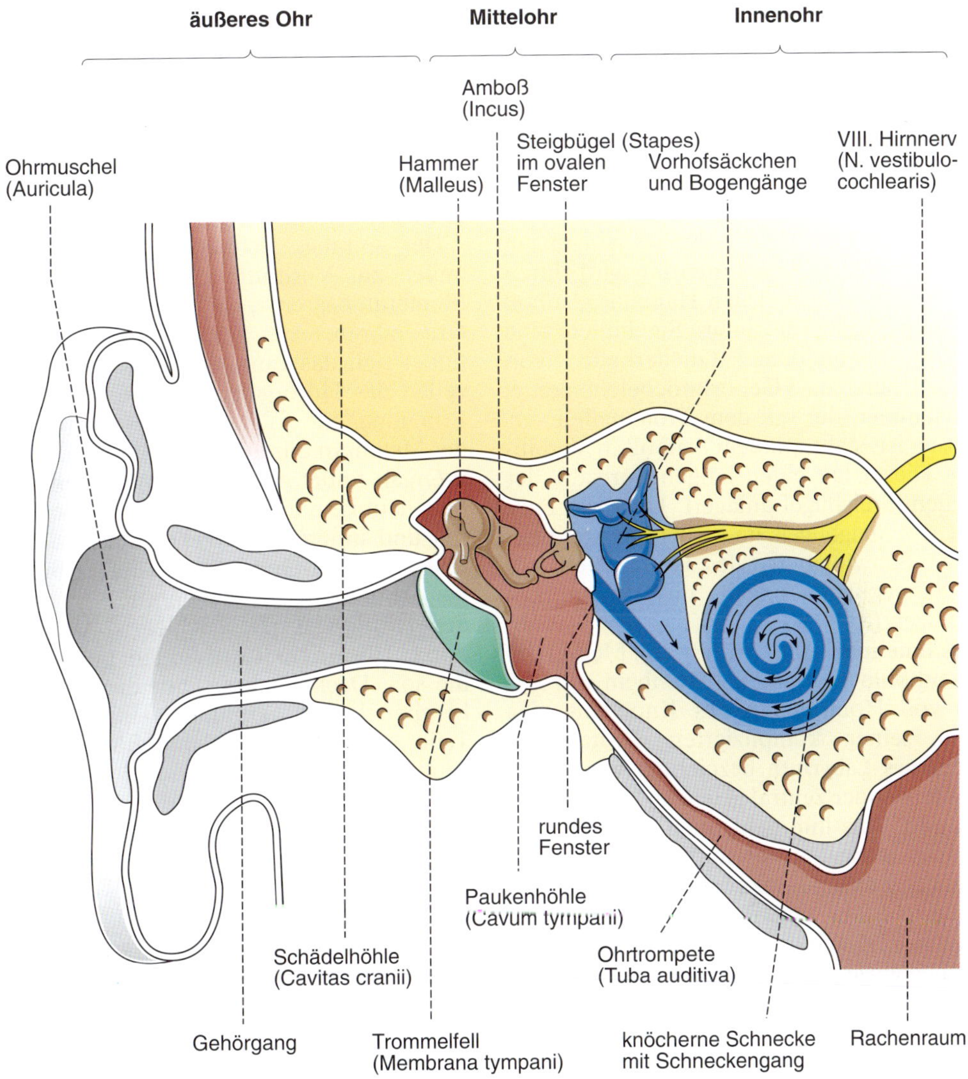

Abb. 5-19 Bau des Gehörorgans (mit Vestibularapparat).

gen ihrer Wände ist sie normalerweise geschlossen. Beim Gähnen und Schlucken wird sie geöffnet und bewirkt dadurch einen kurzdauernden Ausgleich des Luftdrucks zwischen der Außenwelt und der Luft der Paukenhöhle. So kann ein unangenehmes Gefühl beseitigt werden, das bei Druckunterschieden (akute Veränderung des atmosphärischen Drucks bei Überwindung von Höhenunterschieden, z.B. Seilbahnfahrt) entsteht. Schleimhautentzündungen im Nasen-Rachenbereich können über die Ohrtrompete auf das Mittelohr übergreifen (Mittelohrentzündung).

Nach hinten steht die Paukenhöhle mit den Knochenhohlräumen (Cellulae mastoideae) des Warzenfortsatzes in Verbindung. Der Warzenfortsatz ist hinter dem Ohr tastbar. Die dem Trommelfell gegenüberliegende mediale Wand der Paukenhöhle grenzt das Mittelohr vom Innenohr oder Labyrinth ab. Hier liegen das ovale Fenster (Fenestra vestibuli) und das runde Fenster (Fenestra rotunda oder Fenestra cochleae). Das runde Fenster ist durch eine Membran verschlossen. Im ovalen Fenster ist die Fußplatte des Steigbügels durch ein Ringband beweglich aufgehängt.

5

Erfahren Sie selbst die Funktion der Ohrtrompete: Schließen Sie Mund und Nase. Pressen Sie daraufhin von innen Luft gegen Mund und Nase. Sie spüren dann, wie Luft durch die Ohrtrompete und das Mittelohr von innen auf das Trommelfell drückt.

Die Übertragung der Schallschwingungen vom Trommelfell zum Innenohr wird durch die drei **Gehörknöchelchen** Hammer, Amboß und Steigbügel ermöglicht. Sie bilden eine gelenkig verbundene Gliederkette von Knöchelchen, die Gehörknöchelchenkette. Der Hammer, der mit dem Trommelfell verwachsen ist, steht mit dem Amboß in Verbindung. Dieser hat einen langen Fortsatz, der sich dem Steigbügel anlagert. Über die Fußplatte des Steigbügels im ovalen Fenster werden die Schwingungen des Trommelfells auf die Schneckenflüssigkeit des Innenohres übertragen (Abb. 5-19).

Das **Innenohr** (Abb. 5-19, 5-20): Medial der Paukenhöhle liegt im Schläfenbein ein System von Hohlräumen des Knochens, das wegen seiner komplizierten Gestalt als **knöchernes Labyrinth** bezeichnet wird. Sein Mittelteil ist der zentral gelegene Vorhof (Vestibulum). Aus ihm geht nach vorne- unten über das ovale Fenster und die Steigbügelplatte der Zugang zur knöchernen Schnecke. Sie besteht aus einem gewundenen Kanal von etwa 2½ Windungen, die sich um eine Knochenachse, den Modiolus, hochwinden (Abb. 5-19). Der Schneckenkanal ist durch eine teils knöcherne, teils bindegewebige Scheidewand in eine obere Hälfte, die Vorhoftreppe (Scala vestibuli), und eine untere Hälfte, die Paukentreppe (Scala tympani), gegliedert. Beide sind durch eine winzige Öffnung an der Schneckenspitze (Helicotrema) miteinander verbunden. Die Scala vestibuli steht mit dem Vorhof in freier Verbindung, die Scala tympani endet blind am runden Fenster. Dieses System knöcherner Hohlräume des Innenohres ist mit einer lymphartigen Flüssigkeit ausgefüllt, die als **Perilymphe** (Außenlymphe) bezeichnet wird.

In dem flüssigkeitsgefüllten knöchernen Labyrinth befindet sich ein Gebilde gleicher Form, das als **häutiges Labyrinth** bezeichnet wird (Abb. 5-20).
Es besteht aus:
- den beiden Vorhofsäckchen (Sacculus und Utriculus; Kap. 5.6)
- den drei häutigen Bogengängen (Kap. 5.6)
- dem Schneckengang (Ductus cochlearis)

Sie sind miteinander verbunden und ebenfalls mit einer lymphartigen Flüssigkeit, der **Endolymphe**, gefüllt. Dieses häutige Labyrinth schwimmt in der Perilymphe des knöchernen Labyrinths, an dessen Wandung es locker verankert ist.

Der spiralige Schneckengang wird nach außen zur Vorhoftreppe von der Reissner-Membran begrenzt, nach innen von der Basilarmembran. Auf der Basilarmembran befindet sich das **Corti-Organ** mit den Sinneszellen des Hörorgans. Es ist eine wallartige Erhebung. Sie folgt dem spiraligen Verlauf der Membran durch alle Windungen. Im Corti-Organ findet man die Sinneszellen für die Schallaufnahme. Sie bestehen aus den äußeren und inneren Haarzellen. Insgesamt enthält das Corti-Organ etwa 16000 Sinneszellen (Abb. 5-20). Sie stehen mit Nervenfasern des Hörnerven (N. cochlearis) in Verbindung. Über dem Corti-Organ befindet sich die sog. Deckmembran, mit der die Sinneshärchen locker verbunden sind. Alle diese Teile sind von Endolymphflüssigkeit umspült.

5.4.3 Umformung der Schallwellen in neuronale Erregungen

Das Ohr erfüllt – ähnlich wie das Auge – eine doppelte Funktion: zum einen entwirft es ein Bild des Schalls aus der Umwelt im Innenohr, zum anderen tastet es dieses Bild mit Hilfe von Rezeptoren ab.

Treffen Luftdruckschwankungen, die einen Ton darstellen, auf das **Trommelfell**, so wird es in tonfrequente Schwingungen versetzt. Die Schwingungen des Trommelfells werden über die Kette der **Gehörknöchelchen** zunächst bis zur Fußplatte des Steigbügels weitergeleitet. Diese Schalleitung kann durch zwei kleine Muskeln beeinflußt werden. Die Muskeln werden von Nervenzellen des Gehirns kontrolliert und sind in der Lage, Trommelfell (M. tensor tympani) und Steigbügel (M. stapedius) anzuspannen. Dadurch kann eine Dämpfung der Schallübertragung erfolgen.

Am Steigbügel trifft die Schwingungsenergie auf die **Perilymphe** der Vorhoftreppe (Abb. 5-19, 5-20). Eine Einwärtsbewegung des Steigbügels führt zu einer Auslenkung des steigbügelnahen Anteils des Endolymph-

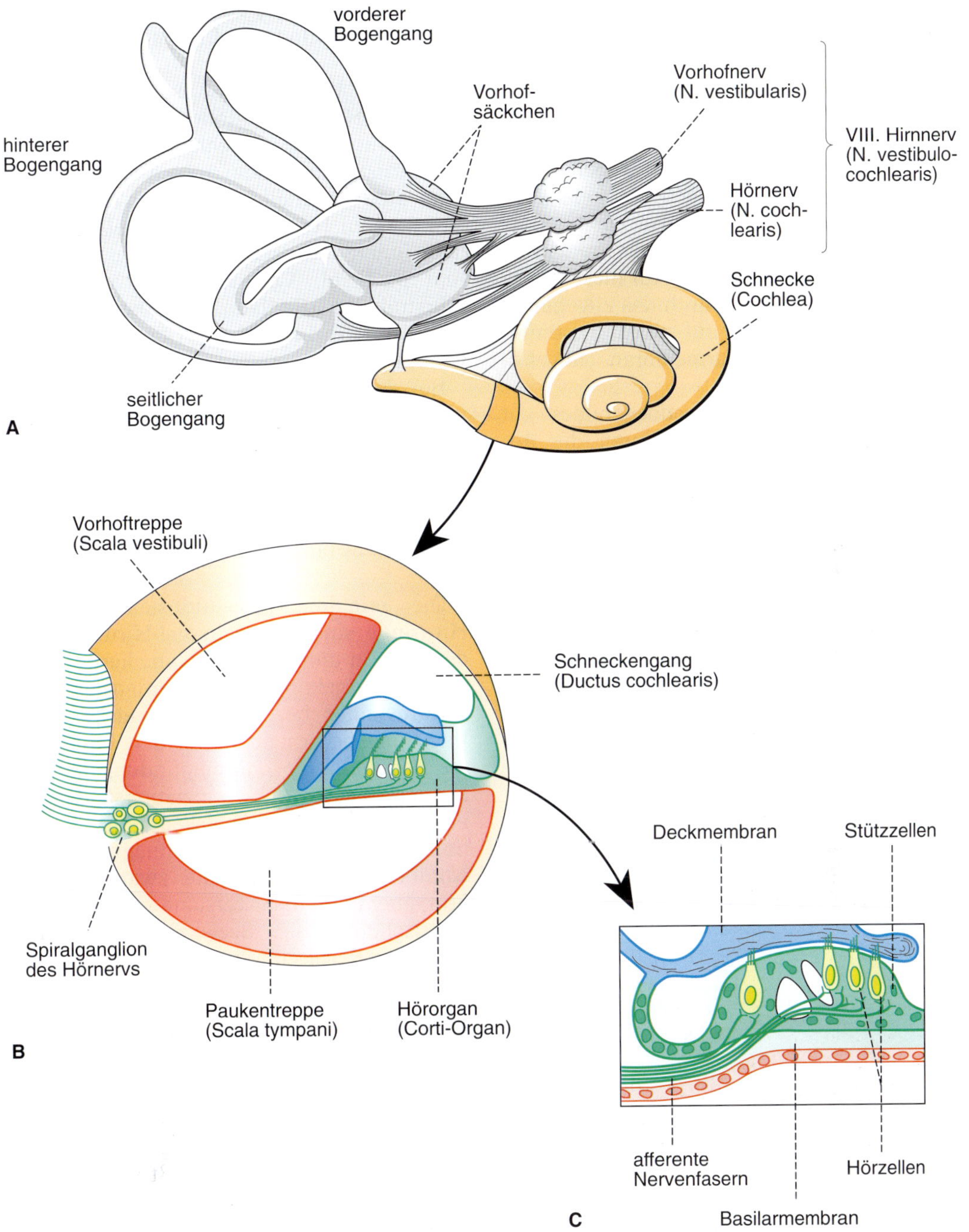

Abb. 5-20 Häutiges Labyrinth und Gehörorgan.

A: Häutiges Labyrinth mit der häutigen Schnecke, die das Gehörorgan enthält, und den zum Vestibularapparat gehörenden Vorhofsäckchen (Sacculus und Utriculus) sowie den Bogengängen.

B: Ausschnitt der häutigen Schnecke: Der Endolymphraum (Schneckengang) wird durch zwei Membranen vom Perilymphraum (Vorhoftreppe und Paukentreppe) abgegrenzt.

C: Wand des Schneckengangs mit den Sinneszellen des Hörorgans.

schlauches in Richtung Paukentreppe. Diese Auslenkung läuft weiterhin als Wanderwelle über den Endolymphschlauch. Wenn ein Ton auf das Ohr einwirkt, bewegt sich damit die Basilarmembran auf und ab. Dabei kann man feststellen, daß sich bei Tönen mit hohen Frequenzen in der Nähe des Steigbügels und bei Tönen mit niedrigen Frequenzen in der Nähe der Schneckenspitze ein **Schwingungsmaximum** (höchstes Schwingungsausmaß) ausbildet (Abb. 5-21). Auf diese Weise wird jede Tonfrequenz durch das zugehörige Schwingungsmaximum auf einem bestimmten Bereich der Basilarmembran „abgebildet".

Die Abtastung des „Tonfrequenzbildes" auf der Basilarmembran erfolgt durch die **Rezeptoren** des Corti-Organs. Bei den Schwingungen des Endolymphschlauches verschieben sich Basilarmembran und Deckmembran gegeneinander (Abb. 5-22). Dadurch kommt es zu einer Verbiegung der haarförmigen Fortsätze der Rezeptorzellen. Dieser mechanische Vorgang löst in den Fasern des Hörnerven Aktionspotentiale aus. Der Hörnerv leitet sie über seine Fasern dem Gehirn zu.

Schalleinwirkungen hoher Intensität und langer Dauer können zu einer dauerhaften Schädigung der Sinneszellen führen. Dadurch kommt es zu einem Verlust an Hörfähigkeit.

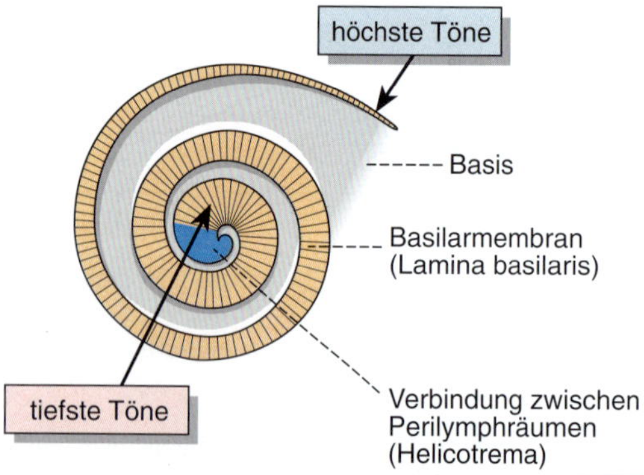

Abb. 5-21 Schema der spiralig angeordneten Basilarmembran mit ihren an der Schneckenbasis kurzen, an der Spitze (Helicotrema) langen, radiär gestellten Fasern.

5.4.4 Weiterleitung der auditorischen Information zum Gehirn

Der VIII. Hirnnerv (N. vestibulocochlearis) leitet die Hörinformationen aus dem Innenohr zunächst in verschiedene Kerngebiete des Hirnstammes (Abb. 5-20, 5-23). Von dort führt die Hörschleife (Lemniscus lateralis) zu den unteren Hügeln der Vierhügelplatte und dem inneren Kniehöcker (Corpus geniculatum mediale). Von letzterem verläuft die Hörstrahlung (Radiatio acustica) zum **Hörfeld der Hirnrinde** in der oberen Schläfenwindung.

Bei der Abbildung der Hörinformationen in der Hirnrinde sind die Signale sowohl nach einzelnen Frequenzen („Tonhöhen"; tonotope Abbildung) als auch nach komplexen Schallmustern geordnet. Der grundsätzlich hörbare Frequenzbereich in Zuordnung zur Schallintensität ist in Abb. 5-24 wiedergegeben.

Die primären Projektionsfelder in der Hirnrinde sind mit weiteren Hirnrindenfeldern, die in unmittelbarer Nähe liegen, funktionell eng gekoppelt. Sie werden als **Assoziationsfelder** bezeichnet (**Wernicke-Areal**). Ihre Aufgabe besteht darin, den Inhalt und die Bedeutung der Hörempfindungen zu erkennen. Fallen die Assoziationsfelder aus und bleibt gleichzeitig das primäre Projektionsgebiet erhalten, so können die sonst wohlbekannten Geräusche zwar noch gehört, aber nicht mehr verstanden werden (auditorische Agnosie; „Seelentaubheit"). Damit ist in der Regel eine erhebliche Störung des Sprachverständnisses verbunden. Die Muttersprache wird in diesen Fällen z.B. wie eine unbekannte Fremdsprache empfunden. Der Ausfall der Assoziationsfelder geht mit einem Verlust des Sprechvermögens (sensorische Aphasie; Kap. 5.5) und meistens auch mit einer Unfähigkeit zum Lesen (Alexie) einher. Andererseits können auch bei Bewußtlosigkeit in einigen Fällen noch Signale über das auditorische System empfangen und verarbeitet werden.

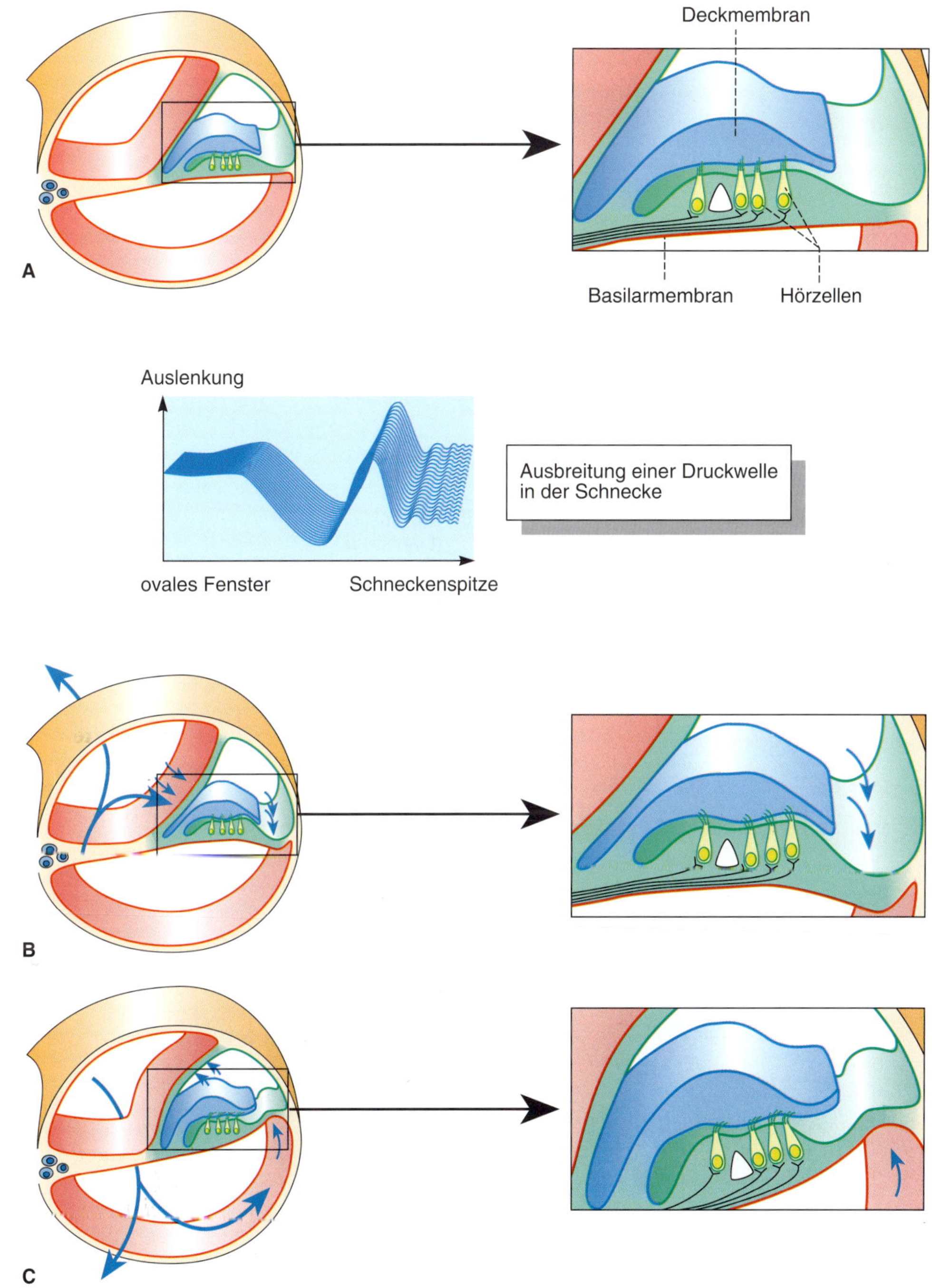

Abb. 5-22 Verschiebungen der Basilarmembran und Deckmembran bei Ausbreitung einer Druckwelle in der Schnecke des Innenohres.

A: Ausgangssituation.

B: Wellenbauch in der Vorhoftreppe (Scala vestibuli). Durch die Scherbewegung von Basilar- und Deckmembran verschieben sich die haarförmigen Fortsätze der Sinneszellen im Bild nach links.

C: Schwingungsbauch in der Paukentreppe (Scala tympani). Durch die Scherbewegung von Basilar- und Deckmembran verschieben sich die haarförmigen Fortsätze der Sinneszellen im Bild nach rechts.

5

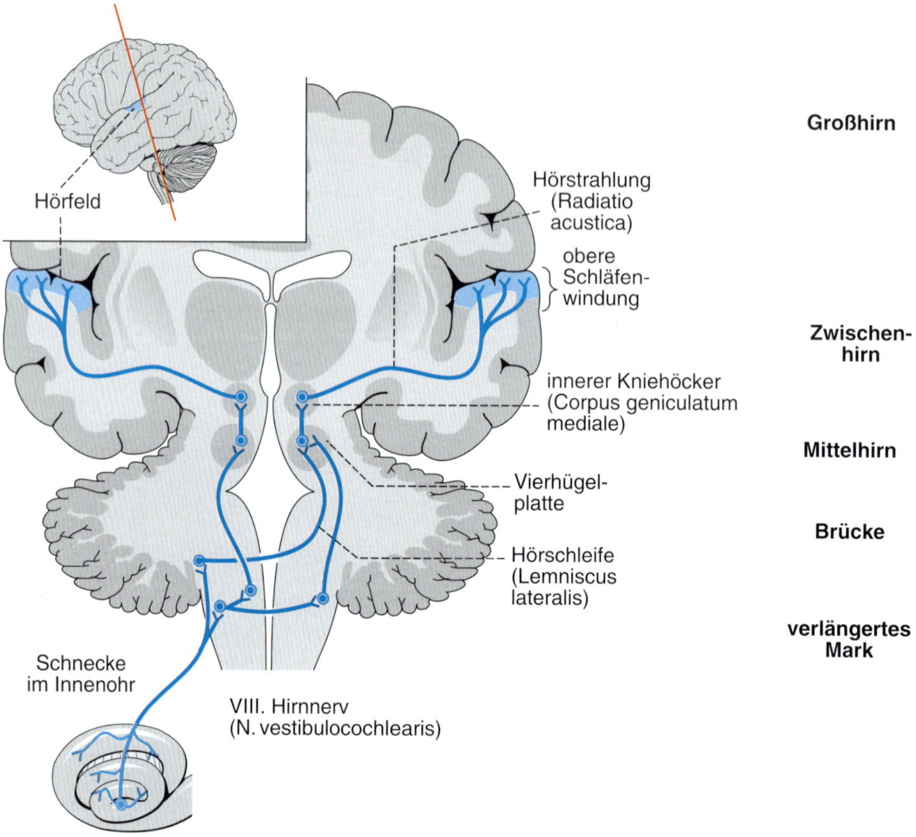

Abb. 5-23 Verlauf der Hörbahn von der Schnecke des Innenohres bis zur Großhirnrinde.

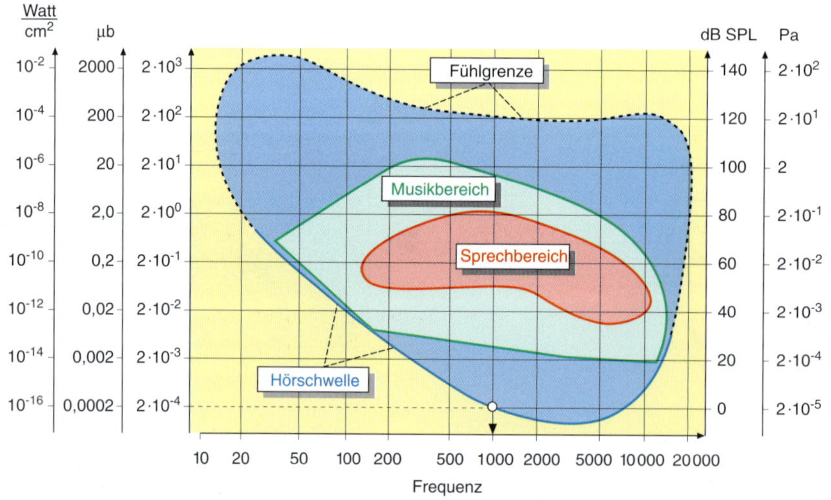

Abb. 5-24 Hörfläche: Beziehungen zwischen Tonintensität und Tonfrequenz im hörbaren Bereich.
Waagerechte Skala (Abszisse): Tonfrequenz.
Senkrechte Skala (Ordinate): Schalldruck in Mikrobar (µb) und Pascal (Pa); Schallintensität in Watt pro cm^2; Schalldruckpegel (sound pressure level, SPL) in Dezibel (dB). Die Hörfläche wird am unteren Rand durch den Schwellenschalldruck (Hörschwelle) und am oberen Rand durch die Fühlgrenze (sog. Schmerzschwelle) begrenzt. Die Hauptempfindungsbereiche für die Sprach- und Musikwahrnehmung sind eingetragen.

5.5 Phonetisches System: Sprechen

Die Sprache ist das bedeutendste Kommunikationsmittel in der menschlichen Gesellschaft. Am Sprechen sind die Atemmuskeln, der Kehlkopf mit den Stimmbändern und deren Stellmuskeln sowie die Mund- und Nasenhöhle mit Zunge, Lippen und Wangenmuskulatur beteiligt. Obwohl das Sprechen ein motorischer Vorgang ist, wird es an dieser Stelle beschrieben, da die Feinabstimmung der Sprechmuskulatur ohne die Empfindungen und Wahrnehmungen aus dem auditorischen System nicht möglich ist.

5.5.1 Bau des Kehlkopfes

Das Skelett des Kehlkopfes (Larynx; Einzelheiten zum anatomischen Aufbau ☞ Kap. 8 „Atmung" sowie Abb. 8-3) besteht aus:
- Zungenbein (Os hyoideum),
- Schildknorpel (Cartilago thyroidea),
- Ringknorpel (Cartilago cricoidea)
- und den beiden Stellknorpeln (Cartilago arytenoidea), die drehbar auf dem Ringknorpel befestigt sind.

Die beiden elastischen Stimmbänder (Ligamentum vocale) spannen sich jeweils zwischen dem Stimmbandfortsatz des Stellknorpels und dem Schildknorpel. Ihnen liegen die Stimmbandmuskeln (M. vocalis) unmittelbar an. Sie geben den Stimmbändern die jeweils erforderliche Spannung. Der Spaltraum zwischen den Stimmbändern wird als Stimmritze bezeichnet. Die Stimmritze kann sehr eng sein, wie etwa beim Sprechen, oder erweitert werden, wie bei der Atmung (Abb. 5-25 und ☞ Abb. 8-3). Die dazu erforderlichen Veränderungen in der Stellung der Stimmbänder kommen durch Drehbewegungen der Stellknorpel zustande. Diese werden durch die inneren Kehlkopfmuskeln bewirkt, die überwiegend vom Ringknorpel zu den Stellknorpeln ziehen.

5.5.2 Klangbildung (Phonation)

Die bei der Ausatmung aus der Lunge strömende **Luft** versetzt die **Stimmbänder** in **Schwingungen**, die in ihrer Frequenz Tönen entsprechen. Die Stimmlippen schwingen dabei senkrecht zur Richtung des Luftstroms. Die Spannung der Stimmlippen, die durch Muskeltätigkeit willkürlich eingestellt werden kann, bestimmt die Schwingungsfrequenz und damit die Tonhöhe. Die Stärke des Luftstroms legt die Schwingungsamplitude und damit die Tonstärke fest.

Legen Sie eine Hand leicht auf Ihren Kehlkopf. Summen Sie nun abwechselnd einen hellen und einen tiefen Ton. Spüren Sie dabei die Stellungsänderungen des Kehlkopfes.

5.5.3 Formung der Sprachlaute (Artikulation)

Die vom Luftstrom aus der Lunge und vom Kehlkopf erzeugten Klangschwingungen treffen auf den Rachenraum, die Mundhöhle und die Nasenhöhle (☞ Kap. 8 „Atmung"). Dieser sog. Ansatzraum ist in seiner Form durch die beweglichen Teile wie Unterkiefer, Zunge, Lippen und Gaumen veränderlich. In ihm werden durch Mitschwingungen der Luft (Resonanz) bestimmte Frequenzgebiete des Stimmklangs verstärkt. Veränderungen des Ansatzraumes führen zu Veränderungen der Resonanz und damit zur Entstehung von Selbstlauten (Vokale). Die jeweils durch Resonanz verstärkte Frequenz wird Formant genannt. Die Mitlaute (Konsonanten) entstehen durch den Luftstrom an den Lippen, den Zähnen oder am Gaumen. Bei einigen ist der Nasenraum einbezogen.

5.5.4 Neuronale Steuerung der Sprechmuskulatur

Die gesamte Sprechmuskulatur wird durch motorische Programme aus der **Hirnrinde** gesteuert. Daran sind sowohl die primären motorischen Areale, die überwiegend in der vorderen Zentralwindung lokalisiert sind, als auch motorische Assoziationsareale beteiligt, die vor der vorderen Zentralwindung liegen. Fällt das **motorische Sprechzentrum** (nach Broca benanntes Assoziationsareal) aus, so sind die am Sprechvorgang beteiligten Muskeln nicht gelähmt. Die Lippen, die Zungenmuskulatur und die Unterkiefermuskulatur sind noch in der Lage, Bewegungen und bestimmte Bewegungsfolgen, z.B. Pfeifen, auszuführen. Es ist jedoch unmöglich, die Einzelbewegungen zum Sprechen „zusammenzusetzen".

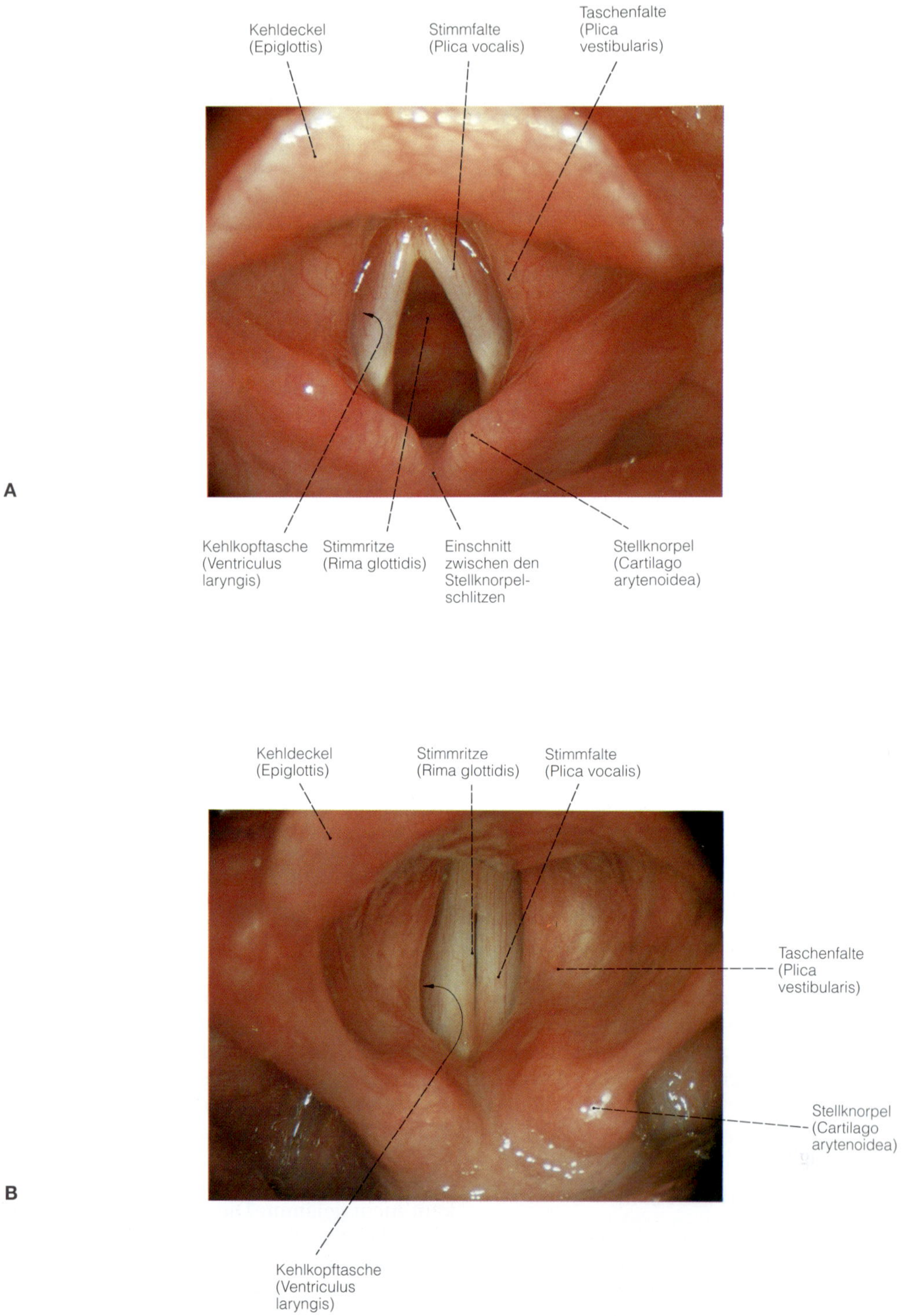

Abb. 5-25 Stimmbänder und Stimmritze bei Kehlkopfspiegelung.
A: offene Stimmritze bei Atmung.
B: geschlossene Stimmritze beim Sprechen.

Diese Funktionsstörung wird als motorisches Sprechunvermögen (motorische Aphasie) bezeichnet. Eine Aphasie tritt ebenfalls auf, wenn es zu einer Störung im sensorischen Assoziationsareal des auditorischen Systems kommt (sensorische Aphasie). Diese Aphasieformen kommen z.B. bei Patienten mit Schlaganfall oder mit Gehirnblutungen vor.

5.6 Vestibuläres System: Empfindung von Beschleunigungen

Die Rezeptoren des vestibulären Systems (Maculaorgane, Bogengangsorgane) befinden sich im Vorhof (Vestibulum) und den Bogengängen des Innenohres. Sie werden durch geradlinige Beschleunigungen (Maculaorgane) und Drehbeschleunigungen (Bogengangsorgane) erregt. Die Rezeptorerregungen werden zum Kopffeld der hinteren Zentralwindung der Hirnrinde geleitet.

5.6.1 Der Reiz für das vestibuläre System: Beschleunigung

Das vestibuläre System registriert mechanische Beschleunigungen des Kopfes. Durch die Rezeptoren dieses Systems werden zwei Typen von Beschleunigungen erfaßt:

- Die **geradlinige Beschleunigung** (Linear- oder Translationsbeschleunigung): Dazu sind die Beschleunigungen zu rechnen, die beim Anfahren (positive Beschleunigung) und Bremsen (negative Beschleunigung) eines Fahrzeuges auftreten. Hinzu kommt die Erdbeschleunigung, die als Schwerkraft auf alle Körper dauernd einwirkt.
- Die **Drehbeschleunigung** (Winkelbeschleunigung, Rotationsbeschleunigung): Diese Beschleunigung tritt bei Drehungen des Kopfes, Nickbewegungen oder seitlicher Kopfneigung („Kopfwiegen") auf.

5.6.2 Bau des vestibulären Systems

- Vestibulärer Apparat für die Aufnahme von **Linearbeschleunigungen** (Abb. 5-26): Im Vorhof des knöchernen Labyrinths des Schläfenbeins (vgl. Abb. 5-19) liegen zwei untereinander verbundene sackartige Gebilde, der Sacculus und der Utriculus. In beiden findet man je eine Sinnesfläche, die als Macula sacculi (etwa sagittal ausgerichtet) und Macula utriculi (etwa horizontal ausgerichtet) bezeichnet werden. Die erhabenen Maculaorgane enthalten von Sinneszellen ausgehende Sinneshaare (Zilien), die von einer gallertartigen Masse (Otolithenmembran) umgeben sind. In diese sind oberflächlich Kalkkörnchen (Otolithen) eingelagert.
- Vestibulärer Apparat für die Aufnahme von **Drehbeschleunigungen** (Abb. 5-26): Vom Utriculus aus ziehen drei häutige, etwa 0,5 mm weite Bogengänge durch drei halbkreisförmig gebogene, knöcherne Kanäle (Canalis semicircularis osseus). Diese knöchernen Kanäle liegen in drei etwa senkrecht zueinander orientierten Ebenen. Es gibt den vorderen vertikalen, den hinteren vertikalen und den seitlichen horizontalen Bogengang. Sie sind nahe dem Utriculus an einem Ende erweitert (Ampulle). In diese Erweiterung schiebt sich vom Rande her eine leistenartige Erhebung (Crista ampullaris) vor, die die Sinneszellen trägt. Ihre Sinneshaare sind in eine Gallertkuppel, die „Cupula", eingelassen, die weit in den Innenraum des betreffenden Bogenganges hineinreicht bzw. die gegenüberliegende Seite berührt.

5.6.3 Umformung der Beschleunigung in neuronale Erregungen

- Registrierung der **Linearbeschleunigung**: Da die Otolithen eine größere spezifische Dichte als ihre Umgebung haben, erfährt die Otolithenmembran eine Abscherbewegung, wenn ihr eine Beschleunigung in seitlicher Richtung erteilt wird. Dadurch werden die Zilien der Rezeptorzellen verbogen und die Entladungsfrequenz in den angeschlossenen Nervenfasern geändert. Bei aufrechter Kopfhaltung befinden sich die Maculaorgane in waagerechter und senkrechter Position. Durch die Einwirkung der Schwerkraft wird bei jeder Kopfstellung im Raum die Otolithenmembran beider Maculaorgane in charakteristischer Weise verformt. Dadurch entsteht in den zugehörigen Nervenfasern ein Entladungsmuster, in dem die Information über die Stellung des Kopfes im Schwerefeld der Erde enthalten ist.
- Registrierung der **Drehbeschleunigung**: Auch bei den Bogengangsorganen wird die Aktivitätsänderung der Rezeptoren durch

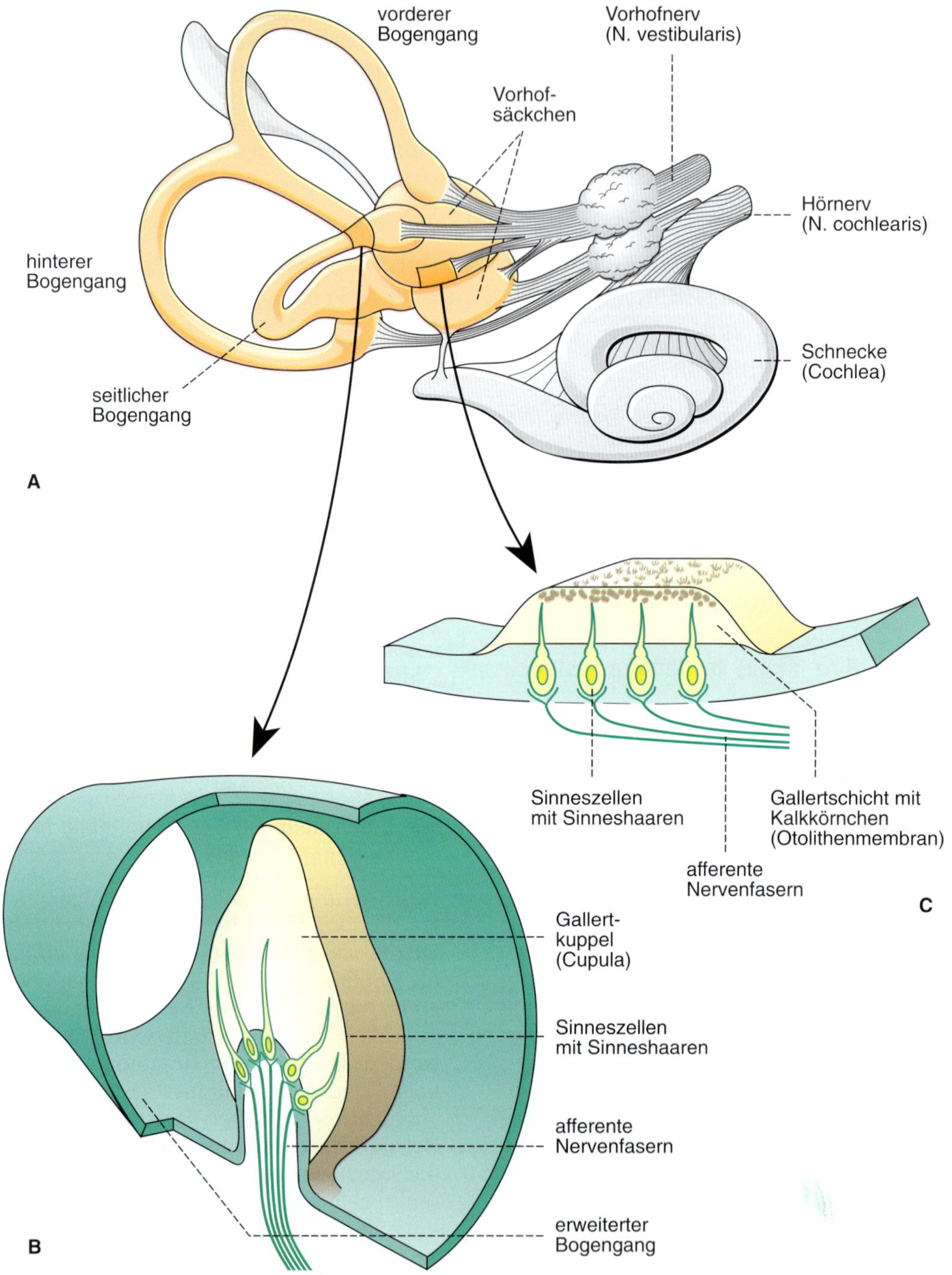

Abb. 5-26 Häutiges Labyrinth und Vestibularapparat.
A: Häutiges Labyrinth mit den zum Vestibularapparat gehörenden Vorhofsäckchen (Utriculus und Sacculus) sowie den drei Bogengängen und mit der häutigen Schnecke (Gehörorgan).
B: Bogengangsorgan.
C: Maculaorgan.

eine Verbiegung der Zilien ausgelöst, die in diesem Fall durch eine Abweichung der Cupula bewirkt werden kann. Wird der Kopf in der Ebene des Bogenganges in Drehung versetzt und ihm damit eine Rotationsbeschleunigung erteilt, so bleibt die Endolymphe aufgrund ihrer Trägheit zunächst hinter der Kanaldrehung zurück (Abb. 5-27). Dieser Vorgang läßt sich an einem gefüllten Wasserglas veranschaulichen: Bewegt man das Glas ruckartig in eine Richtung, so schwappt das Wasser auf der der Bewegungsrichtung entgegengesetzten Seite über den Rand. Die Flüssigkeit bleibt hinter der Bewegung des Glases zurück. In ähnlicher Weise bewegen sich Endolymphe und Kanal bei der Drehbeschleunigung gegeneinander. Da die Cupula nur an einem Ende an der Wand des Bogenganges fixiert ist, drückt die zurückbleibende Flüssigkeit gegen die Gallertkuppel und verbiegt sie entgegen der Kopfbewegung. Mit der Cupulabewegung ist eine Verbiegung der Zilien verknüpft, wodurch die Entladungsfrequenz der Rezeptorfasereinheit verändert wird. Durch die Anordnung der einzelnen Bogengänge in drei Ebenen können Rotationsbeschleunigungen des Kopfes um alle Drehachsen des Raumes erfaßt und in charakteristi-

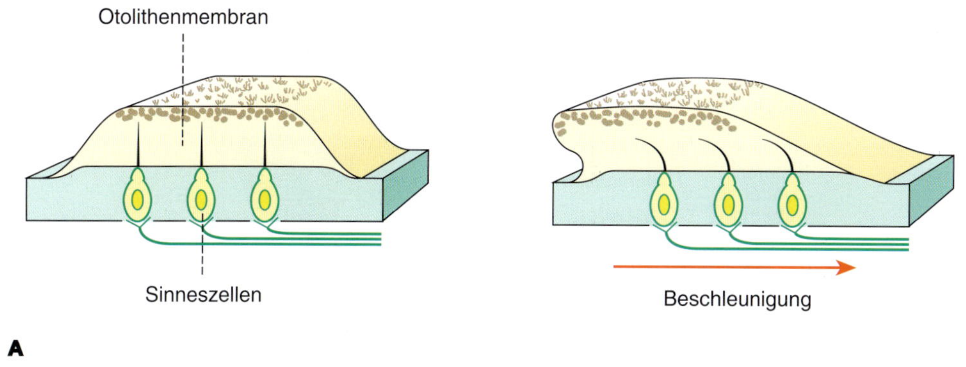

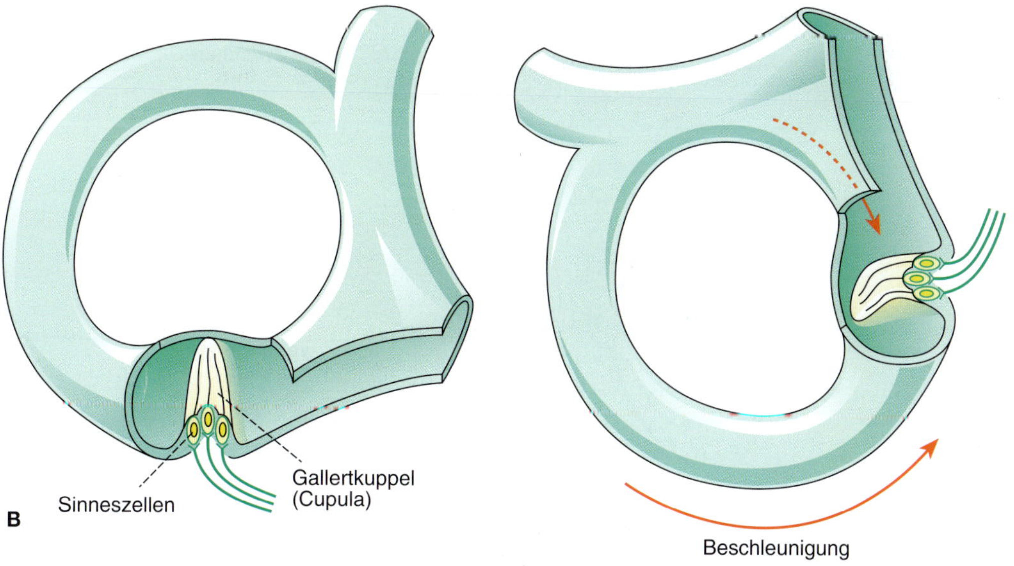

Abb. 5-27 Rezeptoren zum Registrieren von Beschleunigungen.
A: Maculaorgan zur Erfassung von Linearbeschleunigungen. Bei einer Beschleunigung in Pfeilrichtung bleibt die Gallertschicht mit Kalkkörnchen (Otolithenmembran) zurück und verbiegt dadurch die Zilien im Bild nach links.
B: Bogengangsorgan zur Erfassung von Rotationsbeschleunigungen. Bei einer Beschleunigung in Pfeilrichtung bleibt die Endolymphe zurück und verbiegt dadurch die Gallertkuppel (Cupula) und die in ihr befindlichen Zilien der Rezeptoren im Bild nach unten.

schen Entladungsmustern der angeschlossenen Nervenfasern verschlüsselt werden.

5

5.6.4 Weiterleitung der Beschleunigungsinformationen zum Gehirn

Die Sinneszellen des Vestibularapparates sind mit Nervenfasern des N. vestibularis (VIII. Hirnnerv) verbunden (vgl. Abb. 5-20, 5-28). So gelangen Impulse der Sinnesorgane des vestibulären Systems über den N. vestibularis zu verschiedenen Kerngebieten (Vestibulariskerne) der Medulla oblongata. Von dort ziehen aufsteigende Bahnen über den Thalamus als Schaltstation zur hinteren Zentralwindung der **Großhirnrinde** (Gyrus postcentralis). Hier gelangen sie in das Areal, in dem durch das somato-viszerale System der Gesichtsbereich abgebildet ist. Es entstehen bewußte Empfindungen, die mit Informationen der Tiefensensibilität aus dem Körper verbunden werden (Kap. 5.2). Von den Vestibulariskernen bestehen auch Verbindungen zum:

- motorischen System: Bei diesen Verbindungen ist besonders der Informationsfluß zum Kleinhirn (Vestibulocerebellum; ☞ Kap. 6 „Motorisches System") und zu den motorischen Nervenzellen im Rückenmark über den Tractus vestibulospinalis hervor-

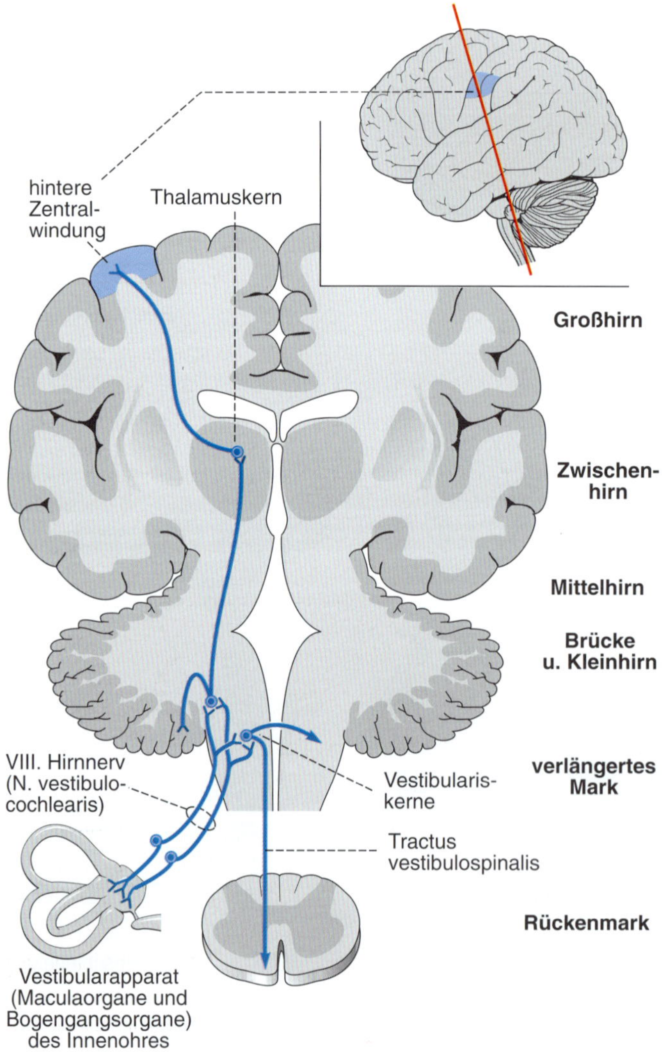

Abb. 5-28 Leitungsbahnen für Impulse aus dem Vestibularapparat (Maculaorgane, Bogengangsorgane) zu den Vestibulariskernen und von dort zur Großhirnrinde, zum Kleinhirn und zum Rückenmark.

zuheben. Dieser Anschluß zum motorischen System ist für die Aufrechterhaltung des Körpergleichgewichts von entscheidender Bedeutung. Daher wird das vestibuläre System auch **Gleichgewichtssystem** genannt.
- vegetativen Nervensystem: Diese Verbindungen sind für das Zustandekommen von Bewegungs- oder „Reise"-Krankheiten (Kinetosen) verantwortlich. Solche Störungen treten auf, wenn „ungewöhnliche" und starke Reize auf die vestibulären Rezeptoren treffen. Sie äußern sich in Übelkeit, Schwindel und Erbrechen.

5.7 Gustatorisches System: Schmecken

Die Rezeptoren des gustatorischen Systems befinden sich in der Mundhöhle und dort besonders auf der Zunge. Sie werden durch Stoffe in festen und flüssigen Nahrungs- und Genußmitteln (Geschmacksstoffe) erregt. Die Rezeptorerregungen werden zum Kopffeld der hinteren Zentralwindung geleitet.

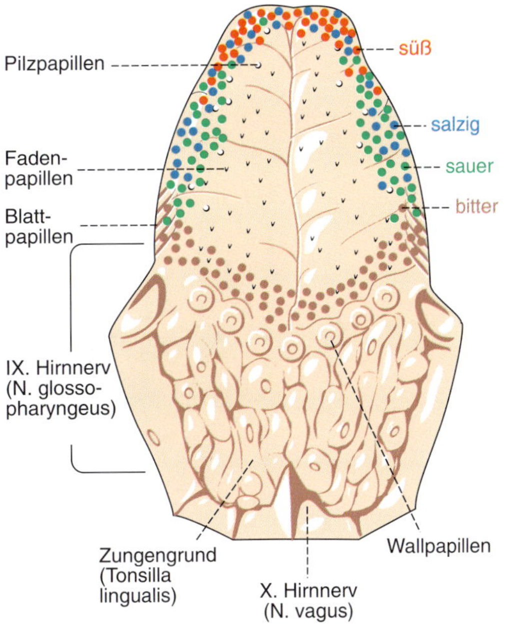

Abb. 5-29 Bereiche des Zungenrückens mit besonderer Empfindlichkeit gegenüber verschiedenen Geschmacksqualitäten.

5.7.1 Der Reiz für das gustatorische System: Geschmacksstoffe

Die Reize für die Rezeptoren sind Stoffe in festen und flüssigen Nahrungs- und Genußmitteln (**Geschmacksstoffe**). Beim Schmekken lassen sich die vier Grundqualitäten „sauer", „bitter", „salzig" und „süß" unterscheiden.

Die **Grundempfindung** „sauer" kann durch Essigsäure, „salzig" durch Kochsalz, „bitter" durch Chinin und „süß" durch Glukose (Traubenzucker) hervorgerufen werden. Für die Grundempfindung „sauer" ist die Anwesenheit von Säuren notwendig, jede der drei übrigen Grundempfindungen kann durch Stoffe mit unterschiedlicher chemischer Zusammensetzung vermittelt werden. Im Bereich der Zungenspitze wird vorwiegend „süß", am seitlichen Rand „salzig", weiter hinten „sauer" und im Bereich der Wallpapillen „bitter" empfunden (Abb. 5-29).

5.7.2 Bau des gustatorischen Systems

Die Rezeptoren der Geschmacksempfindung sind in den sog. **Geschmacksknospen** enthalten (Abb. 5-30). Sie liegen im Schleimhautepithel der Zunge. Hier findet man sie vereinzelt oder in Gruppen auf den Papillen, besonders häufig auf den Wallpapillen (Papillae vallatae), die auf dem Zungenrücken eine V-förmige Linie bilden (Abb. 5-29), den Blattpapillen (Papillae foliatae) und den pilzförmigen Papillen (Papillae fungiformes). Geschmacksknospen kommen auch im Bereich des Rachens, des Kehlkopfeingangs und des weichen Gaumens vor.

Die einzelne Geschmacksknospe hat die Form einer Tulpenknospe mit einer grübchenförmigen Öffnung zur Epitheloberfläche, dem **Geschmacksporus**. Die Sinneszellen tragen kleine Stiftchen (Geschmacksstiftchen), die in den Geschmacksporus hineinragen. Sie kommen in Kontakt mit den Geschmacksstoffen, die durch das Sekret spezieller Spüldrüsen immer wieder von den Geschmacksknospen weggespült werden. An ihrer Zellbasis haben die Sinneszellen Kontakt mit afferenten Nervenfasern (Geschmacksfasern). Typisch für die Sinneszellen der Geschmacksknospen ist ihre häufige Erneuerung (Regeneration) durch Mitose basal gelegener Zellen. Die **Lebensdauer** der Rezeptorzellen beträgt nur etwa zehn Tage. Daher müssen sich dauernd neue Kontakte zu den abführenden Nervenfasern bilden.

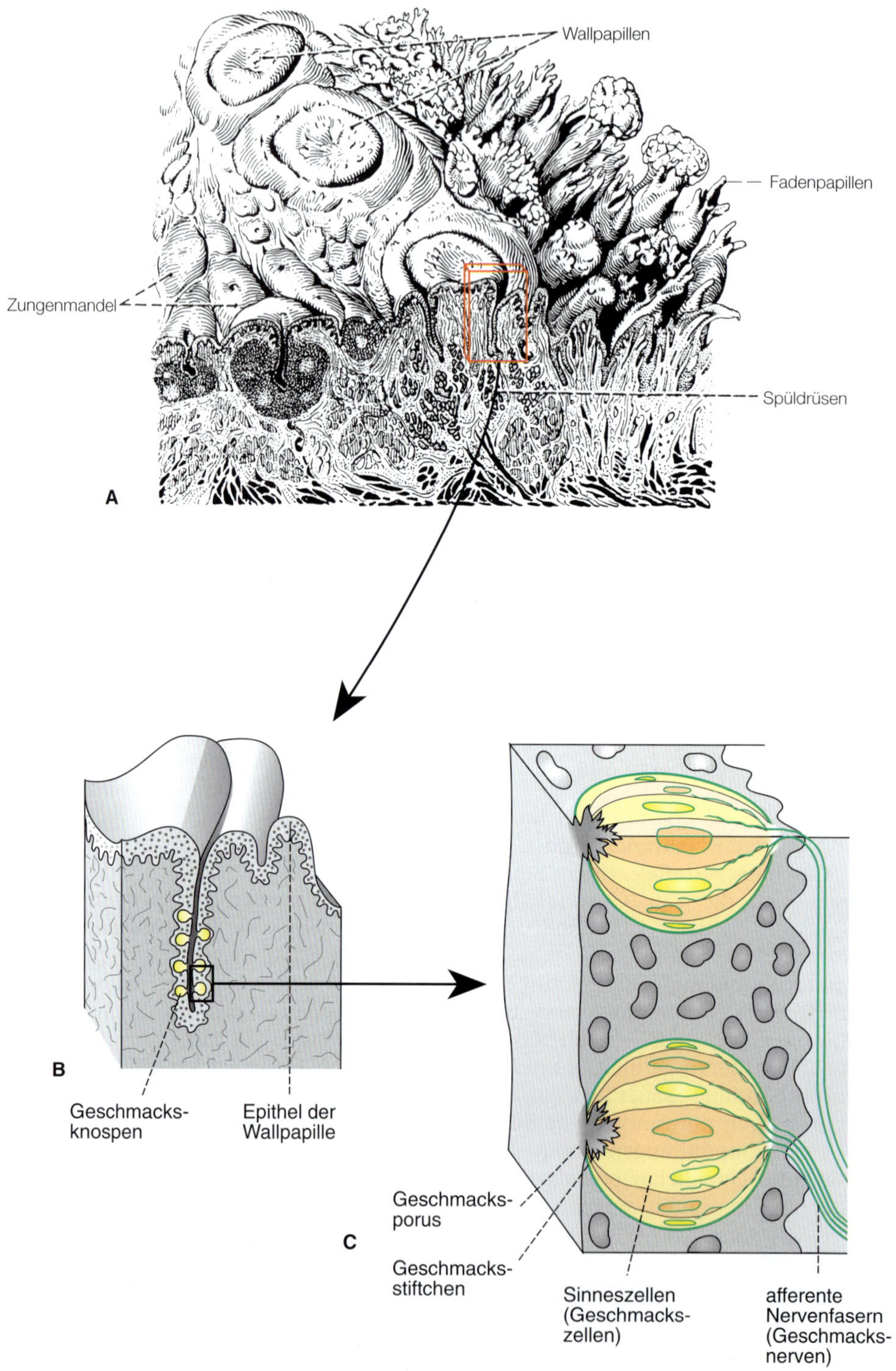

Abb. 5-30 Papillen und Geschmacksknospen der Zunge.
A: Ausschnitt aus dem Zungenrücken bei Lupenvergrößerung.
B: Geschmacksknospen im Epithel der Wallpapillen.
C: Bau von Geschmacksknospen.

5.7.3 Umformung der Geschmacksempfindung in neuronale Erregungen

Die Geschmacksstoffe lagern sich an umschriebene Stellen der Rezeptormembran (Akzeptoren) an. Dadurch entstehen in den Rezeptoren Erregungen, die über die angeschlossenen Nervenfasern weitergeleitet werden. Die endgültige Nervenfasererregung wird sowohl von der Art als auch von der Konzentration eines Geschmacksstoffes bestimmt. Die Information für eine komplexe Geschmacksempfindung (z.B. ein „Festessen") wird erst durch das Aktivitätsmuster zahlreicher Fasern geliefert.

5.7.4 Weiterleitung der gustatorischen Informationen zum Gehirn

Die afferenten Geschmacksfasern verteilen sich auf drei Hirnnerven (Abb. 5-31):

- VII. Hirnnerv (N. facialis) für die vorderen zwei Drittel der Zunge)
- IX. Hirnnerv (N. glossopharyngeus) für hinteres Zungendrittel und Gaumen mit Rachen
- X. Hirnnerv (N. vagus) für den Bereich des Kehlkopfeingangs.

Alle afferenten Nerven gelangen zu einem langgestreckten Kerngebiet (Nucleus tractus solitarii) im verlängerten Mark. Die Erregun-

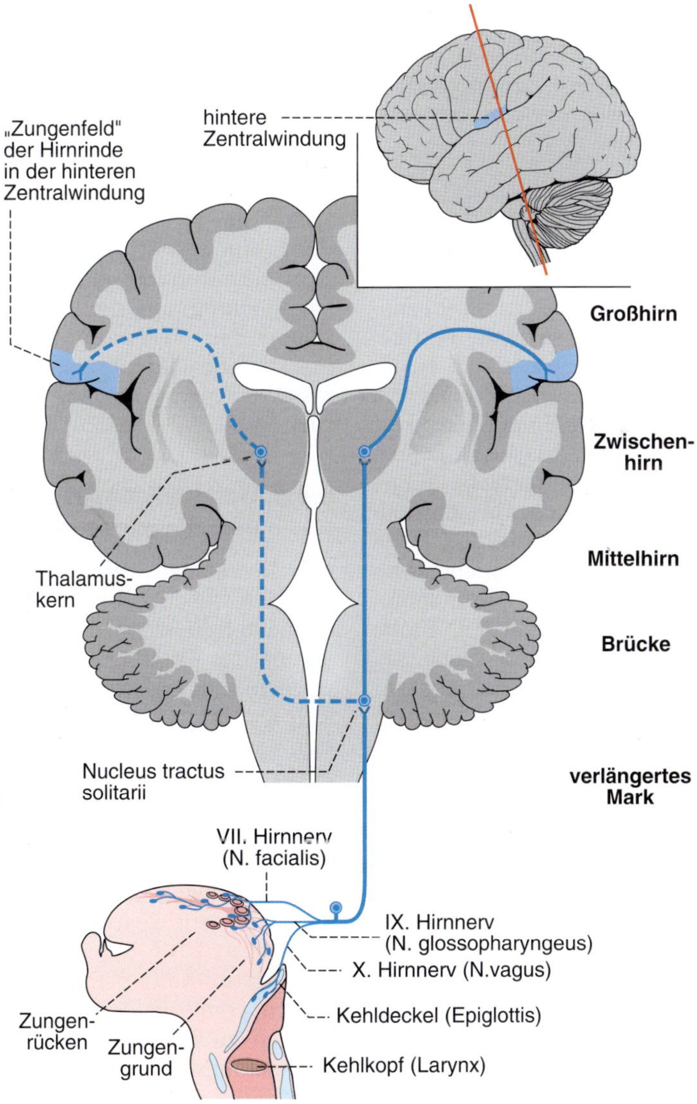

Abb. 5-31 Leitungsbahnen für Impulse der Geschmacksknospen bis zur Großhirnrinde.

gen verlaufen von dort zum Thalamus und weiter in das Zungenfeld der hinteren Zentralwindung der Großhirnrinde. Hier werden bewußte Geschmacksempfindungen erarbeitet. Von der „Geschmacksbahn" zur Hirnrinde zweigen an verschiedenen Schaltstationen Erregungen zu anderen Teilen des Nervensystems und besonders zum vegetativen Nervensystem ab (☞ Kap. 12 „Vegetatives Nervensystem"). Durch diese Verbindungen werden wichtige Funktionen wie Speichel- und Magensaftsekretion geregelt.

5.8 Olfaktorisches System: Riechen

Die Rezeptoren des olfaktorischen Systems befinden sich im oberen Abschnitt der Nasenhöhle. Sie werden durch in der Luft schwebende Partikel (Duftstoffe) erregt. Die Rezeptorerregungen gelangen nicht zu fest umrissenen Hirnrindenfeldern, sondern zu verschiedenen Hirnstrukturen.

5.8.1 Der Reiz für das olfaktorische System: Duftstoffe

Im olfaktorischen System werden die Rezeptoren durch in der Luft schwebende Partikel (**Duftstoffe**) erregt. Im Gegensatz zum gustatorischen ist es im olfaktorischen System nicht möglich, Grundempfindungen klar voneinander abzutrennen. Man hat jedoch Duftklassen oder sog. **Primärgerüche** aufgestellt. So unterscheidet man die Geruchsqualitäten „blumig", „faulig", „schweißig", „stechend" und andere. Dabei können chemisch verwandte Stoffe verschiedene Grundempfindungen und chemisch verschiedene Stoffe verwandte Grundempfindungen auslösen. Die meisten Geruchsempfindungen des täglichen Lebens werden durch eine Mischung von verschiedenen Primärgerüchen hervorgerufen.

5.8.2 Bau des olfaktorischen Systems

Die Rezeptoren des olfaktorischen Systems befinden sich in der **Riechschleimhaut** (Abb. 5-32). Die Riechschleimhaut (Regio olfactoria) ist ein abgrenzbarer Teil der Nasenschleimhaut mit einer Ausdehnung von etwa 5 cm^2. Sie liegt seitlich auf der oberen Nasenmuschel, medial im oberen Abschnitt der Nasenscheidewand und unterhalb der Siebplatte der Schädelbasis. Das Riechepithel besteht aus Sinneszellen und Stützzellen (Abb. 5-33). Die Riechhaare der Sinneszellen ragen über die Epitheloberfläche in die Nasenhöhle hinein. Die Riechschleimhaut ist nicht dem normalen Atemstrom ausgesetzt, sondern wird nur durch Luftwirbel erreicht. Beim „Schnüffeln" wird durch stärkere Verwirbelung ein intensiverer Kontakt mit der Atemluft ermöglicht. Die an der Epithelbasis abgehenden Nervenfasern sind Fortsätze der Sinneszellen. Sie bilden die Riechfäden (Fila olfactoria).

5.8.3 Umformung der Geruchsempfindungen in neuronale Erregungen

Die Duftstoffe lagern sich an umschriebenen Stellen der Rezeptormembran an. Dadurch entstehen in den Rezeptoren Erregungen, die die Impulsfrequenz der angeschlossenen Nervenfasern bestimmen. Die endgültige Nervenfasererregung wird sowohl von der Art als auch von der Konzentration eines Duftstoffes bestimmt. Bei längerer Anwendung eines Duftstoffes in gleichbleibender Konzentration tritt eine deutliche Adaptation (**Gewöhnung**) auf, die bis zum völligen Erlöschen der Rezeptorantwort reicht (Kap. 5.1.4). Eine Geruchsempfindung klingt also rasch ab; man „gewöhnt" sich an einen Geruch.

5.8.4 Weiterleitung der olfaktorischen Informationen zum Gehirn

Die Riechfäden verbinden die Riechzellen mit den Riechkolben (Bulbus olfactorius), die beiderseits der Mittellinie zwischen Stirnlappen des Großhirns und der Schädelbasis gelegen sind (Abb. 5-33). Der Bulbus setzt sich als Tractus olfactorius fort. Dieser teilt sich in zwei Stränge, die in verschiedenen Hirnstrukturen des **Stirn**- und **Schläfenlappens** enden. Hier entstehen bewußte Geruchsempfindungen und -wahrnehmungen. Von den olfaktorischen Projektionskernen zweigen Erregungen ab, die wie beim gustatorischen System Sekretionsreflexe im Magen-Darm-Kanal (☞ Kap. 7 „Verdauungssystem und Resorption") vermitteln. Schließlich bestehen vom olfaktorischen System Verbindungen zu Hirnstrukturen, die für die Gefühlsbetonung (Affektbetonung) der Geruchsempfindungen verantwortlich sind („man kann jemanden nicht riechen").

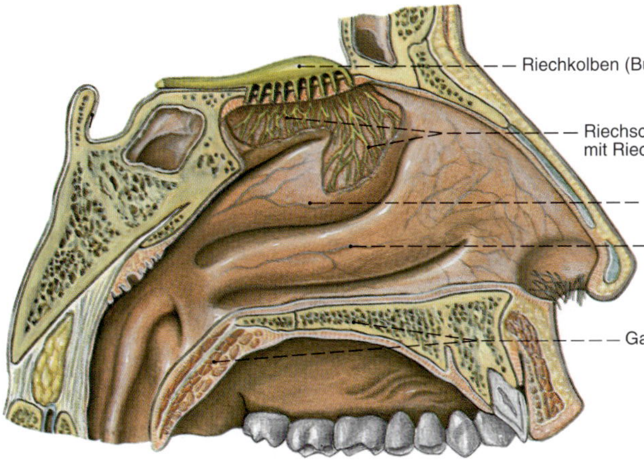

A

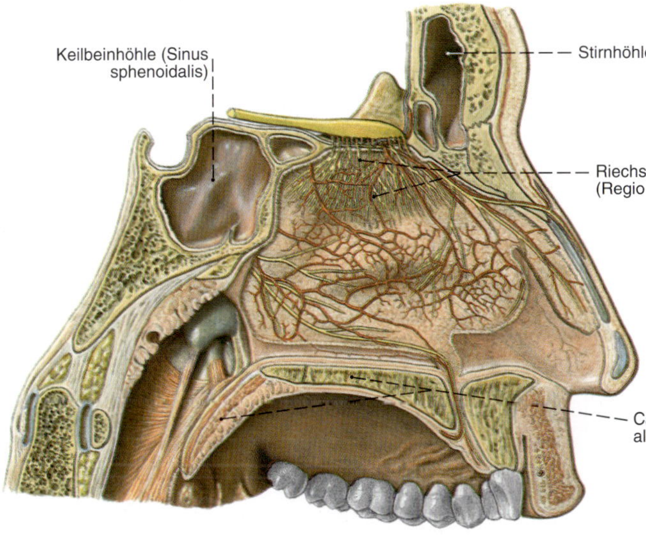

B

Abb. 5-32 Riechschleimhaut der Nase mit Riechnerven.
A: Laterale Nasenschleimhaut der linken Nasenhöhle, Schleimhaut im Bereich der oberen und mittleren Nasenmuschel teilweise entfernt.
B: Mediale Nasenwand (Nasenscheidewand), Schleimhaut größtenteils entfernt.

5.9 Efferente Kontrolle, Erregungsbegrenzung und Kontrastbildung

Die aufgenommene Information aus der Umwelt durchläuft die Kette Reiz-Rezeptor-Nervenfaser-Rückenmark und/oder Gehirn. Dieser afferente Signalfluß wird durch Impulse kontrolliert, die aus dem Gehirn in Richtung Rezeptor fließen (efferenter Signalfluß). So wird die Funktion des sensorischen Systems an den augenblicklichen „Bedarf" des Körpers angepaßt und eine Auswahl getroffen.

5.9.1 Efferente Kontrolle

Die vielfältigen Informationen aus der Umwelt und aus dem eigenen Organismus werden durch verschiedene Rezeptoren aufgenommen, über einige Umschaltstationen weitergeleitet und schließlich in der Hirnrinde abgebildet (Abb. 5-34, 5-36). Da die Hirnrinde der Zielbereich der Erregungsleitung in den sensorischen Teilsystemen ist, spricht man von einer **afferenten Erregungsleitung** oder von afferenten Teilsystemen. Neben

5

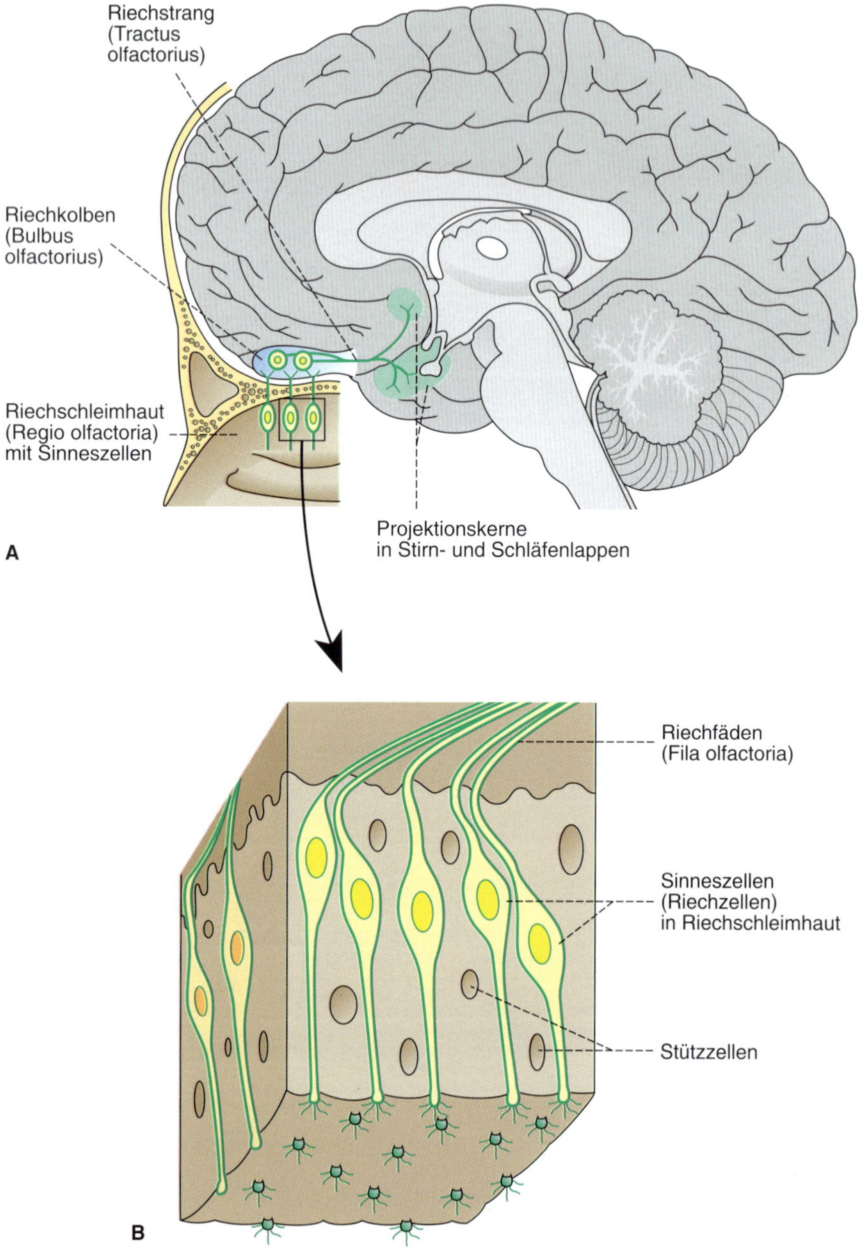

Abb. 5-33 Riechbahn.
A: Leitungsbahnen für Impulse der Riechzellen bis zur Großhirnrinde.
B: Riechzellen im Epithel der Riechschleimhaut.

dem Hauptsignalfluß vom Rezeptor zur Hirnrinde gibt es im sensorischen System auch noch einen Erregungsfluß in umgekehrter (efferenter) Richtung. Über diesen wird die **efferente Kontrolle** ausgeübt.

Die efferente Kontrolle kann auf allen Stufen eines afferenten Systems angreifen (Abb. 5-34):

– am Reiz: z.B. im Auge Beeinflussung des Lichteinfalls durch Weitenänderung der Pupille und Einstellung der Abbildungsschärfe auf der Netzhaut durch Formänderungen der Linse (Kap. 5.3); z.B. im Ohr Dämpfung der Schallübertragung durch Anspannung von Trommelfell und Steigbügelmembran (Kap. 5.4)

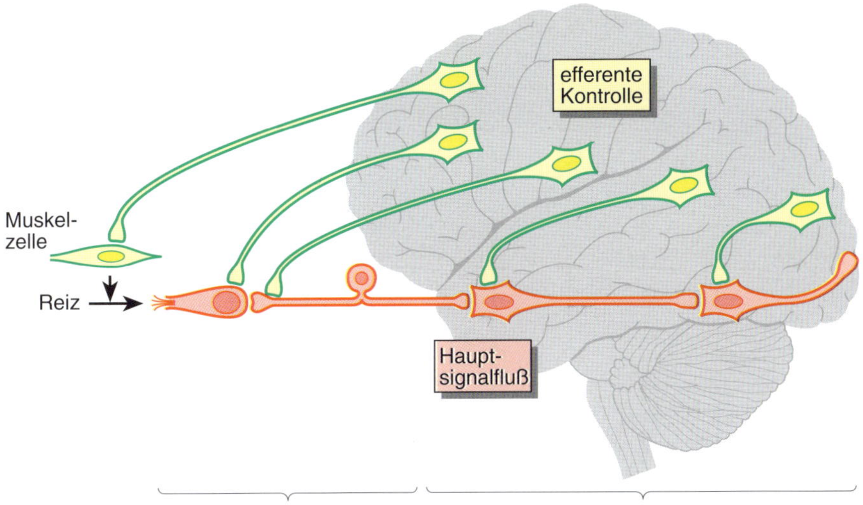

Abb. 5-34 Efferente Kontrolle des Hauptsignalflusses vom Rezeptor zur Großhirnrinde.
Der Hauptsignalfluß kann auf allen Stufen durch (efferente) Impulse, die aus dem zentralen Nervensystem kommen, kontrolliert werden.

- am Rezeptor: z.B. in den Muskelspindeln Dehnung bzw. Entdehnung des Rezeptorareals durch Zusammenziehung bzw. Erschlaffung der kontraktilen Endstücke (☞ Kap. 6 „Motorisches System")
- am 2. und 3. Neuron der afferenten Bahnen im Rückenmark und Gehirn: z.B. Förderung oder Hemmung der Informationsweitergabe an den Synapsen (☞ Kap. 4 „Nervensystem – Allgemeine Grundlagen").

Durch die efferente Kontrolle ist der Organismus in der Lage, das sensorische System auf die jeweiligen Umweltbedingungen einzustellen. Er kann sich auf „wichtige" Informationen konzentrieren und „nebensächliche" unterdrücken.

5.9.2 Erregungsbegrenzung

Jedes sensorische Teilsystem steht mit zahlreichen Hirnstrukturen in Verbindung. Eine Erregung, die an einem Rezeptor startet, breitet sich jedoch nicht in jedem Fall über alle angeschlossenen Hirnstrukturen aus. Eine solche unbegrenzte Erregungsausbreitung kann z.B. bei einem epileptischen Anfall auftreten und dadurch zum Zusammenbruch der gesamten Hirnfunktion führen. In der Regel bleibt die Erregungsausbreitung auf einen „Sinneskanal" beschränkt. Für diese Erregungsbegrenzung ist zum einen die **efferente Kontrolle** im Rückenmark und Gehirn verantwortlich. Zum anderen ist die Erregungsbegrenzung darauf zurückzuführen, daß in den sensorischen Teilsystemen die Erregungen zahlreicher parallel verlaufender Nervenzellketten auf nur eine zusammengeführt werden (**Konvergenzprinzip**).

5.9.3 Kontrastbildung

Innerhalb eines Sinneskanals sind in Richtung des Hauptsignalflusses auch aktive Hemmungsprozesse wirksam. Sie bewirken, daß die Neuronenketten, die den Haupterregungsfluß leiten, mit Nervenzellen verbunden sind, die den Erregungsfluß in den benachbarten Nervenzellketten hemmen (Abb. 5-35). Auf diese Weise wird der afferente Erregungsfluß von einem Hemmungssaum umgeben. Diese sog. laterale Hemmung hebt Aktivitätsunterschiede in den Neuronenketten hervor und bewirkt eine Kontrastbildung und sogar eine Kontrastüberhöhung. Die Abbildungsschärfe eines an den Rezeptoren ausgelösten Erregungsmusters nimmt so auf den verschiedenen Stufen der sensorischen Teilsysteme zu.

5

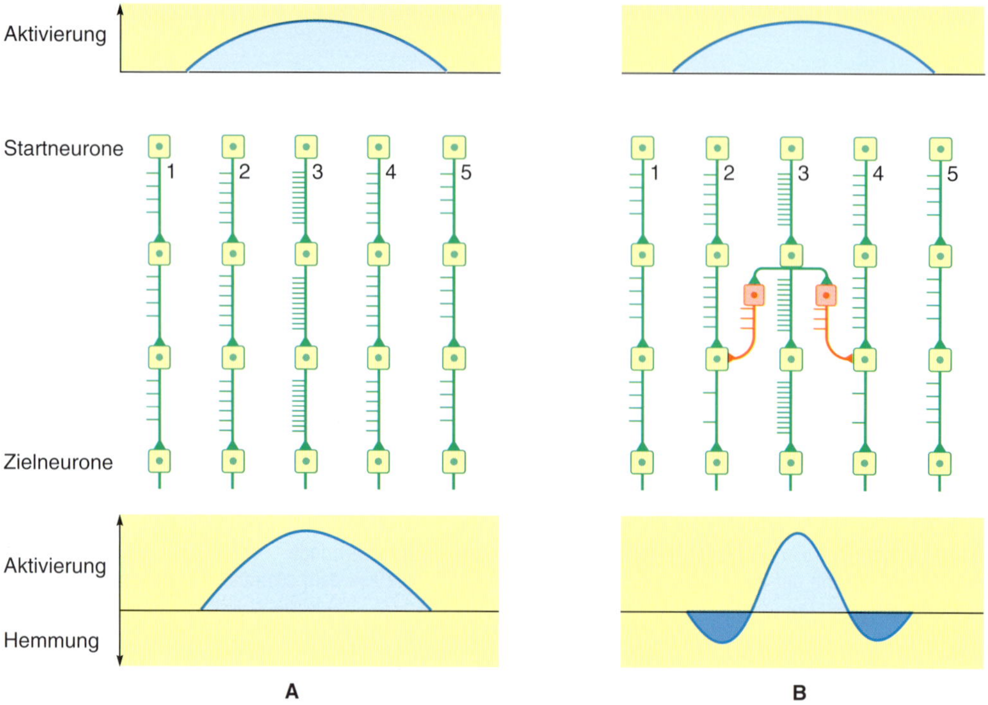

Abb. 5-35 Kontrastbildung durch laterale Hemmung.
Die Frequenz der Aktionspotentiale in den Neuronenketten (1 bis 5) ist durch die Anzahl der Querstriche auf den Fasern angezeigt.
A: Neuronenkette ohne inhibitorische Neurone.
B: Neuronenkette mit inhibitorischen Neuronen.
grün = exzitatorische Neurone
rot = inhibitorische Neurone
Durch die Wirkung der inhibitorischen Neurone ist bei den Zielneuronen die Aktivierungszone durch einen Hemmsaum umgeben.

5.10 Sensorische Assoziationssysteme: Bewußte Wahrnehmung

Bei der Verarbeitung der Sinnesempfindungen im Gehirn werden die neu aufgenommenen Informationen mit bereits gespeicherten in Verbindung gebracht und verglichen („assoziiert"). Dadurch erhalten die Sinneseindrücke ihre Bedeutungen.

Die Erregungen, die an den verschiedenen Rezeptoren ausgelöst werden, gelangen in umschriebene Felder der Hirnrinde (Abb. 5-36). Diese Hirnrindenfelder werden als primäre Projektionsareale bezeichnet. In ihnen erfolgt eine Abbildung der Umwelt und des Organismus in Form von Nervenzellaktivität.

Neben den primären Projektionsarealen der Hirnrinde sind weitere **Cortexareale**, die wechselseitige Verbindung mit den Kernen des Thalamus haben, an der Informationsverarbeitung beteiligt (Abb. 5-37). Ihre Aufgabe besteht darin, die Bedeutung von Sinnesempfindungen zu erkennen. Weil dazu gespeicherte Informationen (Kap. 5.11) mit neu aufgenommenen Informationen in Verbindung gebracht und verglichen („assoziiert") werden, bezeichnet man diese Rindengebiete als Assoziationsareale oder **Assoziationsfelder**.

Ein Ausfall der Assoziationsfelder der Hirnrinde hat zur Folge, daß der „Inhalt" von Sinnesempfindungen nicht wahrgenommen werden kann. Dieses Erkennungsunvermögen bezeichnet man als Agnosie. Sind die visuellen Assoziationsfelder gestört, so können vertraute Gegenstände zwar noch gesehen, aber nicht erkannt werden (Kap. 5.3); sind die auditorischen Assoziationsfelder gestört, so können gewohnte Geräusche zwar noch gehört, aber nicht in ihrer Bedeutung erfaßt werden (Kap. 5.4).

An bewußten Wahrnehmungen mit Gestalterkennen ist neben den Projektions- und Assoziationsarealen auch noch ein afferentes System beteiligt, das an vielen Stellen des

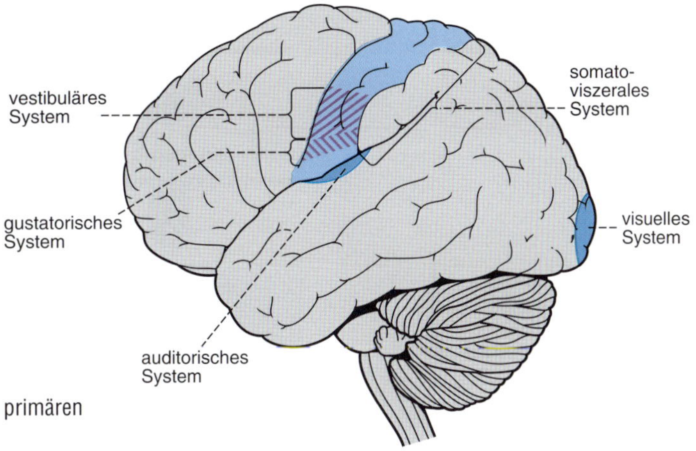

Abb. 5-36 Zusammenfassung aller primären Projektionsfelder in der Großhirnrinde.

Rückenmarks und Gehirns seinen Ursprung hat. Es wird im wesentlichen durch die sog. **Retikulärformation** gebildet. Diesem System fließen aus allen sensorischen Teilsystemen Erregungen zu. Es besitzt eine diffuse Ausstrahlung in die Hirnrinde (unspezifisches System). Seine Hauptbedeutung besteht darin, das Aktivitätsniveau der verschiedenen Rindenareale einzustellen. Damit kann die „Aufmerksamkeit" auf einzelne „Sinneskanäle" gelenkt werden, während andere im „Untergrund" steckenbleiben. So ist es möglich, daß Zahnschmerzen beim Lesen eines spannenden Buches vorübergehend nicht bewußt werden.

5.11 Lernen und Gedächtnis

Die Speicherung der Sinnesinformationen erfolgt in der Hirnrinde. Dabei werden verschiedene Gedächtnisformen durchlaufen, das sensorische Gedächtnis (Momentangedächtnis), das Kurzzeitgedächtnis (Frischgedächtnis) und das Langzeitgedächtnis (Dauergedächtnis).

5.11.1 Speicherung der Reize im Gedächtnis

Im sensorischen System wird ein Reiz, der aus der Umwelt oder aus dem Körper selbst kommt, durch Erregungen der Nervenzellen in der Hirnrinde abgebildet. Dieser Vorgang vollzieht sich in Bruchteilen einer Sekunde. Da man sich an einen Reiz noch zu einem späteren Zeitpunkt erinnern kann, muß der Erregungsvorgang im Nervenzellverband eine „Spur" (**Engramm**) hinterlassen. Diese Spur bildet die Grundlage des Gedächtnisses.

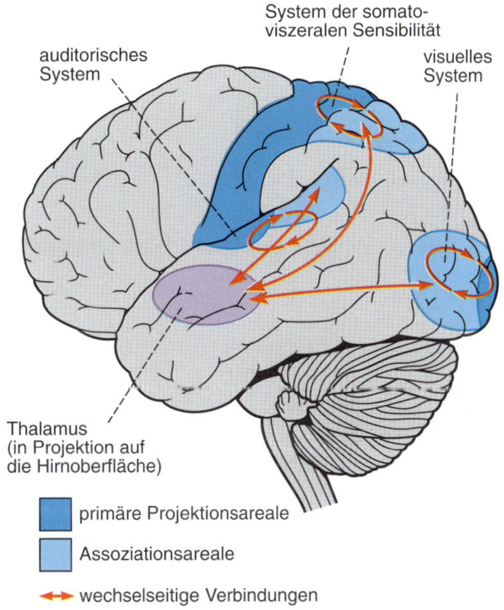

Abb. 5-37 Sensorische Assoziationssysteme. Primäre Projektionsfelder und die zugehörigen Assoziationsfelder des auditorischen und des visuellen Systems sowie des Systems der somato-viszeralen Sensibilität.

Die Sinnesinformationen werden in mehreren Schritten gespeichert. Die dabei stufenweise durchlaufenen Gedächtnisformen (Abb. 5-38) unterscheiden sich in ihrem Fassungsvermögen und in der Dauer der Informationsspeicherung:

- **sensorisches Gedächtnis** (Momentangedächtnis): In dieser Stufe werden die aktuellen Sinneseindrücke für ½ bis 1 Sekunde aufbewahrt. Anschließend verblassen sie wieder (Vergessen). Dabei können sie mit

5

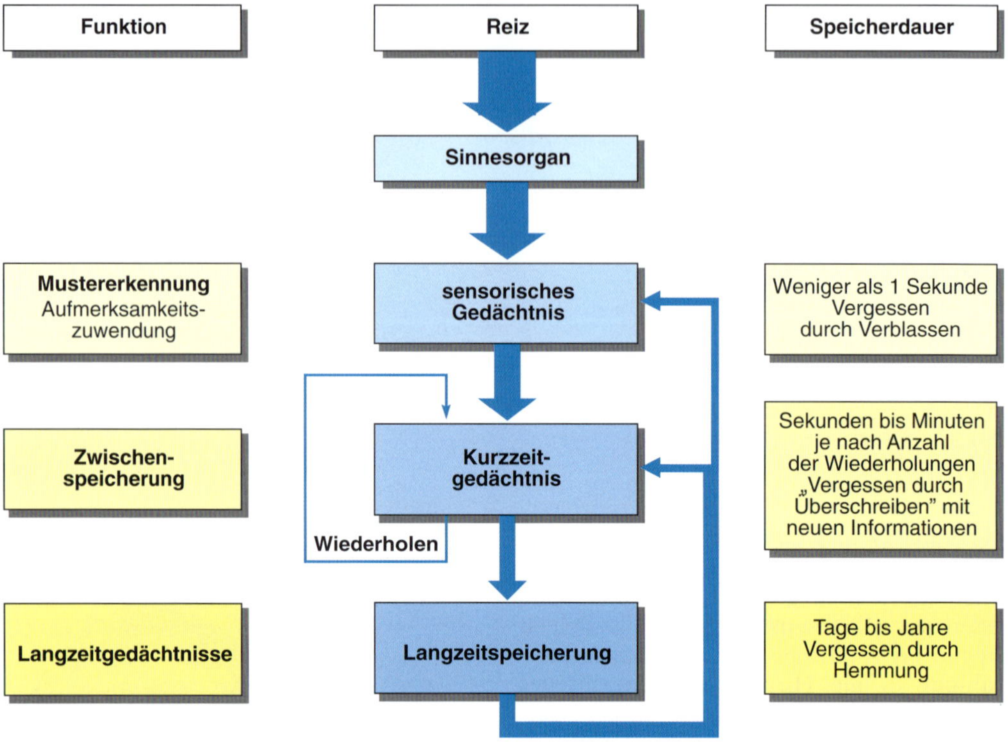

Abb. 5-38 Verschiedene Gedächtnisformen zur Informationsspeicherung im Zentralnervensystem

Bezeichnungen belegt werden („Beschreibung"; Verbalisierung).

- **Kurzzeitgedächtnis** (primäres Gedächtnis, Frischgedächtnis): Diese Gedächtnisstufe erhält ihre Informationen aus dem sensorischen Gedächtnis. Die Speicherdauer beträgt Minuten bis Stunden. Der Speicherinhalt wird vergessen, wenn neue Informationen die alten verdrängen.
- **Langzeitgedächtnis** (Dauergedächtnis): Durch Wiederholen von Informationen (Üben) wird der Inhalt des Kurzzeitgedächtnisses in das Langzeitgedächtnis übertragen. Dieses Gedächtnis kann große Datenmengen, wie den Wortschatz von Sprachen, über Jahre und gegebenenfalls für das ganze Leben speichern.

5.11.2 Ort des Gedächtnisses

Welche Stellen des Gehirns für die verschiedenen Gedächtnisformen verantwortlich sind, ist noch nicht völlig geklärt. Es wird angenommen, daß alle Gedächtnisformen in der **Hirnrinde** anzutreffen sind. Sensorische Speicher finden sich danach vor allem im Bereich der primären sensorischen Projektionsfelder. Für das Kurzzeitgedächtnis und das Langzeitgedächtnis sind wahrscheinlich die benachbarten Assoziationsfelder von Bedeutung. Bei der Übertragung von Inhalten aus dem Kurzzeitgedächtnis in das Langzeitgedächtnis scheinen darüber hinaus der **Hippocampus** und andere Strukturen des sog. **limbischen Systems** beteiligt zu sein (☞ Abb. 4-14).

5.11.3 Gedächtnisbildung/Lernen

Die Vorgänge, die der Gedächtnisbildung zugrunde liegen, sind ebenfalls noch nicht endgültig geklärt. Für das sensorische Gedächtnis und für Teile des Kurzzeitgedächtnisses wird angenommen, daß die Informationen in Form von **kreisenden Erregungen** gespeichert werden. Innerhalb eines bestimmten Zeitraumes, der vermutlich in der Größenordnung von Minuten liegt, scheint die Aufbewahrung der Information in Form von Erregungen in eine dauerhafte Speicherung überzugehen, die mit einem Umbau von Nervenzellstrukturen auf molekularer Ebene verknüpft ist.

Bei einem Ausfall der Hirnfunktion, z.B. bei einer Gehirnerschütterung (Commotio cerebri), können **Gedächtnislücken** auftreten. Sie beschränken sich nicht auf die Dauer der Bewußtlosigkeit, sondern betreffen auch zeitlich davor liegende Ereignisse. Diese sog. **retrograde Amnesie** kann eine Zeitspanne von mehreren Minuten bis zu Stunden umfassen. Die klinische Beobachtung steht in Einklang mit der Vermutung, daß das sensorische Gedächtnis und das Kurzzeitgedächtnis in Form von kreisenden neuronalen Erregungen vorliegen, die bei der Gehirnerschütterung unterbrochen werden.

Im Rahmen von Krankheiten kann auch die Übertragung der Gedächtnisinhalte vom sensorischen Gedächtnis und Kurzzeitgedächtnis in das Langzeitgedächtnis gestört sein. Damit ist die langfristige Gedächtnisbildung erheblich beeinflußt **(anterograde Amnesie)**.

Die Möglichkeit zur Gedächtnisbildung ist die Voraussetzung für jeden **Lernprozeß**. Die ersten Einblicke in die Mechanismen des Lernens haben die Untersuchungen der sog. bedingten Reflexe gegeben. Im Beispiel der Abb. 5-39 wird einem Tier Futter angeboten. Darauf sondert das Tier im Rahmen eines unbedingten Reflexes Speichel ab (Zeile 1). In derselben Situation löst dagegen ein Tonimpuls keine Speichelsekretion aus (Zeile 2). Im weiteren wird nun die Verabreichung von Futter mit dem Tonimpuls gekoppelt (Zeile 3). Zu Beginn des Versuches ist dabei nur die Fütterung des Tieres als Reiz wirksam. Nach wiederholter Anwendung derselben Reizkombination genügt schließlich der Tonimpuls allein, um eine Speichelsekretion hervorzurufen. Neben dem angeborenen, unbedingten Sekretionsreflex, der auf die Darbietung von Futter zurückzuführen ist, hat sich damit ein neuer, durch den Tonimpuls bedingter Reflex entwickelt (Zeile 4). Ein solcher Vorgang wird auch als **Konditionierung** bezeichnet. Konditionierungsvorgänge haben bei zahlreichen vegetativen Reaktionen im alltäglichen Leben eine große Bedeutung (Speichel- und Magensaftsekretion bei Ertönen eines Gongs, der gewöhnlicherweise zum Essen ruft).

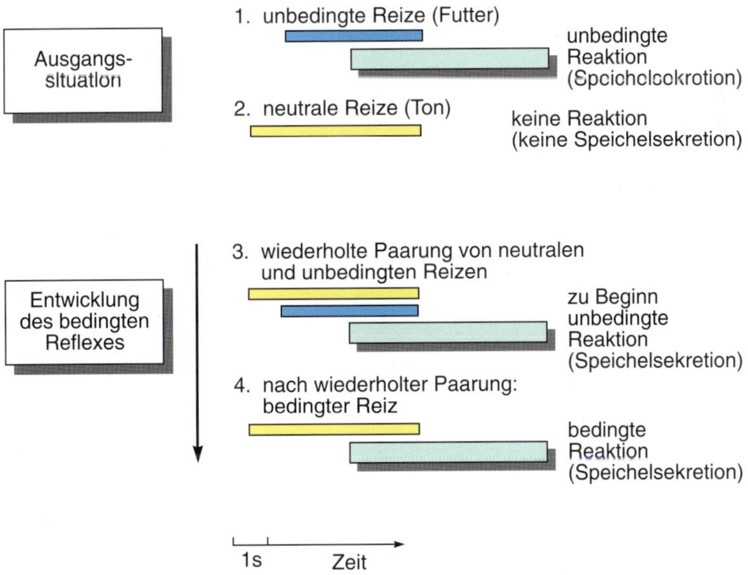

Abb. 5-39 Entwicklung eines bedingten Reflexes.
Zeilen 1 bis 4: Zeitlicher Verlauf einer Konditionierung.

Lernkontrolle

1. Nennen und erläutern Sie 6 Funktionen des sensorischen Systems.
2. Beschreiben Sie den Schichtaufbau der Haut.
3. Welche Funktionen haben folgende Strukturen: Augenlider, Tränendrüse, Pupille?
4. Welche Faktoren beeinflussen die Sehwahrnehmung?
5. Beschreiben Sie den Weg einer Schallwelle vom äußeren Ohr bis zum Innenohr.
6. Durch eine Hirnblutung können Störungen beim Sprechen und im Sprachverständnis entstehen. Welche Verbindung besteht zwischen diesen Symptomen und dem Hörvorgang?
7. Welcher Nerv verbindet die Rezeptoren des vestibulären Systems mit dem Gehirn?
8. Zeichnen Sie eine Zunge und markieren Sie an den entsprechenden Stellen die typischen Geschmacksempfindungen.
9. Erklären Sie das Phänomen, daß ein Patient etwas sehen kann, die Bedeutung des Gesehenen aber nicht erkennt.
10. Welche Bedeutung haben die „Assoziationsfelder" im Gehirn?

6 Motorisches System

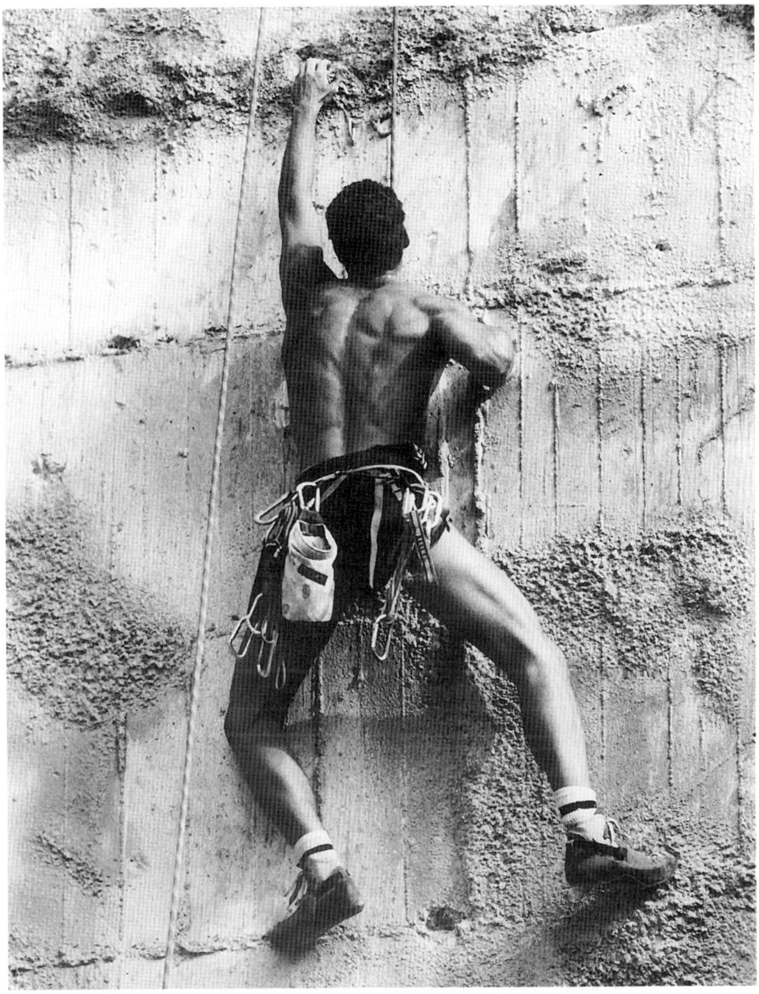

Der Organismus steht mit der Umwelt in einer Wechselwirkung. Während das sensorische System Umwelteinflüsse aufnimmt, kann der Organismus mit dem motorischen System Einfluß auf die Umwelt nehmen. Für die Wirkung des motorischen Systems steht dem Körper mit den Muskelfasern ein spezieller Zelltyp zur Verfügung. Er zeichnet sich dadurch aus, daß er seine Länge ändern und Kraft entfalten kann.

6.1 Allgemeine Motorik: Bauelemente und Grundfunktionen

Das motorische System setzt sich aus Knochen, Gelenken und Muskulatur zusammen. In den Gelenken können die Knochen durch Verkürzungen der Muskeln gegeneinander bewegt werden. Die Muskeltätigkeit steht unter der Kontrolle des Nervensystems.

6.1.1 Allgemeine Motorik: Knochen

Knochenaufbau

Die Knochen des Körpers zeigen recht unterschiedliche, für jede Region charakteristische Form und Größe. Der Aufbau von Knochen wird am Beispiel eines **Röhrenknochens**, wie er vor allem in den Extremitäten vorkommt, erläutert (Abb. 6-1):

Ein Röhrenknochen besteht aus dem Schaft (**Diaphyse**) und zwei verdickten Endstücken (Epiphysen). Das rumpfnahe Endstück heißt **proximale**, das rumpfferne **distale Epiphyse**. Die Diaphyse ist hohl. Sie besteht aus einem zylindrischen Mantel mit kompakter Knochensubstanz (Compacta, Corticalis) und einer von diesem Knochenmantel umschlossenen Markhöhle, die mit Knochenmark ausgefüllt ist. Zu den Epiphysen hin sowie innerhalb der Epiphysen ist das Innere

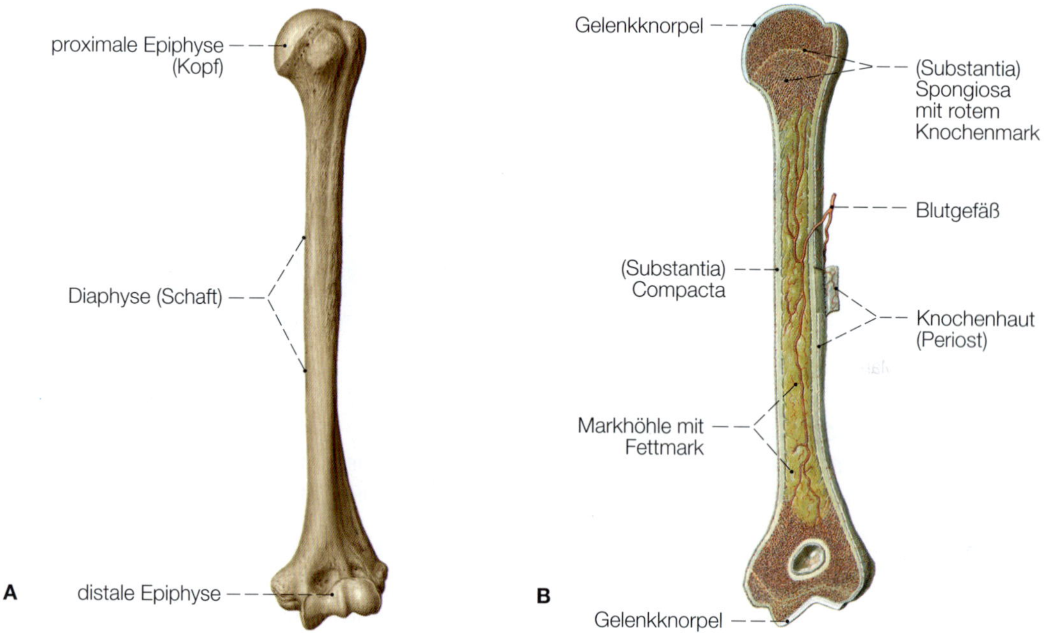

Abb. 6-1 Bau eines Röhrenknochens (linkes Oberarmbein, Humerus).
A: Ansicht von vorn ohne Knochenhaut.
B: Längsschnitt mit Knochenhaut, Gelenkknorpel und Knochenmark.

des Röhrenknochens von einem Geflecht feinster Knochenbälkchen (**Spongiosa**) erfüllt, in deren Spalten sich ebenfalls Knochenmark befindet. Die Anordnung oder Architektur der Knochenbälkchen verläuft entsprechend den Belastungsverhältnissen, entspricht also der Zug- und Druckbeanspruchung. Typisches Beispiel für diese Spongiosaarchitektur bieten Kopf (proximale Epiphyse) und Hals des Oberschenkelknochens, auf dem die ganze Last des Rumpfes ruht (Abb. 6-2). Bei veränderter Druck- oder Zugbelastung werden die Knochenbälkchen bedarfsgerecht umgebaut. Die Epiphysen tragen einen knorpeligen Überzug, den **Gelenkknorpel**. Außerhalb der Gelenkflächen ist der ganze Knochen von der Knochenhaut (**Periost**) überzogen (Abb. 6-1, 6-2). Das Periost ist mit der Knochensubstanz durch Fasern verbunden. Mit seinen Blutgefäßen ernährt es die Knochen. Das Periost hat durch seine Möglichkeit, Knochen zu bilden, einen wesentlichen Anteil am Wachstum und auch am Heilen von knöchernen Verletzungen. Die kurzen und die platten Knochen haben keine Markhöhle wie die Röhrenknochen. Unter einer kompakten Außenschicht (Rinde, Corticalis) liegt ein dichtes Maschennetz von

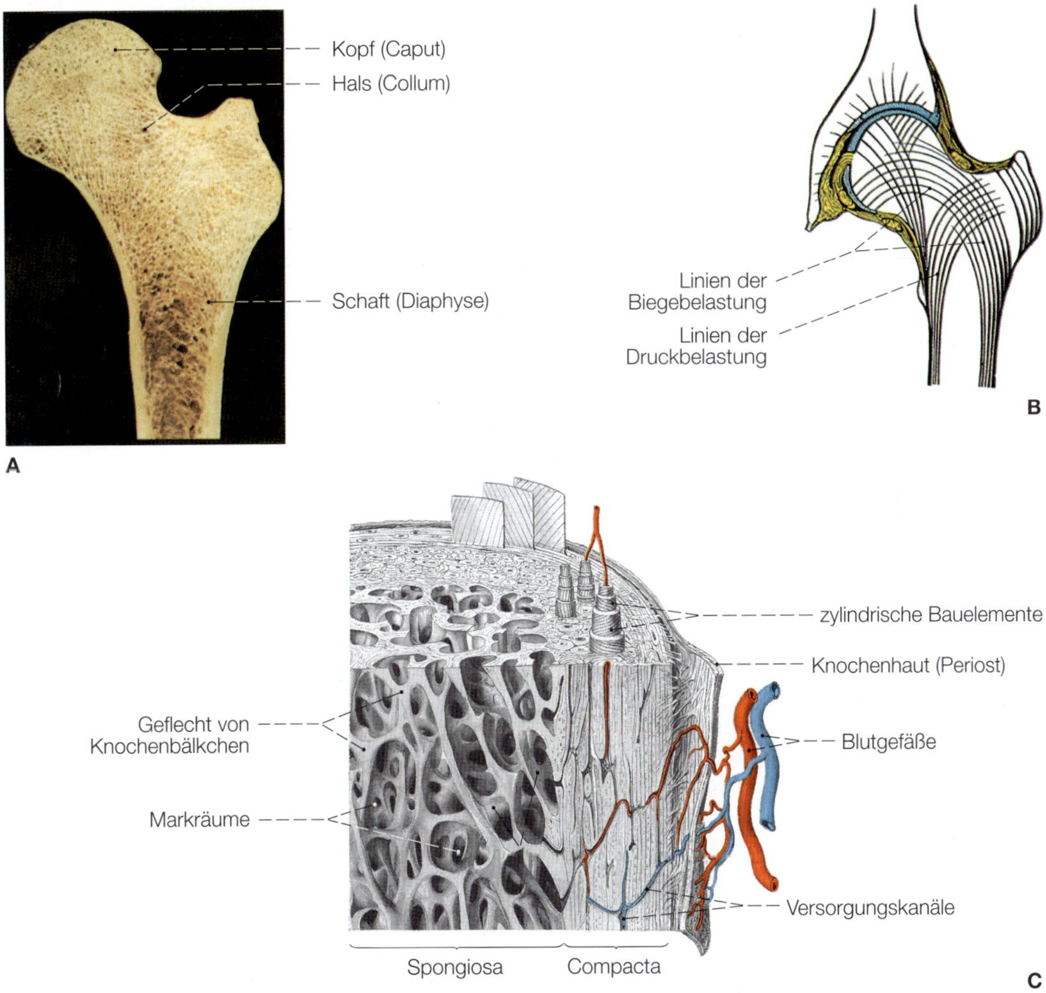

Abb. 6-2 Innere Struktur von Knochen.
A: Anordnung der Knochenbälkchen in der Spongiosa von Kopf- und Halsbereich des Oberschenkelknochens.
B: Linien der Biege- und Druckbelastung im Kopf und Halsbereich des Oberschenkelknochens entsprechen dem Verlauf der Spongiosabälkchen in A.
C: Compacta und Spongiosa bei Lupenvergrößerung. Compacta aus zylindrischen Bauelementen, die in Längsrichtung des Knochens verlaufen und zentrale Versorgungskanälchen mit Blutgefäßen besitzen. Spongiosa mit grobmaschigem Geflecht aus Knochenbälkchen.

Knochenbälkchen (z.B. Brustbein). Das **rote Knochenmark**, das sich beim Kleinkind in allen Knochen befindet, kommt beim Erwachsenen nur in platten und kurzen Knochen sowie in den Epiphysen der Röhrenknochen vor. Es ist fähig, Blutkörperchen zu bilden. **Gelbes Knochenmark** (Fettmark) füllt die Diaphysen von Röhrenknochen aus (☞ Abb. 11-3).

Der Knochen ist nach dem Zahnbein das härteste und festeste Gewebe, ist aber dennoch elastisch. Er ist wasserarm, enthält eingelagert in die Grundsubstanz Calcium, Magnesium (als Phosphate) und andere anorganische Salze, die gewissermaßen das Gerüst des Knochens darstellen. Die organischen Elemente sind durch die Knochenzellen und die von ihnen gebildete Grundsubstanz vertreten (☞ Kap. 3 „Zellen und Gewebe").

Die knochenbildenden Zellen nennt man **Osteoblasten**, von Knochensubstanz umgebene Zellen **Osteozyten** und knochenabbauende Zellen **Osteoklasten**. Knochenabbauende und knochenaufbauende Zellen sorgen dafür, daß Knochen permanent umgebaut wird; normalerweise halten sich diese Vorgänge beim Erwachsenen die Waage. Bei einigen Erkrankungen, bei Minderbeanspruchung, bei Frauen nach der Hormonumstellung (Menopause) oder im höheren Alter können Abbauvorgänge überwiegen, wodurch sich die Knochenbruchgefahr erhöht (Osteoporose).

Entwicklung und Wachstum des Knochens

Im Laufe der Embryonalentwicklung werden fast alle Knochen zunächst knorpelig vorgebildet (**Knorpelstadium**; Abb. 6-3). Danach wandelt sich dieses knorpelige Skelett (mit Ausnahme der gelenkbildenden Oberflächen, die zum **Gelenkknorpel** werden) in ein knöchernes Skelett um. Diese Verknöcherung ist bei der Geburt bereits im Gange und endet erst mit dem Abschluß des Körperwachstums.

Bei der **Verknöcherung** (Abb. 6-3) bildet sich zunächst um den Schaftbereich des knorpeligen Skelettstücks eine röhrenförmige Knochenmanschette wachsender Dicke (perichondrale Verknöcherung). Weiter erfolgt auch innerhalb der knorpeligen Anlage eine Verknöcherung (enchondrale Verknöcherung) unter Ersatz von bestehendem Knorpelgewebe. Die Diaphysen verknöchern zuerst, danach die Epiphysen, in denen sich zentrale Knochenkerne bilden. Das Längenwachstum des Knochens vollzieht sich im Grenzbereich zwischen Diaphyse und Epiphyse (Abb. 6-3). Hier finden sich beim heranwachsenden Knochen schmale Scheiben aus Knorpelgewebe, die Wachstumsfugen oder Epiphysenfugen. In diesen entsteht auf der Epiphysenseite während der Wachstumsperiode durch lebhafte Zellteilung stets neues Knorpelgewebe. Auf der Diaphysenseite wird der frisch gebildete Knorpel fortlaufend abgebaut und durch Knochengewebe ersetzt. Die Knorpelzellen der Epiphysenfuge bleiben bis zum Abschluß des Wachstums teilungsfähig. Indem die Knorpelplatte mit ihren neugebildeten Zellagen gewissermaßen die Epiphysen immer weiter hinausschiebt, verlängert sie damit den Knochen. Das **Dickenwachstum** erfolgt durch das Periost. Es bildet durch Anlagerung von außen immer neue Knochenschichten. Zugleich löst sich von innen der schon gebildete Knochen von der Markhöhle her auf, so daß mit dem Dickenwachstum des Knochens auch der Markhöhlenraum vergrößert wird.

Die verschiedenen Stadien der Knochenentwicklung laufen nicht gleichzeitig im gesamten Skelett ab. Vielmehr gibt es für einzelne Knochen bzw. Regionen ein jeweils charakteristisches zeitliches Muster, z.B. bei der Bildung von Knochenkernen in den Epiphysen der langen Röhrenknochen und in den kurzen Knochen oder bei der Verknöcherung der Wachstumsfugen. Auf diese Weise läßt sich z.B. auf einem Röntgenbild der Hand das Skelettalter eines Kindes oder eine Wachstumsverzögerung bestimmen (vgl. Abb. 6-33, 6-34).

Der harmonische Ablauf von Knochenentwicklung und Wachstum wird von einer Reihe von **Hormonen** gesteuert. Insbesondere sind das Somatotropin des Hypophysenvorderlappens, die Geschlechtshormone oder die Schilddrüsenhormone zu nennen. Werden zu wenig oder zu viel von diesen Wirkstoffen gebildet, so kann dies das Wachstum erheblich stören. Die Frau erreicht ihre Endgröße etwa mit 18 bis 20, der Mann mit 20 bis 22 Jahren.

Die langen Röhrenknochen der Gliedmaßen sind besonders bruchgefährdet. Bei einem Knochenbruch (**Fraktur**) kann es sich um einen Querbruch, Längsbruch, Einbruch oder Splitterbruch handeln. Die Bruchenden müssen vom Arzt in die richtige Lage zuein-

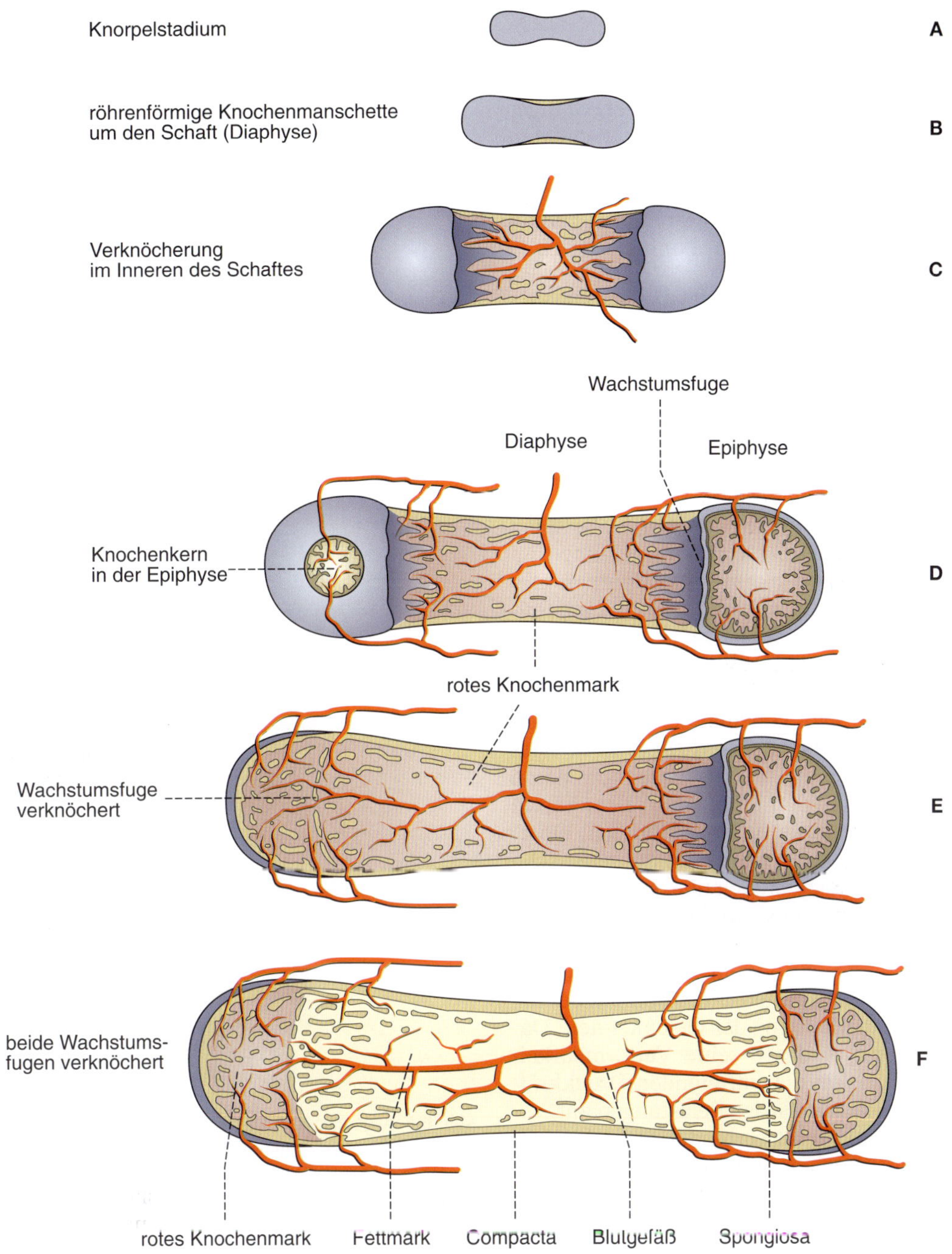

Abb. 6-3 Stadien der Entwicklung und des Wachstums von Röhrenknochen.
A bis C: Knorpelstadium und Verknöcherung im Schaftbereich.
D bis F: Verknöcherung der Epiphysen sowie Entstehung und Verknöcherung der Wachstumsfugen.

ander zurückgebracht (reponiert) und ruhiggestellt (fixiert) werden, z.B. mit Gips. Unter diesen Bedingungen bildet sich neues Knochengewebe (**Kallusbildung**) und verbindet die Bruchenden miteinander. Der Heilungsprozeß läßt sich durch eine Verschraubung der Knochenfragmente (Osteosynthese) beschleunigen. Bei Verletzung der Epiphysenfuge ist das Längenwachstum des Knochens gefährdet.

6.1.2 Allgemeine Motorik: Gelenke

Die einzelnen Knochen des Skeletts stehen untereinander in einer mehr oder weniger beweglichen Verbindung. Wir unterscheiden Haften oder Fugen von echten Gelenken.

Haften sind Verbindungen mit geringer oder fehlender Bewegungsfreiheit. Haften zwischen zwei Knochen können bestehen aus:

- **Bindegewebe** (Bandhaft); Beispiel: Nähte (Suturen) zwischen den Schädelknochen oder die Einzapfung der Zahnwurzel im Zahnfach.
- **Knorpelgewebe** (Knorpelhaft); Beispiel: die Schambeinfuge zwischen beiden Schambeinen oder Zwischenwirbelscheiben zwischen den Wirbelkörpern.
- **Knochengewebe** (Knochenhaft); Beispiel: die Verknöcherung von Knorpelhaften im Laufe der Entwicklung wie Epiphysenfugen oder das Kreuzbein, das aus fünf Einzelwirbeln entsteht.

Echte Gelenke sind bewegliche Verbindungen, bei denen die benachbarten Knochen durch einen Spalt voneinander getrennt bleiben und sich nur berühren (Abb. 6-4). Dies gewährleistet eine hohe Beweglichkeit, deren Ausmaß durch den Bau der Gelenkkapsel und die Form der gelenkbildenden Oberflächen festgelegt wird. Charakteristische Bauelemente echter Gelenke sind: Gelenkknorpel, Gelenkkapsel und Gelenkbänder.

- **Gelenkknorpel** überzieht die Knochenenden. Der Knorpelüberzug vermindert durch seine spiegelglatte Oberfläche die auftretende Reibung der Gelenkenden. Dazu verteilt er durch seine Verformbarkeit und Elastizität die auftretenden Druckkräfte und fängt stoßartige Belastungen auf.
- Die **Gelenkkapsel** verbindet die gelenkbildenden Knochen und schließt die Gelenkhöhle nach außen ab. Die innere Schicht der Gelenkkapsel, die Synovialmembran, sondert eine eiweißhaltige, durchsichtige Flüssigkeit (Gelenkschmiere, Synovia) zum besseren Gleiten der Gelenkflächen ab. Die Gelenkschmiere ist auch für die Ernährung des Gelenkknorpels wichtig. Die äußere Schicht der Gelenkkapsel besteht aus straffem Bindegewebe.
- **Gelenkbänder** aus sehnenartigem Bindegewebe (Ligamenta) verstärken die Gelenkkapsel und sind ihr außen aufgelagert. Ausmaß und Art der Bewegungen in einem Gelenk hängen von der Straffheit oder Schlaffheit der Gelenkkapsel sowie der Bänder ab. Häufig schränken Bänder den Umfang der Gelenkbewegung ein.

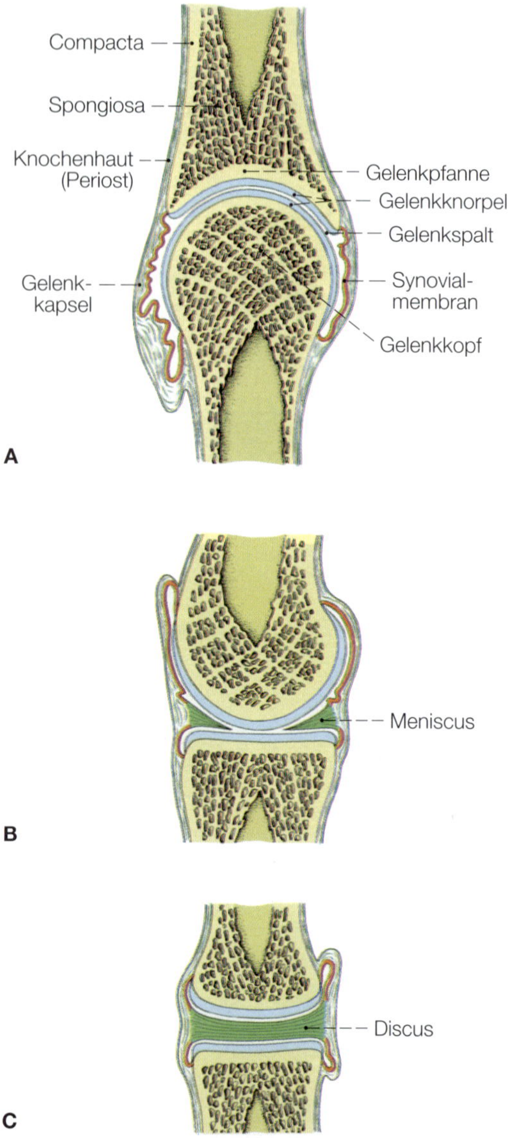

Abb. 6-4 Allgemeiner Aufbau von echten Gelenken.
A: Gelenk mit charakteristischen Bauelementen.
B: Unvollständige Unterteilung eines Gelenks durch knorpeligen Meniscus.
C: Vollständige Unterteilung eines Gelenks durch knorpeligen Discus.

In einigen Gelenken wird der Gelenkspalt durch Faserknorpel vollständig (**Discus**) oder unvollständig (**Meniscus**) unterteilt (Abb. 6-4). Disci kommen am Kiefergelenk oder am

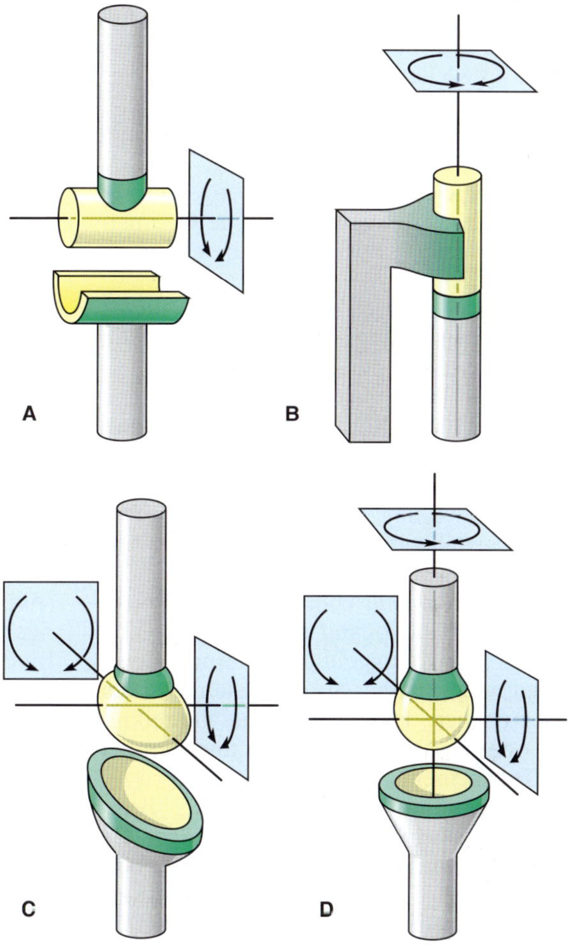

Abb. 6-5 Gelenkformen in vereinfachter Darstellung mit Bewegungsachsen und Bewegungsrichtungen (Pfeile) in den jeweiligen Bewegungsebenen.
A: Scharniergelenk.
B: Dreh- oder Radgelenk.
C: Eigelenk.
D: Kugelgelenk.

Brustbein-Schlüsselbein-Gelenk, Menisci am Kniegelenk vor.

In der Nähe von Gelenken findet man vielfach **Schleimbeutel**. Das sind mit Gelenkschmiere (Synovia) gefüllte Gewebsspalträume, die – kleinen Wasserkissen vergleichbar – Druckwirkungen auffangen und mildern. Man findet sie dort, wo Muskeln und Sehnen über Knochen reiben oder auch zwischen Haut und Knochen (an Kniescheibe oder Ellenbogen). Die sog. **Sehnenscheiden** haben eine ähnliche Funktion. Sie sind bindegewebige, flüssigkeitsgefüllte Schläuche, durch die die Sehnen, besonders an Abbiegungsstellen und Gelenken, hindurchgleiten (vgl. Abb. 6-41). Sie mindern die Reibung der Gewebe gegeneinander (z.B. Sehnenscheiden der Hand). Übergroße Beanspruchung kann zur Sehnenscheidenentzündung führen.

Die Bewegungen in einem Gelenk lassen sich schematisieren durch die Vorstellung, daß sich die Gelenkbewegung um eine oder mehrere (als ruhend gedachte) Achsen vollzieht. Dabei werden folgende Hauptbewegungen unterschieden, wobei die Bewegungsebene jeweils senkrecht zum Verlauf der Achse steht (Abb. 6-5):

Beugung	= Flexion	z.B. Beugung und Streckung im Ellenbogengelenk oder Hüftgelenk
Streckung	= Extension	
Abspreizung	= Abduktion	z.B. Abspreizen oder Anziehen in den Grundgelenken der Finger oder des Beins im Hüftgelenk
Anziehung	= Adduktion	
Drehung	= Rotation	z.B. Außen- oder Innenrotation des Arms im Schultergelenk

Bei echten Gelenken ist ein Knochenende häufig als Gelenkkopf vorgewölbt und das andere als Gelenkpfanne entsprechend vertieft.

6

Die wichtigsten Formen echter Gelenke sind (Abb. 6-5):

- **Scharniergelenke** (z.B. Ellenbogengelenk, Kniegelenk). Bewegung um eine Querachse (quer zum Knochenverlauf, einachsig; Abb. 6-5 A).
- **Dreh- oder Radgelenke** (z.B. Speiche-Ellen-Gelenk). Bewegung um Längsachse (im Knochenverlauf, einachsig; Abb. 6-5 B).
- **Eigelenke** (z.B. proximales Handgelenk, Atlas-Schädel-Gelenk). Bewegung um zwei Achsen (zweiachsig; Abb. 6-5 C).
- **Kugelgelenke** (z.B. Schultergelenk, Hüftgelenk). Bewegung um drei senkrecht aufeinanderstehende Achsen (dreiachsig; Abb. 6-5 D).

Straffe Gelenke sind echte Gelenke. Bei ihnen ist der Bandapparat so kräftig ausgebildet, daß nur geringgradige, federnde Bewegungen möglich sind. Straffe Gelenke finden sich zwischen Hand- und Fußwurzelknochen oder zwischen Kreuzbein und den beiden Darmbeinen.

Bei ungewöhnlicher mechanischer Beanspruchung sind Gelenke trotz kräftiger Gelenkkapseln und der Verstärkung durch Bänder gefährdet. Tritt z.B. beim „Umknicken" im Sprunggelenk eine Überdehnung der Gelenkkapsel auf, so spricht man von „Verstauchung" oder „Distorsion". Sie geht meist mit Zerrung und Blutung im Gelenk einher. Damit sind nicht selten Kapsel- oder Bänderrisse mit Erguß im Gelenk verbunden. Bei einer flachen Gelenkpfanne, wie beim Schultergelenk, kann der Gelenkkopf aus der Pfanne herausgedrückt werden. Man spricht dann von „Verrenkung" oder „Luxation". Eine entzündliche Gelenkerkrankung wird Arthritis, eine degenerative Arthrose genannt. Bei beiden Erkrankungen kann es zu einer Schädigung des Gelenkknorpels bis zum völligen Knorpelschwund kommen.

6.1.3 Allgemeine Motorik: Skelettmuskel

Ein Muskel besteht aus zahlreichen **Muskelfasern**, die bis zu 10 cm lang und bis zu 0,1 mm dick sein können. Jede Muskelfaser ist von einer feinen Hülle aus lockerem Bindegewebe mit Blutkapillaren umgeben. Bindegewebe gliedert auch das Innere des Muskels, indem es Muskelfasern zu Gruppen und Bündeln zusammenfaßt. Nur die Muskelfasern sind verkürzungsfähig. Daher hängt die Muskelkraft von der Zahl der sich kontrahierenden Fasern ab. Sie wächst deshalb mit der Dicke oder dem Querschnitt des Muskels an. In den Bindegewebssepten des Muskels verlaufen und verästeln sich die Blutgefäße und Nerven, die den Muskel versorgen (Abb. 6-6). Den ganzen Muskel überzieht eine gemeinsame Hülle aus straffem Bindegewebe, die **Faszie**. Faszien bilden die Grenzschicht zu benachbarten Geweben (Muskulatur, Unterhautbindegewebe). Innerhalb der Faszienhülle kann der Muskel bei der Kontraktion hin und her gleiten.

In seiner einfachsten Form zeigt der Muskel eine **spindelähnliche Gestalt** mit einem Muskelbauch, der sich zu beiden Seiten hin verjüngt und jeweils in Endsehnen übergeht (Abb. 6-6). **Sehnen** bestehen aus parallelfaserigem, Faszien aus netzartig angeordnetem Bindegewebe. Sehnen können unterschiedliche Formen haben. Oft sind sie rundlich

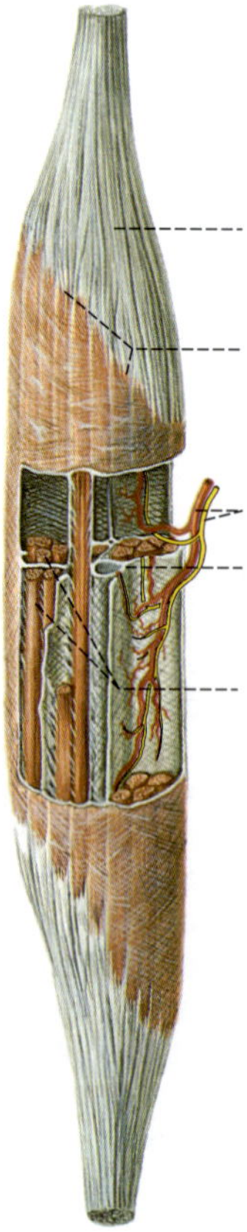

Abb. 6-6 Schema des Aufbaus eines spindelähnlichen Muskels mit bindegewebigen Hüllen und Endsehnen.

(Abb. 6-6), sie können aber auch eine sehnige Platte (Aponeurose) bilden.

Ursprung und Ansatz

Der Muskel ist dank der Verkürzungsfähigkeit seiner Fasern in der Lage, Skeletteile, zwischen denen er ausgespannt ist, einander anzunähern. Die Anheftung geschieht durch Verankerung der Sehnenfasern in den äußeren Schichten der Knochensubstanz. Die proximale Anheftungsstelle bezeichnet man meist als Ursprung, die distale als Ansatz. In der Regel wird der Knochen, an den der Muskel ansetzt, an den Skeletteil herangezogen, aus dem der Muskel entspringt. Die bewegten Teile können aber auch wechseln. So kann man z.B. den Rumpf gegen die festgestellten Beine beugen oder in Rückenlage die Beine gegen den Rumpf heben. Dabei vertauschen dann Ursprung und Ansatz funktionell ihren Ort.

Bau der Muskelfaser

Skelettmuskelfasern besitzen eine lichtmikroskopisch erkennbare Querstreifung (Abb. 6-7). Die regelmäßige Anordnung heller und dunkler Streifen beruht auf der wechselnden Folge dickerer (Myosinfilamente) und dünnerer (Actinfilamente), fadenartiger Strukturen in den sog. **Myofibrillen** (Abb. 6-7). Diese Myofibrillen sind parallel gelagert und füllen die Muskelfasern bis auf einen schmalen Randbezirk völlig aus. Alle Myofibrillen sind von einem engmaschigen Netz von Kanäl-

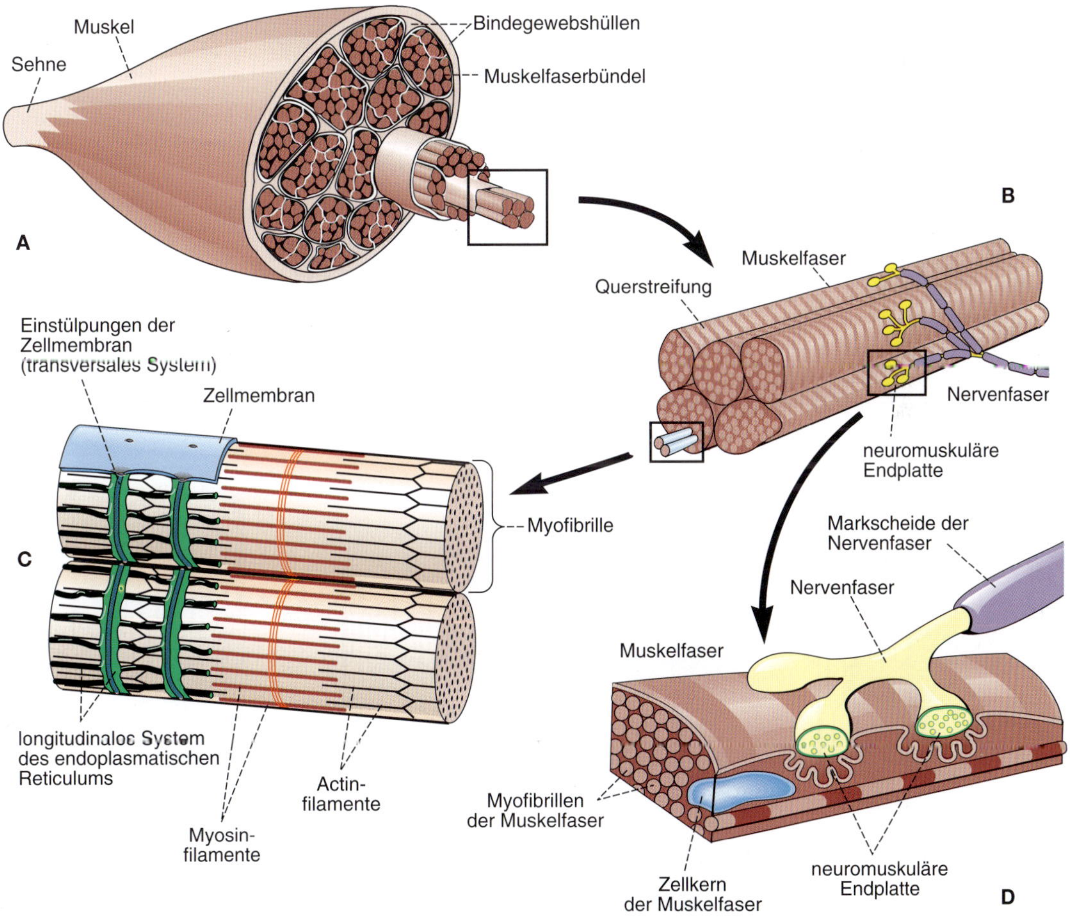

Abb. 6-7 Bauelemente der Skelettmuskulatur in verschiedenen Vergrößerungsstufen.
A: Ganzer Muskel (Querschnitt).
B: Bündel von Muskelfasern mit Nervenfaser und neuromuskulären Endplatten.
C: Abschnitte zweier Myofibrillen mit Myosin- und Actinfilamenten sowie Kanälchen des endoplasmatischen Reticulum.
D: Neuromuskuläre Endplatte.

chen des endoplasmatischen Retikulums umgeben, das sich in Längsrichtung erstreckt und daher als **longitudinales System** bezeichnet wird (Abb. 6-7). Diese Kanälchen dienen als Calciumionenspeicher. Sie befinden sich in enger Nachbarschaft zu schlauchartigen Einstülpungen der Zellmembran, die quer zum Faserverlauf angeordnet sind (**transversales System**).

Muskelfasern und Nervenzellen weisen unterschiedliche Strukturen auf. Dennoch sind auch Ähnlichkeiten festzustellen. Muskelfasern besitzen wie Nervenzellen eine Zellmembran, in der spezialisierte Kanalsysteme für verschiedene Ionen enthalten sind. Ebenso ähneln sich Nerven- und Muskelzellen hinsichtlich der intra- und extrazellulären Verteilung von Kalium- und Natriumionen.

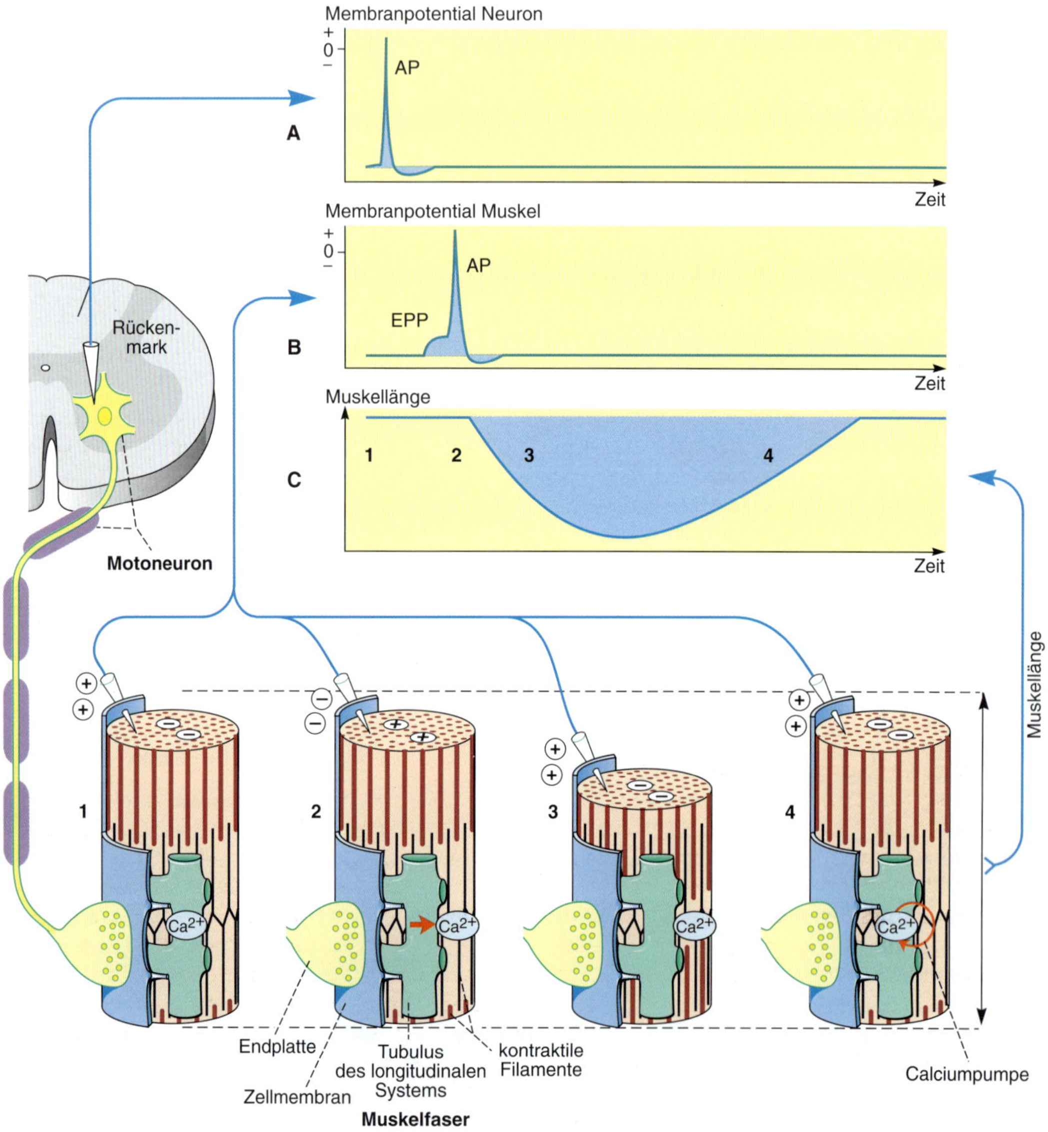

Abb. 6-8 Funktion der motorischen Einheit (Grundeinheit des motorischen Systems).
oberer Bildteil: Registrierung des Membranpotentials von Motoneuron (**A**) und Muskelfaser (**B**) sowie der Muskellänge (**C**). AP = Aktionspotential. EPP = Endplattenpotential.
unterer Bildteil: Erregungs- und Kontraktionszyklus der Muskelfaser. Zuordnung zur Registrierung der Muskellänge im oberen Bildteil durch Zahlen.

Motorische Einheit

Nervenzellen (Neurone), die mit Muskelzellen Kontakt aufnehmen, werden als **Motoneurone** bezeichnet. Ihre Fortsätze besitzen eine synapsenähnliche Endformation (Abb. 6-7 D). Sie stellt den Kontakt zwischen dem Motoneuron und der Muskelfaser her. Diese Struktur wird als **neuromuskuläre Endplatte** bezeichnet. In der Regel verzweigt sich der Fortsatz eines Motoneurons, so daß durch eine Nervenzelle zahlreiche Muskelfasern versorgt werden. Sie bilden zusammen mit dem zugehörigen Neuron die sog. motorische Einheit. Die Ausdehnung dieser **motorischen Einheiten** schwankt bei den verschiedenen Muskeln in einem weiten Bereich. Sie umfaßt bei den Arm- und Beinmuskeln zwischen 500 und 2000 Muskelfasern, bei den Augenmuskeln nur etwa 10 bis 20 Fasern. Die Zahl der zu einer motorischen Einheit gehörenden Muskelfasern ist um so kleiner, je präziser die Bewegungen des betreffenden Muskels sind.

Entsteht in einem Motoneuron ein **Aktionspotential** (Ziffer 1 in Abb. 6-8), so wird es über das zugehörige Axon bis zur neuromuskulären Endplatte fortgeleitet. Die hier einsetzenden Vorgänge sind denen vergleichbar, die bei der Entstehung von exzitatorischen postsynaptischen Potentialen ablaufen. Das in die Endformation gelangende Aktionspotential führt zur Freisetzung eines Transmitters (Überträgersubstanz) aus den Vesikeln der Endplatte. Bei diesem Transmitter handelt es sich um **Acetylcholin**. Acetylcholin bewirkt in der Muskelfaser eine Depolarisation, die ihrem Ursprungsort entsprechend **Endplattenpotential** (EPP) genannt wird (Abb. 6-8, 6-9). Endplattenpotentiale überschreiten immer die Membranschwelle und lösen damit in jedem Fall ein Aktionspotential aus.

Die Erregungsübertragung an der Muskelendplatte kann durch verschiedene Substanzen unterbunden werden. Zu diesen Stoffen gehört u.a. **Curare** (Pfeilgift der Indianer). Die Anwendung von Curare führt zu einer Amplitudenverkleinerung der Endplattenpotentiale und schließlich zum Ausfall der Aktionspotentiale in der Muskelfaser (Abb. 6-9). Damit ist der Muskel gelähmt. Stoffe vom Curaretyp werden bei operativen Eingriffen zum Herabsetzen der Muskelspannung häufig angewendet.

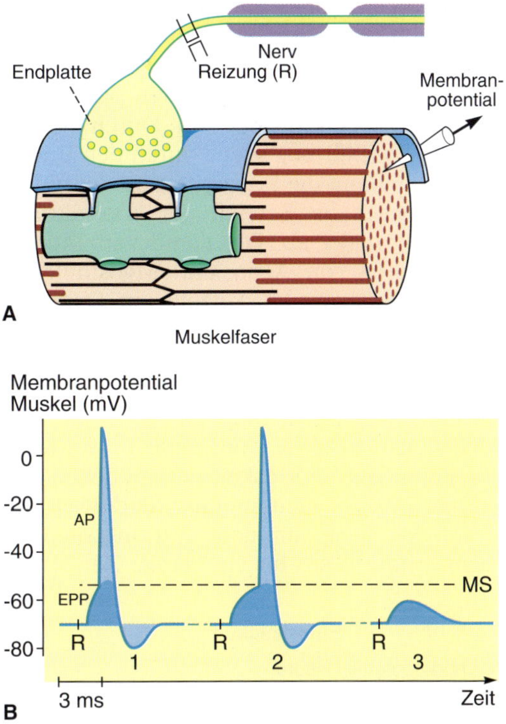

Abb. 6-9 Erregungsübertragung an der neuromuskulären Endplatte einer Skelettmuskelfaser und ihre Hemmung durch Curare.

A: Schematische Darstellung von Reizung und intrazellulärer Ableitung.

B: Intrazelluläre Ableitung des Membranpotentials einer Muskelfaser nach Reizung (R) des zuführenden motorischen Nerven entsprechend der in A dargestellten Anordnung. Das Endplattenpotential (EPP) löst bei Überschreiten der Membranschwelle (MS) ein Aktionspotential (AP) aus (1). Curare unterdrückt das EEP und führt damit zum Ausfall des AP und der Muskelkontraktion (2,3).

Die Depolarisation der Muskelfasermembran, die im Verlaufe des Aktionspotentials auftritt, führt zur Ausschüttung von **Calciumionen** aus den Kanälchen des longitudinalen Systems des endoplasmatischen Reticulums (Ziffer 2 in Abb. 6-8). Diese Calciumionen gelangen zu den kontraktilen Elementen und führen dort zu einer Aktivierung von Actin- und Myosinfilamenten, die dadurch ineinandergleiten. Damit kommt es zur **Verkürzung** der Muskelzelle (Ziffer 3 in Abb. 6-8). Die beschriebene Kopplung zwischen Erregungsvorgang und Kontraktion einer Muskelfaser wird als **elektromechanische Kopplung** bezeichnet.

Wird die Membran der Muskelfaser nicht durch ein weiteres Aktionspotential depolarisiert, so versiegt die Ausschüttung von Calciumionen aus dem longitudinalen System. Darüber hinaus werden die freien Calciumionen durch eine **Ca-Pumpe** in das longitudinale System zurücktransportiert (Kreissymbol unter Ziffer 4 in Abb. 6-8). Durch die beendete Ausschüttung sowie durch den Rücktransport nimmt die Konzentration der freien Calciumionen im Bereich der kontraktilen Elemente wieder ab. Die damit verbundene Inaktivierung von Actin und Myosin leitet das **Erschlaffen** der Muskelzelle ein. Dadurch kehrt die Muskellänge auf ihren Ausgangswert zurück. Damit ist die Abfolge von Erregung, Kontraktion und Erschlaffung bei einer einzelnen Muskelzuckung beendet.

Vergleicht man die Änderungen des Membranpotentials der Muskelfaser mit denen der Muskellänge, so stellt man fest, daß der Kontraktionsvorgang mit dem Aktionspotential beginnt und dieses für eine lange Zeit überdauert. Dadurch ist es möglich, daß sich durch nachfolgende Erregungen der Muskelfaser mehrere „Kontraktionswellen" zu einer durchgehenden Verkürzung größerer Amplitude summieren (Abb. 6-10).

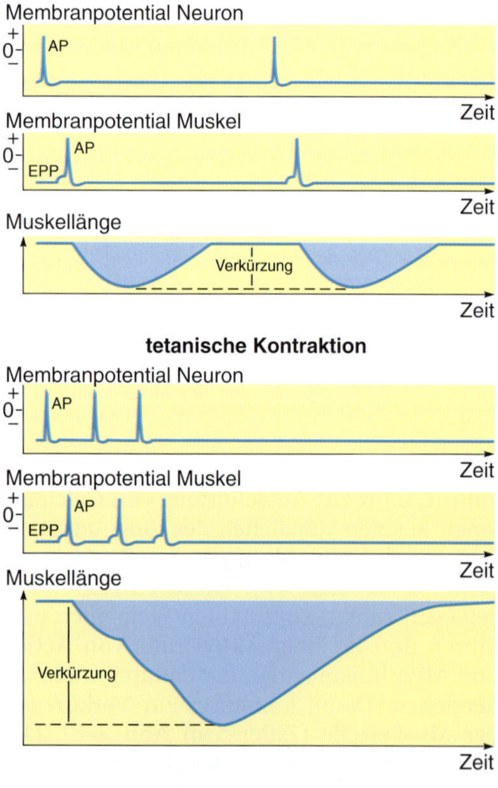

Abb. 6-10 Membranpotential von Motoneuron und Muskelfaser sowie Muskellänge bei Einzelzuckung und tetanischer Kontraktion. AP = Aktionspotential. EPP = Endplattenpotential. Bei der tetanischen Kontraktion summieren sich die Einzelzuckungen zu einer stärkeren und länger dauernden Verkürzung.

Die Aktionspotentiale der einzelnen Fasern eines Gesamtmuskels lassen sich auch mit größeren Elektroden von außen registrieren. Solche Aufzeichnungen werden als **Elektromyogramm** (EMG) bezeichnet. Ein typisches Beispiel für den Ruhe- und Kontraktionszustand eines Muskels ist in Abb. 6-11 wiedergegeben. Das EMG spielt bei der Diagnose von Muskelerkrankungen eine wesentliche Rolle.

Verminderte Beanspruchung der Muskulatur (z.B. bei längerem Krankenlager) führt über die Verkleinerung der einzelnen Muskelfasern zu einer Abnahme der Gesamtmuskelmasse (**Muskelatrophie**). Vermehrte Beanspruchung hat den umgekehrten Effekt (**Muskelhypertrophie**).

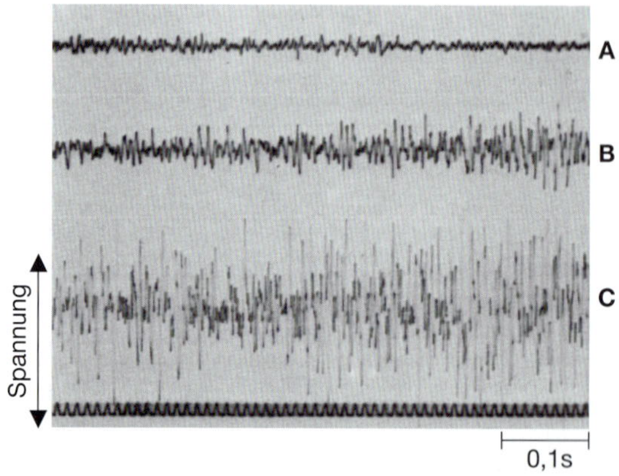

Abb. 6-11 Elektromyogramm des Menschen (elektrische Spannung). Oberflächenableitung des M. biceps des Oberarms.
A = Ruhetonus.
B = Beginn einer Innervation.
C = Maximale Kontraktion.

6.1.4 Motorisches Nervensystem

Die motorischen Nervenbahnen lassen sich in zwei Abschnitte gliedern:

- **Zentrale Nervenbahnen**, die vom Gehirn zum Rückenmark ziehen. Hierzu zählt vor allem die Pyramidenbahn, die von einer umschriebenen Windung der Hirnrinde, der vorderen Zentralwindung (Gyrus prae-

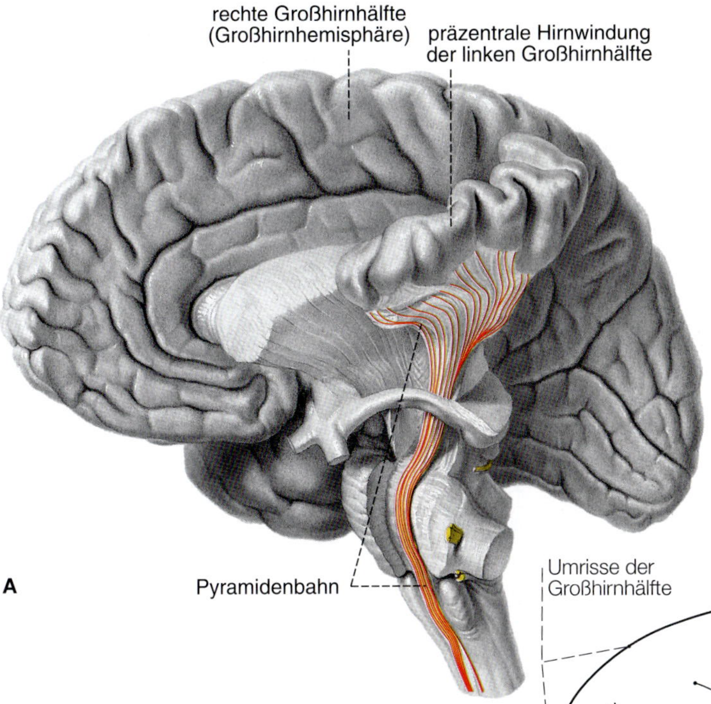

A

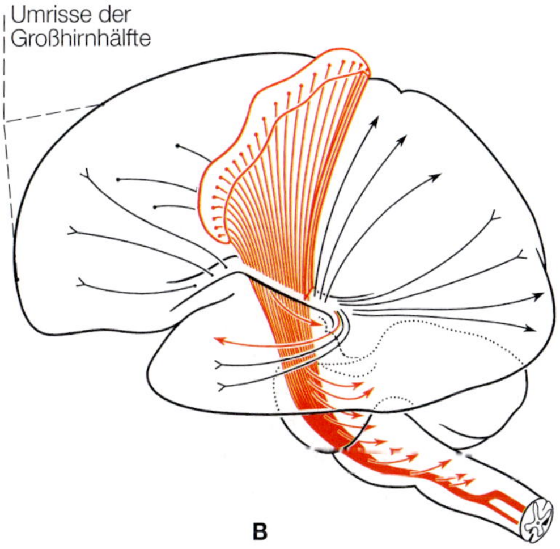

B

Abb. 6-12 Darstellung des Faserfächers der Pyramidenbahn der linken Großhirnhälfte mit zugehöriger Rindenregion und dem Verlauf der Pyramidenbahn durch den Hirnstamm abwärts.
A: Präparat mit Entfernung aller Großhirnabschnitte der linken Hälfte, die nicht zum Pyramidenbahnsystem gehören.
B: Schematische Darstellung der Pyramidenbahn.

centralis), durch den Hirnstamm zur Vordersäule des Rückenmarks der Gegenseite zieht (Abb. 6-12).
- **Periphere Nervenbahnen**, die mit Nervenzellen an der Vordersäule beginnen, das Rückenmark verlassen und mit peripheren Nerven zur quergestreiften Skelettmuskulatur ziehen (Abb. 6-13).

Die ventralen Äste der Rückenmarksnerven verlaufen teilweise einzeln zu ihrem Innervationsgebiet. Dies gilt vor allem für den Brustbereich mit seinen Zwischenrippennerven. Im Halsbereich sowie im Lenden- und Kreuzbeinbereich bilden die ventralen Äste dagegen Nervengeflechte, aus denen vor allem die langen Nerven für die Versorgung der Gliedmaßen hervorgehen. Die einzelnen Nervengeflechte sind:

- **Halsgeflecht** (Plexus cervicalis) für den Hals
- **Armgeflecht** (Plexus brachialis) für den Arm
- **Lendengeflecht** (Plexus lumbalis) sowie **Kreuzbeingeflecht** (Plexus sacralis) für Bauchwand (teilweise) und Bein.

6.2 Spezielle Motorik: Bewegungsapparat

Der Bewegungsapparat des Körpers (Knochen, Bänder, Gelenke und Muskulatur) gliedert sich nach den Körperregionen: Kopf, Hals, Rumpf, obere und untere Extremitäten. In Abhängigkeit von der Hauptfunktion der Körperteile sind die jeweiligen Muskelgruppen unterschiedlich gestaltet. Die versorgenden Nerven und Blutgefäße erreichen die Muskeln über typische Gefäß-Nervenstraßen.

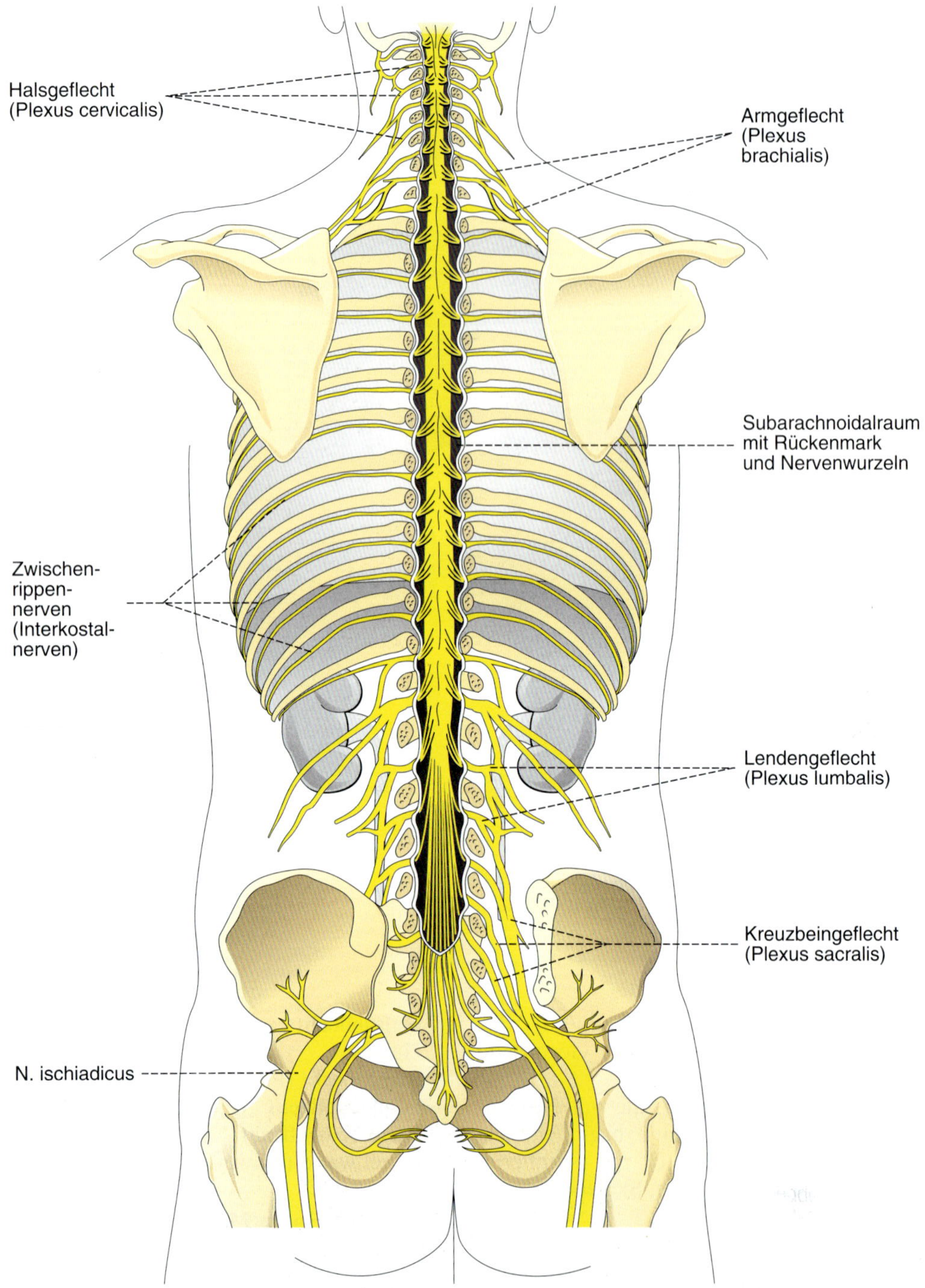

Abb. 6-13 Rückenmark im eröffneten Wirbelkanal mit seitlich austretenden Spinalnerven. Diese Spinalnerven bilden im Halsbereich sowie im Lenden-Kreuzbein-Bereich Nervengeflechte. Hintere Abschnitte des knöchernen Beckens sind teilweise entfernt (Ansicht von hinten).

Bei der Erarbeitung der im folgenden beschriebenen Strukturen und Funktionen ist es grundsätzlich sinnvoll, das Gelesene durch die Tasterfahrung am eigenen Körper zu ergänzen und zu bestätigen.

6.2.1 Spezielle Motorik: Kopf

Der knöcherne Schädel gliedert sich in:
- **Hirnschädel**, dessen Knochen die Schädelhöhle umfassen,
- **Gesichtsschädel** mit Augenhöhle, Nasenhöhle, Mundhöhle sowie Paukenhöhle (Abb. 6-14, 6-15).

Hirnschädel und Gesichtsschädel bestehen aus zahlreichen einzelnen Knochen unterschiedlicher Größe und Form, die räumlich sehr kompliziert ineinandergefügt sind.

Hirnschädel

Der Hirnschädel besteht aus dem **Stirnbein** (Os frontale), dem **Scheitelbein** (Os parietale), dem **Schläfenbein** (Os temporale), dem **Hinterhauptsbein** (Os occipitale) und dem **Keilbein** (Os sphenoidale). Schläfenbein und Scheitelbein sind paarig, die übrigen unpaarig vorhanden. Die Knochen des Hirnschädels sind so zusammengefügt, daß sie einen länglichen eiförmigen Raum umfassen. Der obere Teil dieser Knochenkapsel wird als **Schädeldach** oder Schädelkalotte, der untere Teil, auf dem das Gehirn liegt, als Schädelbasis bezeichnet.

Die **Schädelbasis** gliedert sich in eine vordere, mittlere und hintere Schädelgrube.

Die **vordere Schädelgrube**, die vorwiegend von Stirnbein, Siebbein und den kleinen Keilbeinflügeln gebildet wird, nimmt die Stirnlappen des Gehirns auf.

Die **mittlere Schädelgrube** wird vorwiegend vom Schläfenbein und vom Keilbein gebildet; sie wird nach vorne vom Keilbein und nach hinten von der Schläfenbeinpyramide begrenzt. Sie nimmt die Schläfenlappen des Gehirns auf und enthält die Austrittsstellen des III. bis VI. Hirnnervenpaares.

Die **hintere Schädelgrube** wird vom Hinterhauptsbein gebildet und nach vorne von den Schläfenbeinpyramiden begrenzt. Sie nimmt das Kleinhirn, die Hinterhauptslappen und nach vorne die Brücke auf. Am Boden der

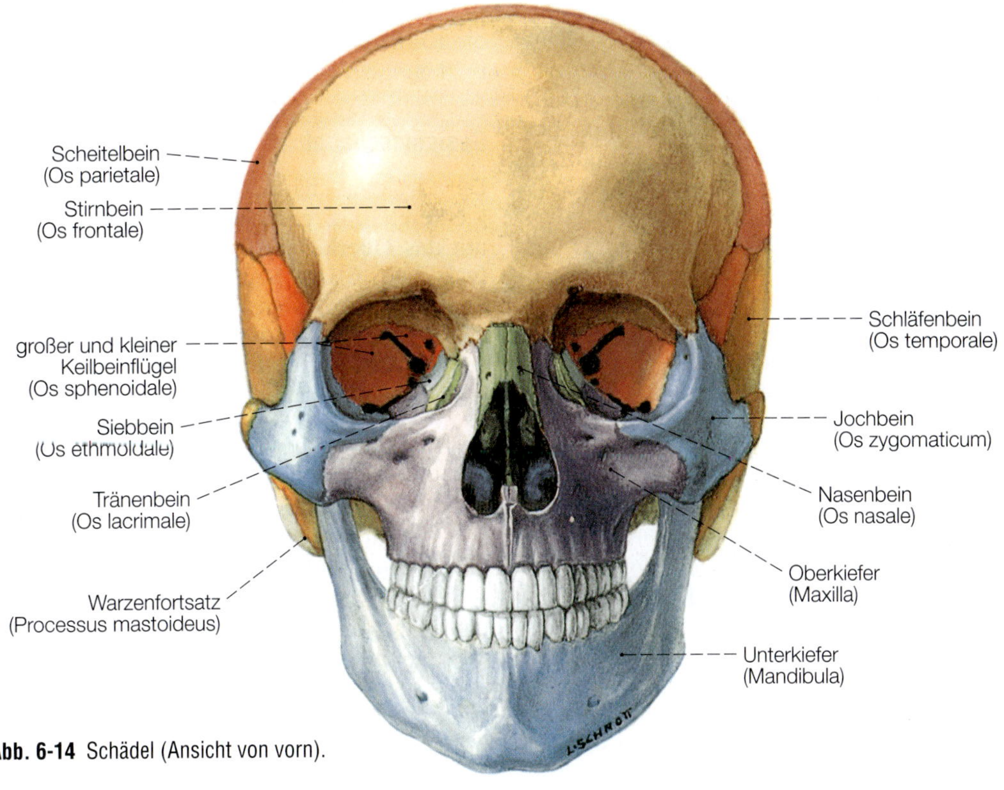

Abb. 6-14 Schädel (Ansicht von vorn).

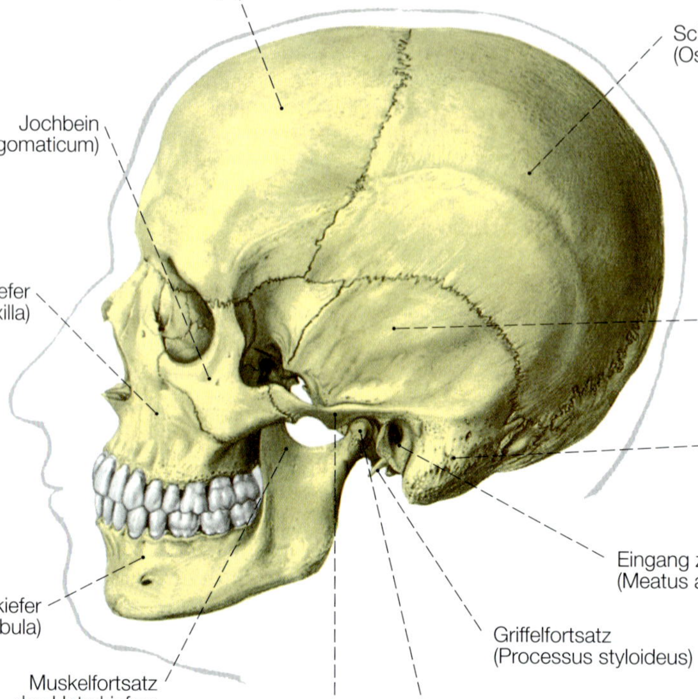

Abb. 6-15 Schädel (Seitenansicht).

hinteren Schädelgrube befindet sich das Hinterhauptsloch, durch das das verlängerte Mark aus dem Schädel austritt und in das Rückenmark übergeht. Ebenso treten der VII. bis XII. Hirnnerv durch die hintere Schädelgrube aus.

Das **Schädeldach** des Kindes besteht etwa bis zum Ende des zweiten Lebensjahres aus den noch unverwachsenen einzelnen Knochen, zwischen denen bindegewebig gedeckte Lücken, die **Fontanellen**, bzw. längliche Spalten liegen. Vorne zwischen den Stirnbeinen und den Scheitelbeinen befindet sich die große viereckige Fontanelle (oder Stirnfontanelle), zwischen den Scheitelbeinen und den Hinterhauptsbeinen liegt die kleine dreieckige Fontanelle (oder Hinterhauptsfontanelle; Abb. 6-16). Beim erwachsenen Schädel sind die Fontanellen und Spalten geschlossen, ihre Spuren nennt man **Schädelnähte**. Die Pfeilnaht (Sagittalnaht) läuft mitten über das Schädeldach von vorne nach hinten und geht dort in die Lambdanaht zwischen den Scheitelbeinen und dem Hinterhauptsbein über. Zwischen Stirnbein und Scheitelbein verläuft die Kranznaht. Die Schuppennaht grenzt das Schläfenbein vom Scheitelbein ab.

Gesichtsschädel

Der Gesichtsschädel besteht aus zahlreichen kleineren und größeren Knochen, die sich um das **Oberkieferbein** (Maxilla) gruppieren (vgl. Abb. 6-14). Sein Mittelstück (Körper) hat nach oben einen Fortsatz zum **Stirnbein**, nach den Seiten zum **Jochbein** (Os zygomaticum). Nach hinten lehnt es sich fest an die Gaumenflügelfortsätze des **Keilbeins** an. Nach vorne trägt der bogenförmig gestaltete Zahnfortsatz die Fächer zur Aufnahme der **Oberkieferzähne**. In seiner inneren Biegung liegt eine horizontal gestellte Knochenplatte, die als Teil des Gaumens das Dach der vorderen **Mundhöhle** bildet und diese nach oben gegen die **Nasenhöhle** abgrenzt. Oben biegt ein Anteil der Maxilla senkrecht nach hinten ab und bildet den vorderen Boden der **Augenhöhle**. Im Mittelstück der Maxilla bleibt eine birnenförmige Öffnung übrig, die den knöchernen Eingang zur Nase umrahmt. Der

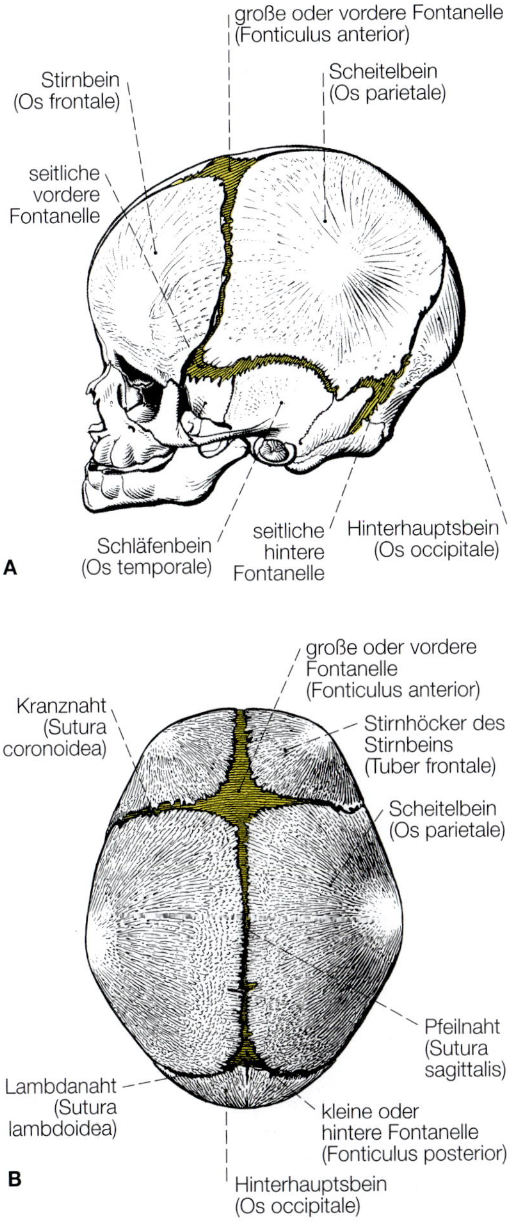

Abb. 6-16 Schädel eines neugeborenen Kindes mit Fontanellen.
A: Seitenansicht.
B: Ansicht von oben (Scheitelansicht).

Körper des Oberkieferbeins ist weitgehend hohl und enthält beiderseits die **Kieferhöhle**. Die paarig zu beiden Seiten des Nasenseptums gelegene Nasenhöhle steht mit den beiden Kieferhöhlen ebenso in Verbindung wie mit den anderen **Nasennebenhöhlen**: der Keilbeinhöhle im Keilbein, der Stirnhöhle im Stirnbein und den Siebbeinzellen im Siebbein (Os ethmoidale).

An das mittlere Gesichtsskelett des Oberkiefers lagern sich an:
- paarig das Tränenbein (Os lacrimale), das Nasenbein (Os nasale), das Jochbein (Os zygomaticum) und
- unpaarig das Gaumenbein (Os palatinum), das Siebbein (Os ethmoidale) und das Pflugscharbein (Vomer).

Diese Knochen sind teilweise von außen sichtbar, teilweise liegen sie verborgen.

Nach unten wird das Gesichtsskelett durch den **Unterkiefer** (Mandibula) vervollständigt (vgl. Abb. 6-14). Er gleicht in der Form einem Hufeisen, hat vorne den Körper und seitlich je einen aufsteigenden Ast. Der Körper trägt oben den Zahnfortsatz mit den Fächern für die **untere Zahnreihe**. Der aufsteigende Ast gabelt sich in zwei Fortsätze:
- in den hinteren Gelenkfortsatz (Processus condylaris), der in die entsprechende Pfanne des Schläfenbeins eingreift (Kiefergelenk), und
- in den vorderen Muskelfortsatz (Processus coronoideus), an dem der Schläfenmuskel bei der Kaubewegung zieht (Abb. 6-15).

Beim Vergleich des Schädels eines Erwachsenen mit dem eines Neugeborenen fallen vor allem die unterschiedlichen Proportionen von Hirn- und Gesichtsschädel auf (Abb. 6-15, 6-16). Beim Neugeborenen ist der Hirnschädel weitaus größer als der Gesichtsschädel, weil das Gehirn bei der Geburt bereits sehr weit entwickelt ist und nur noch wenig an Größe zunimmt. Hingegen ist der Gesichtsschädel – und hier vor allem der Kieferapparat mit den Zähnen – noch unterentwickelt.

Gesichtsmuskulatur

Die Muskulatur der Gesichtsregion hat mehrere Aufgaben:
- die Mimik, d.h. Darstellung von Stimmung und Gemütslage durch eine bestimmte und charakteristische Spannungsverteilung in den Muskeln des Gesichtes,
- den Kauvorgang, also Öffnung und Schließung des Mundes und Entwicklung des Kaudrucks,
- das Sichern von Mund und Augenhöhle (z.B. vor Staubpartikeln),
- das Mitwirken beim Sprechen.

Die **mimischen Muskeln** sind Hautmuskeln, die nicht der Bewegung von Gelenken dienen, sondern im Unterhautgewebe liegen und die Haut bewegen. Sie sind **zirkulär** und

6

radiär um die Lidspalten, die Nasenöffnung und den Mund angeordnet (Abb. 6-17). Obgleich es sich um quergestreifte Skelettmuskeln handelt, die willkürlich innerviert werden können, dient die Mimik in der Regel den unbewußten Ausdrucksgebärden. Durch langdauernde Stimmungslagen kommt es zu bleibenden Spuren, vor allem in der Haut. So entsteht aus der Mimik die Physiognomie (Gesichtsausdruck).

Rings um den **Mund** herum zieht der Ringmuskel des Mundes (M. orbicularis oris). Leichte Spannungsänderungen des Muskels bedingen die Mundhaltungen, z.B. die zusammengepreßten Lippen oder den leicht geöffneten Mund. Ziehen sich nur die äußeren Randpartien zusammen, so wird der Mund gespitzt. Das Heben der seitlichen Mundränder und damit einen fröhlichen Ausdruck bewirkt vorwiegend der Jochbeinmuskel (M. zygomaticus), unterstützt vom Lachmuskel (M. risorius), der seitlich an den Mundwinkeln ansetzt und den Mund breitzieht. Der Dreieckmuskel (M. depressor anguli oris) verläuft beiderseits seitlich vom Unterkiefer zu den Mundwinkeln. Er zieht diese herab und bedingt einen verdrießlichen und traurigen Mund, unterstützt durch gleichzeitige Wirkung der beiden Viereckmuskeln der Unterlippe und derjenigen der Oberlippe. Der Kinnmuskel (M. mentalis) schiebt die Unterlippe vor („Flunsch" der Kinder). Der Nasenheber (M. corrugator supercilii) erzeugt die senkrechten Hautfalten zwischen Nasenwurzeln und Augenbrauen. Den Verschluß des Auges bedingt der Ringmuskel des

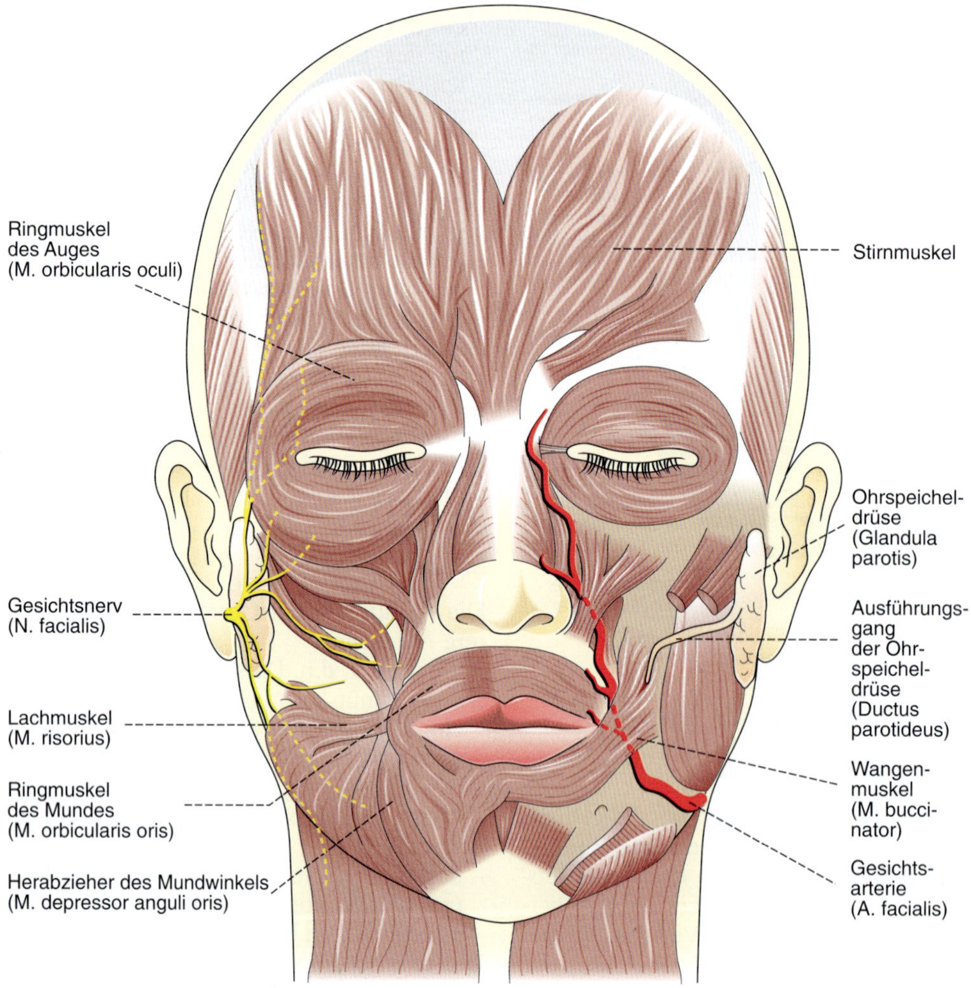

Abb. 6-17 Gesichtsmuskeln sowie Gesichtsnerv und Gesichtsarterie.
rechts: oberflächliche Schicht mit Verzweigungen des N. facialis.
links: tiefere Schicht mit A. facialis.

Auges (M. orbicularis oculi), der die Lider und die Ränder der Augenhöhle bedeckt und am inneren Augenwinkel befestigt ist. Der Stirnmuskel (Venter frontalis des M. occipitofrontalis) erzeugt die querverlaufenden Sorgenfalten der Stirn. Um das **Ohr** herum gruppieren sich einige stark zurückgebildete Bewegungsmuskeln für die Ohrmuschel. Beim Tier bewirken sie die Einstellung der Ohren auf die Schallquelle.

Alle mimischen Muskeln werden vom VII. Hirnnerven, dem N. facialis, innerviert. Bei verschiedenen Erkrankungen, besonders häufig beim Schlaganfall, ist mit dem N. facialis die mimische Muskulatur einseitig gelähmt. Die mimischen Bewegungen erscheinen dann betont asymmetrisch. Stirnrunzeln, Lid- und Lippenschluß sind auf der gelähmten Seite nicht möglich (Facialisparese). Dadurch kann die Hornhaut austrocknen und Speichel aus dem Mundwinkel fließen.

Kiefergelenk und Kaumuskulatur

Über **beidseitige Kiefergelenke** ist der Unterkiefer (Mandibula) mit der Schädelbasis verbunden (Abb. 6-18 A). Die Unterfläche der

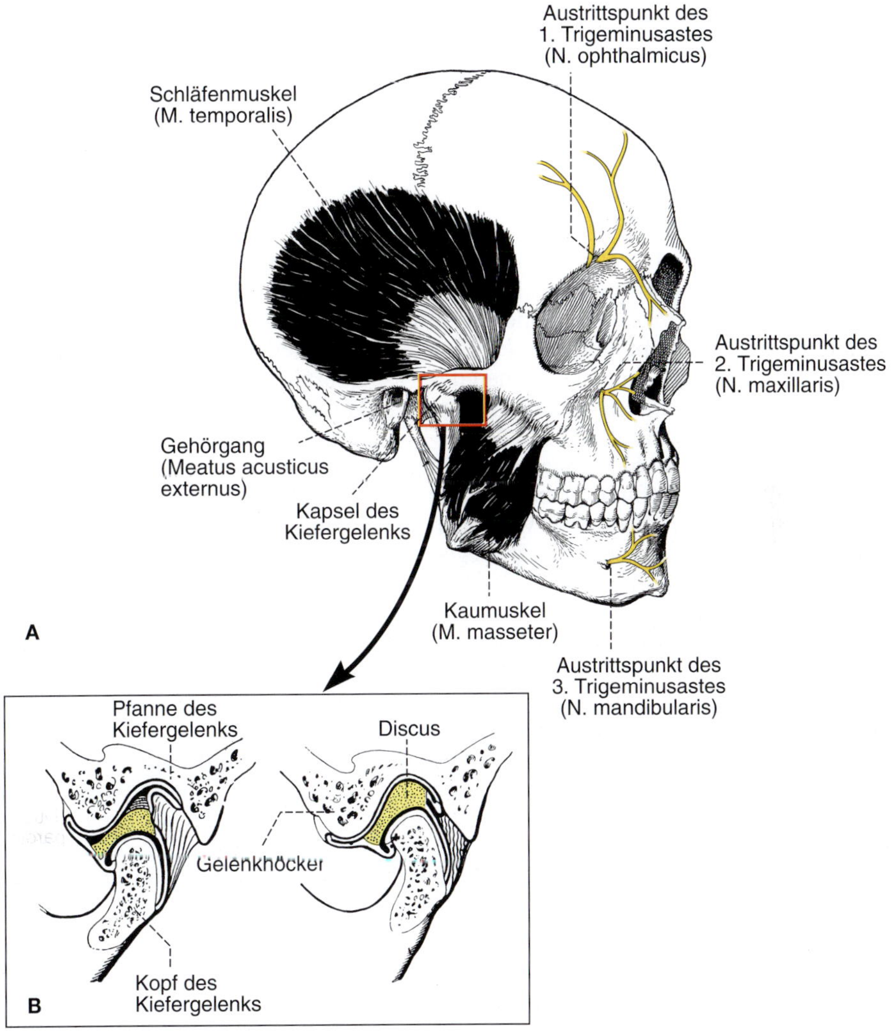

Abb. 6-18 Kaumuskulatur und Kiefergelenk

A: Oberflächlich gelegene Kaumuskeln sowie Austrittsstellen der drei Trigeminusäste aus Stirnknochen, Oberkieferknochen und Unterkieferknochen (Trigeminusdruckpunkte).

B: Sagittalschnitte durch das rechte Kiefergelenk; rechts bei Ruhehaltung, links beim Öffnen des Unterkiefers; dabei werden Gelenkkopf und Discus nach vorne gezogen.

Tab. 6-1 Kaumuskulatur

Muskeln	Funktion	Innervation
Schläfenmuskel (M. temporalis)		
Kaumuskel (M. masseter)	schließen Kiefer: „Zubeißer"	
innerer Flügelmuskel (M. pterygoideus medialis)		
äußerer Flügelmuskel (M. pterygoideus lateralis)	öffnet Kiefer und zieht Unterkiefer etwas nach vorne: „Vorwärtszieher"	Kaunerv (Ast des V. Hirnnerven, des N. trigeminus)
Schläfenmuskel (M. temporalis)	zieht (mit hinterem Anteil) Unterkiefer zurück: „Rückzieher"	
obere Zungenbeinmuskeln	öffnen Kiefer: „Öffner"	V., VII. und XII. Hirnnerv sowie Halsgeflecht

Schläfenbeinpyramide bildet jeweils eine Pfanne für den walzenförmigen Gelenkfortsatz des Unterkiefers (Processus condylaris). Zwischen Pfanne und Kopf befindet sich eine Knorpelscheibe (**Discus**), die beim Öffnen des Mundes mit dem Gelenkkopf nach vorne gezogen wird. Dadurch erhöht sich der Bewegungsspielraum dieses **Scharniergelenks**. Bei einseitiger Betätigung kommt es zu den für die Zerkleinerung der Nahrung wichtigen Mahlbewegungen (abwechselndes Bewegen im rechten und linken Kiefergelenk).

Die **Kaumuskulatur** bewegt den Unterkiefer gegen das Widerlager der Oberkiefer-Gelenkpfanne (Abb. 6-18 B, Tab. 6-1). Der Schläfenmuskel (M. temporalis) kommt vom Schläfenbein und setzt am Muskelfortsatz des Unterkiefers (Processus coronoideus) an. Der Kaumuskel (M. masseter) entspringt unten am Jochbein und zieht zum Kieferwinkel und zum aufsteigenden Unterkieferast. Er ist als viereckiger Wulst beim Menschen oft deutlich sichtbar. Weiter innen – hinter dem Unterkiefer – liegen zwei weitere Kaumuskeln, die Flügelmuskeln (M. pterygoideus medialis und lateralis).

Der beim Kauen zwischen den Zahnreihen entstehende Kaudruck ist im Mahlzahnbereich erheblich höher als im Schneidezahnbereich. Die Kaumuskulatur wird vom motorischen Anteil des V. Hirnnerven, dem **N. trigeminus**, innerviert.

6.2.2 Spezielle Motorik: Hals

Die Muskeln des Halses sind in drei Gruppen gegliedert (Abb. 6-19):

- **Oberflächliche Muskeln:**
  Trapezmuskel (M. trapezius) und Kopfwender (M. sternocleidomastoideus) zählen zur Schultergürtelmuskulatur. Beide werden vom XI. Hirnnerven, dem N. accessorius, innerviert. Der Kopfwender spannt sich – im Halsrelief sehr gut sichtbar – zwischen dem Warzenfortsatz der knöchernen Schädelbasis (hinter dem Ohr) und Brustbein sowie Schlüsselbein (Abb. 6-19). Er bildet dabei die Grenze zwischen vorderer und seitlicher Halsregion. Bei einseitiger Anspannung neigt er Kopf und Halswirbelsäule zur gleichen Seite und dreht gleichzeitig das Gesicht zur Gegenseite. Beidseitig angespannt hält er den Kopf und hebt das Gesicht. Weiterhin wird er als Atemhilfsmuskel gebraucht. Die wichtigste Aufgabe des Trapezmuskels ist das Verschieben und Drehen des Schulterblatts. Der Vorderrand des Trapezmuskels begrenzt die seitliche Halsregion.
- **Obere und untere Zungenbeinmuskeln:**
  Die oberen Zungenbeinmuskeln spannen sich vor allem zwischen Zungenbein und Unterkiefer (Abb. 6-19). Sie bilden den Mundboden (Mundbodenmuskeln) und wirken bei der Kieferöffnung sowie beim

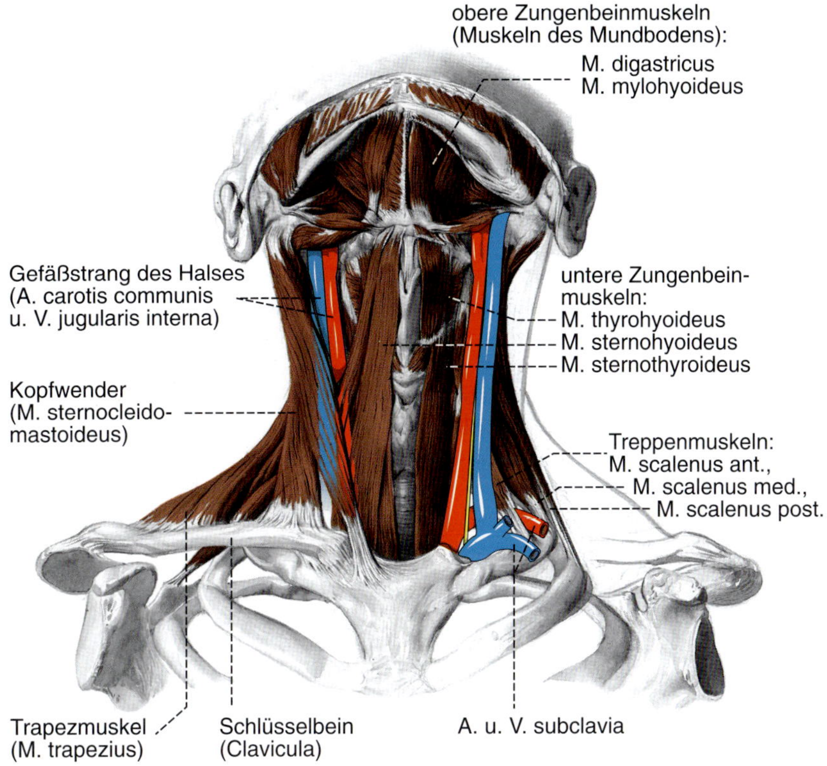

Abb. 6-19 Muskeln des Halses mit Hauptgefäßen.
rechts: oberflächliche Schicht.
links: tiefe Schicht. Schlüsselbein entfernt.

Schluckakt mit, bei dem das Zungenbein gegen den Unterkiefer angehoben wird. Für die Innervation sorgen die Hirnnerven V. und VII. Die unteren Zungenbeinmuskeln verbinden Zungenbein, Kehlkopf und Brustbein. Sie senken Zungenbein und Kehlkopf und regulieren mit den oberen Zungenbeinmuskeln gemeinsam die Lagebeziehungen zwischen Unterkiefer, Zungenbein, Kehlkopf und Luftröhre. Die Innervation erfolgt über das Halsgeflecht (vgl. Abb. 6-13).

- **Tiefe Halsmuskeln:**
  Auf der Vorderseite der Halswirbelsäule (Wirbelkörper und Querfortsätze) liegen Muskeln, die eine Beugung der Halswirbelsäule nach vorn oder eine Neigung zur Seite bewirken. Seitlich davon liegen die drei Treppenmuskeln (Mm. scalenus anterior, medius und posterior), die von den Querfortsätzen der Halswirbel zur 1. und 2. Rippe ziehen und diese anheben können (Abb. 6-19, vgl. Abb. 6-28). Mit dem Kopfwender sind sie wichtige Hilfsmuskeln bei der Einatmung (Brustatmung). Bei festgestellten Rippen neigen sie die Halswirbelsäule zur Seite.

Zwischen den Muskelgruppen des Halses bzw. ihren umhüllenden Faszien befinden sich Bindegewebsräume mit den Eingeweiden des Halses. Kehlkopf und Luftröhre mit Schilddrüse sowie Speiseröhre liegen verschieblich im Raum zwischen Zungenbeinmuskeln und tiefen Halsmuskeln (Abb. 6-19). Dieser **Eingeweideraum** des Halses geht ohne Unterbrechung in den Eingeweideraum des Brustkorbs über, der als Mittelfellraum (Mediastinum) bezeichnet wird. Seitlich von diesen Halseingeweiden verlaufen die **großen Halsgefäße** (A. carotis communis und V. jugularis interna) sowie wichtige **Nerven** (N. vagus, Grenzstrang des Sympathicus; Abb. 6-19, ☞ Abb. 12-3). Die beiden Lungenflügel ragen mit ihren kegelförmigen Lungenspitzen ebenfalls in den Eingeweideraum des Halses.

6

6.2.3 Spezielle Motorik: Rumpf

Wirbelsäule

Die Wirbelsäule, das zentrale Stützskelett des Rumpfes, besteht aus 32 bis 34 Wirbeln und den dazwischen gelegenen Zwischenwirbelscheiben (Abb. 6-20). Auf die **7 Halswirbel** (Vertebrae cervicales) folgen **12 Brustwirbel** (Vertebrae thoracicae), **5 Lendenwirbel** (Vertebrae lumbales), dann **5** zum Kreuzbein **verwachsene Kreuzbeinwirbel** (Vertebrae sacrales) und **3** bis **5** sehr kleine, ebenfalls miteinander **verwachsene Steißbeinwirbel** (Vertebrae coccygeae). Die charakteristische doppelt S-förmige Krümmung der Wirbelsäule (Abb. 6-20 C) fehlt beim Neugeborenen. Sie entwickelt sich mit der aufrechten Haltung durch die funktionelle Belastung. Beim Erwachsenen sind die Halswirbelsäule und die Lendenwirbelsäule nach vorne konvex bzw. nach hinten konkav, die Brustwirbelsäule und das Kreuzbein nach hinten konvex gekrümmt. Die nach vorne konvexe Krümmung bezeichnet man als **Lordose**, eine nach hinten konvexe Krümmung als **Kyphose**. Die menschliche Wirbelsäule zeigt also eine gewisse physiologische Lendenlordose und in Höhe der Brustwirbelsäule eine Kyphose. Seitwärtsverkrümmungen, sog. Skoliosen, verstärkte Lordosen und Kyphosen sind Abweichungen vom normalen Körper-

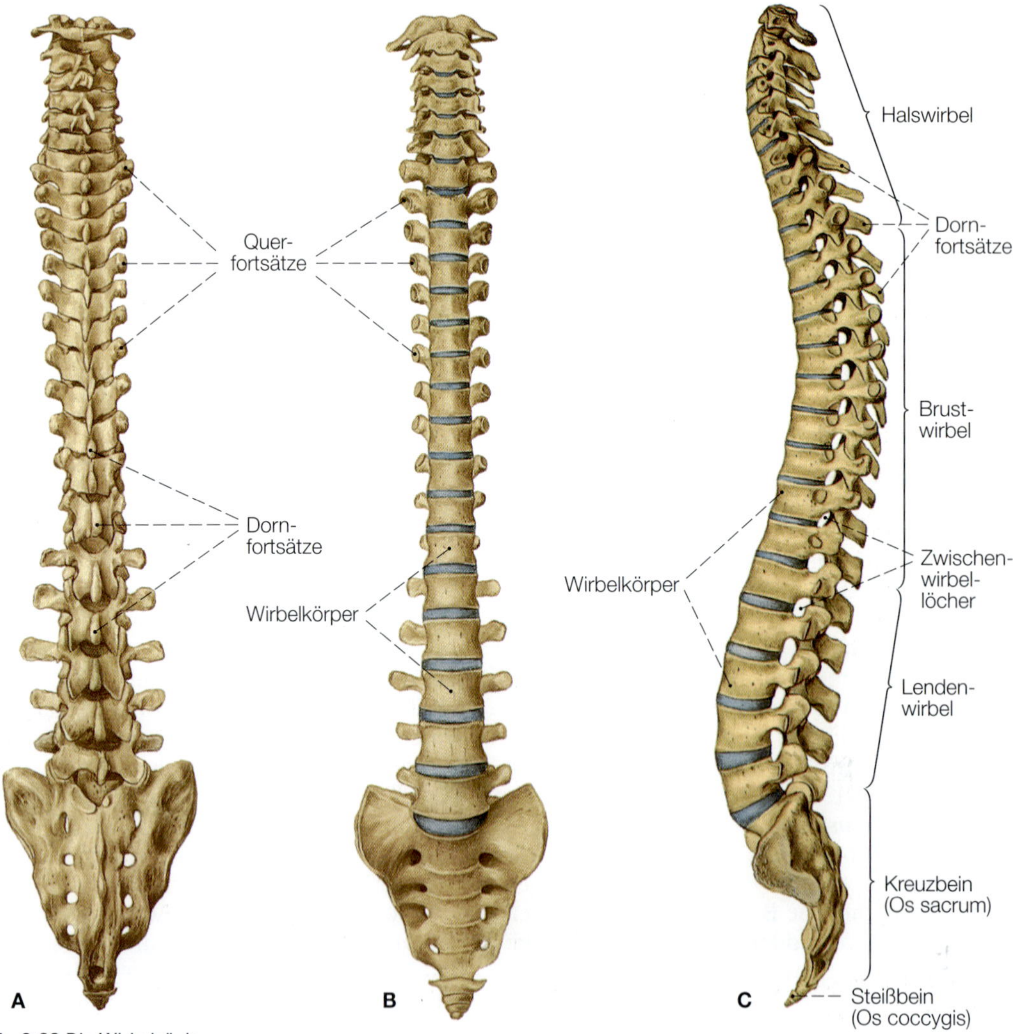

Abb. 6-20 Die Wirbelsäule.
A: Ansicht von hinten.
B: Ansicht von vorn.
C: Ansicht von der Seite mit den physiologischen Krümmungen.

bau. Derartige Verkrümmungen der Wirbelsäule sind häufig Folge von Fehlhaltungen, Muskelschwäche oder Längenunterschieden der Beine.

Die Grundform des Wirbels zeigt trotz der an den einzelnen Abschnitten der Wirbelsäule vorliegenden Abweichungen stets die folgenden Hauptteile (Abb. 6-21): Der nach

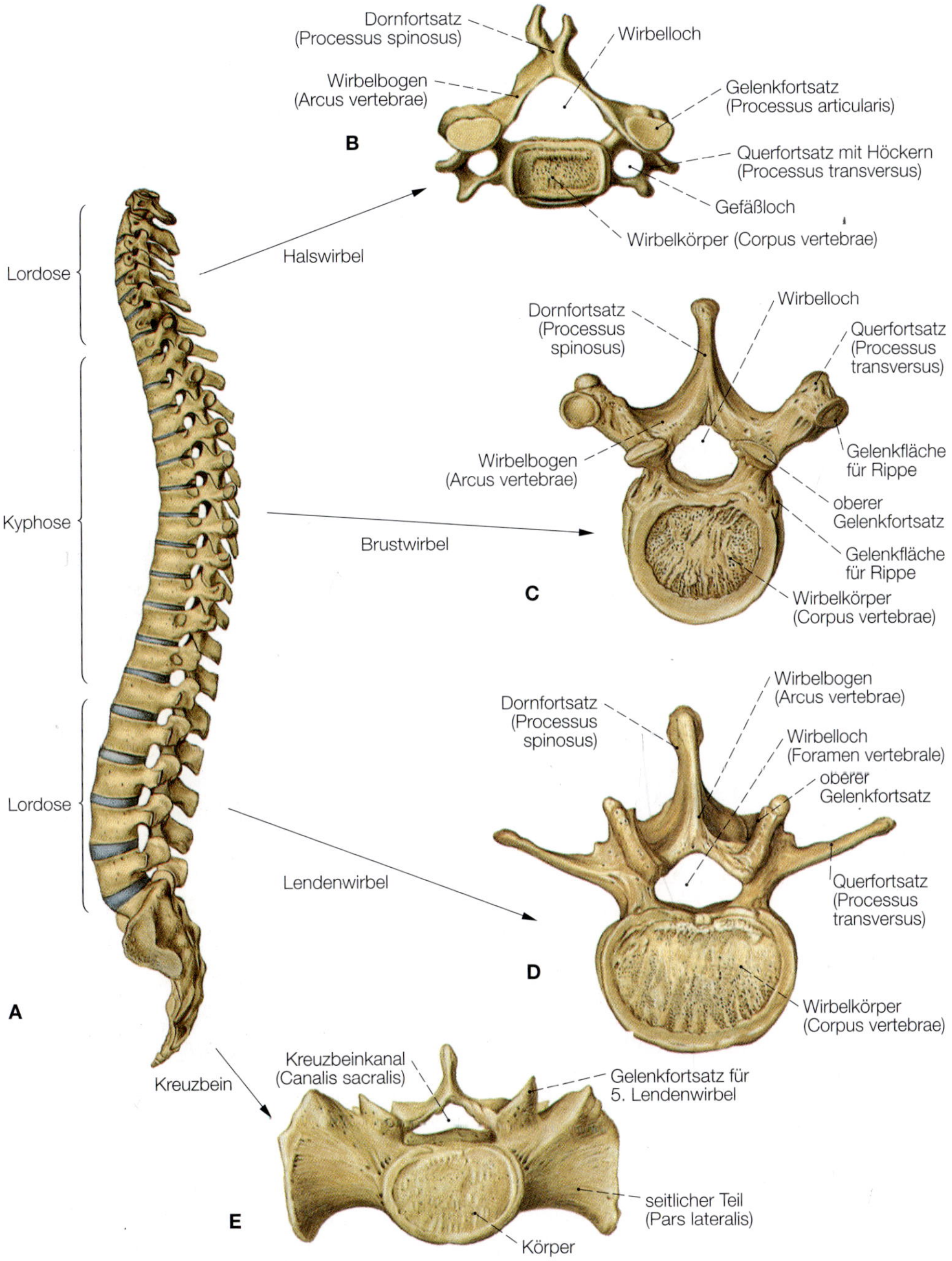

Abb. 6-21 Die Wirbelsäule in Seitenansicht **(A)** mit physiologischen Krümmungen und einzelnen Wirbeln **(B–E)** aus typischen Abschnitten der Wirbelsäule in Aufsicht.
B: Halswirbel.
C: Brustwirbel.
D: Lendenwirbel.
E: Kreuzbein.

vorne (ventral) gelegene **Körper** (Corpus) ist der kräftigste Teil des Wirbels, der einen großen Teil der Körperlast trägt. Von seiner nach hinten (dorsal) zeigenden Fläche entwickelt sich ringförmig der **Wirbelbogen**, der das **Wirbelloch** umschließt, in dem das Rückenmark liegt. Nach beiden Seiten geht je ein **Querfortsatz** (Processus transversus) ab, zur Rückenfläche ist ein **Dornfortsatz** (Processus spinosus) entwickelt. Nach oben sowie nach unten gehen vom Wirbelbogen je zwei **Gelenkfortsätze** (Processus articularis) aus. Die nach oben gerichteten (Processus articularis superior) dienen gelenkigen Verbindungen mit dem darüber gelegenen Wirbel, die nach unten gerichteten (Processus articularis inferior) mit dem darunter gelegenen Wirbel. Diese kleinen Gelenke heißen **Zwischenwirbelgelenke** (Articulatio intervertebralis). Die beschriebene Grundform des Wirbels ist an den einzelnen Abschnitten der Wirbelsäule abgewandelt.

Die Besonderheiten der einzelnen Wirbel betreffen Größe und Form des Wirbelkörpers. Er nimmt – entsprechend der Belastung – von der Hals- zur Lendenwirbelsäule an Größe zu.

Die **Halswirbel** haben kleine Körper und eine querovale Form (Abb. 6-21B). Die schwach entwickelten Querfortsätze tragen Löcher für den Durchtritt der Wirbelarterie (A. vertebralis), die für die Versorgung von Rückenmark und Gehirn sehr wichtig sind. Der Dornfortsatz ist gegabelt. Dem obersten Halswirbel (**Atlas**) fehlt der Wirbelkörper, er hat statt dessen einen vorderen und einen hinteren Bogen (Abb. 6-22). Der zweite Halswirbel, der Dreher (**Axis**), hat an der Stelle des Wirbelkörpers einen kräftigen Zahn entwickelt, der vorne in das Wirbelloch des Atlas hineingreift. Der Zahn wird durch ein starkes Querband gehalten, so daß er nicht das benachbart gelegene verlängerte Mark beschädigen kann (vgl. Abb. 6-13). Der Atlas trägt den Schädel auf seinen nach oben zeigenden ausgehöhlten (konkaven) Gelenkflächen, in die er die beiden konvexen (gewölbten) Knorren des Hinterhauptbeins aufnimmt (Abb. 6-22). Das so entstehende obere (Atlanto-Okzipital-)Gelenk gestattet Vorwärts- und Rückwärtsneigungen des Kopfes. Das untere (Atlanto-Axial-)Gelenk ist ein Drehgelenk und erlaubt eine Kopfwendung von ca. 30° nach beiden Seiten (Abb. 6-22). Der **7. Halswirbel** (Abb. 6-21) hat einen besonders langen, nicht gespaltenen Dornfortsatz (Vertebra prominens). Er ist sicht- und tastbar und bietet damit beim Untersuchen von Patienten eine deutliche Orientierungshilfe.

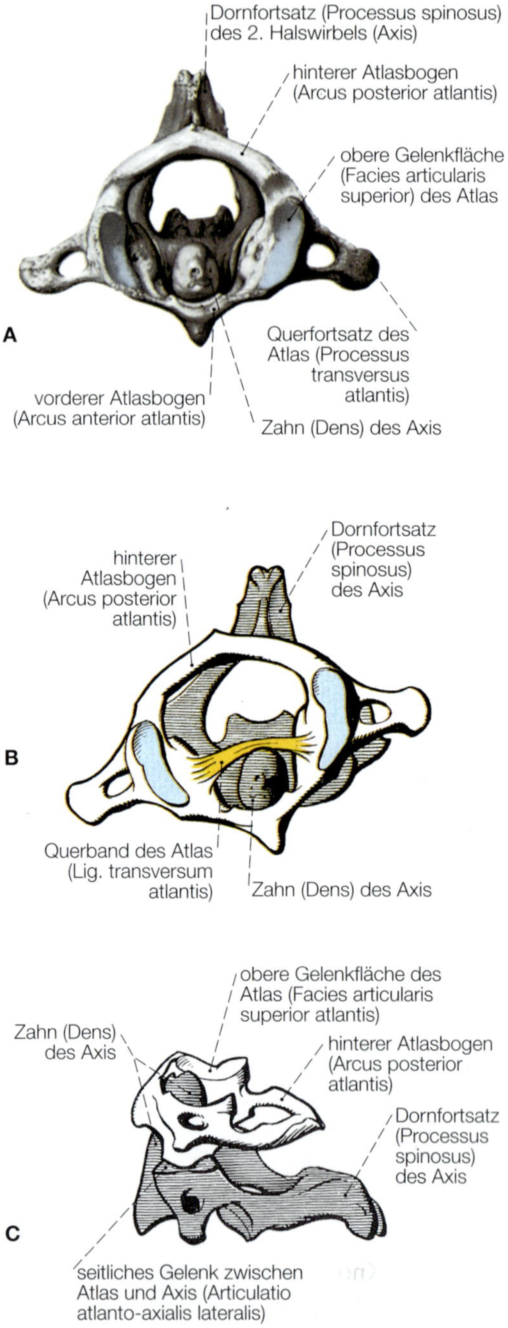

Abb. 6-22 Die beiden obersten Halswirbel, Atlas und Axis.
A: Ansicht von oben (vor Drehbewegung).
B: Ansicht von oben (nach Drehbewegung der beiden Wirbel gegeneinander um den Zahn des Axis).
C: Ansicht von der Seite.

Die **Brustwirbel** haben kartenherzförmige Wirbelkörper (vgl. Abb. 6-21). Die Dornfortsätze sind lang und verlaufen schräg abwärts, so daß sie sich dachziegelförmig überlagern. Als besonderes Merkmal tragen die Brustwirbel die Anlagerungsstellen für die gelenkige Verbindung mit den Rippen, und zwar jeweils am Körper für die Rippenköpfchen und am Querfortsatz für die Rippenhöckerchen (vgl. Abb. 6-21).

Die **Lendenwirbel** haben entsprechend der wachsenden Belastung einen sehr massiven Wirbelkörper (vgl. Abb. 6-21). Ihre Dornfortsätze stehen annähernd horizontal. Dadurch bleibt zwischen ihnen ein Spaltraum. Hier wird bei der Lumbalpunktion eine Nadel eingeführt, um Rückenmarksflüssigkeit (Liquor) zur Untersuchung zu gewinnen oder um Narkotika für eine Lumbalanästhesie zu injizieren.

Das **Kreuzbein** (Os sacrum) entsteht durch Verschmelzung von fünf Kreuzbeinwirbeln (vgl. Abb. 6-20, 6-21). Es ist etwa dreieckig, nach vorne konkav, d.h. ausgehöhlt, vertieft, und nach hinten konvex, d.h. nach außen gewölbt. Auf der ventralen Fläche liegen die Nahtstellen der Wirbelkörper, auf der dorsalen Fläche formen die zurückgebildeten Dornfortsätze einen zackig gestalteten Kamm. Darüber hinaus finden sich ventral und dorsal die Lochreihen, durch die die Äste der Rückenmarksnerven austreten. Die mächtig verdickten Seitenteile bilden Gelenkflächen, an denen sich das Kreuzbein mit den beiden Darmbeinen zum Beckenring verbindet (vgl. Abb. 6-20, 6-43). Der Kanal, der bei der Verschmelzung der Kreuzbeinwirbel entsteht, ist der **Kreuzbeinkanal**, eine Fortsetzung des Wirbelkanals. An das Kreuzbein schließt sich das **Steißbein** (Os coccygis) an, das aus drei bis fünf verkümmerten Wirbeln besteht.

Die Wirbelsäule als Ganzes ist dank ihrer Gliederstruktur eine bewegliche und doch tragfähige Knochensäule, vergleichbar mit einem federnden Stiel. Zwischenwirbelgelenke, zahlreiche Bänder und die Zwischenwirbelscheiben (**Bandscheiben**, Discus intervertebralis) verbinden die Wirbel zu einer fest zusammenhängenden, in sich versteiften Gliederkette (Abb. 6-23). Die Bandscheiben bestehen aus Faserknorpel und haben einen geschichteten Aufbau. Innen besitzen sie einen **gallertartigen**, in der Jugend weicheren **Kern** (Nucleus pulposus), außen einen festeren **Faserring** (Anulus fibrosus). Die Zwischenwirbelscheiben sind dank ihres gallertartigen Kerns verformbar. Ähnlich dem Gelenkknorpel besitzen sie keine eigenen Blutgefäße, sondern werden durch **Diffusion** ernährt. Günstig für diese Versorgung ist eine Wechseldruckbelastung. Bei aufrechter Körperhaltung (Stehen, Gehen, Sitzen) ist die Belastung der Bandscheiben so groß, daß Flüssigkeit abgepreßt wird und die Bandscheiben dadurch an Höhe verlieren. Durch den allmählichen Flüssigkeitsverlust der Bandscheiben im Laufe eines Tages verrin-

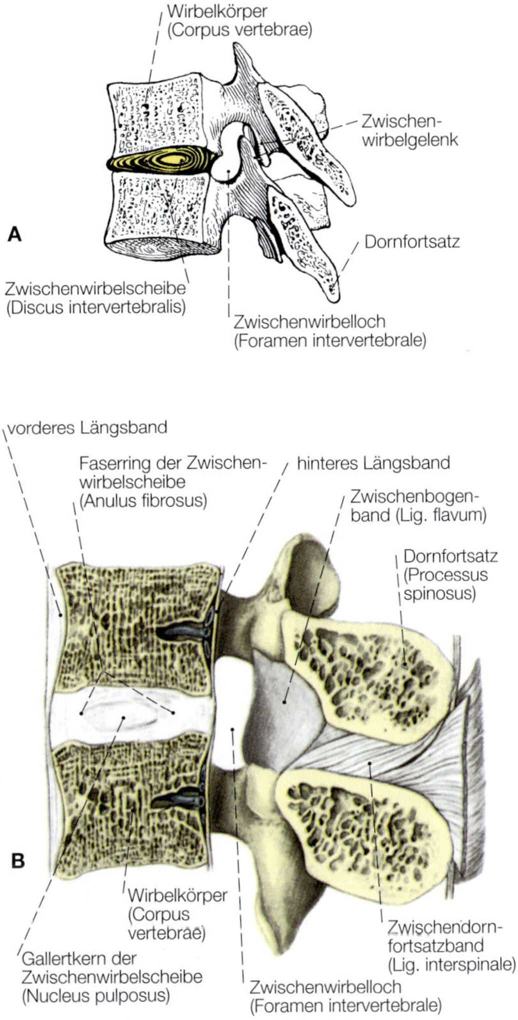

Abb. 6-23 Zwei aufeinanderfolgende Wirbel (Bewegungssegment der Wirbelsäule) in medianem Sagittalschnitt.

A: Mit Zwischenwirbelscheibe und Zwischenwirbelgelenk.

B: Mit Zwischenwirbelscheibe und Bändern.

gert sich die Körpergröße um gut 1%. Bei Druckentlastung, vor allem durch Liegen, nehmen die Bandscheiben wieder Flüssigkeit und Nährstoffe auf, sie quellen und erreichen ihre ursprüngliche Höhe. Einseitig starke Druckbelastung und geringe Erholungszeit beeinträchtigen die Stoffwechselvorgänge und führen zu Degenerationserscheinungen mit Höhenabnahme. Bei Biegungen der Wirbelsäule werden sie auf der konkaven Seite der Biegung zusammengedrückt, auf der entgegengesetzten Seite nimmt ihre Höhe zu. Bei der Rumpfbeugung verschiebt sich der Gallertkern zur konvexen Seite der Beugung. In extremen Fällen reißt der Faserring, und der Gallertkern rutscht heraus (Bandscheibenvorfall). Die dabei mögliche Kompression von Nervenwurzeln oder Rückenmark kann zu Schmerzen und Lähmungserscheinungen führen.

Die Gesamtheit der übereinanderliegenden Wirbellöcher bildet den **Wirbelkanal**. Er enthält das von Rückenmarkshäuten umgebene **Rückenmark** (vgl. Abb. 6-13). Das Rückenmark endet in Höhe des 1. bis 2. Lendenwirbels. Unterhalb davon befinden sich im Wirbelkanal die Nervenwurzeln des Lenden-Kreuzbein-Geflechts. Seitlich zwischen zwei aufeinanderfolgenden Wirbeln bleibt eine Öffnung, das Zwischenwirbelloch (Foramen intervertebrale), zum Austritt der Rückenmarksnerven (Abb. 6-23).

Die **Beweglichkeit** der einzelnen Wirbelsäulenabschnitte ist verschieden. Das hängt teils von der Gestalt, der Größe und dem Abstand der Dornfortsätze, teils von der Stellung der Zwischenwirbelgelenkflächen ab. Stehen sie sagittal, wie in der Lendenwirbelsäule, so ist eine gute Vorwärts- und Rückwärtsbewegung möglich. Umgekehrt ist bei frontal gestellten Gelenkflächen, z.B. in der Brustwirbelsäule, die Seitwärtsbewegung begünstigt.

Rückenmuskeln

Entsprechend ihren Haltungs- und Bewegungsfunktionen haben die **Rumpfmuskeln** die Aufgabe, die Wirbelsäule als Achsenskelett

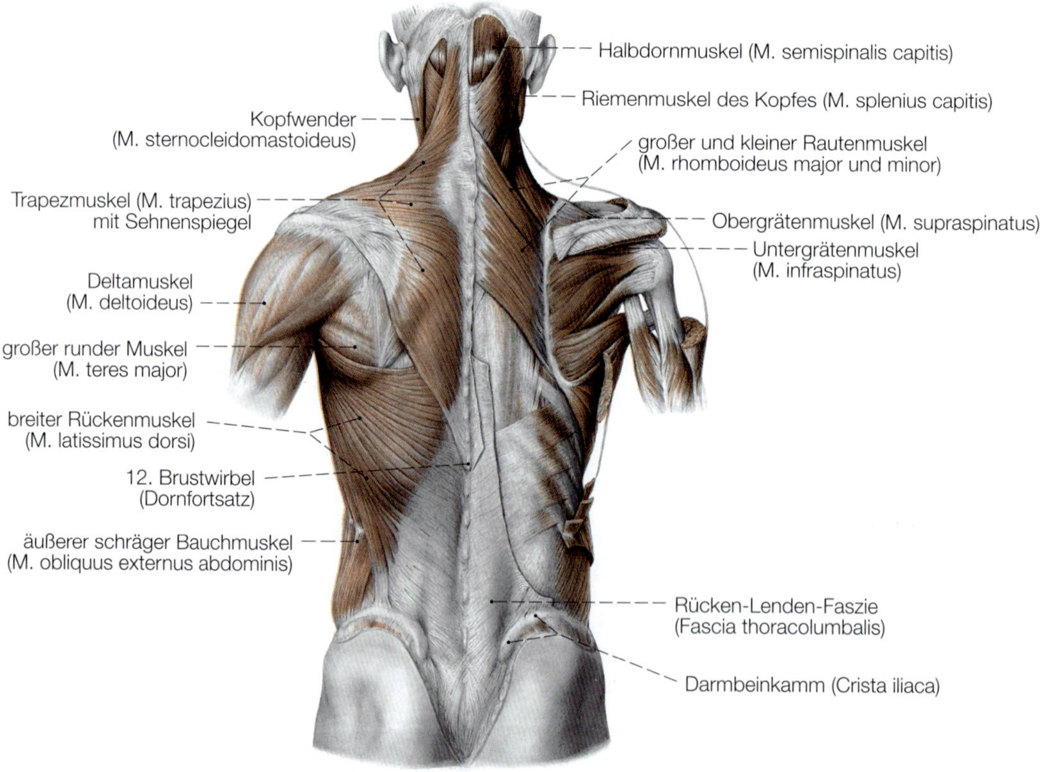

Abb. 6-24 Darstellung der Rückenmuskeln.
Linke Körperseite: oberflächlich gelegene Gliedmaßenmuskeln.
Rechte Körperseite: teilweise tiefer liegende Gliedmaßenmuskeln, teilweise Eigenmuskeln des Rumpfes.

des Rumpfes zu festigen (Haltefunktion) und sie in allen Abschnitten zu bewegen, d.h. nach vorne zu beugen, nach hinten zu strecken, nach den Seiten zu neigen oder in sich zu drehen. Außerdem bilden sie die Wände der Eingeweidehöhlen. Die Strecker der Wirbelsäule (Rückenmuskeln), also die Aufrichter des Rumpfes, liegen hinten, die Rumpfbeuger (Bauchmuskeln) vorne. Einige der Rumpfmuskeln, meist die oberflächlich gelegenen, haben zwar am Rumpf ihren Ursprung, ziehen aber von da zu den Gliedmaßen. Diese Muskeln heißen auch Gliedmaßenmuskeln. Die **Gliedmaßenmuskeln** des Rückens sind bei guter Ausprägung sichtbar und tastbar (Abb. 6-24). Sie dienen den Bewegungen von Schultergürtel und Oberarm. Der andere, meist tiefer gelegene Teil der Rumpfmuskeln bleibt sowohl mit den Ursprüngen wie den Ansätzen im Bereich des Rumpfes. Er bildet die Eigenmuskulatur des Rumpfes.

Beiderseits der Dornfortsatzreihe liegt als erster Teil der Eigenmuskulatur des Rückens ein kräftiger Muskelstrang, an dem sich kleinere Abschnitte und Muskelzüge unterscheiden lassen:

- solche, die zwischen den Dornfortsätzen ausgespannt sind,
- solche, die zwischen den Querfortsätzen ausgespannt sind,
- solche, die von den Dornfortsätzen zu den Querfortsätzen ziehen,
- solche, die von den Querfortsätzen zu den Dornfortsätzen ziehen. Im Nacken werden sie durch Züge ergänzt, die von den Querfortsätzen der Halswirbelsäule zum Hinterhauptsbein laufen.

Entsprechend der hohen und vielfältigen Beweglichkeit der Halswirbelsäule bzw. des Kopfes sind die genannten Muskelgruppen im Nackenbereich besonders gut ausgeprägt. Dieser medial gelegene Muskelstrang beschränkt seine Leistung auf kürzere Abschnitte der Wirbelsäule (Abb. 6-25). Seitlich davon liegt ein weiterer Muskelstrang, der durchweg aus längeren Zügen besteht. Diese überbrücken mehr oder minder lange Strecken zwischen Becken, Wirbelsäule und Kopf. Ihr Ursprung liegt am Kreuzbein und am Darmbeinkamm. Im Lendenteil beginnen sie sich aufzufächern und ziehen dann in sich gabelnden Muskelzügen zu den Quer-

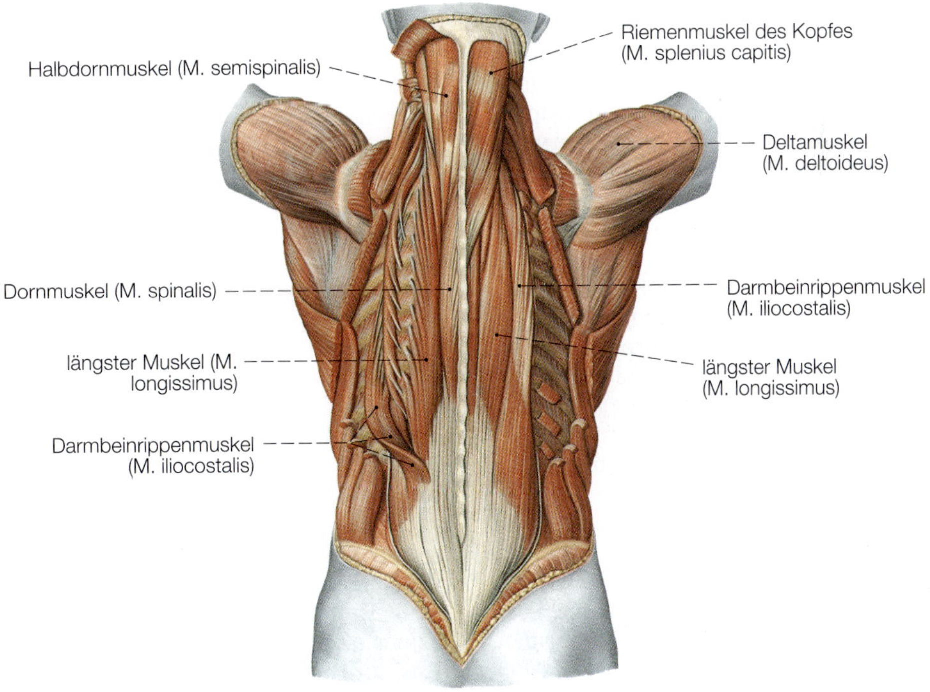

Abb. 6-25 Eigenmuskeln des Rückens. Lange Rückenmuskeln zwischen Becken, Wirbelsäule und Kopf.
rechts: Gesamtansicht der Eigenmuskeln.
links: Darstellung der Rippenansätze der langen Muskelzüge.

fortsätzen der Wirbel und den hinteren Anteilen der Rippen (Abb. 6-25).

Die beiden Muskelgruppen, der mediale und der laterale Strang, wirken als **Rückenstrecker** und werden als M. erector spinae zusammengefaßt (vgl. Abb. 6-28). Sie sind am Einstellen der Wirbelsäulenkrümmung und dem Aufrechterhalten des Gleichgewichts beteiligt. Bei der Seitwärtsbewegung sind die seitlichen Muskelzüge am stärksten wirksam. Bei einseitiger Lähmung des ganzen M. erector spinae kommt es zum Überwiegen des Zugs auf der gesunden Seite und daher zur konvexen Verbiegung der Wirbelsäule zur gelähmten Seite, also zur Skoliose. Die Eigenmuskeln des Rückens werden von dorsalen Ästen der Rückenmarksnerven innerviert (☞ Abb. 4-28).

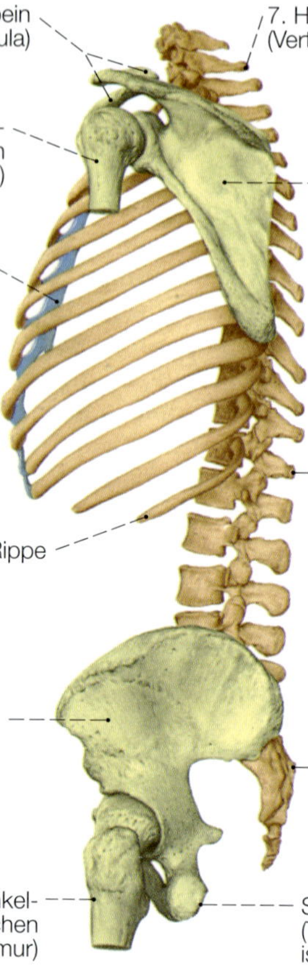

Abb. 6-26 Rumpfskelett mit Schulter- und Beckengürtel (linke Körperhälfte).

Brustkorb

Der Brustkorb (Thorax) besteht aus den **Brustwirbeln**, den **Rippen** und dem **Brustbein** (Abb. 6-26, 6-27). Er ist aus zwölf übereinandergelagerten Wirbelrippenringen zusammengesetzt. Die Rippen beginnen dorsal mit einem Köpfchen (Caput costae), das mit den Wirbelkörpern gelenkig verbunden ist (Abb. 6-26). Auf den kurzen Rippenhals folgt das Rippenhöckerchen (Tuberculum costae), das mit dem Querfortsatz des Wirbels ein weiteres Gelenk bildet. Diese Verankerung der Rippen durch zwei Gelenke erlaubt nur eine geringfügige Drehbewegung, die in den vorderen und seitlichen Abschnitten des Brustkorbs als Hebung und Senkung der Rippen zu beobachten bzw. zu ertasten ist.

Nach einer Abbiegung, dem Rippenwinkel, beginnt der eigentliche Körper der Rippe, der nach vorne in den Rippenknorpel übergeht. Dieser bildet die elastische Verbindung zwischen den sich bei der Atmung hebenden und senkenden Rippen und dem knöchernen und wenig beweglichen Brustbein (Abb. 6-27).

Von den zwölf Rippenpaaren erreichen nur sieben mit ihren Knorpeln direkt das Brustbein (Abb. 6-27); das sind die **echten Rippen**. Die unteren fünf Rippen (**falsche Rippen**) erreichen nicht mehr mit eigenen Knorpelspangen das Brustbein, sondern lagern sich den Knorpeln des 7. Rippenpaares an (8. bis 10. Rippe) oder endigen frei, d.h. ohne Verbindung zum Brustkorb (11. und 12. Rippe). Die falschen Rippen, vor allem die Rippenknorpel der 8. bis 10. Rippen, bilden den Rippenbogen (Arcus costalis). Die beiden Rippenbögen treffen sich an der Basis des Schwertfortsatzes des Brustbeins und bilden einen Winkel variabler Größe (abhängig vom Körperbau und von der Atmung). Da die einzelnen Rippenkörper von der 1. bis zur 10. Rippe stark an Länge zunehmen und dabei immer weniger gekrümmt sind, werden die Wirbelrippenringe von oben nach unten immer weiter, d.h. der von ihnen umschlossene Raum wird größer. Daher bildet die Gesamtheit aller übereinander angeordneten Wirbelrippenringe einen etwa kegelförmigen Raum. Die obere Thoraxöffnung ist demnach wesentlich kleiner als die untere. Nach vorne wird der Brustkorb durch die Knochenplatte des **Brustbeins** (Sternum) geschlossen. Es besteht aus dem Handgriff (Manubrium), dem Körper (Corpus) und dem Schwertfortsatz (Processus xiphoideus). Das 1. Rippenpaar und

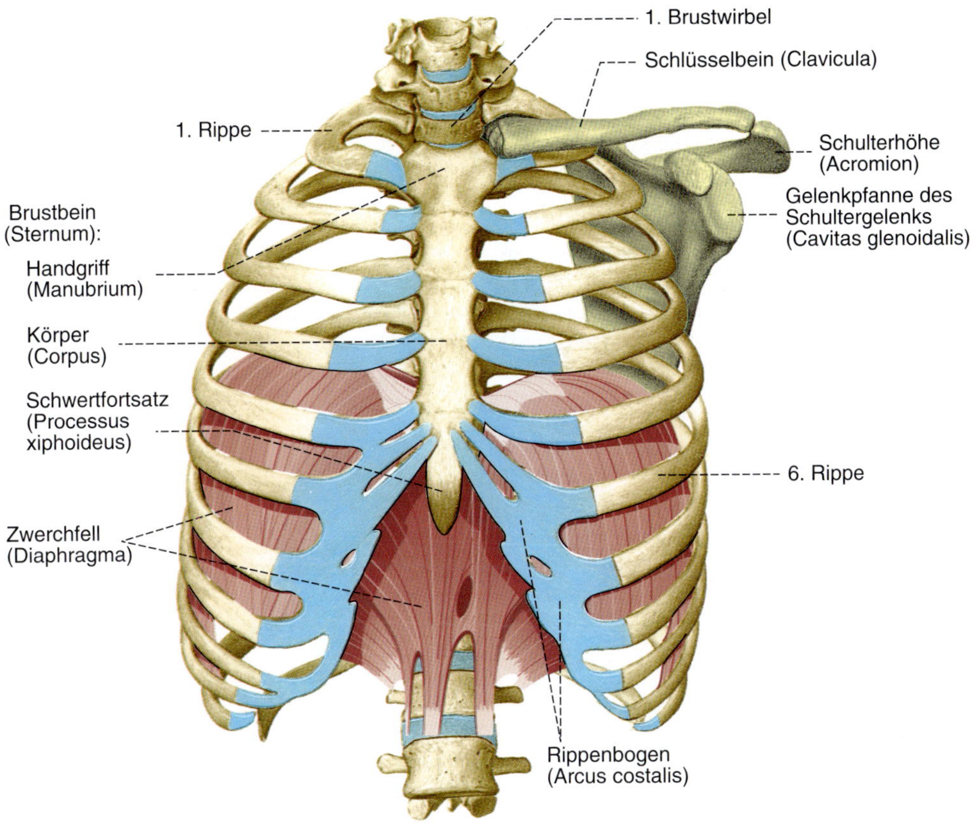

Abb. 6-27 Brustkorb in der Ansicht von vorn mit Zwerchfell.

die Schlüsselbeine verbinden sich mit dem Handgriff des Brustbeins, die 2. bis 7. Rippenpaare lagern sich, beginnend am unteren Ende des Handgriffs, an die seitlichen Flächen des Brustbeinkörpers an (Abb. 6-27).

Brust- und Bauchmuskeln

Bei den Brust- und Bauchmuskeln unterscheiden wir ebenso wie bei den Rückenmuskeln zwischen (oberflächlich gelegenen) Gliedmaßenmuskeln und Eigenmuskeln des Rumpfes (Tab. 6-2; Abb. 6-28, 6-29, 6-30). Die Eigenmuskeln der Brust bestehen vor allem aus den äußeren und inneren Zwischenrippenmuskeln (M. intercostalis), die sich mit unterschiedlicher Verlaufsrichtung zwischen benachbarten Rippen spannen. Sie bewirken ein Heben und Senken der Rippen und unterstützen dadurch die Ein- und Ausatmung (Atemmechanik).

Die **Bauchwand** setzt sich aus **Muskel- und Sehnenplatten** zusammen, die die vordere und seitliche Begrenzung des Bauches bis zur Wirbelsäule bilden und zwischen dem Becken und den unteren Abschnitten des Brustkorbs ausgespannt sind. Eine Verkürzung dieser Muskeln kann durch den Zug an den Rippen Beugebewegungen der Wirbelsäule hervorrufen, z.B. beim Vorwärtsneigen und Seitwärtsneigen. So sind die Bauchmuskeln wie die Eigenmuskeln des Rückens an den Bewegungen der Wirbelsäule beteiligt (Abb. 6-28).

Von den seitlichen Bauchmuskeln gehen zwei kräftige Sehnenplatten aus. Die eine umscheidet vorne den geraden Bauchmuskel, die andere umfaßt hinten als Rücken-Lenden-Faszie den Erector spinae und ist an der Wirbelsäule befestigt. Zwischen diesen beiden paarig längsverlaufenden und gegensätzlich wirkenden Muskelzügen spannen sich die Platten der schrägverlaufenden Bauchmuskeln und des **queren**, ganz innen gelegenen **Bauchmuskels** aus. Der **gerade Bauchmuskel** (M. rectus abdominis; Abb. 6-28, 6-29), vor-

6

Tab. 6-2 Brust- und Bauchmuskeln (Eigenmuskeln)

Muskeln	Lage (Ursprung/Ansatz)	Funktion	Innervation
äußere Zwischenrippenmuskeln (Mm. intercostales externi)	verlaufen zwischen Rippen von hinten oben nach vorne unten	verspannen Zwischenrippenräume, heben Rippen = inspiratorische Wirkung	Zwischenrippennerven (Interkostalnerven)
innere Zwischenrippenmuskeln (Mm. intercostales interni)	verlaufen zwischen Rippen (rechtwinklig zu äußeren Zwischenrippenmuskeln) von vorne unten nach hinten oben	verspannen Zwischenrippenräume, senken Rippen = exspiratorische Wirkung	Zwischenrippennerven (Interkostalnerven)
gerader Bauchmuskel (M. rectus abdominis)	verbindet Becken (Schambein) mit Brustkorb (Brustbein und Rippen) – umgeben von Sehnenplatten der seitlichen Bauchmuskeln (Rektusscheide), zwischen beiden Muskeln die sehnige weiße Linie (Linea alba) = Durchflechtungszone der beidseitigen Sehnenplatten	beugt Rumpf nach vorne, hebt das Becken (bei fixiertem Oberkörper)	Zwischenrippennerven und obere Nerven des Lendengeflechts
äußerer schräger Bauchmuskel (M. obliquus externus abdominis)	verläuft von der Außenfläche der unteren Rippen zum Beckenkamm, zur Rektusscheide und dem Leistenband (parallel zu äußeren Zwischenrippenmuskeln)	einseitig: neigt den Rumpf seitwärts, dreht den Rumpf zur Gegenseite doppelseitig: beugt den Rumpf = Exspiration, Bauchpresse	Zwischenrippennerven und obere Nerven des Lendengeflechts
innerer schräger Bauchmuskel (M. obliquus internus abdominis)	verläuft vom Beckenkamm zu den unteren Rippen sowie zur Rektusscheide	einseitig: neigt den Rumpf seitwärts, dreht den Rumpf zur selben Seite doppelseitig: Beugung, Exspiration, Bauchpresse	Zwischenrippennerven und obere Nerven des Lendengeflechts
querer Bauchmuskel (M. transversus abdominis)	querer Verlauf von Innenseite der unteren Rippen, den Querfortsätzen der Lendenwirbel und dem Beckenkamm zur Rektusscheide	„Einziehen“ der Bauchwand, Bauchpresse	Zwischenrippennerven und obere Nerven des Lendengeflechts

ne beiderseits einer weißen sehnigen Mittellinie verlaufend, neigt den Rumpf nach vorne. Beim Zurückneigen des Rumpfes im Sitzen regeln wir mit ihm das Ausmaß der Neigung. Eine Seitenneigung bewirken besonders die **schrägen Bauchmuskeln** (M. obliquus externus und internus abdominis), die die ganze Bauchwand durch sich kreuzende Muskel- und Sehnenzüge vergurten. An der Bauchpresse, d.h. der Druckerhöhung im Bauchraum durch Kontraktion der Muskelwandung, sind sämtliche Bauchmuskeln beteiligt. Die vordere untere Bauchwand hat beiderseits eine schwache Stelle in der Leistengegend (**Bruchpforte**). Vom vorderen oberen Darmbeinstachel zieht ein kräftiges Band, das Leistenband, zum Tuberculum pubicum neben der Schambeinfuge (Abb. 6-29). Oberhalb des Leistenbandes durchsetzt der Leistenkanal in schräger Richtung von hinten oben nach vorne unten verlaufend die Bauchwand. Er enthält bei der Frau ein Halteband der Gebärmutter (Lig. teres uteri), beim Mann den Samenstrang. Die äußere Öffnung des Leistenkanals, der äußere Leistenring, entsteht durch eine Lücke in der Sehnenplatte des äußeren schrägen Bauchmuskels (Abb. 6-29). An dieser Stelle können Baucheingeweide in das Unterhautgewebe hervortreten (Leistenbruch). Männer sind von solchen Brüchen sehr viel häufiger betroffen als Frauen. Hauptursache dafür ist der für den Samenstrang weitere Leistenkanal. Gefürchtete Komplikation eines Bruches ist das Einklemmen. Unter dem Leistenband ziehen die großen Schenkelgefäße und ein Muskel zum Oberschenkel. An dieser Stelle können sich Eingeweide aus der Bauchhöhle in Richtung Oberschenkel vorschieben und als „Bruch" (Schenkelbruch) heraustreten.

Die Eigenmuskeln von Brust- und Bauchwand werden überwiegend von den Zwi-

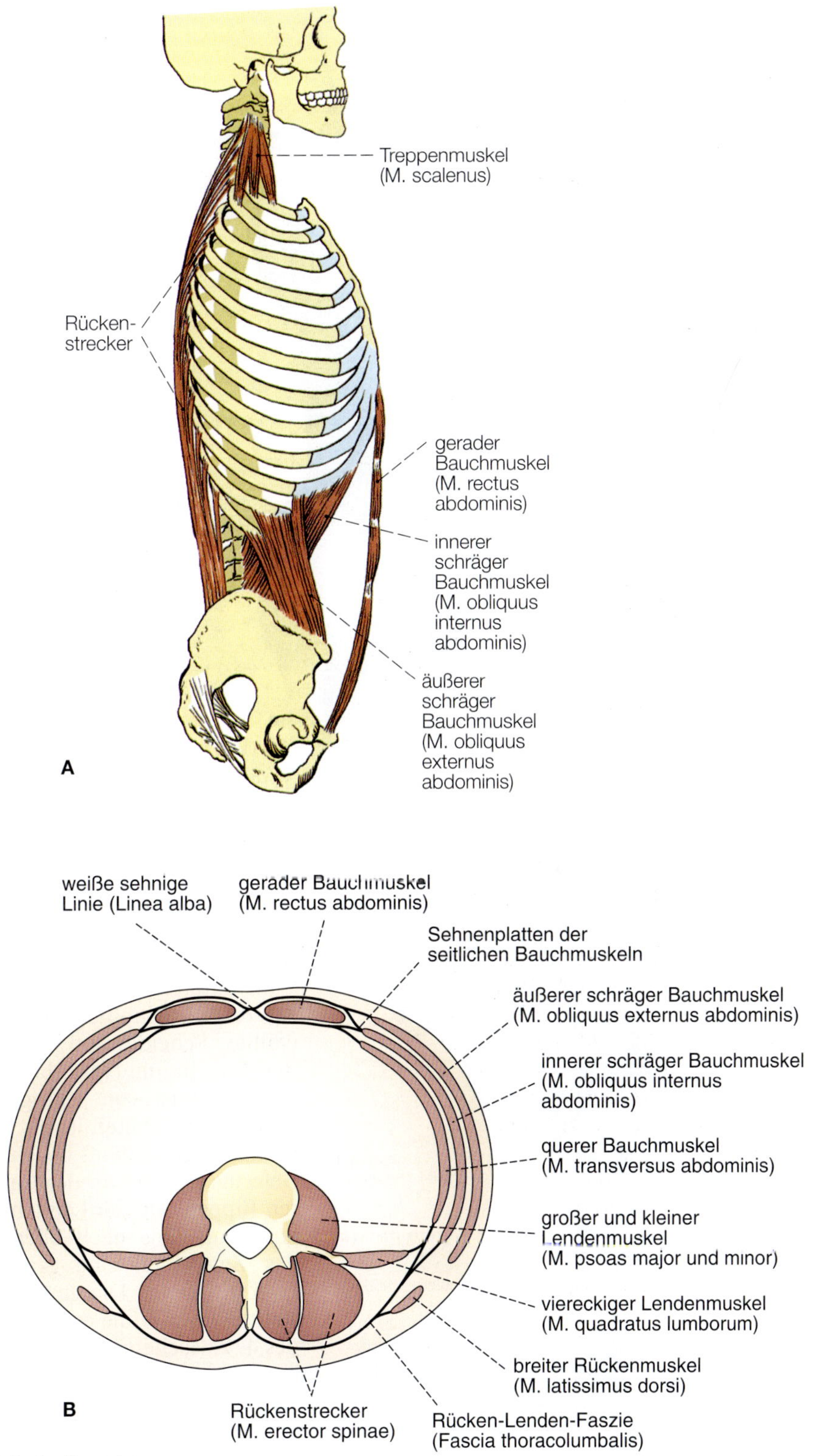

Abb. 6-28 Eigenmuskeln des Rumpfes.
A: Seitenansicht der Eigenmuskeln von Rücken und Bauch, dazu Treppenmuskeln des Halses.
B: Querschnitt der Rumpfwand im Lendenbereich mit Muskeln von Bauch und Rücken.

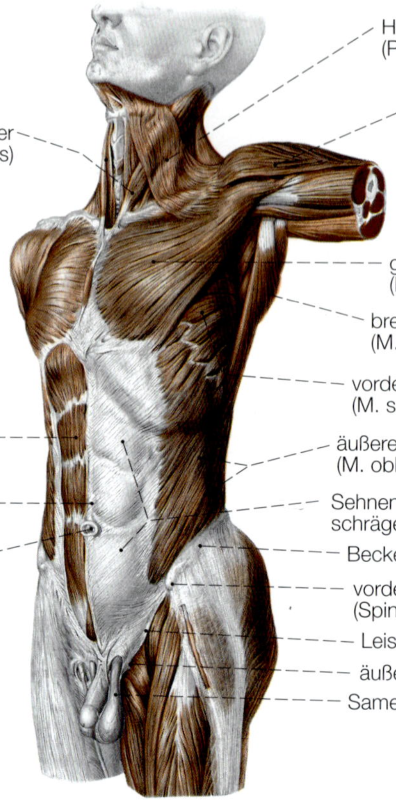

Abb. 6-29 Oberflächliche Muskeln der vorderen Rumpfwand mit Gliedmaßenmuskeln im Brustbereich und rumpfeigenen Muskeln im Bauchbereich.

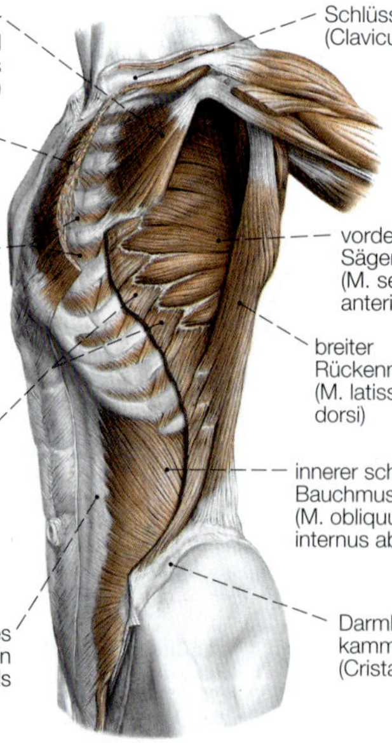

Abb. 6-30 Tiefe Muskeln der vorderen Rumpfwand. Im Brustbereich teils Gliedmaßenmuskeln, teils rumpfeigene Muskeln, im Bauchbereich rumpfeigene Muskeln.

schenrippennerven (N. intercostalis) versorgt. Nur der oberhalb des Beckens gelegene Abschnitt der Bauchwandmuskulatur erhält seine Innervation aus dem Lendengeflecht (Plexus lumbalis).

Im unteren Teil des **Brustkorbs** bildet das **Zwerchfell** (Diaphragma) eine nach oben gewölbte Scheidewand zwischen Brustraum und Bauchraum (vgl. Abb. 6-27). Sein mittlerer Anteil ist von sehniger Beschaffenheit. Der seitliche Anteil ist als Muskelplatte ausgebildet und verläuft bogenförmig von seiner Befestigungslinie an der Innenseite der unteren Rippen und der Lendenwirbelsäule sowie des Brustbeins nach oben. Dadurch erhält das Zwerchfell eine gewölbte Gestalt mit zwei Kuppeln. Die linke Zwerchfellkuppel steht etwa in Höhe des 5., die rechte in Höhe des 4. Zwischenrippenraumes. Bei der Einatmung kontrahiert sich das Zwerchfell, die Zwerchfellkuppeln flachen sich ab und treten tiefer. Das Volumen des Brustraums nimmt dadurch zu (☞ Kap. 8.4 „Atemmechanik"). Das Zwerchfell ist der **wichtigste Atemmuskel**. Zwerchfellnerv ist der N. phrenicus, der vom Halsgeflecht (Plexus cervicalis) zum Zwerchfell hinunterzieht.

6.2.4 Spezielle Motorik: Obere Gliedmaßen

Skelett des Schultergürtels

Die Arme sind ebenso wie die Beine durch einen Knochengürtel mit dem Rumpf verbunden. Bei den Armen ist es der Schultergürtel (Abb. 6-31), bestehend aus beiden Schulterblättern und den Schlüsselbeinen. Bei den Beinen ist es der Beckengürtel. Der Schultergürtel bleibt im Gegensatz zum Becken hinten offen und erlaubt dadurch die weiträumigeren Bewegungen der oberen Gliedmaßen.

Das leicht S-förmig gebogene **Schlüsselbein** (Clavicula) verbindet das Schulterblatt (Scapula) mit dem Brustbein (Abb. 6-31). Beide Enden tragen Gelenkflächen. Das **Brustbein-Schlüsselbein-Gelenk** (Sternoklavikulargelenk) erlaubt ausgiebige Bewegungen in allen Richtungen. Zwischen den beiden am Oberrand des Brustbeins leicht tastbaren Gelenken liegt eine von außen gut sichtbare Grube (**Drosselgrube**). Die Verbindung mit dem Schulterblatt erfolgt am Acromion im Schulterhöhe-Schlüsselbein-Gelenk (Akromiokla-

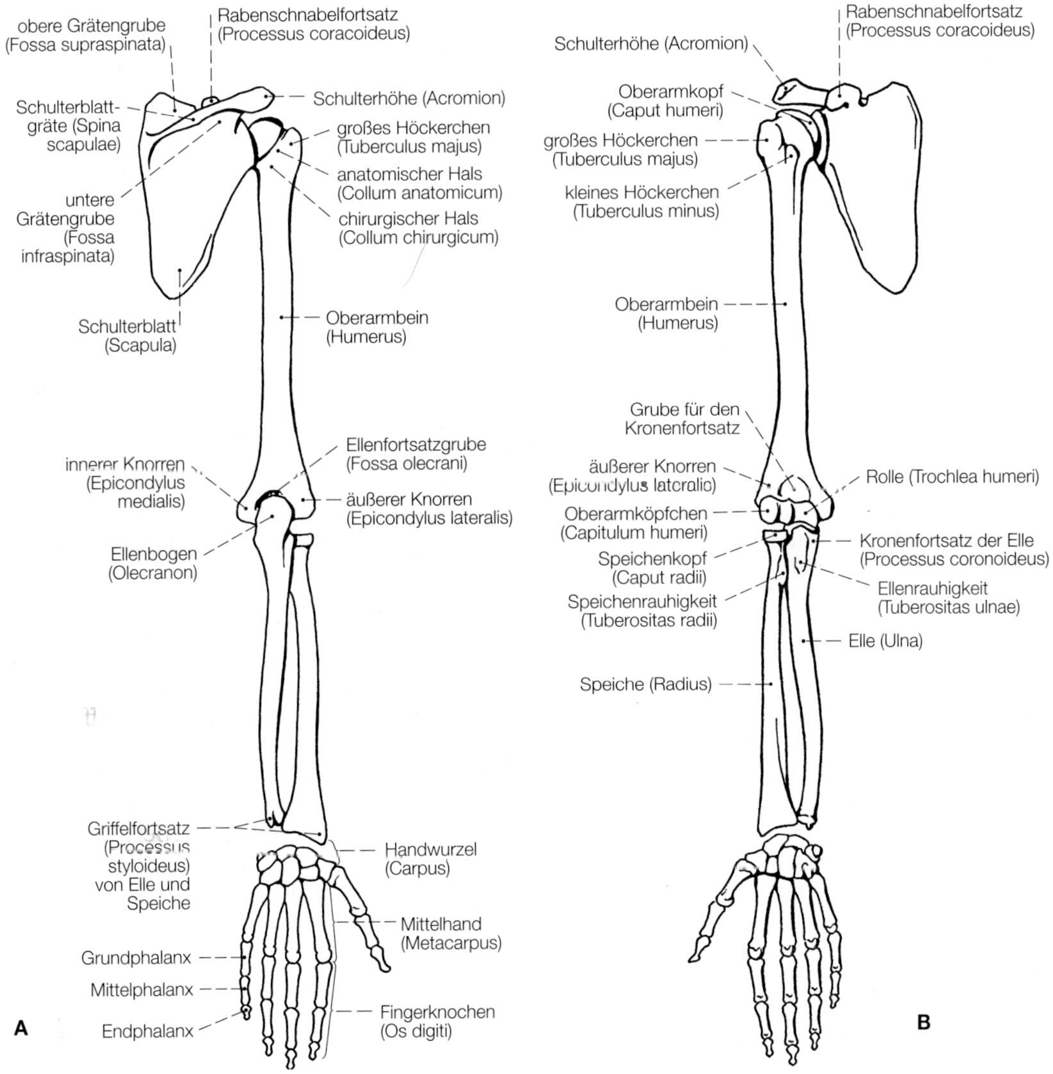

Abb. 6-31 Knochen und Gelenke der oberen rechten Gliedmaße.
A: Ansicht von hinten.
B: Ansicht von vorn.

vikulargelenk). Es besitzt eine sehr flache Gelenkfläche, hat aber durch eine straffe Kapsel wenig Bewegungsfreiheit (Abb. 6-31).

Das **Schulterblatt** (Scapula) ist eine etwa dreieckig gestaltete Knochenplatte, auf deren Hinterfläche sich die kräftige Schulterblattgräte (Spina scapulae) erhebt (Abb. 6-31). Diese läuft in die Schulterhöhe (Acromion) aus, die sich mit dem Schlüsselbein verbindet. Durch den Verlauf der Schulterblattgräte entstehen eine oberhalb von ihr gelegene obere Grätengrube (Fossa supraspinata) und eine unterhalb gelegene untere Grätengrube (Fossa infraspinata; Abb. 6-31). Die vordere Fläche des Schulterblatts paßt sich mit einer konkaven Krümmung der Wölbung des Brustkorbs an. Das Schulterblatt läuft an seiner seitlichen Ecke in eine Anschwellung aus, in welche die flach vertiefte Pfanne des Schultergelenks eingelassen ist. Oben vorne entspringt nahe dieser Pfanne der Rabenschnabelfortsatz (Processus coracoideus), der hakenförmig nach vorne gekrümmt ist (Abb. 6-31). Acromion und Processus coracoideus sind durch ein kräftiges, das Schultergelenk überdachendes Band verbunden.

Knochenskelett des Arms

Anschließend an das Schulterblatt folgt das knöcherne Armskelett (Abb. 6-31). Es besteht aus Oberarmbein (Humerus), Elle (Ulna), Speiche (Radius), Handwurzel (Carpus), Mittelhand (Metacarpus) und Fingern (Ossa digitorum manus).

Skelett des Oberarms

Das **Oberarmbein** (Humerus) ist ein Röhrenknochen. Das stammnahe (**proximale**) **Ende** trägt den **Oberarmkopf** (Caput humeri), eine halbkugelige Verdickung. Um diesen herum verläuft eine ringförmige, flache Furche. Es folgen zwei kräftige, durch die Muskulatur tastbare Höckerchen, von denen das größere (Tuberculum majus) nach seitlich außen gerichtet ist, während das kleinere (Tuberculum minus) mehr nach vorne und innen schaut. Beide sind wichtige Ansatzstellen von Muskeln, vor allem für diejenigen, die an der Außen- und Innenrotation beteiligt sind. Zwischen diesen Höckerchen liegt eine Rinne für die Sehne des langen Bicepskopfes. Die Verjüngung des Oberarmbeins unterhalb der beiden Höckerchen wird wegen der Bruchgefährdung als „chirurgischer" Hals bezeichnet. Das **distale Ende** des Humerus ist zur Entwicklung der Ellenbogengelenkflächen als **Humerusknorren** kräftig aufgetrieben (Condylus humeri) und trägt beiderseits außen je einen Höcker (Epicondylus medialis und Epicondylus lateralis), die den Unterarmmuskeln als Ursprung dienen. Die überknorpelte Gelenkfläche trägt zur Verbindung mit der Elle medial eine garnrollenähnliche Bildung (Trochlea humeri). Nach lateral besitzt sie ein halbkugeliges Köpfchen zur Verbindung mit der Speiche. Auf der Rückseite befindet sich oberhalb der Gelenkfläche eine tiefe Grube (Fossa olecrani), die zur Aufnahme des Ellenbogenfortsatzes (Olecranon) dient.

Skelett des Unterarms

Das Unterarmskelett besteht aus zwei Knochen, der **Speiche** (Radius) an der Daumenseite und der **Elle** (Ulna) an der Kleinfingerseite (Abb. 6-31). Zwischen ihnen spannt sich eine sehnige Membran (Membrana interossea). Bei der Speiche ist das distale, bei der Elle das proximale Ende stark verdickt. Die Elle entwickelt proximal einen kräftigen, halbmondförmig ausgehöhlten Haken, der als **Ellenbogenfortsatz** (Olecranon) bezeichnet wird. Das distal verjüngte Ende der Elle läuft an der Kleinfingerseite in einen kleinen Griffelfortsatz (Processus styloideus ulnae) aus. Die Speiche hat an ihrem proximalen, verjüngten Ende ein Köpfchen (Caput radii) mit zwei Gelenkflächen, einer schüsselförmigen, flachen Grube für das Köpfchen des Humerus und einer kreisförmig gekrümmten Gelenkfläche, die wie die Felge eines Rades auf einer Gegenfläche der Elle abrollen kann (Abb. 6-31). Auf eine Verjüngung folgt eine höckerige Rauhigkeit (Tuberositas radii) zum Ansatz für den Bicepsmuskel. Zur Hand hin ist das Radiusende kräftig verdickt. Dadurch bildet es die Pfanne für das proximale **Handgelenk** und hat an der Daumenseite ebenfalls einen Griffelfortsatz (Processus styloideus radii).

Skelett der Hand

Die Knochen der Handwurzel (Carpus; Abb. 6-31, 6-32, 6-33, 6-34), im ganzen **7 echte Handwurzelknochen** und **zusätzlich** (als Sesambein) das Erbsenbein, sind in zwei Rei-

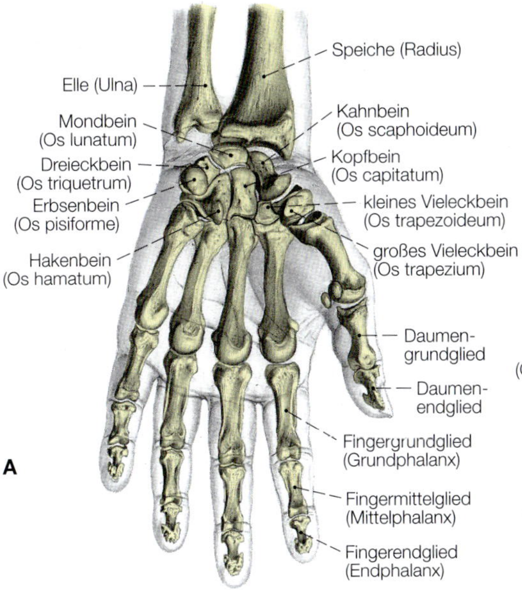

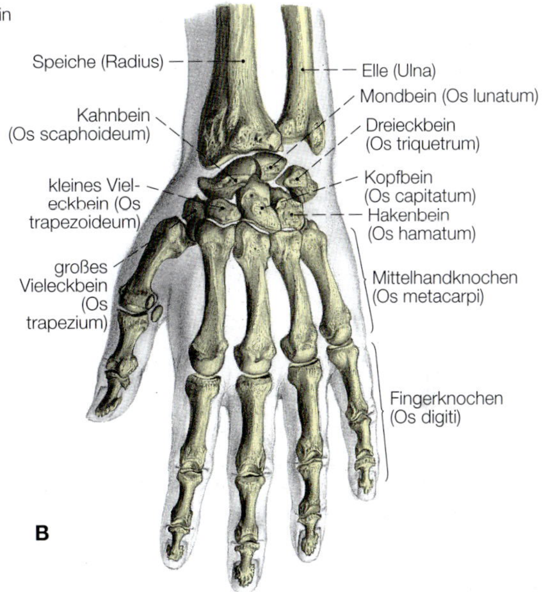

Abb. 6-32 Skelett der Hand (links).
A: Ansicht von vorn (Palmarseite).
B: Ansicht von hinten (Dorsalseite).

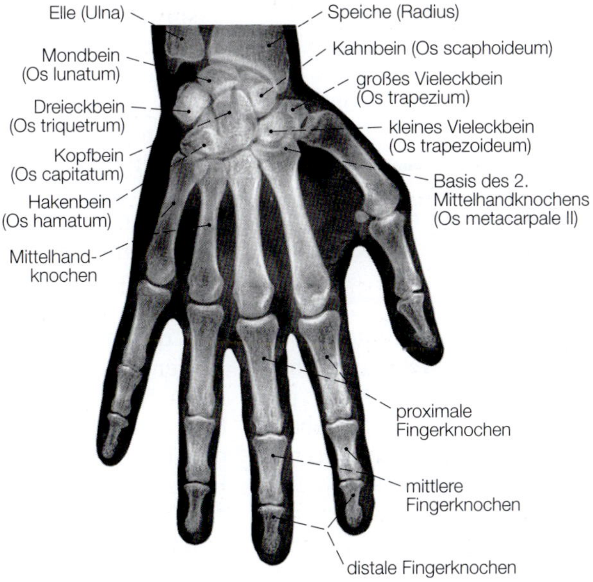

Abb. 6-33 Röntgenbild der Hand (links) eines Erwachsenen. Der Verknöcherungsprozeß aller Handknochen ist abgeschlossen.

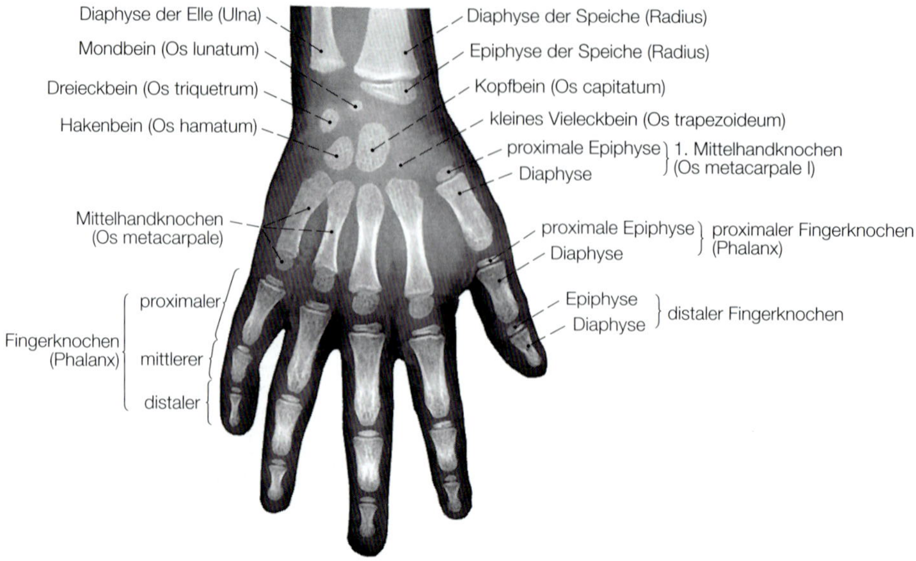

Abb. 6-34 Röntgenbild der Hand (links) eines 5½jährigen Jungen mit typischen Wachstumsfugen von Mittelhand- und Fingerknochen sowie Knochenkernen von Handwurzelknochen, die für dieses Alter charakteristisch sind.

hen angeordnet. In der proximalen Reihe folgen vom Daumen ab gezählt:
- Kahnbein (Os scaphoideum)
- Mondbein (Os lunatum)
- Dreieckbein (Os triquetrum).

In der distalen Reihe, ebenfalls ab Daumen:
- großes Vieleckbein (Os trapezium)
- kleines Vieleckbein (Os trapezoideum)
- Kopfbein (Os capitatum)
- Hakenbein (Os hamatum).

Das Erbsenbein (Os pisiforme) liegt dem Dreieckbein auf. Das Kahnbein und das Hakenbein sind im unteren Teil der Hohlhand von außen gut tastbar.

Merkvers: Das Kahnbein fährt im Mondenschein dreieckig um das Erbsenbein, vieleckig groß, vieleckig klein, das Köpfchen muß beim Haken sein.

Die Mittelhand (Metacarpus) besteht aus **fünf Mittelhandknochen** (Metakarpalknochen), die proximal eine unregelmäßig gestaltete Gelenkfläche und distal gut tastbare kopfförmige Rundungen zur Verbindung mit den Grundgliedern der Finger haben (vgl. Abb. 6-32). Die **Finger** (Digiti) bestehen mit Ausnahme des Daumens aus je drei Gliedern (Phalangen): Grund-, Mittel- und Endphalangen. Zwischen den Phalangen sind Gelenkflächen vorhanden.

Schultergelenk mit Schultergürtel

Im Schultergelenk verbindet sich die flache Pfanne des Schulterblattes mit dem Humeruskopf (Abb. 6-35). Dieses **Kugelgelenk** ist das beweglichste Gelenk des Körpers. Die Gelenkkapsel ist weit, und die Bänder sind schwach. Die Sicherung und Führung des Gelenkes erfolgt durch viele Muskeln. Die Ursprungssehne des langen Bicepskopfes zieht durch das Gelenk hindurch (Abb. 6-35). Die Bewegungen im Schultergelenk bestehen:
- in **Anziehung** und **Abspreizung** des Armes (Adduktion und Abduktion) um eine von vorne nach hinten (sagittal) verlaufende Achse (Abb. 6-35)
- in **Hebung** nach vorne und nach rückwärts um eine quer verlaufende (transversale) Achse
- in der **Drehung** (Rotation) nach auswärts oder einwärts um eine durch den Oberarmschaft verlaufende Längsachse.

Das Abspreizen und Vorwärtsheben des Armes ist im Schultergelenk selbst nur bis zur Horizontale möglich (Anstoßen am Schulterdach). Die weitere Hebung des Armes erfolgt durch eine Drehung des Schulterblatts wie auch unter Mitbewegung der Gelenke, die das Schlüsselbein mit Brustbein und Schulterblatt bildet.

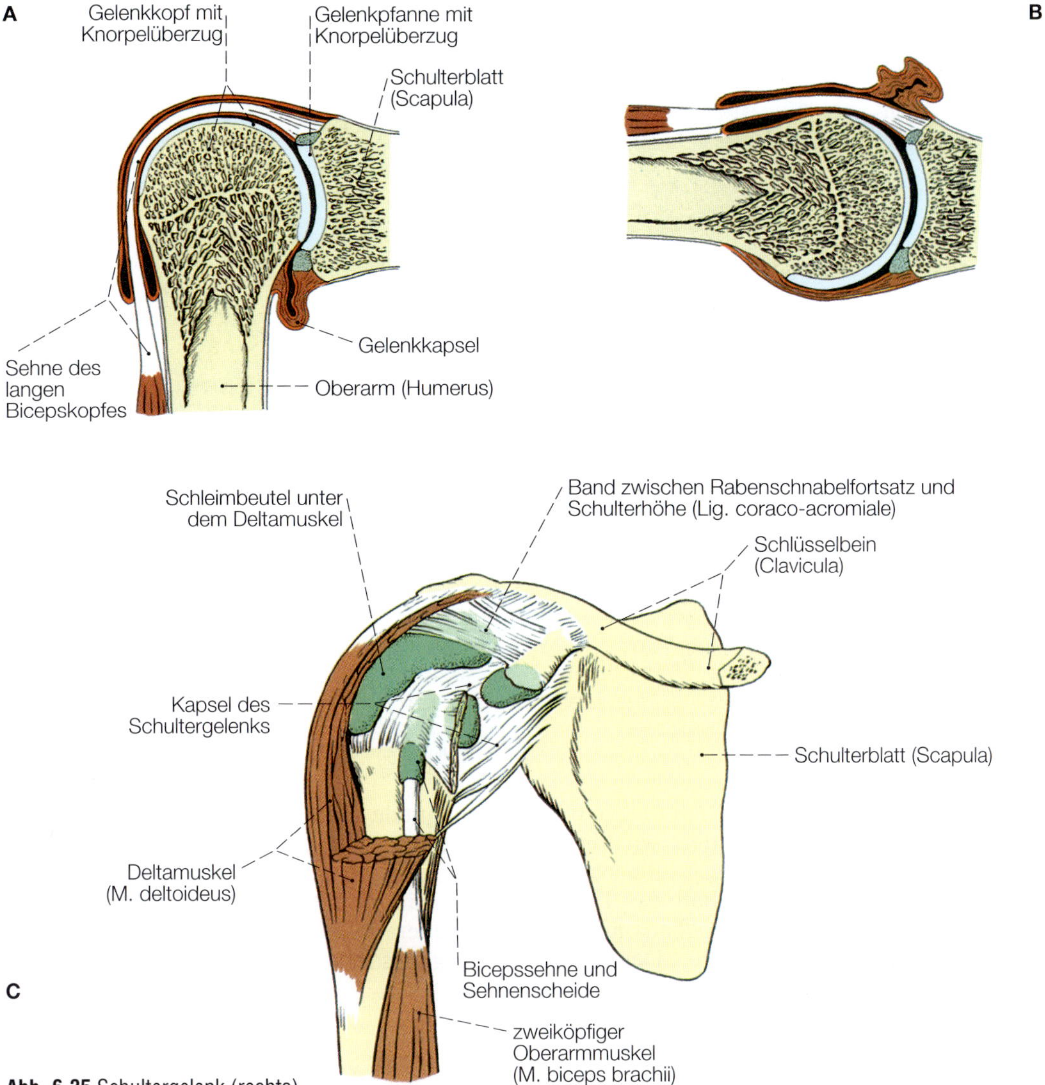

Abb. 6-35 Schultergelenk (rechts).
A: Frontalschnitt durch gelenkbildende Knochen bei herabhängendem Oberarm.
B: Frontalschnitt bei Abduktionsstellung des Oberarms.
C: Schultergelenk mit umgebender Gelenkkapsel, Bändern, Sehnen und Schleimbeuteln bei herabhängendem Oberarm.

Oberflächlich gelegene Muskeln der Rumpfwand festigen und bewegen den Schultergürtel und das Schultergelenk. Diese Muskelgruppen ziehen vom Rumpf entweder zu Schlüsselbein und Schulterblatt oder zum Oberarm.

Muskeln des Rückens für Schultergelenk und Schultergürtel

Der **trapezförmige Muskel** (M. trapezius) hebt oder senkt das Schulterblatt oder zieht es zur Wirbelsäule heran (Tab. 6-3; vgl. Abb. 6-24). Der **breite Rückenmuskel** (M. latissimus dorsi) zieht von unten her an das Tuberculum minus des Oberarms und bildet dabei mit dem **großen runden Muskel** (M. teres major) die hintere Achselfalte. Er vermag den Arm herunter- und heranzuziehen und nach einwärts zu drehen (Innenrotation).

Muskeln der Brust für Schultergelenk und Schultergürtel

Nicht nur vom Rücken, sondern auch von der Brustseite her ziehen kräftige Muskel-

6

Tab. 6-3 Gliedmaßenmuskeln des Rückens

Muskeln	Lage (Ursprung/Ansatz)	Funktion	Innervation
Trapezmuskel (M. trapezius)	vom Hinterhaupt und den Dornfortsätzen aller Hals- und Brustwirbel zu Schulterblattgräte, Acromion und Schlüsselbein	bewegt Schulterblatt (Schultergürtel) zur Wirbelsäule nach oben, hinten und unten; dreht mit anderen Muskeln zusammen das Schulterblatt	XI. Hirnnerv (N. accessorius) und Halsgeflecht (Plexus cervicalis)
Schulterblattheber (M. levator scapulae)	von oberen Halswirbelquerfortsätzen zum oberen Rand des Schulterblatts	zieht Schulterblatt nach medial oben	Armgeflecht (Plexus brachialis)
großer und kleiner Rautenmuskel (M. rhomboideus major und minor)	von Dornfortsätzen der untersten Halswirbel und der oberen Brustwirbel zum medialen Rand des Schulterblatts	zieht Schulterblatt nach oben, hält es mit anderen Muskeln am Rumpf fest	Armgeflecht (Plexus brachialis)
vorderer Sägemuskel (M. serratus anterior)	mit seitlich am Brustkorb gelegenen Ursprungszacken von der 1. – 9. Rippe zum medialen Rand und unteren Winkel des Schulterblatts	dreht das Schulterblatt, so daß ein Heben des Arms über die Horizontale möglich ist; hält Schulter am Rumpf; ist Atemhilfsmuskel	N. thoracicus longus aus Armgeflecht
breiter Rückenmuskel (M. latissimus dorsi)	von Dornfortsätzen der unteren Brust- und aller Lendenwirbel zum Humerus (innen) nahe dem Schultergelenk	dreht Arm nach innen und rückwärts, zieht Arm an den Körper heran (Klimmzug); hilft bei Ausatmung (Hustenmuskel)	N. thoracodorsalis aus Armgeflecht

gruppen zu Schulterblatt und Arm (Tab. 6-4; vgl. Abb. 6-29, 6-30). Besonders wichtig ist der **große Brustmuskel** (M. pectoralis major). Er setzt an einer Leiste unterhalb des Tuberculum majus des Oberarmknochens an und bildet die vordere Achselfalte. Der große Brustmuskel zieht den Arm an den Rumpf heran und bewegt ihn nach vorne. Der **vordere Sägemuskel** (M. serratus anterior) dreht das Schulterblatt so nach auswärts, daß die Pfanne des Schultergelenks nach vorne oben zeigt und die Hebung des Armes über die Horizontale ermöglicht. So ist der Schultergürtel von oben und unten, von hinten und vorne in Muskelzüge eingeschlossen, die vom Rumpf entspringen, zu Schulterblatt und Oberarm ziehen und an den vielfältigen Bewegungsarten im Schultergelenk beteiligt sind.

Muskeln der Schulter für das Schultergelenk

Eine Gruppe von kürzeren Muskeln zieht vom Schulterblatt zum Oberarm (Tab. 6-5;

Tab. 6-4 Gliedmaßenmuskeln der Brust

Muskeln	Lage (Ursprung/Ansatz)	Funktion	Innervation
großer Brustmuskel (M. pectoralis major)	von Schlüsselbein, Brustbein und Sehnenplatte (Rektusscheide) der seitlichen Bauchmuskeln zum Humerus (außen) nahe dem Schultergelenk	dreht den Arm nach innen, zieht ihn an den Körper heran, hebt Arm nach vorne und zieht ihn zur Gegenseite; Atemhilfsmuskel bei Einatmung	Armgeflecht (Plexus brachialis)
kleiner Brustmuskel (M. pectoralis minor)	von der 2. – 5. Rippe zum Rabenschnabelfortsatz des Schulterblatts	zieht Schulterblatt nach vorne; Atemhilfsmuskel bei Einatmung	Armgeflecht (Plexus brachialis)
Unterschlüsselbeinmuskel (M. subclavius)	von 1. Rippe zum akromialen Ende des Schlüsselbeins	fixiert das Schlüsselbein am Brustbein	Armgeflecht (Plexus brachialis)

Abb. 6-36, 6-37). Hierzu zählt als wichtigster Seitwärtsheber (Abduktor) der **Deltamuskel** (M. deltoideus). Mit drei Anteilen fächerförmig von Schlüsselbein, Acromion und Schulterblattgräte entspringend, wölbt er sich kappenförmig über dem Schultergelenk und setzt an der Mitte des Humerus an. Von der Dorsalseite des Schulterblatts zum Tuberculum majus verlaufende Muskeln rollen den Arm auswärts und helfen beim Seitwärtsheben. Als kräftiger Einwärtsdreher wirkt der von der Ventralseite des Schulterblatts zum Tuberculum minus ziehende **Unterschulterblattmuskel** (M. subscapularis).

Tab. 6-5 Muskeln der Schulter für das Schultergelenk

Muskeln	Lage (Ursprung/Ansatz)	Funktion	Innervation
Obergrätenmuskel (M. supraspinatus) **Untergrätenmuskel** (M. infraspinatus) **kleiner Rundmuskel** (M. teres minor)	von der Außenfläche des Schulterblatts zum großen Höckerchen (Tuberculum majus) des Humerus	drehen den Arm nach außen; der Obergrätenmuskel ist ein wichtiger Seitwärtsheber	Armgeflecht (Plexus brachialis)
großer Rundmuskel (M. teres major)	vom unteren Winkel des Schulterblatts zum kleinen Höckerchen (Tuberculum minus) des Humerus	dreht den Arm nach innen und zieht ihn nach rückwärts	Armgeflecht (Plexus brachialis)
Unterschulterblattmuskel (M. subscapularis)	von der Innenfläche des Schulterblatts zum kleinen Höckerchen (Tuberculum minus) des Humerus	dreht den Arm nach innen und zieht ihn an den Körper heran	Armgeflecht (Plexus brachialis)
Deltamuskel (M. deltoideus)	von der Schulterblattgräte, der Schulterhöhe und dem Schlüsselbein zum oberen Drittel des Humerus	hebt den Arm bis zur Horizontalen	N. axillaris des Armgeflechts (Plexus brachialis)

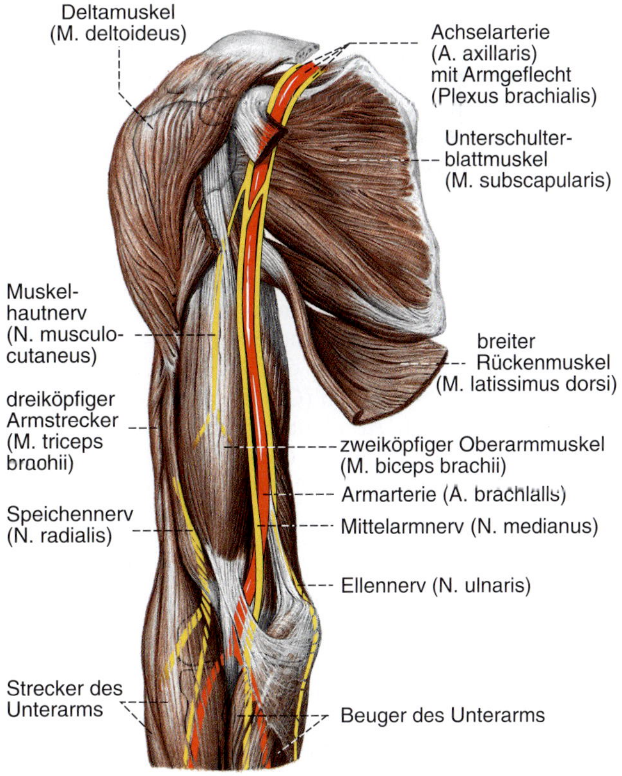

Abb. 6-36 Schulterblatt- und Oberarmmuskeln (rechts) mit Gefäßen und Nerven (Ansicht von vorn).

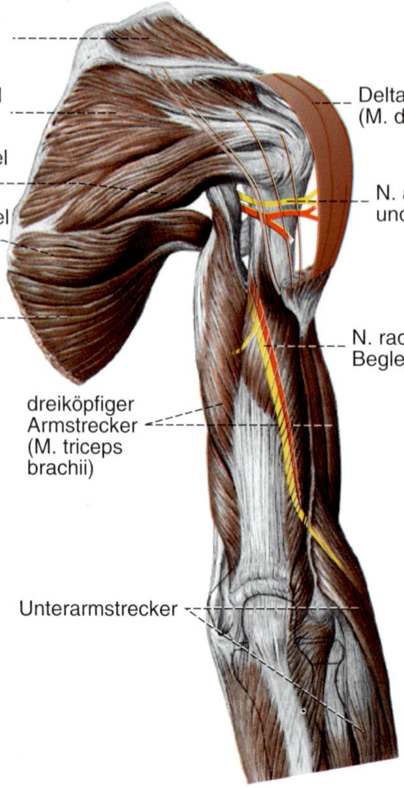

Abb. 6-37 Schulterblatt- und Oberarmmuskeln (rechts) mit Gefäßen und Nerven (Ansicht von hinten).

Gefäße und Nerven für Schultergürtel und Schulter

Gefäße und Nerven für die Versorgung der oberen Gliedmaßen kommen aus der seitlichen Halsregion oberhalb des Schlüsselbeins. **A. subclavia** und **V. subclavia** verlaufen in einem nach oben konvexen Bogen über die 1. Rippe, dann hinter dem Schlüsselbein abwärts zur Achselhöhle. Oberhalb des Schlüsselbeins schließen sich die Nervenstränge des Armgeflechts (**Plexus brachialis**) dem Gefäßbündel an und gruppieren sich als Faszikel um die Arterie. In der Achselhöhle ziehen die Leitungsbahnen (Gefäße und Nerven) zum und vom Arm unter dem kleinen Brustmuskel (M. pectoralis minor) in Richtung Oberarm. Von den Hauptgefäßen und den Nervenbündeln zweigen oberhalb und unterhalb des Schlüsselbeins zahlreiche kleinere Äste ab, die die Muskeln des Schultergürtels und der Schulter versorgen.

Ellenbogengelenk

Im Ellenbogengelenk sind drei Gelenke von einer Kapsel zusammengefaßt:

- Oberarm-Ellengelenk
- Oberarm-Speichengelenk
- Speichen-Ellengelenk (vgl. Abb. 6-31, 6-38).

Die Bewegung im **Oberarm-Ellengelenk** erfolgt zwangsläufig um eine Achse. Es ist ein reines **Scharniergelenk**, in dem Beugung und Streckung stattfinden. Das **Oberarm-Speichengelenk** ist anatomisch ein **Kugelgelenk**. Es ist jedoch nur passiv an den Bewegungen der beiden anderen Gelenke beteiligt. Das **Speichen-Ellengelenk** ist ein **Radgelenk** (vgl. Abb. 6-5 B). In ihm vermag sich der überknorpelte proximale Speichenteller mit seiner Außenfläche gegen die feststehende Elle zu drehen. Dabei wird der Speichenteller von einem ringförmigen Band (Ligamentum anulare radii) geführt. Man nennt diese Bewegungen im Speichen-Ellengelenk **Pronation** und **Supination** (Abb. 6-38). Bei der Pronation dreht sich die Speiche nach einwärts über die Elle, so daß der Daumen nach innen, der Handrücken nach oben bzw. die Handfläche nach unten zeigt. Dabei überkreuzt die Speiche die Elle. Bei der gegenläufigen Bewegung, der Supination, wird der Daumen nach außen gedreht. Die Handfläche zeigt nach oben, Elle und Speiche stehen parallel (Abb. 6-38).

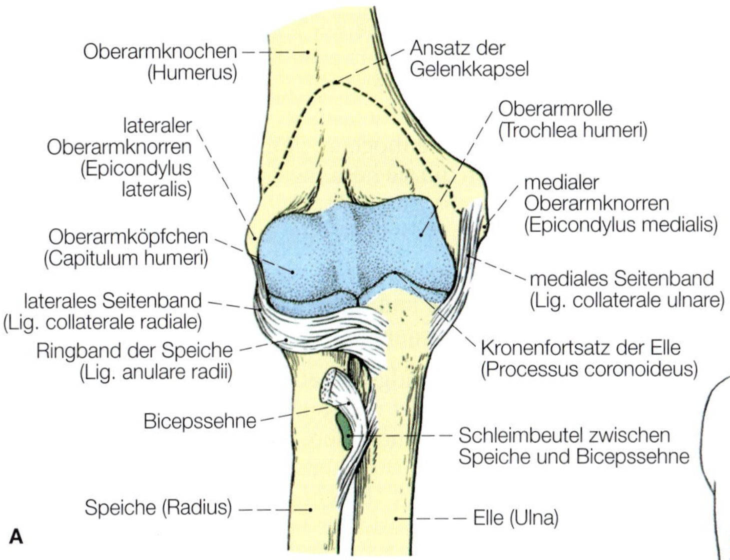

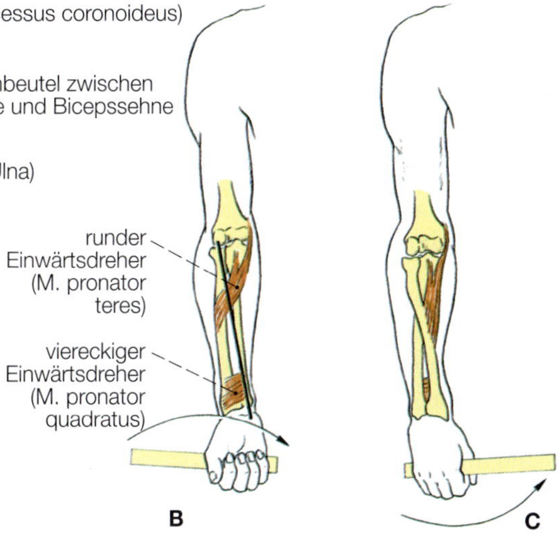

Abb. 6-38 Ellenbogengelenk.
A: Ellenbogengelenk (rechts) mit Bändern nach Entfernung der Gelenkkapsel (Ansicht von vorn).
B und C: Unterarmknochen (rechts). Supinationsstellung (B) und Pronationsbewegung durch die eingezeichneten Muskeln (C).

Muskeln für das Ellenbogengelenk

Für dieses Gelenk liegen die Beuger am Oberarm vorne und die Strecker hinten (Tab. 6-6). Die Beugung bewirken der **zweiköpfige Oberarmmuskel** (M. biceps brachii), der gelenknah an der Speiche ansetzt, und der **Armbeuger** (M. brachialis), der gelenknah an die Elle heranzieht (vgl. Abb. 6-36). Der Biceps tritt bei der Kontraktion (z.B. Gewicht-

Tab. 6-6 Muskeln für das Ellenbogengelenk

Muskeln	Lage (Ursprung/Ansatz)	Funktion	Innervation
Beuger: **zweiköpfiger Oberarmmuskel** (M. biceps brachii)	von einer Rauhigkeit oberhalb der Schultergelenkpfanne (langer Kopf) und dem Rabenschnabelfortsatz (kurzer Kopf) zur Speiche (Tuberositas radii) nahe dem Ellenbogengelenk	Schultergelenk: hebt Arm nach vorn Ellenbogengelenk: beugt und supiniert	N. musculocutaneus des Armgeflechts (Plexus brachialis)
Armbeuger (M. brachialis)	von der Vorderfläche des Humerus (distal) zur Elle (Tuberositas ulnae) nahe dem Ellenbogengelenk	beugt den Unterarm	N. musculocutaneus des Armgeflechts (Plexus brachialis)
Strecker: **dreiköpfiger Armstrecker** (M. triceps brachii)	vom unteren Rand der Gelenkpfanne des Schultergelenks (langer Kopf) sowie von der Rückseite des Humerus (lateraler und medialer Kopf) zum Ellenhaken (Olecranon)	Schultergelenk: hebt den Arm nach hinten Ellenbogengelenk: streckt den Unterarm	N. radialis des Armgeflechts (Plexus brachialis)

heben) fast kugelig vor. Seine Sehne ist in der Ellenbeuge gut zu tasten. Gegenspieler dieser vorderen Beugergruppe ist der auf der Rückseite des Oberarms gelegene **dreiköpfige Armstrecker** (M. triceps brachii). Die kräftige Endsehne zieht zum Olecranon und streckt im Ellenbogengelenk (vgl. Abb. 6-37).

Neben den genannten Oberarmmuskeln unterstützen noch alle jene Muskeln die Bewegungen im Ellenbogengelenk, die am unteren Ende des Oberarms entspringen und zum Unterarm oder zur Hand verlaufen, besonders der **Oberarm-Speichen-Muskel** (M. brachioradialis). Er bildet die Kontur des Unterarms auf der Daumenseite, entspringt seitlich unten vom Oberarmknochen und zieht zum Griffelfortsatz des Radius (Abb. 6-39).

Die **Pronationsbewegung** bewirkt besonders der runde **Einwärtsdreher** (M. pronator teres), der vom inneren Humerusknorren schräg zur Radiusaußenseite herüberzieht. Er begrenzt die dreieckige Grube zwischen Beugern und Streckern in der Ellenbeuge und ist dort bei der Pronation gut tastbar. Nahe dem Handgelenk zieht der **viereckige Einwärtsdreher** (M. pronator quadratus) von der Elle zur Speiche und unterstützt die Pronation (vgl. Abb. 6-38).

Eine **Supination** bewirkt der **Auswärtswender** (M. supinator), der als Antagonist zum runden Einwärtsdreher (M. pronator teres) ebenfalls von der Elle kommt, aber auf der Außenseite der Ellenbogenregion zur Speiche zieht und sich um sie herumwickelt (vgl. Abb. 6-38). Der **Biceps** unterstützt die Supination bei gleichzeitiger Beugung im Ellenbogengelenk.

Gefäße und Nerven für Oberarm und Ellenbogen

Die wichtigste Gefäß-Nervenstraße am Oberarm findet man auf der Innenseite in der Rinne zwischen den Muskelgruppen von Beugern und Streckern (vgl. Abb. 6-36). Die **Armarterie** (A. brachialis) mit den zugehörigen Venen wird hier vom **N. medianus** aus dem Armgeflecht begleitet. Zwei weitere Gefäß-Nervenstraßen bilden der medial gelegene **Ellennerv** (N. ulnaris) und der dorsal verlaufende **Speichennerv** (N. radialis), jeweils mit Begleitgefäßen. Die Beuger des Oberarms werden vom N. musculocutaneus, die Strecker vom N. radialis innerviert.

Von der Innenseite des Oberarms zieht die Armarterie (A. brachialis) mit dem N. media-

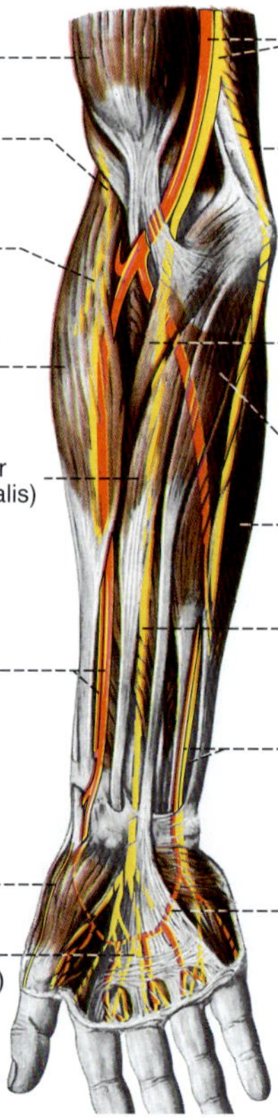

Abb. 6-39 Unterarmmuskeln (rechts) mit Gefäßen und Nerven (Ansicht von vorn).

nus zur Mitte der Ellenbeuge und lagert sich in der Tiefe der Endsehne des M. biceps an. Hier findet sich die Aufzweigung in die Hauptäste, die **Speichenarterie** (A. radialis) und die **Ellenarterie** (A. ulnaris). Einen separaten Verlauf zwischen den Unterarmbeugern zur Hand nimmt der N. medianus. Zur Beugeseite des Ellenbogens verläuft auch der von der Streckseite des Oberarms kommende **N. radialis**, während der **N. ulnaris** in einer Knochenrinne hinter dem Epicondylus medialis des Humerus zu finden ist. An dieser Stelle ist der Nerv gut zu tasten und bei kräftigem Anstoßen auch zu spüren („Musikantenknochen"). Durch seine oberflächliche Lage kann er auch leicht geschädigt werden (z.B. bei Knochenbrüchen).

Hand- und Fingergelenke

Im proximalen Handgelenk, einem zweiachsigen Gelenk, verbindet sich die Pfanne des Radius mit der proximalen Reihe der Handwurzelknochen. Es handelt sich um ein typisches **Eigelenk** (vgl. Abb. 6-5 C). Die Elle ist am Aufbau dieses Gelenks nicht unmittelbar beteiligt (vgl. Abb. 6-31). Dieser Aufbau ermöglicht eine handflächenwärts (palmar) und eine handrückenwärts (dorsal) gerichtete Bewegung um eine quergestellte Achse (**Palmarflexion, Dorsalflexion**). Um die dazu senkrecht stehende dorsopalmare Achse erfolgt die daumenwärts gerichtete Radialabduktion und eine kleinfingerwärts gerichtete Ulnarabduktion. Innerhalb des distalen Handgelenks, also zwischen den beiden Reihen der Handwurzelknochen, ist die Beweglichkeit gering.

Der Mittelhandknochen des Daumens bildet mit dem großen Vieleckbein ein **Sattelgelenk** (**Daumengrundgelenk**), das nahezu die Beweglichkeit eines Kugelgelenks hat. Wichtig für die Bewegungsvielfalt der Hand ist vor allem die Möglichkeit, den Daumen den anderen Fingern gegenüberzustellen (**Opposition**). Neben der Oppositions-Repositionsbewegung ermöglicht das Daumengrundgelenk eine Beugung und Streckung sowie **Abduktion** und **Adduktion** des Daumens.

Die übrigen Gelenke zwischen Handwurzelknochen und Mittelhandknochen sind straffe, d.h. fast unbewegliche Gelenke. Die weiter distalen Grundgelenke des 2. bis 5. Fingers gestatten Beugung und Streckung sowie Abduktion und Adduktion. Alle übrigen Fingergelenke sind Scharniergelenke mit Beuge- und Streckmöglichkeit.

Muskeln für Hand- und Fingergelenke

Die Muskeln für Hand- und Fingergelenke sind zahlreich und vielfältig (vgl. Abb. 6-38, 6-39; Tab. 6-7, 6-8). Lage und Wirkung der

Tab. 6-7 Muskeln für Hand- und Fingergelenke: Beuger (Flexoren)

Muskeln	Lage (Ursprung/Ansatz)	Funktion		Innervation
runder Einwärtsdreher (M. pronator teres)	überwiegend vom medialen Oberarmknorren (Epicondylus medialis) sowie von der Vorderfläche von Elle und Speiche (mit iner oberflächlichen und einer tiefen Muskelschicht) langsehnig zur Hand und zu den Fingern	drehen Unterarm einwärts (Pronation)		N. medianus des Armgeflechts (Plexus brachialis)
viereckiger Einwärtsdreher (M. pronator quadratus)				
radialer Handbeuger (M. flexor carpi radialis)		abduziert nach radial	beugen im Handgelenk	N. medianus des Armgeflechts
ulnarer Handbeuger (M. flexor carpi ulnaris)		abduziert nach ulnar		N. ulnaris des Armgeflechts
langer Hohlhandsehnenspanner (M. palmaris longus)				N. medianus des Armgeflechts
oberflächlicher Fingerbeuger (M. flexor digitorum superficialis)		beugt im Handgelenk sowie in Grund- und Mittelgelenken des 2. – 5. Fingers		N. medianus des Armgeflechts
tiefer Fingerbeuger (M. flexor digitorum profundus)		beugt im Handgelenk sowie in allen Fingergelenken des 2. – 5. Fingers		N. medianus und N. ulnaris des Armgeflechts
langer Daumenbeuger (M. flexor pollicis longus)		beugt im Handgelenk und in allen Daumengelenken		N. medianus des Armgeflechts

6

Tab. 6-8 Muskeln für Hand- und Fingergelenke: Strecker (Extensoren)

Muskeln	Lage (Ursprung/Ansatz)	Funktion		Innervation
radiale Muskelgruppe: **Oberarm-Speichen-Muskel** (M. brachioradialis)	überwiegend vom lateralen Oberarmknorren (Epicondylus lateralis) sowie von der Hinterfläche von Elle und Speiche mit langen Sehnen zur Rückseite von Hand und Fingern	beugen im Ellenbogengelenk		N. radialis des Armgeflechts
langer radialer Handstrecker (M. extensor carpi radialis longus)			strecken im Handgelenk; abduzieren nach radial	
kurzer radialer Handstrecker (M. extensor carpi radialis brevis)				
oberflächliche und tiefe Strecker: **ulnarer Handstrecker** (M. extensor carpi ulnaris)		streckt im Handgelenk und abduziert nach ulnar		
Fingerstrecker (M. extensor digitorum mit M. extensor digiti minimi und M. extensor indicis)		strecken in Hand- und Fingergelenken des 2. – 5. Fingers		
Daumenabzieher (M. abductor pollicis longus)		spreizen Daumen im Sattelgelenk ab bzw. strecken in allen Daumengelenken		
Daumenstrecker (M. extensor pollicis longus, M. extensor pollicis brevis)				
Auswärtsdreher (M. supinator)		bewirkt eine Supination		

Muskelgruppen am Unterarm lassen sich folgendermaßen veranschaulichen: Umfaßt man mit der rechten Hohlhand von unten her den linken Unterarm nahe dem Ellenbogengelenk, so ist an der inneren Ellenseite und an der äußeren Speichenseite je ein kräftiges Muskelpaket zu tasten. Beugt man dann das Handgelenk handflächenwärts, so kontrahieren sich fühlbar die auf der Ellenseite gelegenen Beuger, die großenteils vom inneren Oberarmknorren kommen und über die palmare Fläche des Unterarms zur Hand ziehen. Streckt man das Handgelenk handrückenwärts (dorsal), so kontrahieren sich die speichenseitig außen gelegenen Streckmuskeln, die vom äußeren Oberarmknorren kommend auf der dorsalen Fläche des Unterarms zum Handrücken ziehen.

Von den Beugern und Streckern des Unterarms sind jeweils zwei für die **Bewegungen im Handgelenk**, alle anderen für die Fingerbewegungen bestimmt (vgl. Abb. 6-39, 6-40):

- Der radiale und der ulnare Handbeuger bewirken zusammen die Beugung im Handgelenk (**Palmarflexion**).
- Der radiale und der ulnare Handstrecker strecken im Handgelenk (**Dorsalflexion**).
- Verkürzen sich der radiale Handbeuger und der radiale Handstrecker gleichzeitig, so erfolgt eine **Radialabduktion** im Handgelenk, aber keine Beugung oder Streckung.
- Verkürzen sich der ulnare Handbeuger und der ulnare Handstrecker gleichzeitig, so erfolgt eine **Ulnarabduktion** im Handgelenk, aber keine Beugung oder Streckung.

Die übrigen Beuge- und Streckmuskeln des Unterarms ziehen zu den Fingern. Dabei hat der Daumen eine eigene, vielfältige Versorgung durch Beuger, Strecker, Abzieher und Anzieher, die seine große Beweglichkeit bedingen. Von 36 Muskeln, die die Finger der Hand versorgen, ziehen allein 8 zum Daumen. Zum 2. bis 4. Finger verlaufen die Seh-

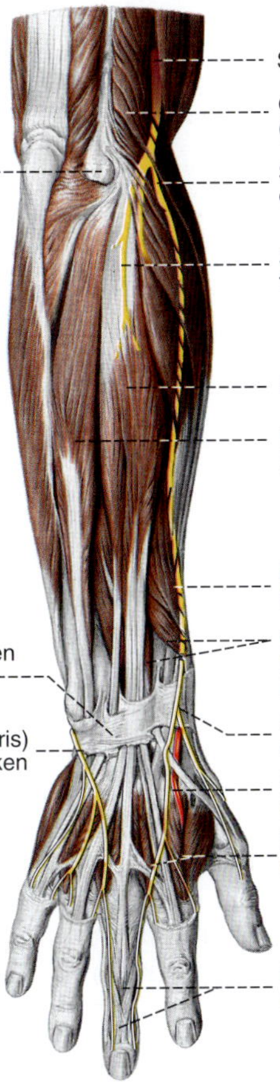

Abb. 6-40 Unterarmmuskeln (rechts) mit Gefäßen und Nerven (Ansicht von hinten).

nen des oberflächlichen und des tiefen Fingerbeugers (vgl. Abb. 6-39). Der erstere beugt vorwiegend Grund- und Mittelgelenke der Finger, der tiefe Fingerbeuger die Endgelenke. Dabei müssen seine Sehnen von unten kommend durch die Sehnenschlitze des oberflächlichen Fingerbeugers hindurchtreten. Auf der Außenseite des Unterarms zieht der gemeinsame Fingerstrecker (Abb. 6-40, 6-41) zum Handrücken und wird hier mit seinen Sehnen sichtbar. Er versorgt den 2. bis 5. Finger.

Die Sehnen der Fingermuskeln werden im Bereich des Handgelenks palmar und dorsal teils einzeln, teils gemeinsam von röhrenförmigen Sehnenscheiden umfangen. Auf der Palmarseite erstrecken sich die Sehnenscheiden auch entlang den Fingern (Abb. 6-41).

Die langen Handmuskeln werden durch die kurzen Handmuskeln ergänzt, die besonders auf der Hohlhandseite liegen. Im Daumenballen befinden sich kurze Abzieher, Gegensteller, Beuger und Anzieher, ähnlich im Kleinfingerballen. Zwischen den Fingern liegen zur Spreizung und zum Anziehen der gespreizten Finger die Zwischenknochenmuskeln (Mm. interossei; Abb. 6-41).

Gefäße und Nerven des Unterarms und der Hand

Von der Ellenbeuge verlaufen verschiedene Gefäß-Nervenstraßen zur Hand (vgl. Abb. 6-39, 6-40). Auf der Radialseite des Unterarms zieht die **A. radialis**, die den Verlauf der **A. brachialis** fortsetzt. Sie hat den M. brachioradialis als Leitmuskel und wird vom oberflächlichen Ast des N. radialis begleitet. Dieser Hautnerv wendet sich ebenso wie die A. radialis nach dorsal zur Streckseite der Hand. Unmittelbar oberhalb des Handgelenks liegt die Arterie so oberflächlich, daß ihr Puls getastet werden kann. Der Muskelast des N. radialis liegt tief in der Ellenbeuge und zieht direkt zur Dorsalseite des Unterarms, um die Streckmuskulatur zu versorgen. Dabei durchbohrt er den M. supinator. Der N. medianus verläuft von der Ellenbeuge zwischen oberflächlichen und tiefen Beugemus-

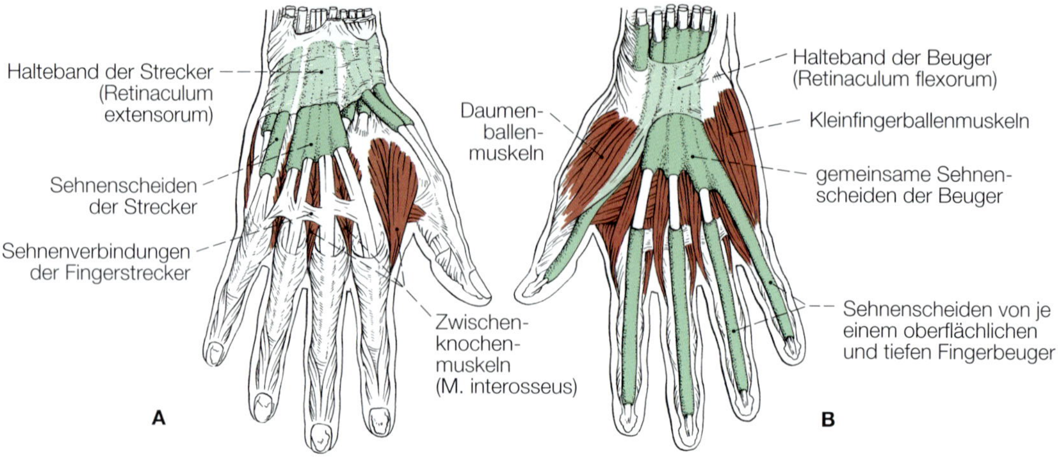

Abb. 6-41 Sehnen und Sehnenscheiden der Hand (rechts).
A: Dorsalseite.
B: Palmarseite.

keln der Finger zum Handgelenk. Schließlich findet sich auf der Ulnarseite das Gefäß-Nervenbündel von A. ulnaris und N. ulnaris mit Begleitvenen. Ihr Leitmuskel ist der M. flexor carpi ulnaris.

An der Hand bilden A. radialis und A. ulnaris den oberflächlichen und tiefen Hohlhandbogen und die davon abzweigenden **Fingerarterien**. Die Innervation der kurzen Handmuskeln (Daumenballen, Kleinfingerballen, tiefe Handmuskeln) teilen sich **N. medianus** und **N. ulnaris**. Die Haut der Finger innervieren palmar N. medianus und N. ulnaris, dorsal N. ulnaris und **N. radialis**.

Der venöse Abfluß von Hand und Unterarm erfolgt größtenteils über oberflächliche Hautvenen, die netzartig miteinander verbunden sind. Mit Venenklappen ausgestattet, verhindern sie einen Rückfluß des Blutes in Richtung Hand. Wie schon beim Vergleich des Venenmusters der eigenen Handrücken ersichtlich, sind die Hautvenen in ihrem Verlauf sehr variabel. Auf der Radialseite findet sich in der Regel eine **V. cephalica**, die vom Handrücken ausgehend zur Lateralseite des Oberarms zieht und erst unterhalb des Schlüsselbeins in die tiefer gelegene **V. axillaris** mündet. Auf der Ulnarseite, ebenfalls am Handrücken beginnend, verläuft die **V. basilica**, die an der Innenseite des Oberarms (distal) die **V. brachialis** erreicht. In der Ellenbeuge sind V. basilica und V. cephalica meist durch eine **V. mediana cubiti** miteinander verbunden. Die oberflächlichen Hand- und Armvenen eignen sich zur Blutentnahme oder Injektion.

Von Verletzungen im Palmarbereich der Handwurzel (Schnittwunden) können verschiedene oberflächlich gelegene Nerven und Gefäße betroffen sein, von radial nach ulnar: die A. radialis, der N. medianus (die Beugersehnen) und der N. ulnaris bzw. die A. ulnaris. Bei Verletzungen müssen deshalb sensible und motorische Ausfallserscheinungen durch sorgfältige Untersuchung festgestellt werden, um z.B. rechtzeitig eine Nervennaht vorzunehmen.

Ein vor allem bei Frauen häufig auftretendes Krankheitsbild ist eine sich allmählich entwickelnde Kompression des N. medianus im Karpaltunnel (Karpaltunnelsyndrom). Dieser wird durch ein Halteband (Retinaculum flexorum) gebildet, das das Bündel der Flexorensehnen mit dem N. medianus an der Handwurzel befestigt (Abb. 6-41). Bei anhaltenden Schmerzattacken und/oder beginnenden Lähmungserscheinungen ist eine operative Spaltung des Bandes angezeigt.

Eine Zuordnung der Bewegungen in Schulter-, Ellenbogen- und Handgelenk zu den beteiligten Muskeln findet sich in Tab. 6-9.

6.2.5 Spezielle Motorik: Untere Gliedmaßen

Knöchernes Becken

Das knöcherne Becken spielt im Körper eine doppelte Rolle. Es ist der Boden der Bauchhöhle und knöcherner Schutz der Beckenorgane sowie der Befestigungsort der unteren

Tab. 6-9 Bewegungen in Schulter-, Ellenbogen- und Handgelenk in Zuordnung zu den beteiligten Muskeln

Schultergelenk:	
Arm vorwärts heben	**Deltamuskel, vorderer Anteil** (M. deltoideus, pars anterior)
	großer Brustmuskel (M. pectoralis major)
Arm rückwärts heben	**Deltamuskel, hinterer Anteil** (M. deltoideus, pars posterior)
	breiter Rückenmuskel (M. latissimus dorsi)
	großer runder Muskel (M. teres major)
(seitl.) Abduktion des Armes	**Deltamuskel, mittlerer Anteil** (M. deltoideus, pars medialis)
	Obergrätenmuskel (M. supraspinatus)
Adduktion des Armes	**großer Brustmuskel** (M. pectoralis major)
	breiter Rückenmuskel (M. latissimus dorsi)
	großer runder Muskel (M. teres major)
Innenrotation	**großer Brustmuskel** (M. pectoralis major)
	unterer Schulterblattmuskel (M. subscapularis)
	breiter Rückenmuskel (M. latissimus dorsi)
Außenrotation	**Untergrätenmuskel** (M. infraspinatus)
	kleiner runder Muskel (M. teres minor)
Ellenbogengelenk:	
Beugung	**zweiköpfiger Oberarmmuskel** (M. biceps brachii)
	Armbeuger (M. brachialis)
Streckung	**dreiköpfiger Armstrecker** (M. triceps brachii)
Pronation	**runder Einwärtsdreher** (M. pronator teres)
	viereckiger Einwärtsdreher (M. pronator quadratus)
Supination	**Auswärtsdreher** (M. supinator)
	zweiköpfiger Oberarmmuskel (M. biceps brachii)
Handgelenk:	
Palmarflexion	**speichenseitiger Handbeuger** (M. flexor carpi radialis)
	ellenseitiger Handbeuger (M. flexor carpi ulnaris)
	tiefer Fingerbeuger (M. flexor digitorum profundus)
	oberflächlicher Fingerbeuger (M. flexor digitorum superficialis)
Dorsalextension	**langer speichenseitiger Handstrecker** (M. extensor carpi radialis longus)
	kurzer speichenseitiger Handstrecker (M. extensor carpi radialis brevis)
	gemeinsamer Fingerstrecker (M. extensor digitorum communis)
	ellenseitiger Handstrecker (M. extensor carpi ulnaris)
Radialabduktion	**speichenseitiger Handbeuger** (M. flexor carpi radialis)
	langer speichenseitiger Handstrecker (M. extensor carpi radialis longus)
Ulnarabduktion	**ellenseitiger Handbeuger** (M. flexor carpi ulnaris)
	ellenseitiger Handstrecker (M. extensor carpi ulnaris)

Extremität. In der ersten Hinsicht gehört es mehr zum Rumpf, in der zweiten mehr zum Beinskelett. Das knöcherne Becken ist ein ringförmig geschlossener Knochengürtel, der aus den **zwei Hüftbeinen** (Os coxae) und dem **Kreuzbein** (Os sacrum) besteht (Abb. 6-42, 6-43). Jedes Hüftbein gliedert sich wieder in ein Darmbein (Os ilium), ein Schambein (Os pubis) und ein Sitzbein (Os ischii). Diese drei Knochen entstehen unabhängig voneinander, verwachsen aber am Ende der Wachstumsphase. Ihre Nahtstelle liegt in der Gegend der Hüftgelenkspfanne. Die Verbindung zum geschlossenen Knochengürtel erfolgt in den Kreuzbein-Darmbeingelenken sowie in der Schambeinfuge.

Das **Darmbein** (Abb. 6-42, 6-43) ist der größte Knochen des Hüftbeins und zeigt eine schaufelartige Gestalt, die sich abwärts verjüngt. Der nach oben zeigende Kamm der Darmbeinschaufel (Crista iliaca) ist vorwärts-einwärts gekrümmt und dient der Befestigung der seitlichen Bauchmuskeln. Er läuft vorne und hinten in Knochenvorsprünge aus, die als **Darmbeinstachel** (Spina iliaca) bezeichnet werden. Der vordere, obere Stachel (Spina iliaca anterior superior) ist Befestigungsort des Schneidermuskels und des Leistenbandes. Wie der Darmbeinkamm ist er gut tastbar.

Das **Schambein** hat einen oberen Ast, der von der Schambeinfuge (Symphyse) zum

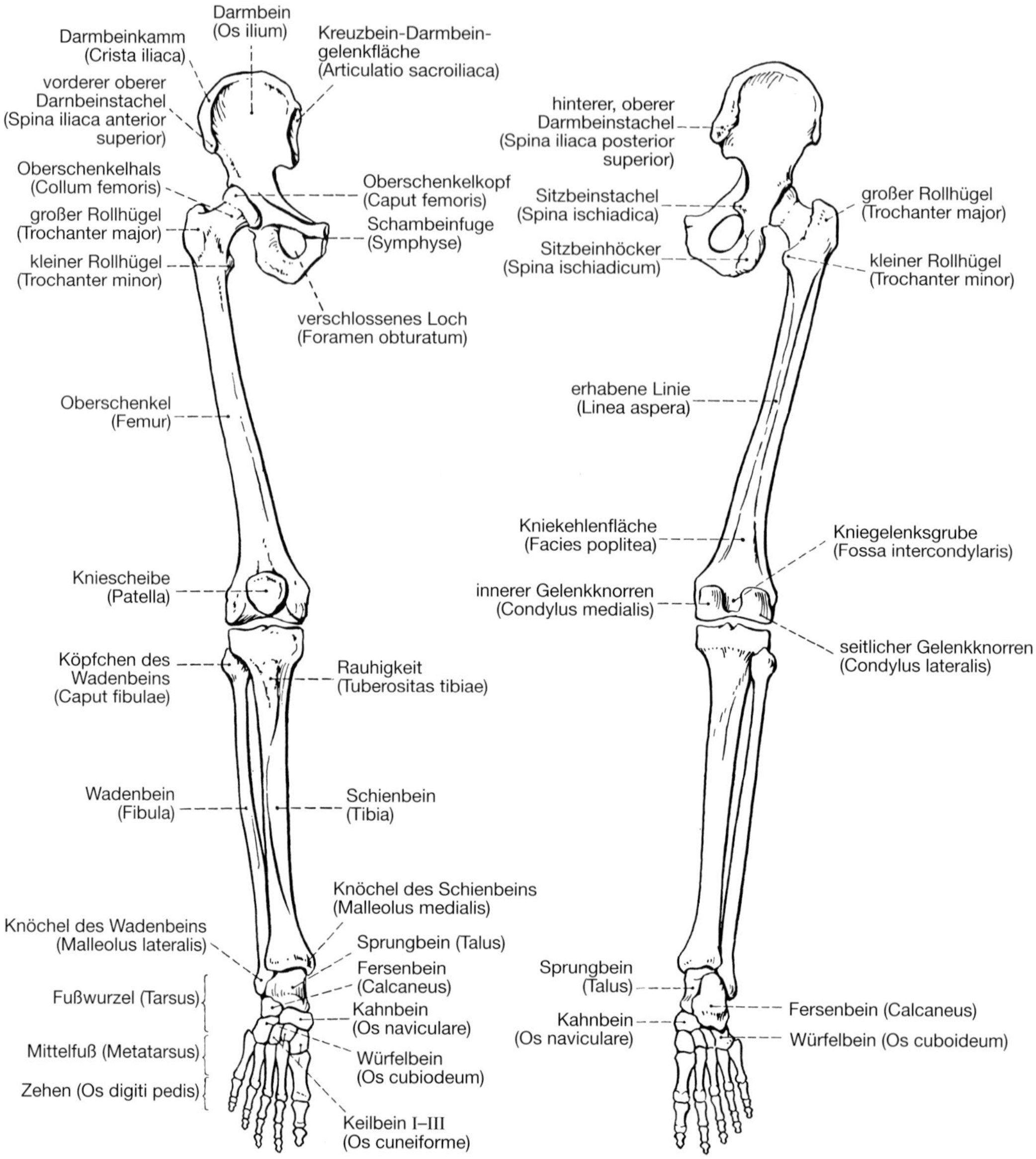

Abb. 6-42 Knochen und Gelenke der unteren Gliedmaße (rechts).
A: Ansicht von vorn.
B: Ansicht von hinten.

Darmbein verläuft, und einen absteigenden Ast, der von der Symphyse aus abwärts zieht, um sich nach hinten unten mit dem Sitzbein zu verbinden (Abb. 6-42, 6-43). Die beiden absteigenden Schambeinäste bilden den nach unten offenen Schambeinwinkel. Er ist beim Mann deutlich kleiner als bei der Frau.

Das nach hinten gelegene **Sitzbein** bildet den kräftigen Sitzbeinhöcker (Tuber ischiadicum), auf dem beim Sitzen das Körpergewicht ruht (Abb. 6-42, 6-43). Nach hinten liegt der Sitzbeinstachel (Spina ischiadica) mit ober- und unterhalb vorhandenen Knocheneinbuchtungen. Sitzbein und Schambein zusammen umschließen eine etwa ovale Knochenlücke, die durch eine bindegewebige Membran verschlossen ist (Foramen obturatum). Dort, wo alle drei Knochen des Hüftbeins zusammenstoßen, befindet sich eine Vertiefung (Hüftgelenkspfanne) zur Aufnahme des Oberschenkelkopfes. Sie hat einen gewulsteten oberen Rand und unten einen Einschnitt.

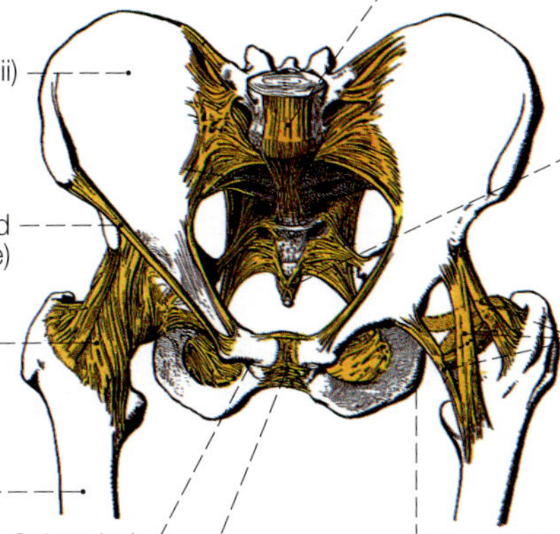

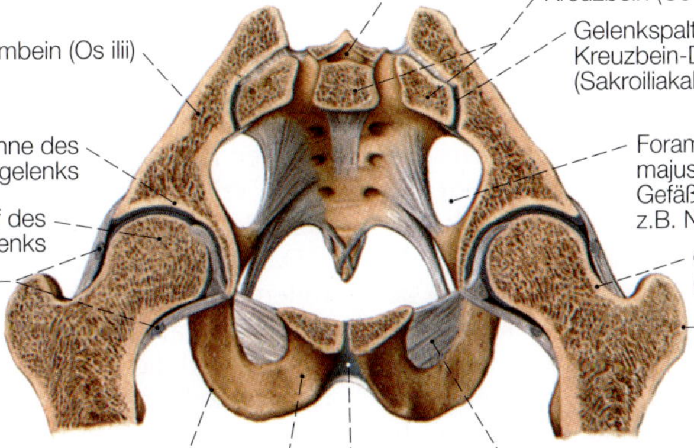

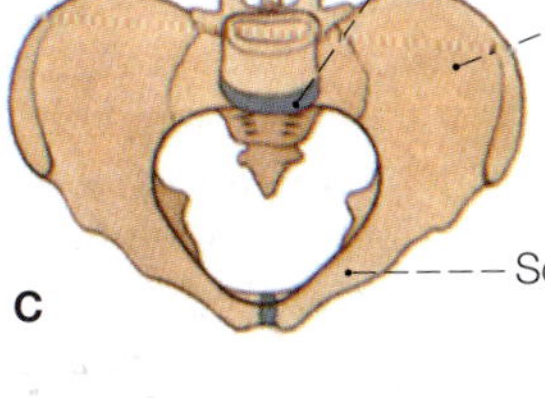

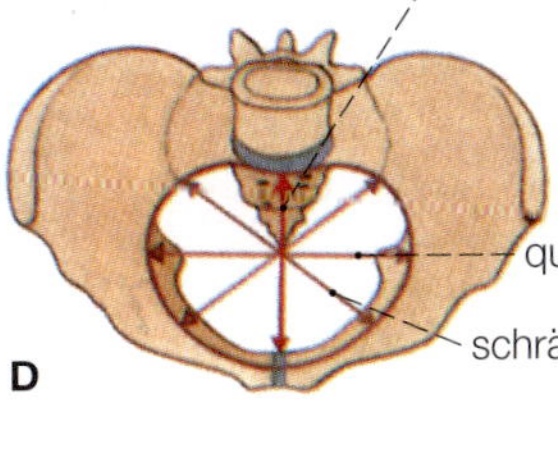

Abb. 6-43 Beckengürtel und Hüftgelenke.
A: Beckengürtel und Hüftgelenke mit Bändern.
B: Horizontalschnitt durch das Becken mit Kreuzbein-Darmbeingelenken sowie die Hüftgelenke mit Bändern.
C: Männliches Becken. Beckeneingang herzförmig.
D: Weibliches Becken. Beckeneingang queroval mit Beckendurchmessern.

Das **Becken** als Ganzes läßt sich in das obere **große Becken** und in das untere **kleine Becken** unterteilen. Beide gehen an einer ringförmigen Grenzlinie (Linea terminalis) ineinander über (Beckeneingang; Abb. 6-43).

Das **kleine Becken** ist bei der Frau rundlich, beim Mann mehr kartenherzförmig. Der gerade Durchmesser (Conjugata vera) der Beckeneingangsebene ist der Abstand zwischen der hinteren Fläche der Symphyse und dem Promontorium (nach vorne ins Becken vorspringende Unterkante des 5. Lendenwirbels). Er beträgt etwa 11 cm. Der größte quere Durchmesser (Diameter transversa) beträgt etwa 13 cm. Das kleine Becken verengt sich der Kreuzbeinwölbung folgend nach unten und vorne zum Beckenausgang, der vom hinteren Symphysenrand zur Steißbeinspitze reicht und bis auf Durchtrittswege für Darm-, Harn- und Geschlechtsorgane durch Bänder und Muskeln verschlossen wird. Bei der Geburt muß das Kind den Kanal zwischen Beckeneingang und Beckenausgang passieren. Das Becken steht bei aufrechter Haltung so, daß die Beckeneingangsebene gegen die Horizontale um 60 bis 70° nach vorne geneigt ist.

Unter Beckenhöhle verstehen wir den Raum des kleinen Beckens zwischen der Beckeneingangsebene, begrenzt von der Linea terminalis, und dem Beckenboden, der aus einer Platte von Muskeln und Sehnen besteht (Abb. 6-43). Im kleinen Becken liegen ganz oder zum Teil Harnblase, Harnleiter und Harnröhre, Gebärmutter, Eileiter, Eierstock und Mastdarm (☞ Abb. 2-28, 2-29). Im hinteren Teil der Beckenhöhle verläßt der Mastdarm, im vorderen Teil der Harnweg und bei der Frau zwischen beiden die Scheide den Beckenraum. Durch zwei kräftige Bänder, das Kreuzbeinhöckerband (Ligamentum sacrotuberale) und das Kreuzbeinstachelband (Ligamentum sacrospinale), wird ein Teil der hinteren Lücken des kleinen Beckens geschlossen. Dadurch entstehen zwei Löcher zum Durchtritt von Muskeln und Nerven, z.B. den N. ischiadicus, aus der Beckenhöhle zum Oberschenkel.

Knochenskelett des Beins

Das knöcherne Beinskelett des Oberschenkels besteht aus dem Schenkelbein (Femur), das des Unterschenkels aus dem Schienbein (Tibia) und dem Wadenbein (Fibula), das des Fußskeletts aus den Fußwurzelknochen (Tarsus), dem Mittelfuß (Metatarsus) und den Zehen (Ossa digitorum pedis; vgl. Abb. 6-42).

Skelett des Oberschenkels

Der Oberschenkelknochen ist der längste und kräftigste Röhrenknochen des ganzen Skeletts (vgl. Abb. 6-42). Das proximale Ende, der **Oberschenkelkopf**, ist zu einer fast vollständigen Kugel aufgetrieben (Caput femoris) und besitzt auf seiner Gelenkfläche unterhalb der Mitte eine kleine Grube, in der ein Band ansetzt, das Kopf und Pfanne verbindet. An den Kopf schließt sich eine Verjüngung, der **Oberschenkelhals** (Collum femoris), an. Darauf folgen wie beim Oberarm zwei kräftige Knochenvorsprünge, der **große Rollhügel** (Trochanter major) nach oben außen und der **kleine Rollhügel** (Trochanter minor) nach hinten innen (vgl. Abb. 6-42). Am großen Rollhügel biegt der Femurschaft unter einem Winkel von 120 bis 130° nach unten ab (Hals-Schaft-Winkel). Die beiden Trochanteren dienen zum Ansatz starker Muskelzüge, ebenso die zwischen ihnen verlaufende Knochenleiste (Crista intertrochanterica). Auch die auf der Rückseite des Schaftes längs verlaufende erhabene Leiste (Linea aspera) verankert Muskelzüge, besonders die Adduktoren.

Das untere Femurende ist zu zwei kräftigen rollenartigen **Knorren** (Condylus medialis, Condylus lateralis) aufgetrieben. Über diese Rollen wird die Last des Rumpfes auf den Unterschenkel übertragen. Vor dem **Kniegelenk** liegt, eingelagert in die Sehne des vierköpfigen Oberschenkelmuskels, die **Kniescheibe** (Patella). Ihre knorpelige Rückseite gleitet auf der Kniescheibenrinne des Femurs (vgl. Abb. 6-49).

Bei alten Menschen kommt es häufig auch bei einem geringfügigen Unfall (z.B. Ausrutschen in der Wohnung) zu einem Bruch des Oberschenkelhalses. Ursache dafür ist vor allem die mit dem Alter verringerte Belastbarkeit durch den Abbau von Knochensubstanz (Osteoporose). Bereits unter normalen Umständen ist die Biegungsbelastung in diesem Knochenabschnitt außerordentlich hoch.

Skelett des Unterschenkels

Der Unterschenkel besteht ebenso wie der Unterarm aus zwei Knochen, aus dem lateralen Wadenbein und dem medialen Schienbein (vgl. Abb. 6-42). Das **Schienbein** (Tibia) ist bei weitem kräftiger entwickelt als das Wadenbein (Fibula). Es steht allein mit dem Femur in gelenkiger Verbindung und trägt daher das ganze Gewicht des Rumpfes. Sein oberes Ende ist verdickt. Die Gelenkfläche besteht aus den beiden flachen, überknorpelten Schienbeintellern. In der Mitte zwischen den beiden Tellern erhebt sich ein zackiges Doppelhöckerchen (Tuberculum intercondylare). Unterhalb der Gelenkfläche besitzt die Tibia eine Rauhigkeit (Tuberositas tibiae), an welcher der vierköpfige Kniestrecker (M. quadriceps femoris) ansetzt. Der Schaft der Tibia verjüngt sich nach abwärts, er ist im Querschnitt etwa dreieckig. Die vordere Schienbeinkante liegt gut fühlbar direkt unter der Haut. Sie kann daher leicht durch äußere Einwirkung, z.B. durch einen Stoß, schmerzhaft verletzt werden. Das untere (distale) Schienbeinende ist ein wenig verbreitert und trägt nach medial, also an der Innenseite des Unterschenkels, einen kräftigen Fortsatz, den **inneren Knöchel** (Malleolus medialis). Der **äußere Knöchel** (Malleolus lateralis) ist das verdickte untere Ende des Wadenbeins, das sich dem Schienbein außen anlagert und mit ihm die Malleolengabel des oberen Sprunggelenkes bildet. Das **Wadenbein** (Fibula) ist sehr viel schwächer als das Schienbein. Zwischen Schienbein und Wadenbein spannt sich eine sehnenartige Gewebsplatte, die Membrana interossea.

Skelett des Fußes

Das knöcherne Fußgerüst besteht aus einer Ansammlung von 26 Knochen, die sich in Fußwurzel, Mittelfuß und Zehen gliedern (vgl. Abb. 6-42, 6-53).

Die **Fußwurzel** (Tarsus) hat folgenden Aufbau: Der oberste Knochen, das Sprungbein (Talus), wird von der Malleolengabel der Unterschenkelknochen umfaßt. Mit seiner Unterseite lastet das **Sprungbein** auf dem größeren **Fersenbein** (Calcaneus), das im Stand die Last des Körpers hinten auf den Boden überträgt. An dem nach hinten ausladenden Teil des Calcaneus setzt von oben die Achillessehne an (vgl. Abb. 6-52). Nach vorne zu ist dem Fersenbein an der Kleinzehenseite das etwa viereckige **Würfelbein** (Os cuboideum) vorgelagert. Auf der Großzehenseite des Fußes liegt vor dem Sprungbein das **Kahnbein** (Os naviculare) und vor diesem wiederum die Reihe der drei **Keilbeine** (Os cuneiforme). Sie sind keilförmig gebaut, mit der scharfen Kante nach abwärts, und tragen dadurch zum Aufbau des Quergewölbes des Fußes bei.

Merkvers: Das Sprungbein und das Fersenbein, die wollten in den Kahn hinein, sie kriegten dreimal Keile vom Würfelbein in Eile.

Auf die Fußwurzel (Tarsus) folgt der **Mittelfuß** (Metatarsus). Jedes Keilbein verbindet sich mit je einem Mittelfußknochen (Os metatarsale), während die beiden äußeren Mittelfußknochen mit dem Würfelbein verbunden sind. Mit seiner Auftreibung springt das proximale Ende des außen gelegenen Mittelfußknochens unter der Haut des äußeren Fußrandes gut tastbar vor und erleichtert die Orientierung bei der ärztlichen Untersuchung. Die distalen Enden der Mittelfußknochen sind ähnlich wie an der Hand köpfchenartig aufgetrieben.

An den **Zehen** unterscheidet man wiederum Grundphalanx, Mittelphalanx und Endphalanx. Die Großzehe (Hallux) besitzt nur Grund- und Endphalanx.

Die Knochen der Fußwurzel sind durch viele kräftige Bänder miteinander verbunden. Ebenso hat der Mittelfuß viele starke Bandstützen. Er stellt eine Bogenkonstruktion dar. An der Innenkante des Fußes besteht ein **Längsgewölbe**. Es führt vom Sprungbein über das Kahnbein und die Keilbeine zum Mittelfuß. Der mediale Fußrand berührt normalerweise den Boden nicht. Außerdem gibt es ein **Quergewölbe**, das sich zwischen den distalen Köpfchen des inneren und äußeren Mittelfußknochens ausspannt. So lastet das Körpergewicht nicht mit der ganzen Sohlenfläche auf dem Boden, sondern ruht auf drei Unterstützungspunkten: hinten auf dem Fersenhöcker und vorne auf dem Groß- und dem Kleinzehenballen. Sinkt das Quergewölbe ein, so entsteht der Spreizfuß. Wenn die Senkung vor allem das Längsgewölbe betrifft, dann spricht man vom Plattfuß oder Senkfuß.

Hüftgelenk

Der kugelige Kopf des Femurs ragt tief in die Schale der **Hüftgelenkpfanne** hinein (vgl. Abb. 6-43). Die Rumpflast wird dabei über das besonders kräftig entwickelte Pfannendach auf den **Femurkopf** übertragen. Die ausgedehnte Gelenkkapsel wird durch kräftige Bänder verstärkt, die vom Darmbein, Schambein und Sitzbein ihren Ursprung nehmen (Ligamentum iliofemorale, Ligamentum pubofemorale und Ligamentum ischiofemorale).

Das Hüftgelenk ist als **dreiachsiges Kugelgelenk** zu Bewegungen in allen Richtungen fähig. Wir unterscheiden am Hüftgelenk Beugen und Strecken (Flexion und Extension) um eine Querachse, Abziehen und Anziehen (Abduktion und Adduktion) um eine sagittale Achse sowie das Drehen (Rotation) um eine längs durch den Oberschenkelschaft verlaufende Achse. Die aus der reinen Gelenkmechanik möglichen Bewegungen sind durch die oben erwähnten **starken Kapselbänder** eingeschränkt. Damit wird beispielsweise eine Überstreckung im Hüftgelenk nahezu ausgeschlossen.

Bei der sog. angeborenen Hüftgelenksluxation (Dysplasie) ist die Gelenkpfanne unterentwickelt. Sie ist zu flach und hat einen zu gering ausgebildeten oberen Pfannenrand (Pfannendach), um dem Femurkopf bei Belastung ein Widerlager zu bieten. So kann der Gelenkkopf nach oben aus der Pfanne herausgleiten und sich eine Ersatzpfanne bilden. Diese ist dann nicht normal belastbar und kann eine schwerwiegende Einschränkung der Gehfähigkeit (Hinken, Watschelgang, Arthrose, Skoliose der Wirbelsäule) zur Folge haben. Da angeborene Hüftluxationen relativ häufig vorkommen, gehört die Früherkennung zum Programm der Vorsorgeuntersuchungen im Säuglingsalter. Verdacht besteht bei unterschiedlicher Beinlänge und asymmetrischen Hautfalten an Oberschenkel und Gesäß. Ultraschall- und gegebenenfalls Röntgenuntersuchungen ermöglichen meist eine klare Diagnose und die frühzeitige Einleitung korrigierender Maßnahmen (z.B. Spreizverband oder Spreizhose).

Muskeln für das Hüftgelenk

Vorne gelegene Muskeln im Hüftgelenk bewirken eine Beugung, hinten gelegene eine Streckung (Tab. 6-10, Abb. 6-44, 6-45, 6-46).

Tab. 6-10 Muskeln für das Hüftgelenk

Muskeln	Lage (Ursprung/Ansatz)	Funktion	Innervation
Darmbein-Lenden-Muskel (M. iliopsoas)	vorne von Lendenwirbelsäule und Innenfläche des Darmbeins zum kleinen Rollhügel (Trochanter minor)	beugt den Oberschenkel und dreht ihn nach außen	Lendengeflecht (Plexus lumbalis)
großer Gesäßmuskel (M. gluteus maximus)	hinten von der Außenfläche des Kreuzbeins zur Tuberositas glutealis des Oberschenkelknochens	streckt den Oberschenkel und dreht ihn nach außen	N. gluteus inf. aus Kreuzbeingeflecht (Plexus sacralis)
mittlerer und kleiner Gesäßmuskel (M. gluteus medius und minimus)	hinten von der Außenfläche des Darmbeins fächerartig zum großen Rollhügel (Trochanter major)	abduzieren den Oberschenkel und drehen mit unterschiedlichen Muskelanteilen einwärts und auswärts	N. gluteus sup. aus Kreuzbeingeflecht (Plexus sacralis)
Schenkelbindenspanner (M. tensor fasciae latae)	vom vorderen oberen Darmbeinstachel (Spina iliaca ant. sup.) zur Fascia lata (Sehnenfaszie des Oberschenkels)	beugt den Oberschenkel und spannt die Fascia lata	N. gluteus sup. aus Kreuzbeingeflecht (Plexus sacralis)
Adduktorengruppe: **Kammuskel** (M. pectineus) **kleiner Anzieher** (M. adductor brevis) **langer Anzieher** (M. adductor longus) **großer Anzieher** (M. adductor magnus) **schlanker Muskel** (M. gracilis)	medial in einem Halbkreis vom horizontalen und absteigenden Schambeinast zum Oberschenkelknochen (Linea aspera) und Schienbein (M. gracilis)	adduzieren den Oberschenkel	N. obturatorius aus dem Lendengeflecht (Plexus lumbalis)

Weitere kurze Beckenmuskeln mit außendrehender Wirkung sind hier nicht dargestellt.

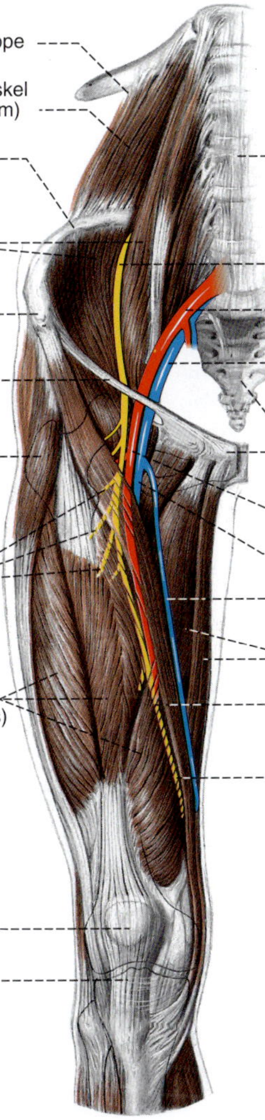

Abb. 6-44 Ventrale Hüft- und Oberschenkelmuskeln (rechts) mit Gefäßen und Nerven (Ansicht von vorn).

Der Hauptbeuger im Hüftgelenk ist der **Darmbein-Lendenmuskel** (M. iliopsoas), der von der Lendenwirbelsäule und vom Darmbein, also aus dem Innern des Beckens kommt, unter dem Leistenband durchzieht und seinen Zug auf den kleinen Rollhügel des Oberschenkelknochens überträgt. Er beugt in der Hüfte und verhindert das Hintenüberkippen des Rumpfes im Hüftgelenk. Sein wichtigster, hinten gelegener Antagonist als Hüftgelenksstrecker ist der **große Gesäßmuskel** (M. gluteus maximus); er ist zugleich der mächtigste Muskel des Körpers. Er hat neben der Streckung des gebeugten Hüftgelenks dafür zu sorgen, daß trotz des ventral gelegenen Schwerpunktes der Rumpf nicht nach vorne kippt. Er kommt hinten vom Kreuzbein, überzieht mit kräftiger Muskelplatte den Drehpunkt des Hüftgelenks und überträgt seine Kräfte auf den Femur, und zwar auf eine rauhe Fläche unterhalb des großen Rollhügels, sowie auf die große Schenkelbinde (Fascia lata; Abb. 6-45, 6-46).

Die Abduktionsbewegung erfolgt hauptsächlich durch den **kleinen** und **mittleren Gesäßmuskel** (M. gluteus minimus und medius). Beide ziehen von der seitlichen Darmbeinaußenfläche zum großen Rollhügel. Der mittlere Gesäßmuskel wirkt ferner mit seiner vorderen Partie einwärtsrollend und mit seiner hinteren Partie auswärtsrollend.

Die Adduktion der Beine (z.B. Schenkeldruck, Sprung aus der Grätsche in die Schlußstellung) erfolgt durch mehrere Muskeln, die als **Adduktorengruppe** zusammengefaßt werden (Abb. 6-44). Sie liegen in dem Raum zwischen dem vorderen Beckenrand und der Innenseite des Oberschenkels.

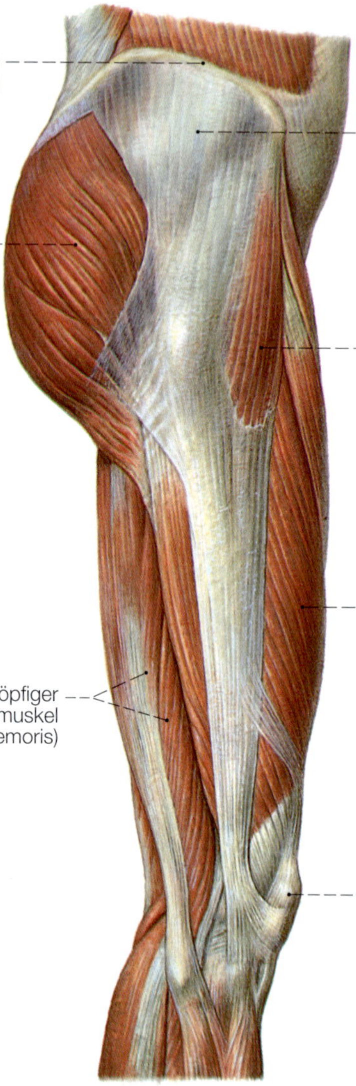

Abb. 6-45 Hüft- und Oberschenkelmuskeln (rechts; Ansicht von der Seite).

Gefäße und Nerven im Hüftbereich

Wie an den oberen Gliedmaßen sind die Gefäße der unteren Gliedmaßen überwiegend an den Beugeseiten der Gelenke lokalisiert (Abb. 6-44, 6-46). So verläuft die Hauptarterie für die unteren Gliedmaßen, die Oberschenkelarterie (**A. femoralis**), auf der Vorderseite des Hüftgelenks. Den Verlauf der äußeren Beckenarterie (**A. iliaca externa**) fortsetzend, zieht sie unter dem Leistenband zum Oberschenkel, begleitet von der **gleichnamigen Vene**. Hier ist sie gut tastbar. Für Untersuchungen des Herzens kann dieses Gefäß punktiert und ein Katheter eingeführt werden, der sich bis zum Herzen vorschieben läßt (z.B. für eine Darstellung der Koronargefäße). Die Gesäßregion wird von zwei aus dem Becken nach dorsal austretenden Gefäßen versorgt. Mit diesen Gefäßen verlaufen Nervenäste des Sakralgeflechts zur Gesäßmuskulatur. Auf der Vorderseite erreicht der Oberschenkelnerv (**N. femoralis**) aus dem Lendengeflecht, der ebenfalls das Leistenband unterkreuzt, die vorderen Oberschenkelmuskeln. Die Adduktorenmuskeln werden von Gefäßen und Nerven versorgt, die das kleine Becken über das Foramen obturatum verlassen (**N. obturatorius** und **A. obturatoria**).

Um Schädigungen des N. ischiadicus (Lähmungen) sowie der Nerven der Gesäßregion und größerer Blutgefäße (Nekrosen) zu vermeiden, müssen intramuskuläre Injektionen in der Gesäß-

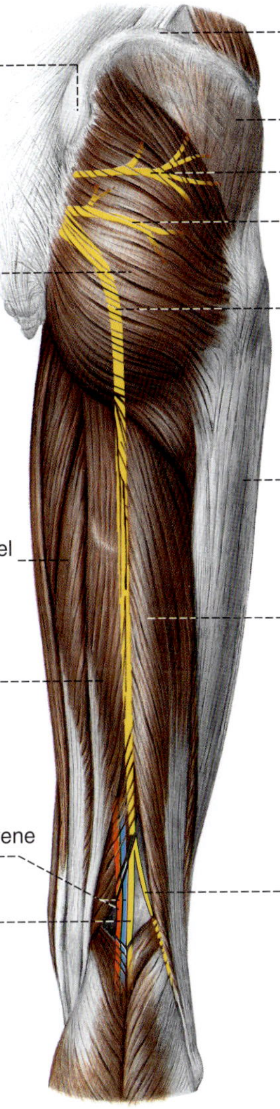

Abb. 6-46 Dorsale Hüft- und Oberschenkelmuskeln (rechts) mit Gefäßen und Nerven (Ansicht von hinten).

gegend mit besonderer Sorgfalt vorgenommen werden (Abb. 6-47A). Die ventrogluteale Injektion nach v. Hochstetter gilt heute als die risikoärmste. Zur Bestimmung des genauen Injektionsortes wird die Hand so auf den seitlichen Gesäßbereich (oberer äußerer Quadrant) gelegt, daß der Handteller auf dem großen Rollhügel (Trochanter major) liegt, die Fingerkuppe des Zeigefingers den vorderen oberen Darmbeinstachel und die des abgespreizten Mittelfingers den Darmbeinkamm berührt. Die Injektion erfolgt in das in der Zeichnung markierte Dreieck zwischen beiden Fingern und erreicht den mittleren oder kleinen Gesäßmuskel (M. gluteus medius oder minimus). Die Nadelrichtung soll die Finger nicht unterkreuzen. Bei Säuglingen und Kleinkindern müssen die geringen Größenverhältnisse berücksichtigt werden. Als ein weiterer Ort für intramuskuläre Injektionen kommt die vordere seitliche Oberschenkelmuskulatur in Betracht (Abb. 6-47 B).

Kniegelenk

Das Kniegelenk wird von Femur und Tibia gebildet (Abb. 6-48, 6-49). Die ungleiche Gestalt der stark gewölbten Gelenkflächen der **Oberschenkelknorren** (Condylus medialis und lateralis) und der flachen **Gelenkpfanne der Tibia** werden durch keilartige Knorpelscheiben (Meniskus) ausgeglichen. Die halbmondförmigen **Menisken** sind zur Mitte hin geöffnet und werden vorne durch ein Querband zusammengehalten. Der innere Menis-

6

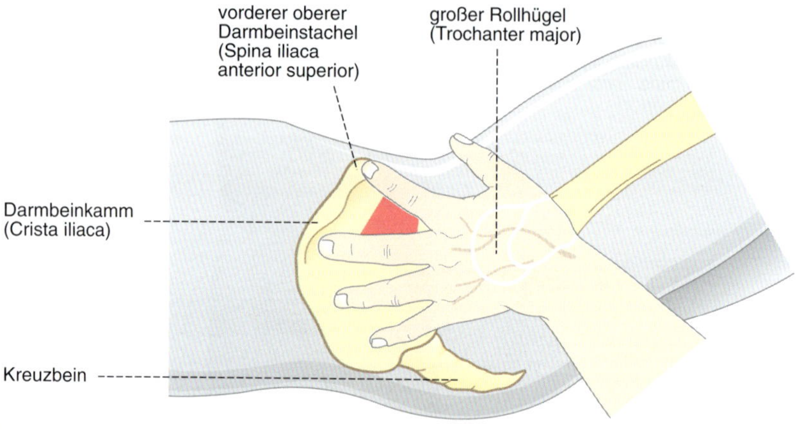

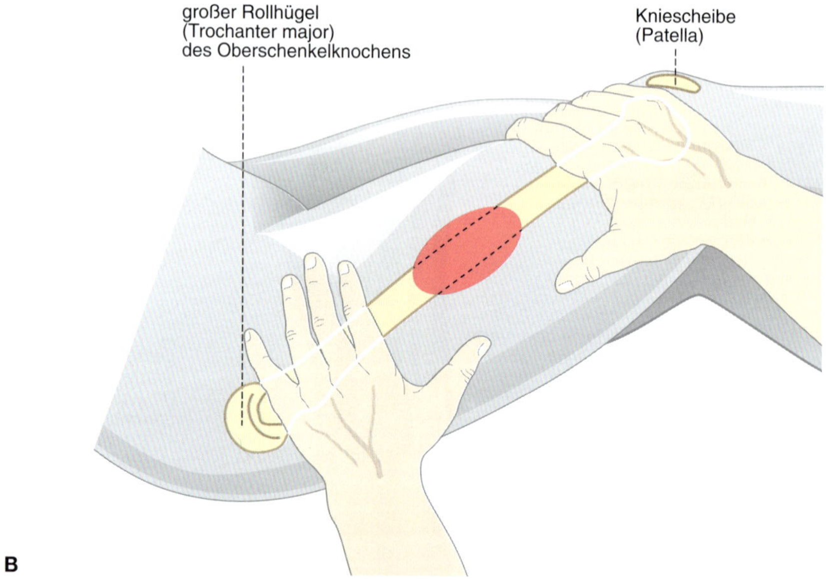

Abb. 6-47 Intramuskuläre Injektion. Injektionsstellen farbig markiert.
A: Injektion in den mittleren Gesäßmuskel (M. gluteus medius; ventrogluteale Injektion nach v. Hochstetter).
B: Injektion in die seitliche Oberschenkelmuskulatur (M. quadriceps femoris).

kus ist mit der Gelenkkapsel und dem medialen Seitenband verwachsen, der äußere ist frei. Die beweglichen Menisken passen sich der beim Beugen kleiner werdenden Auflagefläche der Femurknorren auf der Tibia an, indem sie auf der Schienbeinpfanne nach hinten geschoben werden. Dadurch wird eine optimale Paßform von Pfanne und Kopf in allen Bewegungsphasen erreicht. Innerhalb des Kniegelenks ziehen zwei **Kreuzbänder** von den Femurknorren zu den Schienbeintellern herab. Sie verfestigen den Zusammenhalt der Knochen und sichern das Kniegelenk besonders bei der Beugung (Abb. 6-48, 6-49).

Das Kniegelenk ist in erster Linie ein **Scharniergelenk**; in ihm ist eine ausgiebige Beugung um die Querachse möglich. Die Streckung führt nur so weit, daß Ober- und Unterschenkel eine Gerade bilden. Eine weitere Streckung wird durch die Seitenbänder, die Kreuzbänder und die Spannung der hinteren Kapselwand verhindert. Beim Stand ist es wichtig, daß das gestreckte Kniegelenk auf diese Weise festgestellt werden kann. Neben Beugung und Streckung ist auch eine Rotation bei gebeugtem Kniegelenk möglich.

Meniskusverletzungen entstehen meist bei einer Drehung des Oberschenkels gegenüber

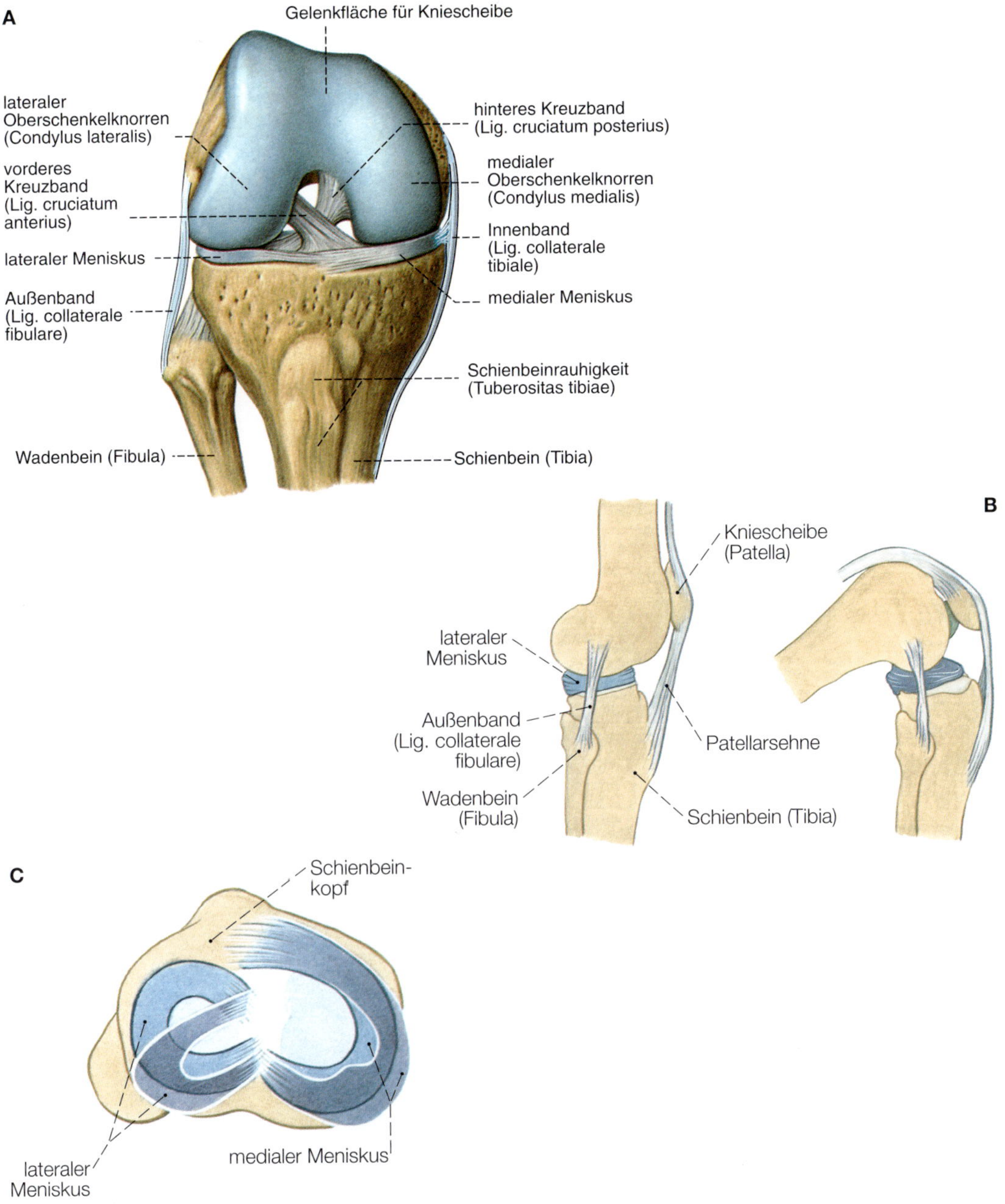

Abb. 6-48 Kniegelenk in verschiedenen Stellungen und Ansichten.
A: Kniegelenk (rechts) in gebeugter Stellung nach Entfernung der Gelenkkapsel (Ansicht von vorn).
B: Kniegelenk (rechts) in Seitenansicht bei Streckung und Beugung. Bei starker Beugung verschieben sich die Menisken auf den Schienbeinpfannen nach hinten.
C: Aufsicht auf die gelenkbildende Oberfläche des Schienbeinkopfes (links) mit den beiden Menisken. Unterschiedliche Lage der Menisken bei Streckung (hellblau) und Beugung (dunkelblau).

dem fixierten Unterschenkel bei gebeugtem Knie (z.B. Drehsturz beim Skilaufen). Besonders häufig wird dabei der mediale, weniger bewegliche Meniskus zwischen den Kondylen von Oberschenkelknochen und Schienbein eingeklemmt und kann zerreißen. Eine endoskopische Untersuchung (Arthroskopie) ermöglicht die Feststellung der Verletzung. Auch kleine operative Eingriffe sind mit diesem Untersuchungsinstrument möglich. Der

A

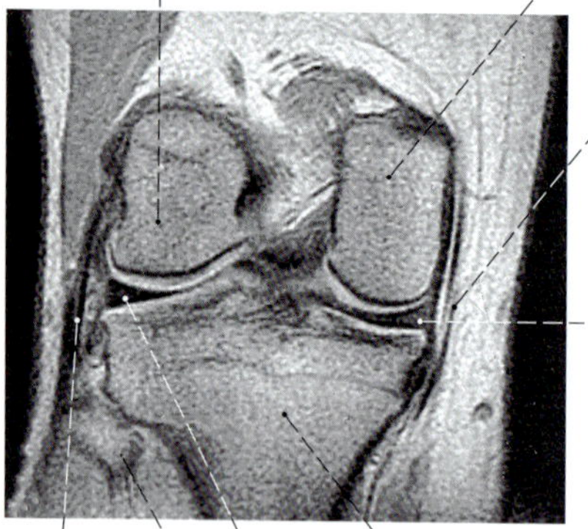

B

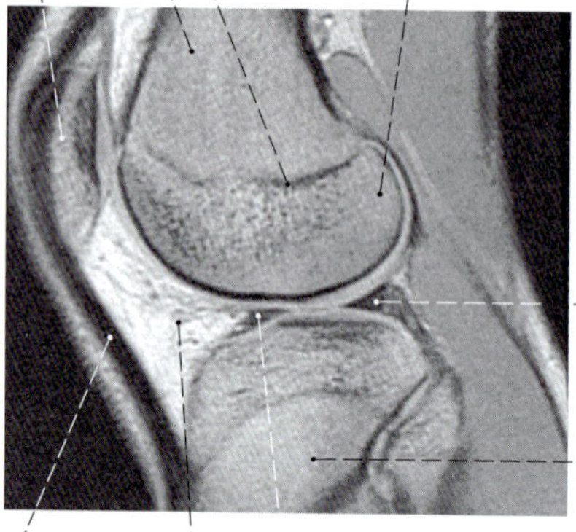

C

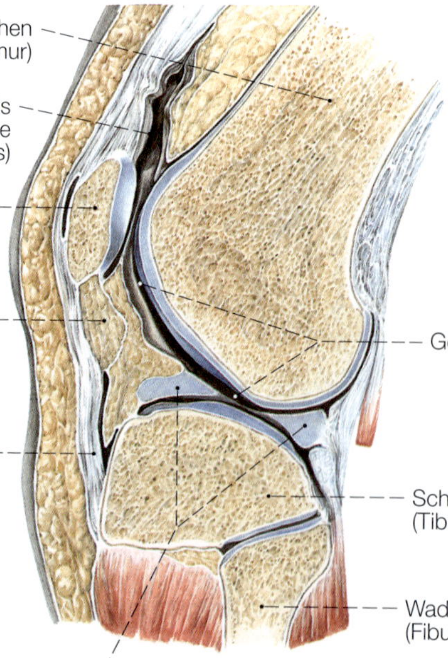

Abb. 6-49 Kniegelenk: Magnetresonanztomographische (MRT) Aufnahmen bei gestrecktem Knie.
A: Frontalschnitt.
B: Sagittalschnitt.
C: Anatomisches Bild zum Vergleich mit der MRT-Aufnahme in B.

knorpelige Meniskus kann sich regenerieren. Sind die Kreuzbänder gerissen, so läßt sich der rechtwinklig gebeugte Unterschenkel gegen den Oberschenkel hin- und herschieben (Schubladenphänomen). Bei Wackelbewegungen aufgrund überdehnter oder gerissener Seitenbänder wird von einem Schlottergelenk gesprochen.

Arthrosen zählen zu den häufigsten Erkrankungen im Alter. Hüftgelenk und Kniegelenk sind besonders oft von dieser degenerativen Gelenkerkrankung betroffen. Kniegelenksarthrosen sind vielfach auf fehlerhafte Stellung der Knochenachsen (O-Beine, X-Beine) zurückzuführen. Bei zunehmender Bewegungseinschränkung und chronischen Schmerzen kann ein Gelenkersatz angezeigt sein.

Muskeln für das Kniegelenk

Die Scharnierbewegung im Kniegelenk erfolgt durch die auf der Vorderseite des Oberschenkels gelegenen Strecker und die hinten gelegenen Beuger (Tab. 6-11, vgl. Abb. 6-44, 6-45, 6-46). Sie setzen alle am Unterschenkel an. Einige kommen mit kurzen Köpfen vom Oberschenkelknochen, andere auch vom Becken und überziehen dabei zwei Gelenke. Sie können daher in beiden Gelenken Bewegungen hervorrufen. Dabei sind die hinteren zweigelenkigen Muskeln Kniebeuger oder bei festgestelltem Kniegelenk Hüftgelenkstrekker. Die vorderen sind Kniegelenkstrecker und bei festgestelltem Kniegelenk Hüftgelenkbeuger.

Zu den **vorne** gelegenen **Streckern** gehört vor allem der vierköpfige **Oberschenkelmuskel** (M. quadriceps femoris), der die Hauptmasse der vorderen Oberschenkelmuskulatur ausmacht (vgl. Abb. 6-44). Die **hinten** gelegenen **Beuger** gliedern sich in eine laterale Gruppe (**M. biceps femoris**) und eine mediale Gruppe (**M. semitendinosus**). Beide Gruppen kommen vom Sitzbein und setzen unterhalb des Kniegelenks an (vgl. Abb. 6-45, 6-46). Das Kniegelenk wird also von den Oberschenkelmuskeln kontrolliert. Als Rotationsmuskeln wirken die Beuger auf der Rückseite. Die laterale Muskelgruppe ermöglicht ein Auswärtsrollen, die mediale ein Einwärtsrollen.

Gefäße und Nerven im Kniebereich

Die Muskeln des Oberschenkels, die vorwiegend auf das Kniegelenk wirken, bilden eine

Tab. 6-11 Muskeln für das Kniegelenk

Muskeln	Lage (Ursprung/Ansatz)	Funktion	Innervation
vordere Gruppe:			
Schneidermuskel (M. sartorius)	vom vorderen oberen Darmbeinstachel (Spina iliaca ant. sup.) zur medialen Schienbeinkante	beugt im Hüftgelenk und im Kniegelenk und dreht Unterschenkel nach innen (Schneidersitz)	N. femoralis aus Lendengeflecht (Plexus lumbalis)
vierköpfiger Oberschenkelmuskel (M. quadriceps femoris)	entspringt mit langem Kopf (M. rectus femoris) vom unteren Darmbeinstachel und mit kurzen Köpfen (M. vastus medialis, M. vastus lateralis, M. vastus intermedius) vom Oberschenkelknochen; alle bilden eine gemeinsame Endsehne, die die Patella einschließt und an der Tuberositas tibiae ansetzt	strecken im Kniegelenk; M. rectus femoris beugt zusätzlich im Hüftgelenk	N. femoralis aus Lendengeflecht (Plexus lumbalis)
hintere Gruppe:			
halbsehniger Muskel (M. semitendinosus) und **halbhäutiger Muskel** (M. semimembranosus)	vom Sitzbeinhöcker (Tuber ischiadicum) zur medialen Schienbeinfläche unterhalb des Kniegelenks	strecken im Hüftgelenk, beugen und drehen im Kniegelenk	N. tibialis aus Kreuzbeingeflecht (Plexus sacralis)
zweiköpfiger Oberschenkelmuskel (M. biceps femoris)	von Sitzbeinhöcker (Tuber ischiadicum) und Oberschenkelknochen zum Wadenbeinköpfchen	streckt im Hüftgelenk, beugt und dreht auswärts im Knieglenk	N. peroneus aus Kreuzbeingeflecht (Plexus sacralis)

Streckergruppe, eine Beugergruppe und eine medial zwischen beiden gelegene Adduktorengruppe. In der Bindegewebsrinne zwischen Streckern und Adduktoren, bedeckt vom Schneidermuskel (M. sartorius), verlaufen **A. femoralis** und **V. femoralis** abwärts. Sie werden von einem Hauptast des N. femoralis (**N. saphenus**) für den Unterschenkel begleitet (vgl. Abb. 6-44, 6-46). Sie sind hier nicht zu tasten, entfernen sich immer weiter von der Oberfläche und ziehen durch einen von Adduktorenmuskulatur gebildeten Kanal („Adduktorenkanal") zur Oberschenkelrückseite und bis zur Kniekehle. Der N. ischiadicus und die aus ihm hervorgehenden N. tibialis und N. peroneus communis verlaufen dagegen dorsal in der Bindegewebsplatte zwischen Adduktoren und Beugern. Gefäße und Nerven vereinen sich dann auf der Beugeseite des Kniegelenks (Fossa poplitea) zu einem **Gefäß-Nervenbündel**. Dabei liegt der N. tibialis am oberflächlichsten, die A. poplitea als Fortsetzung der A. femoralis am tiefsten.

Fuß- und Zehengelenke

Am Fuß unterscheiden wir zwei Sprunggelenke:

- das obere Sprunggelenk, gebildet von der Malleolengabel der Unterschenkelknochen und dem Sprungbein,
- das untere Sprunggelenk zwischen dem Sprungbein einerseits und dem Fersenbein und Kahnbein andererseits (Abb. 6-50).

Das **obere Sprunggelenk** ist ein Scharniergelenk mit quer gelagerter Achse (vgl. Abb. 6-5 A). In ihm wird das Heben des Fußrückens (Dorsalextension) und das Senken (Plantarflexion) ausgeführt. Die Gelenkkapsel des oberen Sprunggelenks umfaßt nur den Raum zwischen den beiden Knöcheln. Sie ist besonders seitlich durch Bänder sehr verstärkt, die das Abknicken des Fußes gegen den Unterschenkel hemmen. Bau und Festigkeit des Gelenks sind auf die starken und wechselnden Belastungen des Stehens, Gehens, Laufens und Springens eingerichtet.

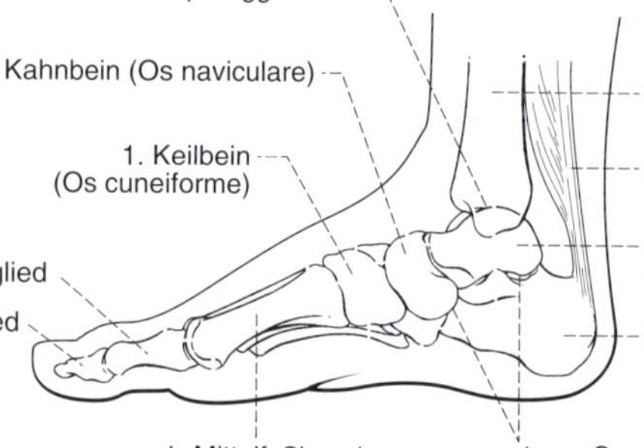

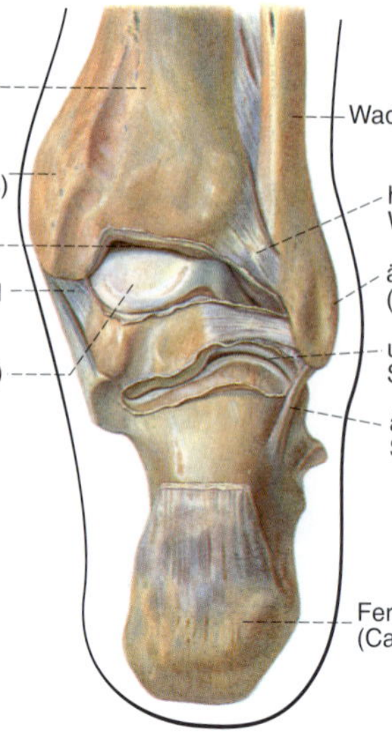

Abb. 6-50 Sprunggelenke (rechts).
A: Fußskelett (Ansicht von medial).
B: Sprunggelenke und Bänder des Fußes (Ansicht von hinten).

Das **untere Sprunggelenk** wird durch die gelenkigen Verbindungen des Sprungbeins mit dem darunter liegenden Fersenbein und dem nach vorn liegenden Kahnbein gebildet. In diesem Gelenk wird das sog. Auswärtskanten des Fußes mit Senken des medialen und Heben des lateralen Fußrandes (Abduktion und Pronation) und das sog. Einwärtskanten mit Heben des medialen und Senken des lateralen Fußrandes (Adduktion und Supination) durchgeführt. Der Fuß dreht sich dabei um das Sprungbein. Sehr kräftige Bänder verstärken die Gelenkkapsel.

Die übrigen Gelenke des Fußes sind relativ straff und haben wenig Bedeutung für die Bewegung. Die **Zehengrundgelenke** sind **Kugelgelenke**, die **Mittel- und Endgelenke** der Zehen stellen **Scharniergelenke** dar. Trotz der wenig ausgiebigen Bewegungsmöglichkeiten der Zehen sind sie für das Stehen und Gehen (Abstoßbewegung) von Bedeutung.

Verletzungen von Unterschenkel und Fuß betreffen häufig das obere Sprunggelenk. So kann es durch Abknicken des Fußes gegen den Unterschenkel zu Zerrungen oder Zerreißungen der Seitenbänder kommen. Auch Knöchelbrüche (Malleolenfraktur) in Verbindung mit Bandverletzungen sind häufig.

Muskeln für Fuß- und Zehengelenke

Ähnlich wie am Unterarm liegen auch am Unterschenkel viele Muskeln für Fuß- und Zehenbewegung entfernt von ihren Ansatzpunkten am Fuß (Tab. 6-12, Abb. 6-51, 6-52, 6-53). Ihre Kraft wird durch Sehnen übertra-

Tab. 6-12 Muskeln für Fuß- und Zehengelenke

Muskeln	Lage (Ursprung/Ansatz)	Funktion	Innervation
hintere Gruppe = Beugergruppe:			
zweiköpfiger Wadenmuskel (M. gastrocnemius) **Schollenmuskel** (M. soleus) zusammen als M. triceps surae bezeichnet)	von beiden Femurkondylen (M. gastrocnemius) und vom Schienbein und Wadenbein (M. soleus) mit einer gemeinsamen Endsehne, der Achillessehne, zum Fersenbein (Calcaneus)	beugt im Kniegelenk (M. gastrocnemius); beugen (Plantarflexion) im oberen Sprunggelenk, supinieren im unteren Sprunggelenk	N. tibialis
hinterer Schienbeinmuskel (M. tibialis posterior) **langer Großzehenbeuger** (M. flexor hallucis longus) **langer Zehenbeuger** (M. flexor digitorum longus)	bilden die tiefe (unter dem M. triceps surae gelegene) Beugergruppe; von Schienbein und Wadenbein mit langen, sich überkreuzenden Sehnen um den medialen Knöchel herum zur Fußsohle: Schienbeinmuskel zum Kahnbein u. 1. Keilbein, Großzehenbeuger und Zehenbeuger zu den Endgliedern der Zehen	beugen (Plantarflexion) im oberen Sprunggelenk, supinieren im unteren Sprunggelenk, beugen in den Zehengelenken (Großzehen- und Zehenbeuger)	N. tibialis
vordere Gruppe = Streckergruppe:			
vorderer Schienbeinmuskel (M. tibialis anterior) **langer Großzehenstrecker** (M. extensor hallucis longus) **langer Zehenstrecker** (M. extensor digitorum longus)	seitlich der scharfen Schienbeinkante von Schienbein und Wadenbein mit langen Sehnen unter dem Kreuzband zum Fußrücken: vorderer Schienbeinmuskel zum 1. Keilbein, Großzehenstrecker und Zehenstrecker zur Rückseite der Zehenendglieder	strecken (Dorsalextension) im oberen Sprunggelenk, strecken in den Zehengelenken (Großzehen- und Zehenstrecker)	N. peroneus profundus (aus N. peroneus communis)
laterale Gruppe = Peroneusgruppe:			
langer Wadenbeinmuskel (M. peroneus longus) **kurzer Wadenbeinmuskel** (M. peroneus brevis)	seitlich vom Wadenbein mit Sehnen um den äußeren Knöchel herum zum lateralen Fußrand (kurzer Wadenbeinmuskel) und zum inneren Fußrand (1. Keilbein) – dadurch Bildung einer Muskelschlinge für den Mittelfuß	beugen im oberen Sprunggelenk, heben lateralen Fußrand (Pronation), verspannen Quer- und Längsgewölbe des Fußes	N. peroneus superficialis (aus N. peroneus communis)

6

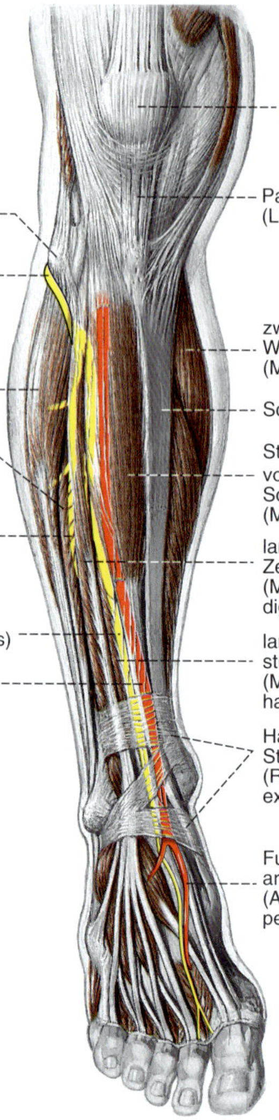

Abb. 6-51 Muskeln des Unterschenkels und Fußes (rechts) mit Gefäßen und Nerven (Ansicht von vorn).

gen, deren ursprüngliche Zugrichtung dabei vielfach durch Bänder oder Schlaufen abgelenkt wird. Die Muskeln des Unterschenkels gliedert man in die **vordere Streckergruppe**, die **hintere Beugergruppe** und die **laterale Gruppe** (Peroneusgruppe). Heben des Fußrückens im oberen Sprunggelenk bezeichnet man als Dorsalextension (auch Dorsalflexion), Senken als Plantarflexion.

- Die Beugergruppe:
  Die Plantarflexion, z.B. beim Zehenstand, erfolgt durch die mächtigen **Wadenmuskeln** (M. gastrocnemius, M. soleus), deren Zug sich über eine gemeinsame Endsehne, die Achillessehne, auf das Fersenbein überträgt (Abb. 6-52). In einer tieferen Schicht liegen hinten der **hintere Schienbeinmuskel** (M. tibialis posterior), der **lange Großzehenbeuger** (M. flexor hallucis longus) und der **lange Zehenbeuger** (M. flexor digitorum longus). Sie alle ziehen mit ihren Sehnen um den inneren Knöchel zur Fußsohle. Der Schienbeinmuskel setzt auf der inneren Fußsohlenseite am Kahnbein und am ersten Keilbein an. Er ist der schwächste Plantarflexor, aber der stärkste Heber des medialen Fußrandes, also ein Supinator. Der Großzehenbeuger und der lange Zehenbeuger gelangen zu den Endgliedern der Zehen.
- Die Streckergruppe:
  Die Strecker liegen auf der Unterschenkelvorderseite lateral von der scharfen Tibiakante und bestehen aus dem vorderen **Schienbeinmuskel** (M. tibialis anterior), dem **langen Großzehenstrecker** (M. extensor hallucis longus) und dem **langen Ze-**

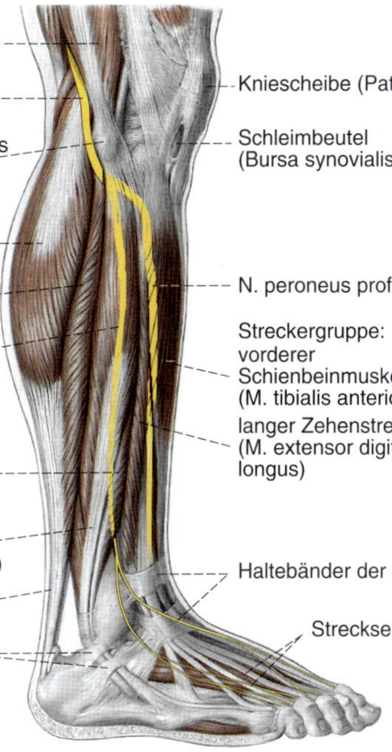

Abb. 6-52 Muskeln des Unterschenkels und Fußes (rechts) mit Gefäßen und Nerven (Ansicht von der Seite).

henstrecker (M. extensor digitorum longus; Abb. 6-51). Sie ziehen mit ihren langen Sehnen unter dem Kreuzband (Ligamentum cruciatum) durch. Der vordere Schienbeinmuskel erreicht am Fußinnenrand von oben her das ersten Keilbein und den ersten Mittelfußknochen. Der lange Großzehenstrecker und der lange Zehenstrecker ziehen zum Rücken der Zehenendglieder.

- Die laterale Gruppe:
  Diese Peroneusgruppe bedeckt das Wadenbein (Abb. 6-52). Ihre Sehnen ziehen um den äußeren Knöchel herum, gelangen zur Fußsohle und besonders zum lateralen Fußrand. Dadurch werden sie zu Flexoren und zu Pronatoren. Der **lange Wadenbeinmuskel** (M. peroneus longus) untergurtet dabei die Fußsohle und zieht zum inneren Fußrand. Er setzt ebenso wie der vordere Schienbeinmuskel am ersten Keilbein und ersten Mittelfußknochen an. So entsteht eine Muskelschlinge für den Mittelfuß. Der kurze **Wadenbeinmuskel** (M. peroneus brevis) entspringt tiefer und zieht zum fünften Mittelfußknochen am äußeren Fußrand. Beide Wadenbeinmuskeln heben den äußeren Fußrand und pronieren, senken also zugleich den inneren Fußrand.

Die langen Muskeln des Unterschenkels für die Fußbewegung werden durch sog. **kurze Fußmuskeln** ergänzt, ganz ähnlich wie an der Hand. Ihre Masse liegt im wesentlichen auf der **Fußsohle**. Sie haben vor allem eine Spannfunktion für das **Längsgewölbe** des Fußes. Dabei unterstützt sie eine derbe, sehnige Haut, die **Plantaraponeurose**, die die Fußsohle vom Fersenbein bis zu den Zehen bedeckt. Die Fußsohlenmuskulatur läßt ähnlich wie an der Hand eine Vielzahl kleiner Muskelindividuen erkennen, wovon ein Teil als Abzieher, Beuger und Anzieher der Großzehe, ein anderer Teil als Abzieher und Beuger der Kleinzehe wirkt. Ein **kleiner Zehenstrecker, Zwischenzehenmuskeln** und andere treten hinzu. Auf dem **Fußrücken** gibt es noch den **kurzen Großzehenstrecker** und den **kurzen Zehenstrecker**.

Eine Zuordnung der Bewegungen in Hüft-, Knie- und Sprunggelenken zu den beteiligten Muskeln findet sich in Tab. 6-13, S. 189.

Gefäße und Nerven am Unterschenkel und im Fußbereich

Die verschiedenen Muskelgruppen des Unterschenkels, Beuger-, Strecker- und Peroneusgruppe, haben jeweils eigene Gefäß-Nervenstraßen (Abb. 6-51, 6-52, 6-53). Unmittelbar unterhalb des Kniegelenks gibt die **A. poplitea** die **A. tibialis anterior** ab, die die Mem-

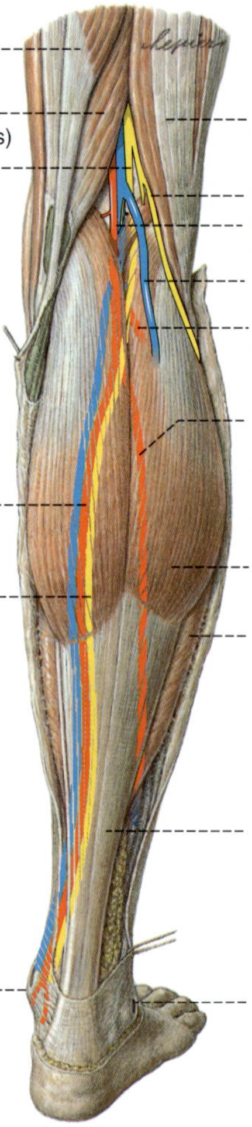

Abb. 6-53 Muskeln des Unterschenkels und Fußes (rechts) mit Gefäßen und Nerven (Ansicht von hinten).

bran zwischen Schienbein und Wadenbein nach vorne zu durchsetzt und dann zwischen den Streckern auf der Vorderseite des Unterschenkels zum Fußrücken verläuft. Hier ist der Puls der Arterie (**A. dorsalis pedis**) tastbar. Der Nerv der Streckergruppe (**N. peroneus profundus**) ist der tiefe Ast des N. peroneus communis. Dieser Nerv läuft von der Kniekehle seitlich zum Wadenbeinköpfchen und kann knapp unterhalb davon getastet werden. Durch diese oberflächliche Lage ist er besonders verletzungsgefährdet.

Beim Anlegen eines Unterschenkelgipses ist eine Kompression des Nerven unbedingt zu vermeiden.

Der zweite Ast des N. peroneus communis neben dem N. peroneus profundus ist der **N. peroneus superficialis**. Er erreicht unterhalb des Wadenbeinköpfchens die Peroneusgruppe. Die Beuger auf der Rückseite des Unterschenkels werden vom **N. tibialis** und der **A. tibialis** aus der A. poplitea versorgt. Dieses Gefäß-Nervenbündel zieht zwischen oberflächlichen und tiefen Beugern und dann weiter mit den tiefen Beugersehnen zur Fußsohle.

Der Arterienpuls ist unter dem medialen Knöchel zu tasten.

Kurze Fußmuskeln und Haut von Fußsohle und Zehen werden von einem lateralen und einem medialen Ast des N. tibialis und der A. tibialis versorgt.

Fällt der **N. peroneus communis** aus (Peroneuslähmung), so können die Fußspitze und der laterale Fußrand nicht mehr gehoben werden (Streckung und Pronation fallen aus). Umgekehrt ist bei Lähmung des N. ti-

Tab. 6-13 Bewegungen in Hüftgelenk, Kniegelenk und Sprunggelenken in Zuordnung zu den beteiligten Muskeln

Hüftgelenk:	
Bein vorwärts heben:	**Darmbein-Lenden-Muskel** (M. iliopsoas) **gerader Oberschenkelmuskel** (M. rectus femoris) **Schneidermuskel** (M. sartorius)
Bein rückwärts heben:	**großer Gesäßmuskel** (M. gluteus maximus)
seitliche Abduktion des Beines	**mittlerer Gesäßmuskel** (M. gluteus medius) **kleiner Gesäßmuskel** (M. gluteus minimus)
Adduktion des Beines	**langer Anzieher** (M. adductor longus) **kurzer Anzieher** (M. adductor brevis) **großer Anzieher** (M. adductor magnus) **schlanker Muskel** (M. gracilis)
Innenrotation des Beines:	**mittlerer Gesäßmuskel** (M. gluteus medius) **kleiner Gesäßmuskel** (M. gluteus minimus)
Außenrotation des Beines	**großer Gesäßmuskel** (M. gluteus maximus) **mittlerer Gesäßmuskel** (M. gluteus medius) **kleiner Gesäßmuskel** (M. gluteus minimus) **innerer Hüftlochmuskel** (M. obturator internus) **äußerer Hüftlochmuskel** (M. obturator externus)
Kniegelenk:	
Beugung	**zweiköpfiger Oberschenkelmuskel** (M. biceps femoris) **halbsehniger Muskel** (M. semitendinosus) **halbhäutiger Muskel** (M. semimembranosus) **Schneidermuskel** (M. sartorius)
Streckung	**vierköpfiger Oberschenkelmuskel** (M. quadriceps femoris)
Innenrotation	**halbsehniger Muskel** (M. semitendinosus) **halbhäutiger Muskel** (M. semimembranosus) **Schneidermuskel** (M. sartorius) **schlanker Muskel** (M. gracilis)
Außenrotation	**zweiköpfiger Oberschenkelmuskel** (M. biceps femoris)
Sprunggelenke:	
Dorsalextension	**vorderer Schienbeinmuskel** (M. tibialis anterior) **langer Zehenstrecker** (M. extensor digitorum longus) **langer Großzehenstrecker** (M. extensor hallucis longus)
Plantarflexion	**Wadenmuskel** (M. gastrocnemius, M. soleus) **langer Zehenbeuger** (M. flexor digitorum longus) **langer Großzehenbeuger** (M. flexor hallucis longus)
Pronation	**langer Wadenbeinmuskel** (M. peroneus longus) **kurzer Wadenbeinmuskel** (M. peroneus brevis)
Supination	**hinterer Schienbeinmuskel** (M. tibialis posterior) **langer Großzehenbeuger** (M. flexor hallucis longus)

bialis die aktive Plantarflexion und Supination kaum mehr möglich.

Arterien der unteren Gliedmaßen sind häufig durch Arteriosklerose hochgradig eingeengt oder sogar verschlossen. Solche Gefäßveränderungen können z.B. Folge von hohem Blutdruck oder Stoffwechselstörungen (Zuckerkrankheit) sein. Die Durchblutung kann dadurch kritisch vermindert sein und zu Sauerstoffmangel und im schlimmsten Fall zum Absterben des Gewebes (Nekrose) führen. Symptom einer hochgradigen Durchblutungsstörung sind heftige Schmerzen, die vor allem bei längerer Bewegung auftreten (z.B. Raucherbein).

Die Durchblutung läßt sich durch Tasten der Fußpulse (A. dorsalis pedis, A. tibialis posterior) und der A. femoralis unterhalb des Leistenbandes (evtl. auch der A. poplitea in der Kniekehle) prüfen.

Wie bei den oberen, gibt es auch bei den unteren Gliedmaßen tiefe, mit den Arterien verlaufende Venen und ein System oberflächlicher Hautvenen. Der Handrücken zeigt wie der Fußrücken ein ausgeprägtes **Venennetz**. Hier beginnen zwei lange Hautvenen:

- Die **V. saphena magna**, die vom medialen Knöchel an der Innenseite von Unter- und Oberschenkel zum Rumpf zieht und wenige Zentimeter unter dem Leistenband in die tiefer gelegene V. femoralis einmündet.
- Die **V. saphena parva**, die vom lateralen Knöchel zur Dorsalseite des Unterschenkels und weiter zur Kniekehle zieht, wo sie nach Durchsetzen der Faszie in die V. poplitea einmündet.

Oberflächliche Hautvenen und tiefe Muskelvenen besitzen zahlreiche Venenklappen, die die Stromrichtung zum Herzen garantieren (☞ Abb. 9-18). Zwischen oberflächlichen und tiefen Venen sind kurze Verbindungsäste ausgebildet, die **Vv. perforantes** heißen, da sie auf ihrem Weg zu den Muskelvenen durch die Faszie ziehen.

Durch Kontraktionen der Beinmuskeln werden die tiefen Venen komprimiert und damit das in ihnen enthaltene Blut zum Herzen befördert (**Muskelpumpe**). Erschlaffen die Muskeln, so strömt das Blut aus den oberflächlichen Venen über die Vv. perforantes in die tiefen Venen. Die geschilderte Muskelpumpe hat eine weitreichende Bedeutung. Da Venen schwachwandig und sehr dehnbar sind, können sie größere Blutvolumina aufnehmen. So versacken beim Lagewechsel des Körpers vom Liegen zum Stehen bis zu 600 ml Blut in den Beinvenen. Entsprechend sinkt vorübergehend der Rückfluß zum Herzen und damit auch das Herzminutenvolumen. Mit Einsetzen der Muskelkontraktion etwa beim Gehen wird die „aufgestaute" Blutmenge durch die Muskelpumpe in Richtung Rumpf befördert.

Ist die Muskeltätigkeit durch Krankheit mit Bettlägerigkeit eingeschränkt, so kann eine erhöhte Blutfüllung (Blutstau) vor allem der oberflächlichen Venen durch Kompression von außen (Gummistrumpf) verhindert werden. Dies ist besonders nach Operationen erforderlich, um der Entstehung einer Thrombose entgegenzuwirken.

Über längere Zeit gestaute Venen (z.B. durch stehende Tätigkeit) können sich erheblich ausweiten und in ihrem Verlauf schlängeln („Varikosis"). Die Venenklappen können dann die Gefäßlichtung nicht verschließen und so den Rückstrom des Blutes nicht mehr aufhalten. Auch der Abfluß von Gewebsflüssigkeit wird auf diese Weise erschwert (☞ Kap. 10 „Nierensystem und Wasserhaushalt", Abb. 10-6). Sie sammelt sich im Gewebe an und führt zu Schwellungen (Ödem). Insgesamt wird dabei die Muskeldurchblutung eingeschränkt, was häufig zu Muskelkrämpfen und „Krampfadern" führt.

6.3 Spezielle Motorik: Haltemotorik und Zielmotorik

Die Funktion des motorischen Systems ist nicht einheitlich. Sie läßt sich in zwei Bereiche gliedern. Der eine vermittelt die Stützung des Skelettsystems und damit die Körperhaltung (Stütz- und Haltemotorik). Der andere Bereich bildet die Grundlage für zielgerichtete Bewegungen (Zielmotorik). Die Gliederung in die beiden Funktionsbereiche ergibt sich in erster Linie durch Unterschiede in der Informationsverarbeitung im zentralen Nervensystem.

6.3.1 Spezielle Motorik: Stütz- und Haltemotorik

Das Ziel der Stütz- und Haltemotorik besteht darin, das knöcherne Skelett festzustellen und damit dem Körper Haltung zu geben. Dabei soll diese Haltung nicht starr sein, sondern an die jeweiligen äußeren Gegebenheiten angepaßt werden können. So stellen z.B. das aufrechte oder gebeugte Stehen sowie

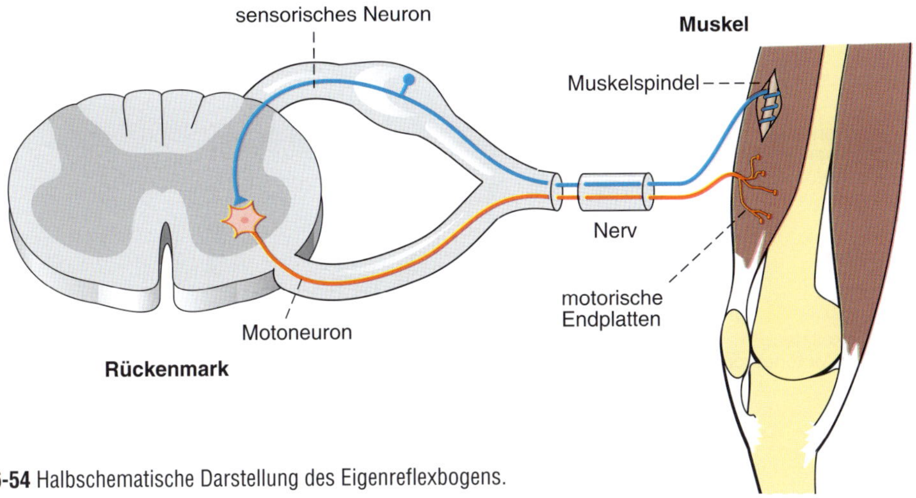

Abb. 6-54 Halbschematische Darstellung des Eigenreflexbogens.

das Sitzen Körperhaltungen dar, bei denen die verschiedenen Skelettmuskeln für oft lange Zeiträume einen bestimmten Kontraktionszustand beibehalten müssen. Die dazu notwendigen Informationsverarbeitungen im **Nervensystem** laufen in der Regel ohne Einschaltung des Bewußtseins ab. Diese **unbewußten Prozesse** finden zum überwiegenden Teil im Rückenmark statt.

Die funktionelle **Verbindung** von **Rückenmark** und **Muskulatur** stellt sich folgendermaßen dar (Abb. 6-54): Im Vorderhorn der grauen Substanz befinden sich die Zellkörper der Motoneurone. Ihre Axone erreichen über die vordere Wurzel und periphere Nerven die Muskelfasern, an denen sie neuromuskuläre Endplatten ausbilden (efferente Verbindung). Vom Muskel aus stellen andere Nervenfasern eine Verbindung in umgekehrter Richtung her (afferente Verbindung). Sie starten an den Muskelspindeln und Sehnenorganen. Zunächst verlaufen diese Fasern, die zum sensorischen System zu rechnen sind, ebenso wie die motorischen Fasern in peripheren Nerven. Darauf treten sie in das Spinalganglion ein, in dem sich das zugehörige Perikaryon befindet. Schließlich erreichen sie über die hintere Wurzel sowie über das Hinterhorn das Motoneuron, mit dem sie synaptischen Kontakt aufnehmen.

Durch die beschriebenen Strukturen des Rückenmarks und des Muskels entsteht eine Verschaltung, die das morphologische Kernstück der spinalen Haltemotorik darstellt. In Abb. 6-55 sind die zugehörigen spinalen und muskulären Einzelelemente sowie deren wechselseitige Verbindungen dargestellt. Wie daraus hervorgeht, lassen sich **drei Funktionskreise** abgrenzen:

Der **erste Kreis** besteht aus dem Motoneuron (**Alpha-Motoneuron, α-Motoneuron**). Sein Axon bildet eine Endplatte an Fasern der sog. Arbeitsmuskulatur aus. Die Verbindung zwischen Alpha-Motoneuron und Muskelfaser stellt den efferenten Teil des ersten Kreises dar. Der afferente Teil setzt sich aus zwei nebeneinanderlaufenden Verbindungen zusammen. Von den Rezeptorarealen der Muskelspindeln ziehen Nervenfasern zum Alpha-Motoneuron und stellen dort exzitatorische synaptische Kontakte her. Von den Sehnenorganen laufen Nervenfasern zu den Alpha-Motoneuronen, die inhibitorische Synapsen ausbilden.

Der **zweite Kreis** besteht in seinem efferenten Teil ebenfalls aus einem Motoneuron (**Gamma-Motoneuron, γ-Motoneuron**). Das Gamma-Motoneuron nimmt mit den kontraktilen Endstücken der Muskelspindeln Kontakte auf, die in ihrer Funktion den neuromuskulären Endplatten der Arbeitsmuskulatur entsprechen. Es spricht viel dafür, daß der afferente Teil des zweiten Kreises im wesentlichen wiederum durch Nervenfasern gebildet wird, die mit den Muskelspindeln in Verbindung stehen. Diese Fasern treten über inhibitorische Zwischenneurone mit den Gamma-Motoneuronen in Kontakt.

Der **dritte Kreis** wird durch eine Axonkollaterale des Alpha-Motoneurons und durch ein Zwischenneuron gebildet (**Renshaw-Zelle**). Die Axonkollaterale besitzt an der Ren-

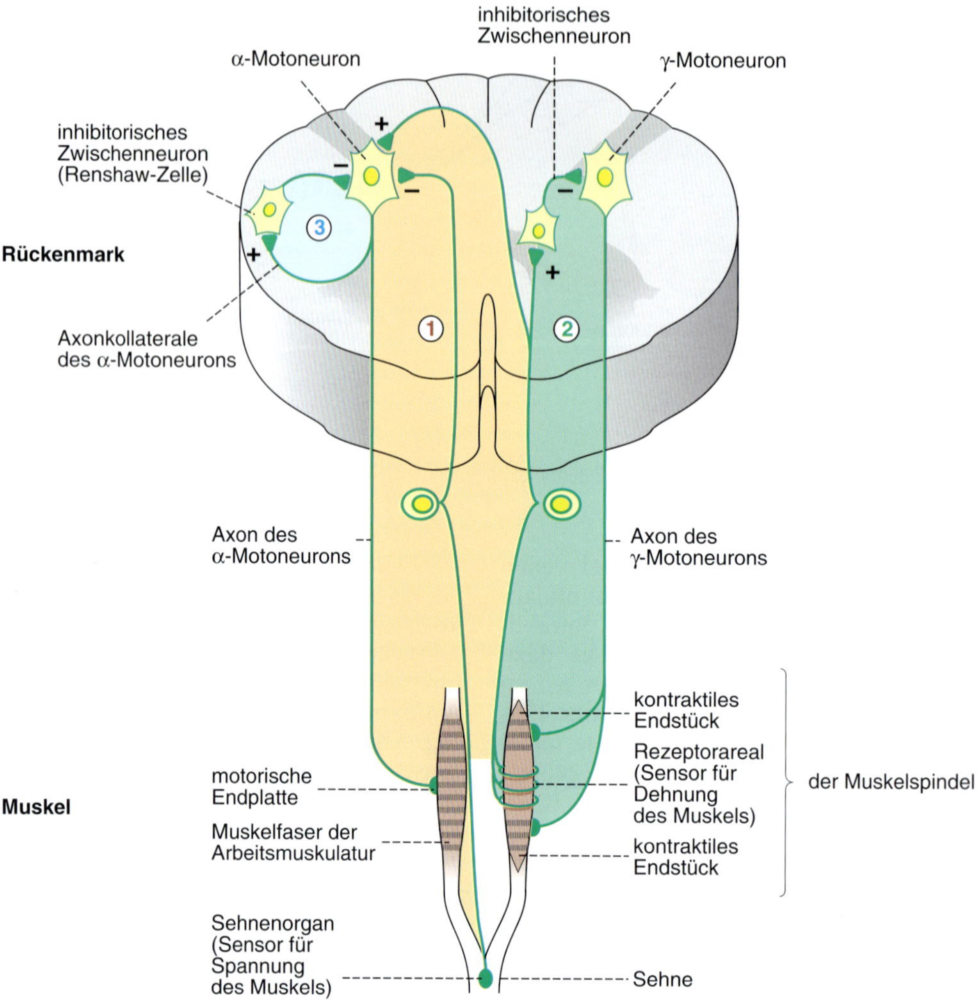

Abb. 6-55 Verschaltung des Eigenreflexbogens.
1 bis 3 = Funktionskreise.
+ und – = erregende und hemmende Synapsen.

shaw-Zelle eine erregende, und die Renshaw-Zelle am Alpha-Motoneuron eine hemmende Synapse.

Im folgenden wird die Funktion der beschriebenen Verschaltungen im Dienst der Körperhaltung erläutert. Es wird davon ausgegangen, daß der Gesamtmuskel plötzlich, z.B. durch Belastung, gedehnt wird. Damit nehmen sowohl die Arbeitsmuskulatur als auch die Muskelspindeln gleichzeitig an Länge zu (Abb. 6-55, 6-56 A, B). Durch die Dehnung der Muskelspindeln steigt die Frequenz der Aktionspotentiale in den zugehörigen Nervenfasern an (Abb. 6-56 B). Damit entstehen vermehrt exzitatorische synaptische Potentiale im Alpha-Motoneuron (Abb. 6-55). Diese Depolarisationen führen zu Aktionspotentialen im Alpha-Motoneuron, die zur Arbeitsmuskulatur fortgeleitet werden und dort eine Kontraktion auslösen. Auf eine Dehnung des Muskels folgt also seine Kontraktion.

Eine durch die Verschaltung von Nervenzellen und Muskelfasern vorgegebene Muskelkontraktion wird allgemein als Reflex bezeichnet. Da in diesem Fall Sensor und Erfolgsorgan im selben („eigenen") Muskel liegen, spricht man von einem **Eigenreflex** (propriozeptiver Reflex).

Mit der reflektorischen Muskelverkürzung werden die Muskelspindeln gestaucht (Abb. 6-56 C). Dadurch nehmen die Aktionspoten-

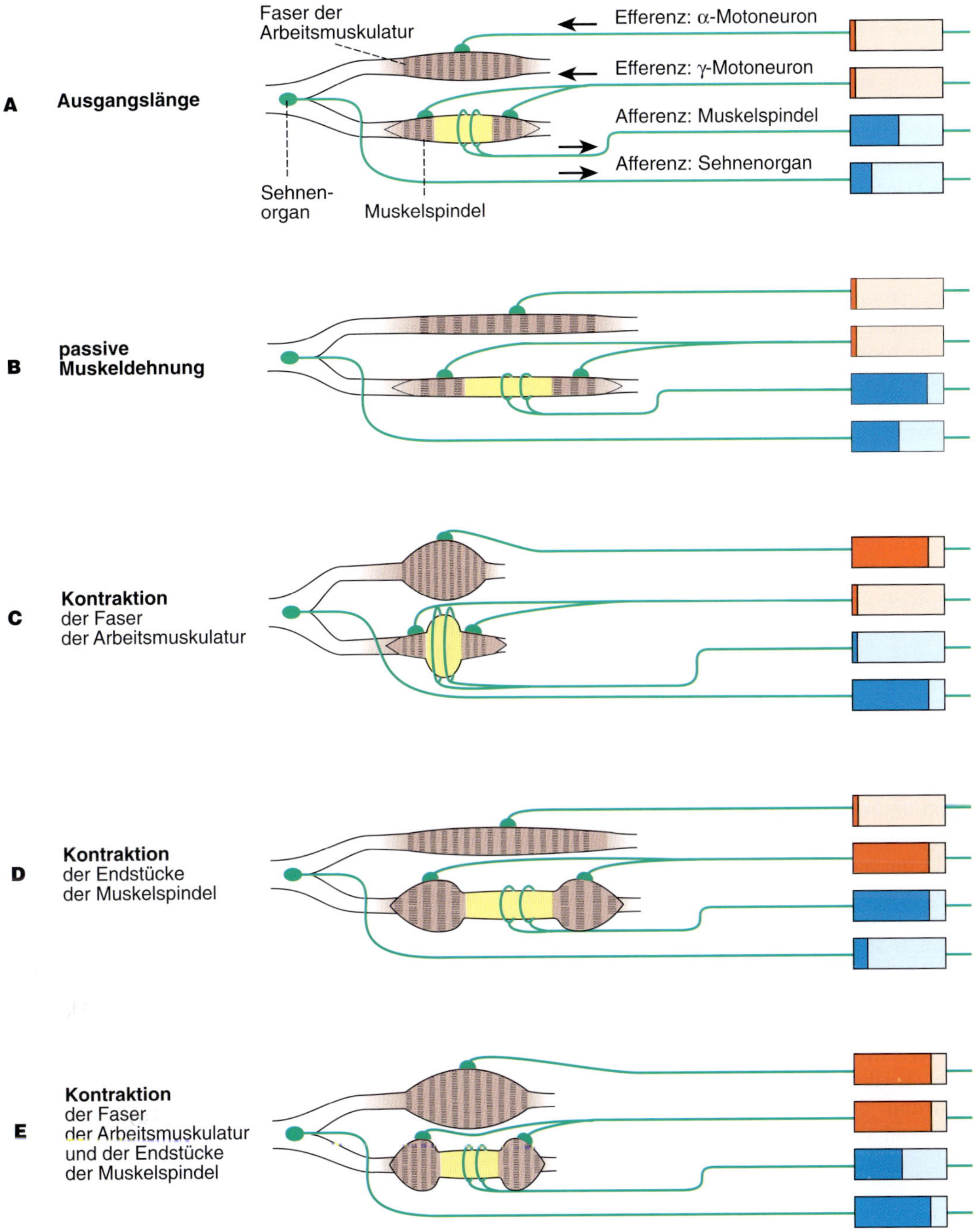

Abb. 6-56 Efferente und afferente Verbindungen zwischen Rückenmark und Muskel unter verschiedenen funktionellen Bedingungen (A–E).
linke Bildhälfte: Kontraktions- bzw. Erschlaffungszustand des Muskels.
rechte Bildhälfte: Impulsaktivität als horizontale Bänder den Efferenzen und Afferenzen zugeordnet.

tiale in den angeschlossenen Nervenfasern und die Depolarisationen der Alpha-Motoneurone ab. Dieser Vorgang wird dadurch unterstützt, daß durch die voraufgehende Aktivierung der Muskelspindeln, die durch die Muskeldehnung ausgelöst wurde (Abb. 6-56 B), die Gamma-Motoneurone gehemmt werden und somit die Verkürzung der Endstücke und die Dehnung des Rezeptorareals der Muskelspindeln ausfällt (Abb. 6-55). Zusätzlich üben während der Muskelkontraktion noch zwei hemmende Prozesse einen Einfluß auf die Alpha-Motoneurone aus. Einerseits werden durch die Muskelverkürzung die Sehnenorgane gedehnt und damit in den angeschlossenen Fasern die Entladungsfrequenz gesteigert (Abb. 6-56 C). Demzufolge entstehen in den Alpha-Motoneuronen vermehrt inhibitorische synaptische Potentiale (Abb. 6-55). Andererseits werden zusammen mit den Fasern der Arbeitsmuskulatur die Renshaw-Zellen aktiviert und so im Alpha-Motoneuron inhibitorische synaptische Potentiale erzeugt (Abb 6-55). Durch diese Hemmung können Schnelligkeit und Ausmaß der Muskelverkürzung begrenzt und somit das Auftreten von Verletzungen im Bereich der Muskeln, Sehnen und Gelenke verhindert werden. Aufgrund des Wegfalls von Erregungen aus den Muskelspindeln und der doppelten Hemmung werden vorübergehend keine weiteren Aktionspotentiale im Alpha-Motoneuron ausgelöst. Der Aktivitätssteigerung folgt eine Entladungsstille, die die Kontraktion beendet und eine erneute Dehnung, z.B. durch elastische Rückstellkräfte des muskulären Gewebsverbandes, ermöglicht (Abb. 6-56 B). Damit kann der Zyklus in abgeschwächter Form von vorne beginnen.

Der Ablauf eines Eigenreflexes wird neben den bereits erläuterten Prozessen noch dadurch unterstützt, daß die Erregungen aus den Muskelspindeln nur die Alpha-Motoneurone des gedehnten Muskels erregen, während sie die Alpha-Motoneurone der jeweiligen antagonistisch wirkenden Muskeln hemmen (reziproke Innervation).

Die Eigenreflexe sind besonders an den Streckern ausgeprägt. Sie stellen **überwiegend Streckreflexe** dar. So unterliegt die Länge z.B. der Muskulatur, die sich auf der Vorderseite des Oberschenkels befindet, einer deutlichen Kontrolle durch Eigenreflexe. Dadurch wird das Kniegelenk gestreckt und im Stehen fixiert.

Das Zusammenspiel von Muskelsensoren, Rückenmark und Arbeitsmuskulatur bei der Fixierung der knöchernen Gelenke zur Ausbildung einer Körperhaltung läßt sich wie folgt zusammenfassen (vgl. Abb. 6-55):

- Durch Kreis 1 wird die Muskellänge konstant gehalten.
- Durch Kreis 2 wird die Muskellänge festgelegt, die mit Hilfe von Kreis 1 konstant gehalten wird (Abb. 6-56 D).
- Durch Kreis 3 wird die Aktivität von Kreis 1 begrenzt und damit die gesamte Gelenkmechanik vor Überbeanspruchung bewahrt.

Anhand der Verschaltung von Rückenmark und Muskulatur (vgl. Abb. 6-54, 6-55, 6-56) lassen sich die vielfältigen Erkrankungen dieses Systems erklären. Bei Zerstörung der Motoneurone, wie sie z.B. durch Viren bei der **Poliomyelitis** („Kinderlähmung") auftritt, kann der Muskel nicht mehr bewegt werden, er ist gelähmt (Parese). Bei einer unkontrollierten Übererregung der Alpha- und Gamma-Motoneurone kommt es zu Muskelverkrampfungen, die sich z.B. in einer Tetanie oder Spastik äußern.

Muskelkontraktionen, die im Rahmen von Eigenreflexen ablaufen, bilden die Grundlage für die Haltung des Körpers (bzw. Skelett). Einige dieser **Eigenreflexe** können auch bei der ärztlichen Untersuchung ausgelöst werden (Tab. 6-14). Die notwendige Muskeldehnung wird in der Regel durch einen Zug an der Muskelsehne vorgenommen. Diese Zugwirkung wird dadurch erreicht, indem mit dem Reflexhammer ein Schlag auf die Muskelsehne oder auf den Knochen ausgeführt wird, an dem die Muskelsehne ansetzt. Bei Erkrankungen der Muskeln (z.B. Muskelentzündung), der afferenten und efferenten Nervenfasern (z.B. Nervenverletzungen) und/ oder der entsprechenden Rückenmarkssegmente (z.B. Kompression bei Bandscheibenvorfall) können diese eigenreflektorischen Muskelkontraktionen verändert sein. So treten Abschwächungen oder Steigerungen der Reflexantwort, wiederholte Muskelverkürzungen nach einmaligem Reiz und Unterschiede zwischen beiden Körperseiten (Seitendifferenzen) auf.

Tab. 6-14 Eigenreflexe an den Extremitäten

	Bezeichnung	Auslösung	Reflexantwort	Nerv	Muskel	Rückenmarksseg-mente (Reflexzentren)
Arm-eigen-reflexe	Bicepsreflex, „Bicepssehnen-reflex", BSR	Schlag auf die Bicepssehne in der Ellenbeuge	Armbeugung	Armplexus, N. musculo-cutaneus	M. biceps brachii	Zervikalsegmente 5 und 6
	Brachioradialis-reflex, „Radius-Periost-Reflex", RPR	Schlag auf die Radiuskante	Armbeugung und leichte Pronation	N. radialis	M. brachio-radialis	Zervikalsegmente 5 und 6
	Tricepsreflex, „Tricepssehnen-reflex", TSR	Schlag auf die Tricepssehne über dem Olecranon	Armstreckung	Armplexus, N. radialis	M. triceps brachii	Zervikalsegmente 6 und 7
Bein-eigen-reflexe	Quadriceps-reflex „Patellarsehnen-reflex", PSR	Schlag auf die Quadricepssehne unterhalb der Patella	Beinstreckung	N. femoralis	M. quadriceps femoris	Lumbalsegmente 3 und 4
	Triceps-surae-Reflex, „Achillessehnen-reflex", ASR	Schlag auf die Achillessehne	Plantarflexion des Fußes	N. tibialis	M. triceps surae	Sakralsegmente 1 und 2

6.3.2 Spezielle Motorik: Zielmotorik

Unbewußte Bewegungen

Die Motorik, die die Körperhaltung bewirkt, wird durch die motorischen Abläufe überlagert, auf denen Körperbewegungen beruhen. Die Bewegungsmotorik läßt sich hinsichtlich ihrer Organisation und Ausführung zweifach gliedern:

- Die Bewegungsmotorik läuft unbewußt in vorgegebenen Bahnen ab. Dadurch erhalten Bewegungen dieses Typs Reflexcharakter.
- Die Bewegungen werden unter der Kontrolle des Bewußtseins ausgeführt. Derartige „geplante" Bewegungen werden häufig als „Willkürmotorik" bezeichnet.

Ein großer Teil der unbewußten, reflektorischen Bewegungen wird durch das Rückenmark gesteuert. Ein entsprechendes Beispiel ist in Abb. 6-57 wiedergegeben. Im Fall der unbewußten, reflektorischen Bewegungen liegen Rezeptor und Muskel in örtlich voneinander getrennten („fremden") Strukturen. Man spricht daher bei dieser Form der Bewegungen von **Fremdreflexen** (exterozeptive Reflexe). Die zugehörigen Strukturen werden als Fremdreflexbogen zusammengefaßt.

Der **Fremdreflexbogen** beginnt im Beispiel der Abb. 6-57 an einem **Rezeptor** der Haut. Dabei kann es sich um Mechano-, Thermo- oder Schmerzrezeptoren handeln. Die zugehörigen Nervenfasern verlaufen in peripheren Nerven und treten über die Hinterwurzeln in das Rückenmark ein (afferente Verbindung). Im Gegensatz zum Eigenreflexbogen sind zwischen afferenter Faser und Alpha-Motoneuron weitere Neurone eingeschaltet (Abb. 6-57). Durch diese Zwischenneurone werden die einlaufenden Erregungen ebenfalls Alpha-Motoneuronen zugeleitet, die sich in den nächsthöheren und -tieferen Rückenmarkssegmenten befinden. Daher sind an einem Fremdreflex meistens mehrere Muskeln beteiligt. Über die Zwischenneurone treffen die Aktionspotentiale aus der Haut auch auf die entsprechenden Gamma-Motoneurone. Durch diese Verbindung werden Alpha- und Gamma-Motoneurone, die ihre Axone zum selben Muskel schicken, gleichsinnig aktiviert (vgl. Abb. 6-56 E). An den Armen und Beinen werden in der Regel die Alpha- und Gamma-Motoneurone der Beuger erregt und die Neurone der antagonistisch wirkenden Strecker gehemmt. Damit stellen die Fremdreflexe Beugereflexe dar.

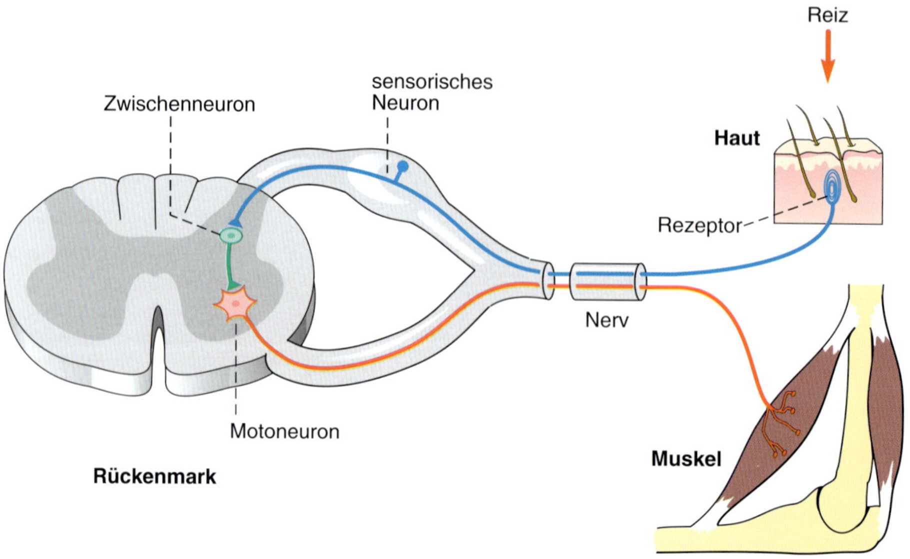

Abb. 6-57 Halbschematische Darstellung des Fremdreflexbogens.

Der Fremdreflexbogen weist im Vergleich zum Eigenreflexbogen einige Besonderheiten auf. Eingeschaltete Zwischenneurone im Rückenmark bewirken eine weit gefächerte Erregungsausbreitung (Erregungsdivergenz). Daher laufen die Fremdreflexe nicht so einförmig ab wie die Eigenreflexe, sondern weisen eine größere Vielfalt auf. Jedoch können einige Grundmuster der durch den Fremdreflexbogen vermittelten Bewegungen festgestellt werden. Wird z.B. ein Hautreiz höherer Intensität gesetzt, so nimmt der afferente Erregungszustrom zum Rückenmark zu. Dadurch werden in zahlreichen Alpha- und Gamma-Motoneuronen derselben Körperseite synchron Aktionspotentiale ausgelöst (vgl. Abb. 6-56 E). Auf diese Aktivitätssteigerung der Alpha-Motoneurone folgt eine Kontraktion der zugehörigen Fasern der Arbeitsmuskulatur mit einer Verkürzung des Gesamtmuskels. Eine auf diese Weise entstehende motorische Aktion wird als Fremdreflex bezeichnet.

Die im Organismus auslösbaren Fremdreflexe lassen sich grob in zwei Gruppen einteilen:

- **Schutzreflexe**:
  Ein plötzlicher Schmerzreiz im Bereich der Hand, wie er beim unbeabsichtigten Be-

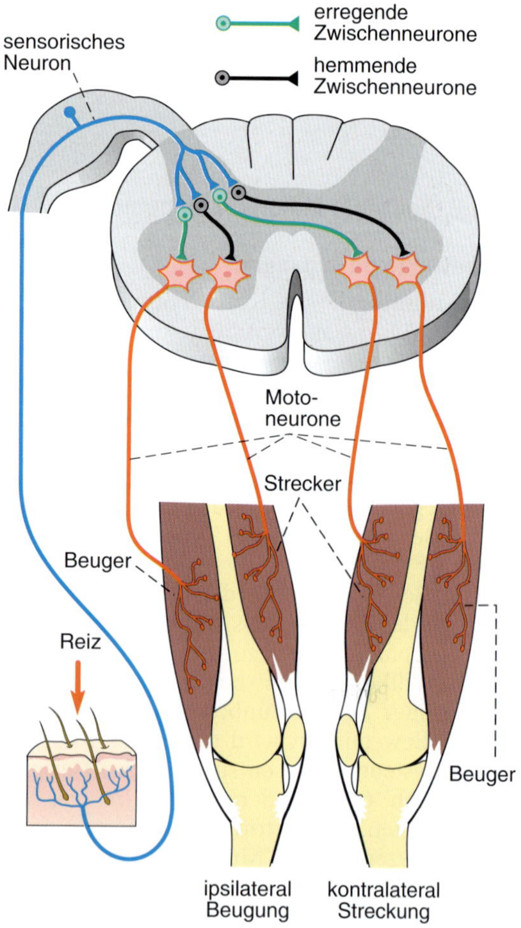

Abb. 6-58 Verschaltung des Fremdreflexbogens für die gleichseitig zum Reiz gelegene und die gegenseitig zum Reiz gelegene Gliedmaße.

rühren einer heißen Herdplatte entsteht, führt zu einer raschen Kontraktion der Beuger am Oberarm und damit zum Wegziehen der Hand. Zur Gruppe der Schutzreflexe gehören auch der Hustenreflex, der Niesreflex und der Tränensekretionsreflex.

- **Ernährungsreflexe** (Nutritionsreflexe): Zu diesen Reflexen gehören z.B. der Schluckreflex sowie zahlreiche Sekretionsreflexe im Bereich des Magen-Darm-Traktes (☞ Kap. 12 „Vegetatives Nervensystem").

Die Erregungen, die an den Rezeptoren z.B. der Haut der einen Körperseite starten, bleiben nicht auf diese Seite beschränkt. Sie erreichen über die erwähnten Zwischenneurone auch die Motoneurone auf der Gegenseite des Rückenmarks. Im Gegensatz zur Seite des Hautreizes werden hier jedoch die Alpha- und Gamma-Motoneurone der Beuger gehemmt und die der Strecker aktiviert (Abb. 6-58). Durch diese wechselseitige Verschaltung werden bereits einfache Bewegungsfolgen ermöglicht. So kann eine abwechselnde Reizung der Haut im Bereich der Füße zu einer primitiven „Gehbewegung" führen. Eine Hautreizung im Bereich eines Fußes löst eine Beugung im Kniegelenk derselben Seite aus. Gleichzeitig streckt sich das Kniegelenk der Gegenseite. Dadurch kommt es zu einer Reizung im Bereich des Fußes auf der Gegenseite. In der weiteren Folge entsteht damit auf der Gegenseite ein Beugereflex und auf der Seite der ersten Reizung ein Streckreflex.

Muskelkontraktionen, die im Rahmen von Fremdreflexen ablaufen, bilden die Grundlage für unbewußte Bewegungen. Einige dieser Reflexe können auch bei der ärztlichen Untersuchung ausgelöst werden (Tab. 6-15). Die notwendige Rezeptorreizung kann an verschiedenen Rezeptoren erfolgen (Mechano-, Thermo-, Schmerz-, Photorezeptoren usw.). Aus Abschwächung und Verstärkung sowie aus Unterschieden zwischen beiden Körperseiten (Seitendifferenzen) lassen sich Rückschlüsse auf Erkrankungen der afferenten und efferenten Nerven sowie der „Reflexzentren" ziehen.

Bewußte Bewegungen

Die unbewußten Bewegungen sind in ihrem Ablauf durch die neuronalen Verschaltungen vorgegeben und besitzen daher Reflexcharakter. Intensität und Dauer des auslösenden Reizes bestimmen das Ausmaß der Bewegungen. Feinabgestimmte, zielgerichtete Bewegungen werden erst durch die Mitbeteiligung des Gehirns unter Einschaltung des Bewußtseins ermöglicht. Derartige „geplante" Bewegungen und Handlungen bezeichnet man auch als **Willkürmotorik**. Nur bei den erstmaligen Bewegungsabläufen handelt es sich um eine Willkürmotorik im engeren Sinne. Bei

Tab. 6-15 Fremdreflexe an Kopf und Rumpf

	Bezeichnung	Auslösung	Reflexantwort	Nerv	Muskeln	Strukturen des ZNS (Reflexzentren)
Kopf	Kornealreflex, trigemino-fazialer Reflex	vorsichtige Berührung der Hornhaut des Auges	Blinzeln und Tränenfluß	afferent: N. trigeminus efferent: N. facialis	M. orbicularis oculi	Medulla oblongata
	Pupillenreflex bei Beleuchtung, „Lichtreaktion"	Beleuchten des Auges	Verengung der Pupille	afferent: N. opticus efferent: N. oculomotorius (parasympathisch)	M. sphincter pupillae	Zwischenhirn und Mittelhirn
Rumpf	Bauchhautreflex, kutaner Bauchdeckenreflex	Bestreichen der Bauchhaut	Anspannung der Bauchdecke mit Verschiebung des Nabels zur gereizten Seite	afferent: Hautäste der Interkostalnerven 6 – 12 efferent: Muskeläste der Interkostalnerven 6 – 12	Muskeln der seitlichen Bauchwand	Rückenmark: Thorakalsegmente 6 – 12

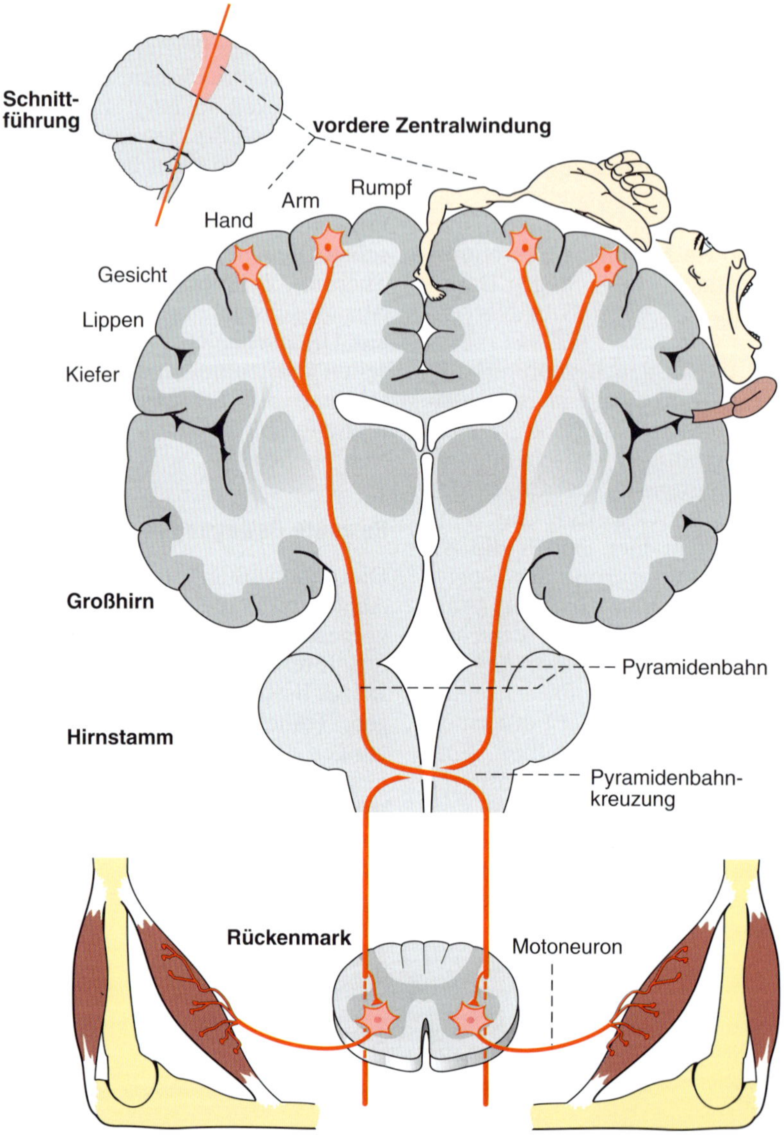

Abb. 6-59 Verknüpfung von vorderer Zentralwindung der Hirnrinde und Motoneuronen des Rückenmarks durch die Pyramidenbahn. Die Neurone der motorischen Hirnrinde sind somatotop angeordnet (Homunculus). Schnittführung siehe oberer Bildteil.

der Wiederholung der Bewegungsabläufe tritt eine zunehmende **Automatisierung** auf. Dies ist z.B. beim Erlernen des Schreibens zu beobachten. Zunächst werden einzelne Buchstaben bewußt „gemalt", dann – ebenfalls bewußt – zu Wörtern zusammengefügt. Schließlich genügt ein „Willkürimpuls", um ganze Folgen von Wörtern unbewußt, d.h. automatisch, zu schreiben.

Die bewußten Bewegungen beginnen mit der **Planung**. Daran sind verschiedene Hirnstrukturen beteiligt. Für die Umsetzung des Bewegungsplanes in motorische Impulsmuster ist die Hirnrinde wichtig. In diesen Prozeß ist besonders die vordere Zentralwindung (Gyrus praecentralis) eingeschaltet (vgl. Abb. 6-12, 6-59). Dort befinden sich Neurone, deren Axone als sog. Pyramidenbahn durch das Gehirn in das Rückenmark absteigen. Hier bilden sie Kontakte mit den Alpha- und Gamma-Motoneuronen. Über diese Verbindung wird das motorische Impulsmuster des Gehirns schließlich auf die Muskulatur übertragen. Diese Funktionseinheit von Gehirn und Rückenmark wird als **pyramidales System** bezeichnet.

Die **vordere Zentralwindung** ist funktionell nach **Körperregionen** gegliedert (Somatotopie). Die Rindenareale, von denen die Muskulatur der Hand, des Gesichtes und der Zunge versorgt wird, sind dabei deutlich größer als die Regionen, die die Bewegungen der Beine, des Rumpfes und der Arme kontrollieren (Abb. 6-59). Je größer die Areale für die einzelnen Körperregionen sind, desto größer ist die Anzahl der beteiligten Neurone; je mehr Neurone beteiligt sind, desto besser sind die Bewegungen in den betreffenden Körperregionen abstimmbar. So sind im Bereich der Hand, des Gesichts und der Zunge besonders präzise Bewegungen möglich.

Auf dem Weg von der Hirnrinde zum Rückenmark wechseln die Fasern der **Pyramidenbahn** die Körperseite (vgl. Abb. 6-12, 6-59). Durch diese Faserkreuzung wird verständlich, daß bei Verletzungen des Gehirns oder bei einer zerebralen Durchblutungsstörung, wie sie beim sog. Schlaganfall vorliegt, jeweils auf der Gegenseite des Körpers eine Lähmung der Muskulatur auftreten kann (Abb. 6-59).

Die vom Gehirn in das Rückenmark absteigenden Erregungen beeinflussen die Alpha- und Gamma-Motoneurone gleichzeitig und gleichsinnig (vgl. Abb. 6-56 E, 6-60). Wird eine größere Anzahl von Alpha- und Gamma-Motoneuronen aktiviert, so erfolgt eine Verkürzung des Gesamtmuskels.

Die Vorgänge bei einer bewußten Bewegung sind am folgenden Beispiel noch einmal zusammengefaßt: Wird vom Gehirn „der Beschluß gefaßt", die Finger einer Hand zu einer Faust zu ballen, so wird dieser „Plan" dem Handareal der vorderen Zentralwindung zugeleitet. Dort entwickelt sich ein geordnetes Impulsmuster, das über die absteigenden Fasern zu den Alpha- und Gamma-Motoneuronen der Fingerbeuger fließt (Abb. 6-60). Durch die Aktivierung dieser Neurone kommt es schließlich zur Kontraktion der Fingerbeuger und zur Faustbildung.

Das in das Rückenmark absteigende motorische Impulsmuster kann nicht in jeder Situation gleich sein, auch dann nicht, wenn es sich um eine bestimmte Bewegung handelt. Es muß an die **Ausgangssituation** angepaßt werden. So ist im Beispiel der Faustbildung zu berücksichtigen, ob sich zu Beginn die Hand in Ruhe oder in Bewegung befindet, und ob die Finger gestreckt sind oder schon eine mehr oder weniger ausgeprägte Beugung aufweisen. Daraus geht bereits hervor, daß der Hirnrinde zur Ausarbeitung eines Impulsmusters laufend Informationen über die Tätigkeit der betreffenden Muskeln zufließen müssen. Diese Anpassungsvorgänge werden unter Mitbeteiligung verschiedener Hirnstrukturen vorgenommen. Da sie außerhalb des pyramidalen Systems liegen, faßt man sie als **extrapyramidales System** zusammen.

Unter den Teilstrukturen des extrapyramidalen Systems hat das **Kleinhirn** (Cerebellum) eine besondere Bedeutung. Es läßt sich in **drei Bereiche** gliedern. Sie werden aufgrund ihrer Verbindungen als Cerebrocerebellum (Verbindung mit dem Großhirn), als Spinocerebellum (Verbindung mit dem Rückenmark) und als Vestibulocerebellum (Verbindung mit dem vestibulären System) bezeichnet (Abb. 6-60).

- Spinocerebellum:
  Dem Spinocerebellum fließen Informationen aus dem Bewegungsapparat und der Haut zu (Abb. 6-60). Dadurch wird der Aktivitätszustand der gesamten Muskulatur in diesem Kleinhirnteil „abgebildet". Über absteigende Bahnen steht das Spinocerebellum mit den Motoneuronen im Rückenmark in Verbindung. Auf diesem Wege hat das Kleinhirn direkten Einfluß auf die Körperhaltung.
- Cerebrocerebellum:
  Dem Cerebrocerebellum fließen über Zweigbahnen die Impulse zu, die in der Pyramidenbahn zum Rückenmark absteigen (Abb. 6-60). Im Cerebrocerebellum liegt also eine „Kopie" der pyramidalen Impulse vor. Über rückläufige Fasern steht es wiederum mit der motorischen Großhirnrinde in Verbindung. Durch eine wechselseitige Verschaltung von Cerebrocerebellum und Spinocerebellum wird nun erstens das pyramidale Impulsmuster an die aktuelle Körperhaltung und zweitens die Körperhaltung an die einsetzende Bewegung angepaßt.
- Vestibulocerebellum:
  Dem Vestibulocerebellum fließen Erregungen aus dem vestibulären System zu (Abb. 6-60). Dadurch liegen dem Vestibulocere-

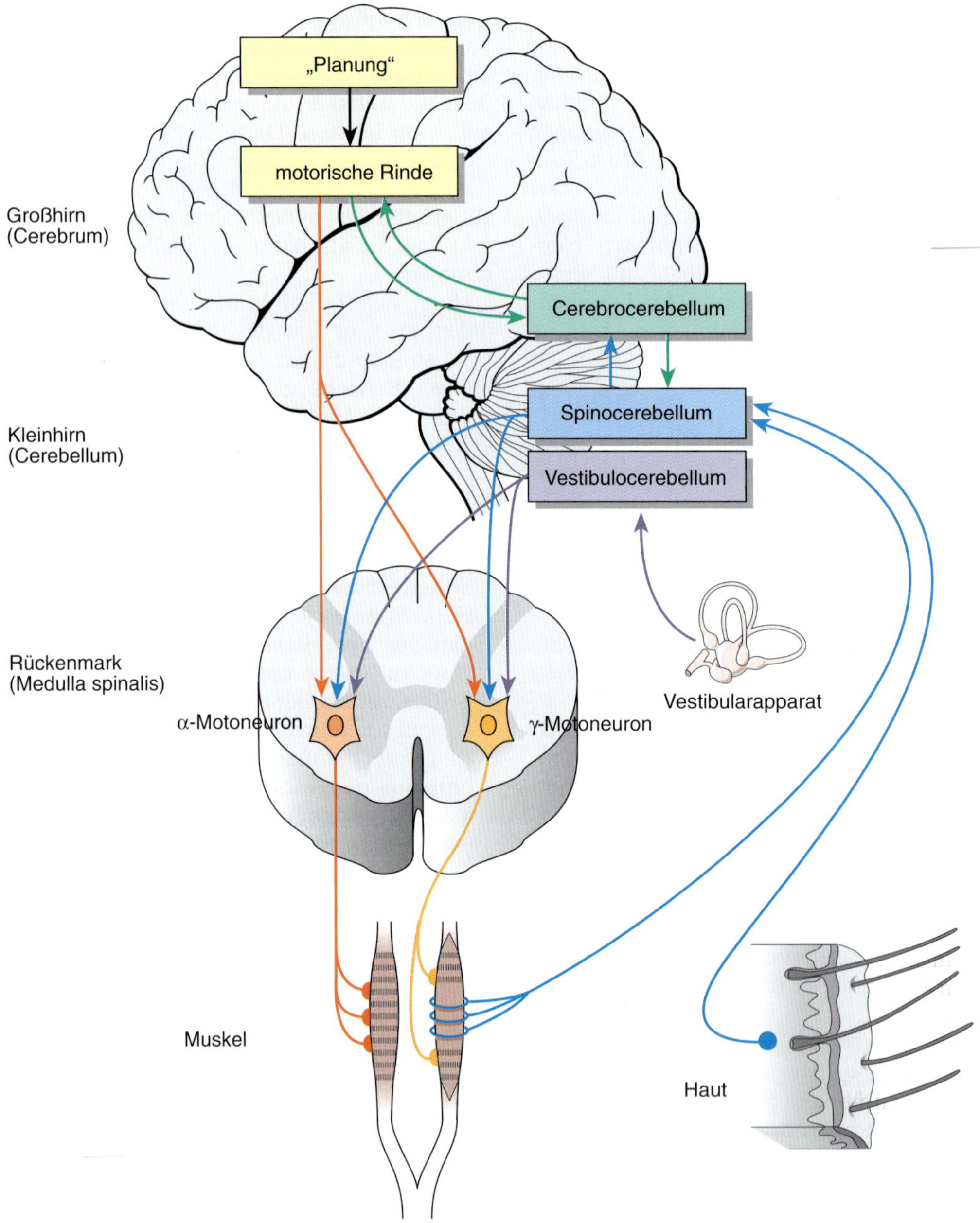

Abb. 6-60 Verschaltung der verschiedenen Teile des Kleinhirns (Cerebrocerebellum, Spinocerebellum, Vestibulocerebellum) innerhalb des motorischen Systems.

bellum Informationen über die Stellung des Körpers im Raum vor. Über Verbindungen zu den Motoneuronen im Rückenmark kann das Spinocerebellum Bewegungsabläufe beeinflussen und so zur Aufrechterhaltung des Körpergleichgewichts beitragen.

Bei einem plötzlichen **Ausfall der Kleinhirnfunktion** treten schwere Bewegungsstörungen auf. Dabei wird besonders die zeitliche Abstimmung der Muskelaktivierung beeinträchtigt (zerebellare Asynergie). In typischer Weise kann ein schnelles Hin- und Herdrehen der Hand um die Unterarmachse, also der aufeinanderfolgende Wechsel von Pronation und Supination, nicht mehr exakt ausgeführt werden (Dysdiadochokinese, Adiadochokinese). Darüber hinaus kommt es bei Willkürbewegungen zu einem Zittern (Tremor) der Hände, das sich im Laufe der Bewegung noch verstärkt (Intentionstremor). Schließlich werden Bewegungen zu kurz oder zu weit ausgeführt (Dysmetrie). Häufig gehen die genannten Phänomene mit einer Verminderung des Muskeltonus einher (Hypotonie).

Ein **Ausfall des Vestibulocerebellums** führt zu Schwankungen beim Stehen (Astasie) und Gehen (Abasie). Diese zerebellare Ataxie, die häufig mit Schwindelerscheinungen und Augenbewegungen in der horizontalen Ebene (Nystagmus) einhergeht, gleicht dem Bild, das sich bei Reizung der Vestibularisrezeptoren ergibt.

Die Funktion des Kleinhirns zeigt bereits, wie zahlreiche Einflüsse des extrapyramidalen Systems den Ablauf von Bewegungen an die aktuelle Stellung des Körpers anpassen. Eine besondere Bedeutung haben in diesem System weiterhin die sog. **Stammganglien**. Zu diesen gehören das Striatum, das Pallidum, der Nucleus ruber und Nucleus niger (Abb. 6-61).

Alle Stammganglien sind untereinander und mit den übrigen Teilen des motorischen Systems – meistens doppelläufig – verknüpft. Auf diese Weise entsteht eine nahezu unübersehbare Zahl von Rückmeldekreisen. Die Kerngebiete selbst setzen sich in der Regel aus einem Anteil mit Bahnungsfunktion und einem Anteil mit Hemmungsfunktion zusammen. Die hemmenden Anteile entsenden Axone zu den Bahnenden des nächst höher gelegenen Kerns (Abb. 6-61). So hemmt der Nucleus niger das Pallidum, und das Pallidum das Striatum.

Die Funktionsweise der Stammganglien wird durch die Beschreibung von zwei typischen Erkrankungen verdeutlicht:

- Ein Funktionsausfall des hemmenden Anteils des Striatums (Abb. 6-61) führt zur **Chorea**. Bewegungsunruhe mit kurzen, ruckartigen Muskelkontraktionen ist kennzeichnend dafür. Mit diesem Bewegungsreichtum (Hyperkinese) ist eine Verminderung des Muskeltonus (Hypotonie, Atonie) verbunden. Die Erkrankung wird daher als hyperkinetisch-atonisches Syndrom charakterisiert.
- Ein Ausfall des hemmenden Anteils des Nucleus niger führt zu einer Enthemmung im Pallidum (Abb. 6-61). Das dadurch hervorgerufene Krankheitsbild wird als **Parkinsonismus** zusammengefaßt. Symptome sind die Steigerung des Muskeltonus von Beugern und Streckern; Ausdrucks- und Mitbewegungen insbesondere der mimischen Gesichtsmuskulatur sind eingeschränkt (maskenartige Starre des Gesichts). Man spricht von einem akinetisch-hypertonischen Syndrom. Hinzu kommen häufig Schüttelbewegungen der Hand in Form des „Pillendrehens". Die Hemmung im Pallidum durch den Nucleus niger, die beim Parkinsonismus vermindert ist, wird normalerweise durch die Mitwirkung des Transmitters Dopamin ausgelöst. Zur Therapie wird daher u.a. eine Vorstufe dieses Transmitters (L-Dopa) verabreicht, um die Hemmung im Pallidum wieder zu verstärken und so die Symptome des Parkinsonismus zu mildern.

Für den Ablauf von Bewegungen ist die Ausarbeitung von komplexen neuronalen Erregungsmustern eine Voraussetzung. Daran sind neben dem pyramidalen und extrapyramidalen System noch weitere Strukturen beteiligt, die als **motorisches Assoziationssystem** zusammengefaßt werden. Unter diesen Hirngebieten kommt einigen Arealen der Hirnrinde eine besondere Bedeutung zu. Diese motorischen Assoziationsareale oder Assoziationsfelder der Hirnrinde liegen im wesentlichen vor der vorderen Zentralwindung. Ein Ausfall der Assoziationsareale führt zu erheblichen Beeinträchtigungen von bewußten Bewegungen. Diese Störungen bestehen nicht in einer Lähmung, wie sie z.B. bei einer Verletzung der vorderen Zentralwindung auftritt. Die Fähigkeit, einzelne Bewegungen auszuführen, bleibt erhalten. Die Fähigkeit, einzelne Bewegungen zu Handlungen zu ver-

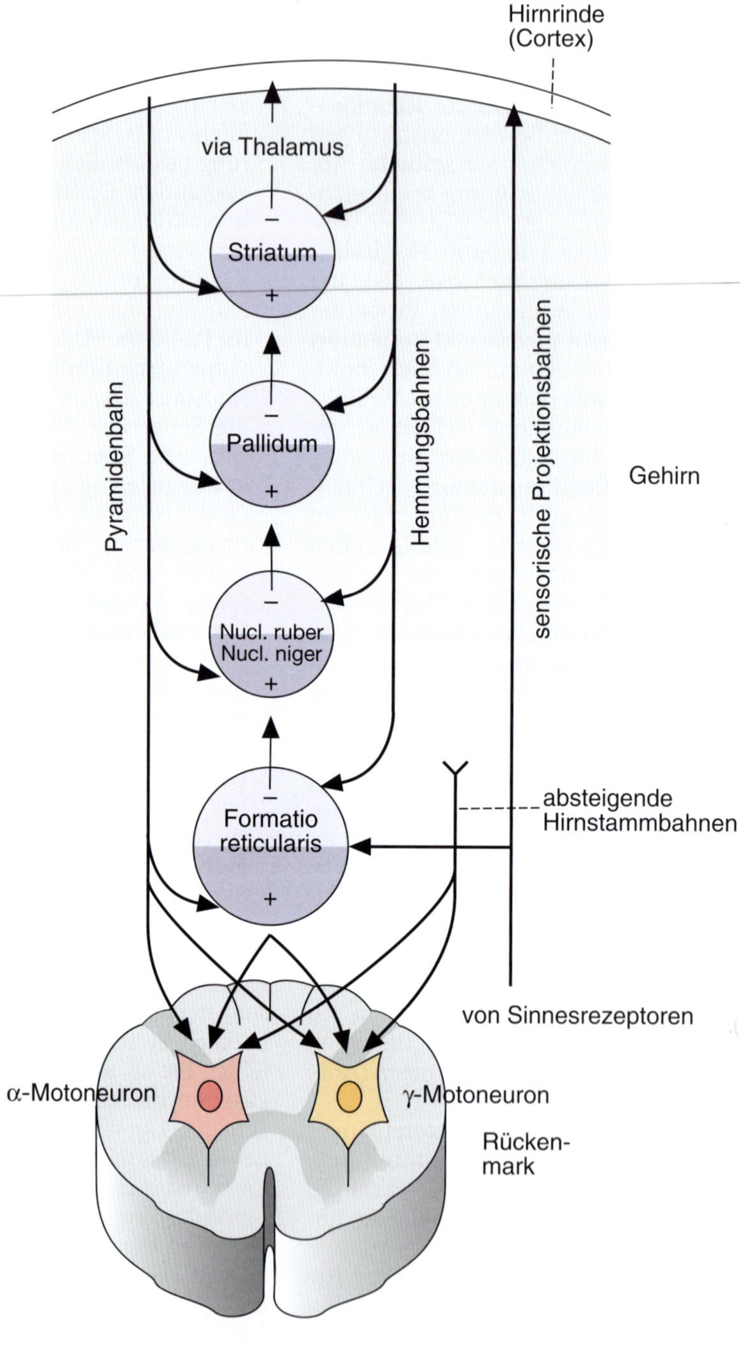

Abb. 6-61 Schematische Darstellung der Stammganglien und ihrer Funktion. Die Kerngebiete (Kreise) setzen sich jeweils aus aktivierenden (+) und hemmenden (–) Anteilen zusammen. Sie sind über Rückmeldekreise miteinander und mit den auf- und absteigenden Bahnen verbunden.

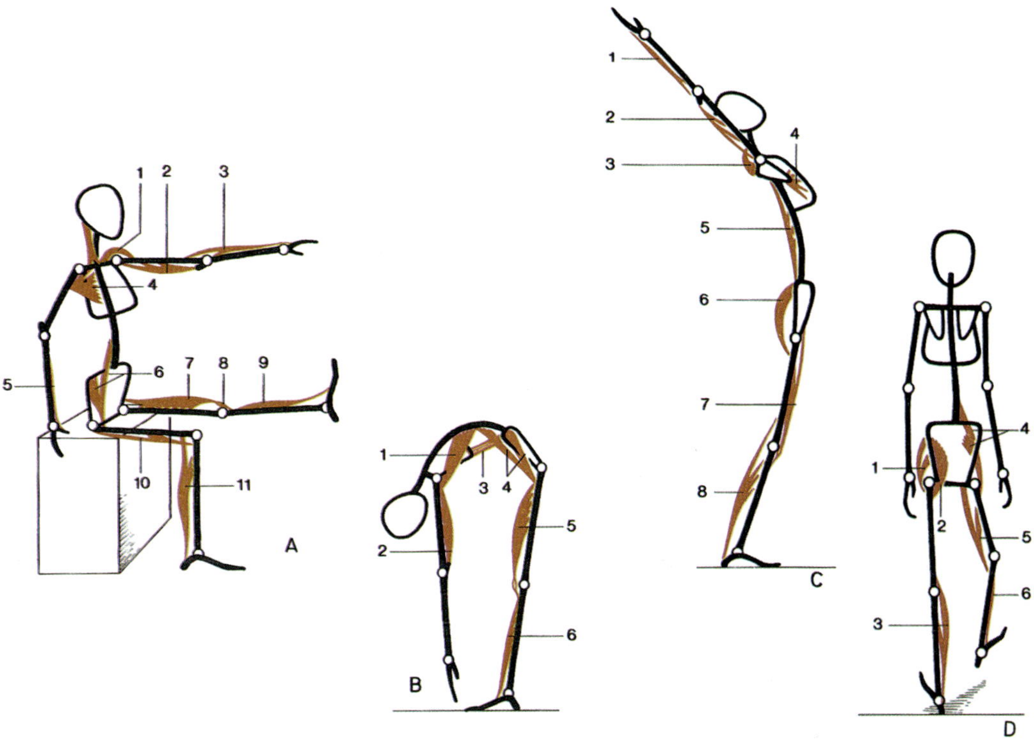

Abb. 6-62 Gelenke und tätige Muskelgruppen bei verschiedenen Bewegungen.

A: Sitzhaltung bei gestrecktem linkem Arm und gestrecktem linkem Bein.

1 Deltamuskel (M. deltoideus).
2 Dreiköpfiger Armstrecker (M. triceps brachii).
3 Streckmuskulatur von Handgelenk und Fingern.
4 Großer Brustmuskel (M. pectoralis major).
5 Langer Daumenstrecker (M. extensor pollicis longus).
6 Darmbein-Lendenmuskel (M. iliopsoas).
7 Vierköpfiger Oberschenkelmuskel (M. quadriceps femoris).
8 Kniescheibe (Patella) in der Sehne des vierköpfigen Oberschenkelmuskels.
9 Streckmuskulatur am Unterschenkel.
10 Zweiköpfiger Oberschenkelmuskel (M. biceps femoris).
11 Dreiköpfiger Wadenmuskel (M. triceps surae).

B: Rumpfbeuge vorwärts.

1 Breiter Rückenmuskel (M. latissimus dorsi).
2 Dreiköpfiger Armstrecker (M. triceps brachii).
3 Gerader Bauchmuskel (M. rectus abdominis).
4 Darmbein-Lendenmuskel (M. iliopsoas).
5 Vierköpfiger Oberschenkelmuskel (M. quadriceps femoris).
6 Streckmuskulatur von Fuß und Zehen.

C: Streckung des gesamten Körpers.

1 Streckmuskulatur von Hand und Fingern.
2 Dreiköpfiger Armstrecker (M. triceps brachii).
3 Deltamuskel (M. deltoideus).
4 Unterer Abschnitt des vorderen Sägemuskels (M. serratus anterior).
5 Rückenmuskulatur (M. erector spinae).
6 Großer Gesäßmuskel (M. gluteus maximus).
7 Vierköpfiger Oberschenkelmuskel (M. quadriceps femoris).
8 Dreiköpfiger Wadenmuskel (M. triceps surae).

D: Standbein und Spielbein beim Gehen.

1 Kleine Gesäßmuskeln (Mm. gluteus medius und minimus).
2 Großer Gesäßmuskel (M. gluteus maximus).
3 Dreiköpfiger Wadenmuskel (M. triceps surae).
4 Darmbein-Lendenmuskel (M. iliopsoas).
5 Zweiköpfiger Oberschenkelmuskel (M. biceps femoris).
6 Streckmuskeln des Fußes und der Zehen.

knüpfen, ist jedoch gestört. Ein solches Handlungsunvermögen wird als Apraxie bezeichnet. Fällt z.B. das Assoziationsareal für den Sprechvorgang aus (sog. motorisches Sprechzentrum), so sind die am Sprechvorgang beteiligten Muskeln nicht gelähmt. Die Lippen, die Unterkiefermuskulatur und die Zunge sind noch in der Lage, Bewegungen und bestimmte Bewegungsfolgen, wie Pfeifen oder Essen, auszuführen. Es ist jedoch unmöglich, die Einzelbewegungen zum Sprechen zusammenzufügen. Diese Funktionsstörung wird als **motorische Aphasie** bezeichnet.

Das Skelett des Körpers bildet eine große Zahl unterschiedlicher Gelenke, die von vielfältigen Muskeln und Muskelgruppen bewegt werden. Unter dem Einfluß des motorischen Nervensystems ergibt sich ein nahezu unbeschränkter Vorrat an möglichen Haltungen und Bewegungsabläufen. Für einige Bewegungen sind die maßgeblichen Gelenke und Muskelgruppen in Abb. 6-62 zusammengestellt.

Die Zusammenarbeit von sensorischem und motorischem System wird abschließend an einem komplexeren Beispiel aus der bewußten Wahrnehmung und der bewußten Bewegung veranschaulicht. Die Vorgänge, die beim Nachsprechen eines gehörten Wortes ablaufen, werden in groben Zügen dargestellt (Abb. 6-63). Das Wort liegt zunächst als Schallwellenmuster vor, das durch den rezeptiven Apparat des auditorischen Systems in Muster von Aktionspotentialen umgewandelt wird. Danach gelangt die Information über aufsteigende Bahnen in die Hirnrinde. Dort erfolgt eine Abbildung im primären Projektionsareal des auditorischen Systems. Unter Einschaltung des zugehörigen sensorischen Assoziationsfeldes (sog. sensorisches Sprechzentrum) wird darauf das Wort erkannt und die „Wortgestalt" dem motorischen Assoziationsfeld für den Sprechvorgang (sog. motorisches Sprechzentrum) mitgeteilt. Hier entsteht in Zusammenarbeit mit der vorderen Zentralwindung ein Impulsmuster, das über absteigende Bahnen den Muskeln des Sprechapparates zufließt. Durch den sich anschließenden Sprechvorgang wird in der Luft wiederum ein Schallwellenmuster erzeugt, das dem gehörten Wort entspricht.

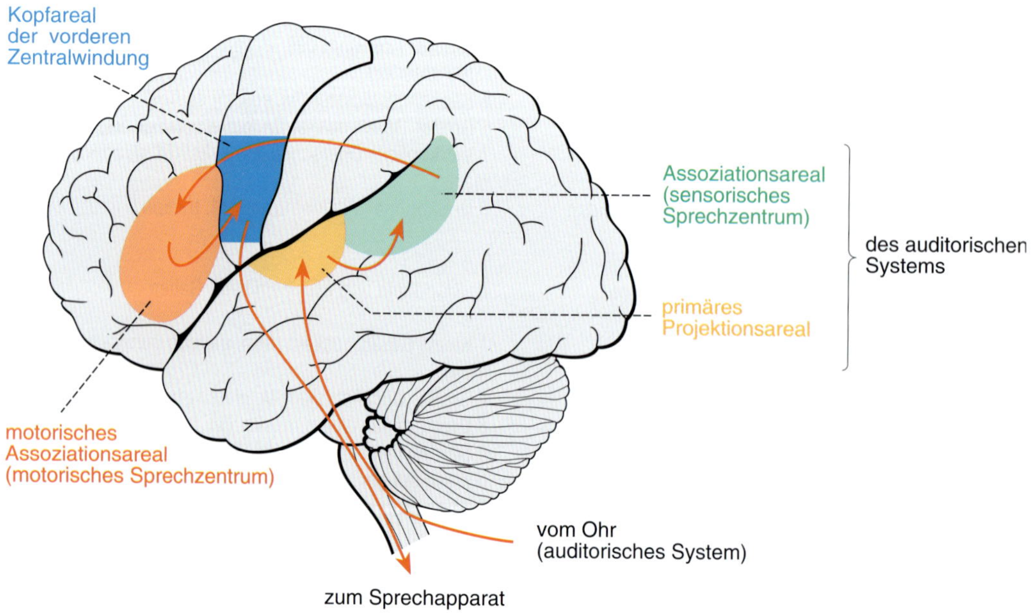

Abb. 6-63 Informationsfluß (Pfeile) im Gehirn beim Nachsprechen eines gehörten Wortes.

Lernkontrolle

1. Wie heißen die knochenbildenden und die knochenabbauenden Zellen?

2. Wann spricht man von einer Distorsion?

3. Nennen Sie die vier Aufgaben der Muskulatur der Gesichtsregion.

4. Welchen charakteristischen Gelenkformen sind das Hüftgelenk, das Ellenbogengelenk und das proximale Handgelenk zuzuordnen?

5. Erläutern Sie an Beispielen die Vorgänge beim Eigenreflex.

5. Erklären Sie den Unterschied zwischen echten und falschen Rippen.

7. Welche Bedeutung hat die Muskeltätigkeit der Beine für den venösen Rückstrom zum Herzen?

8. Beschreiben Sie die Bestimmung des Injektionsortes bei der ventroglutealen Injektion.

9. Welche Folgen hat eine einseitige Schädigung der Pyramidenbahn?

7 Verdauungssystem und Resorption

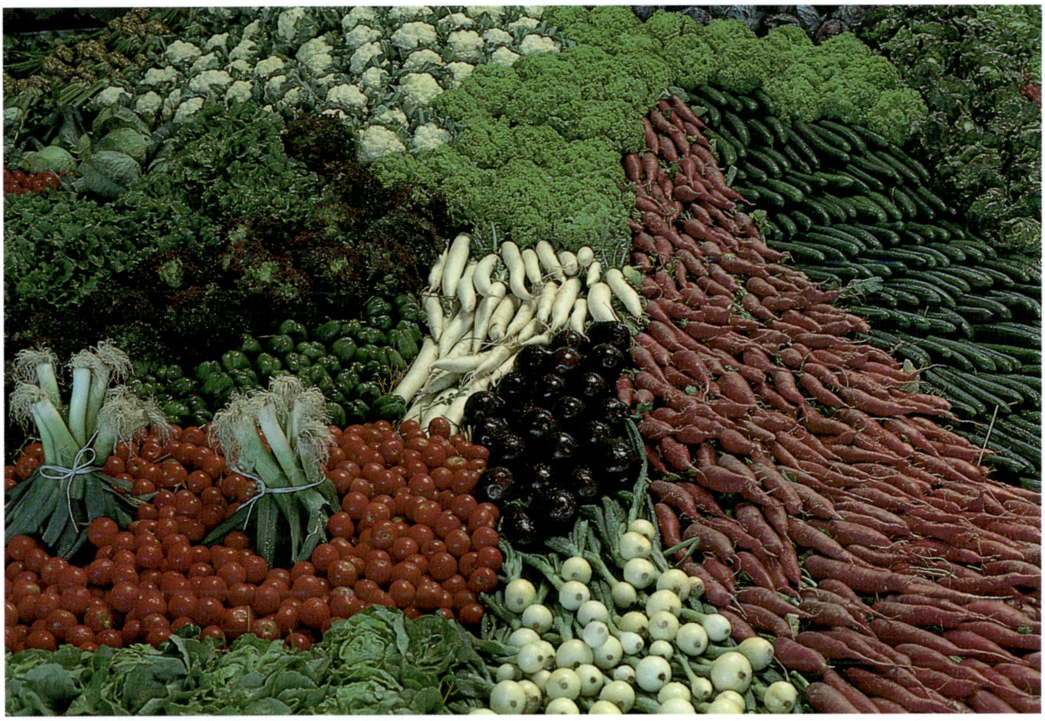

Für die Funktion der verschiedenen Körpersysteme ist das Bereitstellen von Energie im Stoffwechsel der einzelnen Zellen notwendig. Dazu werden sog. Nährstoffe mit der Nahrung zugeführt und in die Zellen befördert. Sie können jedoch nicht in der durch die Nahrung angebotenen Form von den Zellen aufgenommen werden. Daher ist eine Zubereitung (Verdauung) zur Aufnahme (Resorption) unumgänglich. Diese Funktionen übernimmt der Verdauungstrakt.

7.1 Energiebedarf

Der Energiebedarf des Menschen ist nicht gleichbleibend. Er nimmt mit dem Lebensalter ab und mit der körperlichen Betätigung zu.

Der Körper verrichtet vielfältige Arbeiten. Das ist unmittelbar einsichtig z.B. bei der Funktion des motorischen Systems (Gehen, Tragen, Heben) und des Herzens (Pumpen des Blutes). Darüber hinaus wird aber auch Arbeit geleistet zum Auf- und Umbau von Körpersubstanz, zum Stofftransport durch Zellmembranen (z.B. Ionenpumpen, ☞ Kap. 4 „Nervensystem – Allgemeine Grundlagen" und Kap. 6 „Motorisches System") und zur Wärmeproduktion (☞ Kap. 14 „Temperaturregelung"). Für diese verschiedenen Aufgaben ist **Energie** notwendig. Als einheitliches Energiemaß gilt die Einheit **Joule** (4,2 kJ = 1 kcal).

Richtwerte:

- Abhängigkeit des Energiebedarfs vom Lebensalter (ohne besondere körperliche Betätigung)
  25 Jahre: 10050 kJ/Tag (2400 kcal/Tag)
  45 Jahre: 9200 kJ/Tag (2200 kcal/Tag)
  65 Jahre: 8350 kJ/Tag (2000 kcal/Tag)
- Abhängigkeit des Energiebedarfs von der körperlichen Betätigung

– Schlaf:
  270 kJ/Std. (65 kcal/Std.)
– ruhiges Sitzen:
  420 kJ/Std. (100 kcal/Std.)
– Spazierengehen:
  840 kJ/Std. (200 kcal/Std.)
– Treppensteigen:
  4600 kJ/Std. (1.100 kcal/Std.)
– meist sitzende Tätigkeit:
  9600 kJ/Tag (2.300 kcal/Tag)
– leichte Muskelarbeit:
  11 500 kJ/Tag (2750 kcal/Tag)
– stärkere Muskelarbeit:
  14 500 kJ/Tag (3450 kcal/Tag)
– Schwerstarbeit:
  21 000 kJ/Tag (5000 kcal/Tag)

Bei vergleichenden Untersuchungen, z.B. bei der Diagnose einer Stoffwechselzunahme bedingt durch erhöhte Hormonfreisetzung (☞ Kap. 13 „Endokrines System"), bestimmt der Arzt den **Grundumsatz** (Ruheumsatz). Dabei wird der Energieumsatz bei völliger Körperruhe, nach zwölfstündiger Nahrungspause, bei einer Zimmertemperatur von 20 °C und bei normaler Körpertemperatur bestimmt. Er beträgt beim Erwachsenen 6720 kJ/Tag (1600 kcal/Tag) oder 4,2 kJ pro kg und Std. (1 kcal pro kg und Std.).

Analysieren Sie die Tätigkeit an einem Ihrer Arbeitstage und versuchen Sie, mit Hilfe der aufgelisteten Werte Ihren Energiebedarf zu ermitteln.

Der Grundumsatz hängt von einer Reihe von Faktoren ab, so z.B. vom Lebensalter. Er ist bei Säuglingen am höchsten und vermindert sich mit zunehmendem Alter. Der Schwankungsbereich von Mensch zu Mensch ist mit etwa +/–10% beträchtlich. Abweichungen von den sog. Grundumsatzbedingungen führen schnell zu einer Steigerung der Energieproduktion. Schon durch die Aufnahme und Verarbeitung von Nahrung (Kau-, Transport- und Sekretionsarbeit im Magen-Darmkanal, Aufspaltung der Nahrungsstoffe, Resorption) wird der Umsatz um etwa 15% erhöht. Besonders die Zufuhr von eiweißhaltiger Nahrung steigert den Umsatz um bis zu 20% (sog. spezifisch-dynamische Wirkung).

Die Energieträger werden mit der Nahrung zugeführt. Verbrauch von Energie und Zufuhr von Energieträgern sollten aufeinander abgestimmt sein. Überwiegt der Energieverbrauch, so wird Körpersubstanz zur Energiegewinnung herangezogen und das Körpergewicht nimmt ab. Überwiegt die Zufuhr von Energieträgern, so werden Depots im Körper angelegt und das **Körpergewicht** steigt an. Ein Mensch von 150 bis 180 cm Größe sollte bei mittelschwerem Körperbau nach der Brocaschen Formel so viel Kilogramm wiegen, wie die Größe 100 cm übersteigt. So beträgt das Normalgewicht eines Menschen mit einer Körpergröße von 175 cm etwa 75 kg. Das sog. Idealgewicht erhält man nach Abzug von 5 bis 10% für Männer und von 10 bis 15% für Frauen.

7.2 Ernährung

Die Stoffe zur Energiegewinnung werden mit der Nahrung aufgenommen. Nahrungsmittel sind alle Produkte, die Nährstoffe enthalten. Dies sind Kohlenhydrate, Fette und Eiweiße. Gleichzeitig benötigt der Organismus Vitamine, Salze, Spurenelemente und Wasser.

7.2.1 Nährstoffe

Die Stoffe, die in den Körperzellen als Energiespender und Bausteine dienen, werden mit der Nahrung aufgenommen. Nahrungsmittel sind alle natürlich vorkommenden Produkte und künstliche Erzeugnisse, die die Grundnährstoffe Kohlenhydrate, Fette und Eiweiße enthalten.

- **Kohlenhydrate** bestehen aus Molekülen, die ringförmig angeordnet sind und Ein-

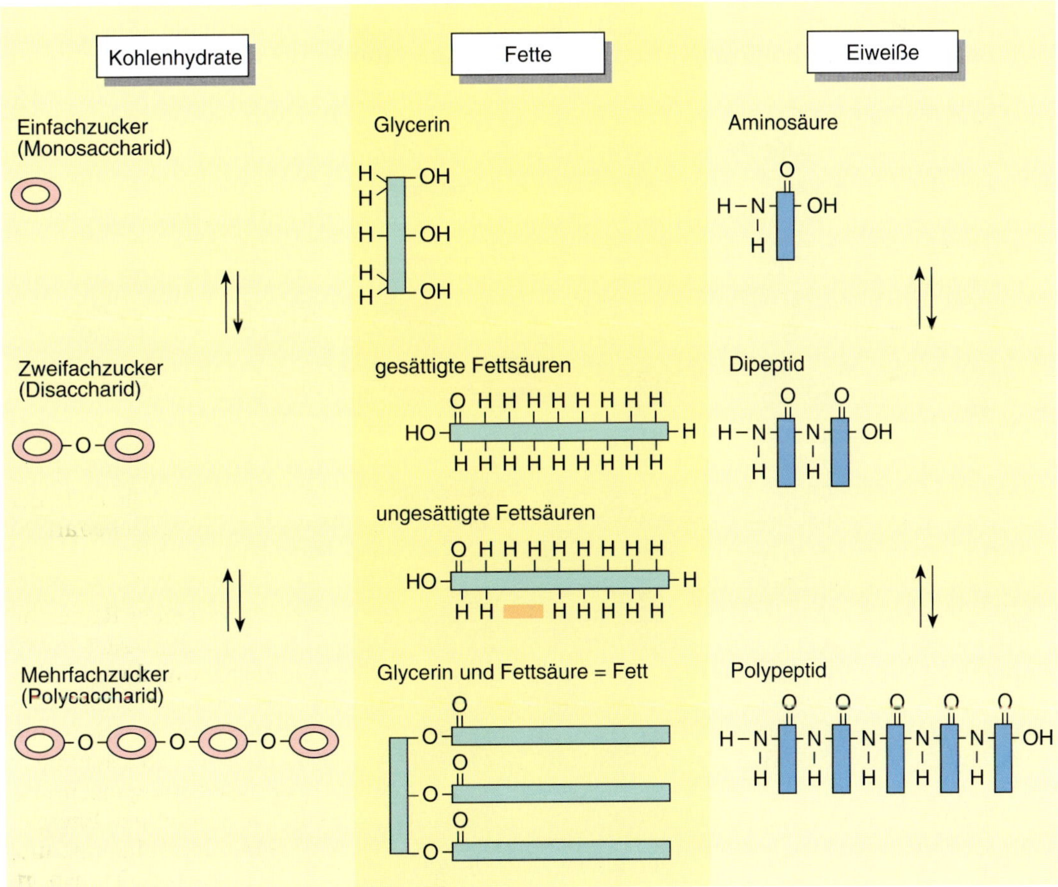

Abb. 7-1 Schematische Darstellung des chemischen Aufbaus von Kohlenhydraten, Fetten und Eiweißen.
H = Wasserstoff
N = Stickstoff
O = Sauerstoff

fachzucker (Monosaccharide) genannt werden (Abb. 7-1). Zu den Monosacchariden gehören der Traubenzucker (Glucose) und der Fruchtzucker (Fructose). Lagern sich zwei Einfachzucker aneinander, so entstehen Zweifachzucker (Disaccharide). Verbindungen aus einer großen Zahl von Einfachzuckern werden als Vielfachzucker (Polysaccharide) bezeichnet. Wichtige Polysaccharide sind tierische Stärke (Glykogen) und pflanzliche Stärke (Amylum).
- **Fette** bestehen aus Glycerin und Fettsäuren (Abb. 7-1). Die Fettsäuren stellen Ketten von Kohlenstoff-Atomen dar, an die Wasserstoff (H) gebunden ist. Sind alle Bindungsstellen mit Wasserstoff besetzt, so spricht man von gesättigten, sind Bindungsstellen frei, von ungesättigten Fettsäuren. Darüber hinaus sind kurz- und langkettige Fettsäuren voneinander zu unterscheiden. Durch die Art der Fettsäuren werden die Eigenschaften wie z.B. die Festigkeit der Fette bestimmt.
- **Eiweiße** (Proteine) bestehen aus Aminosäuren (Abb. 7-1). Lagern sich zwei Aminosäuren zusammen, so entsteht ein Dipeptid, verbinden sich mehrere bzw. zahlreiche Aminosäuren, so bilden sich Oligo- bzw. Polypeptide. Die Polypeptide sind in einer geradlinigen Anordnung nicht stabil. Daher bilden sich durch Drehung und Faltung charakteristische räumliche Strukturen.

Eiweiße sind notwendig für den Aufbau von Zellstrukturen und den Unterhalt von Zellfunktionen. Da sie nur zum Teil aus den anderen Nährstoffen aufgebaut werden können, ist eine tägliche Zufuhr von etwa 60 bis 70 g Eiweiß pro Tag angezeigt. Allgemein gilt als Richtwert: 1 g Eiweiß pro Tag und kg Körpergewicht.

Die Gesamtenergie der einzelnen Nährstoffe ist sehr unterschiedlich. Bei der Umwandlung in den Zellen wird pro Gramm Nährstoff maximal folgende Energie frei (Brennwerte):

Tab. 7-1 Nährstoff- und Energiegehalt verschiedener Nahrungsmittel

Nahrungsmittel	Eiweiß	Fett (pro 100 g Nahrungsmittel)	Kohlenhydrate	Energiegehalt (pro 100 g Nahrungsmittel)	
	g	g	g	kJ	kcal
Schweinefleisch	11,6 – 21	8 – 42	0	706 – 1890	168 – 450
Rindfleisch	16 – 22	4,1 – 23,5	0	559 – 1247	133 – 297
Fisch	17 – 19	0,1 – 19	0	328 – 1071	78 – 255
Hühnerei	12,9	11,2	0,7	701	167
Milch	3 – 4	0,1 – 4	4 – 5	147 – 281	35 – 67
Käse	12 – 27	8,5 – 30,5	1 – 6	840 – 1764	200 – 420
Butter	0,8	83,5	0,3	3263	777
Margarine	0,5	78,4	0,4	3079	733
Speiseöl	0	99,8	0	3899	928
Kartoffeln	2	0,2	18,9	357	85
Reis	7	0,6	78,7	1546	368
Nudeln	13	2,9	72,4	1638	390
Brot	6 – 10	0,5 – 1,4	50 – 75	1008 – 1596	240 – 380
Gemüse, frisch	0,1 – 6,0	0,1 – 1,4	1,3 – 27,5	63 – 588	15 – 140
Obst, frisch	0,3 – 1,3	0,1 – 1,0	7,1 – 21,0	118 – 378	28 – 90
Mineralwasser	0	0	0	0	0
Cola-Getränke	0	0	11	185	44
Bier	0,3 – 0,5	0	3,5 – 9,0	197 – 235*	47 – 56*
Wein	0,2	0	0,1 – 0,3	277 – 328*	66 – 78*
Weinbrand	0	0	0	1050*	250*

* Der hohe Energiegehalt ist auf den in diesen Getränken vorhandenen Äthylalkohol zurückzuführen.

- Kohlenhydrate: 17 kJ/g (4,1 kcal/g)
- Fette: 38 kJ/g (9,3 kcal/g)
- Eiweiße: 17 kJ/g (4,1 kcal/g)

In der täglichen Mischkost sind die drei Grundnährstoffe in unterschiedlichen Mengen enthalten. Eine Übersicht mit Richtwerten für den Eiweiß-, Kohlenhydrat- und Fettgehalt sowie für den Energiegehalt verschiedener Nahrungsmittel gibt Tab. 7-1.

Stellen Sie sich eine Mahlzeit zusammen. Ermitteln Sie den Mengenanteil der einzelnen Nährstoffe und berechnen Sie den Energiegehalt.

7.2.2 Vitamine

Vitamine sind zusätzliche Nährstoffe, die für die Körperfunktionen notwendig sind. Es genügen kleinste Mengen, die für die Energiegewinnung ohne Bedeutung sind. Der Körper kann Vitamine nicht oder nicht vollständig synthetisieren. Daher müssen sie mit der Nahrung zugeführt werden. Es ist jedoch zu berücksichtigen, daß z.B. beim Vitamin D die Umwandlung aus der Vorstufe, dem Provitamin, auch im Körper selbst erfolgen kann. Manche Vitamine, z.B. die Vitamine B_{12} und K, werden beim Erwachsenen von den Darmbakterien in ausreichender Menge produziert.

Die Vitamine werden meistens mit einzelnen Buchstaben des Alphabets gekennzeichnet. Daneben sind Bezeichnungen üblich, die die wesentliche Wirkung oder den chemischen Aufbau beschreiben. In den Tabellen 7-2 und 7-3 sind die Vitamine, deren Vorkommen und die empfohlene tägliche Zufuhr zusammengestellt.

Es gibt wasserlösliche und fettlösliche Vitamine. Zu den wasserlöslichen gehören die

Tab. 7-2 Wasserlösliche Vitamine

	Bezeichnung	Vorkommen	empfohlene tägliche Zufuhr
B_1	Thiamin, Aneurin	Getreide, Hefe, Hülsenfrüchte, Leber, Fleisch	1–2 mg
B_2	Riboflavin, Lactoflavin	Hefe, Getreide, Leber, Milch	1–2 mg
B_6-Gruppe	Pyridoxin, Adermin	Hefe, Leber, Fleisch, Reis, Mais, Ei	1,5–2,0 mg
	Pantothensäure	weit verbreitet	10 mg
	Niacin (Nikotinsäure) Niacinamid (Nikotinsäureamid)	Hefe, Getreide, Tomaten, Leber, Milch, Reis, Fleisch	12–18 mg
	Folsäure	Darmbakterien, Fleisch, grüne Blätter	0,05 mg
B_{12}	antianämisches Vitamin Antiperniciosafaktor Cobalamin, extrinsic factor	Darmbakterien, Fleisch, Leber	3–5 µg
C	Ascorbinsäure, antiskorbutisches Vitamin	Zitrusfrüchte, Obst, Tomaten, Kartoffeln, grünes Gemüse, Sauerkraut	75 mg
H	Biotin	Leber, Eigelb, Milch, Hefe	0,3 mg

Tab. 7-3 Fettlösliche Vitamine

	Bezeichnung	Vorkommen	empfohlene tägliche Zufuhr
A	Axerophthol, Retinol	Leber, Lebertran	1,7 mg
D	Calciferol, antirachitisches Vitamin D_2 = Ergocalciferol D_3 = Cholecalciferol	Lebertran, Butter, Eidotter aus dem Provitamin Ergosterin durch Ultraviolett-Bestrahlung aus dem Provitamin 7-Dehydrocholesterin durch Ultraviolett-Bestrahlung	0,01 mg
E	Tocopherol	Mais, Sojabohnen, Weizen	30 mg
K	antihämorrhagisches Vitamin	grüne Pflanzen, Leber, Darmbakterien	1 mg

Vitamine B, C und H, zu den fettlöslichen die Vitamine A, D, E und K. Diese Unterscheidung ist von Bedeutung, da die fettlöslichen Vitamine nur bei gleichzeitiger Fettresorption in hinreichender Menge vom Darm aufgenommen werden.

Die Vitamine spielen im Zellstoffwechsel eine entscheidende Rolle. Sie wirken dort, als Bestandteile von Enzymen, häufig an der Stoffumwandlung mit. Daher führt die verminderte Aufnahme von Vitaminen zu Krankheiten. Man spricht von Avitaminosen, wenn ein oder mehrere Vitamine völlig fehlen, und von Hypovitaminosen, wenn sie nur in ungenügender Menge vorhanden sind. Da diese Krankheitsbilder Aufschluß über die normale Funktion der Vitamine geben, werden sie im folgenden kurz skizziert:

- **Vitamin A** (Axerophthol, Retinol): Eine ungenügende Aufnahme führt zunächst zu Nachtblindheit. Dann verhornen die obersten Epithelschichten. So ist eine Epithelveränderung der Hornhaut und eine Verhornung der Bindehäute am Auge zu erkennen.
- **Vitamin B_1** (Aneurin, Thiamin): Die ungenügende Aufnahme führt zu Nervenentzündungen, Ödemen und Herzschwäche (Beriberi-Krankheit). Bei einer Avitaminose treten Krämpfe auf.
- **Vitamin B_2** (Riboflavin, Lactoflavin): Ein Mangel führt zu Störungen im Stoffwechsel der Haut und des Bindegewebes. Beim heranwachsenden Organismus ist eine Wachstumsverzögerung möglich.
- **Vitamin B_6** (Pyridoxin, Adermin): Eine ungenügende Aufnahme führt zu einer gesteigerten Erregung des Nervensystems, bei kleinen Kindern gelegentlich auch zum Auftreten epileptiformer Anfälle.
- **Vitamin B_{12}** (antianämisches Vitamin, Antiperniciosafaktor, Cobalamin, extrinsic factor): Der mit der Nahrung zugeführte Faktor (extrinsic factor) ist nur wirksam, wenn ein von der Magenschleimhaut gebildeter Eiweißstoff (intrinsic factor) vorhanden ist und die Resorption des extrinsic factor fördert. Ein Mangel an Vitamin B_{12} führt zur sog. perniziösen Anämie, einer Fehlentwicklung der roten Blutkörperchen im Knochenmark. Gleichzeitig werden rote Blutkörperchen in verstärktem Maße zerstört. Im Zentralnervensystem treten Abbauerscheinungen auf.
- **Vitamin C** (Ascorbinsäure, antiskorbutisches Vitamin): Bei einer ungenügenden Aufnahme tritt die allgemein bekannte Mangelkrankheit Skorbut auf. Symptome sind: Müdigkeit, Muskelschwäche, Blutungen und Lockerung der Zähne.
- **Vitamin D** (Calciferol): Ungenügende Aufnahme führt zu der Mangelkrankheit Rachitis. Die Knochen werden weich und nachgiebig und verbiegen sich bei Belastung. Als Folge sind die Schädelknochen verformt („Quadratschädel"), die Beine verkrümmt („Säbelbeine"), das Becken verengt und die Rippenknorpel verdickt („Rosenkranz"). Am deutlichsten sind die Veränderungen an den langen Röhrenknochen. Die Verkalkung der Knochengrundsubstanz und des Knorpels in der primären Verkalkungszone ist gestört (☞ Kap. 6 „Motorisches System"). Die Verknöcherungszone erscheint daher im Röntgenbild unscharf verbreitet und unregelmäßig begrenzt. Eine Rachitis-Prophylaxe bei Säuglingen ist angezeigt.
  Bei einer Überdosierung von Vitamin D (D-Hypervitaminose) steigen die Calcium- und Phosphatwerte im Blut an. Es kommt zu Kalkablagerungen vor allem in den Gefäßwänden und in der Muskulatur bei gleichzeitiger Entkalkung des Knochens.
- **Vitamin E** (Tocopherol): Spezifische Ausfallserscheinungen sind beim Menschen nicht bekannt.
- **Folsäure:** Die ungenügende Aufnahme, zumal in der Schwangerschaft, führt zu Blutarmut (Anämie), ähnlich wie beim Vitamin-B_{12}-Mangel.
- **Vitamin H** (Biotin): Ein Vitamin-H-Mangel führt zu schweren Hauterkrankungen und Lähmungen.
- **Vitamin K** (antihämorrhagisches Vitamin): Es ist für die Blutgerinnung unerläßlich (☞ Kap. 11 „Blut und Abwehrsystem"). Eine ungenügende Aufnahme führt zu Blutungsneigungen. Da bei Neugeborenen die Blutgerinnung durch die Unreife der Leber noch nicht ungestört abläuft, wird in der Regel Vitamin K zur Substitution verabreicht.
- **Niacin** (Nicotinsäure), Niacinamid (Nicotinsäureamid): Ein Mangel an diesen Vitaminen ruft Hautveränderungen (Pellagra) hervor, besonders an den Hautstellen, die dem Sonnenlicht ausgesetzt sind. Hinzu kommen Störungen des Verdauungsapparates (Durchfälle). Schließlich sind erhebliche Beeinträchtigungen von geistigen Funktionen zu beobachten.

7.2.3 Wasser, Salze und Spurenelemente

Der **Organismus** besteht durchschnittlich zu etwa **60%** aus **Wasser**. Der Wassergehalt der einzelnen Organe und Gewebe ist sehr unterschiedlich. So enthält z.B. die Muskulatur etwa 70 bis 75% Wasser, das Skelettsystem 20 bis 35% und Haut sowie Bindegewebe 30 bis 75%. Im Laufe des Lebens nimmt der Wassergehalt der Organe allmählich ab.

Die Ausscheidung von Stoffwechselendprodukten durch den Darm und besonders durch die Nieren erfolgt größtenteils in wäßriger Lösung. Weiter wird Wasser verloren durch die Atemluft (Wasserdampf), Temperaturregelung (Tätigkeit der Schweißdrüsen) sowie durch die Abgabe von Wasserdampf durch die Haut, ohne daß die Schweißdrüsen (Perspiratio insensibilis) beteiligt sind.

Die ausgeschiedene Wassermenge ersetzt der Mensch überwiegend durch die Zufuhr von Flüssigkeiten. Ein weiterer Teil des Bedarfs wird durch das Wasser gedeckt, das in den festen Nahrungsmitteln gebunden ist. Es beträgt im Durchschnitt etwa 60 bis 70% des Nahrungsgewichtes. Um die Wasserbilanz des Körpers (Aufrechnung der ausgeschiedenen und aufgenommenen Wassermenge) auszugleichen, muß ein Erwachsener täglich etwa 1,5 Liter Flüssigkeit zu sich nehmen.

Für intakte Körperfunktionen sind Salze (**Elektrolyte**) sehr wichtig. In diesem Zusammenhang sei z.B. nur an die Funktion des Nervensystems (☞ Kap. 4 „Nervensystem – Allgemeine Grundlagen") und des Herzens (☞ Kap. 9 „Kreislauf") erinnert. Bei den Elektrolyten handelt es sich im wesentlichen um Verbindungen von Natrium, Kalium und Calcium. Eine Übersicht über Nahrungsmittel mit hohem und niedrigem Gehalt dieser Stoffe gibt Tab. 7-4. Elektrolyte werden nicht wie Kohlenhydrate, Fette und Eiweiße verdaut. Die Aufnahme geschieht vielmehr direkt oder in Kopplung mit anderen Stoffen im Dünn- und Dickdarm.

Zahlreiche Mineralstoffe benötigt der Körper nur in kleinsten Mengen. Man bezeichnet sie daher als **Spurenelemente**. Sie sind weit verbreitet und meistens in ausreichender Menge in der Nahrung enthalten. Von besonderer Bedeutung sind Eisen (als Bestandteil des Hämoglobins; ☞ Kap. 11 „Blut und Abwehrsystem"), Jod (für die Synthese von Schilddrüsenhormonen; ☞ Kap. 13 „Endokrines System"), Kobalt (zum Aufbau von Vitamin B_{12}) sowie Kupfer und Mangan (als Teile von Enzymen).

Tab. 7-4 Nahrungsmittel mit hohem und niedrigem Gehalt an Natrium, Kalium und Calcium

Mineral		Nahrungsmittel	Mineralgehalt in mg (1 mg = 0,001 g) pro 100 g Nahrungsmittel
Natrium	reich:	Käse	800 – 1500
		Brot	400 – 500
		Ei	144
	arm:	Obst (frisch)	1 – 3
		Gemüse	2 – 80
		Milch	50
Kalium	reich:	Obst (getrocknet)	620 – 1100
		Kartoffeln	500
		Kakao	1100
	arm:	Reis	100
		Milch	155
		Käse	60 – 130
Calcium	reich:	Käse	350 – 1180
		Nüsse	250
		Milch	120
	arm:	Brot	24 – 60
		Fisch	5 – 42
		Fleisch	2 – 26

7.3 Verdauungstrakt

Der schlauchartig gebaute Verdauungstrakt reicht vom Mund bis zum After. Seine verschiedenen Abschnitte besitzen je nach Funktion einen unterschiedlichen Wandbau. Anhangsdrüsen im Kopfbereich (Speicheldrüsen) und in der Bauchhöhle (Leber, Bauchspeicheldrüse) sowie ein Pfortaderkreislauf zwischen Darm und Leber unterstützen die Verdauungs- und Resorptionsfunktionen.

Der Verdauungstrakt besteht aus einem langen Schlauchsystem (Verdauungskanal) mit seinen Anhangsgebilden. Er durchzieht den ganzen Körper vom Mund bis zum Darmausgang. Deshalb lassen sich Innenraum und Inhalt des Verdauungskanals als ein Stück eingestülpter Umwelt betrachten. Ebenso wie an der Körperoberfläche die Haut, bildet innen die Darmwand die Grenze des Organismus.

Die zum Verdauungstrakt gehörenden Abschnitte sind in Tab. 7-5 zusammengefaßt

Tab. 7-5 Gliederung des Verdauungstrakts

Abschnitte		Lokalisation	Funktion
Mundhöhle (Cavum oris)		Kopf	Nahrungsaufnahme, Kauen, Sekretion, Beginn der enzymat. Verdauung, Schlucken
Rachen (Pharynx)		Kopf, Hals	Nahrungstransport
Speiseröhre (Oesophagus)		Hals, Brusthöhle, Bauchhöhle	
Magen (Ventriculus, Gaster)		Bauchhöhle	Sammlung, Sekretion Beginn der enzymat. Verdauung
Zwölffingerdarm (Duodenum) **Leerdarm** (Jejunum) **Krummdarm** (Ileum) Anhangsdrüsen des Zwölffingerdarms: **Leber** (Hepar) **Bauchspeicheldrüse** (Pankreas)	**Dünndarm** (Intestinum tenue)	Bauchhöhle	Sekretion, Verdauung, Resorption
Blinddarm (Caecum) mit **Wurmfortsatz** (Appendix vermiformis) **aufsteigender Dickdarm** (Colon ascendens) **querlaufender Dickdarm** (Colon transversum) **absteigender Dickdarm** (Colon descendens) **S-förmiger Dickdarm** (Colon sigmoideum)	**Dickdarm** (Intestinum crassum)	Bauchhöhle	Resorption, Eindickung
Mastdarm (Rectum)	**Dickdarm** (Intestinum crassum)	Becken	Ausscheidung

(☞ Kap. 2 „Anatomische und physiologische Organisation des Menschen im Überblick").

7.3.1 Mundhöhle

Die Mundhöhle (Cavum oris) im engeren Sinne ist ein von den Zahnreihen des Unter- und Oberkiefers umschlossener Raum, auf dessen Grund sich die **Zunge** befindet (Abb. 7-2). Zwischen den Lippen bzw. der Wangenschleimhaut und den Zähnen verbleibt ein spaltförmiger Raum, der Mundvorhof (Vestibulum oris). Das Dach der Mundhöhle wird vorne vom **harten** und hinten vom **weichen Gaumen** bzw. dem **Gaumensegel** gebildet, das in das **Zäpfchen** (Uvula) ausläuft. Hinten geht die Mundhöhle ohne scharfe Grenze in den **Rachen** über. Die hintere Rachenwand bildet damit gleichzeitig die Hinterwand der Mund-Etage des Kopfes (vgl. Abb. 7-6). Seiten- und Vorderwände der Mundhöhle bilden Wangen und Lippen. Dabei stellt der Wangenmuskel (M. buccinator) den wesentlichen Teil der Wangenwand dar. In den Lippen verläuft der kreisförmige Lippenmuskel (M. orbicularis oris). Beide gehören zur mimischen Gesichtsmuskulatur (☞ Abb. 6-17). Mehrere kleine Muskeln schließen als Mundboden die Mundhöhle nach unten ab. Vor allem der Unterkiefer-Zungenbein-Muskel (M. mylohyoideus) bildet eine querorientierte Bodenplatte. In der Mundhöhle befinden sich die Zähne, die Zunge mit ihren Geschmacksknospen und die Gaumenmandeln. Die **Speicheldrüsen** liegen teils innerhalb der Mundhöhle, teils sind sie ihr benachbart.

Führen Sie den Zeigefinger in den Mund und betasten Sie mit geschlossenen Augen die Mundstrukturen. Spüren Sie den deutlichen Unterschied zwischen hartem und weichem Gaumen sowie dem sehr weichen Mundboden.

Die **Zähne** sorgen für die mechanische Zerkleinerung der Nahrung. Sie sind mit ihren langen Wurzeln in tiefe Zahnfächer oder Alveolen von Ober- und Unterkieferknochen eingelassen (eingezapft) und sind darin mit ihrer Wurzelhaut verankert (Abb. 7-3, 7-4). Der Zahn besteht hauptsächlich aus **Zahnbein** (Dentin), das eine dem Knochen ähnliche, aber härtere Struktur besitzt. Dieses

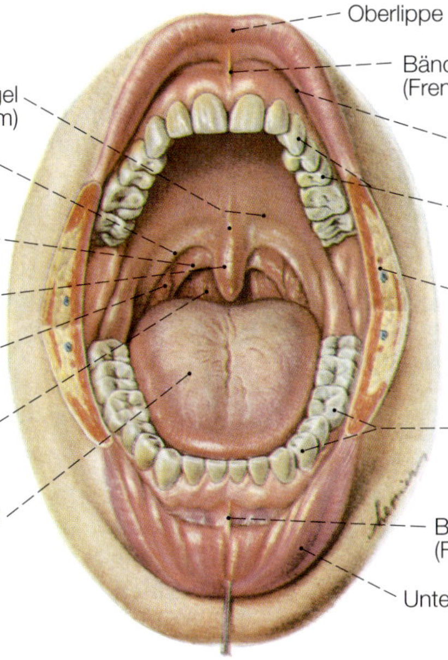

Abb. 7-2 Blick in die geöffnete Mundhöhle. Einschnitte im Bereich der Mundwinkel ermöglichen einen besseren Einblick.

Zahnbein umgibt einen Hohlraum, die **Pulpahöhle**, welche von einem gefäßreichen Bindegewebe, dem **Zahnmark** (Pulpa), ausgefüllt ist. Die Pulpahöhle besitzt zur **Zahnwurzel** hin jeweils einen engen Wurzelkanal. Hier treten Gefäße und Nerven in den Zahn ein. Die Nerven stammen von Ästen des N. trigeminus (Abb. 7-3). Der aus dem Zahnfach herausragende Teil des Zahnes ist in **Hals** und **Krone** gegliedert. Als Zahnkrone bezeichnet man den frei aus dem Zahnfleisch herausragenden Anteil, der von dem besonders harten Zahnschmelz (Enamelum oder Adamantin) überzogen ist. Der Zahnhals ist

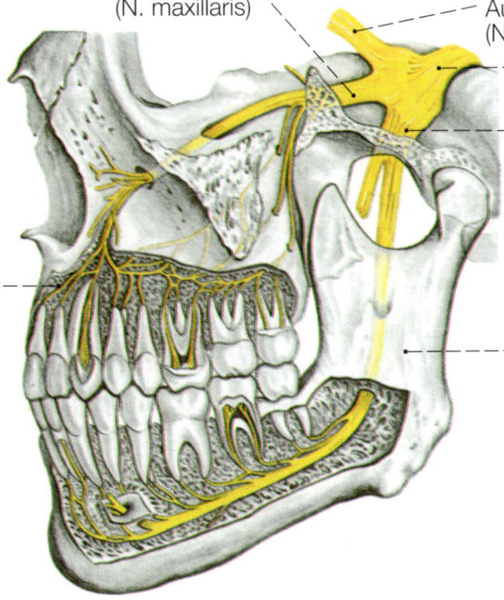

Abb. 7-3 Zahnreihen von rechtem Ober- und Unterkiefer. Die Zahnwurzeln sowie die versorgenden Nervenäste des N. trigeminus (V. Hirnnerv) sind freigelegt.

der Übergangsteil, der noch vom Zahnfleisch (Gingiva) bedeckt ist. Der in dem Zahnfach steckende Anteil, die Wurzel, hat einen dünnen Überzug von knochenartigem Zement (Cementum). Zwischen Zahnwurzel und Zahnfach befindet sich die Wurzelhaut (Desmodont), die den Zahn im Zahnfach mit federnder Elastizität verankert (Abb. 7-4). Der **Halteapparat** des Zahnes, das Parodontium, besteht aus Zement, Wurzelhaut, Alveolarknochen und Zahnfleisch. Bei der **Parodontose** handelt es sich um eine chronische Entzündung, bei der der Zahnhalteapparat allmählich schwindet. Dadurch wird die Wurzel freigelegt und der Zahn gelockert.

Das Gebiß des Erwachsenen umfaßt 32 Zähne. Es sind in jeder Kieferhälfte acht Zähne: zwei Schneidezähne (Incisivus), ein Eckzahn (Caninus), zwei kleine Backenzähne (Prämolar) und drei größere Mahlzähne (Molar). Die Vormahlzähne besitzen meist nur eine Wurzel, die Mahlzähne haben im Oberkiefer drei, im Unterkiefer zwei Wurzeln (Abb. 7-3).

In der medizinischen bzw. zahnmedizinischen Praxis werden die Zähne in einer besonderen Schreibweise abgekürzt. Dabei erhält jede Hälfte von Ober- und Unterkiefer eine Kennziffer:
- rechter Oberkiefer = 1,
- linker Oberkiefer = 2,
- linker Unterkiefer = 3,
- rechter Unterkiefer = 4.

Die Zähne werden von der Mittellinie ausgehend nach hinten für jede Kieferhälfte von 1 bis 8 numeriert. Die Kennzeichnung eines Zahnes erfolgt nun durch eine zweistellige Zahl, wobei die erste die Kieferhälfte und die zweite die Zahnnummer angibt: So ist z.B. 11 der erste Schneidezahn oben rechts und 37 der zweite Mahlzahn unten links.

rechts:	links:
Kennziffer 1	Kennziffer 2
Oberkiefer	
18 17 16 15 14 13 12 11	21 22 23 24 25 26 27 28
Kennziffer 4	Kennziffer 3
Unterkiefer	
48 47 46 45 44 43 42 41	31 32 33 34 35 36 37 38

Das kindliche **Milchgebiß** (Abb. 7-4 A) bricht etwa ab dem 6. Lebensmonat durch und ist mit 20 Zähnen, um das 2. Lebensjahr, vollständig. Im Unterschied zum Erwachsenengebiß gibt es bei den Milchzähnen anstelle der Prämolaren und Molaren jeweils zwei Milchmolaren. Die zweiten Zähne bilden sich zwischen dem 6. und 15. Lebensjahr, nachdem sie durch ihr Wachstum die Milchzähne herausgedrückt haben. Die Bezeichnung der Zähne im kindlichen Gebiß erfolgt nach demselben Schema wie beim Erwachsenengebiß. Um Verwechslungen auszuschließen, bezeichnet man beim Kind die Kieferhälften mit den Ziffern 5 bis 8.

rechts:	links:
Kennziffer 5	Kennziffer 6
Oberkiefer	
55 54 53 52 51	61 62 63 64 65
Kennziffer 8	Kennziffer 7
Unterkiefer	
85 84 83 82 81	71 72 73 74 75

Die **Zunge** (Lingua) füllt die Mundhöhle weitgehend aus und liegt bei geschlossener Zahnreihe am Gaumen an (Abb. 7-5, 7-6). Man unterscheidet die vorne gelegene Zungenspitze, den Zungenrücken und den Zungengrund. Die Zunge besteht im wesentlichen aus **Muskelgewebe**. Die Muskulatur der Zunge selbst (Binnenmuskulatur) ist in verschiedenen Richtungen angeordnet. Nach außen ist die Zunge durch Außenmuskeln mit dem Unterkiefer, dem Zungenbein, der Schädelbasis und dem Gaumen verbunden. Durch diese Muskelgruppen ist sie sehr beweglich und vermag unter anderem, Nahrung zu formen, sie zwischen die Zahnreihen zu schieben und nach dem Zerkleinern und Durchspeicheln rachenwärts zum Schlucken zu befördern.

Die Zungenmuskulatur ist von **Schleimhaut** überzogen. Die Schleimhaut des Zungenrückens ist unverschieblich. Ihre Oberfläche ist derb und aufgerauht und trägt zahlreiche kleinere und größere Erhebungen, die Papillen. An der Grenze von Zungenrücken und Zungengrund sind 7 bis 12 große, umwallte Papillen (Papilla circumvallata) V-förmig angeordnet (☞ Abb. 5-29). In den Wallgräben dieser und anderer Papillen liegen die **Geschmacksknospen**, die die Rezeptoren der Geschmacksempfindung enthalten (☞ Abb. 5-30). Am Zungengrund ist die Oberfläche höckerig und enthält lymphatisches Gewebe, auch Zungenmandel (Tonsilla lingualis) genannt. An der Unterseite der Zunge zieht

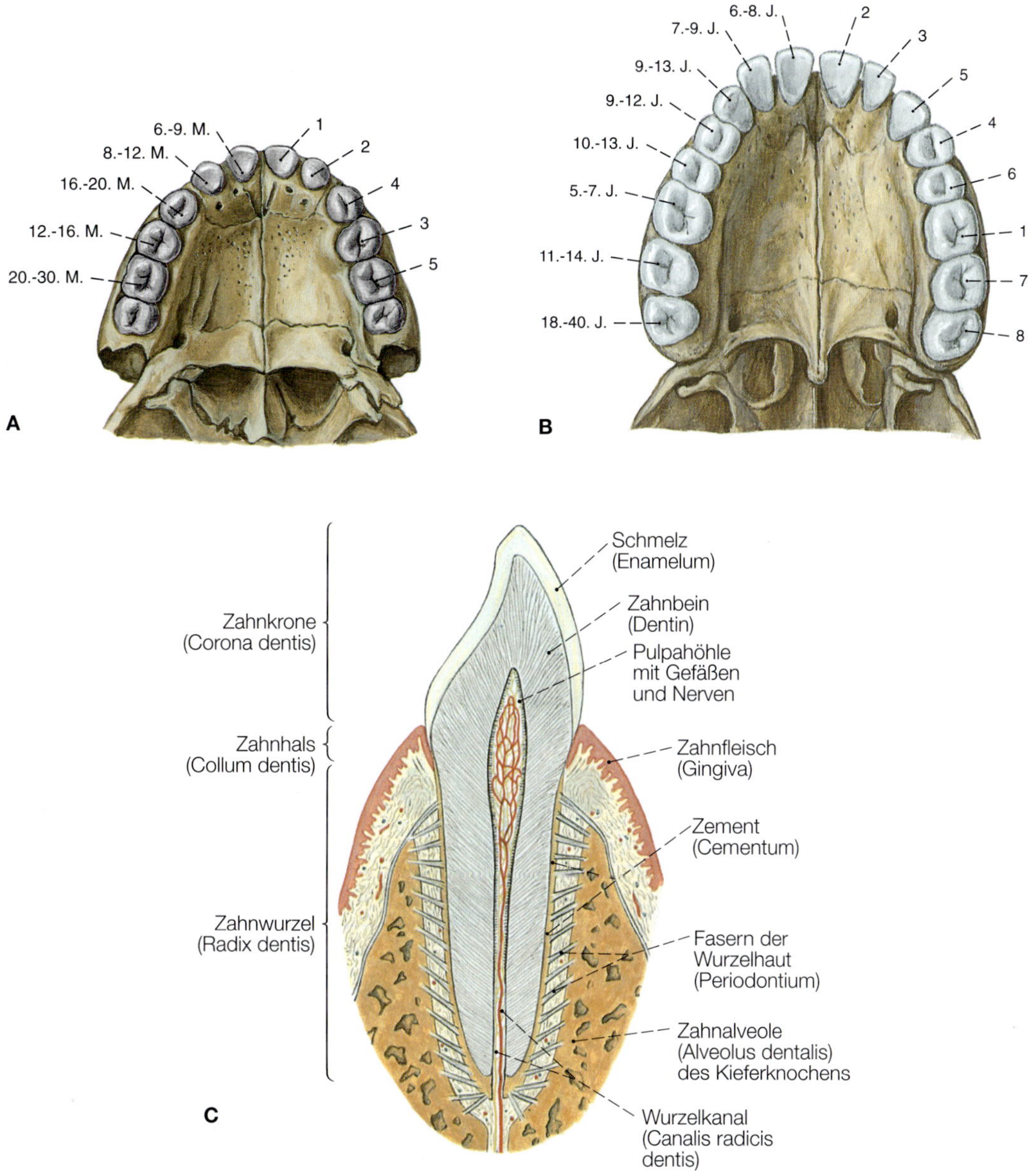

Abb. 7-4 Zähne beim Kind und Erwachsenen.

A: Oberkiefergebiß eines Kindes (Milchgebiß). Die linken Zahlen geben die Durchbruchszeiten der Zähne an (M = Monat), die rechten die Reihenfolge des Durchbruchs.

B: Oberkiefergebiß eines Erwachsenen. Die linken Zahlen geben die Durchbruchszeiten der Zähne an (J = Jahr), die rechten die Reihenfolge des Durchtritts.

C: Schematische Darstellung des Zahnaufbaus an einem Längsschnitt durch Zahn und umgebende Knochenalveole des Kiefers.

das Zungenbändchen in der Mitte zum Boden der Mundhöhle. Beiderseits davon liegen die feinen Öffnungen der Ausführungsgänge von Unterzungen- und Unterkieferdrüsen (Abb. 7-5).

Speichel wird von der Ohrspeicheldrüse (Glandula parotis), der Unterkieferdrüse (Glandula submandibularis) und der Unterzungendrüse (Glandula sublingualis; Abb. 7-5) abgesondert.

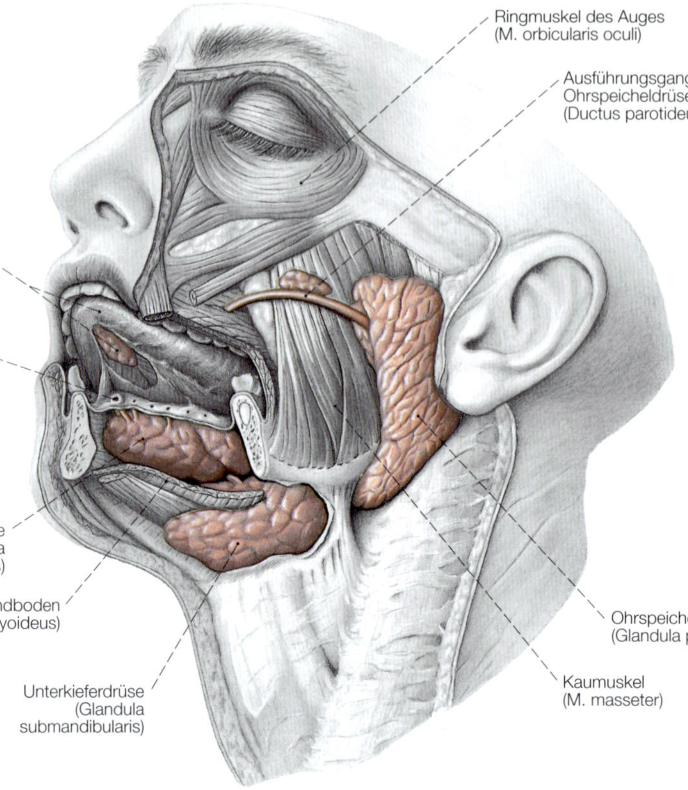

Abb. 7-5 Lage der großen Speicheldrüsen. Zur Darstellung wurde ein Teil der rechten Unterkieferhälfte entfernt.

- Die **Ohrspeicheldrüse** liegt vor dem Ohr zwischen der Haut und dem Kaumuskel (M. masseter) sowie dem Unterkiefer. Sie ist die größte der Speicheldrüsen. Ihr Sekret gelangt über einen langen Ausführungsgang (Ductus parotideus) in die Mundhöhle. Dieser zieht über den Kaumuskel nach vorne, durchbohrt den Wangenmuskel und gelangt gegenüber dem zweiten oberen Mahlzahn in den Vorhof der Mundhöhle.
- Die **Unterkieferdrüse** liegt unter dem Boden der Mundhöhle und ist der Innenfläche des Unterkiefers angelagert. Ihr Ausführungsgang mündet vorne unten auf einer warzenartigen Erhebung seitlich des Zungenbändchens in die Mundhöhle.
- Die **Unterzungendrüse** befindet sich seitlich zwischen Zungenunterseite und Mundboden. Hier finden sich an einer Schleimhautfalte auch die Mündungen der zahlreichen Ausführungsgänge.

Alle Speicheldrüsen bestehen aus einer großen Zahl von Endstücken, die durch Bindegewebe zu Läppchen zusammengefaßt sind (☞ Kap. 3 „Zellen und Gewebe"). Diese Endstücke bestehen aus den sekretbildenden Drüsenzellen. Das Sekret gelangt aus den Endstücken in ein verzweigtes Gangsystem und schließlich in die beschriebenen Ausführungsgänge, die in die Mundhöhle führen. Die verschiedenen Speicheldrüsen produzieren unterschiedliche Arten von Speichel, teils dickflüssige, schleimhaltige, sog. **muköse** Flüssigkeit, teils dünnflüssige, enzymhaltige, sog. **seröse** Flüssigkeit. Entsprechend unterscheidet man muköse, seröse und gemischte Drüsen. Ein Mangel an Speichel kann verschiedene Ursachen haben.

Neben einem allgemeinen Flüssigkeitsmangel (Exsikkose) führt auch eine verminderte Kautätigkeit zu nachlassendem Speichelfluß. Trockene Mundschleimhaut ist anfällig für Infektionen (Soor, Parotitis). Deshalb ist bei Patienten, die nicht trinken können oder dürfen, eine regelmäßige Mundpflege wichtig.

Die **Gaumenmandel** (Tonsilla palatina) befindet sich an der Grenze zwischen Mundhöhle und Rachen (Abb. 7-6). Dort liegt sie in einer dreiseitigen Nische zwischen zwei Schleimhautfalten, die zum weichen Gaumen verlaufen. Es handelt sich um eine Anhäufung von lymphatischem Gewebe, wie es in ähnlicher Weise im Bereich des Zungengrundes (**Zungenmandel**, Tonsilla lingualis) oder im Bereich des Rachendaches (**Rachenmandel**, Tonsilla pharyngea) zu finden ist. Diese Organe gehören zum **lymphatischen Rachenring**, der eine Schutz- und Abwehreinrichtung am Eingang des Verdauungsschlauches darstellt. Die Schleimhautfalten vor und hinter der Gaumenmandel werden als Gaumenbögen bezeichnet. Die beiden hinteren Gaumenbögen und das Gaumensegel umrahmen die Rachenenge (Isthmus faucium), die den Zugang zum Rachen bildet.

7.3.2 Rachen

Der Rachen (Pharynx, Schlund) besteht aus drei Abschnitten (Abb. 7-6, 7-7):

- „oberer" Abschnitt, Nasenabschnitt (Pars nasalis), der sich an die Nasenhöhle anschließt,
- „mittlerer" Abschnitt, Mundabschnitt (Pars oralis), der sich an die Mundhöhle anschließt,
- „unterer" Abschnitt, Kehlkopfabschnitt (Pars laryngea), der hinter dem Kehlkopf liegt.

Damit reicht der Rachen von der Schädelbasis bis zum Beginn der Speiseröhre. Im mittleren und unteren Abschnitt kreuzen sich Atemweg und Speiseweg: Die Luft strömt von oben hinten nach unten vorne

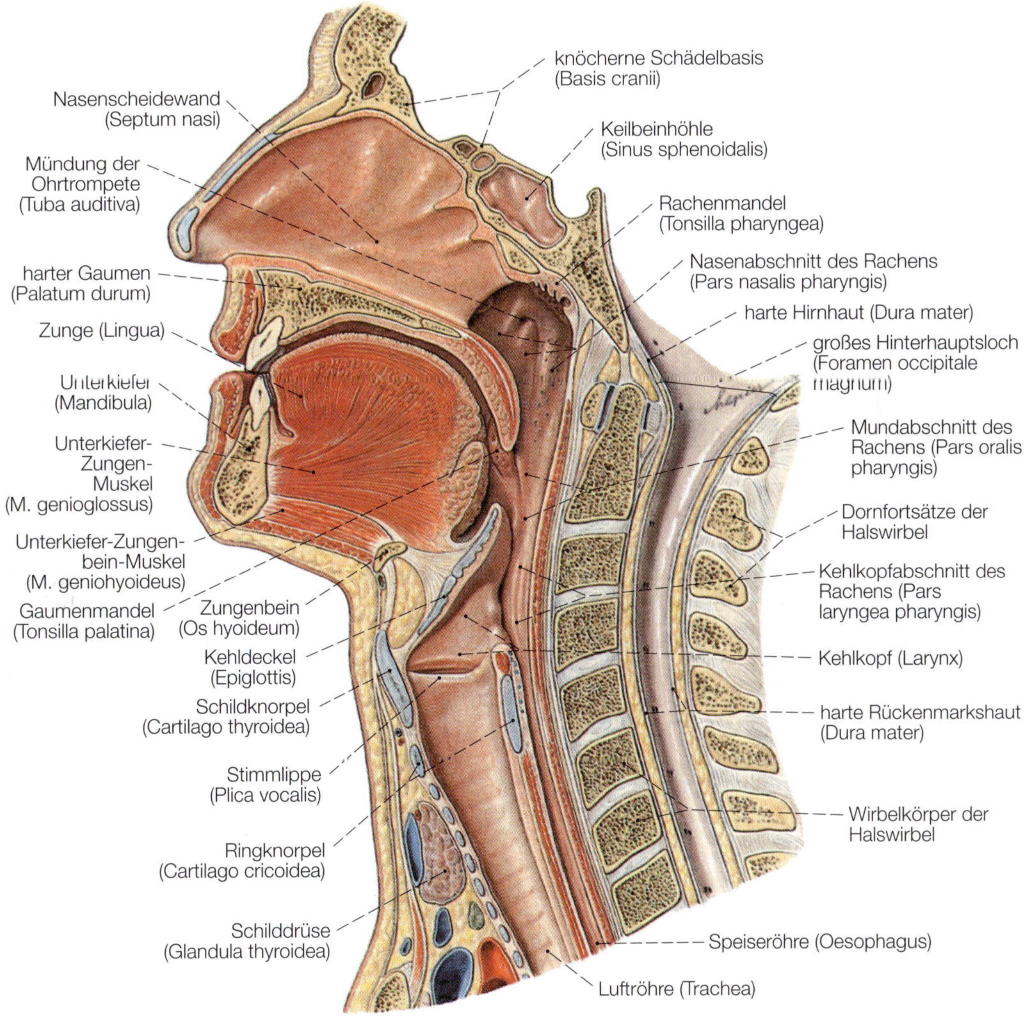

Abb. 7-6 Medianer Sagittalschnitt durch Kopf und Hals mit Nasenhöhle, Mundhöhle, Rachen und Kehlkopf.

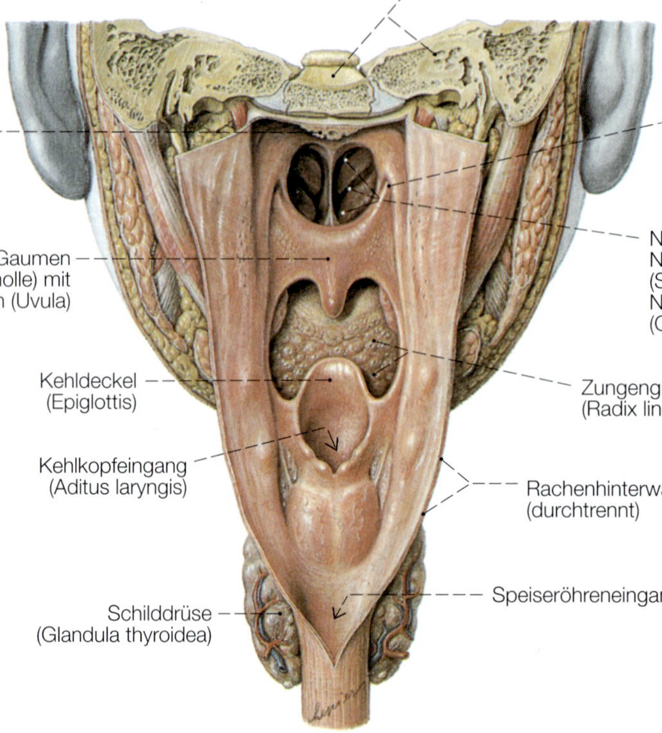

Abb. 7-7 Überblick über die verschiedenen Abschnitte des Rachens nach Eröffnung der Rachenhinterwand.

zum Kehlkopfeingang; die Nahrung gelangt beim Schlucken über den Zungengrund nach hinten unten zum Speiseröhreneingang.

In die hintere und seitliche Wand des Rachens sind Muskelzüge eingelagert, die sog. **Schlundschnürer**. Sie sorgen beim Schlucken gemeinsam mit der Muskulatur des Gaumensegels für einen Abschluß des Nasenrachenraumes. Sie wirken außerdem durch eine Kontraktionswelle beim Befördern von Nahrungsbissen zum Speiseröhreneingang mit.

Der sog. lymphatische Rachenring besteht aus der Rachenmandel am Rachendach, den Gaumenmandeln und den Zungenmandeln (Kap. 7.3.1) sowie lymphatischem Gewebe im Bereich der Rachenöffnung der Ohrtrompete. Er dient der Infektionsabwehr.

7.3.3 Speiseröhre

Hinter dem Kehlkopfeingang geht der Rachen in die erheblich engere Speiseröhre (**Oesophagus**) über (Abb. 7-7, 7-8). Diese ist ein etwa 25 cm langer Schlauch, der zunächst hinter der Luftröhre und vor der Wirbelsäule (hinteres Mediastinum) liegt, dann das Zwerchfell durchbohrt und in Höhe des 11. Brustwirbels am Mageneingang (Cardia) endet. Die Speiseröhre besitzt **drei Engstellen**:

- eine obere Enge hinter dem Ringknorpel (Oesophagusmund),
- eine mittlere in Höhe des Aortenbogens,
- eine untere Enge beim Durchtritt durch das Zwerchfell.

Die inneren Wandschichten der Speiseröhre bilden Längsfalten, die eng aneinander liegen, so daß normalerweise keine Lichtung vorhanden ist (sternförmiges Lumen). Die Falten weichen jedoch auseinander, wenn Nahrung in die Speiseröhre gelangt und durch peristaltische Muskelkontraktionen abwärts in Richtung Magen befördert wird. Dabei öffnet sich auch die Speiseröhre im Bereich des Zwerchfelldurchtritts und des Mageneingangs. Hier befindet sich eine Verschlußvorrichtung, die durch sphinkterähnliche Muskulatur des Oesophagus, durch Muskelschlaufen des Zwerchfells sowie durch Venen der Oesophagusschleimhaut gebildet wird. Dieser Verschlußmechanismus verhindert einen Rückfluß der Nahrung aus dem Magen in die Speiseröhre (Abb. 7-9, 7-10).

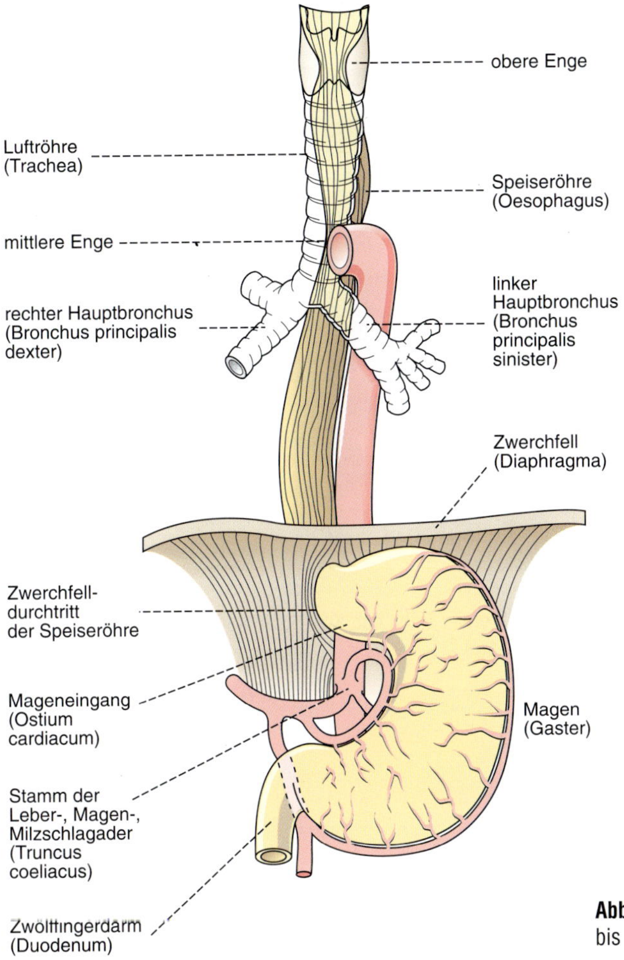

Abb. 7-8 Verlauf und Engstellen der Speiseröhre bis zum Magen.

Die Speiseröhre hat von innen nach außen folgende Wandschichten, wie sie auch für andere Abschnitte des Darmrohrs typisch sind (vgl. Abb. 7-12, 7-17): Die Schleimhaut (Mucosa), die Unterschleimhaut (Submucosa), die Muskelschicht (Muscularis) mit inneren ringförmig und äußeren längs verlaufenden Muskelfasern sowie einer bindegewebigen Hüllschicht (Adventitia).

7.3.4 Magen

An die Speiseröhre schließt sich mit dem Magen (**Ventriculus**, Gaster) eine sackartige Erweiterung des Verdauungsschlauches an (Abb. 7-8, 7-9, 7-10, 7-11). Der Magen nimmt die Nahrung auf. Er hat ein sehr unterschiedliches Fassungsvermögen. Hier vollzieht sich ein wesentlicher Teil der chemischen Verdauung. Die Gestalt des Magens ist veränderlich und hängt von den Füllungsverhältnissen ab. Im Stehen hat er etwa Hakenform und sein tiefster Punkt liegt etwas unterhalb des Nabels. Kennzeichnend für die Magenform sowie wichtiges Orientierungsmerkmal sind eine nach links unten gerichtete, große konvexe Krümmung (**große Kurvatur**) und eine nach rechts oben weisende, kleine konkave Krümmung (**kleine Kurvatur**). Auf den Magenmund (**Cardia**) folgt eine blindsackartige Erweiterung, der **Magengrund** (Fundus ventriculi). Er liegt unter der linken Zwerchfellkuppel. Nach abwärts verjüngt sich der Magen zum **Magenkörper** (Corpus ventriculi). Daran schließt sich der Pförtnerteil (Pars pylorica) an. Der Magenausgang wird als Pförtner (**Pylorus**) bezeichnet. Ein pylorusnaher Abschnitt der Pars pylorica, das Antrum pyloricum, kann durch eine zirkuläre Falte vorübergehend gegen den übrigen Magenraum abgeschlossen werden. So wird der

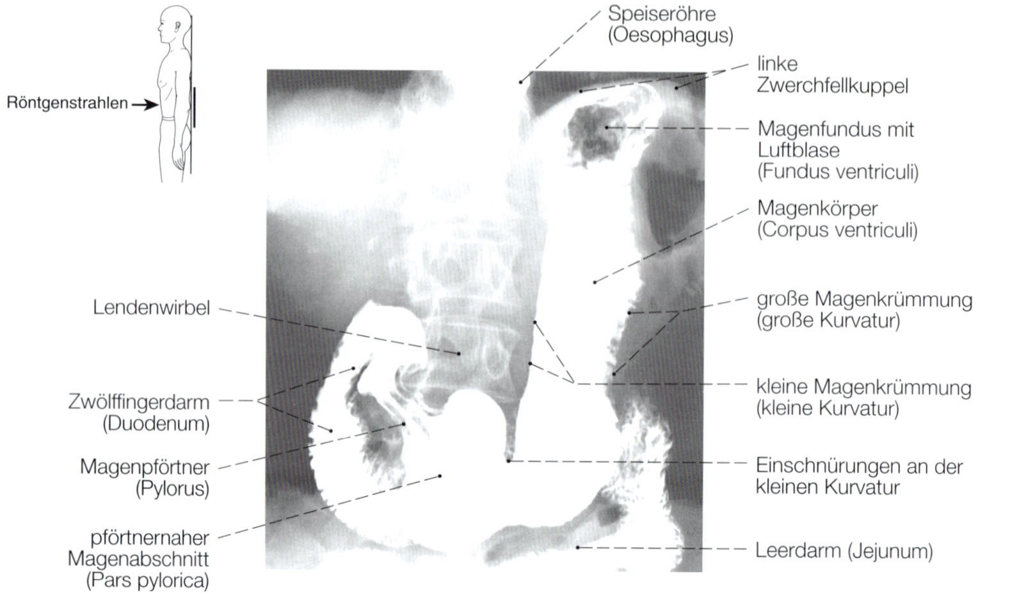

Abb. 7-9 Röntgenbild vom Magen und Zwölffingerdarm nach oraler Gabe von Kontrastmittel; Aufnahme am stehenden Patienten, sagittaler Strahlengang (anterior-posteriore Aufnahme).

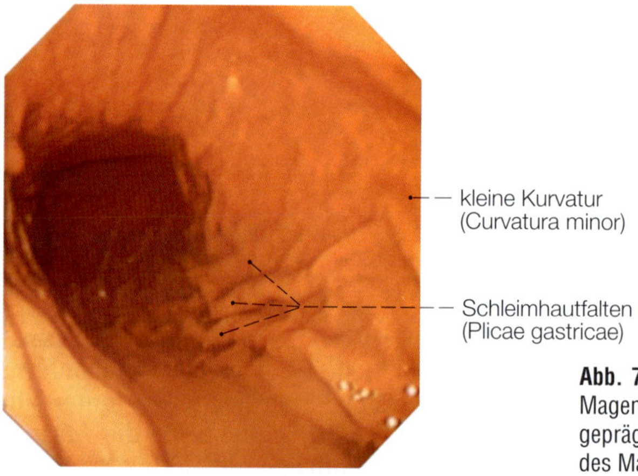

Abb. 7-10 Blick mit einem Endoskop in den Körper des Magens (Gastroskopie). Besonders zu beachten die ausgeprägten Falten der Schleimhaut an der kleinen Kurvatur des Magens.

Mageninhalt in kleineren Portionen entleert. Speisen bleiben, je nach Zusammensetzung, zwischen einer und fünf Stunden im Magen. Kohlenhydratreiche Nahrung wird sehr schnell transportiert, fettreiche besonders lange im Magen gespeichert.

Die **Schleimhaut** der inneren Magenoberfläche zeigt im leeren Zustand zahlreiche längsverlaufende Falten, die sich bei der Füllung glätten können (vgl. Abb. 7-14). In der Schleimhaut befinden sich oberflächliche schleimbildende Drüsenzellen und die aus langen Drüsenschläuchen bestehenden Magendrüsen (vgl. Abb. 7-17). Letztere bilden den Magensaft. Im **Fundus**- und **Corpusbereich** des Magens finden sich vor allem zwei Typen von Drüsenzellen:

- **Hauptzellen**, die das Pepsinogen bilden,
- **Belegzellen**, die zur Bildung der Salzsäure beitragen.

Unter dem Einfluß der Salzsäure wird Pepsinogen in das eiweißspaltende Enzym Pepsin umgewandelt (vgl. Abb. 7-22). Im Pylorusteil mit seinem zähflüssigen Sekret sind die genannten Drüsenzellen nicht vertreten.

Eine oberflächliche Schleimschicht schützt die Magenwand vor der Selbstverdauung durch Pepsin und Salzsäure. Reicht der Schleimschutz nicht aus, z.B. in langanhaltenden und häufig wiederkehrenden Streß-

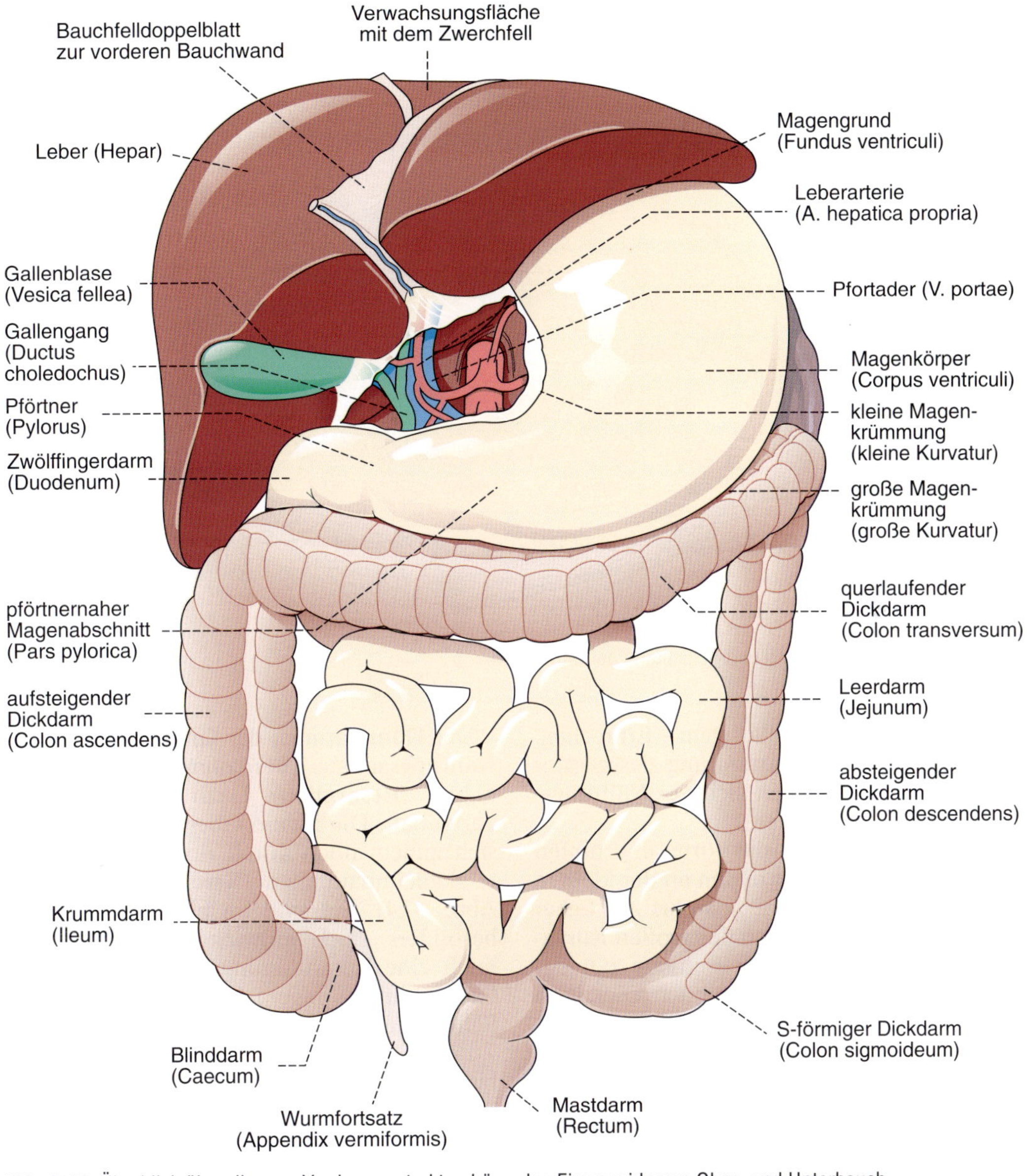

Abb. 7-11 Überblick über die zum Verdauungstrakt gehörenden Eingeweide von Ober- und Unterbauch.

situationen, greifen die Säuren die Magenschleimhaut an. Es können dann Magenschleimhautentzündungen (**Gastritis**) und Magenschleimhautgeschwüre (**Ulcus ventriculi**) entstehen.

Die äußeren Wandschichten bestehen wie beim Oesophagus aus Muskulatur (vgl. Abb. 7-17). Durch ihre Kontraktion, insbesondere durch die vom Magenfundus zum Pylorus wandernden Einschnürungen der Ringmuskulatur, entstehen **peristaltische Wellen**.

Außen ist der Magen vom Bauchfell (Peritoneum) überzogen. Wie bei anderen Eingeweideorganen ermöglicht diese seröse Haut beim Berühren von Nachbarorganen ein nahezu reibungsloses Gleiten. Am Pylorus geht der Magen in den Dünndarm über. Hier befindet sich ein ausgeprägter Ringmuskel (M. sphincter pylori), der bei Neugeborenen krankhaft verdickt sein kann (**Pylorusstenose**). Die dadurch hervorgerufene Verengung des Lumens kann einen Übertritt des Speisebreis in den Zwölffingerdarm unmöglich machen. So kommt es nach Nahrungs-

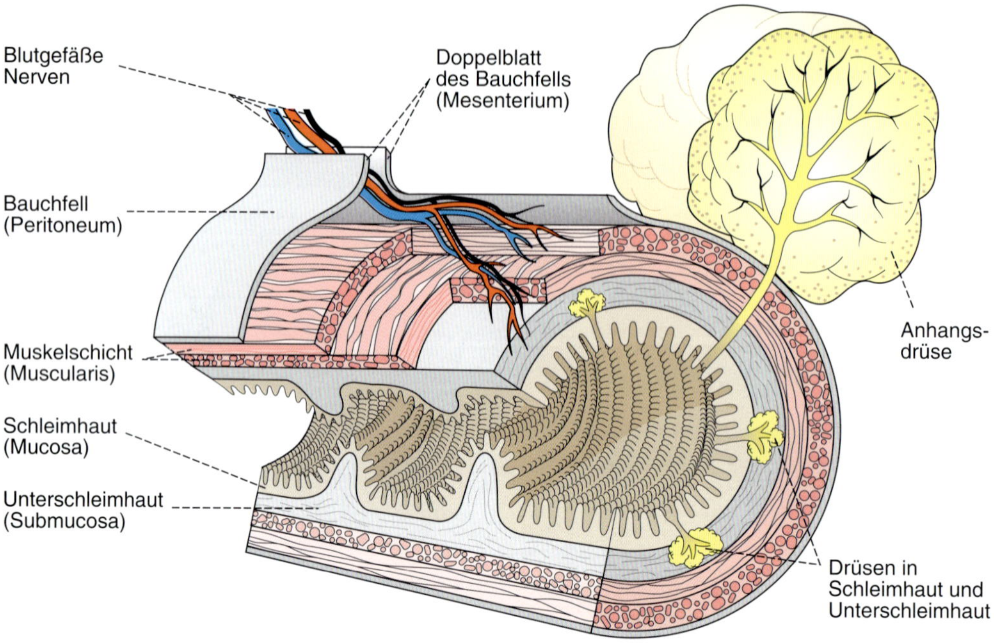

Abb. 7-12 Allgemeiner Aufbau und Schichtung der Darmwand.

aufnahme zu schwallartigem Erbrechen. Nach operativer Durchtrennung des gesamten Muskels normalisiert sich der Nahrungstransport.

Die Bauchfellblätter, die vorne und hinten den Magen überziehen, bilden an der kleinen Kurvatur ein Doppelblatt, das bis zur Leber reicht. Das Doppelblatt an der großen Kurvatur überdeckt als Bauchfellschürze (Omentum majus) den querverlaufenden Dickdarm sowie die Schlingen des Dünndarms. In beiden Doppelblättern verlaufen nahe der großen und kleinen Kurvatur die Blutgefäße, die den Magen versorgen (vgl. Abb. 7-15).

7.3.5 Dünndarm

Der Dünndarm (**Intestinum tenue**) ist beim Menschen etwa 4 bis 5 Meter, der Dickdarm ungefähr 1,5 Meter lang (Abb. 7-11). Diese außerordentliche Länge vergrößert die innere Oberfläche des Darmes erheblich. Mit Ausnahme des Zwölffingerdarms ist der Dünndarm über ein Gekröse (**Mesenterium**) an der Hinterwand der Bauchhöhle befestigt. Dieses Gekröse hängt wie ein „Faltenrock" mit einem ungefähr fünf Meter langen unteren Saum in den Bauchraum hinein und umgibt an seinem unteren freien Rand den Schlauch des Dünndarms.

Der Dünndarm ist der Ort des endgültigen Nahrungsabbaus (**Verdauung**) und der Aufnahme (**Resorption**). Dazu ist seine Länge vorteilhaft. Die innere Oberfläche vergrößert sich zudem noch durch ringförmig angelegte Schleimhautfalten (**Kerckring-Falten;** vgl. Abb. 7-14). Sie sind im oberen Dünndarm besonders stark entwickelt. Dazu kommt noch eine Vergrößerung der inneren Oberfläche durch fingerartige Erhebungen der Schleimhaut, die **Darmzotten** (vgl. Abb. 7-12, 7-17). Diese etwa 4 Millionen Zotten von 0,3 bis 1,5 mm Höhe sind die Organe der Resorption, also der Nährstoffaufnahme in das Blut und die Lymphe. Dazu besitzen sie ein dichtes Netz von Kapillaren, das Zucker und Aminosäuren, sowie ein zentrales Lymphgefäß, das Fette aufnimmt. Die Gesamtoberfläche des Dünndarms beträgt etwa 10 m^2. Bezieht man den oberflächlichen Saum von Mikrovilli auf den Epithelzellen mit ein, so liegt die resorbierende Oberfläche sogar bei 200 m^2. Die Dünndarmschleimhaut bildet auch größere Mengen von Darmsaft. Entsprechende Drüsenzellen finden sich vor allem in schlauchartigen Einsenkungen der Schleimhaut, den sog. **Krypten**. Insgesamt besteht die Wand des Dünndarms aus folgenden Schichten: Schleimhaut, Unterschleimhaut, Ringmuskelschicht, Längsmuskelschicht,

Bindegewebe und Peritoneum (Abb. 7-12, 7-17).
Der Dünndarm ist in drei Teile gegliedert:
- Zwölffingerdarm (Duodenum)
- Leerdarm (Jejunum)
- Krummdarm (Ileum)

Der **Zwölffingerdarm** beginnt am Pförtner (Pylorus), liegt im rechten Oberbauch und hat die Gestalt eines nach links offenen Hufeisens. Mit seiner Rückfläche ist er an der hinteren Bauchwand befestigt.

Mit einer Biegung (Flexura duodenojejunalis) geht der Zwölffingerdarm in Höhe des 2. Lendenwirbels in den **Leerdarm** (Jejunum) über, der ebenso wie der folgende **Krummdarm** (Ileum) am Gekröse aufgehängt ist. Eine scharfe Grenze zwischen Jejunum und Ileum besteht nicht, doch hat das Jejunum mehr Kerckring-Falten.

7.3.6 Bauchspeicheldrüse

Der Zwölffingerdarm umschließt den Kopf der Bauchspeicheldrüse (**Pancreas**; Abb. 7-13). Diese ist langgestreckt und liegt im Oberbauch, quer zwischen Duodenum und der Pforte (Hilus) der Milz. Auf der Vorderseite ist die Bauchspeicheldrüse von Bauchfell überzogen. Der ganze Drüsenkörper ist in Läppchen gegliedert und wird von dem

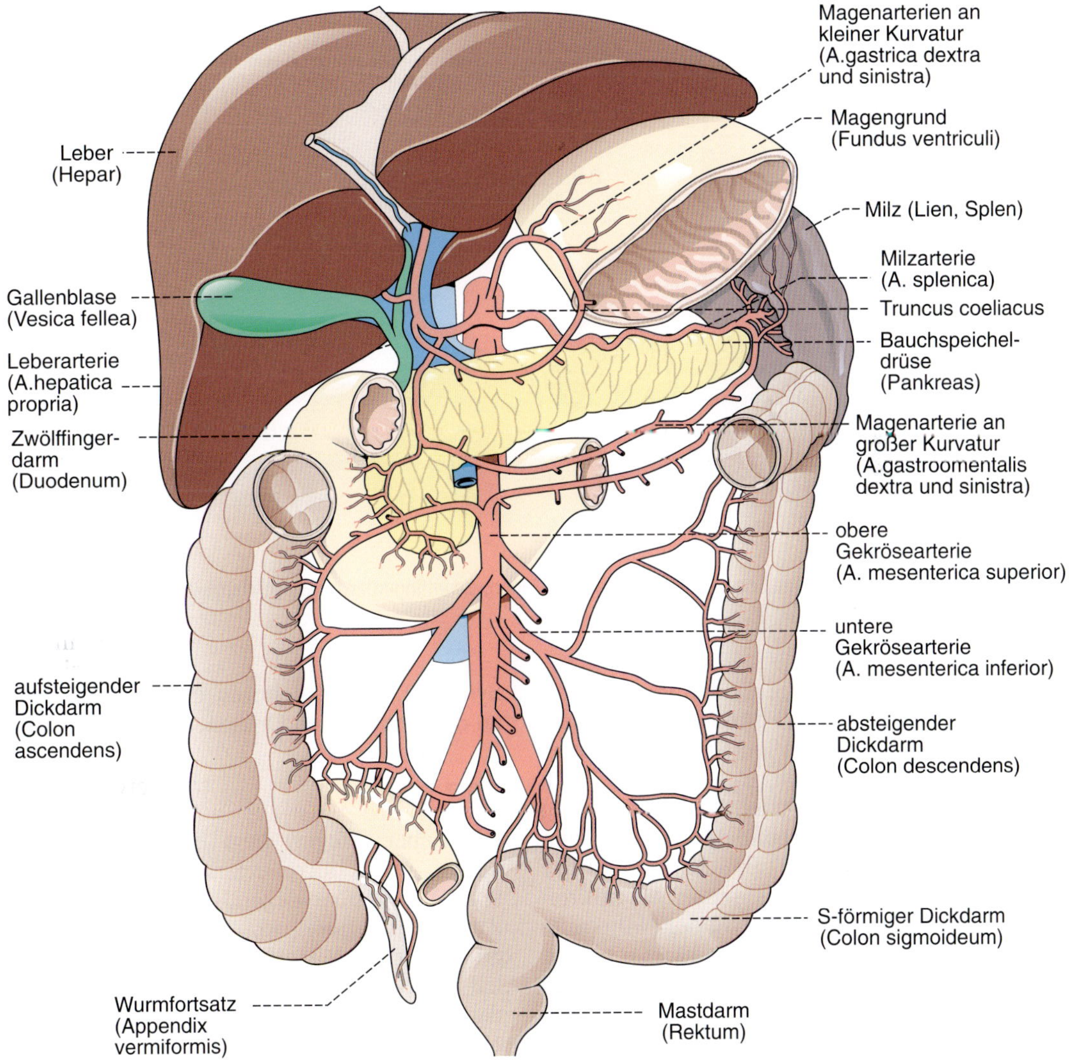

Abb. 7-13 Große Arterienstämme zur Versorgung der verschiedenen Abschnitte des Verdauungstraktes. Ein großer Teil des Magens, des querlaufenden Dickdarms und des Dünndarms wurde entfernt.

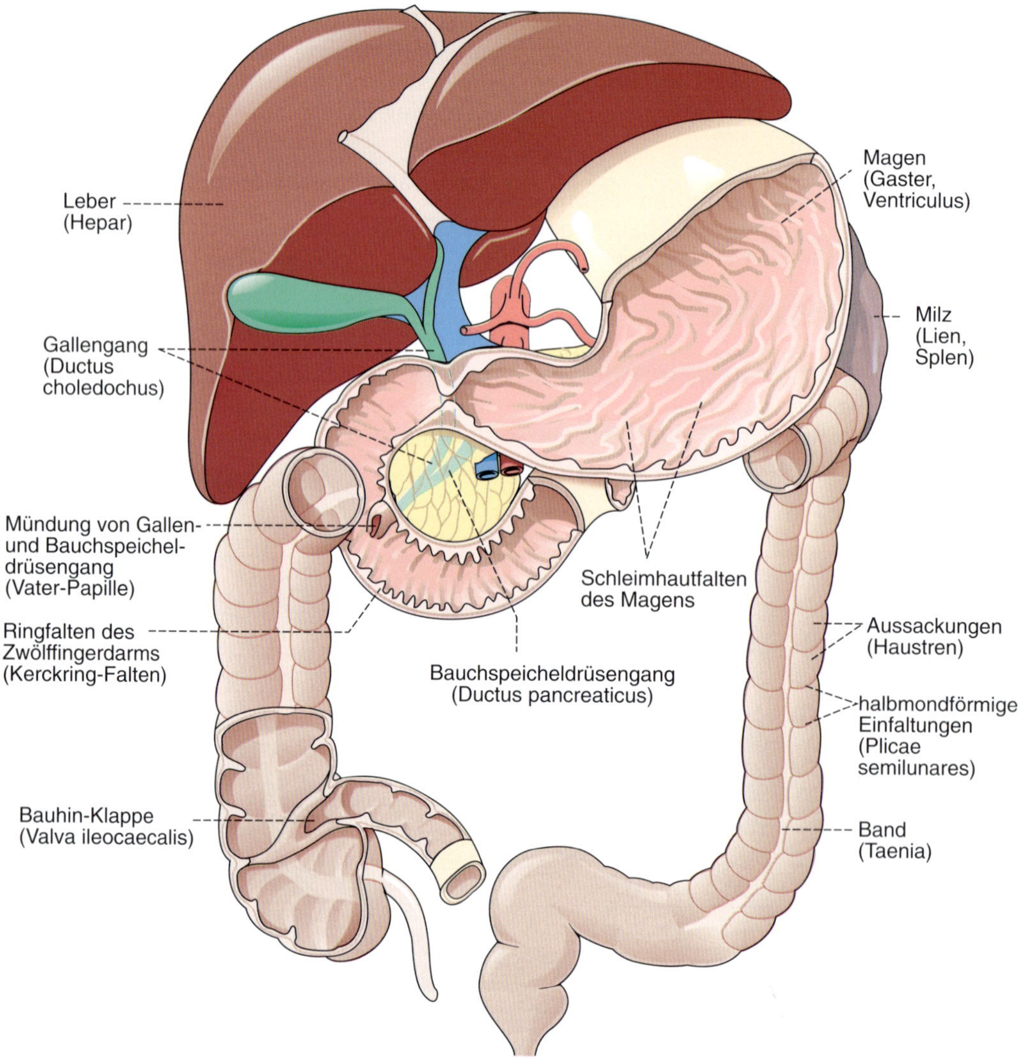

Abb. 7-14 Verlauf von Gallengang und Pancreasgang. Magen, Zwölffingerdarm, Krummdarm und Blinddarm sind in Längsrichtung aufgeschnitten.

langen Ausführungsgang für den Pancreassaft (Ductus pancreaticus) durchzogen. Dieser mündet auf der großen Papille (**Vater-Papille**) in den Zwölffingerdarm (Abb. 7-14). Am gleichen Ort endet der Ausführungsgang für die in der Leber gebildete Galle. In den exokrinen Zellen der Bauchspeicheldrüse bildet sich ein Sekret, das mit seinen zahlreichen Enzymen für den Abbau der Nährstoffe im Darm wichtig ist (☞ Abb. 13-15). Neben diesem Drüsengewebe gibt es im Pancreas noch in großer Zahl Zellgruppen, die sog. **Langerhans-Inseln**. Sie haben keinen Ausführungsgang und bilden die Hormone **Insulin** und **Glucagon** (☞ Kap. 13 „Endokrines System"). Damit gehören diese Zellgruppen zu den endokrinen Drüsen.

7.3.7 Leber

Die Leber (**Hepar**) liegt im rechten Oberbauch, im Schutze des knöchernen Brustkorbs, und überwiegend unter der rechten Zwerchfellkuppel (vgl. Abb. 7-11). Sie ist die größte Drüse des menschlichen Körpers und hat ein Gewicht von etwa 1500 Gramm. Die dem Zwerchfell und der vorderen Rumpfwand anliegende Organfläche ist konvex nach oben gewölbt. Hier findet sich zur Wirbelsäule hin eine Verwachsungsfläche mit

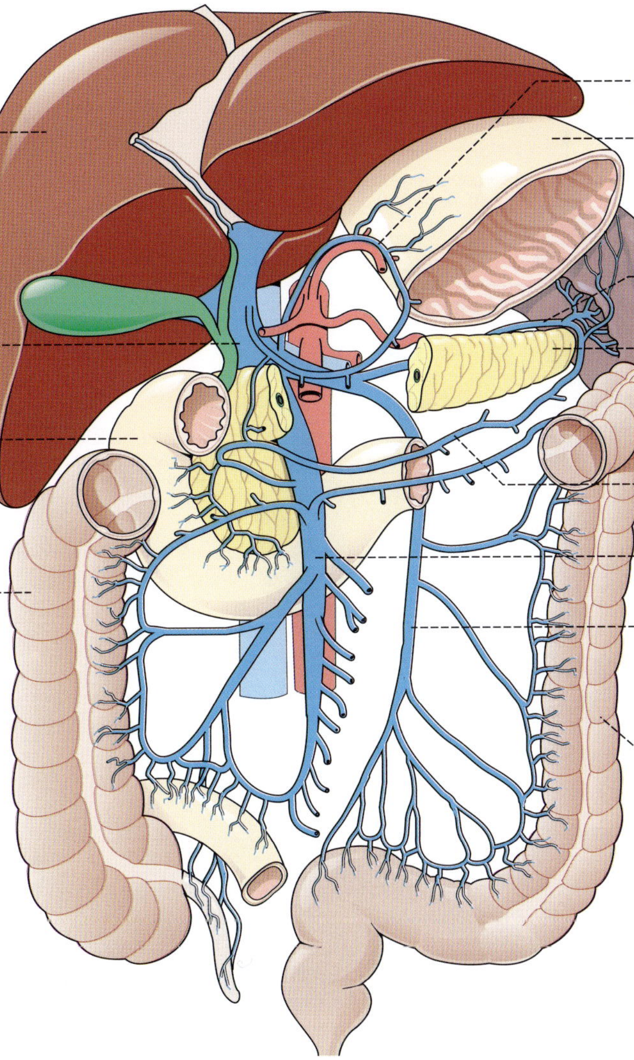

Abb. 7-15 Ursprungsgebiete und Äste der Pfortader sowie Darstellung der Leberpforte.

dem Zwerchfell. Die konkave Unterfläche ruht auf den Eingeweiden (Niere, Magen, Zwölffingerdarm, Dickdarm). Die Leber ist in einen rechten größeren und einen linken kleineren Lappen gegliedert. Die Grenze wird markiert durch ein Bauchfelldoppelblatt, das von der Zwerchfellunterfläche zur Leber herunterzieht. Auf der Leberunterseite ist eine querverlaufende Nische, die **Leberpforte** (Hilus), zu sehen. Dort treten die **Pfortader** und die **Leberarterie** ein und der Ausführungsgang der Galle aus (vgl. Abb. 7-13, 7-14). Das System der **Gallenausführungsgänge** besteht zunächst aus dem Leber-Gallengang (Ductus hepaticus), in dem die Galle bis zu einer Aufzweigung geführt wird. Von hier gelangt sie entweder auf dem Wege des Blasengangs (Ductus cysticus) zur Gallenblase oder über einen galleabführenden Gang (Ductus choledochus) zum Zwölffingerdarm. Die **Gallenblase** ist ein birnenförmiger Sack, der die von der Leber gebildete Galle sammelt, eindickt und speichert. In ihre Wandung eingelagert ist eine Schicht aus glatten Muskelfasern. Ihre Kontraktion führt zur Entleerung des Gallenblaseninhalts.

Um den Feinbau der Leber zu verstehen, müssen Anordnung und Verlauf von Blutgefäßen sowie von Ausführungsgängen der Gallenflüssigkeit bekannt sein. Ein beson-

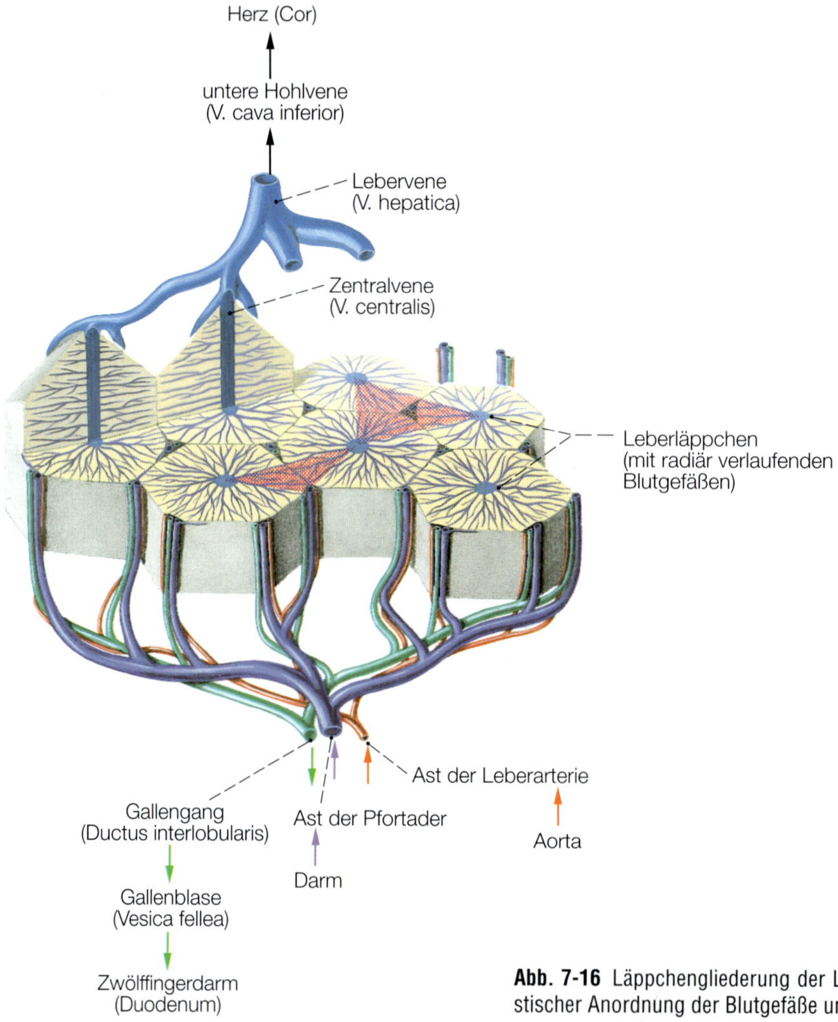

Abb. 7-16 Läppchengliederung der Leber mit charakteristischer Anordnung der Blutgefäße und Gallengänge.

ders wichtiges Gefäßgebiet des Organismus stellt die Verbindung zwischen Darm und Leber dar (Abb. 7-15). Es wird als **Pfortadersystem** bezeichnet und verbindet das Kapillargebiet des Darms mit dem der Leber. So bekommt die Leber über die Pfortader das nährstoffreiche, venöse Blut aus dem Darm zugeleitet. Diese Nährstoffe werden von der Leber aufgenommen und in den Leberzellen bearbeitet. Wichtige Schritte des Kohlenhydratstoffwechsels (z.B. Glykogenbildung) und des Eiweißstoffwechsels (Bildung von Bluteiweißen, **Entgiftung**) finden in der Leber statt. Zusätzlich erhält sie zu ihrer eigenen „Ernährung" sauerstoffreiches Blut über die Leberarterie (Abb. 7-15, 7-16). Die im Hilus in die Leber eintretenden Pfortadergefäße führen über vielfache Verzweigungen in ein Bindegewebsgerüst, das die **Leberläppchen** umgibt (Abb. 7-16). Von dort ziehen weite Kapillaren (Sinusoide) radiär (strahlenförmig) zur Läppchenmitte, wobei ihr Blut an den Leberzellbalken entlangfließt. Die Zweige der Leberarterie verlaufen parallel zu den Zweigen der Pfortader und münden ebenfalls in die Kapillaren der Leberläppchen ein. In der Läppchenmitte befindet sich ein zentrales Sammelgefäß, die Zentralvene, welche das von allen Seiten zufließende Blut in Richtung der Lebervenen ableitet. Von dort gelangt es in die untere Hohlvene und zum rechten Herzen. Eine wichtige Aufgabe der Leber ist, die Gallenflüssigkeit zu erzeugen. Dies geschieht in den Leberzellen, die das

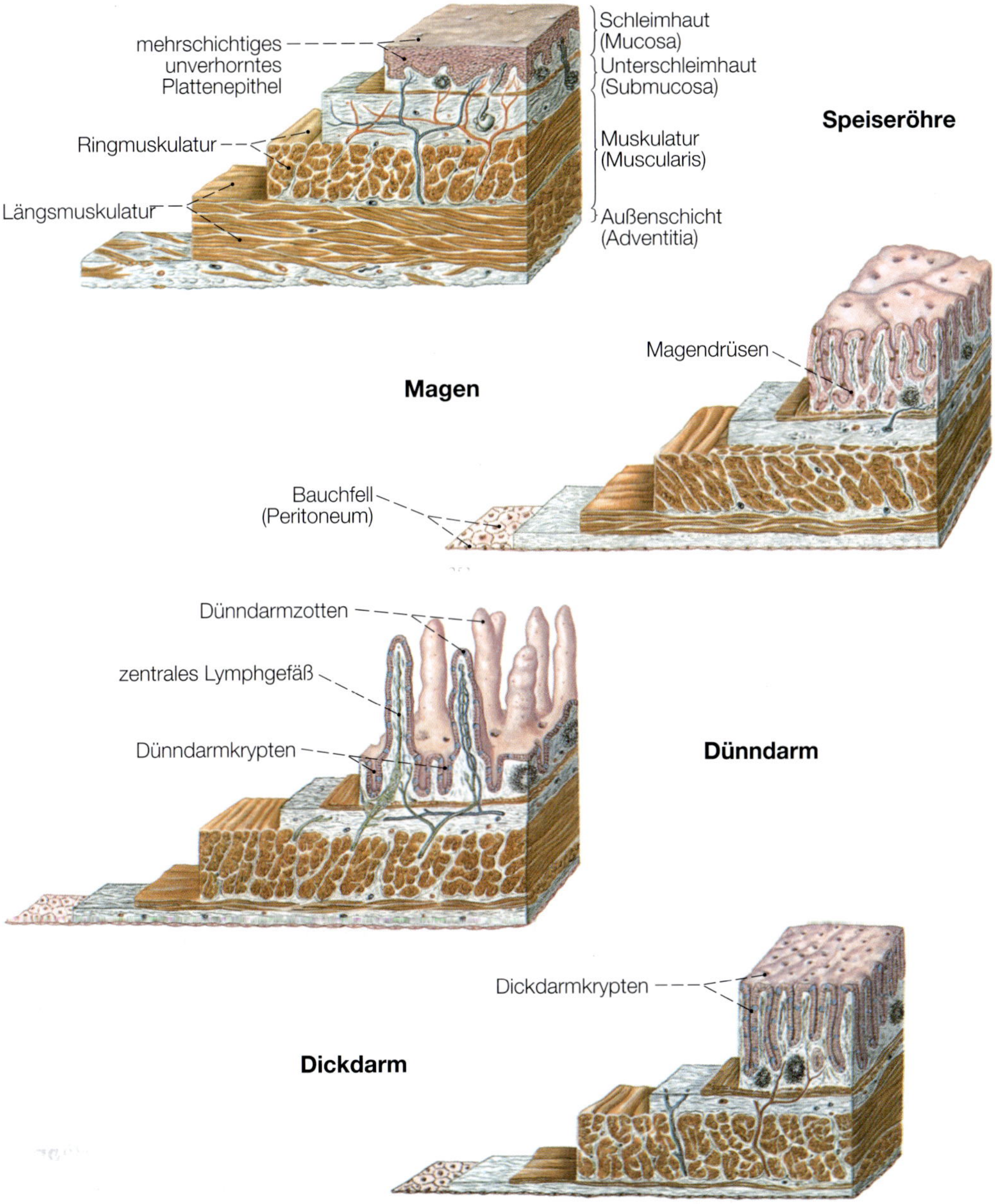

Abb. 7-17 Charakteristischer Wandaufbau verschiedener Abschnitte des Verdauungstraktes.

Sekret in feinste Gallenkapillaren absondern. Die Gallengänge verlaufen mit den Verzweigungen der Pfortader und der Leberarterie in Richtung der Leberpforte (Abb. 7-16). Ist der normale Durchfluß des Pfortaderblutes durch die Leber, z.B. durch Verhärtung des Organs (**Leberzirrhose**), behindert, so entsteht ein Rückstau des Blutes. Dieser kann zu Oesophagusvarizen (sackartige Erweiterungen von Venengeflechten der Speiseröhrenwand) führen. Sie wölben sich im unteren Drittel des Oesophagus in das Lumen vor. Gefürchtete Komplikationen sind dabei schwer stillbare Blutungen (Varizenblutungen).

7.3.8 Dickdarm

Am Übergang vom Dünndarm zum Dickdarm (**Intestinum crassum**) im rechten Unterbauch findet sich eine schlitzartige Öffnung, die

Bauhin-Klappe (Valva ileocaecalis; vgl. Abb. 7-11, 7-14). Der Dickdarm unterscheidet sich vom Dünndarm durch den Mangel an Schleimhautzotten (Abb. 7-17), durch seine größere Weite sowie durch Wandverstärkungen, die sog. **Tänien**. Bei den Tänien handelt es sich um bandartige Züge von Längsmuskulatur, die von außen deutlich sichtbar über die ganze Länge des Dickdarms ziehen (vgl. Abb. 7-11, 7-13, 7-14). Die charakteristischen Wandausbuchtungen (**Haustren**) und Einziehungen der Dickdarmwand entstehen durch erschlaffte und kontrahierte Abschnitte der Ringmuskulatur (vgl. Abb. 7-11).

Von der Einmündungsstelle des Dünndarms geht ein abwärts gerichteter, blind endender Sack, der **Blinddarm** (Caecum; vgl. Abb. 7-11) ab. An seinem unteren Ende befindet sich ein wurmförmig gestalteter Anhang, der **Wurmfortsatz** (Appendix vermiformis). Er ist das verkümmerte Ende des Blinddarms, das sonst nur noch beim Affen vorhanden ist. Beim Menschen ist er ebenso wie der Krummdarm (Ileum) besonders reich an lymphatischem Gewebe, in dem zahlreiche wichtige Abwehrreaktionen ablaufen. Deshalb wird auch die Bezeichnung Darmtonsille verwendet. Der Wurmfortsatz neigt zu Entzündung (Appendicitis) und Vereiterung und muß deshalb häufig operativ entfernt werden.

Von der Einmündungsstelle des Dünndarms zieht der aufsteigende Dickdarm (**Colon ascendens**) zur Leberunterfläche und setzt sich dort mit einem scharfen Knick in den querlaufenden Dickdarm (**Colon transversum**; vgl. Abb. 7-11) fort. Der querlaufende Dickdarm liegt auf den Dünndarmschlingen und ist an einem Peritonealblatt (Mesocolon transversum) beweglich aufgehängt. Im linken Oberbauch, in der Milzgegend, geht das Quercolon mit einem spitzwinkeligen Knick in den absteigenden Dickdarm (**Colon descendens**) über. Dieser liegt ebenso wie der aufsteigende Teil des Dickdarms der Hinterwand des Bauchraums an und ist mit ihr verwachsen. In der Grube der linken Darmbeinschaufel erfolgt der Übergang in den S-förmigen Dickdarm (**Colon sigmoideum**). Dieser etwas beweglichere Teil geht in Höhe des 2. Kreuzbeinwirbels in den letzten Darmabschnitt, den Mastdarm (**Rectum; vgl.** Abb. 7-11), über. Er zieht in der Höhlung des Kreuzbeins, also ganz hinten im kleinen Becken, abwärts und endet mit dem After (**Anus**). Der obere Mastdarmanteil ist relativ weit und heißt Ampulla recti (☞ Abb. 2-28, 2-29). Etwas oberhalb des Afters, am Ende der Schleimhaut, liegen polsterartige Venengeflechte in der Wand, die für einen dichten Abschluß des Darmrohrs sorgen. Ihre krankhafte Erweiterung nennt man Hämorrhoiden. Als Hauptursache dafür gilt Pfortaderhochdruck sowie weit verbreitet eine allgemeine Bindegewebsschwäche mit begünstigenden Faktoren wie Obstipation oder langes Stehen und Sitzen. Der Verschluß der Afteröffnung erfolgt durch einen inneren und äußeren Ringmuskel (M. sphincter ani internus und externus).

7.4 Verdauung und Resorption

Die Verdauung der Kohlenhydrate findet in der Mundhöhle und im Zwölffingerdarm statt, die der Fette im Zwölffingerdarm und die der Eiweiße im Magen und Zwölffingerdarm. Motorik und Sekretion von Magen und Darm werden durch das vegetative Nervensystem sowie durch Hormone aus dem Magen und Zwölffingerdarm gesteuert.

Die Nahrung, die in den Verdauungskanal kommt, ist überwiegend nicht direkt verwendbar. Sie wird daher durch den Kauvorgang mechanisch zerkleinert und chemisch bis in die Elementarbestandteile, die Nährstoffe, aufgespalten. Die Darmwand saugt (resorbiert) die Nährstoffe auf, und das Blut bzw. die Lymphe verteilt sie im Körper. Der Organismus selbst benutzt diese Stoffe für den Aufbau körpereigener Strukturen und für die Energiegewinnung.

7.4.1 Schlucken

Die mit Speichel durchmischte Nahrung gelangt durch das Schlucken in die Speiseröhre (Abb. 7-18). Der **Schluckakt** läßt sich in zwei Perioden einteilen. Zuerst wird die Nahrung durch eine willkürliche Bewegung in den Rachen befördert. Anschließend wird durch das Berühren der Gaumenbögen, des Zungengrundes und der Rachenhinterwand ein unwillkürlicher, reflektorisch ablaufender Transportvorgang eingeleitet. Die Wege für die Nahrung und für die Atemluft kreuzen einander. Deshalb muß beim Schluckakt zuerst die Verbindung zum Nasenraum verlegt werden. Dann verschließt der Kehldeckel den Eingang zum Kehlkopf und damit zur

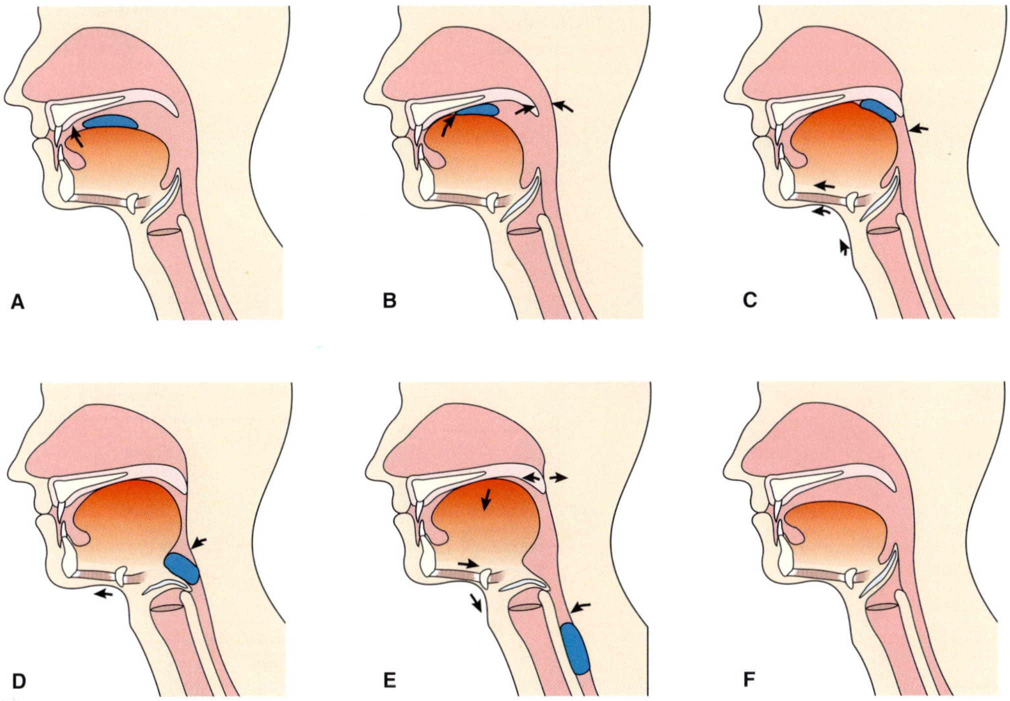

Abb. 7-18 Der Schluckakt.
A und B: Zurückschieben des Bolus.
C: Verschluß des oberen Rachenabschnitts.
D: Verschluß des Kehlkopfeingangs.
E: Transport der Nahrung durch den Oesophagusmund.
F: Wiederherstellung des Ausgangszustandes.

Luftröhre durch den Kehldeckel. Erst dann gelangt die Nahrung durch fein abgestimmte Kontraktionen der Schlundmuskulatur in die Speiseröhre. Der weitere Transport bis zum Magen geschieht durch wiederholte Erschlaffung und Kontraktion (Peristaltik) der Speiseröhrenmuskulatur.

7.4.2 Motorik und Sekretion von Magen und Darm

Durch den Schluckakt und die Peristaltik der **Speiseröhre** gelangt der Speisebrei in den **Magen**. Der Magen kann größere Mengen ohne nennenswerte Drucksteigerung aufnehmen. Diese Fähigkeit ist auf eine Erschlaffung der Magenmuskulatur zurückzuführen. Nach der Füllung des Magens wird durch die damit verbundene Dehnung des unteren Magenabschnitts (Antrum) ein Hormon (**Gastrin**) aus der Magenschleimhaut freigesetzt und über Blutgefäße verteilt (Abb. 7-19). Gastrin steigert Motorik und Sekretion des Magens. Diese Wirkungen werden durch den Einfluß des sympathischen Anteils des vegetativen Nervensystems gehemmt und durch den parasympathischen gefördert. Durch die gesteigerte Motorik des Magens vermischt sich der Speisebrei mit Magensaft und tritt in den Zwölffingerdarm über.

Der gefüllte **Zwölffingerdarm** setzt weitere Prozesse in Gang (Abb. 7-19). Wasserstoffionen des sauren Magensafts, Eiweiße und Fette aus dem Speisebrei regen die Produktion von Hormonen in der Wand des Zwölffingerdarms an. Dabei handelt es sich um Sekretin, Cholezystokinin und gastric inhibitory peptide (GIP), die ins Blut und so zu den umliegenden Organen gelangen.

In der **Leber** steigern Cholezystokinin und Sekretin die Gallenproduktion (Abb. 7-19). Gleichzeitig fördern sie die Ausschüttung der **Galle** aus der Gallenblase. In der **Bauchspeicheldrüse** regen sie die Produktion und Freisetzung des Pancreassekrets an. Sie hemmen aber auch die Aktivität des Magens. Das GIP

7

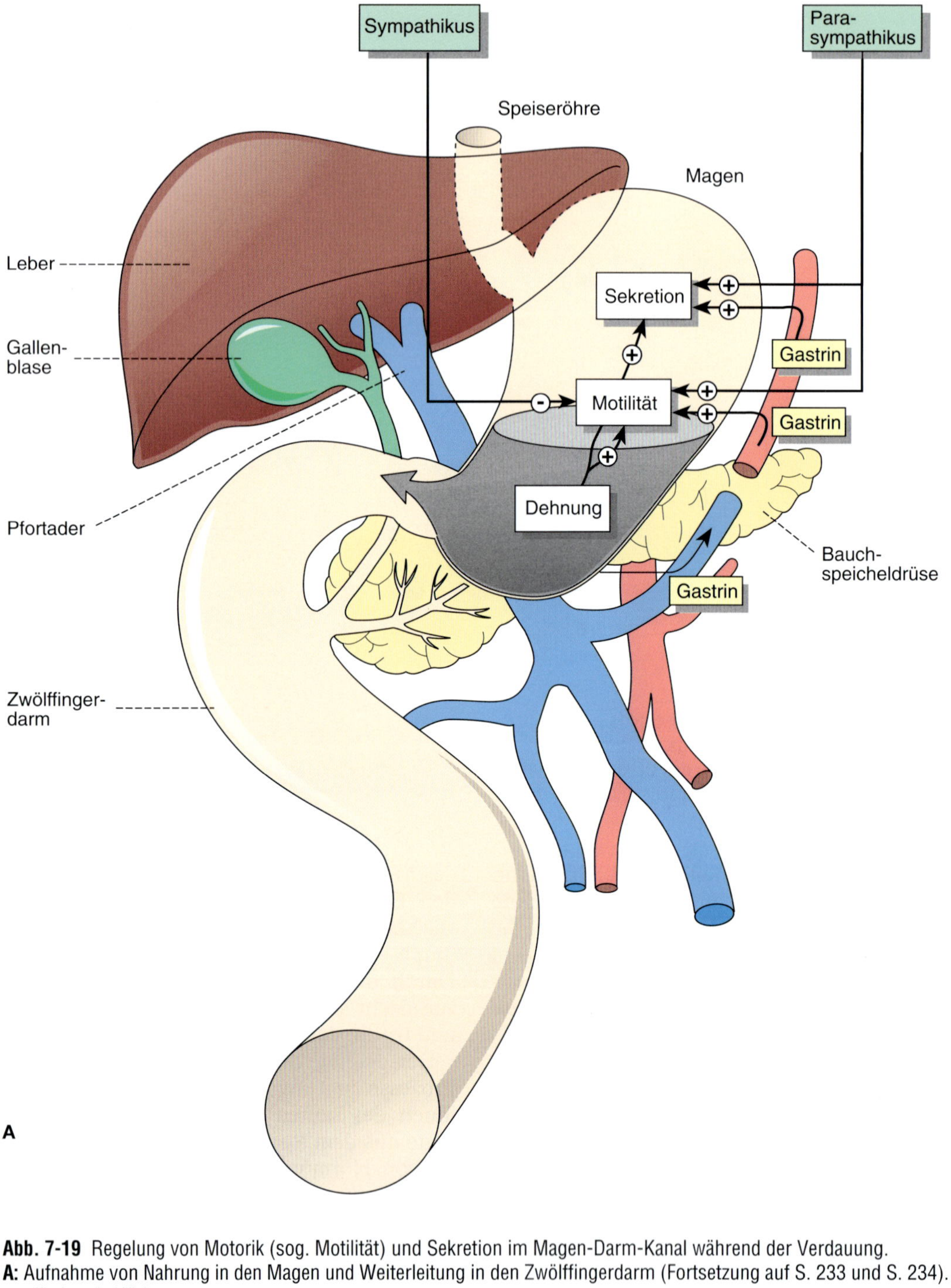

Abb. 7-19 Regelung von Motorik (sog. Motilität) und Sekretion im Magen-Darm-Kanal während der Verdauung.
A: Aufnahme von Nahrung in den Magen und Weiterleitung in den Zwölffingerdarm (Fortsetzung auf S. 233 und S. 234).
+ = fördernde Wirkung
– = hemmende Wirkung

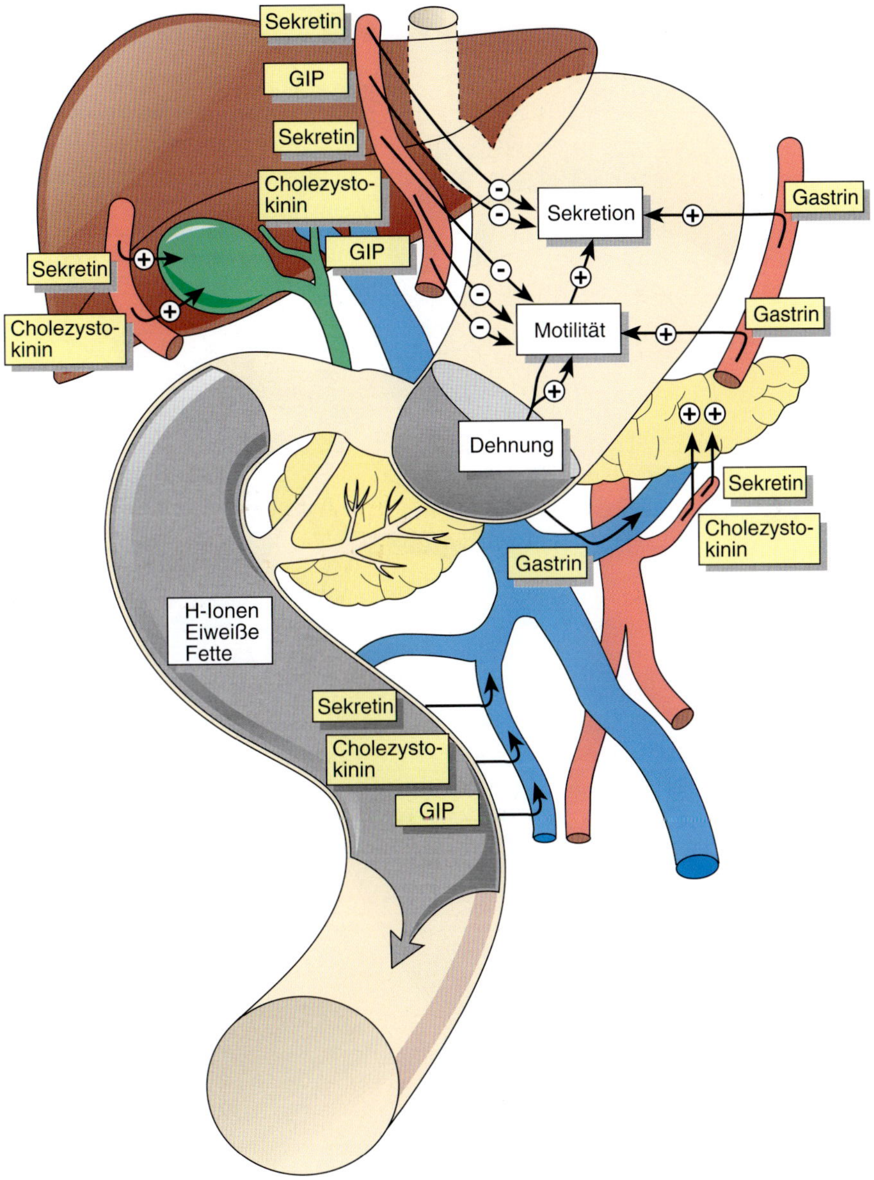

B

Abb. 7-19 Fortsetzung
B: Vorgänge nach Übertritt eines ersten Teils von Mageninhalt in den Zwölffingerdarm.
GIP = gastric inhibitory peptide.
+ = fördernde Wirkung
– = hemmende Wirkung

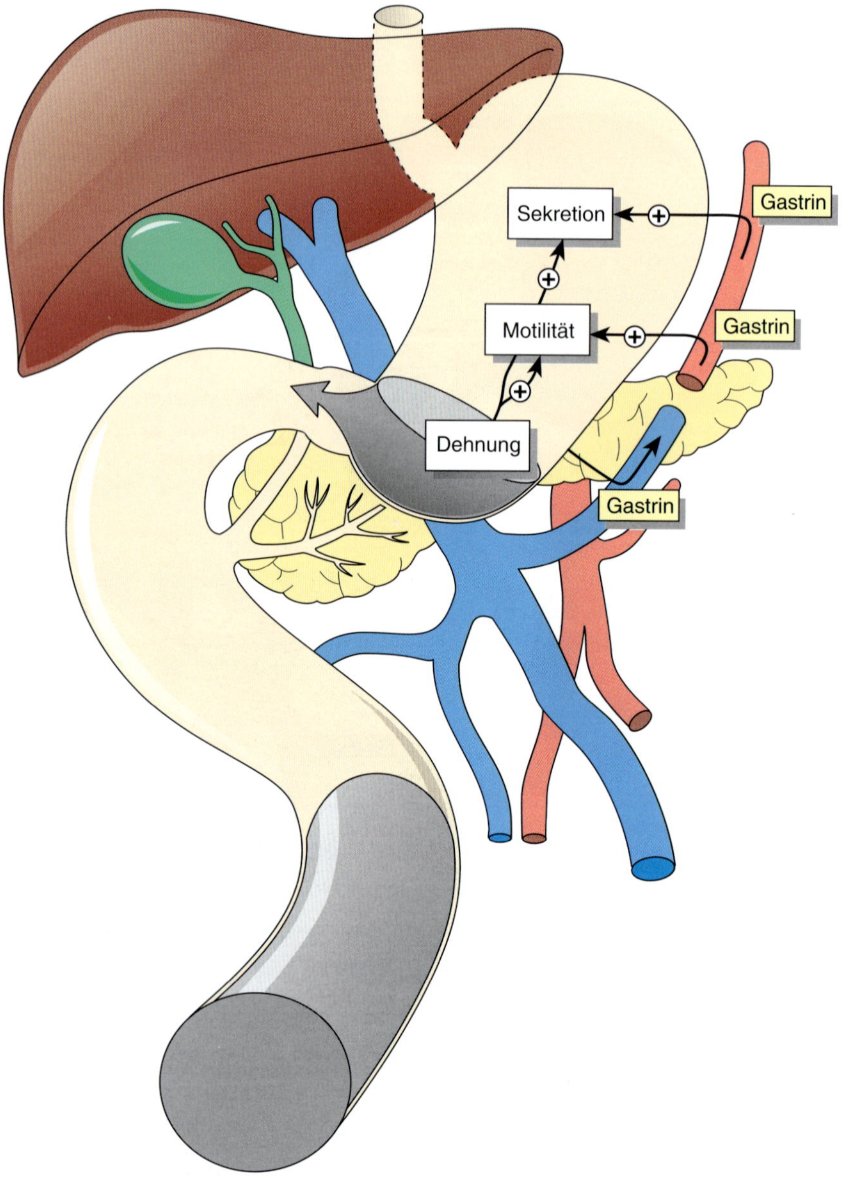

C

Abb. 7-19 Fortsetzung
C: Überführung eines weiteren Teils von Mageninhalt in den Zwölffingerdarm.
+ = fördernde Wirkung

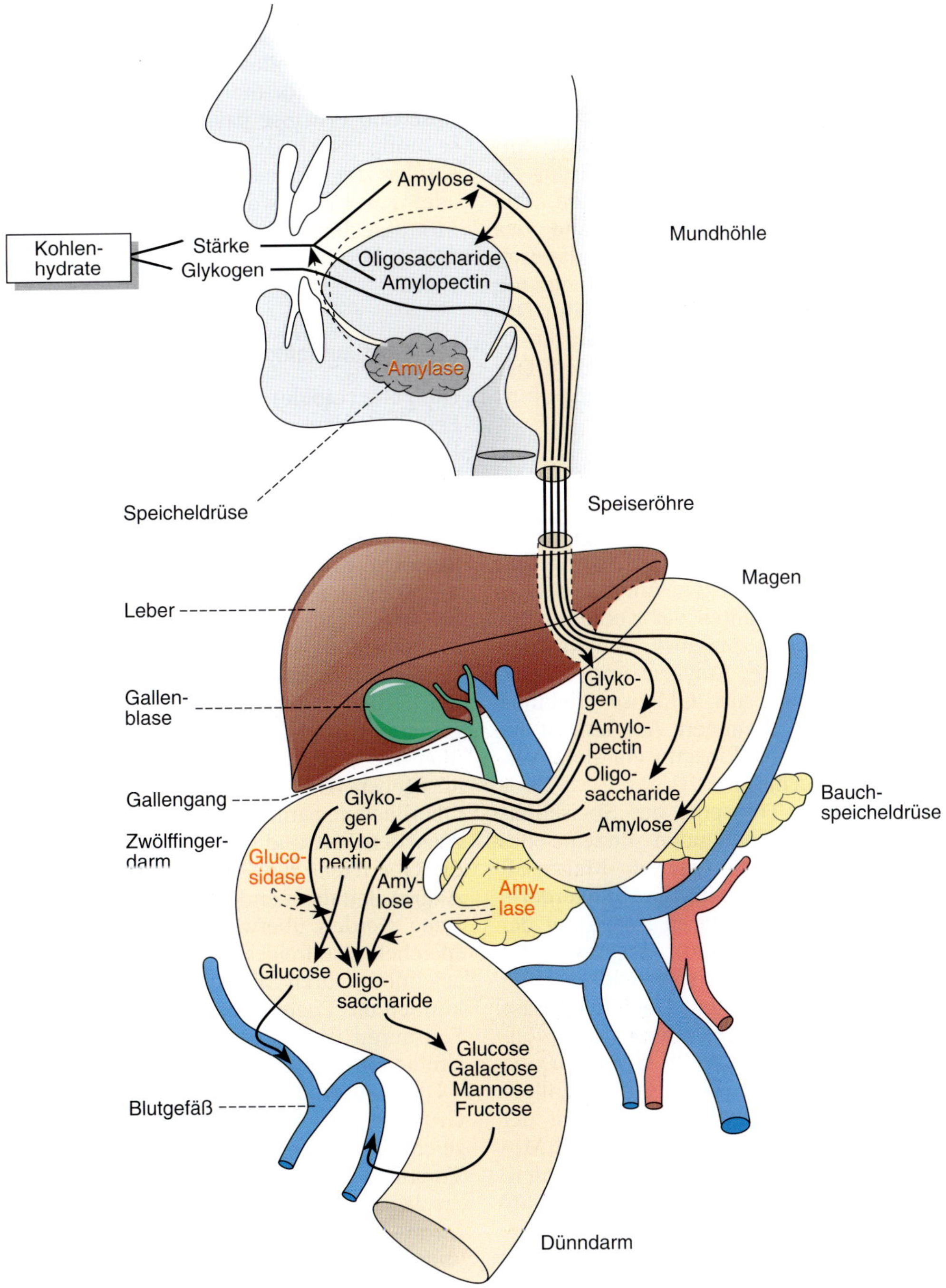

Abb. 7-20 Verdauung und Resorption von Kohlenhydraten. Die Kohlenhydrate werden in der Mundhöhle durch Enzyme der Speicheldrüsen und im Zwölffingerdarm durch Enzyme der Bauchspeicheldrüse und der Darmschleimhaut in ihre Grundbausteine zerlegt. Die Aufnahme in das Blut erfolgt über die Darmwand.

unterstützt die Wirkung auf die Motorik und Sekretion. Durch die genannten Prozesse werden die Verdauungsvorgänge im Zwölffingerdarm ermöglicht und der Speisebrei aus dem Magen den „Verdauungsmöglichkeiten" im Zwölffingerdarm angepaßt. Anschließend wird die angedaute Nahrung an tiefere Darmabschnitte weitergegeben. Die Hormonausschüttung aus der Wand des Zwölffingerdarms vermindert sich dadurch erheblich. Das bedeutet, daß die Hemmung der Magenfunktion weitgehend entfällt. Damit kann erneut Speisebrei vom Magen in den Zwölffingerdarm überführt werden. Der beschriebene Zyklus setzt sich so lange fort, bis der Magen entleert ist.

7.4.3 Kohlenhydrataufnahme

Die Spaltung der Kohlenhydrate **beginnt** bereits **in der Mundhöhle** (Abb. 7-20). Das im Speichel vorhandene Enzym Amylase spaltet zunächst den Stärkeanteil der Kohlenhydrate. Dabei entstehen Amylose, Amylopectin und Oligosaccharide. Amylose und Amylopectin setzen sich aus Glucosemolekülen (Traubenzucker) zusammen. Amylose ist ein geradliniges und Amylopectin ein stark verzweigtes Polysaccharid.

Beim weiteren Transport des Speisebreis werden die stärkespaltenden Enzyme des Speichels durch den sauren Magensaft schnell inaktiviert. Erst im Zwölffingerdarm kommt es zu einer weiteren Zerlegung der Kohlenhydrate (Abb. 7-20). Amylose wird durch die aus der Bauchspeicheldrüse freigesetzte Amylase gespalten. Die Glucosidase aus den Zellen der Schleimhaut des Zwölffingerdarms baut schrittweise Glykogen und Amylopectin ab. Dieser Prozeß führt schließlich zum Monosaccharid Glucose. Mit der Nahrung können auch Oligo-, Di- und Monosaccharide direkt aufgenommen werden. Während der Transport der Monosaccharide unbeeinflußt ist, entstehen im Zwölffingerdarm unter der Einwirkung spezieller Enzymsätze aus den Oligo- und Disacchariden die Monosaccharide Glucose, Galactose (Bestandteil des Milchzuckers), Mannose (Bestandteil von Zucker-Eiweiß-Verbindungen) und Fructose (Fruchtzucker, Bestandteil des Rohrzuckers).

Die Monosaccharide gehen über die Darmwand ins Blut (Abb. 7-20). Für die Resorption der Glucose steht ein energieverbrauchender Transport (sog. aktiver Transport) ganz im Vordergrund. Derselbe Resorptionsmechanismus findet bei der Galactose statt. Dagegen sind für die Monosaccharide Mannose und Fructose passive Diffusionsprozesse nötig. Nach der Aufnahme in das Blut werden die Monosaccharide über die Pfortader zur Leber weitergeleitet. Ein Teil der Monosaccharide wird dort zu Polysacchariden (z.B. Glykogen) aufgebaut und gespeichert.

7.4.4 Fettaufnahme

Die Fette (Lipide) bestehen aus Glycerin und Fettsäuren (vgl. Abb. 7-1). Nach der Zahl der Fettsäuren wird zwischen Mono-, Di- und Triglyceriden unterschieden. Der Abbau der Fette **beginnt** erst **im Zwölffingerdarm** (Abb. 7-21). Die aufgenommenen Fette sind wegen ihrer Unlöslichkeit in Wasser durch Enzyme nur schwer angreifbar und werden deshalb im Zwölffingerdarm in einen feineren Verteilungszustand umgewandelt. Für diese sog. Emulgierung sind Gallensäuren zuständig. Sie werden in der Leber produziert, vorübergehend in der Gallenblase gespeichert und über den Gallengang in den Zwölffingerdarm abgegeben. Die Emulgierung setzt die hohe Oberflächenspannung an der Grenzfläche zwischen Fett und Wasser herab, vergrößert die Oberfläche der Fette und begünstigt den Angriff fettabbauender Enzyme. Diese Enzyme werden überwiegend aus der Bauchspeicheldrüse freigesetzt und als Lipasen bezeichnet. Durch die Wirkung der Lipasen können die Triglyceride in Monoglyceride, in Fettsäuren und Glycerin sowie in geringem Umfang in Diglyceride umgewandelt werden.

Die Spaltprodukte der Fette finden sich zu Gruppen zusammen, die als Micellen bezeichnet werden. Diese Gebilde stellen die Vorstufen für den Resorptionsvorgang dar. Sie lagern sich zunächst an die Zellen der Darmwand an. Darauf folgt eine Aufbereitung ihres Inhaltes, der in die Darmwandzellen aufgenommen und direkt oder nach erneuter Bildung kleiner Molekülgruppen (sog. Chylomikronen) ausgeschleust wird. In der Darmwand kommt es zur Aufnahme in Lymph- und Blutgefäße (vgl. Abb. 7-17).

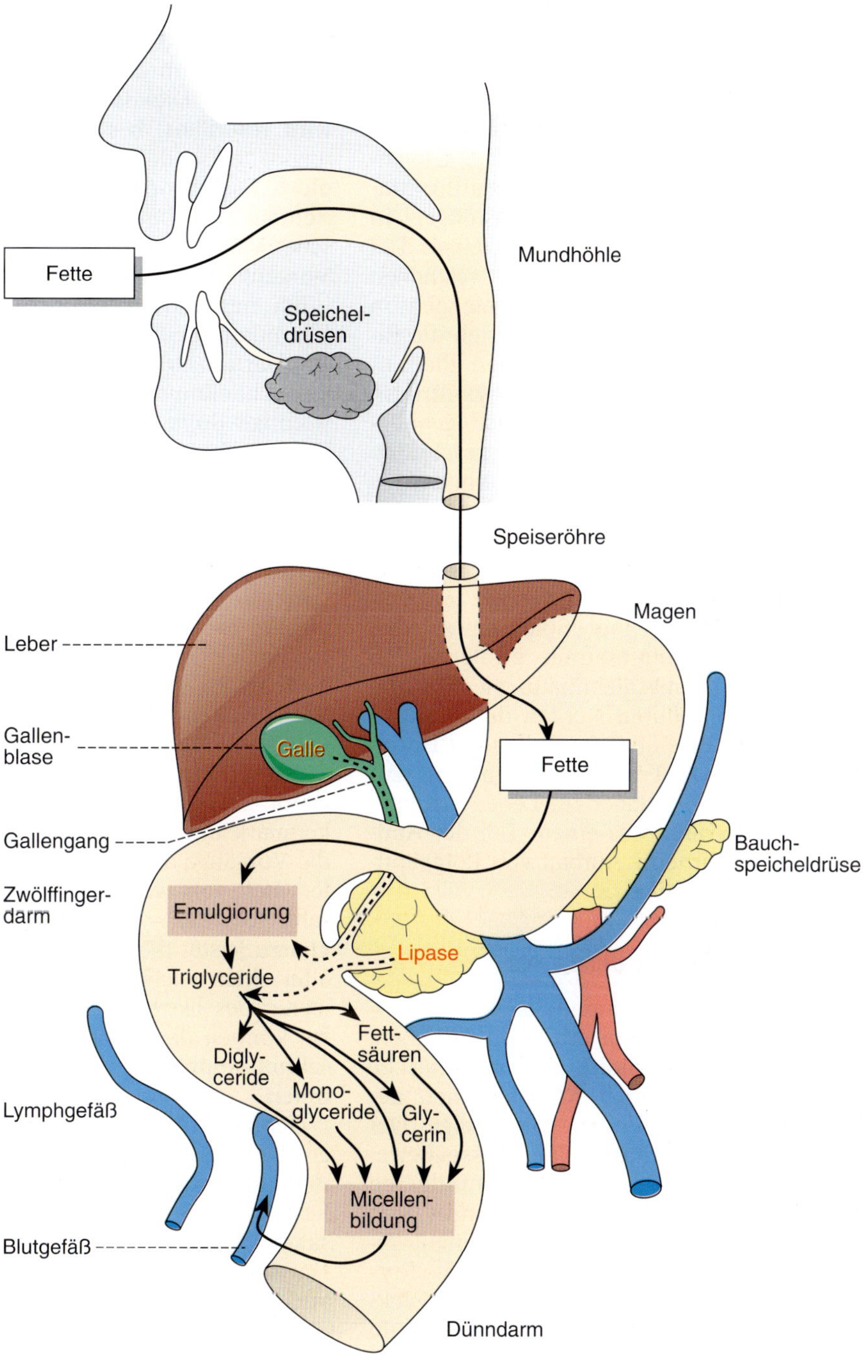

Abb. 7-21 Verdauung und Resorption von Fetten. Nach Emulgierung durch die Galle werden die Fette durch die Enzyme der Bauchspeicheldrüse in ihre Grundbausteine zerlegt und nach Micellenbildung über die Darmwand in das Blut- und Lymphgefäßsystem aufgenommen.

7.4.5 Eiweißaufnahme

Die Eiweißverdauung **beginnt im Magen** (Abb. 7-22). Die von der Magenschleimhaut freigesetzte Salzsäure zerstört die Struktur der Eiweißkörper (Denaturierung). Gleichzeitig wandelt sie das ebenfalls aus der Magenschleimhaut stammende Pepsinogen in Pepsin um. Dieses Enzym spaltet einen Teil der Eiweiße in Polypeptide. Die restlichen Eiweiße und die Polypeptide gelangen in den Zwölffingerdarm. Dort setzt sich die Eiweißverdauung fort. Dazu werden die Enzymvorstufen Trypsinogen und Chymotrypsinogen in der Bauchspeicheldrüse gebildet und in den Zwölffingerdarm ausgeschüttet. Hier werden sie durch die Enterokinase, die aus der Schleimhaut des Zwölffingerdarms stammt, in die aktiven Enzyme Trypsin und Chymotrypsin umgewandelt. Diese Enzyme zerlegen die Eiweiße in Polypeptide und Oligopeptide. Eine weitere Spaltung zu den resorbierbaren Aminosäuren erfolgt durch Enzyme der Darmschleimhaut, die Peptidasen. Die Aminosäuren werden durch aktive Transportprozesse über die Zellen der Darmwand in das Blut aufgenommen und zunächst über die Pfortader zur Leber weitergeleitet. Dort beginnt aus einem Teil der Aminosäuren der erneute Aufbau von Polypeptiden (z.B. Bluteiweiße).

7.4.6 Funktionen des Dickdarms

Der Übertritt des Darminhalts vom Dünndarm in den Dickdarm erfolgt in Schüben. Bei der **Dickdarmmotorik** sind rhythmische Segmentierungen durch Kontraktionen der **Ringmuskulatur** besonders ausgeprägt. Der Coloninhalt wird durch eine Massenbewegung weitertransportiert. Dabei kontrahieren sich weite Strecken von Caecum und Colon gleichzeitig. So gelangt der ganze Inhalt abwärts in das Colon descendens und das Rectum. Den Darminhalt in den unteren Dickdarmabschnitten bezeichnet man als Stuhl (Faeces).

Im Dickdarm greifen Bakterien (z.B. **Colibakterien**) in großer Zahl in den Abbau der bisher nicht verdauten Substanzen ein. Dies wird bei Kohlenhydraten Gärung und bei Eiweiß Fäulnis genannt. Vor allem Kohlenhydrate werden im Dickdarm noch aufgespalten und dadurch, besonders die von Zellulose umschlossene Nahrung, teilweise noch nutzbar gemacht. Bei gemischter Kost verbleiben 5–10% unverdaute Nahrungsreste.

Im Dickdarm durchmischt sich der Darminhalt mit Dickdarmschleim. Das **Wasser wird resorbiert**, besonders das der Verdauungssäfte, so daß sich der Darminhalt eindickt. Die Antiperistaltik, eine rückwärtsgerichtete Darmbewegung gegen die geschlossene Valva ileocaecalis, unterstützt diesen Vorgang.

Bei der Zurückhaltung des Darminhalts (Darmkontinenz) und bei der Entleerung des Darms (Defäkation) spielen Rectum und die Schließmuskeln des Darmausgangs eine wichtige Rolle. Tritt der Darminhalt in das Rectum über, erhöht sich die Wandspannung dieses Darmabschnittes. Diese Spannungszunahme wird über Nervenfasern (Neurone) im Rückenmark (Centrum anospinale) mitgeteilt. Darauf entwickelt sich ein reflektorischer Vorgang, in dem der innere Schließmuskel erschlafft und sich der äußere zusammenzieht. Gleichzeitig entsteht die Empfindung des **Stuhldrangs**. Unter willkürlicher Kontrolle der Hirnrinde kann auch der äußere Schließmuskel erschlaffen, die sog. Bauchpresse erhöht und somit der Darm entleert werden. Durch die Einschaltung von Rükkenmark und Hirnrinde ist es möglich, daß die Vorgänge der Darmentleerung zu bedingten Reflexen werden (☞ Kap. 5 „Sensorisches System – Lernen und Gedächtnis"). Hierzu leistet die Erziehung im Kleinkindesalter einen wichtigen Beitrag. Da beim Entleeren des Darms das Rückenmark beteiligt ist, können deshalb bei Patienten mit Querschnittslähmungen erhebliche Störungen auftreten.

Der **Stuhl** (Faeces) enthält außer einem großen Wasseranteil (bis zu 75%) unverdaute und unverdauliche Nahrungsreste. Ferner besteht der Stuhl aus Schleim, Verdauungssäften, toten Bakterien und abgeschilferten Darmepithelzellen. Schließlich findet man auch von der Schleimhaut des Dickdarms ausgeschiedene Schwermetallsalze.

Die Farbe des Kots entsteht durch Gallenfarbstoffe. Sie stammen von dem roten Blutfarbstoff (Hämoglobin) ab. Aus Hämoglobin entwickelt sich über die Zwischenstufe Biliverdin der Gallenfarbstoff **Bilirubin**. Die Leberzellen sezernieren mit der Gallenflüssigkeit Bilirubin in die Gallenkapillaren. Über die weiteren Gallenwege gelangt Bilirubin in den Darm und wird dort teilweise zu Urobili-

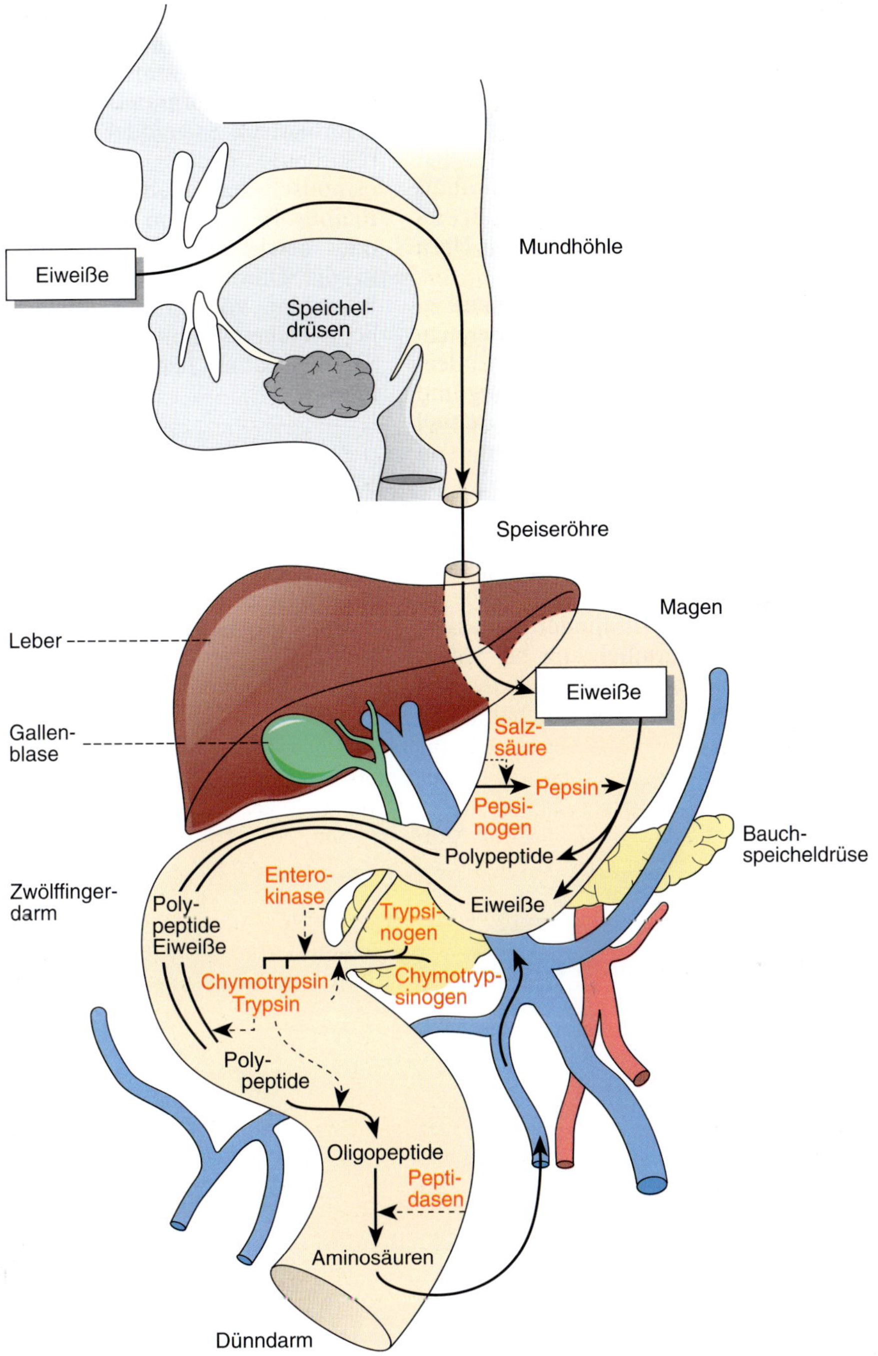

Abb. 7-22 Verdauung und Resorption von Eiweißen. Die Eiweiße werden im Magen mit Hilfe von Salzsäure und Enzymen der Magenschleimhaut und im Zwölffingerdarm mit Hilfe von Enzymen der Bauchspeicheldrüse und der Darmschleimhaut in ihre Grundbausteine zerlegt. Die Aufnahme in das Blut erfolgt über die Darmwand.

nogen, Urobilin oder Sterkobilin abgebaut. Bilirubin kann von der Darmschleimhaut wieder aufgenommen, über die Pfortader in die Leber zurücktransportiert und erneut in die Gallenflüssigkeit abgegeben werden (Darm-Leber-Kreislauf, enterohepatischer Kreislauf). Die Abbauprodukte des Bilirubins werden über den Stuhl oder nach Rückresorption in den Blutkreislauf über den Harn durch die Niere ausgeschieden.

Häufigkeit und Ausmaß der Darmentleerung schwanken in einem weiten Bereich. Durchschnittlich kommt es zu einer Entleerung pro Tag. Wird der Darm zu häufig und zu stark entleert, spricht man von Durchfall (**Diarrhoe**), wird er zu wenig entleert, von Verstopfung (**Obstipation**).

Die Darmentleerung ist wesentlich vom Wassergehalt der Faeces abhängig. Eine Zunahme des Wassergehaltes führt zum Durchfall, der durch vermehrte Wasserabgabe in die Darmlichtung und verminderte Wasseraufnahme aus der Darmlichtung bei vielen Erkrankungen des Magen-Darm-Traktes entsteht. Eine Zunahme des Wassergehaltes der Faeces kann auch als therapeutische Maßnahme durch **Abführmittel** (Laxantien) erreicht werden. Bestimmte Abführmittel (sog. salinische Abführmittel) bewirken als schwer resorbierbare Salze oder als nicht vollständig resorbierte Zucker, daß Wasser im Darm osmotisch festgehalten wird. Andere (z.B. Rizinusöl) hemmen die Wasserresorption oder bewirken sogar eine Wassersekretion in die Darmlichtung. Eine unkontrollierte Einnahme von Abführmitteln kann erhebliche Nebenwirkungen, wie Störungen des Salzhaushaltes, haben und zur Gewöhnung führen.

Lernkontrolle

1. Beschreiben Sie Lage und Funktion der drei Speicheldrüsen.
2. Skizzieren Sie den Weg der Galle vom Ort ihrer Bildung bis zur Ausscheidung sowie ihre Funktion.
3. Erklären Sie die Kohlenhydratverdauung von der Aufnahme bis zu ihrer Resorption mit allen beteiligten Organen.

8 Atmung

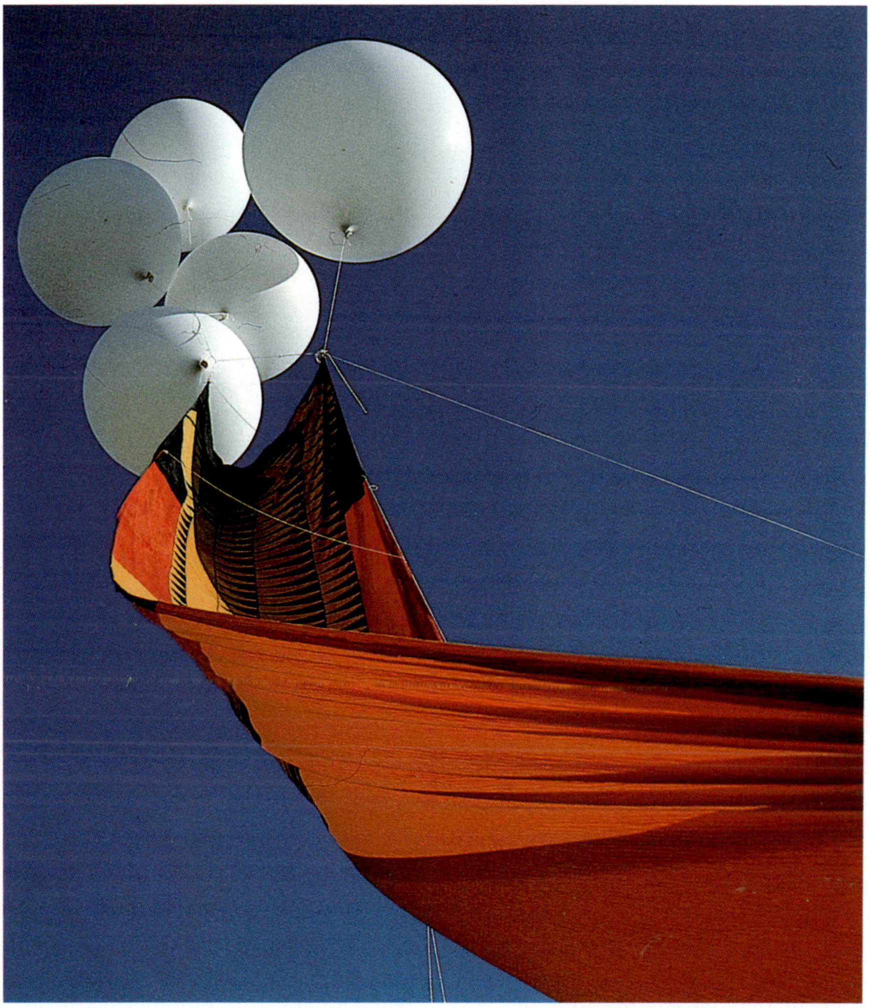

Bei der Atmung erfolgt über Atemwege und Lunge ein Gasaustausch zwischen Umwelt und Blut. Sauerstoff wird aufgenommen, Kohlendioxid abgegeben. Der Blutkreislauf transportiert Sauerstoff von der Lunge zum Ort des Verbrauchs (Körpergewebe) und Kohlendioxid vom Ort der Produktion (Körpergewebe) zur Lunge.

8.1 Obere Luftwege

Die Luftwege stellen die Verbindung zwischen Umwelt und Lunge her. Nase und Rachen bilden die oberen Luftwege. Die Schleimhaut der Nasenhöhle erwärmt, befeuchtet und reinigt die Atemluft.

8.1.1 Nase

Die Nasenhöhle liegt im oberen Bereich des Gesichtsschädels (Abb. 8-1, 8-2). Ihre **Wände** bilden
- Oberkieferbein
- Siebbein
- Keilbein
- Nasenbein
- Gaumenbein

(☞ Kap. 6 „Motorisches System"). Der Gaumen ist die breite Bodenfläche und gleichzeitig das Dach der Mundhöhle. Das schmalere **Dach** der Nasenhöhle besteht aus:
- Stirnbein
- Siebbein
- Keilbeinkörper

Den äußeren vorderen Zugang zum Nasenraum bilden die Nasenlöcher. Über die Choanen, den inneren hinteren Ausgang, geht die Nasenhöhle in den Nasenabschnitt des Rachens über. Durch die Nasenscheidewand (Nasenseptum) teilt sich die Nase in eine rechte und eine linke Hälfte. Diese Scheidewand besteht vorne aus Knorpel, hinten aus Knochen. Von den seitlichen Wänden des Nasenraumes springen drei muschelartig gebogene **Knochenlamellen** zur Mitte vor:
- obere
- mittlere
- untere Nasenmuschel (Concha nasalis; Abb. 8-1).

Zwischen diesen Muscheln und der seitlichen Nasenwand entsteht dadurch jeweils ein von vorne nach hinten verlaufender schmaler Spaltraum:
- oberer
- mittlerer
- unterer Nasengang.

Der gesamte Raum der Nasenhöhle ist mit **Schleimhaut** (Mucosa) ausgekleidet (Abb. 8-1 B). Ähnlich wie beim Verdauungsapparat bildet die Schleimhaut die Innenauskleidung der Hohlräume des Atmungsapparates. Charakteristisch für die Nasenschleimhaut ist ein mehrreihiges Epithel, das dicht mit **Flimmerhaaren** (Kinozilien) besetzt ist. Im Bindegewebe unterhalb des Epithels befindet sich ein ausgedehntes Drüsengewebe. Diese gemischten Drüsen sondern Nasenschleim ab, der die Schleimhaut feucht hält und gleichzeitig die vorbeiziehende Atemluft befeuchtet.

Bekommt ein Patient z.B. über eine Sonde Sauerstoff zugeführt, muß das Gasgemsich mit Hilfe von Aqua dest. und einer Heizung angefeuchtet und erwärmt werden, da sonst die Nasenschleimhaut und die weiterführenden Atemwege austrocknen.

In der oberflächlichen Schleimschicht bleiben auch Fremdkörper hängen. Die Wellenbewegungen der Flimmerhaare des Epithels transportieren sie mit der Schleimschicht mit gleichmäßiger Geschwindigkeit von etwa 1 cm pro Stunde in Richtung Rachen. Auf diese Weise wird die Schleimschicht ständig erneuert und die **Atemluft gereinigt**. In den zahlreichen Blutgefäßen der Nasenschleimhaut strömt Blut, dessen Temperatur in der Regel deutlich über der der Einatmungsluft liegt. Dadurch **erwärmt** sich die vorbeiströmende Luft schnell (vgl. Heizkörper und Raumluft). Durch vermehrte Blutfüllung der Gefäße (dichte Venengeflechte) kann die

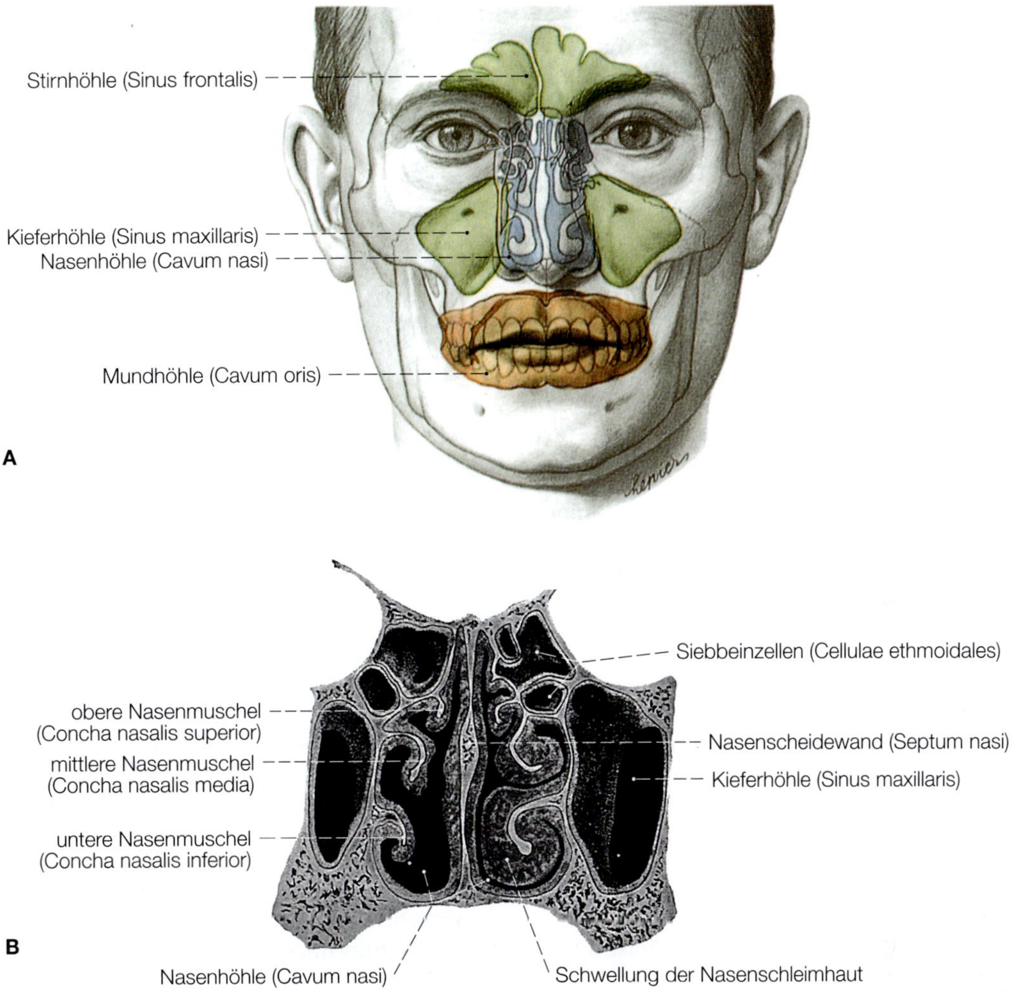

Abb. 8-1 Nasenhöhle und Nebenhöhlen.
A: Projektion von Nasenhöhle und Nebenhöhlen auf die Oberfläche des Gesichts.
B: Frontalschnitt durch Nasenhöhle und Nebenhöhlen.

Nasenschleimhaut sehr rasch anschwellen und die Nasenatmung behindern (allergische Reaktion, Heuschnupfen; Abb. 8-1 B).

Ein kleiner Teil der Nasenschleimhaut im oberen Abschnitt der Nasenhöhle ist zur Riechschleimhaut umgestaltet (Abb. 8-2; ☞ Kap. 5.8). Sensible Nervenfasern des V. Hirnnerven (N. trigeminus) versorgen die Nasenschleimhaut. Durch Reizung der Rezeptoren in der Nasenschleimhaut kann ein Niesreflex ausgelöst werden.

Die Nasenhöhle ist mit Nasennebenhöhlen verbunden (Abb. 8-1, 8-2). Der Zugang zur **Oberkieferhöhle** (Sinus maxillaris) liegt unter der mittleren Muschel. Der Zugang zur **Stirnhöhle** (Sinus frontalis) ein wenig weiter vorne. Die Öffnung der **Keilbeinhöhle** (Sinus sphenoidalis) liegt zwischen der oberen Muschel und dem Nasendach. Hinzu kommen noch zahlreiche kleinere und kleinste Nebenhöhlen, die sog. **Siebbeinzellen** (Cellulae ethmoidales). Die Funktion der Nebenhöhlen ist noch unklar. Sie spielen jedoch bei der Stimmbildung als Resonanzorgane eine Rolle (☞ Kap. 5.5). Unter der unteren Muschel mündet der **Tränennasengang** (Ductus nasolacrimalis). Er führt überschüssige Tränenflüssigkeit in den unteren Nasengang und reichert die Atemluft mit Wasserdampf an. Durch die Nasenscheidewand, die Ge-

8

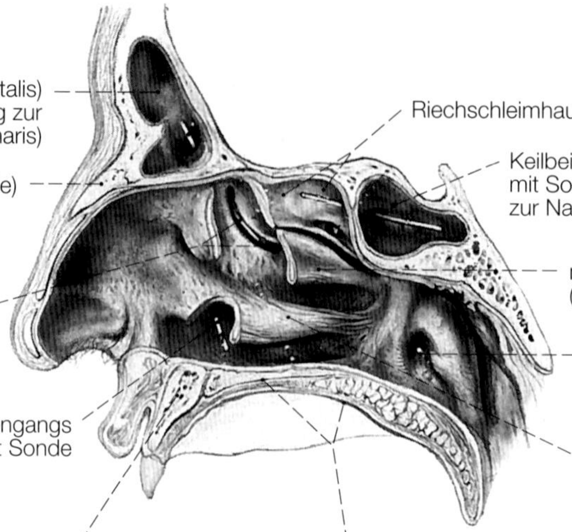

Abb. 8-2 Sagittalschnitt der rechten Nasenhöhle mit Blick auf die seitliche Nasenwand. Untere und mittlere Muschel sind teilweise entfernt, um die Mündung des Tränennasengangs sowie die Zugänge zu Kiefer- und Stirnhöhle darzustellen.

stalt der Nasenmuscheln und die abwärts weisende Lage der Nasenöffnung wird der Luftstrom in dünne Schichten geteilt und zugleich so gelenkt, daß er vorwiegend durch die mittleren und unteren Nasenteile zieht. Beim Schnüffeln erreicht er dagegen stärker die Riechregion auf der oberen Muschel (☞ Kap. 5.8).

Vorteile der Atmung durch die Nase (Nasenatmung) gegenüber der Atmung durch den Mund (Mundatmung):
- Riechfunktion („chemische Untersuchung" der Atemluft = Riechen).
- Erwärmung, Befeuchtung und Säuberung der Atemluft.

8.1.2 Rachen

Der Rachen (**Pharynx**) verbindet Nasenraum, Mundraum sowie den sich anschließenden Luft- und Speiseweg (☞ Abb. 7-6, 7-7). Er reicht von der Schädelbasis bis zum Beginn der Speiseröhre und läßt sich in drei Abschnitte gliedern:
- Nasenabschnitt (Pars nasalis)
- Mundabschnitt (Pars oralis)
- Kehlkopfabschnitt (Pars laryngea; ☞ Kap. 7 „Verdauungssystem und Resorption").

Im Nasenabschnitt des Rachens liegt beiderseits die Öffnung der Ohrtrompete (Tuba auditiva). Sie verbindet als ein schlauchförmiger Gang Rachen und **Mittelohr**. Entzündungen im Bereich des Rachens können daher auch auf das Mittelohr übergreifen.

Am Rachendach findet sich die Rachenmandel (Tonsilla pharyngealis), eine Anhäufung von lymphatischem Gewebe, ähnlich der Gaumenmandel. Bei Kindern ist sie oft sehr stark entwickelt (sog. Wucherungen) und kann u.U. die Nasenatmung behindern.

Durch den geöffneten Mund sieht man auf die Hinterwand des Mundabschnitts des Rachens und das davor herabhängende weiche **Gaumensegel** (Velum palatinum; ☞ Abb. 7-2). Dieses ist eine weiche Gewebsplatte, die den harten Gaumen hinten vervollständigt und im Zäpfchen endet. Das Gaumensegel wird beim Schlucken durch die Gaumenmuskeln angehoben und an die hintere Rachenwand angelegt. Somit werden Mund- und Nasenabschnitt des Rachens gegeneinander abgeschlossen. Im unteren Rachenabschnitt kreuzen sich Luft- und Speiseweg. Die Luft strömt von oben hinten nach unten vorne zum Kehlkopfeingang (☞ Kap. 7 „Verdauungssystem und Resorption"). Die Rachenwand besteht aus **Schleimhaut** und außen gelegenen Muskelzügen, den **Schlundschnürern**. Sie sind für das Schlucken sowie den Transport fester Nahrungsbissen zum Magen wichtig.

Untersuchen Sie mit Hilfe einer Taschenlampe den Rachen einer Person und versuchen Sie, die anatomischen Strukturen zu erkennen.

8.2 Untere Luftwege

Die unteren Luftwege bestehen aus Kehlkopf, Luftröhre und Bronchialbaum. Der Kehlkopf dient der Stimmbildung. Luftröhre und Bronchialbaum werden von einem Knorpelskelett für den Luftstrom offengehalten.

8.2.1 Kehlkopf

Der Kehlkopf (**Larynx**) liegt wie die anschließende Luftröhre am Hals vorne vor dem Speiseweg (☞ Abb. 7-6). Er ist für die **Stimmbildung** verantwortlich (☞ Kap. 5.5).

Der Kehlkopf ist ein am Zungenbein (Os hyoideum) aufgehängter, nach oben und unten offener Schlauch, dessen Wände durch eine Reihe von Knorpeln versteift sind (Abb. 8-3). Schildknorpel und Ringknorpel haben die Aufgabe, den Schlauch beständig offenzuhalten und ihn zu schützen. Die beiden Stellknorpel befestigen die Stimmbänder, und der Kehldeckelknorpel verschließt den Kehlkopfeingang.

Betasten Sie Ihren Schildknorpel und spüren Sie seine Bewegung beim Schluckakt.

Der **Schildknorpel** besteht aus zwei viereckigen Platten mit hornartigen Fortsätzen (Abb. 8-3 B), die vorne in einem stumpfen Winkel zusammenstoßen. So schützen sie den Kehlkopf vorne und seitlich. Die Mitte des vorspringenden Schildknorpels ist als **Adamsapfel** zu tasten und/oder zu sehen. Innerhalb des vom Schildknorpel umfaßten Raums liegt der eigentliche **Kehlkopfschlauch**. In ihm ist weiter abwärts der kräftige **Ringknorpel** eingelagert, der einem Siegelring mit nach hinten liegender Platte gleicht. Auf dieser Ringknorpelplatte sitzen getrennt voneinander und beweglich befestigt hinten oben die beiden **Stellknorpel**. Von diesen beiden Stellknorpeln ziehen horizontal nach vorne zur Innenseite des Schildknorpels die beiden echten **Stimmbänder** (Plica vocalis). Sie bestehen aus zwei Gewebsfalten, die von den Seiten der Kehlkopfwand zur Mitte vorspringen und dort eine relativ scharfe Kante besitzen (Abb. 8-3). Darüber liegen zwei Taschen, überwölbt von den zwei **Taschenfalten** (sog. falsche Stimmbänder).

Die zahlreichen Muskeln der Kehlkopfwand greifen vor allem an den Stellknorpeln an und regeln die Spannung der Stimmbänder. Beim Ausstrom der Luft geraten die Stimmbänder in Schwingungen und rufen damit Töne hervor. Länge und Spannung der Stimmbänder bestimmen die Tonhöhe (☞ Kap. 5.5).

Zwischen den beiden echten Stimmbändern befindet sich ein dreieckiger, vorne engerer Spalt, die **Stimmritze**. Durch diesen Spalt strömt die Luft beim Ein- und Ausatmen. Beim Einatmen weitet sich die Stimmritze, beim Ausatmen verengt sie sich.

Nach oben kann der Kehldeckel (**Epiglottis**) den Kehlkopfeingang verschließen. Der Kehlkopfdeckel ist eine mit Schleimhaut überzogene, etwa herzförmige Knorpelplatte, die während des Ein- und Ausatmens schräg nach vorne oben steht und so den Luftweg in den Kehlkopf freigibt. Beim Schluckakt kippt er nach hinten um, legt sich vor den Kehlkopfeingang und verhindert den Eintritt von Speise und Flüssigkeit in die Luftwege, das „Verschlucken" (**Aspiration**) (☞ Kap. 7 „Verdauungssystem und Resorption").

Ist diese Funktion des Kehlkopfes (z.B. bei Bewußtlosigkeit) gestört, so kann es nach einer Aspiration zu einer Entzündung der Luftwege und der Lunge kommen (Aspirationspneumonie).

8.2.2 Luftröhre

Die Luftröhre (**Trachea**) beginnt unter dem Ringknorpel. Sie reicht – bis zu ihrer Gabelung (**Bifurcatio tracheae**) in die beiden Hauptäste (Hauptbronchien) – bis etwa in Höhe des 5. Brustwirbels (Abb. 8-4, 8-5). Im Halsbereich und im Brustraum liegt die Luftröhre vor der Speiseröhre. Sie ist, ähnlich wie die Nasenhöhle, mit **Flimmerepithel** ausgekleidet. In die Wand sind hufeisenförmig gekrümmte, nach hinten **offene Knorpelspangen** eingelagert. Dadurch versteift sich die Luftröhre und ist stets offen. Zwischen den Knorpelspangen befinden sich **bewegliche Ringbänder**, die eine Dehnung der Luftröhre in Längsrichtung ermöglichen. Die Hinterwand enthält Bindegewebe und glatte Mus-

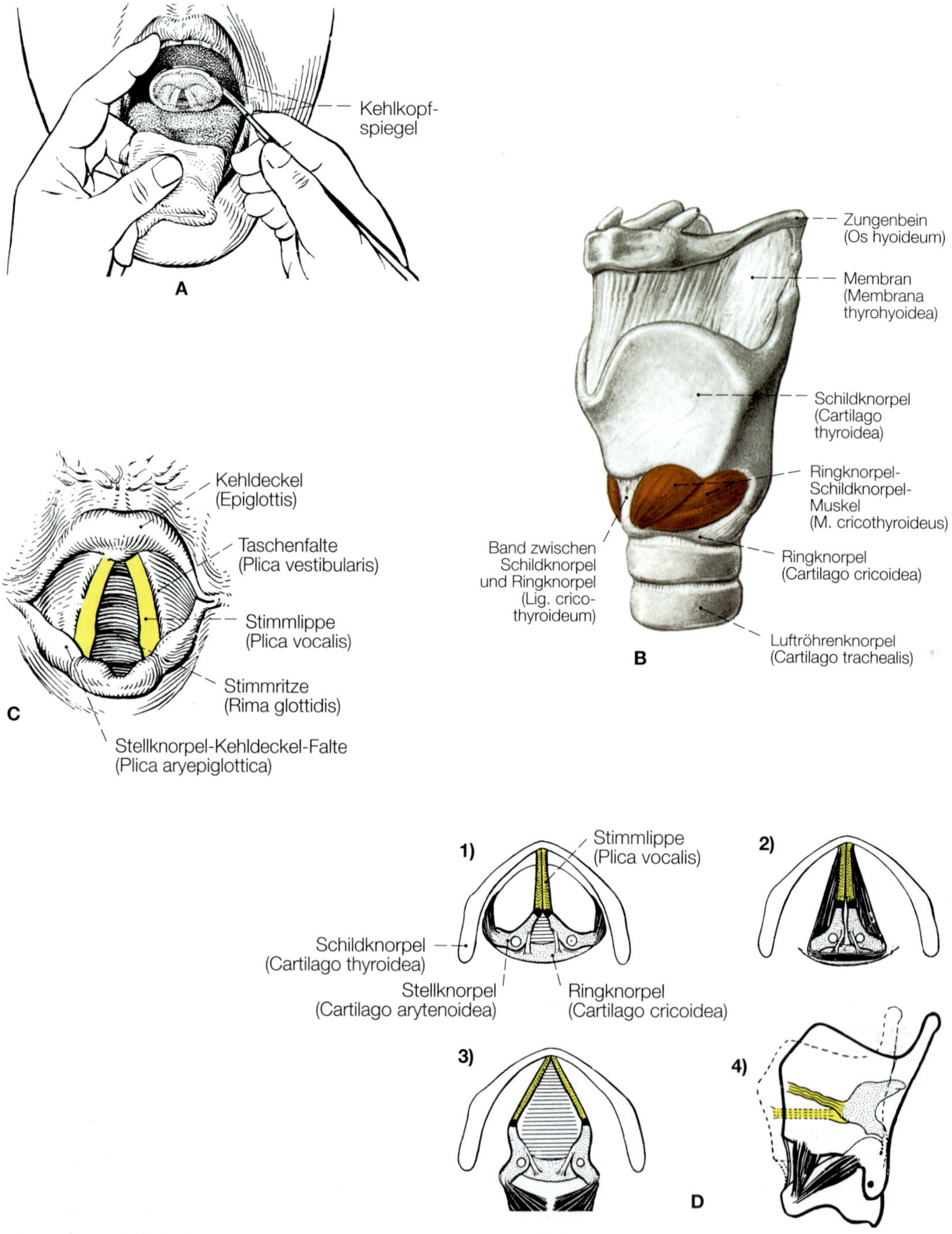

Abb. 8-3 Der Kehlkopf in Außen- und Innenansichten.
A: Darstellung von Stimmritze und Stimmfalten mit Hilfe des Kehlkopfspiegels.
B: Seitenansicht des Kehlkopfs.
C: Kehlkopfspiegelbild der bei Einatmung geöffneten Stimmritze.
D: Unterschiedliche Stellungen der Stimmbänder:
1) Stimmritze bei Flüstersprache nur zwischen den Stellknorpeln geöffnet;
2) Verschluß der Stimmritze bei Stimmbildung;
3) weit geöffnete Stimmritze bei Einatmung;
4) Spannen der Stimmbänder durch Kippen des Schildknorpels gegen den Ringknorpel.

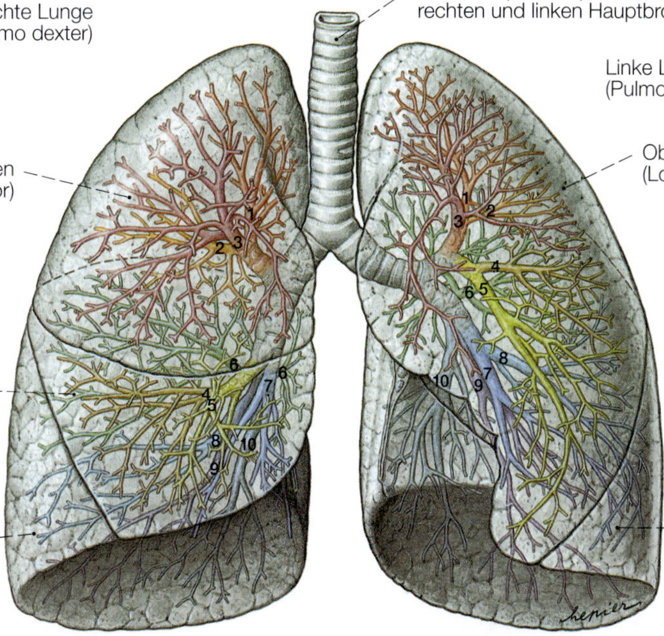

Abb. 8-4 Lungenflügel mit Luftröhre und Bronchialbaum. Zahlen markieren die Bronchialäste zu den einzelnen Lungensegmenten.

kulatur, jedoch keine Knorpel. Bewegt sich der Kehlkopf (Schlucken) oder die Halswirbelsäule, kann sie sich etwa um 2 cm verlängern.

8.2.3 Bronchien

Die Luftröhre ist mit dem hohlen Stamm eines Baumes vergleichbar, aus dem zahlreiche ebenfalls hohle Äste, die Bronchien, hervorgehen (Abb. 8-4). Daher der Ausdruck Bronchialbaum. Aus der Gabelung der Luftröhre entspringen ein **linker** und ein **rechter Hauptbronchus** für den linken bzw. rechten Lungenflügel (Abb. 8-5, 8-6). Fremdkörper gelangen meist in den rechten, steiler verlaufenden Hauptbronchus. Aus jedem Hauptbronchus entstehen Äste für die **Lungenlappen** (links zwei, rechts drei) und für die Lungensegmente (Abb. 8-4). Unter weiterer Verzweigung bilden sich schließlich die **Bronchiolen**. Bis auf die Bronchiolen besitzen die Verzweigungen des Bronchialbaumes in die Wand eingelagerte Knorpelspangen, die die Lichtung offenhalten. Dazu kommen zahlreiche elastische Fasern. Die Wand der Bronchiolen enthält glatte Muskulatur.

A

B

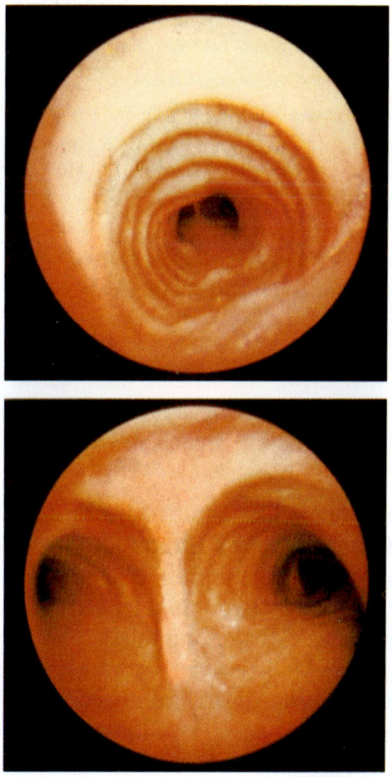

Abb. 8-5 Endoskopische Bilder der Luftröhre (A) und ihrer Aufzweigung in die beiden Hauptbronchien (B).

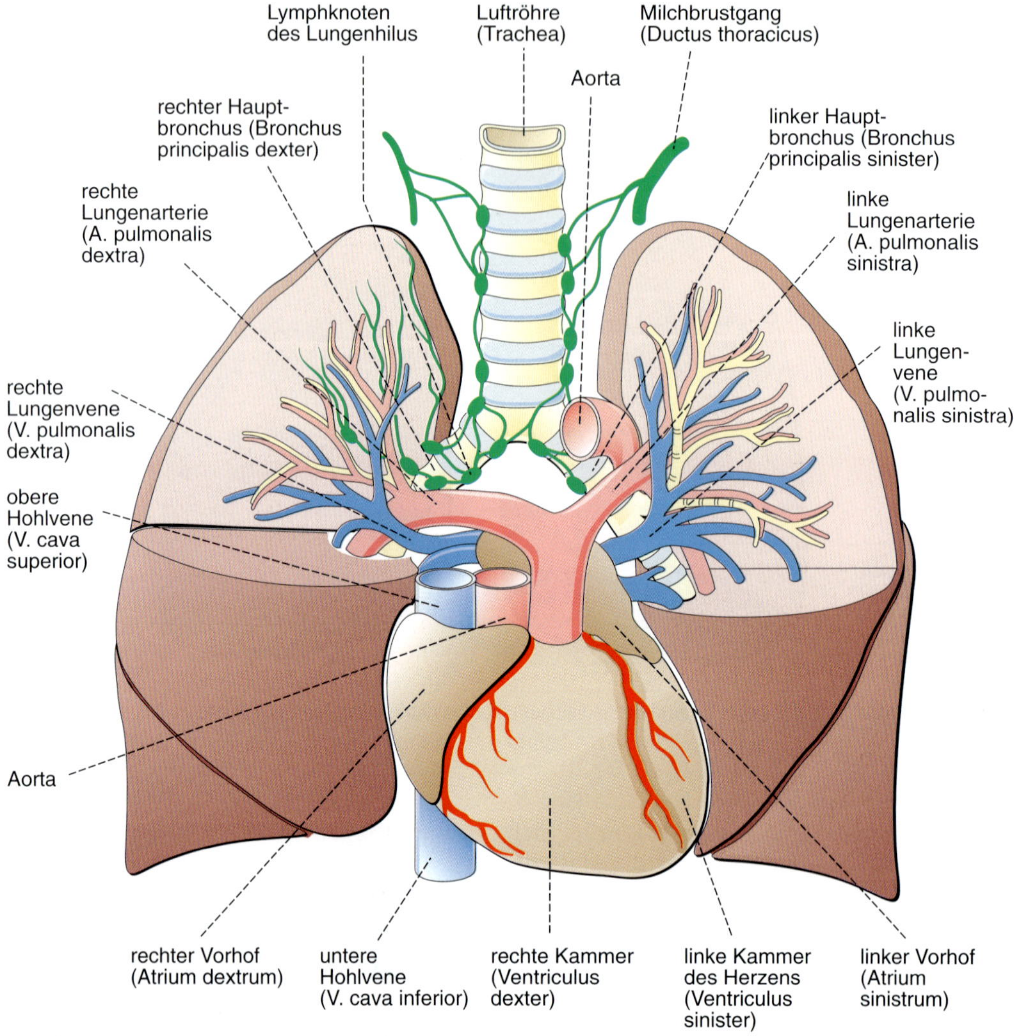

Abb. 8-6 Herz und Lungenflügel. Verlauf und Verzweigungen der Lungenarterien, der Bronchien sowie der Lungenvenen. Arterien und Bronchien verlaufen in enger Nachbarschaft getrennt von den Venen.

Zieht sich diese Muskulatur krampfartig zusammen, behindert dies vor allem die Ausatmung erheblich (Atemnot bei Bronchialasthma).

Ebenso wie bei der Luftröhre besteht die innere Oberfläche der Bronchien aus **Flimmerepithel**. Die Schleimhaut enthält zahlreiche Schleimdrüsen (**Bronchialdrüsen**). Durch die rhythmische Bewegung der Flimmerhaare des Epithels können eine oberflächliche Schleimschicht und darin haftende Partikel kontinuierlich zum Kehlkopfeingang transportiert werden. Dieser Mechanismus dient der Selbstreinigung der Lunge von Staubpartikeln, Bakterien usw.

Bei Rauchern bildet sich das Flimmerepithel zurück, was den Schleimtransport und die Selbstreinigung der Bronchialwege in zunehmendem Maße einschränkt. Als Folge kommt es zu chronischen Entzündungen (Bronchitis).

Die Reizung von Rezeptoren der Schleimhaut der Luftwege (Nase, Kehlkopf, Bronchien), z.B. durch Staubpartikel und Schleim, führt über einen Reflexbogen aus sensorischen und motorischen Nervenfasern durch das aktivierte Atemzentrum in der Medulla oblongata zu einer stoßweisen Ausatmung (Niesen und Husten). Beim Husten wird zunächst durch die angespannte Exspirationsmuskulatur die Luft unterhalb des geschlossenen Kehlkopfes gestaut. Bei plötzlicher Öffnung des Kehlkopfes kommt es dann zu einer stoßartigen Ausatmung, die Schleim und Fremdkörper mitreißt und herausbefördert. Hustenauslösende Zonen (tussigene Zonen) sind weiterhin im äußeren Gehörgang, im Rachen und in der Wand der Pleurahöhle zu finden.

8.3 Gasaustauschfläche: Lungen

In den Lungenbläschen (Alveolen) treten die Atemgase in das Blut ein und aus. Die Trennschicht zwischen Alveolarraum und Blut ist eine dünne Wand. Sie besteht aus Alveolarepithel und Kapillarendothel.

Die Bronchiolen enden mit sack- oder gangartigen Aufzweigungen, deren Wände aus zahlreichen Ausbuchtungen, den Lungenbläschen (**Alveolen**), bestehen (Abb. 8-7). Sie sind halbkugelig und ihr Durchmesser beträgt etwa 0,1 bis 0,2 mm bei Ausatmung (Exspiration) und 0,3 bis 0,5 mm bei Einatmung (Inspiration). Die außerordentlich dünne Wand besteht aus flachen Zellen (Alveolarepithelzellen) und von diesen umschlossenen **Blutkapillaren**. Diese feinsten Verzweigungen der Lungenarterie (Truncus pulmonalis) führen der Lunge sauerstoffarmes Blut zu (Abb. 8-6, 8-7). Die geringe Dicke der Alveolarwand erlaubt den Durchtritt von **Sauerstoff** aus den Alveolen in das Blut der Kapillaren, und umgekehrt den Übertritt von **Kohlendioxid** aus dem Blut in die Alveolen (Abb. 8-7 B). Das sauerstoffreiche Blut fließt über die Lungenvenen zum linken Vorhof des Herzens (Abb. 8-6). Die Alveolen sind von einem korbartigen Geflecht elastischer Fasern umsponnen. Beim Einatmen entsteht durch den Unterdruck im Brustraum ein Sog, durch den sie sich erweitern. Beim Ausatmen verkleinern sie sich wieder. Um ein Zusammenfallen der Lungenalveolen zu verhindern, ist ihre Oberfläche mit einem Flüssigkeitsfilm (Surfactant) überzogen, den Alveolarepithelzellen (Nischenzellen) bilden. Bei Frühgeburten kann die unreife Lunge noch kein Surfactant bilden wodurch die Entfaltung der Lunge erschwert wird (Atemnotsyndrom).

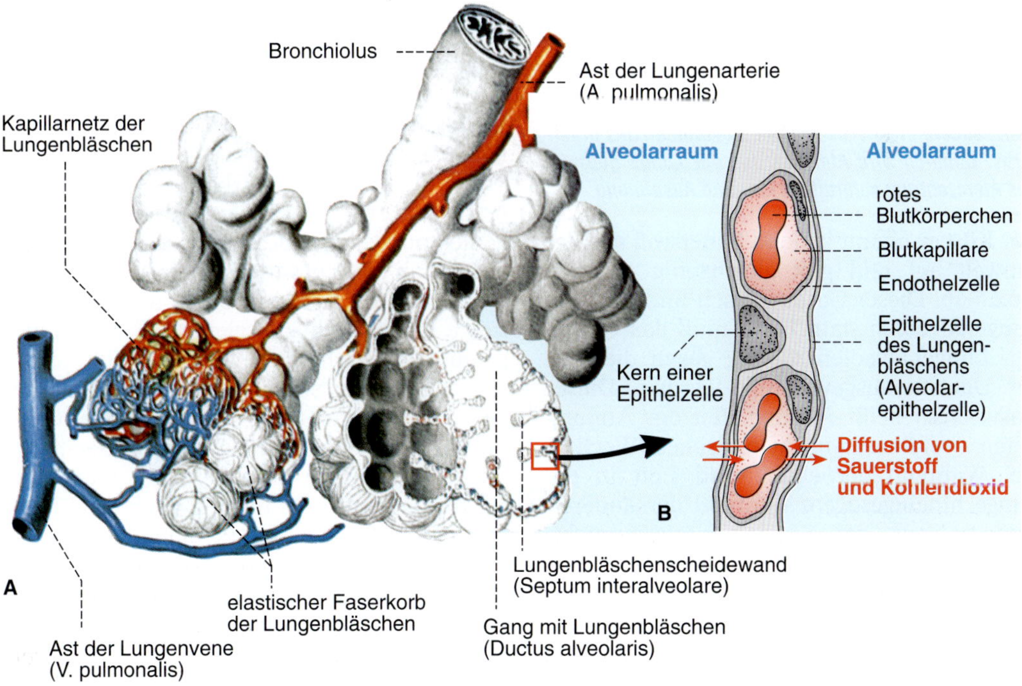

Abb. 8-7 Lungenalveolen.
A: Endaufzweigung eines Bronchiolus in dünnwandige, von Alveolen gesäumte Gänge (Ductus alveolaris).
B: Ausschnitt aus der Wand einer Alveole.

Eine seröse Haut (Pleura visceralis, Lungenfell) überzieht die Oberfläche der Lunge wie auch die Innenwand des Brustkorbs und die Zwerchfelloberfläche (Pleura parietalis, Rippenfell). So entsteht zwischen Pleura visceralis und parietalis ein mit Flüssigkeit gefüllter (seröser) Spalt (**Pleuraspalt**). Die Pleuraauskleidung ermöglicht ein reibungsloses Gleiten der Lunge an Thoraxinnenwand und Zwerchfell (Abb. 8-8). Bei einer Entzündung der Pleurablätter (Pleuritis) kann es zu Verklebungen und/oder zur Ansammlung von Flüssigkeit (Pleuraerguß) im Pleuraspalt und damit zu einer Einschränkung der Lungenbewegung kommen.

Patienten mit eingeschränkter Atmung müssen besonders häufig und gewissenhaft beobachtet werden:
- **Häufigkeit der Ein- und Ausatmung**
- **Verfärbung der Haut und der Hautanhangsorgane, z.B. bläuliche Färbung der Lippen und der Fingernägel**
- **Puls- und Blutdruckkontolle**
- **Bewußtseinskontrolle.**

8.4 Atemmechanik: Einatmung und Ausatmung

Bei der Einatmung vergrößern Atemmuskeln das Volumen des Brustkorbs. Dadurch wird Luft in die Lungen gesaugt. Bei der Ausatmung verkleinern insbesondere elastische Kräfte das Volumen des Brustkorbs. Dadurch wird Atemgas aus der Lunge gepreßt. Das Atemzentrum kontrolliert Ein- und Ausatmung.

Der Körper nimmt laufend Sauerstoff aus der Umwelt auf und gibt gleichzeitig Kohlendioxid ab. Dieser Gasaustausch findet in den Lungenalveolen statt. Dazu muß das Gas in den Lungenalveolen ständig gegen die Luft der Umwelt ausgewechselt werden. Dieser Gaswechsel heißt Atmung. Bei der Atmung treten zwei Phasen in rhythmischem Wechsel auf. Während der einen wird Luft in die Lunge hineingesogen, während der anderen Atemgas aus der Lunge herausgedrückt. Dementsprechend heißt die erste Phase Einatmung (**Inspiration**) und die zweite Phase Ausatmung (**Exspiration**). Das Zentralnervensystem kontrolliert Inspiration und Exspiration. Zur Einleitung der Inspiration sendet eine Gruppe von Nervenzellen (sog. **Atemzentrum**), die im verlängerten Mark (**Medulla oblongata**) lokalisiert ist, Aktionspotentiale aus (Abb. 8-8). Diese Aktionspotentiale steigen über Nervenfasern in die Hals- und Brustsegmente des Rückenmarks ab. Dort werden sie auf weitere Nervenzellen übertragen und gelangen schließlich über die Fasern dieser Nervenzellen im Zwerchfellnerv (N. phrenicus) und in den Zwischenrippennerven (N. intercostalis) zur Atemmuskulatur (Zwerchfell und Zwischenrippenmuskeln). Die einlaufenden Aktionspotentiale verkürzen die Atemmuskeln. Dabei flacht das Zwerchfell ab, die Rippen heben sich und der Brustkorb (Thorax) weitet sich (Abb. 8-8). Diese Erweiterung des Brustkorbs wird durch eine Rückkopplung begrenzt. Sie beginnt an Dehnungsrezeptoren der Lunge, steigt über Fasern des N. vagus auf und hemmt die Nervenzellen des Atemzentrums.

Mit der Erweiterung des Brustkorbs geht eine Dehnung der Lunge einher, weil beide Pleurablätter dicht aufeinander liegen. Da sie nur durch eine dünne, nicht dehnbare Flüssigkeitsschicht voneinander getrennt sind, müssen die Lungen den Bewegungen des knöchernen Brustkorbs folgen. Auf Grund ihrer elastischen Spannung fallen die Lungen in sich zusammen, wenn der Pleuraspalt von außen (Stichverletzung) oder von innen (Platzen von Lungenbläschen) eröffnet wird. Ein solcher Lufteinstrom in den Pleuraspalt mit Kollaps der Lunge heißt Pneumothorax. Ein **Pneumothorax** kann zu lebensbedrohlichen Situationen führen.

Mit der Erweiterung der Lunge sinkt der Gasdruck in den Luftwegen und in den Alveolen unter den Luftdruck in der Körperumgebung ab. Durch diesen Unterdruck wird so lange Luft aus der Umwelt in die Lunge gesaugt, bis ein Druckausgleich zwischen Lunge und Umwelt hergestellt ist.

Die Entladungsfrequenz der Nervenzellen weist im Atemzentrum periodische Schwankungen auf. Nimmt die Frequenz der Aktionspotentiale, die zu Zwerchfell und Zwischenrippenmuskeln fließen, nach der Einatmung (u.a. durch einen hemmenden Einfluß der Dehnungsrezeptoren in der Lunge) wieder ab, so erschlafft die Inspirationsmuskulatur. Damit können elastische Rückstellkräfte in der Wand des Brustkorbs wirksam werden, die den Thorax wiederum verengen (Abb. 8-8). Dadurch verkleinert sich das Volumen der Lunge und der Gasdruck steigt über den Luftdruck in der Körperumgebung

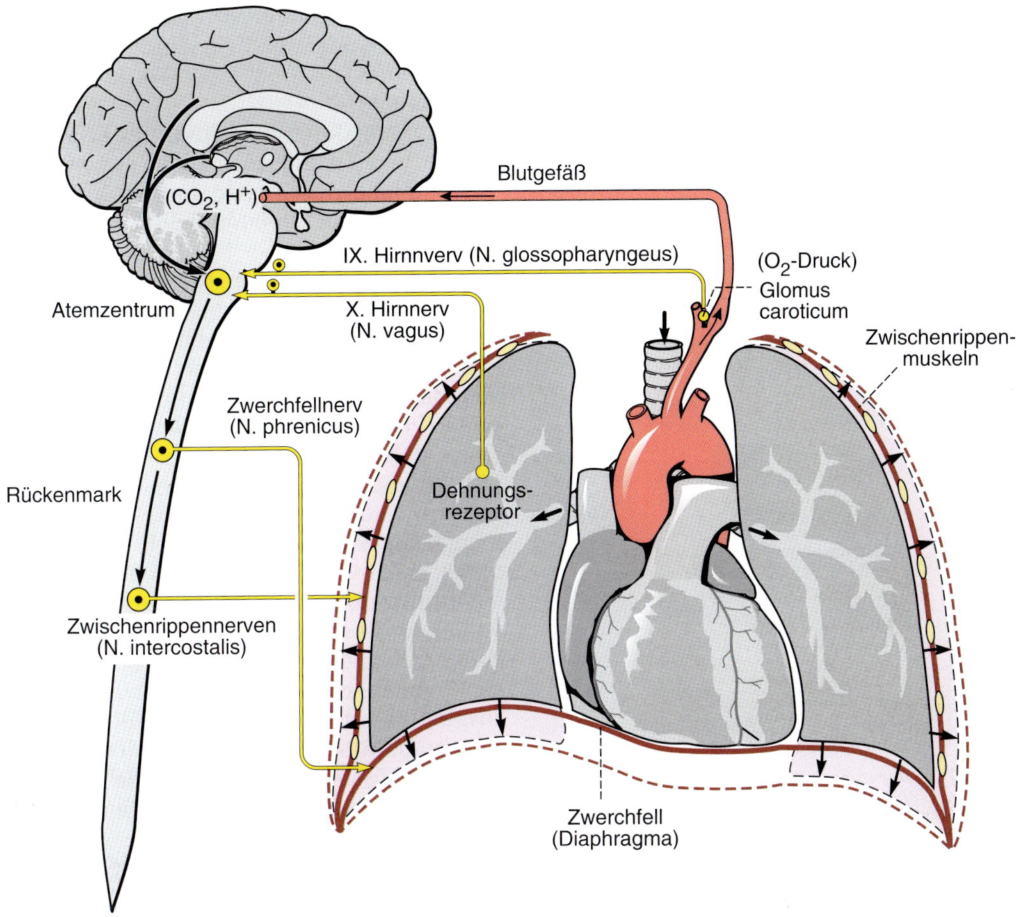

Abb. 8-8 Atemmechanik und Regelung des Atemzeitvolumens. Durch Nervenimpulse, die vom Atemzentrum zum Rückenmark absteigen und von dort über den Zwerchfellnerven (N. phrenicus) zum Zwerchfell und über die Zwischenrippennerven (N. intercostalis) zu den Zwischenrippenmuskeln laufen, wird der Thorax erweitert und dadurch das Volumen der Lunge vergrößert (Pfeile; Einatmung). Die Lungendehnung bei der Einatmung wird durch Dehnungsrezeptoren gemessen und durch eine Rückkopplung über den N. vagus kontrolliert. Das Atemzeitvolumen kann durch Nervenimpulse aus übergeordneten Hirnstrukturen, den Sauerstoff (O_2) im Blut (Glomus caroticum) sowie durch das Kohlendioxid (CO_2) und die Wasserstoffionen (H^+) im Blut (Atemzentrum) beeinflußt werden.

an. Dieser Überdruck preßt Atemgas aus der Lunge in die Umwelt (Exspiration). Bei einer verstärkten Exspiration werden zusätzlich zu den elastischen Rückstellkräften, die ohne Muskelverkürzungen wirksam sind, aktive Muskelkontraktionen eingesetzt, die zu einer Verkleinerung des Thoraxvolumens führen. Die Muskelverkürzungen, die die Exspiration unterstützen, kontrolliert ebenfalls das Atemzentrum.

Die Druck- und Volumenveränderungen, die bei Ein- und Ausatmung im Pleuraspalt bzw. in der Lunge auftreten, stellt Abb. 8-9 dar. Die obere Kurve veranschaulicht zunächst die Schwankungen des Drucks im Pleuraspalt während einer In- und Exspiration. Die mittlere Kurve beschreibt den gleichzeitigen Druckverlauf in der Lunge. Da die Lunge der Thoraxerweiterung in der Einatmungsphase folgt, sinkt der Druck in der Lunge zu Beginn der Inspiration ab. Dadurch entwickelt sich eine Druckdifferenz zur Außenluft, die zum Lufteinstrom in die Lunge führt. Das dabei geförderte Atemvolumen ist in der unteren Kurve dargestellt. Der Lufteinstrom in die Lunge bei Einatmung setzt sich so lange fort, bis Innen- und Außendruck wieder gleich groß sind. Bei der Exspiration kehren sich die beschriebenen Verhältnisse entsprechend um.

Bei unzureichender Spontanatmung oder Atemstillstand muß **künstlich beatmet** wer-

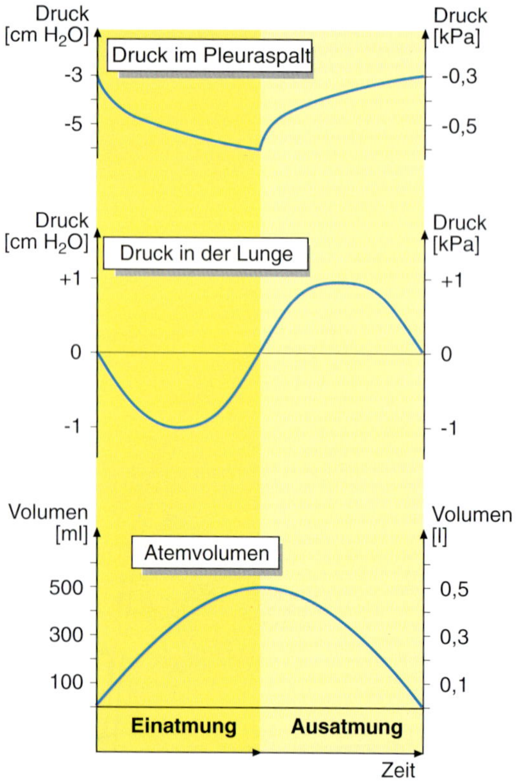

Abb. 8-9 Druck im Pleuraspalt, Druck in der Lunge und Atemvolumen während Ein- und Ausatmung bei normaler Ruheatmung.

den. Dazu werden folgende Methoden herangezogen:

- rhythmische Kompression des Thorax : Ausatmung durch Kompression; Einatmung durch Entfaltung der Lunge bei Wiederausdehnung des Thorax.
- rhythmische Zufuhr von Luft oder Sauerstoff mit Apparaten oder durch Atemspende (Mund-zu-Mund- oder Mund-zu-Nase-Beatmung): Einatmung durch Entfaltung der Lunge mit Hilfe von Überdruck in den Atemwegen; Ausatmung durch Entdehnung der Lunge bei Wiederrückstellung von Thorax und Zwerchfell.

Das Volumen des Atemgases bei einer normalen Ein- und Ausatmung beträgt etwa 0,5 Liter (Atemzugvolumen; Abb. 8-10). Darüber hinaus kann bei maximaler Inspiration das inspiratorische Reservevolumen eingeatmet und bei maximaler Exspiration das exspiratorische Reservevolumen ausgeatmet werden. Die Summe aus Atemzugvolumen, inspiratorischem und exspiratorischem Reservevolumen heißt **Vitalkapazität**. Auch nach maximaler Exspiration bleibt in der Lunge noch ein Restvolumen zurück, das sog. Residualvolumen. **Residualvolumen** und Vitalkapazität ergeben die **Totalkapazität**, also dasjenige Volumen, das sich nach einer maximalen Inspiration in der Lunge befindet. In der Lungenfunktionsdiagnostik werden einzeln meßbare Volumina als „Volumina" und zusammengesetzte Volumina als „Kapazitäten" bezeichnet.

Durch den periodischen Wechsel von Inspiration und Exspiration bleibt der Sauerstoffgehalt und damit auch der Sauerstoffdruck (pO_2) in den Lungenalveolen höher als im venösen, der Lunge zufließenden Blut (Abb. 8-11). Dies ist eine wesentliche Voraussetzung für die Aufnahme des Sauerstoffs in das Blut (Diffusionsprozeß). Die treibenden

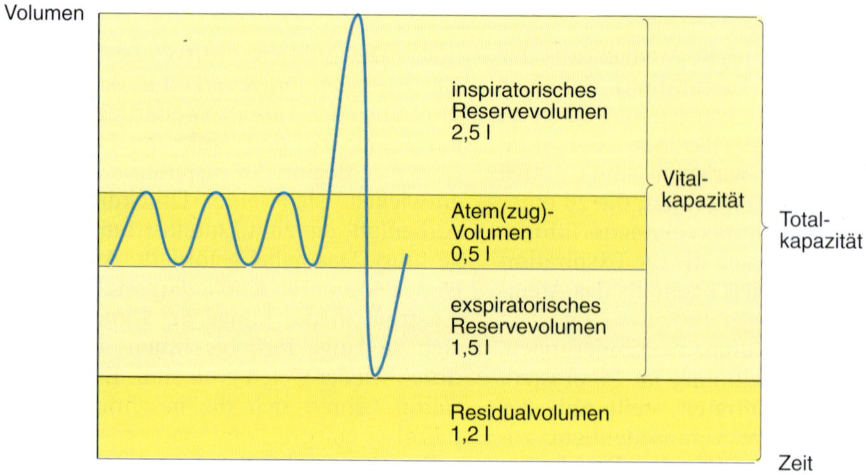

Abb. 8-10 Einteilung der Atemvolumina und Atemkapazitäten.

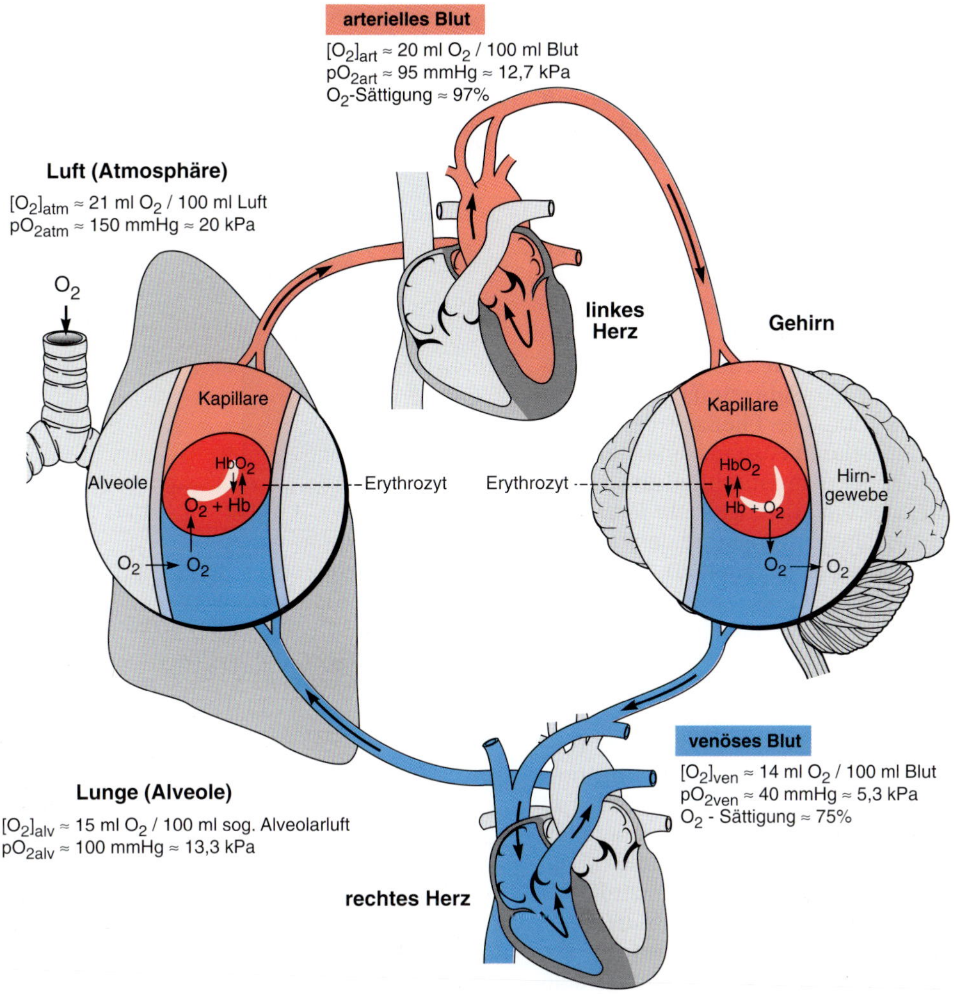

Abb. 8-11 Aufnahme und Transport von Sauerstoff. Der aus der Luft über die Lungenalveolen in das Blut aufgenommene Sauerstoff (O_2) gelangt in die Erythrozyten. Dort wird er an Hämoglobin (Hb) gebunden (HbO_2). Die Erythrozyten werden mit dem Blutkreislauf im Organismus, z.B. im Gehirn, verteilt. Im Gewebe wird der Sauerstoff aus der Bindung an das Hämoglobin freigesetzt und tritt aus den Blutkapillaren in das Gewebe über. Der Sauerstoffgehalt ($[O_2]$), der Sauerstoffdruck (pO_2) und die Sauerstoffsättigung des Hämoglobins sind für die verschiedenen Abschnitte des Weges angegeben. atm = atmosphärisch = in der Luft; alv = alveolär = in den Lungenalveolen; art und ven = arteriell und venös = im arteriellen und venösen Blut.

Kräfte ergeben sich bei diesem Diffusionsprozeß aus der Sauerstoffdruckdifferenz zwischen Lungenalveole und Lungenkapillare.

Legen Sie Ihre Hände seitlich auf den Thorax. Spüren Sie die Bewegungsrichtungen des Thorax bei Ein- und Ausatmung. Hören Sie mit einem Stethoskop an verschiedenen Stellen des Brustkorbs die Lungen ab und nehmen Sie dabei als schwaches Knistern das Entfaltungsgeräusch der Lungenbläschen wahr (vesikuläres Atemgeräusch).

8.5 Sauerstoffaufnahme

Sauerstoff bewegt sich vom Ort des höheren zum Ort des niedrigeren Sauerstoffdrucks. Auf diese Weise gelangt er aus der Lungenalveole in das Blut und in das Gewebe. Der im Blut transportierte Sauerstoff erreicht erst durch Anlagerung an das Hämoglobin in den Erythrozyten die Menge, die der Körper benötigt.

Der Organismus nimmt aus der Umwelt Nährstoffe auf. Sie dienen den Zellen des Körpers zur Energiegewinnung. Dieser Zellstoffwechsel benötigt in der Regel Sauerstoff (O_2). Um diese „oxidativen Prozesse" auf-

8

rechtzuerhalten, ist die zusätzlich Aufnahme von Sauerstoff aus der Umwelt notwendig. Während der Körper Nährstoffe speichert, besteht diese Möglichkeit beim Sauerstoff nicht. Deshalb muß der Körper ständig Sauerstoff aufnehmen und mit dem Blutkreislauf im Organismus verteilen.

Der **Sauerstoff** tritt aus den Lungenalveolen in die **Lungenkapillaren** über (Abb. 8-11). Zwischen den Alveolen und dem zur Lunge fließenden (venösen) Blut besteht ein unterschiedlicher Sauerstoffdruck. Diese Druckdifferenz ist die treibende Kraft für die Bewegung (**Diffusion**) des Sauerstoffs aus den Alveolen in das Blut. Die Fließzeit des Blutes entlang der alveolären Austauschfläche ist so lang, daß sich bei dem Durchfluß des Blutes durch die Lunge ein Gleichgewicht im Sauerstoffdruck zwischen Alveole und dem aus der Lunge abfließenden (arteriellen) Blut einstellt. Somit enthält das Blut schließlich (physikalisch) gelösten Sauerstoff.

Die Menge des im Blut gelösten Sauerstoffs ist sehr gering (0,3 ml pro 100 ml Blut). Sie reicht nicht aus, um den Bedarf der Körperzellen zu decken. Daher ist ein weiterer Prozeß der Sauerstoffaufnahme in das Blut notwendig. Dabei spielt der rote Blutfarbstoff (**Hämoglobin**) der roten Blutkörperchen (Erythrozyten) eine besondere Rolle (Abb. 8-11). Zunächst gelangt der Sauerstoff aus dem Blutplasma aufgrund eines Sauerstoffdruckunterschieds durch Diffusion in die Erythrozyten. Dort verbindet er sich mit dem Hämoglobin. Da gebundener Sauerstoff keinen Druck mehr erzeugt, bleibt der Unterschied im Sauerstoffdruck zunächst bestehen, und es diffundiert so lange Sauerstoff in die Erythrozyten, bis das Bindungsvermögen des Hämoglobins ausgeschöpft ist. Dabei wird im Bereich der Lunge das Hämoglobin nahezu 100%ig mit Sauerstoff gesättigt. Insgesamt hängt die Menge des an Hämoglobin gebundenen Sauerstoffs vom Sauerstoffdruck der Lungenalveolen, des Blutplasmas und der Erythrozyten ab. Dabei besteht eine S-förmige Beziehung zwischen Sauerstoffkonzentration im Blut bzw. Sauerstoffsättigung des Hämoglobins und dem Sauerstoffdruck. Diese sog. S-förmige **Sauerstoffbindungskurve** zeigt Abb. 8-12. Mit Hilfe des Hämoglobins steigt die Transportkapazität für Sauerstoff im Blut erheblich. Sie erreicht einen Wert von 20 ml Sauerstoff pro 100 ml Blut (vgl. auch Abb. 8-11).

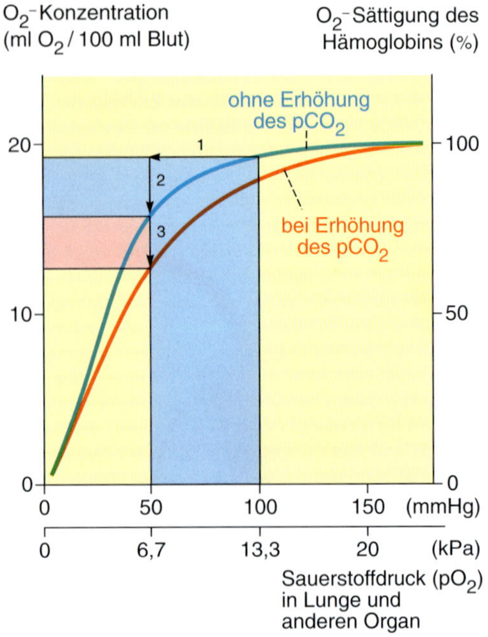

Abb. 8-12 Sauerstoff-(O_2-)Bindungskurve des Blutes. Mit steigendem Sauerstoffdruck in der Lunge (horizontale Skala, Abszisse) nehmen die Sauerstoffkonzentration im Blut und die Sauerstoffsättigung des Hämoglobins (vertikale Skalen, Ordinaten) mit S-förmigem Verlauf zu. Gelangt Blut mit hohem Sauerstoffgehalt und entsprechend hoher Sauerstoffsättigung des Hämoglobins in ein Gewebe mit geringerem Sauerstoffdruck (Pfeil 1), so wird Sauerstoff aus dem Blut freigesetzt (Pfeil 2). Bei erhöhtem Kohlendioxiddruck (pCO_2) verläuft die Sauerstoffbindungskurve flacher. Dementsprechend wird zusätzlich Sauerstoff abgegeben (Pfeil 3).

Sinkt der Sauerstoffdruck in der Umgebung des Blutes und damit die Sauerstoffsättigung des Hämoglobins in den Erythrozyten ab, wie es z.B. in sauerstoffverbrauchenden Geweben der Fall ist (Pfeil 1 in Abb. 8-12), so wird Sauerstoff freigesetzt. Die Menge des abgegebenen Sauerstoffs wird dabei durch den Verlauf der Sauerstoffbindungskurve bestimmt (Pfeil 2 in Abb. 8-12). Stoffwechselendprodukte, wie **Kohlendioxid**, setzen die Bindungsfähigkeit des Hämoglobins für Sauerstoff herab (Bohr-Effekt). So verläuft in Geweben, in denen durch den Stoffwechsel Kohlendioxid entsteht, die Sauerstoffbindungskurve flacher (Abb. 8-12). Dadurch wird dort (beim selben Sauerstoffdruck) weniger Sauerstoff vom Blut gebunden, d.h. mehr abgegeben (Pfeil 3 in Abb. 8-12), als in der Lunge, wo der Kohlendioxiddruck gering ist. Bei der Abgabe des Sauerstoffs aus den

Erythrozyten in das Blutplasma und von dort in das Gewebe verlaufen die für die „Sauerstoffbeladung des Blutes" in der Lunge beschriebenen Prozesse in umgekehrter Reihenfolge.

Die Menge an Sauerstoff, die von der Lunge zur Aufnahme in das Blut bereitgestellt werden muß, hängt vom Sauerstoffbedarf in den Geweben des Körpers ab. So steigt z.B. der Sauerstoffverbrauch im Muskel bei körperlicher Arbeit an. Diese Erhöhung des **Sauerstoffbedarfs** erfordert einen vermehrten Transport und damit eine größere Bereitstellung von Sauerstoff in den Lungenalveolen. Dies wird dadurch erreicht, daß über die Hirnstrukturen, die z.B. die Muskeltätigkeit veranlassen, die Atmung gesteigert wird (vgl. Abb. 8-8). Dabei nimmt sowohl die Tiefe des einzelnen Atemzuges (Atemzugvolumen) als auch die Wiederholung der Atemzüge (Atemfrequenz) zu. Das Atemzeitvolumen oder, auf eine Minute bezogen, das **Atemminutenvolumen** (Atemzugvolumen × Atemfrequenz/Minute) steigt an. Auf diese Weise passen sich Sauerstoffverbrauch im Organismus und Sauerstoffbereitstellung in den Lungenalveolen schon bei Beginn einer Leistungssteigerung einander an.

Ein weiterer Mechanismus sorgt dafür, daß der Sauerstoffgehalt des Blutes nicht kritisch absinkt. Spezielle Rezeptoren (sog. **Chemorezeptoren**), die sich im Glomus caroticum an der Teilungsstelle der A. carotis communis befinden, messen laufend den Sauerstoffdruck des Blutes (vgl. Abb. 8-8). Der N. glossopharyngeus leitet das Meßergebnis dem Atemzentrum zu. Bei einem verminderten Sauerstoffdruck im Blut wird auf diesem Wege der Atemantrieb und damit das Atemminutenvolumen gesteigert. So steigt der Sauerstoffdruck im Blut wieder an.

8.6 Kohlendioxidabgabe

Kohlendioxid bewegt sich vom Ort des höheren zum Ort des niedrigeren Kohlendioxiddruckes. Auf diese Weise gelangt es aus dem Gewebe in das Blut und von dort in die Lungenalveole. Kohlendioxid lagert sich in den Erythrozyten teilweise an Hämoglobin an.

Bei den Stoffwechselvorgängen in den Körperzellen entsteht als Endprodukt Kohlendioxid. Dieses Kohlendioxid muß entsorgt werden, weil eine Anreicherung zu einer Säuerung der Gewebe und schließlich zu einer eingeschränkten Funktion der Zellen führt.

Bei den Prozessen des Zellstoffwechsels bildet sich laufend Kohlendioxid. Dadurch stellt sich in den Zellen ein höherer Kohlendioxiddruck ein als in den Blutkapillaren (Abb. 8-13). Diesem Druckgefälle entsprechend diffundiert Kohlendioxid in das **Blutplasma**. Die Fließzeit des Blutes an den Zellen ist so lang, daß sich beim Durchfluß durch die Kapillaren ein Gleichgewicht im Kohlendioxiddruck zwischen den Zellen und dem zur Lunge fließenden venösen Blut einstellt. Schließlich ist also Kohlendioxid im Blut gelöst. Die Menge dieses im Blut transportierten Kohlendioxids ist gering und reicht für eine Entsorgung der Gewebe nicht aus (ca. 3 ml pro 100 ml Blut). Weitere Vorgänge unterstützen deshalb den Kohlendioxidtransport. Das im Blutplasma gelöste Kohlendioxid diffundiert dem Druckgefälle entsprechend in die **Erythrozyten**. Dort geht es zum einen eine Bindung mit Hämoglobin ein ($HHbCO_2$, Carbaminohämoglobin), zum anderen verbindet es sich mit Wasser zu Kohlensäure, die im weiteren in Bicarbonat (HCO_3^-) und Wasserstoffionen (H^+) zerfällt. Diesen Vorgang beschleunigt (katalysiert) das Enzym Carboanhydrase. Ein Teil des HCO_3^- wird über die Membran der Erythrozyten gegen Chloridionen (Cl^-) ausgetauscht.

Das Gesamtvolumen an Kohlendioxid, das vom Blut aufgenommen wird, hängt vom Kohlendioxiddruck in der Umgebung des Blutes ab. Daraus ergibt sich die **Kohlendioxidbindungskurve** (Abb. 8-14). Bei einem Druck von 45 mm Hg beträgt die vom Blut transportierte Kohlendioxidmenge 55 ml pro 100 ml Blut (Abb. 8-13).

Sinkt der Kohlendioxiddruck in der Umgebung des Blutes ab, wie es beim Durchfluß des Blutes durch die Lunge der Fall ist (Pfeil 1 in Abb. 8-14), so wird Kohlendioxid entsprechend der Kohlendioxidbindungskurve aus dem Blut freigesetzt (Pfeil 2 in Abb. 8-14). Die Aufnahme von Sauerstoff verstärkt diesen Vorgang. Daher verläuft die Kohlendioxidbindungskurve flacher (Pfeil 3 in Abb. 8-14; Christiansen-Douglas-Haldane-Effekt). Bei der Abgabe des Kohlendioxids aus den verschiedenen Transportformen in die Lungenalveole verlaufen die für die „Kohlendioxidbeladung des Blutes" im Gewebe be-

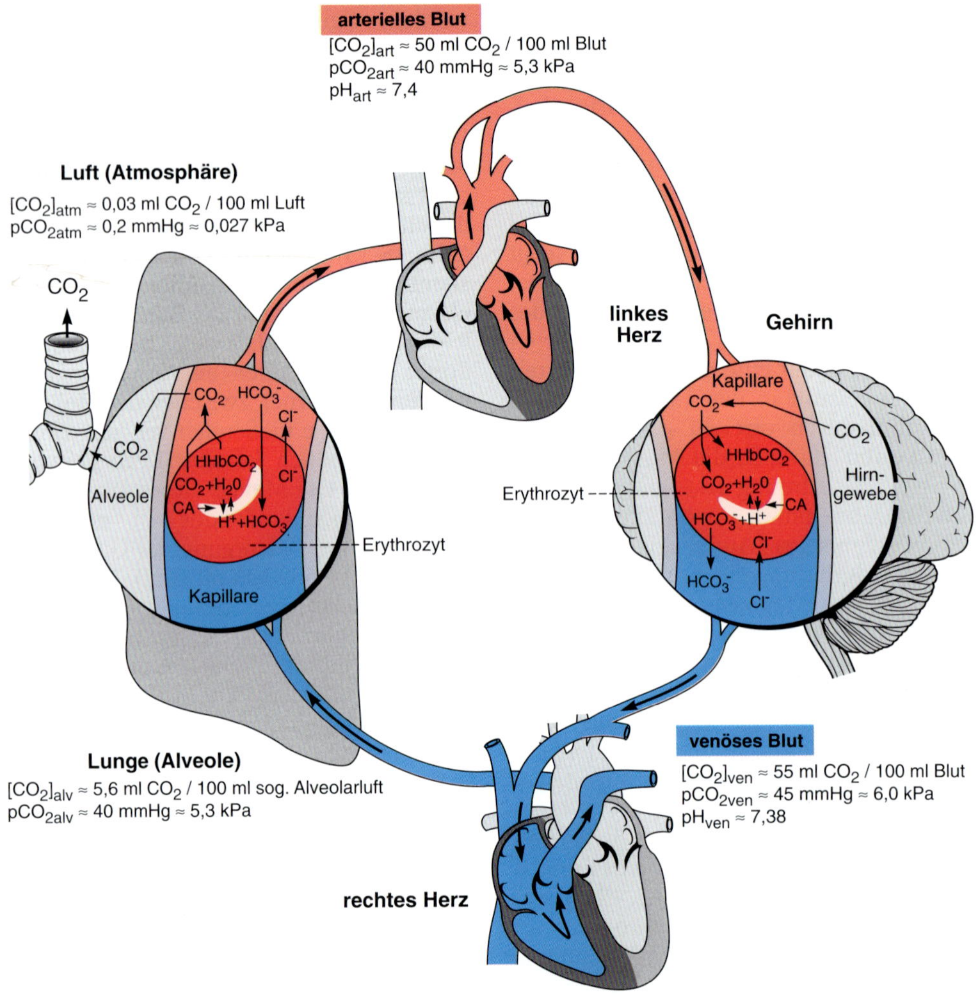

Abb. 8-13 Transport und Abgabe von Kohlendioxid. Das aus dem Gewebe, z.B. des Gehirns, in das Blut gelangte Kohlendioxid (CO_2) tritt in die Erythrozyten über. Dort wird es zum einen an das Hämoglobin (Hb) gebunden ($HHbCO_2$). Zum anderen entstehen unter Hinzuziehung von Wasser (H_2O) schließlich Bicarbonat (HCO_3^-) und Wasserstoffionen (H^+). Dieser Vorgang wird durch das Enzym Carboanhydrase (CA) beschleunigt. Das Bicarbonat in den Erythrozyten wird gegen Chlorid (Cl^-) ausgetauscht. Die Erythrozyten werden mit dem Blutkreislauf im Organismus verteilt und gelangen zur Lunge. In der Lunge wird das Kohlendioxid freigesetzt (Umkehrung der zwischen Blut und Gewebe abgelaufenen Vorgänge). Nach Übertritt in die Lungenalveolen wird es in die Umwelt „abgeatmet". Der Kohlendioxidgehalt ($[CO_2]$), der Kohlendioxiddruck (pCO_2) und der pH-Wert sind für die verschiedenen Abschnitte des Weges angegeben.
atm = atmosphärisch = in der Luft;
alv = alveolär = in den Lungenalveolen;
art und ven = arteriell und venös = im arteriellen und venösen Blut.

schriebenen Prozesse in umgekehrter Reihenfolge.

Zusammenfassend kann festgestellt werden, daß beim Transport im Blut verschiedene Wechselwirkungen zwischen den Atemgasen Sauerstoff und Kohlendioxid bestehen:

- In der Lunge wird die Abgabe von Kohlendioxid in die Alveolen durch die Aufnahme von Sauerstoff in das Blut (Pfeil 3 in Abb. 8-14) und die Aufnahme von Sauerstoff durch die Abgabe von Kohlendioxid (umgekehrte Richtung des Pfeils 3 in Abb. 8-12) begünstigt.
- Im Gewebe wird die Abgabe von Sauerstoff aus dem Blut durch die Aufnahme von Kohlendioxid aus den Zellen (Pfeil 3 in

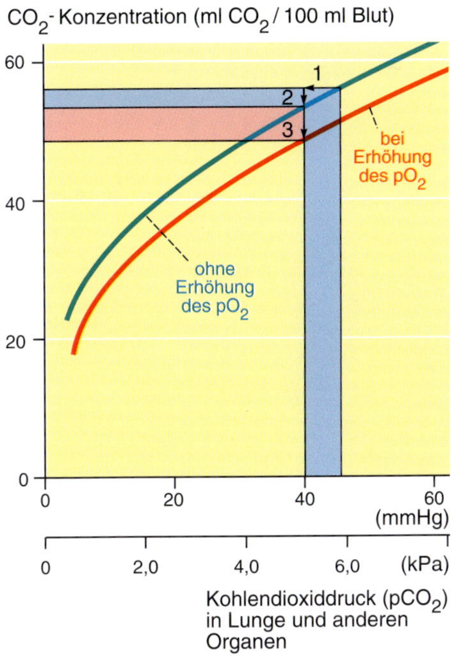

Abb. 8-14 Kohlendioxid-(CO_2-)Bindungskurve des Blutes. Mit steigendem Kohlendioxiddruck im Gewebe (horizontale Skala, Abszisse) nimmt die Kohlendioxidkonzentration im Blut (vertikale Skala, Ordinate) zu. Gelangt Blut mit hohem Kohlendioxidgehalt in die Lunge mit geringem Kohlendioxiddruck (Pfeil 1), so wird Kohlendioxid aus dem Blut freigesetzt (Pfeil 2). Bei erhöhtem Sauerstoffdruck (pO_2) verläuft die CO_2-Bindungskurve flacher. Dementsprechend wird zusätzlich Kohlendioxid abgegeben (Pfeil 3).

Abb. 8-12) und die Aufnahme von Kohlendioxid durch die Abgabe von Sauerstoff (umgekehrte Richtung des Pfeils 3 in Abb. 8-14) verstärkt.

Das Volumen an Kohlendioxid, das über die Lunge abgegeben werden muß, hängt von der Höhe des Stoffwechsels im Körper ab. So steigt die Kohlendioxidproduktion z.B. bei Muskeltätigkeit in den Geweben an und damit die Menge an Kohlendioxid, die zur Lunge transportiert wird. Demzufolge wird über die Atmung vermehrt Kohlendioxid ausgeschieden. Das wird einerseits dadurch erreicht, daß über Hirnstrukturen, die z.B. die Muskeltätigkeit veranlassen, das Atemminutenvolumen gesteigert wird (vgl. Abb. 8-8). Andererseits ergibt sich ein weiterer „Atemantrieb" aus einem erhöhten Kohlendioxiddruck im Blut. Dazu müssen spezielle Rezeptoren des Atemzentrums den Kohlendioxiddruck des Blutes (sog. **Chemorezeptoren**) laufend messen (vgl. Abb. 8-8). Das Meßergebnis wird den für die Atemmechanik verantwortlichen Nervenzellen zugeleitet, die dann das Atemminutenvolumen steigern.

8.7 Aufgabe der Atmung im Säure-Basen-Haushalt

Die Atmung kann einer Ansäuerung des Gewebes (Anstieg der Wasserstoffionenkonzentration) und einer Alkalisierung (Abfall der Wasserstoffionenkonzentration) entgegenwirken. Dabei spielt die Verbindung von Wasserstoffionen mit Bicarbonat zu Kohlensäure und deren Zerfall in Wasser und Kohlendioxid eine entscheidende Rolle. Je nach Lage kann Kohlendioxid vermehrt oder vermindert abgeatmet werden.

Eine Entsorgung der Körpergewebe von Kohlendioxid ist notwendig, um eine Ansäuerung des Gewebes (Anstieg der H-Ionen-Konzentration) und damit eine Einschränkung des zellulären Stoffwechsels zu verhindern. Darüber hinaus ist Kohlendioxid auch bei den Vorgängen von Bedeutung, die einer basischen Reaktion, d.h. einer Alkalisierung des Gewebes (Abfall der H-Ionen-Konzentration), entgegenwirken (siehe folgende Gleichung):

$$CO_2 + H_2O \Leftrightarrow H_2CO_3 \Leftrightarrow HCO_3^- + H^+$$

- Bei einer **Ansäuerung**, d.h. bei einem Anstieg der H-Ionen-Konzentration im Gewebe, verbinden sich die H-Ionen mit Bicarbonat (HCO_3^-) zu Kohlensäure (H_2CO_3). Die Kohlensäure zerfällt in Kohlendioxid (CO_2) und Wasser (H_2O). In der obigen Gleichung erfolgt also eine Verschiebung zur linken Seite. Da das entstandene CO_2 leicht über die Lunge abgegeben werden kann, läßt sich so ein Anstieg der H-Ionen-Konzentration „abpuffern".
- Bei einer **Alkalisierung**, d.h. bei einer Abnahme der H-Ionen-Konzentration im Gewebe, verlaufen die Vorgänge durch eine Verminderung der CO_2-Abgabe und damit durch einen „Rückstau" von CO_2 in umgekehrter Richtung. In der obigen Gleichung erfolgt also eine Verschiebung zur rechten Seite. Damit wird die H-Ionen-Konzentration angehoben.

Zu den Pufferungsvorgängen trägt die Niere über eine Einstellung der Bicarbonatkonzentration entscheidend bei (☞ Kap. 10 „Nierensystem und Wasserhaushalt", Abb. 10-10).

8

Lernkontrolle

1. Beschreiben Sie den Weg eines Sauerstoffmoleküls von der Nase bis zur Alveole.
2. Erläutern Sie die Funktionen des Kehlkopfes.
3. Nennen Sie einige Faktoren, die den Ablauf der Inspiration und Exspiration beeinflussen können.
4. Definieren Sie die Begriffe „Vitalkapazität" und „Atemminutenvolumen".

9 Kreislauf

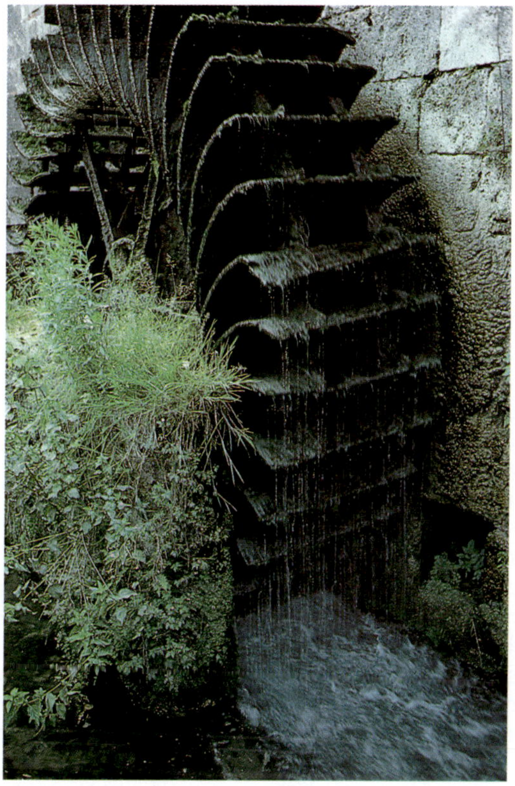

9

Herz und Gefäße sorgen für den Kreislauf des Blutes. Mit ihm werden Nährstoffe, Sauerstoff und andere Moleküle wie Hormone und Antikörper im Organismus verteilt.

9.1 Struktur und Funktionsprinzip

Das Herz pumpt über die Arterien die gesamte Blutmenge in die Organe des Körpers. Über die Venen fließt das Blut zum Herzen zurück. Unterschiedliche Blutdruckwerte in Arterien und Venen gewährleisten die Organdurchblutung. So werden alle Körperzellen ununterbrochen z.B. mit Sauerstoff und Nährstoffen versorgt.

Der grundsätzliche Aufbau des Kreislaufs ist anhand der Abb. 9-1 beschrieben. Vom Verdauungstrakt **(Magen-Darmtrakt)** aus, in dem Nährstoffe aufgenommen werden, fließt das Blut zum Herzen. Gefäße, in denen Blut in Richtung Herz fließt, werden als Venen, in denen Blut vom Herzen wegfließt, als Arterien bezeichnet.

Das **Herz** ist fast symmetrisch aufgebaut. Es wird durch eine Scheidewand (Septum) in eine rechte und eine linke Hälfte unterteilt. Das Blut gelangt zunächst zum rechten Herzen. Von dort strömt es über ein wegführendes Gefäß (Lungenarterie) zur Sauerstoffaufnahme in die **Lunge**. Das nun zusätzlich mit Sauerstoff beladene Blut fließt in den Lungenvenen zum linken Herzen. Dieses verläßt es über die Körperarterien und strömt dann in alle Organe des Körpers. Es mündet in ein Netz dünnwandiger Gefäße **(Kapillaren)**, durch die jeder Zelle des Organismus Nährstoffe und Sauerstoff für den Stoffwechsel zur Verfügung gestellt werden.

In jedem Organ des Körpers befindet sich ein weit und fein verzweigtes Gefäßnetz. Zur Durchströmung **(Perfusion)** dieses Gefäßabschnittes ist eine treibende Kraft notwendig. Sie entsteht durch ein Druckgefälle zwischen den Gefäßen. In Gefäßen, in denen das Blut zu den Organen fließt, herrscht ein höherer Druck als in den Gefäßen, durch die das Blut

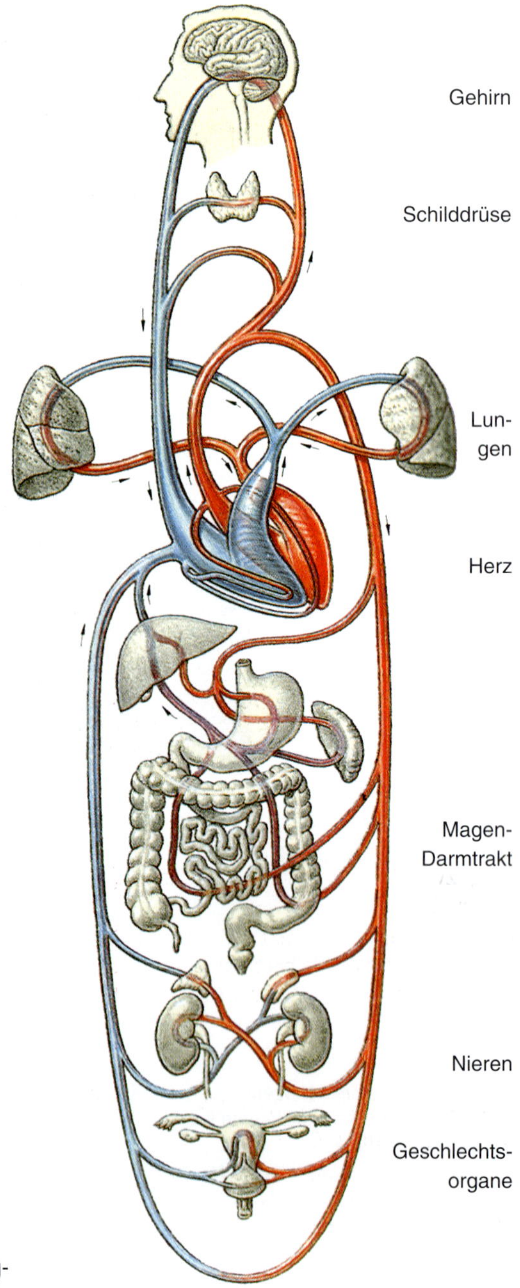

Abb. 9-1 Darstellung des Körperkreislaufs mit den wichtigsten von ihm versorgten inneren Organen und des Lungenkreislaufs. Die Pfeile geben die Strömungsrichtung des Blutes an.

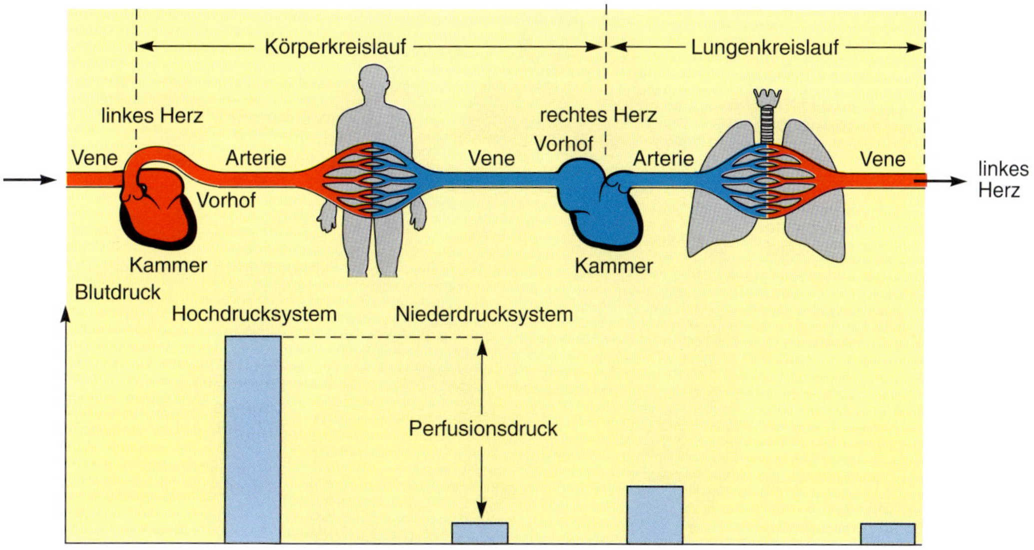

Abb. 9-2 Höhe des Blutdrucks in Zuordnung zu den verschiedenen Abschnitten von Körperkreislauf und Lungenkreislauf. Durch die Blutdruckdifferenz im Körperkreislauf ist der Perfusionsdruck für die Organe gegeben.

rot = Blut mit hohem Sauerstoff- und niedrigem Kohlendioxidgehalt
blau = Blut mit erniedrigtem Sauerstoff- und erhöhtem Kohlendioxidgehalt

die Organe verläßt. Dieses Druckgefälle zwischen zu- und abführenden Gefäßen ist die Voraussetzung für die Organdurchblutung und wird als „Durchblutungsdruck" **(Perfusionsdruck)** bezeichnet (Abb. 9-2).

Das Blutgefäßsystem läßt sich den Drükken entsprechend in ein **Hoch-** und **Niederdrucksystem** einteilen (Abb. 9-2, Tab. 9-1). Im Körperkreislauf entspricht dem Hochdrucksystem das arterielle und dem Niederdrucksystem das venöse System. Der Übergang zwischen Hochdrucksystem und Niederdrucksystem befindet sich in den Organen. Für die jeweiligen Organe ergibt sich also der Perfusionsdruck aus dem Druckunterschied zwischen arteriellem und venösem System.

Tab. 9-1 Schwankungen der Drücke in den Vorhöfen, Kammern und arteriellen Gefäßen.

rechter Vorhof → 5–3 mmHg (ZVD = zentraler Venendruck)	linker Vorhof → 8–4 mmHg
rechte Kammer → 22–4 mmHg	linke Kammer → 120–7 mmHg
A. pulmonalis → 22–10 mmHg	Aorta → 120–80 mmHg

9.2 Herz

Das Herz (Cor) ist ein muskuläres Hohlorgan mit vier Binnenräumen, den zwei Vorhöfen und den zwei Kammern. Es bewirkt mit seiner Pumparbeit die Blutströmung im Gefäßsystem. Klappen regeln die Flußrichtung des Blutes. Die Muskulatur der Herzwand wird von Herzkranzgefäßen versorgt.

9.2.1 Herzbeutel

Das Herz liegt in einer Höhle des Brustraumes. Es wird von einer serösen Haut, dem Herzbeutel **(Perikard)**, umgeben, die oben mit den großen Gefäßen der Herzbasis, unten mit dem Zwerchfell verwachsen ist. Der Herzbeutel enthält **seröse Flüssigkeit**. Diese erleichtert die Gleitbewegungen beim Zusammenziehen (Systole) und Erschlaffen (Diastole) der Herzmuskulatur.

9.2.2 Außenansicht des Herzens

Das Herz ist in vier Hohlräume aufgeteilt: zwei Vorhöfe **(Atrien)** und zwei Kammern **(Ventrikel)**. Die Vorderwand des Herzens wird vor allem von rechtem Vorhof und rechter Kammer, die Hinterwand von linkem

9

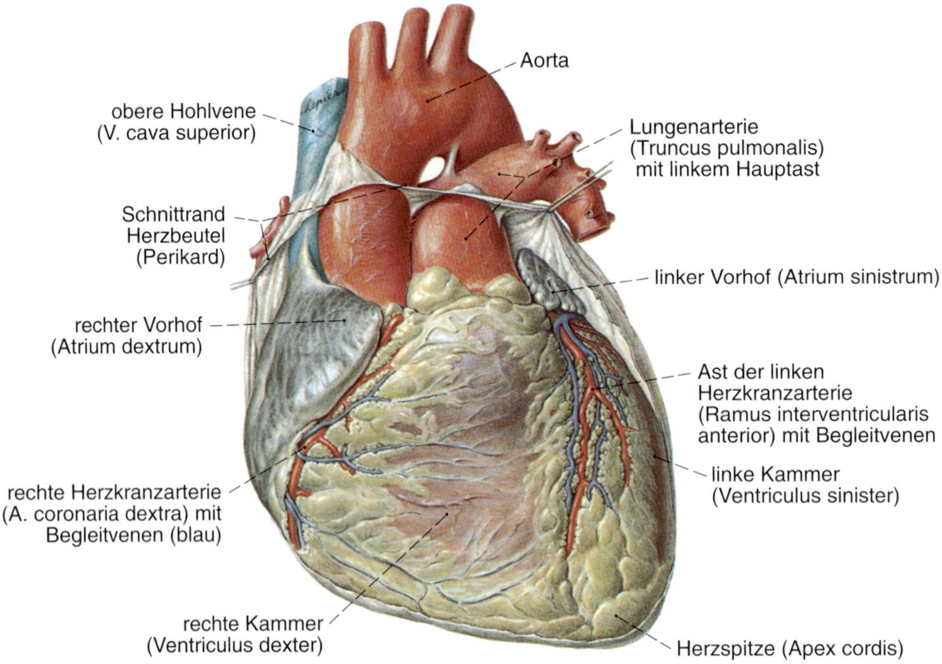

Abb. 9-3 Vorderansicht des Herzens nach Eröffnung des Herzbeutels. Oben Herzbasis mit vorne liegenden großen Arterien, unten Herzspitze.

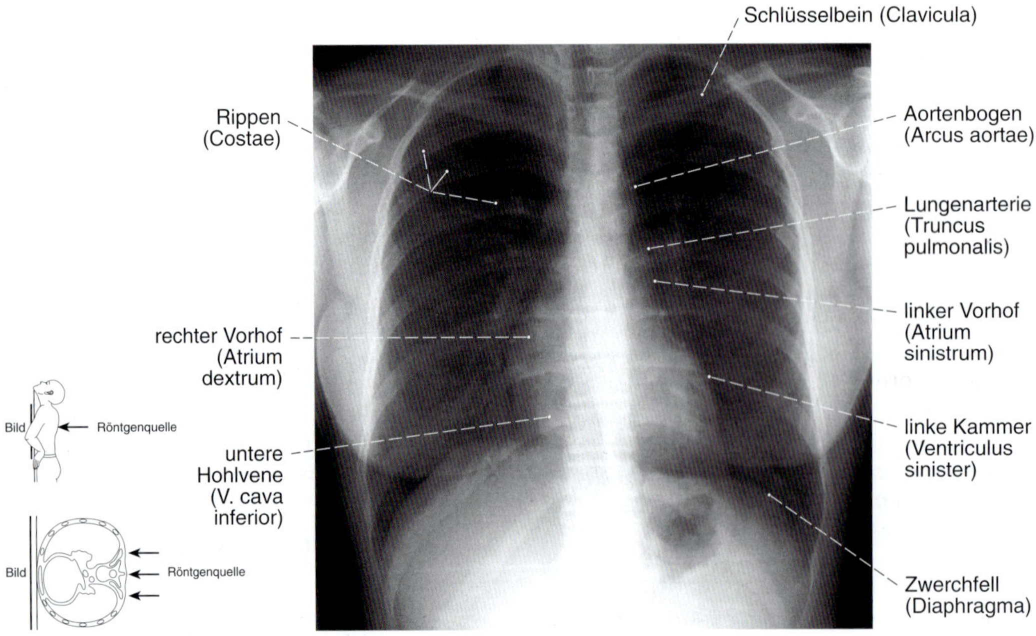

Abb. 9-4 Röntgenbild des Brustkorbs mit Schatten (weiß) des Herzens.
Aufnahmetechnik und Skizze des Strahlengangs, der dem Röntgenbild zugrunde liegt.

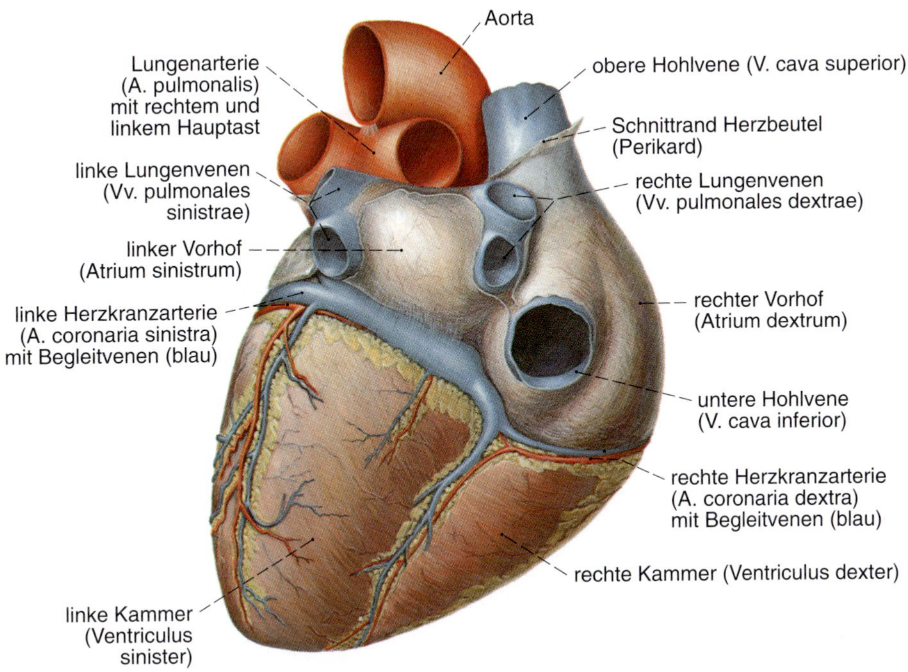

Abb. 9-5 Rückansicht des Herzens mit großen Venen, die in den rechten und linken Vorhof münden, sowie Koronargefäßen.

Vorhof und linker Kammer gebildet (Abb. 9-3, 9-4, 9-5). Der linke Herzrand und die Herzspitze sind der linken Kammer zuzuordnen. An der Herzbasis befinden sich vorne die großen Arterienstämme (Lungenarterie und Aorta), hinten die Einmündungen der großen Venen. In der Kranzfurche zwischen Vorhöfen und Kammern liegen die beiden **Herzkranzgefäße** (rechte und linke Koronararterie mit den zugehörigen Venen), welche die Herzwand (Muskulatur) ver- und entsorgen.

9.2.3 Binnenräume des Herzens

Rechter Vorhof und rechte Kammer sowie linker Vorhof und linke Kammer gehören jeweils funktionell und anatomisch zusammen und werden als rechtes bzw. linkes Herz bezeichnet (Abb. 9-6). Sie sind durch eine Vorhof- und eine Kammerscheidewand **(Septum)** vollständig voneinander getrennt. Die Vorhöfe nehmen das Blut aus dem Körperkreislauf (rechter Vorhof) und dem Lungenkreislauf (linker Vorhof) auf. Im Vergleich zu den Kammern ist ihre Wand dünn. Herz und Gefäße vor und nach der Geburt weisen einige Unterschiede auf. Der sogenannte embryonale Kreislauf wird im Kapitel 15 „Fortpflanzung" beschrieben.

In den **rechten Vorhof** münden obere und untere Hohlvene (V. cava superior und inferior; Abb. 9-6). Das Blut fließt weiter in die **rechte Kammer** und wird dann in die Lungenarterie (Pulmonalarterie, Lungenschlagader, Truncus pulmonalis) gepumpt.

Der **linke Vorhof** erhält Blut aus jeweils zwei Venen der beiden Lungenflügel (V. pulmonalis). Aus dem Vorhof strömt das Blut in die **linke Kammer** und wird in die Aorta (Körperschlagader) ausgestoßen.

9.2.4 Herzklappen

Die Richtung des Blutstroms im rechten und linken Herzen wird jeweils durch zwei Klappen bestimmt, die eine Ventilfunktion haben.

- **Segelklappen** in den Vorhof-Kammeröffnungen.
  Sie verhindern einen Rückstrom des Blutes aus der Kammer in den Vorhof. Über zahlreiche Sehnenfäden sind sie an konisch geformten Muskeln (Papillarmuskeln) befestigt (Abb. 9-6). Die Klappe des rechten Herzens besteht aus drei Segeln (**Trikus-**

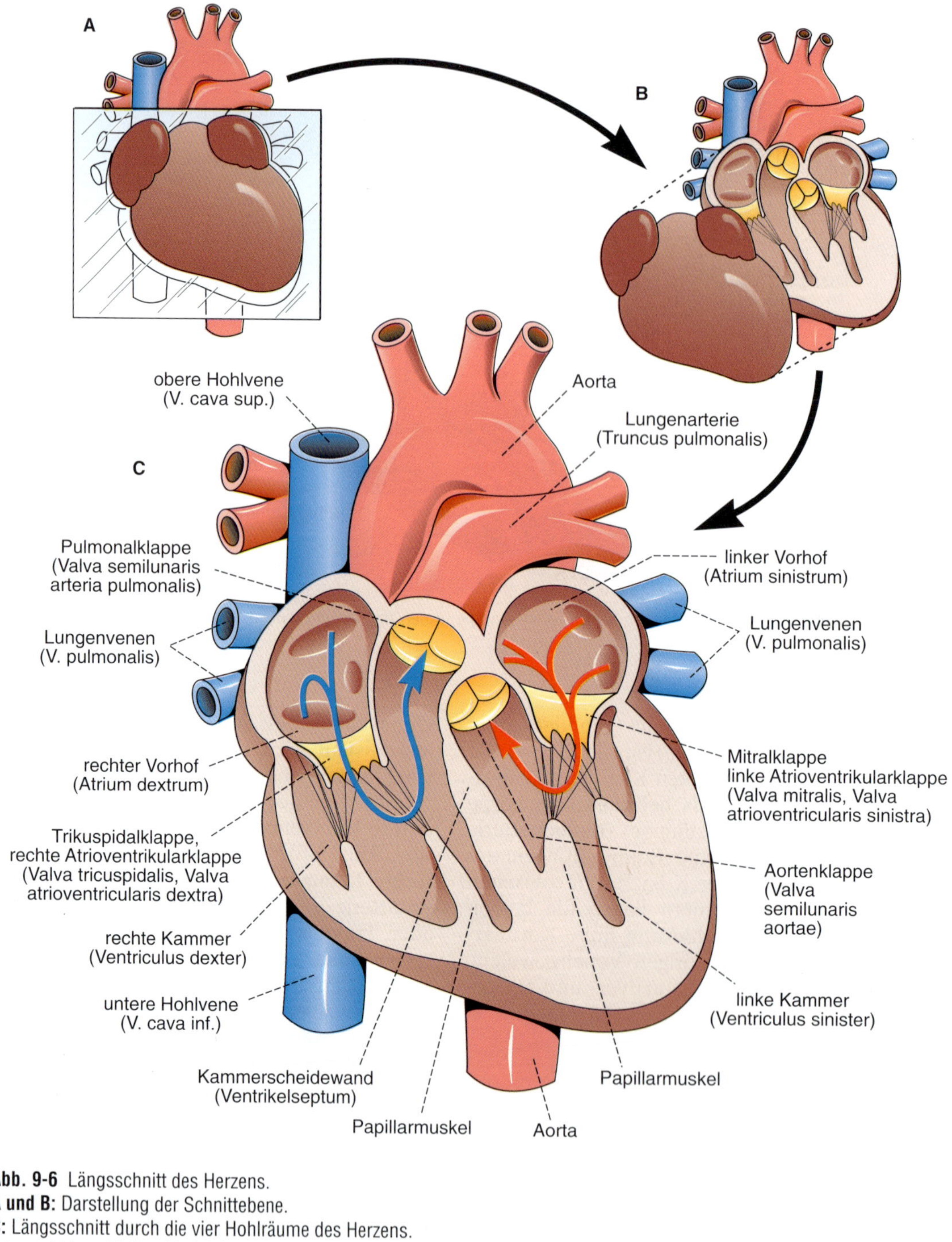

Abb. 9-6 Längsschnitt des Herzens.
A und B: Darstellung der Schnittebene.
C: Längsschnitt durch die vier Hohlräume des Herzens.
rote und blaue Pfeile = Flußrichtung des sauerstoffarmen (blau) und sauerstoffreichen (rot) Blutes

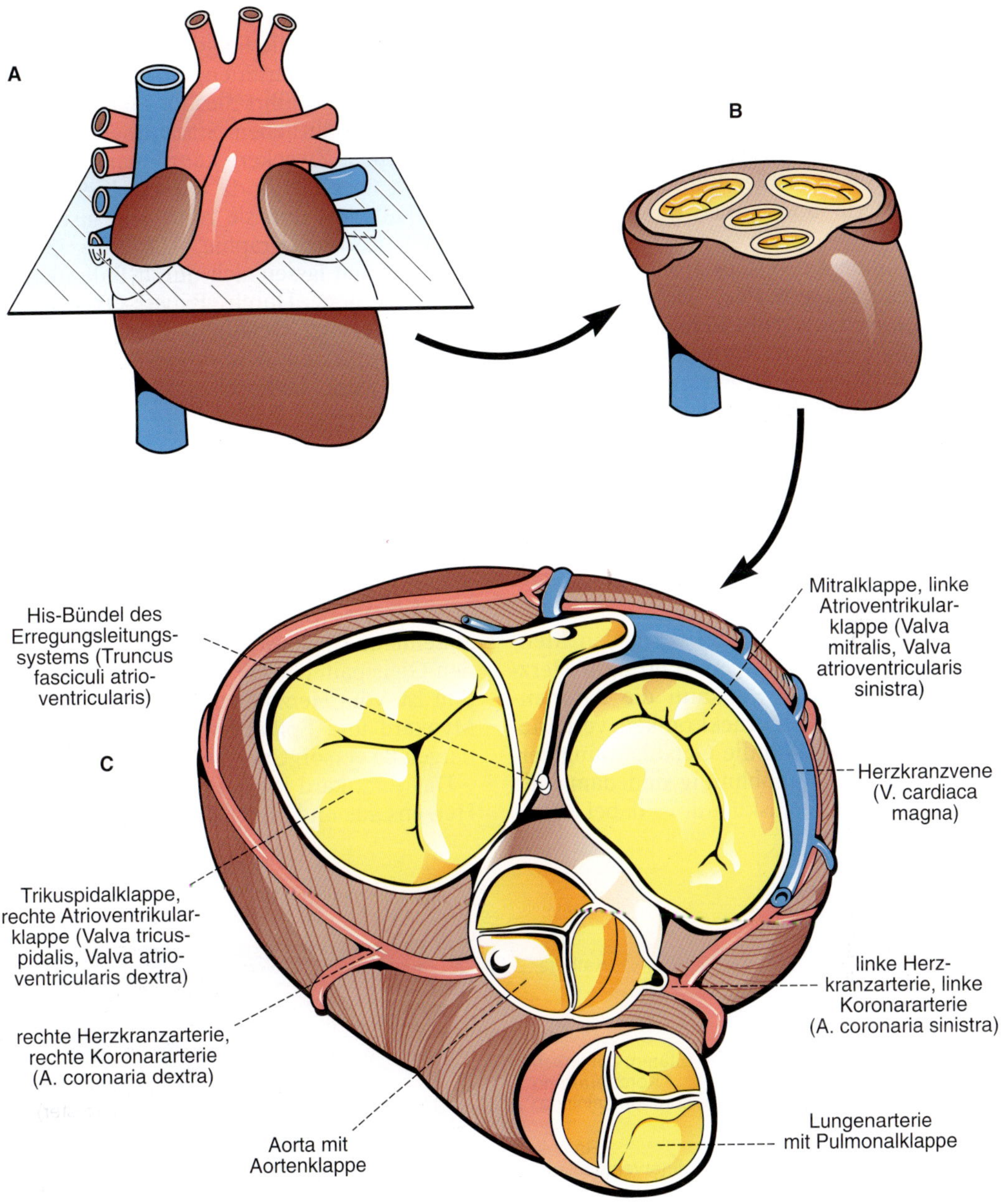

Abb. 9-7 Querschnitt des Herzens.
A und B: Darstellung der Schnittebene.
C: Querschnitt im Bereich der Klappenebene mit Sicht auf Segelklappen (Mitralklappe, Trikuspidalklappe) und Taschenklappen (Aortenklappe, Pulmonalklappe) sowie die von der Aorta abzweigenden und in der Kranzfurche verlaufenden Koronargefäße.

pidalklappe oder auch rechte Atrioventrikularklappe), die des linken Herzens aus zwei Segeln (Bikuspidal-, auch Mitralklappe oder linke Atrioventrikularklappe; Abb. 9-6 und 9-7).

- **Taschenklappen** (Semilunarklappen) am Übergang von rechter Kammer in die Pulmonalarterie und linker Kammer in die Aorta.
  Sie verhindern den Rückstrom des Blutes in die Herzkammern. Die Taschenklappe des rechten Herzens heißt **Pulmonalklappe**, die des linken Herzens **Aortenklappe**.

Alle vier Klappen liegen in einer Ebene (Klappen- oder Ventilebene). Diese wird außen durch den Verlauf der Herzkranzfurche markiert (Abb. 9-7). In dieser Furche verlaufen die Herzkranzgefäße. Rechte und linke Herzkranzarterie (Koronararterie) entspringen oberhalb der Aortenklappe aus der Aorta. Sie versorgen vor allem die Muskulatur der Herzwand.

Die **Koronararterien** sind bei vielen Menschen krankhaft verändert (koronare Herzkrankheit = KHK). So kann die Arterienwand z.B. bei Hochdruckkranken verhärtet (Arteriosklerose) und die Gefäßlichtung verengt sein. Die Durchblutung und damit die Leistung der Herzmuskulatur ist dabei erheblich eingeschränkt. Schmerzen (Angina pectoris) sind meist die Folge. Werden eine oder mehrere Koronararterien, z.B. durch ein Gerinnsel, verlegt, führt dies als Herzinfarkt oft zu lebensgefährlichen Situationen. Zu diagnostischen Zwecken kann man Koronararterien über die Aorta katheterisieren (Koronarkatheter) und sie röntgenologisch darstellen (Koronarographie, Abb. 9-8). Isolierte Engstellen lassen sich durch Ballonkatheter aufweiten. Durch Bypass-Operationen werden verengte Gefäßabschnitte, z.B. durch das Einpflanzen von passenden Venenstücken vom Unterschenkel, ersetzt oder überbrückt.

9.2.5 Herzwand

Die Herzwand besteht aus drei Schichten (Abb. 9-9): der dünnen Herzinnenhaut **(Endokard)**, der kräftigen Herzmuskelwand **(Myokard)** sowie der dünnen serösen Herzaußenhaut **(Epikard)**. Letztere ist durch einen Gleitspalt, der mit seröser Flüssigkeit gefüllt ist, vom Herzbeutel (Perikard) getrennt. Myokard und Epikard werden durch Koronargefäße versorgt.

Das Endokard kleidet die Innenräume des Herzens aus und bildet die Herzklappen. Bei

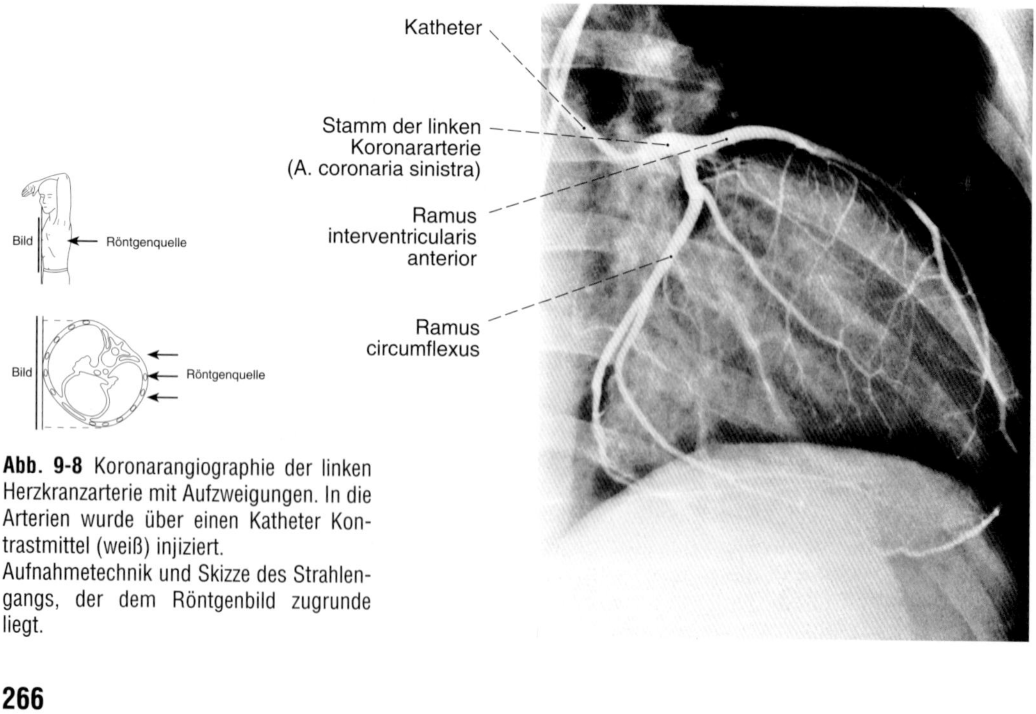

Abb. 9-8 Koronarangiographie der linken Herzkranzarterie mit Aufzweigungen. In die Arterien wurde über einen Katheter Kontrastmittel (weiß) injiziert.
Aufnahmetechnik und Skizze des Strahlengangs, der dem Röntgenbild zugrunde liegt.

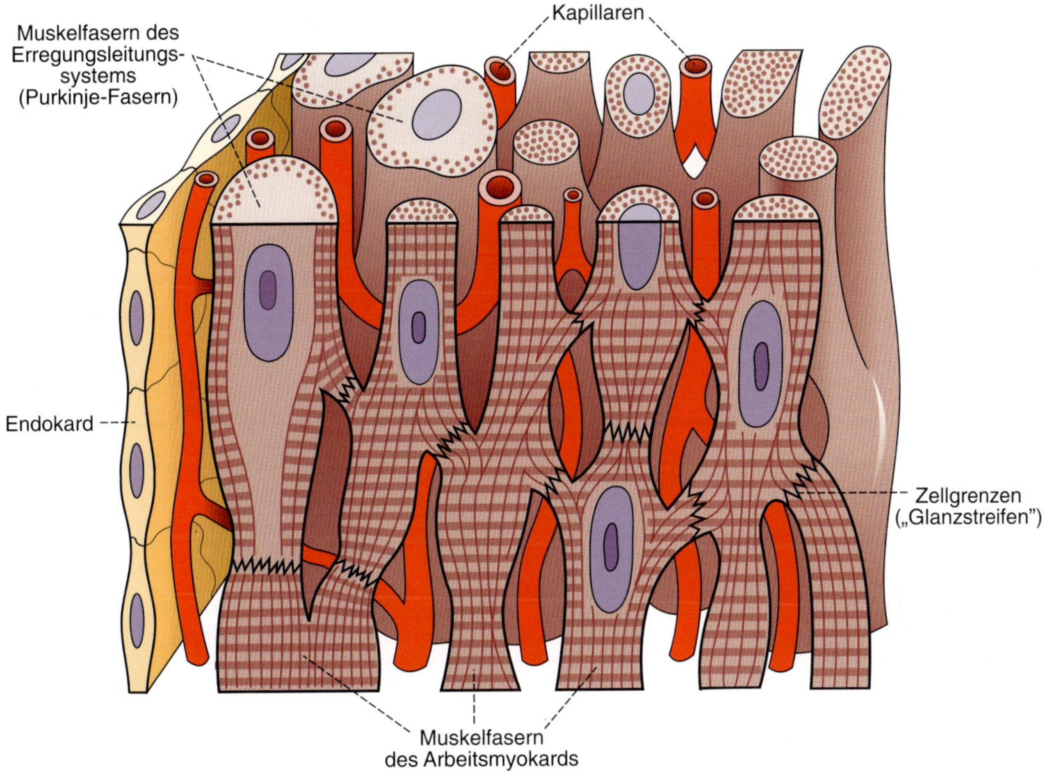

Abb. 9-9 Mikroskopischer Aufbau der Herzmuskulatur. Herzmuskelzellen mit quergestreiften kontraktilen Faserelementen sind miteinander zu einem dichten Netzwerk verbunden. Größere hellere Muskelfasern gehören zum Erregungsleitungssystem. Eine dünne, einschichtige Zellage, das Endokard, bildet die innere Schicht der Herzwand. Parallel zu den Muskelfasern verlaufen zahlreiche Kapillaren.

Entzündungen des Endokards (Endokarditis) werden häufig die Klappen geschädigt. Sie können miteinander verkleben und starr werden. Dadurch ist die Strombahn des Blutes eingeengt (Stenose) und der Durchfluß erschwert. Oder sie schrumpfen, so daß ein vollständiger Klappenschluß nicht mehr möglich ist und das Blut zurückströmt (Insuffizienz). Beides führt zu charakteristischen (krankhaften) Herzgeräuschen und zu erheblicher Mehrarbeit des Herzens.

Das Myokard besteht aus quergestreiften Herzmuskelfasern. Diese sind verzweigt und bilden miteinander ein dichtes Netzwerk mit zahlreichen Blutgefäßen. Jede einzelne Muskelzelle kann sich zusammenziehen (kontrahieren; Abb. 9-9). Die Muskelwand der linken Kammer ist mit ca. 1 cm deutlich dicker als die der rechten Kammer mit etwa 0,5 cm (vgl. Abb. 9-6). Diese Differenz entspricht der unterschiedlichen Arbeitsleistung beider Kammern (vgl. Tab. 9-1). Die linke Kammer muß den Blutdruck für den ganzen Körper aufrechterhalten, die rechte muß das Blut „nur" durch die Lunge pumpen.

Bei chronisch erhöhtem Blutdruck kann die Dicke der Herzwand erheblich zunehmen (Hypertrophie). Bei Überforderung der Herztätigkeit können sich die Binnenräume erweitern (Dilatation).

9.3 Funktionen des Herzens

Damit das Herz Blut in den Körper pumpen kann, zieht sich die Herzmuskulatur im rhythmischen Wechsel zusammen und erschlafft. Dazu müssen die Tätigkeiten der verschiedenen Herzteile aufeinander abgestimmt sein. Das geschieht durch elektrische Aktivität, die im Sinusknoten entsteht und über ein Erregungsleitungssystem verteilt wird. Diese elektrischen Vorgänge sind im Elektrokardiogramm (EKG) zu erkennen (Abb. 9-10).

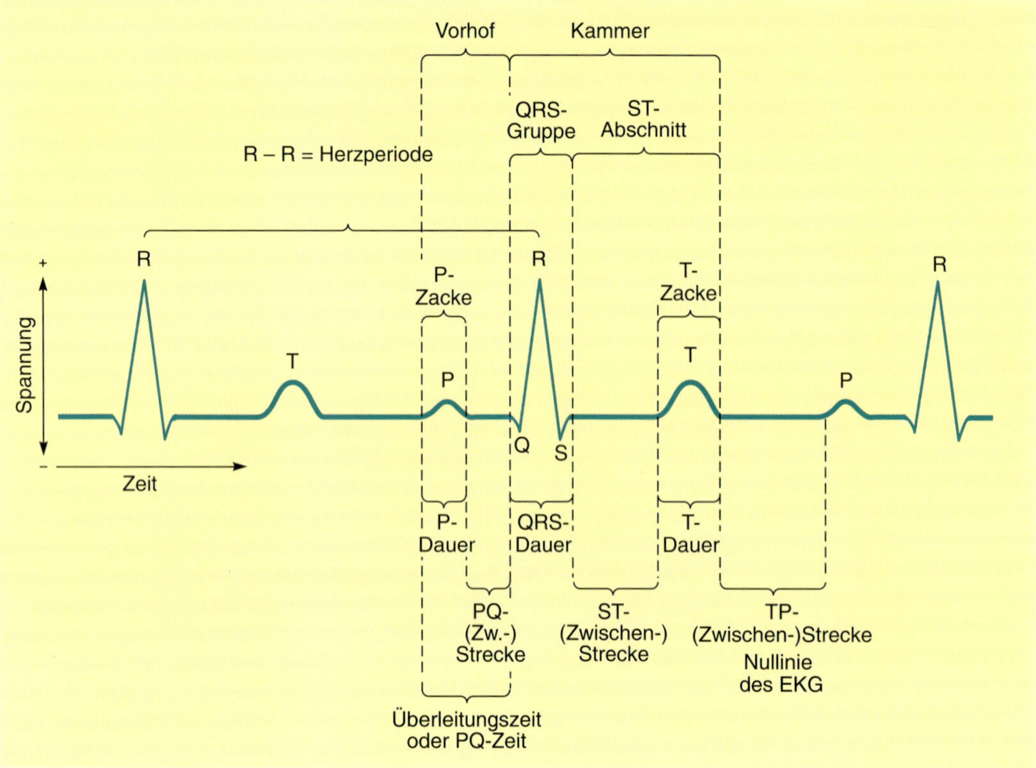

Abb. 9-10 Elektrokardiogramm (EKG) des Menschen mit Bezeichnung der Potentialschwankungen und der charakteristischen Zeitabschnitte.

9.3.1 Bioelektrische Aktivität und Erregungsbildung des Herzmuskels

Entstehungsmechanismen und Erscheinungsformen der bioelektrischen Aktivität im Herzmuskel haben eine große Ähnlichkeit mit denen des Nervensystems (☞ Kap. 4 „Nervensystem – Allgemeine Grundlagen").

Die Herzmuskelfasern verfügen ebenfalls über ein Ruhemembranpotential. Wird dieses vermindert und damit die Herzmuskelfaser depolarisiert, so entsteht bei einem bestimmten Wert, der als Membranschwelle bezeichnet wird, ein Aktionspotential (Erregung; Abb. 9-11). Entscheidend beteiligt am Entstehen dieser Erregung ist neben dem Einwärtsstrom von Natriumionen auch ein Einwärtsstrom von Calciumionen in die Muskelfaser.

Anhäufungen von besonders differenzierten Muskelzellen des Herzens sind als erregungsbildendes System tätig. Ihrer Lokalisation entsprechend werden sie **Sinusknoten** und **Atrioventrikularknoten** (AV-Knoten) genannt (Abb. 9-11). Dort treten Verminderungen des Ruhemembranpotentials bis zur Membranschwelle ohne äußere Einflüsse, also automatisch auf (Automatiezentrum). Diese rhythmisch wiederkehrenden Abnahmen des Membranpotentials werden spontane Depolarisationen genannt. Die Zeit, die jeweils vergeht, bis die **Spontandepolarisationen** die Membranschwelle erreichen, bestimmt, wie häufig sich die Erregungen wiederholen (Eigenrhythmus).

9.3.2 Einflüsse des vegetativen Nervensystems auf die Herzfunktion

Das Ruhemembranpotential und die spontanen Depolarisationen sind zwar ohne äußere Einflüsse vorhanden, können jedoch durch solche verändert werden. Dabei kommt dem vegetativen Nervensystem mit seinen beiden Teilsystemen **Sympathikus** und **Parasympathikus** eine besondere Bedeutung zu (☞ Kap. 12 „Vegetatives Nervensystem"). Beide

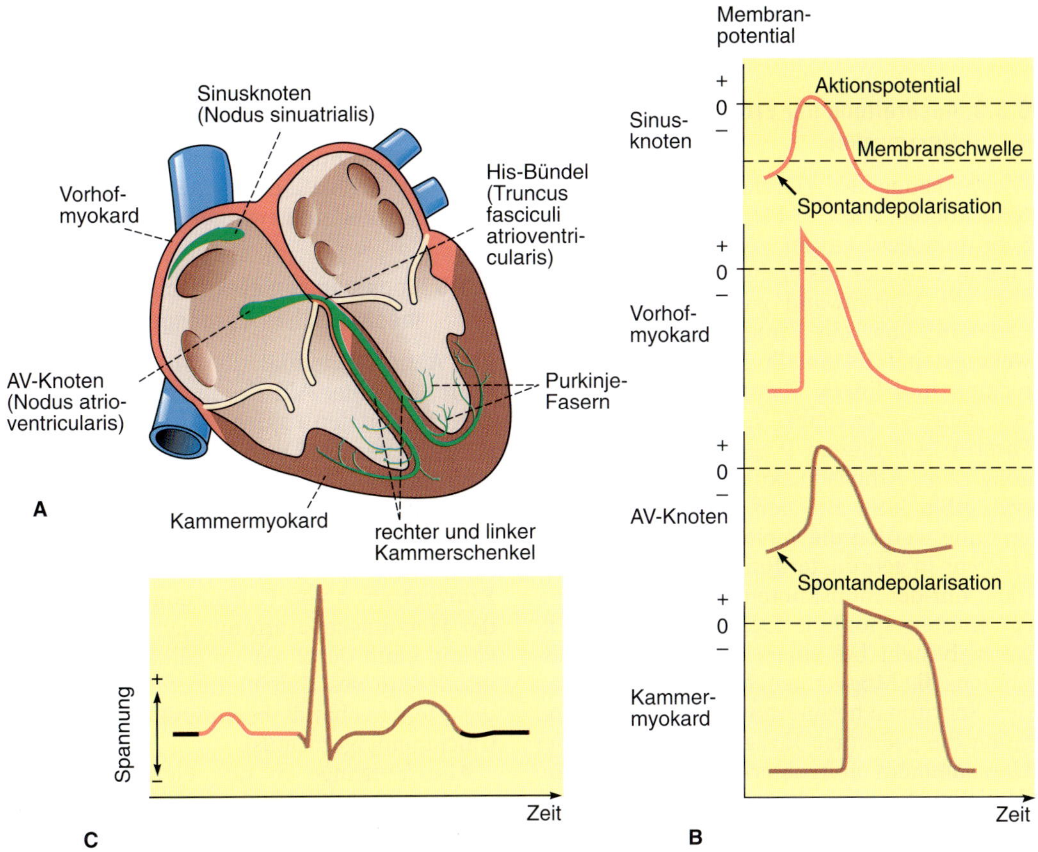

Abb. 9-11 Erregungsbildung und Erregungsausbreitung im Herzen.
Die Erregungen von Vorhof und Kammer sind durch entsprechende Farbgebung zuzuordnen.
A: Schematisches Schnittbild des Herzens.
B: Erregungsvorgänge mit Zuordnung zu den Herzstrukturen. Die Spontandepolarisation im Sinus- und Atrioventrikular-(AV-)Knoten bilden die Grundlage der Schrittmacherfunktion.
C: Elektrokardiogramm (EKG).

Teilsysteme sind mit den erregungsbildenden Herzmuskelzellen (Sinusknoten; ☞ Abb. 12-3) eng verbunden. An den Nervenfaserendigungen des **Sympathikus** werden die Überträgersubstanzen (Transmitter) **Noradrenalin** und **Adrenalin** freigesetzt. Durch sie kommt es zu einer Verminderung des Ruhemembranpotentials und zur schnelleren Spontandepolarisation. Dadurch wird die Membranschwelle eher erreicht, früher ein Aktionspotential ausgelöst und die Wiederholungsfrequenz der Aktionspotentiale im Erregungsbildungssystem gesteigert. Da mit jedem Aktionspotential eine Kontraktion des Herzmuskels verbunden ist, kommt es unter dem Einfluß des Sympathikus zu einer höheren Herzschlagfrequenz **(Tachykardie)**. Die Effekte des Sympathikus werden über sog. Beta(β)-Rezeptoren in der Membran der Herzmuskelfasern vermittelt (☞ Kap. 12 „Vegetatives Nervensystem"). Durch eine medikamentöse Blockade dieser Membranrezeptoren kann der Einfluß des Sympathikus auf die Herzaktion unterbrochen und damit die Herzschlagfrequenz gesenkt werden (sog. Betablockade). An den Nervenfaserendigungen des **Parasympathikus** wird als Überträgersubstanz **Acetylcholin** freigesetzt. Acetylcholin entfaltet am Ruhemembranpotential und an den Spontandepolarisationen die entgegengesetzte Wirkung wie Noradrenalin und Adrenalin und führt damit zu einer Herabsetzung der Herzschlagfrequenz **(Bradykardie)**. Bei extremen Aktivierungen des Parasympathikus kann es sogar zum Herzstillstand kommen. Die Wirkung des Acetylcholins wird durch Atropin verhindert.

9

9.3.3 Ausbreitung der Erregung im Herzmuskel

Die Erregung des Herzmuskels beginnt im **Sinusknoten** (Abb. 9-11), der dadurch eine Schrittmacherfunktion (Pacemaker) übernimmt. Von hier aus breitet sich die Erregung über die Vorhofwand zum **AV-Knoten** aus und wird über ein Erregungsleitungssystem weitergeleitet. Es umfaßt das **His-Bündel**, den rechten und linken Kammerschenkel sowie ein fein verzweigtes Endnetz (Purkinje-Fasern). Auf diesem Wege gelangt die Erregung zur Arbeitsmuskulatur des Herzens (vgl. Abb. 9-9). Bei der geschilderten Ausbreitung werden die verschiedenen Teile des Herzens in geordneter Reihenfolge erregt. Da nicht nur der Sinusknoten, sondern auch der AV-Knoten spontane Depolarisationen aufweist, besteht bei einem Ausfall des Sinusknotens die Möglichkeit, daß der AV-Knoten die Schrittmacherfunktion übernimmt und damit die geordnete Erregung zumindest der Herzkammern aufrechterhält. Die Funktion des Sinusknotens kann durch das Einpflanzen eines Herzschrittmachers ersetzt werden.

9.3.4 Elektrokardiogramm (EKG)

Die bioelektrische Aktivität des Herzens ist für den geordneten Funktionsablauf verantwortlich. Daher ist ein Einblick in die **elektrischen Vorgänge** des Herzens für die Medizin von Bedeutung. Die elektrischen Felder des Herzens lassen sich von der Oberfläche des Körpers als Elektrokardiogramm (EKG) erfassen. Dabei kommen verschiedene Ableitungsprogramme wie z.B. Extremitäten- und Brustwandableitungen zur Anwendung (Abb. 9-12). Ein typisches Beispiel einer Extremitätenableitung ist in Abb. 9-10 wiedergegeben. Wie daraus hervorgeht, weist das EKG verschiedene Potentialschwankungen auf. Sie spiegeln den **Erregungsablauf** im Herzen wider. So zeigt die P-Zacke die Erregung des Vorhofs, und der QRST-Komplex die der Kammer.

Aus dem EKG lassen sich Aussagen über die Herzlage im Thorax, die Erregungsbildung und -leitung im Herzen, die Herzfrequenz und den Herzrhythmus sowie über deren krankhafte Abweichungen treffen. So kommt es bei Herzmuskelschäden, die z.B. bei einem Verschluß der Koronararterien (Herzinfarkt) entstehen, nicht selten zu typischen Veränderungen im EKG. Damit kann der Arzt wichtige Informationen über Ort, Art und Ausmaß des Schadens sowie den zeitlichen Verlauf gewinnen.

9.3.5 Kopplung von elektrischen und mechanischen Vorgängen

Die Aktionspotentiale der Herzmuskelfasern führen zu einer Aktivierung der kontraktilen Elemente in den Fasern (☞ Kap. 6 „Motorisches System"). Diese Kopplung von Erregungsprozessen mit der Verkürzung von Muskelfasern wird als elektromechanische Kopplung bezeichnet. Entscheidend ist dabei, daß während des Aktionspotentials die Konzentration von **Calciumionen** im Inneren der Herzmuskelfasern ansteigt. Dementsprechend kann durch eine medikamentöse Verminderung des Calciumioneneinwärtsstroms die Herzmechanik beeinflußt werden (sog. Calciumantagonismus).

Alle Vorgänge in den Herzmuskelfasern werden durch die bioelektrischen Aktivitäten koordiniert und aufeinander abgestimmt. Durch die Erregung zieht sich die Herzmuskulatur in einem rhythmischen Wechsel zusammen (Systole) und erschlafft (Diastole). Diese Funktion bewirkt, daß das Herz das Blut durch die Gefäße zu den Organen pumpt.

9.3.6 Ventilfunktion der Herzklappen

Wie bereits erläutert, entstehen in den Schrittmacherzellen des Sinusknotens die Erregungen, die sich über die Vorhöfe und Kammern ausbreiten. Dadurch kommt es zu einer geordneten Kontraktion des gesamten Herzmuskels mit anschließender Erschlaffung. Die Herzklappen wirken aufgrund ihres Baus und ihrer Anordnung als Ventile und bestimmen damit die Richtung des Blutstromes (vgl. Abb. 9-6, 9-7, 9-13). Kontrahiert sich die Muskulatur der Herzkammern, so schließen sich die Vorhofkammer-Klappen. Sobald der Druck in den Herzkammern den Druck in den Arterien übersteigt, öffnen sich die Taschenklappen zur Aorta und zu den Lungenarterien. Darauf wird das Blut aus dem Herzen in die Arterien ausgetrieben

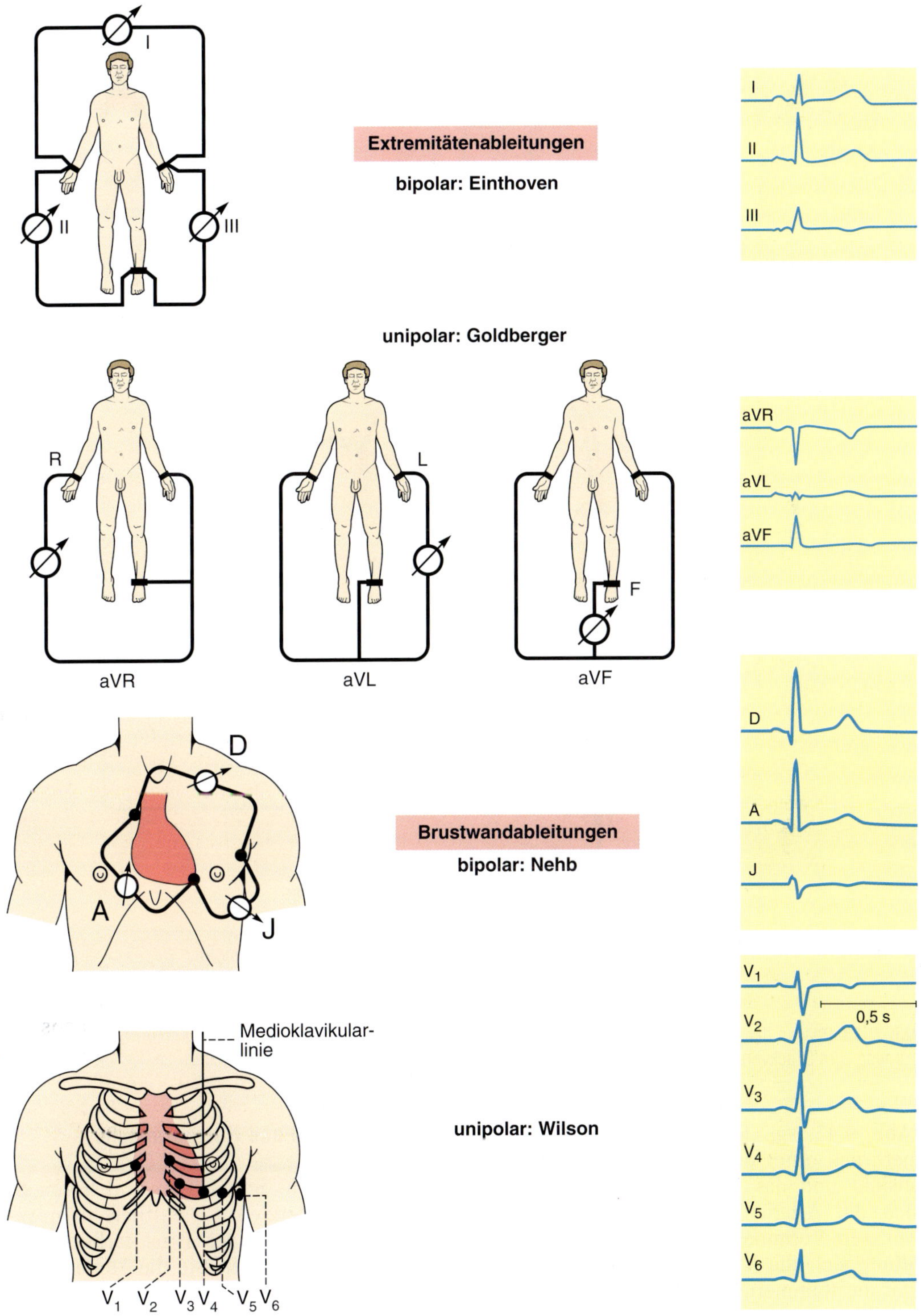

Abb. 9-12 Verschiedene EKG-Ableitungen.

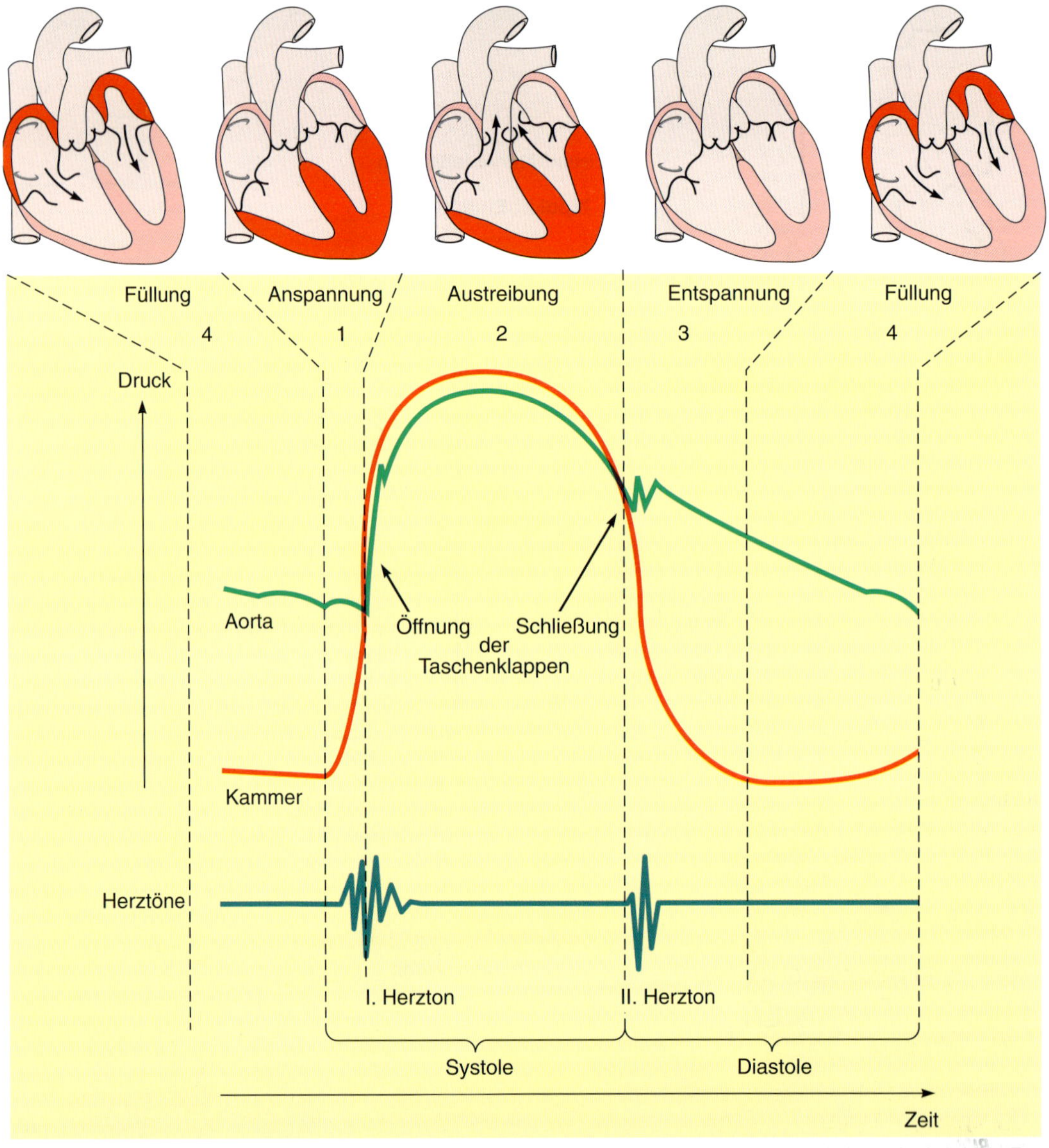

Abb. 9-13 Phasen der Herztätigkeit (erregte und sich kontrahierende Abschnitte der Herzmuskulatur dunkelrot) in Zuordnung zum Druckverlauf in Aorta und Herzkammer sowie zum Auftreten der Herztöne.

(Abb. 9-13, vgl. Tab. 9-1). Wenn der Kammerdruck unter den Druck in den Arterien absinkt und das Herz erschlafft, schließen sich die Arterienklappen wieder. Mit der weiteren Verminderung des Kammerdrucks öffnen sich die Vorhofkammer-Klappen, so daß die Kammern wieder aus den Vorhöfen gefüllt werden. Dieser Füllungsprozeß wird in seiner Endphase durch die Kontraktion der Muskulatur der Vorhöfe unterstützt, die der nächsten Kammerkontraktion unmittelbar vorausgeht.

9.3.7 Herztöne und Herzgeräusche

Nehmen Sie ein Stethoskop und hören Sie Ihr oder das Herz eines/r Partners/in an verschiedenen Stellen des Brustkorbs ab. An welcher Stelle können Sie die Herztöne am besten wahrnehmen?

Bei der Kontraktion und Erschlaffung des Herzens entstehen charakteristische Schallwellen (sog. **Herztöne**; Abb. 9-13). Der erste Herzton am Beginn der Kammersystole ist auf die Anspannung der Kammermuskulatur zurückzuführen (Anspannungston). Der zweite Herzton am Übergang von Systole zur Diastole entsteht durch den Schluß der Taschenklappen zu den Arterien (arterieller Klappenschlußton). Der erste Herzton läßt sich am besten über der Herzspitze im 5. Zwischenrippenraum links, und der zweite Herzton über der Herzbasis im 2. Zwischenrippenraum links und rechts neben dem Brustbein abhören (auskultieren; ☞ Abb. 2-18).

Neben den Herztönen gibt es sog. **Herzgeräusche**. Sie geben Hinweise auf Erkrankungen des Herzens, vor allem auf Veränderungen an den Herzklappen.

Die Kontraktion des Herzens kann auch als örtliche Erschütterung der Brustwand im 5. Zwischenrippenraum links, als sog. Herzspitzenstoß, getastet werden.

9.3.8 Herzminutenvolumen

Füllung und Kontraktion des Herzens wiederholen sich beim Erwachsenen ca. 70mal in der Minute **(Schlagfrequenz)**. Da mit jedem Herzschlag ca. 70 ml Blut in die Aorta ausgeworfen werden **(Schlagvolumen)**, ergibt sich ein pro Minute gefördertes Blutvolumen von ca. 5 Litern **(Herzminutenvolumen)**. Dies entspricht etwa der gesamten Blutmenge des Körpers. Eine Zunahme des Herzminutenvolumens erhöht den Zufluß zum arteriellen System und damit den Blutdruck.

9.4 Gefäße

Der Mensch besitzt ein Blutgefäßsystem und ein Lymphgefäßsystem.

Zum Blutgefäßsystem gehören die Arterien (Verteilergefäße), die das Blut vom Herzen wegführen, und die Venen (Sammelgefäße), die das Blut zum Herzen hinführen. Die kleinsten Arterien verzweigen sich in Arteriolen, diese speisen das Netz der Kapillaren. Von den Kapillaren aus fließt das Blut in die Venolen, weiter in kleine und dann in große Venen bis hin zum Herzen. Die vielfältigen Funktionen der verschiedenen Gefäßabschnitte spiegeln sich in einem unterschiedlichen Aufbau der Gefäßwände wider. Die Versorgung und Entsorgung des Gewebes ist nur im Kapillarbereich (Austauschgefäße) möglich. Das Pfortadersystem führt das Blut von Magen und Darm der Leber zu. Es ist für Nährstoffaufnahme und Nährstofftransport zuständig.

Das Lymphgefäßsystem nimmt einen Teil der Gewebsflüssigkeit aus den Organen auf und leitet sie in die großen, herznahen Venen.

Von der Herzbasis verlaufen die großen Gefäße, die **obere Hohlvene** (V. cava superior), die **Aorta** und die Lungenarterie, durch das Mediastinum (Mittelfellraum) zwischen den Lungenflügeln. Dabei kreuzen sich die aus der rechten Kammer austretende Lungenarterie und die aus der linken Herzkammer austretende Aorta (vgl. Abb. 9-3 und 9-6). Beide sind ungefähr daumendick und haben kräftige Wände. Die **Lungenarterie** bildet zwei Äste, die zur rechten und linken Lunge ziehen und sich dem Verlauf der Hauptbronchien anschließen. Von der Lungenpforte (Hilus) beider Lungenflügel verlaufen je zwei große **Lungenvenen** zum Herzen und treten in den hinten gelegenen linken Vorhof ein (Abb. 9-5 und 9-6).

Die großen Arterien und Venen des Körperkreislaufs verzweigen sich so, daß die einzelnen Organe oder Körperregionen jeweils arterielle Zufluß- und venöse Abflußrohre bekommen (Abb. 9-14).

9.4.1 Arterien (Verteilergefäße)

Die Organarterien haben meist ihren Ursprung in der Aorta (Abb. 9-14 und 9-15). Diese zieht zunächst aufwärts, beschreibt einen engen Bogen und verläuft dann abwärts vor der Wirbelsäule zunächst als Brustaorta und dann unterhalb des Zwerchfells als Bauchaorta (☞ Kap. 2 „Anatomische und physiologische Organisation des Menschen im Überblick"). Die Organarterien für die Herzwand entspringen aus dem aufsteigenden Teil der Aorta, die für Kopf, Hals und obere Extremitäten aus dem Aortenbogen. Brustorgane und Brustwand erhalten Äste aus der Brustaorta, Bauchorgane aus der Bauchaorta. Beckenorgane und untere Extremitäten werden von äußeren und inneren Ästen der Beckenarterien (A. iliaca communis) versorgt.

9.4.2 Kapillaren (Austauschgefäße)

Verfolgt man die Aorta und die sich daraus verzweigenden Arterien, Arteriolen und Kapillaren (Abb. 9-16), so nehmen Querschnitt und Oberfläche des einzelnen Gefäßzweiges beständig ab. Sämtliche Zweige zusammengenommen ergeben aber einen zunehmenden Gesamtquerschnitt und eine erheblich anwachsende innere Gefäßoberfläche, die in den Kapillaren ihren Höchstwert erreicht.

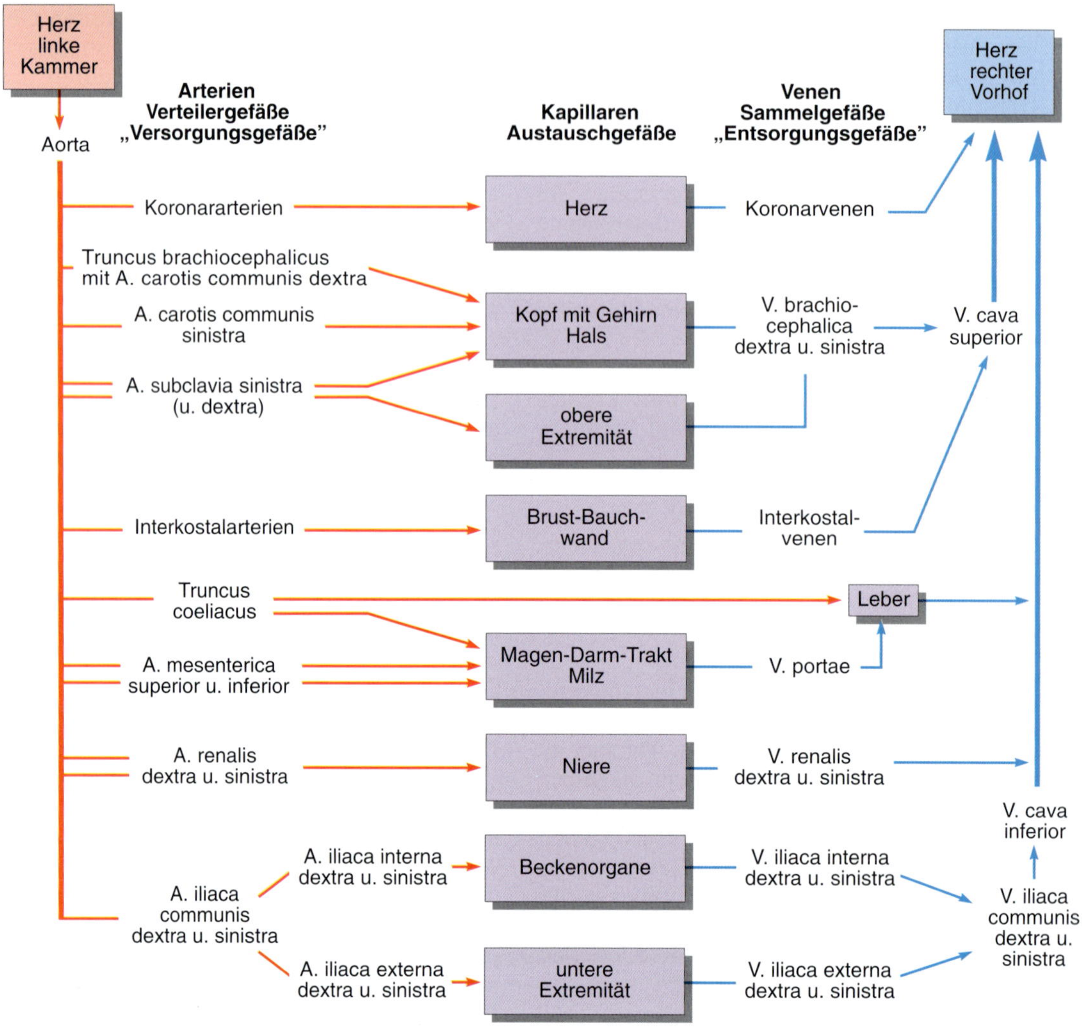

Abb. 9-14 Arterien und Venen des Körperkreislaufs.

Daher wird die Geschwindigkeit des Blutflusses immer geringer und der Austausch von Stoffen leichter.

9.4.3 Venen (Sammelgefäße)

Nachdem das Blut die Kapillaren passiert hat, gelangt es in die Organvenen (Abb. 9-14, 9-16, 9-17). Das Blut der unteren Körperhälfte wird über die untere Hohlvene (V. cava inferior), das Blut aus Kopf, Hals, Armen sowie einem großen Teil der Brustorgane über die obere Hohlvene (V. cava superior) dem rechten Vorhof zugeführt.

Für den venösen Rückstrom des Blutes zum Herzen sind mehrere Faktoren verantwortlich. Unter diesen hat die **Sogwirkung**, die bei der Einatmung durch Dehnung der Lungengefäße und bei der Kontraktion der Kammermuskulatur durch Verlagerung der Ventilebene entsteht, eine besondere Bedeutung. Diese Sogwirkung muß z.B. beim Legen von zentralen Venenkathetern berücksichtigt werden. Dabei kann es zum Einsaugen von Luft und dadurch zu einer Luftembolie kommen.

Um diese Komplikation zu verhindern, bringt man den Patienten in die Trendelenburg-Lage (20°-Kopftieflage) und bittet ihn, wenn er dazu in der Lage ist, bei der Venenpunktion kurz die Luft anzuhalten. Dadurch werden die Venen gestaut, so daß keine Luft angezogen werden kann.

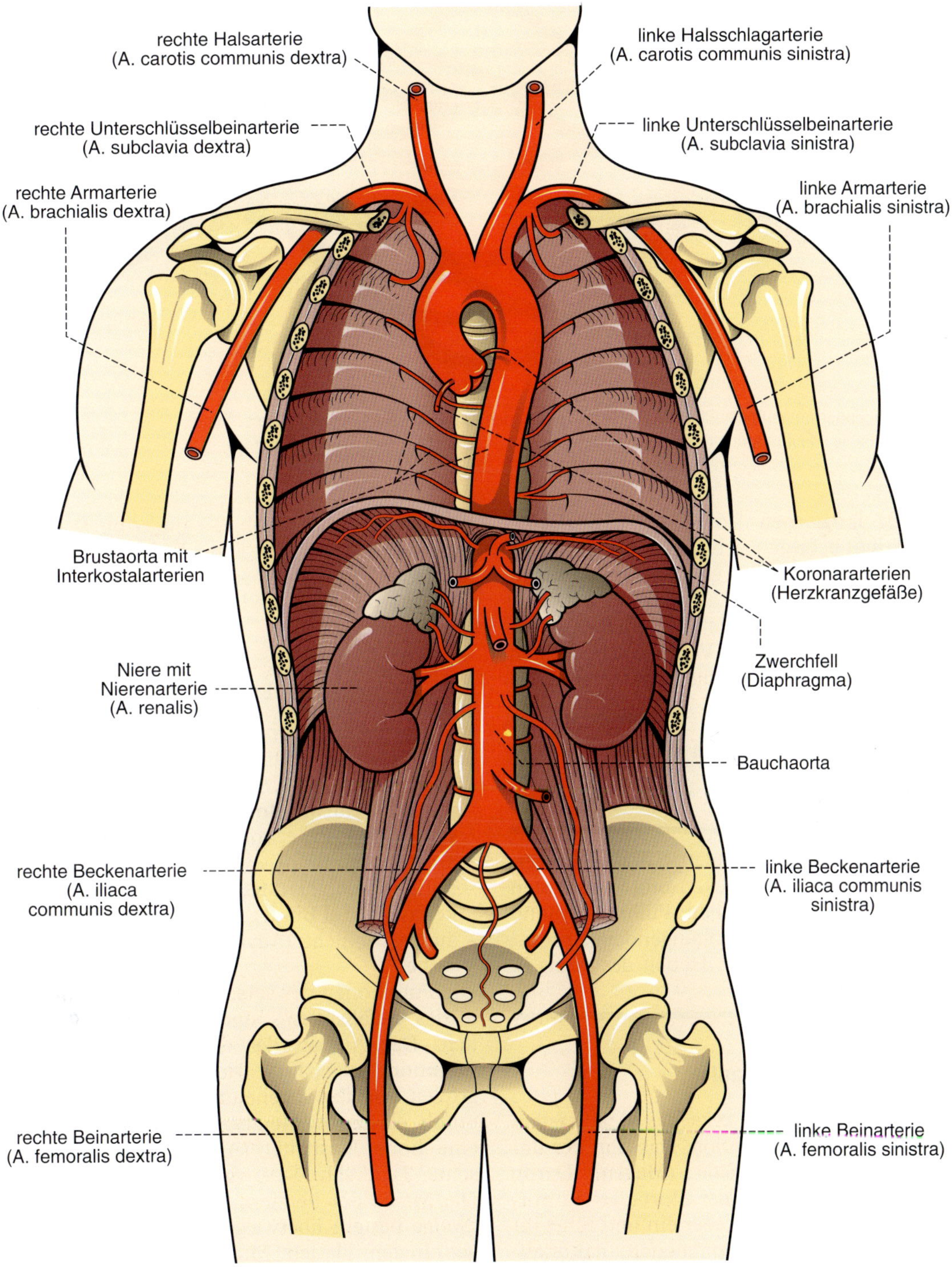

Abb. 9-15 Aorta und ihre wichtigsten Zweige im Bereich von Brust-, Hals- und Bauchraum.

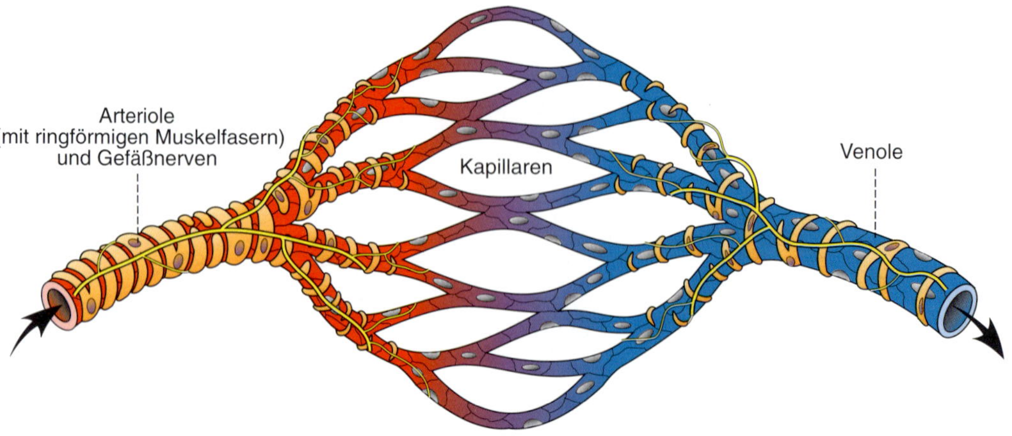

Abb. 9-16 Endstrombahn des Blutes mit einer Arteriole, den Kapillarverästelungen und einer Venole. schwarze Pfeile = Flußrichtung des Blutes

In den herzfernen Körperregionen (Beine und Arme) befinden sich Venen und Arterien in einer gemeinsamen, eng anliegenden **Bindegewebsscheide** (Abb. 9-18). Durch die Druckwelle der Arterien werden die Venen zusammengedrückt. Da Venenklappen einen Rückstrom verhindern, fließt das Blut dabei ausschließlich herzwärts.

Unterstützen kann man diesen Rückfluß z. B. durch das Hochlegen der Beine.

Beachten Sie die Asymmetrie des Venenverlaufs an Ihrem Handrücken und beobachten Sie den unterschiedlichen Füllungszustand bei Wärme und bei herabhängendem Arm sowie bei Kälte und beim Heben des Arms in Gesichtshöhe.

9.4.4 Pfortaderkreislauf

Im Magen-Darmtrakt zeigt das Gefäßsystem eine spezielle Organisation. Das Blut der unpaaren Baucheingeweide (Magen, Darm, Milz) sammelt sich in der Pfortader (V. portae). Diese tritt in die Leber ein und führt ihr das aus dem Darm kommende, nährstoffreiche Blut zur Verarbeitung zu. Dazu verzweigt sich der Pfortaderstamm in das Kapillargebiet der Leber. Das abfließende Blut gelangt durch die Lebervenen in die untere Hohlvene. So liegen zwei Kapillargebiete hintereinander, das des Darmgebietes und das der Leber (vgl. Abb. 9-1 und Abb. 9-14). Zur Aufrechterhaltung ihrer Funktion erhält die Leber zusätzlich sauerstoffreiches Blut aus der Aorta über die Leberarterie (A. hepatica propria).

9.4.5 Wandbau der Blutgefäße

Analog zur Herzwand besteht auch die Gefäßwand, mit Ausnahme der Kapillaren, aus drei Schichten (Abb. 9-19):
- innere Schicht **(Intima)** aus einer einschichtigen Lage von Endothelzellen mit anliegenden Bindegewebsfasern,
- mittlere Schicht **(Media)** aus glatten Muskelfasern und Bindegewebselementen,
- äußere Schicht **(Adventitia)** aus Bindegewebe.

Die Funktionen der verschiedenen Abschnitte des Gefäßsystems sind sehr unterschiedlich. Der Aufbau der Gefäßwand ist der Funktion angepaßt. Die Aorta und die großen von ihr abgehenden Arterien haben durch elastische Membranen in der Media eine hohe Elastizität (Arterien vom elastischen Typ; Abb. 9-19; vgl. auch Abb. 9-20). Die Media der herzfern gelegenen Arterienzweige besteht überwiegend aus spiralig angeordneten glatten Muskelfasern (Arterien vom muskulären Typ; Abb. 9-19). Bei den kleinsten Arterien (Durchmesser kleiner als 0,5 mm), den **Arteriolen**, ist die Media auf eine einzige Lage von ringförmigen Muskelfasern reduziert (Abb. 9-16).

Die außerordentlich dünne Kapillarwand

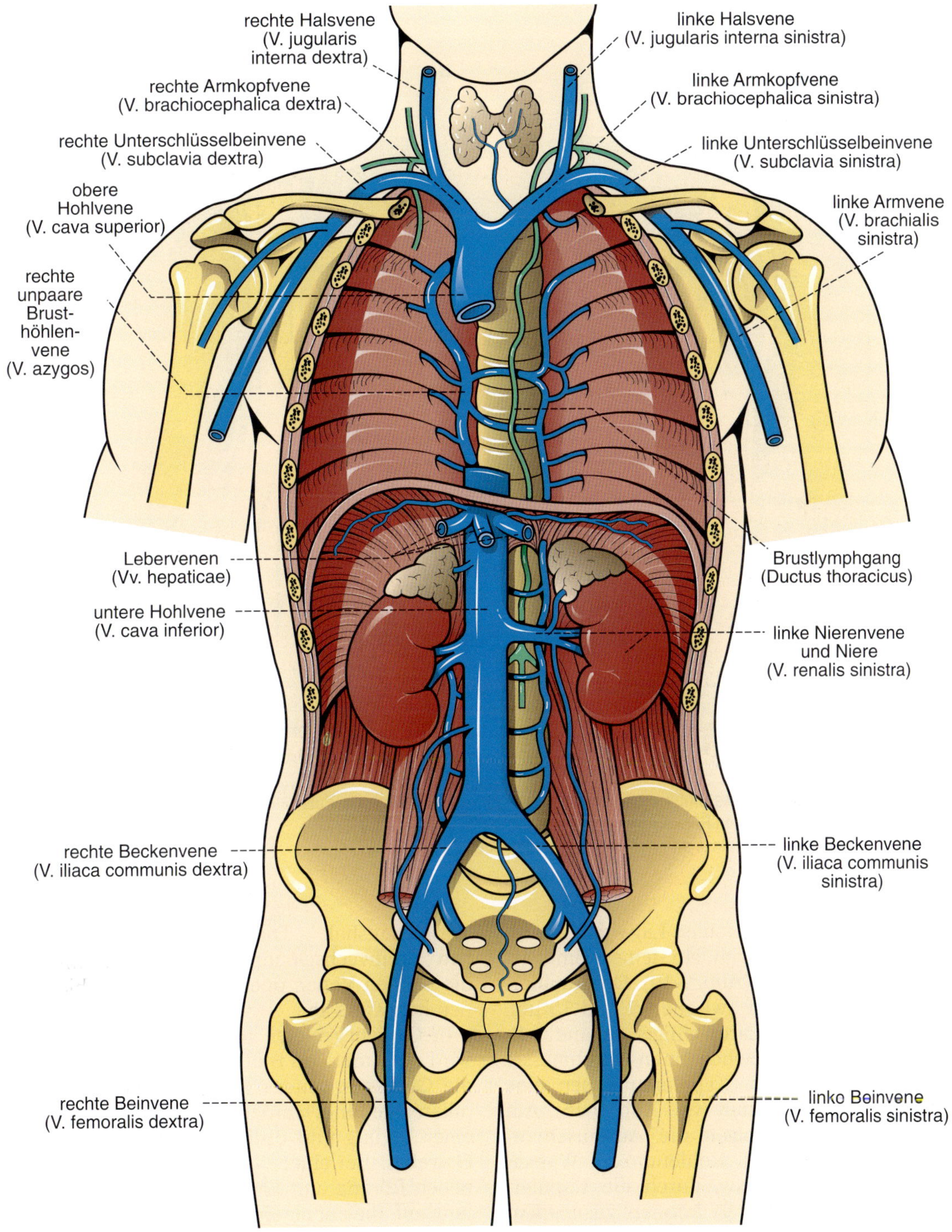

Abb. 9-17 Obere und untere Hohlvene mit den wichtigsten Zuflüssen in Brust- und Bauchraum.

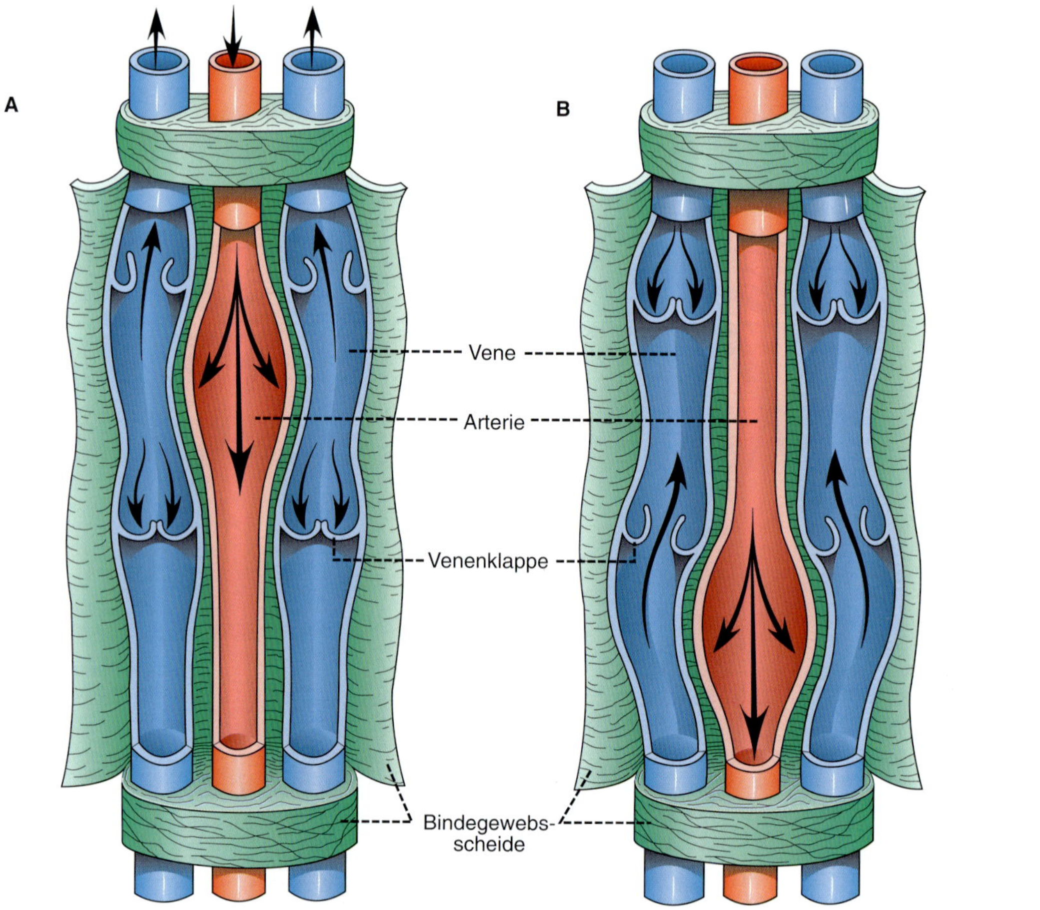

Abb. 9-18 Unterstützung des Blutstroms der Venen zum Herzen hin durch die Pulswelle der benachbarten Arterie. Die Venenklappen verhindern den Rückstrom des Blutes.
A und B: Strömungsverhältnisse an zwei aufeinanderfolgenden Zeitpunkten.

besteht lediglich aus einer Lage von Endothelzellen, über denen ein feines Bindegewebshäutchen liegt (Abb. 9-19). Der **Kapillardurchmesser** beträgt zwischen 5 und 15 µm. Weitlumigere Kapillaren einiger Organe (z.B. Knochenmark) erreichen einen Durchmesser von bis zu 40 µm. Kapillaren haben eine Länge von etwa 2 mm (vgl. Abb. 9-16). Auf dieser Strecke erfolgen die Austauschvorgänge für Sauerstoff, Kohlendioxid, Wasser, Salze, Nährstoffe usw. durch die Kapillarwände. Die Kapillaren können zusammenfallen, wenn die Muskelfasern der vorgeschalteten Arteriolen durch Kontraktion den Blutstrom unterbrechen.

Bei den Austauschvorgängen im Kapillarbereich wird auch die Gewebsflüssigkeit stets erneuert (☞ Kap. 10 „Nierensystem und Wasserhaushalt"). Die Gewebsflüssigkeit mit den Stoffwechselendprodukten fließt über die kleinen Venen oder über die Lymphbahnen herzwärts ab.

In Gewebegebieten mit erhöhter Tätigkeit wird der Zufluß an Blut vermehrt, indem sich die Gefäße erweitern und geschlossene Kapillaren geöffnet werden. Damit kommt es zu einer Rötung und örtlichen Erwärmung des Gewebes. Bei einer Gewebsentzündung tritt neben Rötung und Erwärmung eine Schwellung auf, die auf einem Stau von Gewebsflüssigkeit beruht. Diese charakteristischen Entzündungszeichen sind von Schmerzen als Folge einer örtlichen Reizung der Schmerzrezeptoren begleitet.

Der Rückfluß des Blutes aus dem Kapillargebiet beginnt in den **Venolen** und führt

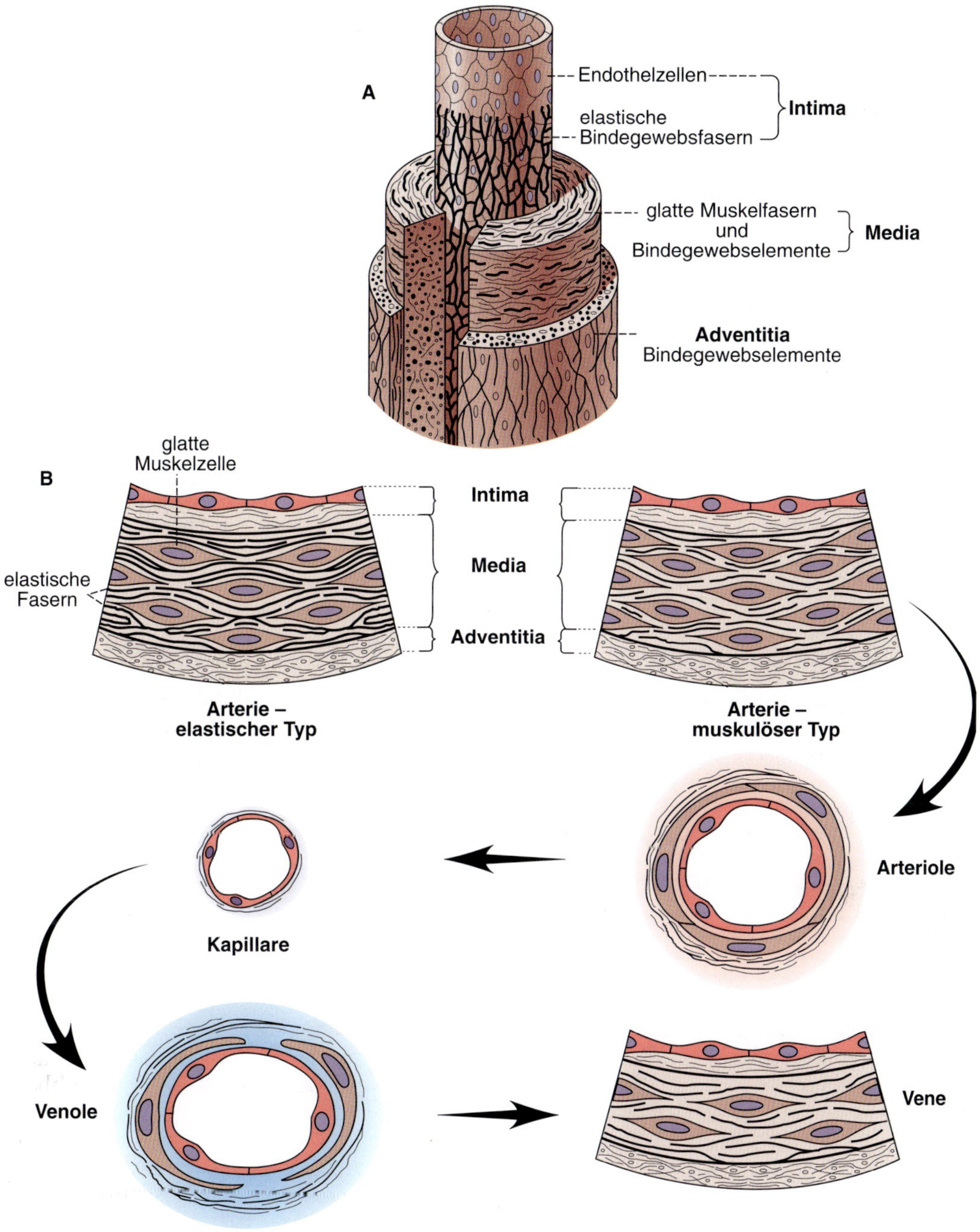

Abb. 9-19 Bau von Blutgefäßen.
A: Allgemeiner Aufbau der Wand.
B: Spezieller Aufbau der Wand von Arterien, Arteriolen, Kapillaren, Venolen und Venen.

über die Venen wieder zurück zum Herzen. Der Wandaufbau der Venolen ist dem der Arteriolen ähnlich, jedoch etwas lockerer (Abb. 9-19). Die Venen besitzen im Vergleich zu den Arterien eine relativ dünne, locker strukturierte Wand mit großer Dehnungsfähigkeit.

Die Dichtigkeit des Gefäßsystems wird u.a. durch die Blutgerinnung gewährleistet (☞ Kap. 11 „Blut und Abwehrsystem").

9

9.4.6 Lymphgefäße

Der Organismus verfügt neben dem System der Blutgefäße noch über ein zweites Netz von flüssigkeitsführenden Röhren. Das sind die Lymphgefäße, in denen eine dem Blutplasma ähnliche Flüssigkeit, die **Lymphe**, strömt. Der Ursprung dieses Systems liegt in den Gewebsspalten, also zwischen den einzelnen Zellen. Die hier befindliche Gewebsflüssigkeit strömt in die venösen Blutgefäße zurück oder wird über das System der Lymphgefäße weitertransportiert. Diese beginnen als kleinste **Lymphkapillaren**, die ähnlich wie die Blutkapillaren gebaut sind und sich dann zu immer größer werdenden Gefäßen vereinigen. Die großen Lymphgefäße (z.B. Ductus thoracicus; Abb. 9-17) münden schließlich in die Venenstämme der oberen Hohlvene. Damit besteht eine unmittelbare Verbindung zwischen Lymphgefäßsystem und Blutgefäßsystem.

9.5 Organdurchblutung

Die Durchblutung der Organe wird durch die Höhe des arteriellen Blutdrucks und die Weite der Gefäße in den Organen bestimmt. Der Blutdruck wird laufend über das Kreislaufzentrum dem aktuellen Bedarf des Körpers angepaßt. Die Gefäßweite in den Organen und damit die jeweilige Organdurchblutung entspricht der Stoffwechselaktivität.

9.5.1 Windkesselfunktion der großen Arterien

Bei der Pumpfunktion des Herzens ist der Kammerinnendruck großen Schwankungen unterworfen. Während der Systole wird ein hoher Wert von ca. 120 mmHg erreicht. Bei der Diastole sinkt der Druck auf Werte unter 10 mmHg ab (vgl. Tab. 9-1). Zur Entstehung einer kontinuierlichen Strömung im arteriellen System ist eine Verminderung dieser Druckschwankungen erforderlich. Das wird durch die elastische Wandstruktur der unmittelbar dem Herzen nachgeschalteten Gefäße erreicht (Abb. 9-19). Die elastischen Eigenschaften ermöglichen es, daß Blut während der Systole in den genannten Gefäßen durch Dehnung gespeichert (Abb. 9-20A) und während der Diastole durch „Entdehnung" entspeichert wird (Abb. 9-20B).

Durch diese sog. Windkesselfunktion der großen Gefäße wird nach Beendigung der Herzkontraktion (Systole) Blut in die ande-

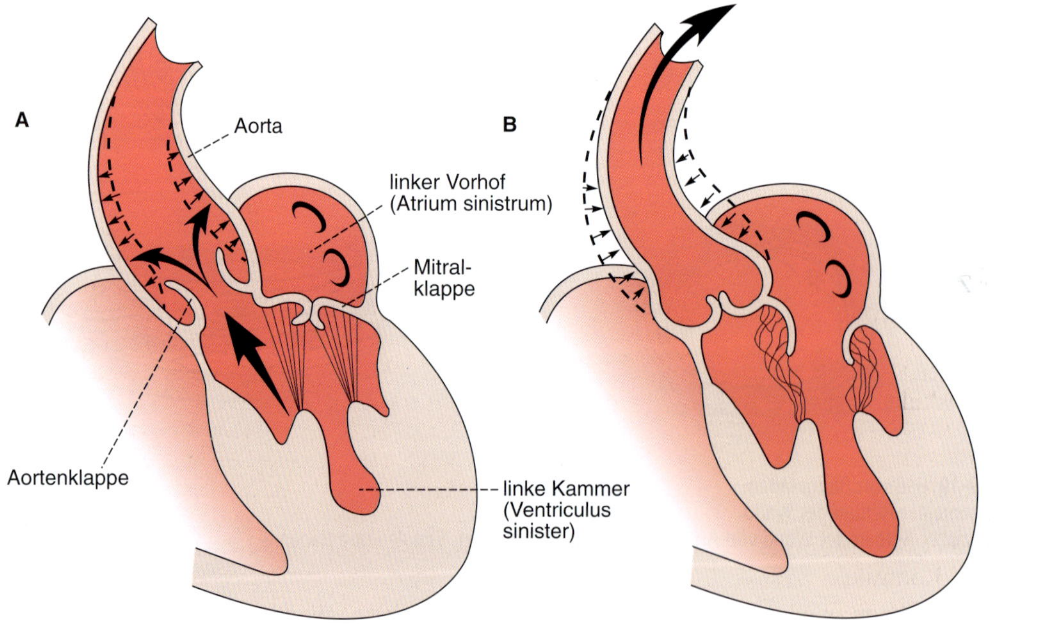

Abb. 9-20 Windkesselfunktion (blutdruckabhängige Volumenänderung) der Aorta.
A: Volumenänderung während der Systole
B: Volumenänderung während der Diastole.
kleine Pfeile = Volumenänderung durch die Wandelastizität
große Pfeile = Richtung der Blutströmung

ren Arterien „nachgeschoben", so daß der diastolische Druck nur auf etwa 80 mmHg absinkt. Dadurch kommt es während der Diastole nicht zum Stillstand der Blutströmung. Das bedeutet eine erhebliche Entlastung des Herzens, da bei Stillstand des Blutes in den Arterien während der Diastole das Blut mit jeder Systole neu in Bewegung gesetzt werden müßte. Damit wird auch verständlich, daß der Elastizitätsverlust bei Arteriosklerose eine erhebliche zusätzliche Herzbelastung darstellt.

9.5.2 Arterienpuls

Durch den Auswurf des Blutes aus dem Herzen entsteht der Puls (Arterienpuls). Es werden zwei Formen unterschieden:
- **Druckpuls**, der als Druckwelle meßbar und als Puls an den arteriellen Blutgefäßen tastbar ist (Geschwindigkeit 5–30 m/s).
- **Strompuls**, der als Blutströmung in den arteriellen Blutgefäßen meßbar ist (Geschwindigkeit ca. 0,5 m/s).

Durch Tasten des Pulses wird im wesentlichen die Pulsfrequenz und der Pulsrhythmus und damit die Frequenz und der Rhythmus der Herztätigkeit bestimmt.

9.5.3 Entstehung des arteriellen Blutdrucks

Der arterielle Blutdruck ist die treibende Kraft für die Durchblutung der Organe. Für seine Entstehung sind zwei Faktoren maßgeblich:
- Zufluß des Blutes zum arteriellen System
- Abfluß des Blutes aus dem arteriellen System

Der Zufluß wird durch die Herztätigkeit, der Abfluß durch die Arteriolen in den Organen kontrolliert. Die Wände dieser sog. Widerstandsgefäße bestehen überwiegend aus glatter Muskulatur, die ringförmig angeordnet ist (Abb. 9-19). Eine **Kontraktion** der Muskulatur führt zu einer Gefäßverengung und damit zu einem Anstieg des Strömungswiderstandes. Eine **Erschlaffung** geht mit den umgekehrten Effekten einher.

Der Kontraktionszustand der Gefäßmuskulatur, die damit verbundene Gefäßweite und der Strömungswiderstand unterliegen der Kontrolle des vegetativen Nervensystems. Dabei kommt dem Sympathikus mit seinen Überträgersubstanzen Noradrenalin und Adrenalin eine besondere Bedeutung zu. Dieser Teil des vegetativen Nervensystems zeigt eine Ausgangsaktivität (sog. Ruheaktivität, Ruhetonus). Eine Aktivitätssteigerung in diesem System hat eine Kontraktion der Muskulatur mit einer **Gefäßverengung** zur Folge. Daraus ergibt sich über eine Erhöhung des Strömungswiderstandes, der mit einer Abflußverminderung des Blutes verbunden ist, ein Ansteigen des arteriellen Blutdrucks. Eine verminderte Aktivität des Sympathikus bewirkt umgekehrt eine Senkung des Blutdrucks.

9.5.4 Regelung des arteriellen Blutdrucks

Das Herzminutenvolumen und der Strömungswiderstand in den Blutgefäßen bestimmen die Höhe des arteriellen Blutdrucks. Diese Faktoren sind in ihrer Größe nicht konstant. Sie werden zur Aufrechterhaltung und Einstellung des arteriellen Blutdrucks, z.B. in Abhängigkeit von der Körperlage, verändert. Die Mechanismen, die den arteriellen Blutdruck regeln, sind anhand der Abb. 9-21, 9-22, 9-23 und 9-24 beschrieben.

In der Wand der großen elastischen Arterien befinden sich Rezeptoren, die über die Wanddehnung kontinuierlich die Höhe des arteriellen Blutdrucks registrieren (Abb. 9-21). Sie werden als **Druckrezeptoren** (Pressorezeptoren, Barorezeptoren) bezeichnet. Ihr Meßergebnis wird über Nervenfasern mit Hilfe von Aktionspotentialen dem Kreislaufzentrum im verlängerten Mark (Medulla oblongata) übermittelt. Hier werden die Funktionen des Kreislaufs kontrolliert.

Zur Korrektur einer Blutdruckabweichung von der Sollgröße nimmt das Kreislaufzentrum über die sympathischen und parasympathischen Kerngebiete des vegetativen Nervensystems Einfluß auf Herz und Gefäße (Abb. 9-22 und 9-23; ☞ Kap. 12 „Vegetatives Nervensystem"):
- Eine Steigerung der Aktivität des **Parasympathikus** (N. vagus) führt über eine Verminderung der Herzschlagfrequenz zu einem Blutdruckabfall (Abb. 9-22 A). Durch Gabe von Atropin wird diese Wirkung am Sinusknoten des Herzens unterdrückt (Abb. 9-22 B).
- Eine Steigerung der Aktivität des **Sympathikus** führt über einen Anstieg der Herzschlagfrequenz und eine Gefäßverengung zu einer Blutdruckerhöhung (Abb. 9-23).

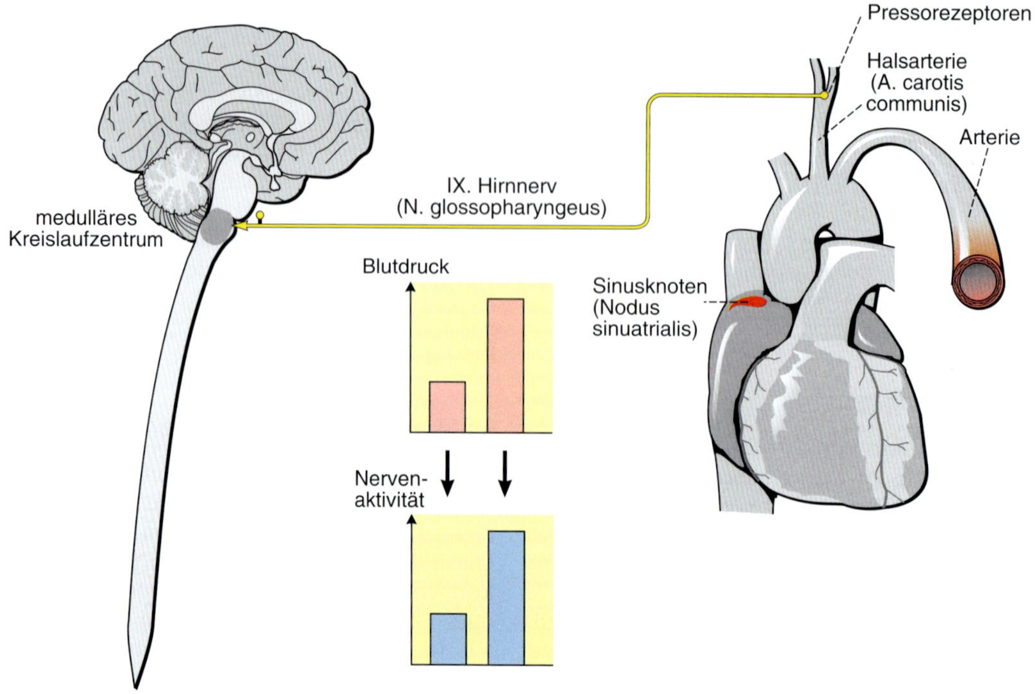

Abb. 9-21 Messung des arteriellen Blutdrucks mit Hilfe der Pressorezeptoren an der Teilungsstelle der A. carotis communis (Carotissinus).
Säulen = Aktivität im N. glossopharyngeus entspricht der Höhe des Blutdrucks.

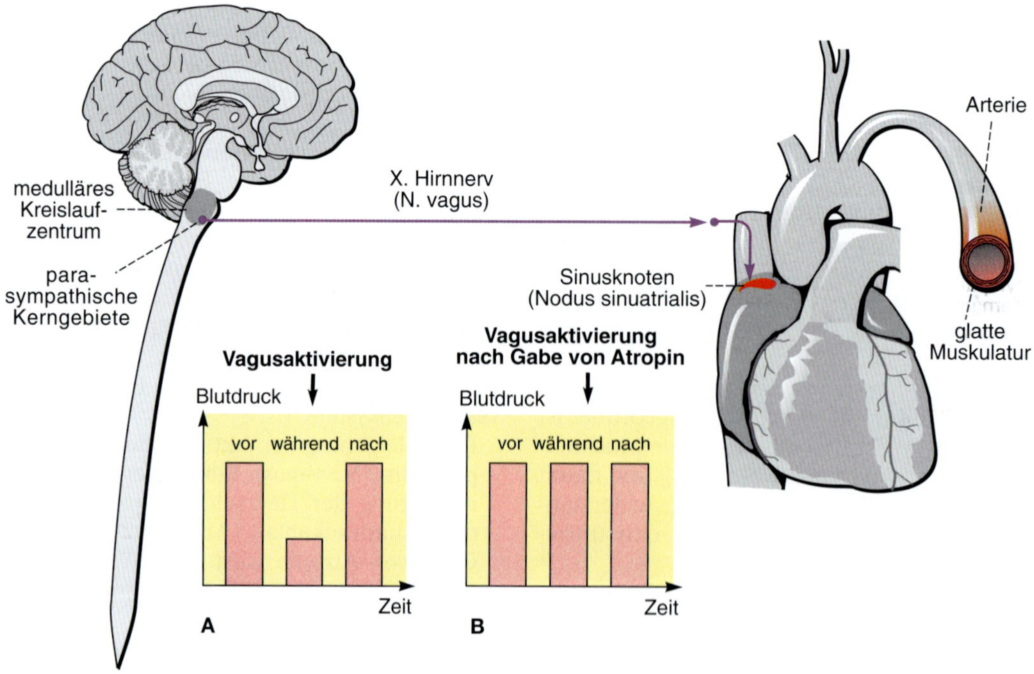

Abb. 9-22 Einfluß einer Aktivierung des Parasympathikus (N. vagus) auf die Höhe des arteriellen Blutdrucks vor und nach Gabe von Atropin.

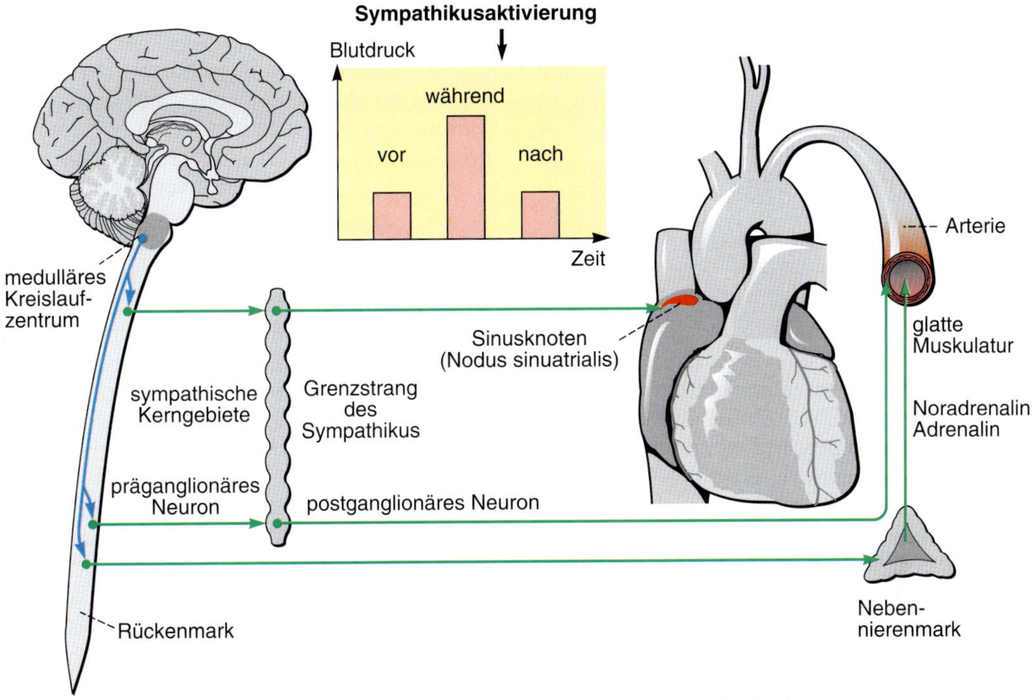

Abb. 9-23 Einfluß einer Aktivierung des Sympathikus auf die Höhe des arteriellen Blutdrucks.

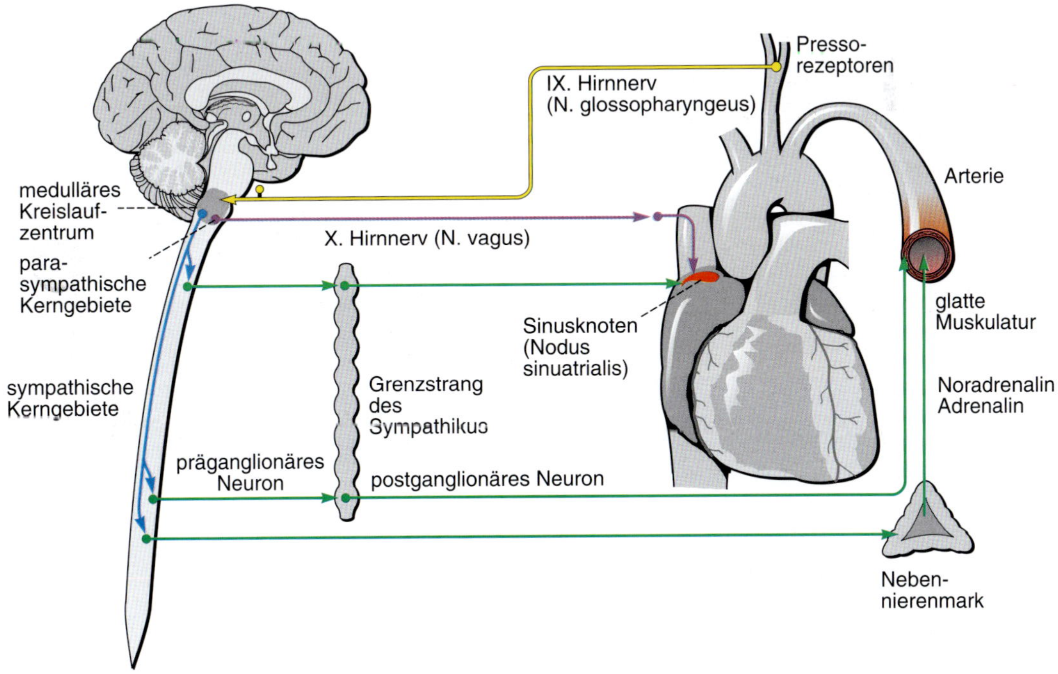

Abb. 9-24 Regelung des arteriellen Blutdrucks.

Faßt man die Verbindungen von den Blutdruckrezeptoren zum Kreislaufzentrum im Hirnstamm und vom Kreislaufzentrum zu Herz und Gefäßen zusammen, so schließt sich ein Regelkreis, der den arteriellen Blutdruck einstellt (Abb. 9-24). Seine Funktion soll am Beispiel eines plötzlichen Blutdruckabfalls verdeutlicht werden. Die Blutdrucksenkung wird von den Pressorezeptoren dem Kreislaufzentrum mitgeteilt. Von dort wird der Parasympathikus gehemmt und der Sympathikus aktiviert. Dadurch entstehen folgende Wirkungen: Über eine Steigerung der Schlagfrequenz wird das Herzminutenvolumen erhöht und durch eine Gefäßverengung der Strömungswiderstand heraufgesetzt. Die Änderung der Gefäßweite erfolgt sowohl direkt über sympathische Nervenfasern als auch über die Aktivierung des Nebennierenmarks, aus dem Noradrenalin und Adrenalin freigesetzt werden (Abb. 9-23; ☞ Abb. 13-13). Durch die beschriebenen Wirkungen dieser Stoffe an Herz und Gefäßen wird der Blutdruck wieder angehoben. Mit der Regelung des Blutdrucks ist schließlich die Druckdifferenz zwischen Arterien und Venen **(Perfusionsdruck)** garantiert, die für die Durchblutung der Gewebe unabdingbare Voraussetzung ist.

9.5.5 Blutdruckmessung

Zur Blutdruckmessung benutzt man in der Regel eine Armmanschette, die innen aus Gummi und außen aus unnachgiebigem Material besteht. Durch ein Handgebläse wird so lange Luft in diese Manschette hineingepumpt, bis der Druck in der Manschette größer ist als in der Armarterie. Dadurch wird die Arterie verschlossen. Darauf wird der Druck in der Manschette durch Ablassen der Luft gesenkt und gleichzeitig die Pulsader am Handgelenk (A. radialis) getastet (palpiert). Der beim Wiedereinsetzen des Pulses abgelesene Manschettendruck gibt den **systolischen Blutdruck** an (palpatorische Blutdruckmessung).

Will man nicht nur das Maximum der Blutdruckschwankung, den sog. systolischen Blutdruck, ermitteln, sondern auch das Minimum der einzelnen Blutdruckschwankung, den sog. **diastolischen Blutdruck**, feststellen, so verwendet man die auskultatorische Methode nach Riva-Rocci (RR). Dabei hört (auskultiert) man mit einem Stethoskop unterhalb der Oberarmmanschette in der Ellenbeuge die Armarterie ab (Abb. 9-25). Ist der Druck in der Manschette höher als das Blutdruckmaximum, so ist die Arterie dauernd

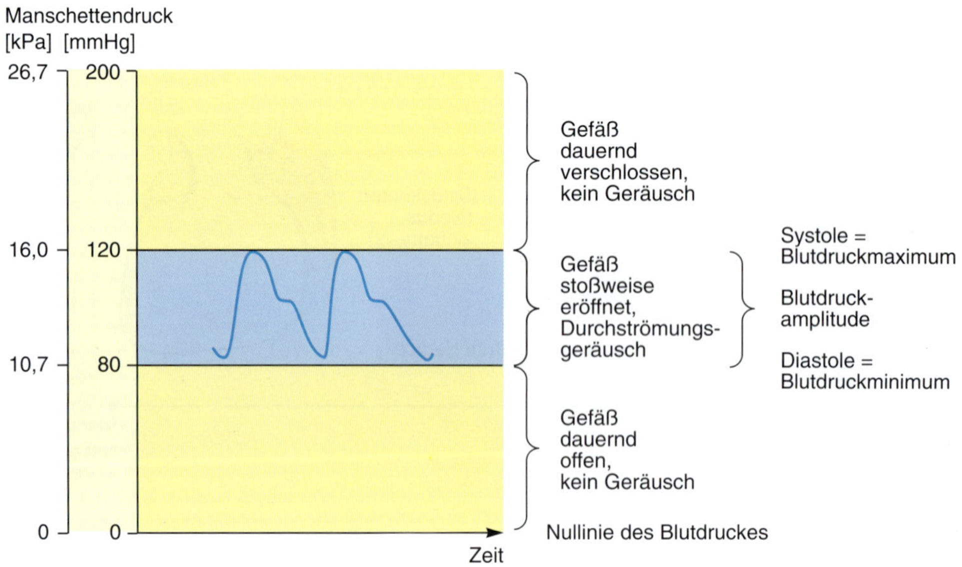

Abb. 9-25 Blutdruckmessung. Auskultatorische Methode. Zwei Pulskurven sind eingetragen.

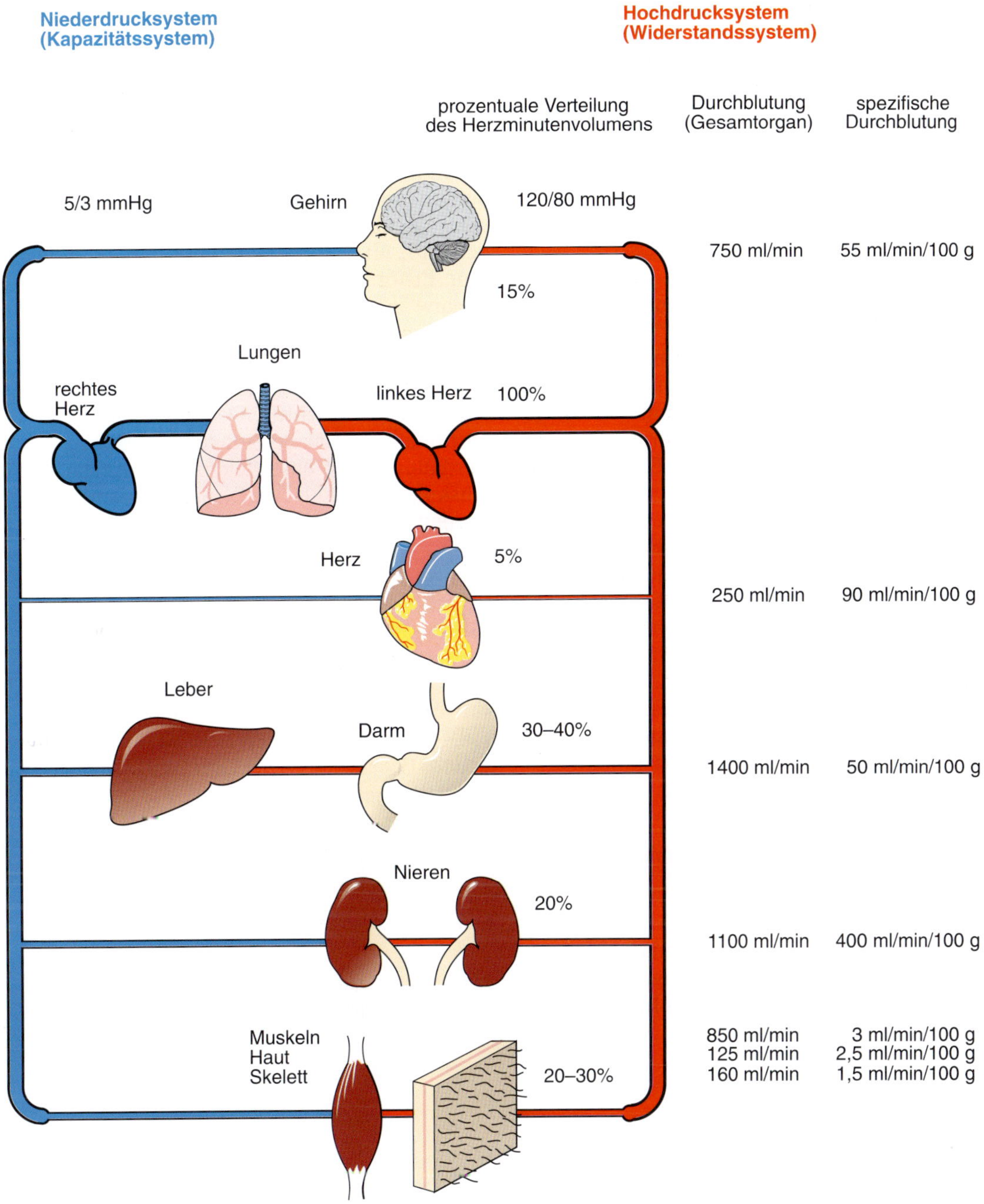

Abb. 9-26 Körperkreislauf. Prozentuale Verteilung des Herz-Minuten-Volumens in den verschiedenen Kreislaufabschnitten, bei Körperruhe. Organdurchblutung pro Minute (Gesamtorgan) und spezifische Organdurchblutung pro Minute (bezogen auf 100 g Organgewicht).

verschlossen und daher auch kein Durchströmungsgeräusch hörbar. Läßt man nun Luft aus der Manschette entweichen und wird dadurch der Druck in der Manschette geringer als das Maximum und größer als das Minimum der einzelnen Blutdruckschwankung, so wird das Gefäß bei jedem Herzschlag für kurze Zeit stoßweise eröffnet. Dadurch entsteht jedesmal ein ruckartiges Durchströmungsgeräusch. Mit abfallendem

Manschettendruck wird das Geräusch zunehmend lauter und dann plötzlich leiser, bald verschwindet es ganz. Wenn der Manschettendruck geringer als das Blutdruckminimum wird, ist das Gefäß dauernd geöffnet. Das von der stoßweisen Eröffnung herrührende Geräusch fällt damit wieder weg. Das plötzliche Leiserwerden des Geräusches gibt die Höhe des diastolischen Druckes an.

Ermitteln Sie Pulsfrequenz und Blutdruck in Ruhe sowie nach 20 Kniebeugen!

Als **Normalbereich** beim Erwachsenen gilt in der Armarterie ein Blutdruckmaximum von etwa 110–140 mmHg, als Minimum ein Wert von 60–90 mmHg. Die Blutdruckdifferenz zwischen Systole und Diastole (Blutdruckamplitude) beträgt ca. 50 mmHg. Diese Werte gelten für den Ruhezustand. Sie können bei körperlicher oder psychischer Belastung erheblich schwanken. Abweichungen des arteriellen Blutdrucks vom Normwert unter Ruhebedingungen sind häufig zu beobachten. Eine **Hypotonie** liegt dann vor, wenn der systolische Wert unter 100 mmHg liegt. Von **Hypertonie** spricht man bei Blutdruckwerten, die systolisch über 160 und diastolisch über 95 mmHg liegen. Die Ursachen krankhafter Abweichungen sind mannigfaltig.

9.5.6 Anpassung der Organdurchblutung an das Aktivitätsniveau

Unter Ruhebedingungen entsteht ein charakteristisches Muster der Organdurchblutung (Abb. 9-26). Eine **Aktivitätssteigerung** in einem Organ führt zu einer erhöhten lokalen Durchblutung, um die notwendige Versorgung mit Nährstoffen zu gewährleisten. Die Durchblutungserhöhung geschieht durch eine Weitstellung der Gefäße mit Hilfe des vegetativen Nervensystems und der vor Ort anfallenden Stoffwechselprodukte. Durch die funktionelle Kopplung von Stoffwechselprodukten und Gefäßweite wird in den Organen, in denen eine hohe Aktivität vorherrscht, eine hohe Durchblutung erreicht. Eine Erhöhung der Durchblutung sämtlicher Organe durch eine Weitstellung der Gefäße ist jedoch nicht möglich, da in diesem Fall durch eine kritische Verminderung des arteriellen Widerstandes schließlich der Blutdruck absinken würde. Demzufolge sollte eine hohe Aktivität der inneren Organe (z.B. Verdauung) und eine gleichzeitige verstärkte muskuläre Tätigkeit (z.B. Schwimmen) vermieden werden (Kollapsgefahr).

9.6 Lernkontrolle

1. Welche Funktion haben die Kapillaren?
2. Warum strömt auch während der Diastole des Herzens das Blut in den Gefäßen weiter?
3. Mit welchen Mechanismen wird der venöse Rückstrom zum Herzen gefördert?
4. Beschreiben Sie den Einfluß des vegetativen Nervensystems auf Herz und Kreislauf!
5. Nennen Sie die Anteile des Erregungsleitungssystems.
6. Wodurch unterscheiden sich Segel- und Taschenklappen?
7. Wie zeigt sich im EKG, daß die Vorhofmuskulatur vor der Kammermuskulatur erregt ist?

10 Nierensystem und Wasserhaushalt

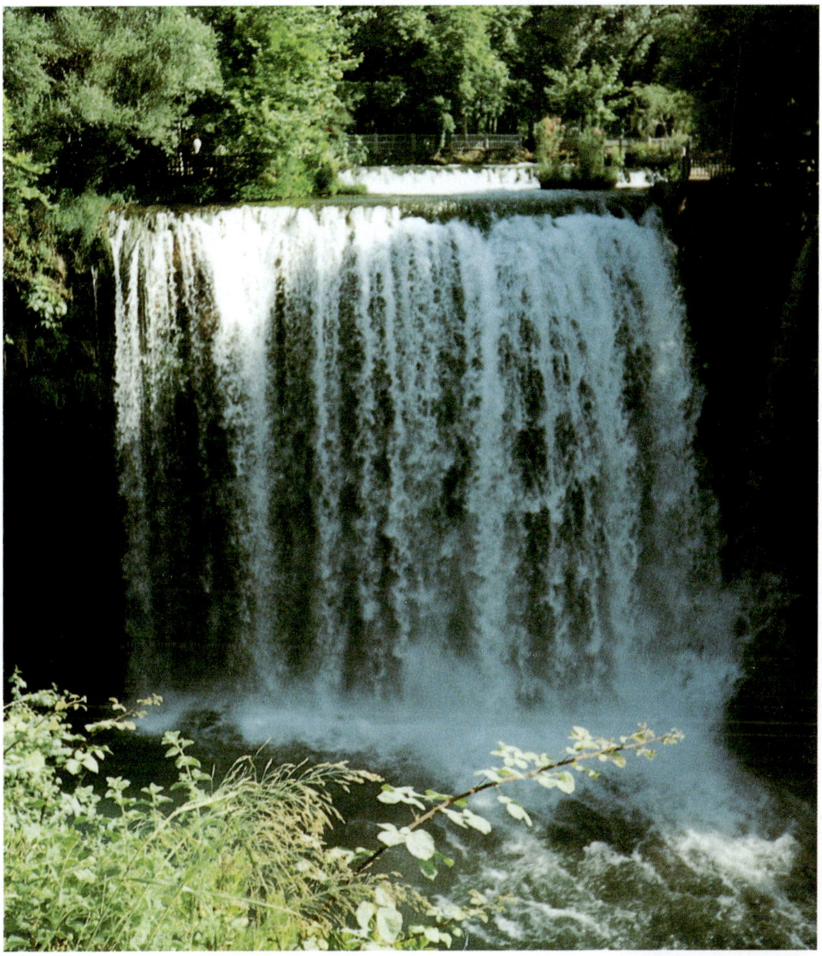

Die Nieren sind an der Kontrolle des Wasser-, Salz- und Säure-Basen-Haushaltes beteiligt. Auf diese Weise halten sie die Zusammensetzung des extrazellulären Raumes konstant. Darüber hinaus scheiden sie stickstoffhaltige Endprodukte aus dem Eiweißstoffwechsel aus.

10.1 Harnbildende Organe

Die Nieren sind paarig angelegt und befinden sich im hinteren oberen Bauchraum beiderseits der Wirbelsäule. Sie sind in Rinde und Mark gegliedert. Die Harnbildung erfolgt in Nephronen, die jeweils aus Nierenkörperchen und Nierentubuli bestehen.

10.1.1 Die Nieren: Lage und Gliederung

Der Mensch besitzt **zwei** Nieren (Ren; Abb. 10-1). Sie liegen beiderseits der Wirbelsäule zwischen 12. Brustwirbel und 3. Lendenwirbel mit Kontakt zur hinteren Bauchwand. Mit ihrem oberen Pol berühren sie das Zwerchfell, dorsal liegen sie der 11. und 12. Rippe an (☞ Abb. 2-21). Ihr unterer Pol steht etwas oberhalb des Darmbeinkamms. Beim Einatmen sowie im Stehen senken sich die Nieren bis zu 3 cm. Wegen der Ausdehnung der Leber steht die rechte Niere etwas tiefer als die linke. Die Nieren sind nach lateral konvex, nach medial konkav gekrümmt (Abb. 10-1, 10-2). Die einzelne Niere ist 10 bis 12 cm lang, ihr Querdurchmesser beträgt 5 bis 6 cm. In der Konkavität befindet sich eine Höhlung (**Sinus renalis**) für Ein- und Austritt von Gefäßen und Nerven sowie für das Nierenbecken. Diese Region wird Nierenpforte (Hilus renalis; Abb. 10-1) genannt. Dem oberen Nierenpol ist jeweils eine kleine endokrine Drüse, die **Nebenniere**, angelagert (☞ Kap. 13 „Endokrines System"). Die Niere ist außen von einer derben, bindegewebigen Organkapsel und dann von einem Fettlager, der Nierenfettkapsel, überzogen. Abgegrenzt wird das Fettlager der Niere nach vorne, hinten sowie seitlich durch ein Bindegewebsblatt (Nierenfaszie).

Auf einem Längsschnitt durch die Niere ist mit bloßem Auge die Gliederung in eine äußere **Rindenschicht** und eine innere **Mark-**

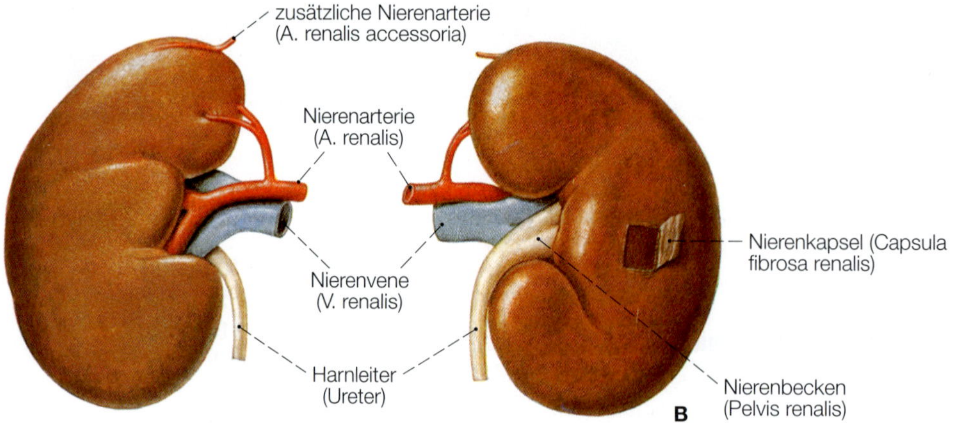

Abb. 10-1 Rechte Niere.
A: Ansicht von vorn.
B: Ansicht von hinten.

schicht zu erkennen (Abb. 10-3). Die Rinde ist fein gekörnt und reich an Blutgefäßen. Das Mark bildet hiluswärts kegelförmige Vorwölbungen, die sog. **Markpyramiden**, die eine feine Längsstreifung erkennen lassen. Die Spitze dieser Pyramiden nennt man **Nierenpapillen**. Auf ihnen befinden sich feinste Öffnungen, aus denen der Harn austritt. Jede Nierenpapille ragt in einen trichterförmig erweiterten Hohlraum, den **Nierenkelch**. Die Nierenkelche führen den Harn in das **Nierenbecken**. Der Harnleiter (Ureter) transportiert den Harn dann weiter zur Harnblase.

10.1.2 Die Nieren: Feinbau

Der Feinbau der Niere läßt sich am besten verstehen, wenn man von ihrem Gefäßsystem ausgeht. Die eintretende Nierenarterie, ein großer Seitenast der Bauchaorta, verzweigt sich im Hilusgebiet baumartig (Abb. 10-2). Ihre Äste verlaufen speichenförmig bis zur Markrindengrenze (Abb. 10-3). Dort biegen sie um und bilden viele Zweige, die in Richtung Organkapsel führen. Davon gehen allseits kleine Zweige (Arteriola afferens) ab, die jeweils in ein arterielles Kapillarknäuel (**Glomerulus**) münden. In diesem entscheidenden Bestandteil der Niere wird aus dem arteriellen Blut der **Primärharn** abgepreßt und von einem spaltförmigen Kapselraum aufgefangen (Abb. 10-3), der durch ein einschichtiges Epithel (**Bowman-Kapsel**) begrenzt ist. Das Kapillarknäuel und die Bowman-Kapsel mit Kapselraum bilden die Nierenkörperchen.

Aus dem Kapselraum geht ein Nierenkanälchen (**Tubulus**) ab. Es bildet den Abflußweg für den Primärharn. Aus den Gefäßschlingen des Glomerulus kommt ein abführendes Blutgefäß (Arteriola efferens), das im Durchmesser etwas dünner ist als das zuführende. Diese blutableitenden Arteriolen bilden ein weiteres Kapillarnetz. Das aus der Bowman-Kapsel abgehende Nierenkanälchen ist zuerst stark gewunden (Tubulus contortus). Es folgt die sog. **Henle-Schleife**, die bis ins Nierenmark hineinreicht, und anschließend ein weiteres gewundenes Stück. Die einzelnen Abschnitte der Nierenkanälchen besitzen jeweils ein einschichtiges Epithel, das verschieden hoch und unterschiedlich mit Organellen ausgestattet ist (Abb. 10-4). Diese unterschiedliche Zelldifferenzierung ermöglicht einen Stoffaustausch zwischen Blutkapillaren und Nierenkanäl-

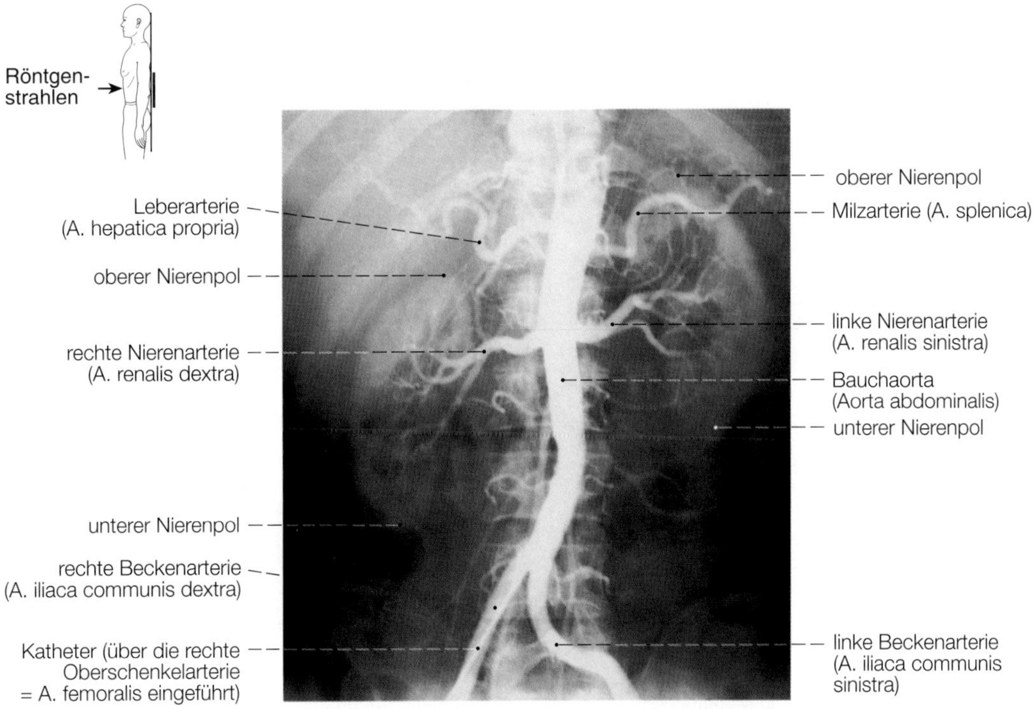

Abb.10-2 Röntgenbild der mit Kontrastmittelinjektion dargestellten Bauchaorta und ihrer Hauptzweige (Arteriogramm). oben links: Skizze des Strahlengangs, der dem Röntgenbild zugrunde liegt.

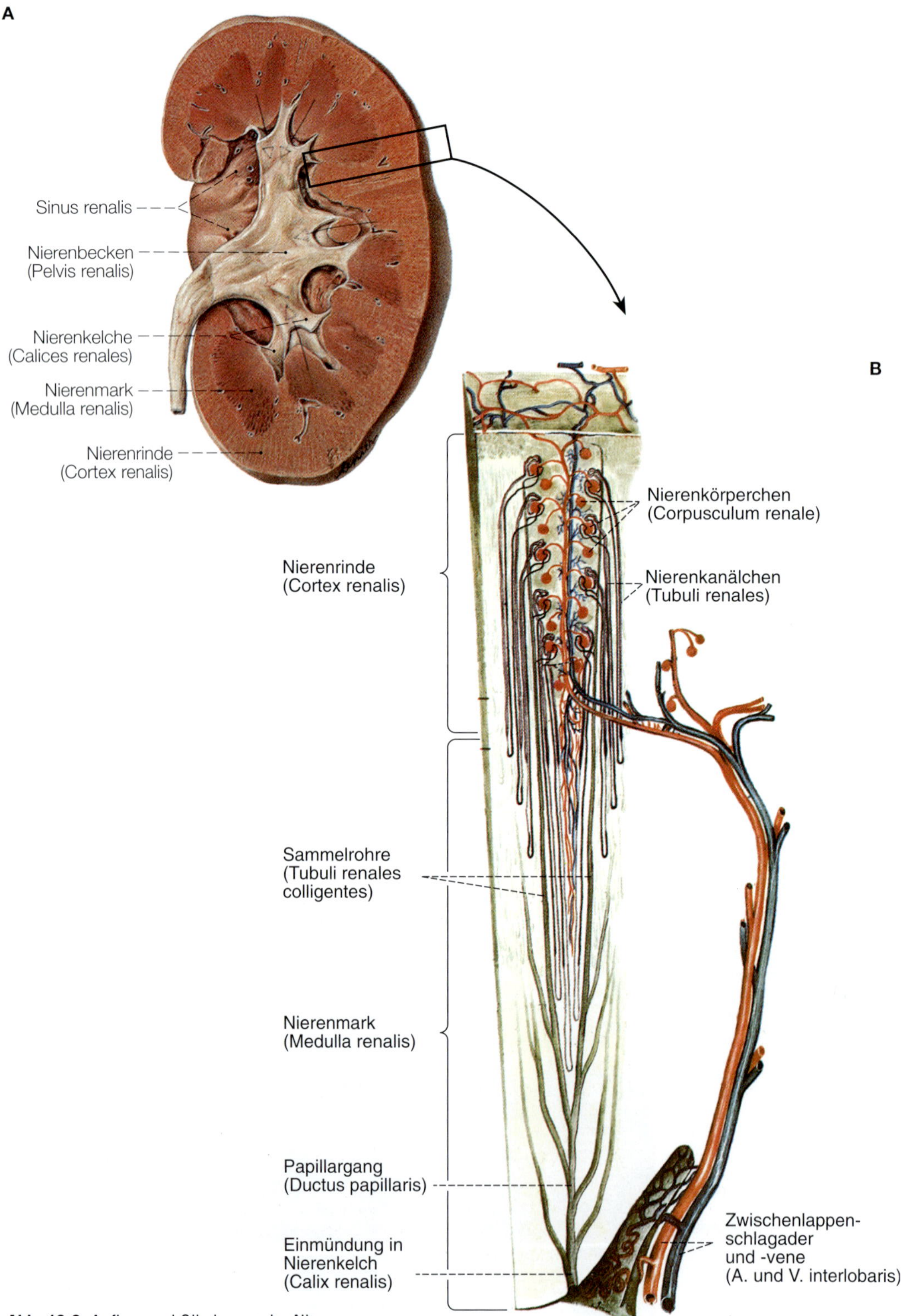

Abb. 10-3 Aufbau und Gliederung der Niere.
A: Längsschnitt durch Niere und Nierenbecken. Pfeile kennzeichnen den Harnfluß.
B: Vergrößerter Ausschnitt aus Rinde und Mark mit charakteristischem Verlauf der Blutgefäße, der Anordnung der Glomeruli und dem System der Nierenkanälchen.

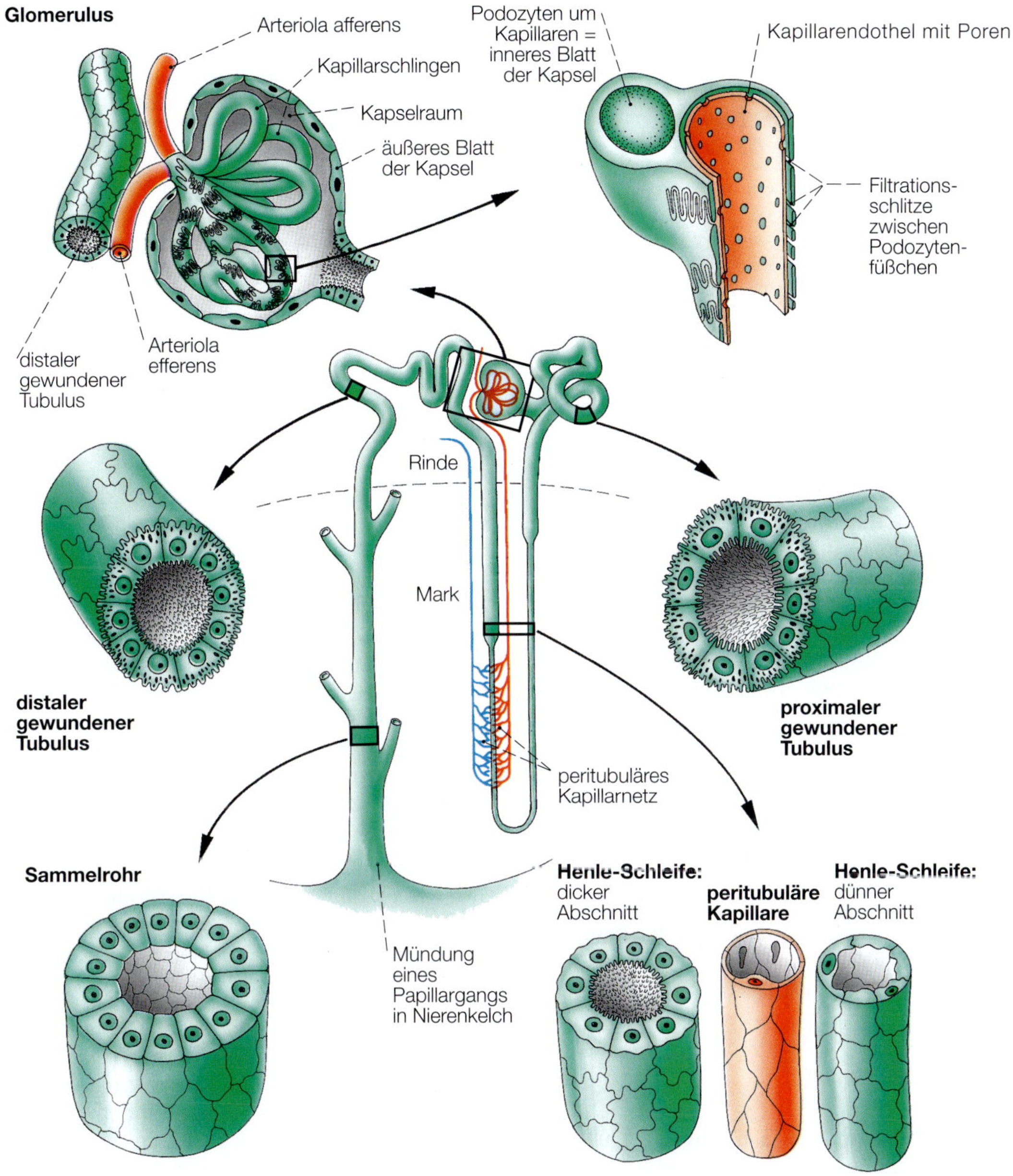

Abb. 10-4 Feinstruktur eines Nephrons mit Ausschnittvergrößerungen seiner verschiedenen Abschnitte.

chen. Schließlich geht das Nierenkanälchen in ein Sammelrohr von größerem Durchmesser über, das mit anderen Sammelrohren zu weiteren Gängen vereinigt auf der Spitze der Nierenpapillen mündet. Einen Glomerulus mit seinen Nierenkanälchen (Tubulus) bezeichnet man bis zur Einmündung in das Sammelrohr als **Nephron**. In beiden Nieren gibt es etwa 2 bis 3 Millionen Nephrone, die damit die morphologischen und funktionellen Grundeinheiten der Niere darstellen. An der Stelle, an der die Arteriola afferens in den Glomerulus einmündet und die Arteriola efferens abgeht (Gefäßpol des Glomerulus), ist jeweils das zugehörige Nierenkanälchen angelagert und bildet eine deutliche Verdickung seines Epithels, die Macula densa. Sie ist Teil des sog. juxtaglomerulären Apparats. Darunter versteht man spezialisierte Zellen am Gefäßpol des Glomerulus.

10.2 Harnableitende Organe

Der Harn fließt über die Pyramiden des Nierenmarks in das Nierenbecken und weiter durch den Harnleiter in die Harnblase. Der in der Harnblase gesammelte Urin wird über die Harnröhre ausgeschieden.

10.2.1 Harnleiter

Da das Nierenbecken kein Speicherorgan ist, gelangt der Urin deshalb gleich in den Harnleiter (Ureter), einen schmalen Verbindungsschlauch zwischen Nierenbecken und Harnblase. Der Harnleiter ist mit Schleimhaut ausgekleidet und besitzt in verschiedenen Schichten angeordnete glatte Muskulatur. Er zieht hinter dem Bauchfell (retroperitoneal) abwärts zum kleinen Becken und gelangt von hinten zum Grund der Harnblase, in die er schlitzartig einmündet (Abb. 10-5, 10-7). Die Form dieser Einmündung verhindert, daß der Harn aus der Blase in den Harnleiter zurückfließen (Reflux) kann. Der Harn wird durch die peristaltischen Kontraktionswellen des Harnleiters vom Nierenbecken zur Blase transportiert. Die Flüssigkeit tritt dabei rhythmisch in die Blase aus. Physiologische Engstellen des Harnleiters befinden sich im Abgangsbereich aus dem Nierenbecken, am Übergang in das kleine Becken und beim Durchtritt durch die Harnblasenwand.

Vor diesen Engstellen können z.B. Harnsteine steckenbleiben und zu Harnstau führen. Dabei können starke, krampfartige Schmerzen auftreten.

10.2.2 Harnblase

Die Harnblase (**Vesica urinaria**) ist ein von Schleimhaut ausgekleideter muskulöser Sack aus netzartig angeordneter glatter Muskulatur (M. detrusor vesicae; Abb. 10-5). Nur der obere Teil ist von Bauchfell bedeckt. Die Harnblase liegt vorne im kleinen Becken unmittelbar hinter dem Schambein. Ihre Wand ist sehr dehnbar. Bei starker Füllung steigt sie mit ihrer oberen Kontur über das Schambein in Richtung Nabel auf. Sie ist dann durch die Bauchdecke zu tasten.

Bei Harnverhalten kann sie durch die vordere Bauchwand hindurch punktiert werden (z.B. subrapubischer Blasenkatheter).

Trinken Sie ungefähr einen Liter Flüssigkeit, und ertasten Sie durch die Bauchdecke, wie sich dabei Ihre Harnblase ausdehnt.

Zwischen den Mündungen der Harnleiter und dem Abgang der Harnröhre befindet sich ein dreieckiger Schleimhautbezirk (Trigonum vesicae; Abb. 10-5). Hier ist die Schleimhaut glatt und mit der Muskulatur unverschieblich verwachsen. Die besondere Beschaffenheit der Schleimhaut im Trigonum erleichtert bei der Endoskopie das Auffinden der Harnleitermündungen.

10.2.3 Harnröhre

Beim **Mann** tritt auf der Unterseite der Harnblase die Harnröhre (**Urethra**) aus. Diese durchsetzt zunächst die Vorsteherdrüse (Prostata), dann die quergestreifte Muskulatur des Beckenbodens, die eine querverlaufende Muskelplatte (Diaphragma urogenitale) zwischen den Schambeinästen bildet (Abb. 10-5). Hier umgibt der **ringförmige Schließmuskel** die Harnröhre (M. sphincter urethrae). Bogenförmig durchläuft die Harnröhre dann das männliche Glied, an dessen Spitze sie endet.

Physiologische Engstellen befinden sich beim Durchtritt durch die Harnblasenwand und Beckenbodenmuskulatur sowie im Bereich der äußeren Mündung. Diese Engstellen sind besonders beim Katheterisieren zu berücksichtigen.

Bei der **Frau** liegt der Abgang der Harnröhre weiter vorne. Sie zieht hinter der Schambeinfuge nach unten und durchsetzt die Beckenbodenmuskulatur (Diaphragma urogenitale; Abb. 10-5). An dieser Stelle befindet sich der ringförmige Schließmuskel (M. sphincter urethrae). Als 3 bis 5 cm langer Gang liegt die Harnröhre in der Vorderwand der Scheide. Sie mündet in einem längsverlaufenden Schlitz im Vorhof der Scheide.

Infektiöse Nierenbecken- und Harnblasenentzündungen (**Pyelitis** und **Cystitis**) gehören zu den häufigsten Erkrankungen des Harnapparates. Vielfach bilden sich dabei Nieren- und Blasensteine. Ein krampfartiges, sehr schmerzhaftes Zusammenziehen (Kontraktion) der glatten Muskulatur von Nierenbecken, Harnleiter oder Harnblase bezeichnet man als **Kolik**. Sie tritt vor allem bei Steinleiden häufig auf.

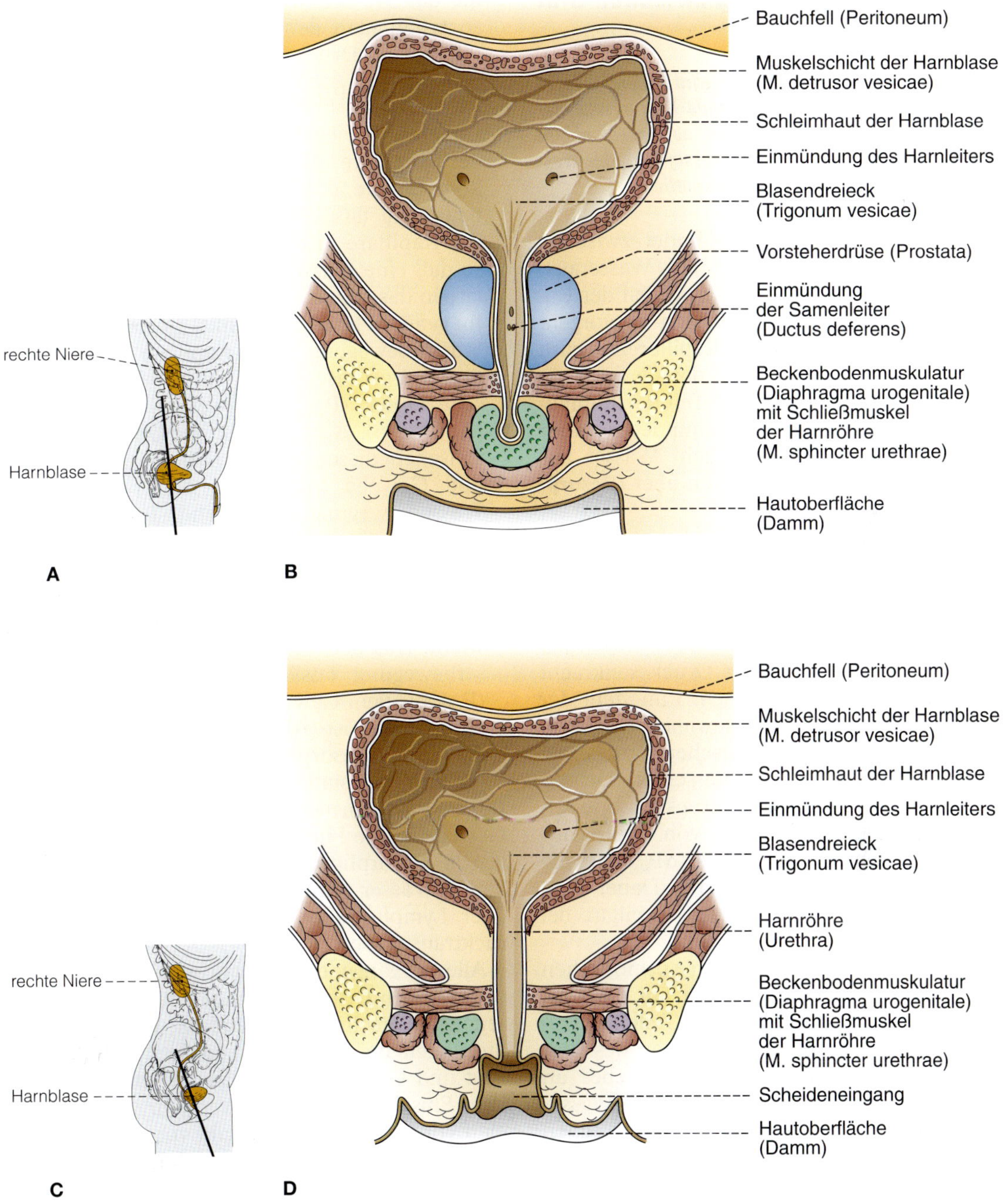

Abb. 10-5 Ableitende Harnwege bei Mann und Frau.
A: Seitenansicht von Niere und ableitenden Harnwegen in Projektion auf die Körperwand.
B: Frontalschnitt (Schnittrichtung siehe A) durch Harnblase, Prostata und Beckenboden beim Mann.
C: Seitenansicht von Niere und ableitenden Harnwegen in Projektion auf die Körperwand.
D: Frontalschnitt (Schnittrichtung siehe C) durch Harnblase, Harnröhre und Beckenboden bei der Frau.

10

10.3 Wasseraustausch zwischen Blut und Gewebe

Zwischen Blut und Gewebe wird laufend Wasser ausgetauscht. Der zuführende Kapillarschenkel gibt Wasser ab (Filtration) und der abführende nimmt Wasser auf (Resorption). Überschüssig filtriertes Wasser wird über Lymphgefäße abtransportiert.

Im Bereich der **Kapillaren** findet zwischen Blut und Gewebe laufend ein Wasseraustausch statt (Abb. 10-6). In dem Teil der Kapillaren, der aus den Arteriolen hervorgeht (**arterieller Schenkel** der Kapillaren), wird Wasser aus der Kapillare in das Gewebe abgegeben (**Filtration**). In dem Teil der Kapillaren, der in die Venolen einmündet (**venöser Schenkel** der Kapillaren), geht Wasser aus dem Gewebe in die Kapillaren über (**Resorption**).

- Im **arteriellen Kapillarschenkel** spielen für die Wasserbewegung aus der Kapillare zwei Druckkomponenten eine wesentliche Rolle (Abb. 10-6).
  - **Hydrostatischer Druck**: Der Blutdruck wirkt als hydrostatischer Druck senkrecht auf die Kapillarwand (P_{stat}). Ihm steht der Flüssigkeitsdruck des Gewebes entgegen. Von seiten des hydrostatischen Druckes ist dementsprechend der Unterschied (Delta = Δ) von hydrostatischem Druck im arteriellen Kapillarschenkel und von hydrostatischem Druck des Gewebes (ΔP_{stat}) für die Wasserbewegung maßgebend. Dabei zeigt sich, daß der Druck aus der Kapillare bei weitem überwiegt (Abb. 10-6).
  - **Osmotischer Druck**: Beim osmotischen Druck (P_{osm}) handelt es sich um die wasseranziehende Kraft gelöster Teilchen (Eiweißkörper, Salze). Die Teilchen des Blutes ziehen das Wasser des Gewebes an und die Teilchen des Gewebes das Wasser des Blutes. Von seiten des osmotischen Druckes ist dementsprechend der Unterschied (Delta = Δ) von osmotischem Druck im arteriellen Kapillarschenkel und von osmotischem Druck des Gewebes (ΔP_{osm}) für die Wasserbewegung maßgebend. Da die Konzentration der wasseranziehenden Teilchen im Blut höher ist als im Gewebe, überwiegt der Druck in die Kapillaren bei weitem (Abb. 10-6). Verrechnet man die hydrostatischen Druckunterschiede, die das Wasser aus dem Blut heraustreiben, mit den osmotischen Druckunterschieden, die das Wasser in das Blut hineintreiben, so erhält man den tatsächlich wirksamen (effektiven) Druck (P_{eff}):

$$P_{eff} = \Delta P_{stat} - \Delta P_{osm}$$

  Dabei überwiegt im arteriellen Schenkel der Kapillare die hydrostatische Druckkomponente, d. h., daß die für die Wasserbewegung tatsächlich wirksame Kraft aus der Kapillare in das Gewebe gerichtet ist, so daß eine Wasserfiltration aus der Kapillare in das Gewebe stattfindet (Abb. 10-6).
- Im **venösen Kapillarschenkel** spielen für die Wasserbewegung in die Kapillare ebenfalls der hydrostatische (P_{stat}) und der osmotische Druck (P_{osm}) eine wesentliche Rolle (Abb. 10-6). Auch hier ist der Unterschied zwischen diesen beiden Drücken im Blut und Gewebe (ΔP_{stat} und ΔP_{osm}) für die Wasserbewegung maßgebend. Im Gegensatz zum arteriellen Kapillarschenkel hat bei einer Verrechnung der Druckunterschiede im venösen Kapillarschenkel die osmotische Druckkomponente das Übergewicht. Das bedeutet, daß die für die Wasserbewegung tatsächlich wirksame Kraft (P_{eff}) aus dem Gewebe in die Kapillare hinein gerichtet ist (Abb. 10-6). Es findet also eine Wasserresorption aus dem Gewebe in die Kapillare statt.

Beim **Wasseraustausch** zwischen Blut und Gewebe ist die Filtration in der Regel größer als die Resorption. Das im Gewebe verbleibende Wasser wird zu einem gewissen Teil über Lymphgefäße in das venöse Blut zurücktransportiert.

Alle Vorgänge, die die hydrostatischen und osmotischen Drücke im arteriellen und venösen Kapillarschenkel verändern, müssen zu Störungen des Wasseraustausches zwischen Blut und Gewebe führen. Ist das extrazelluläre Flüssigkeitsvolumen vermehrt, spricht man von einem Ödem. Es gibt vor allem drei Mechanismen, die zu einem **Ödem** führen können:

1. Der osmotische Druck des Blutes sinkt ab, beispielsweise bei einem stärkeren Eiweißverlust durch die Nieren (Ödem bei **Nierenkrankheiten**) oder bei einer ungenügenden Eiweißzufuhr (**Hungerödem**). Dadurch sinkt die wasseranziehende Kraft des Blutes. Die Filtration im arteriellen Schenkel der Kapillaren nimmt zu. Gleichzeitig ist die Resorption im venösen Schenkel eingeschränkt (Abb. 10-6).

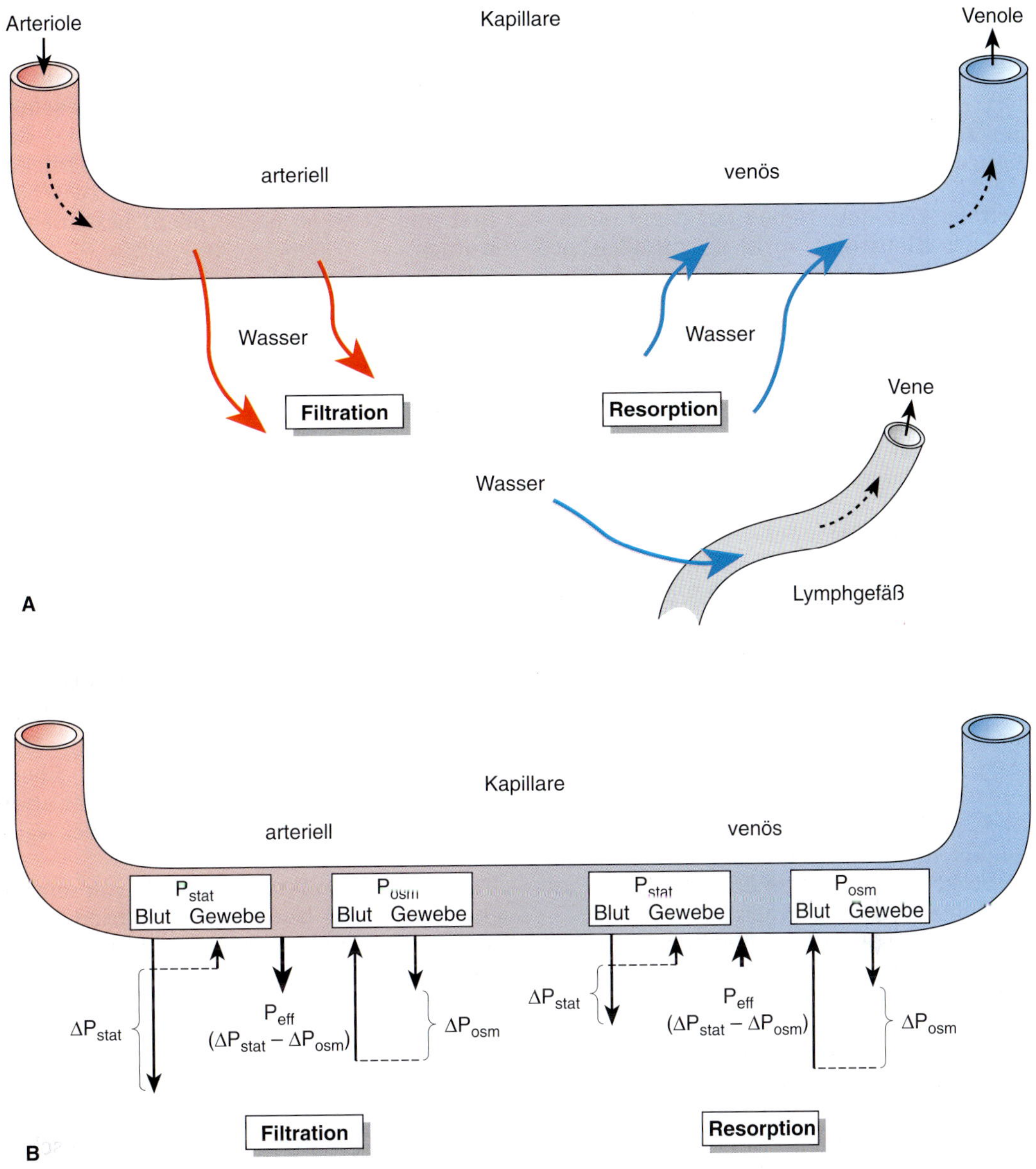

Abb. 10-6 Wasseraustausch zwischen Blut (Kapillare) und Gewebe. A: Flüssigkeitsstrom; B: Treibende Kräfte (Drucke), die dem Flüssigkeitsstrom zugrunde liegen. Im arteriellen Schenkel der Kapillare wird Wasser aus der Kapillare in das Gewebe abgepreßt (Filtration) und im venösen Schenkel der Kapillare Wasser aus dem Gewebe in das Blut aufgenommen (Resorption). P_{stat} = hydrostatischer Druck. P_{osm} = osmotischer Druck. ΔP_{stat} und ΔP_{osm} = Unterschiede im hydrostatischen und osmotischen Druck zwischen Blut und Gewebe. P_{eff} = effektiver Druck.
Pfeile = Ausmaß und Richtung der Druckwirkung.

2. Der hydrostatische Druck im venösen Schenkel der Kapillaren steigt, beispielsweise bei einer venösen Stauung infolge einer verminderten Leistung des rechten Herzens (**Stauungsödem**). Dabei kann der effektive Druck im venösen Schenkel der Kapillaren schließlich seine Richtung umkehren, so daß auch in diesem Kapillarbereich Wasser filtriert wird (Abb. 10-6).
3. Die Lymphwege sind verlegt und das filtrierte Wasser kann deshalb teilweise nicht abfließen (**Lymphödem**; Abb. 10-6).

10

10.4 Funktion der Nierenkörperchen

Im Nierenkörperchen werden Wasser und Stoffe (mit Ausnahme von Blutzellen und Eiweiß) aus dem Kapillarknäuel in den Kapselraum filtriert. Das Filtrat wird als Primärharn bezeichnet.

Verfolgt man den Aufbau der Niere im Verlauf des Blutstroms, so ist festzustellen, daß zwei Kapillargebiete hintereinandergeschaltet sind. Mit diesen feinsten Blutröhren wird Kontakt mit dem harnleitenden Rohrsystem aufgenommen (vgl. Abb. 10-4, 10-7). Das erste Kapillarsystem ist der **Glomerulus**. Hier treffen die Kapillaren zum ersten Mal auf das harnleitende Rohrsystem. Dazu ist der Glomerulus von einer Kapsel (Bowman-Kapsel) umgeben. Sie bildet auf der den Kapillaren gegenüberliegenden Seite den Kapselraum, der in das Nierenkanälchen übergeht. Nachdem das Blut den Glomerulus durchflossen hat, wird es in einem weiterführenden Gefäß gesammelt und in ein zweites Kapillarnetz überführt. Hier erfolgt der zweite Kontakt mit dem harnleitenden Rohrsystem. An dieser Stelle besteht es aus feinen Nierenkanälchen (**Tubuli**). Sie stellen die unmittelbare Fortsetzung des Kapselraumes dar (vgl. Abb. 10-4, 10-7). Die Tubuli münden im weiteren Verlauf in Sammelrohre, die über das Nierenbecken und den Harnleiter mit der Harnblase in Verbindung stehen (Abb. 10-7).

Der Blutfluß durch die Nieren beträgt 20% des Herzminutenvolumens (☞ Kap. 9 „Kreislauf"). Für beide Nieren macht das etwa 1,2 Liter pro Minute bzw. 1700 Liter pro Tag aus. Diese hohe Durchblutung der Nieren ist dem Umfang ihrer vielfältigen Aufgaben angepaßt.

Die beschriebenen Kontaktstellen zwischen harnleitenden Kanälchen und den Blutkapillaren sind für die Nierenfunktion von herausragender Bedeutung. So laufen im Bereich des Glomerulus **Filtrationsvorgänge** und im Bereich des Tubulussystems **Resorptions-** und **Sekretionsvorgänge** ab (Abb. 10-7).

Im Nierenkörperchen werden Wasser und kleine Moleküle aus dem Kapillarknäuel in den Kapselraum filtriert. Das Filtrat, das als **Primärharn** bezeichnet wird, stellt ein sog. Ultrafiltrat dar. Im Gegensatz zum Blutplasma enthält es kein Eiweiß, hat ansonsten aber dieselbe Zusammensetzung. Für den Durchfluß der im Plasma gelösten Stoffe ist der Bau des glomerulären Filters mit seiner Porengröße entscheidend (Abb. 10-4). Bei der Filtration wirken erneut die zwei Drücke, die bereits beim Wasseraustausch zwischen Blut und Gewebe (siehe oben) beschrieben wurden.

- Die erste Druckkomponente ist wiederum der hydrostatische Druck (P_{stat}; Abb. 10-8), der die Filtration im Blutgefäß fördert. Wieder ergibt sich der für die Wasserbewegung maßgebende hydrostatische Druck aus dem Unterschied (Delta = Δ) von statischem Blut- und Kapseldruck (ΔP_{stat}). Dabei überwiegt der Druck aus der Kapillare bei weitem (Abb. 10-8).
- Die zweite Druckkomponente ist auch hier der osmotische Druck (P_{osm}; Abb. 10-8). Da Primärharn und Plasma sich lediglich in ihrem Eiweißgehalt unterscheiden, ist der Unterschied (Delta = Δ) aus osmotischem Druck im Blut und Kapselraum (ΔP_{osm}) gleich der wasseranziehenden Kraft der Bluteiweißkörper (Abb. 10-8). Die hydrostatische Druckkomponente überwiegt im Glomerulus ebenso wie im arteriellen Teil der Kapillaren (Formel vgl.; Abb. 10-6).

Das Volumen an Primärharn, das von sämtlichen Glomeruli beider Nieren filtriert wird, beträgt 0,12 Liter pro Minute bzw. 170 Liter pro Tag. Diese sog. **glomeruläre Filtrationsrate** (GFR) hält sich weitgehend konstant, da der Blutdruck, als maßgebende Kraft bei der Filtration, nur geringe Schwankungen aufweist.

Die Funktion der Nierenkörperchen kann beispielsweise durch eine entzündliche Veränderung an den Glomeruli gestört sein (**Glomerulonephritis**). Unter einer Glomerulonephritis versteht man eine entzündliche Veränderung an den Glomeruli, die mit Blut- und Eiweißausscheidung in den Harn einhergeht. Durch Eiweißverlust und die gestörte Ausscheidung von Flüssigkeiten entstehen Ödeme. Bei dieser Erkrankung kann es ebenso wie bei chronisch hohem Blutdruck zu einer Zerstörung der Glomeruli und der Nierenkanälchen kommen.

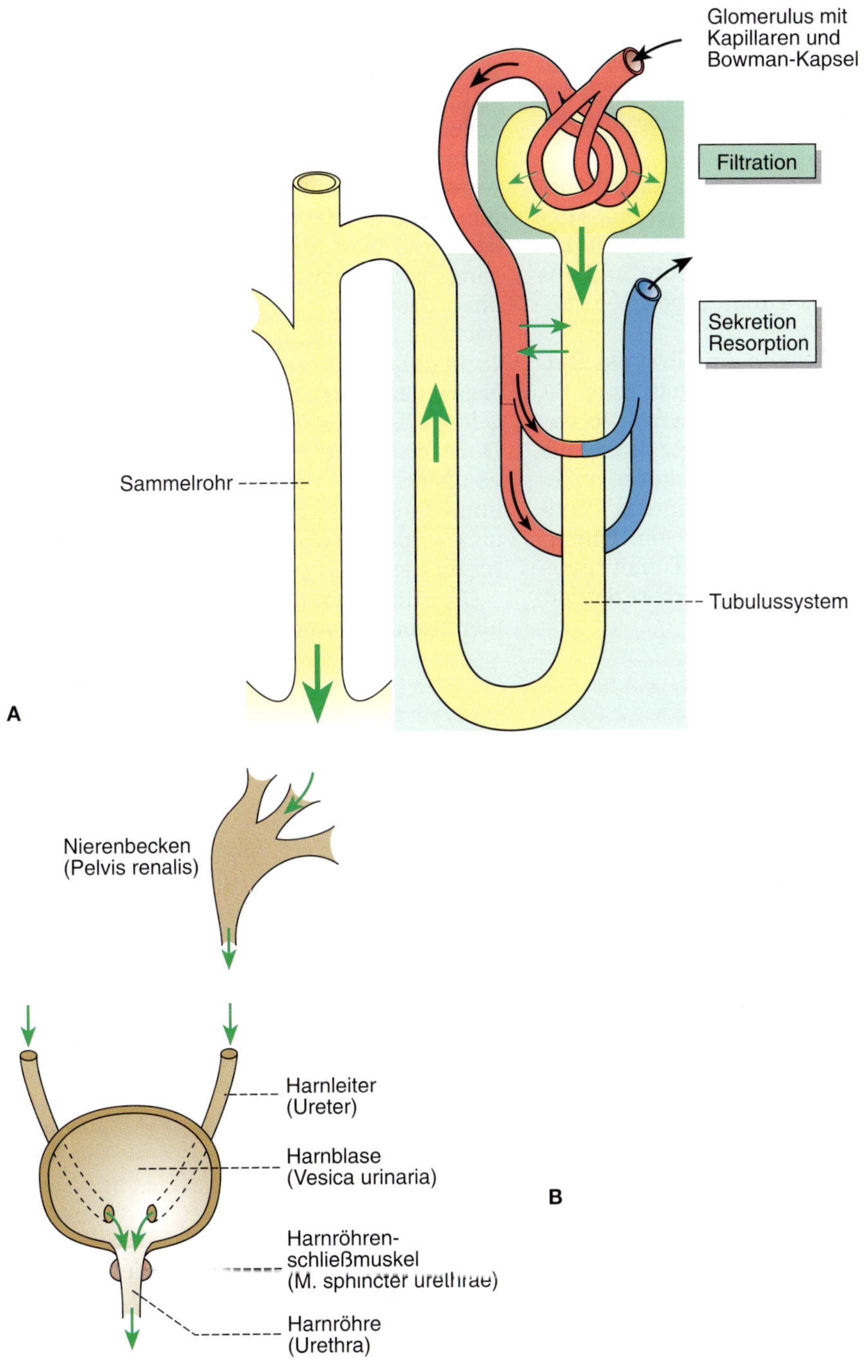

Abb. 10-7 Funktionseinheiten der Niere.
A: Im Glomerulus findet eine Filtration in den Raum der Bowman-Kapsel statt. Im Bereich des Tubulussystems werden Stoffe und Wasser in das Nierenkanälchen sezerniert und in das Blut resorbiert.
B: Der Harn aus den Tubuli beider Nieren wird über die Harnleiter in die Harnblase abgeführt und unter Kontrolle des M. sphincter urethrae ausgeschieden. Funktionen von Nierenkörperchen und Nierentubulus siehe auch Abb. 10-8 und 10.9.

10

10.5 Funktion der Nierentubuli

In dem System kleiner Kanäle, das sich an das Nierenkörperchen anschließt, werden Stoffe und Wasser zwischen Blutkapillaren und Tubuli ausgetauscht.

Der Primärharn gelangt aus dem Kapselraum des Glomerulus in das Tubulussystem. Hier werden Stoffe aus den Tubuli in die Blutkapillaren aufgenommen (Resorption) und aus den Kapillaren in die Tubuli abgegeben (Sekretion; Abb. 10-7).

Im Glomerulus entsteht ein Filtrat des Blutes (Primärharn), das – abgesehen vom Eiweiß – dieselbe Zusammensetzung wie das Blutplasma hat. So gelangen viele Stoffe, die dem Organismus für seine Funktion unbedingt erhalten bleiben müssen, in das Tubulussystem. Deshalb werden sie beim Durchfluß des Primärharns durch die Tubuli resorbiert und andere Stoffe zusätzlich sezerniert (abgesondert).

10.5.1 Transport von Elektrolyten

Kalium- und **Natrium**ionen sind beispielsweise für die Funktion von Nerven- und Muskelzellen besonders wichtig (☞ Kap. 4 „Nervensystem – Allgemeine Grundlagen"). Daher werden diese Ionen unter Mitwirkung einer fein abgestimmten Regelung im Tubulussystem resorbiert und sezerniert. In diese Vorgänge ist das endokrine System als wesentlicher Bestandteil eingebunden. Das hierfür wichtige Hormon, das **Aldosteron** (Mineralocorticoid), wird in der Zona glomerulosa der **Nebennierenrinde** (☞ Abb. 13-13) gebildet. Es gelangt über das Blut zur Niere (Abb. 10-9). Dort fördert es im Tubulus die Resorption von Natriumionen und die Sekretion von Kalium- und Wasserstoffionen. Mit der Natriumresorption gelangt Wasser („Lösungswasser für die Ionen") in das Blut zurück.

Die Aldosteronfreisetzung aus der Nebennierenrinde ist von der Natrium- und Kalium-

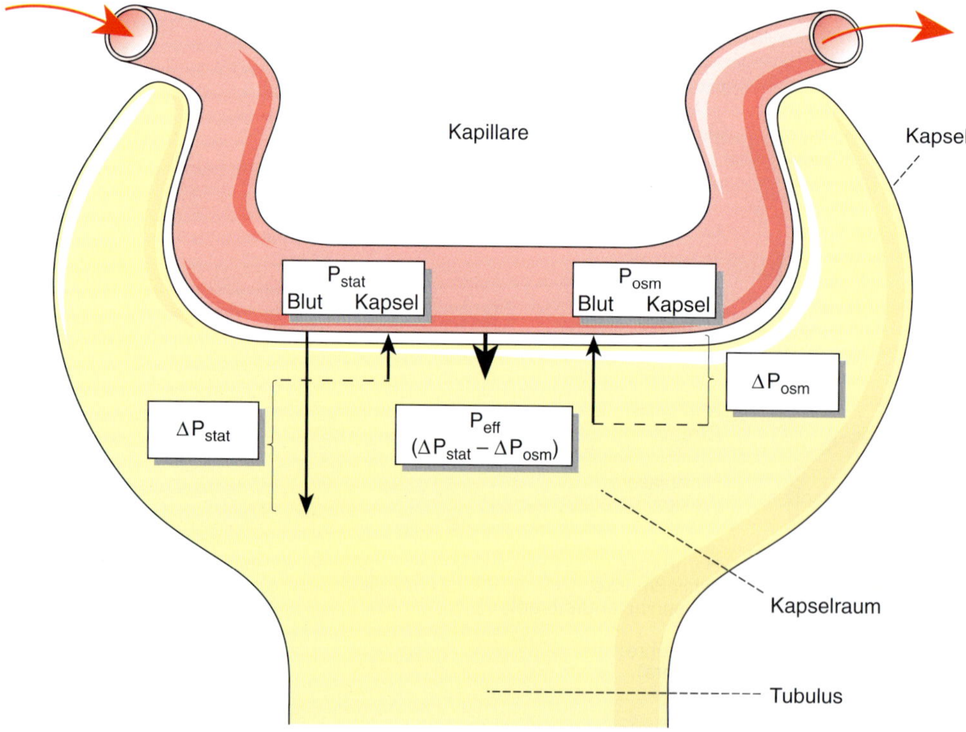

Abb. 10-8 Funktion des Nierenkörperchens. Aus dem Blut (Kapillare) werden Stoffe und Wasser in den Kapselraum filtriert (Ultrafiltrat).
P_{stat} = hydrostatischer Druck.
P_{osm} = osmotischer Druck.
ΔP_{stat} und ΔP_{osm} = Unterschiede im hydrostatischen und osmotischen Druck von Blut und Kapselraum.
P_{eff} = effektiver Druck.
Pfeile = Ausmaß und Richtung der Druckwirkung.

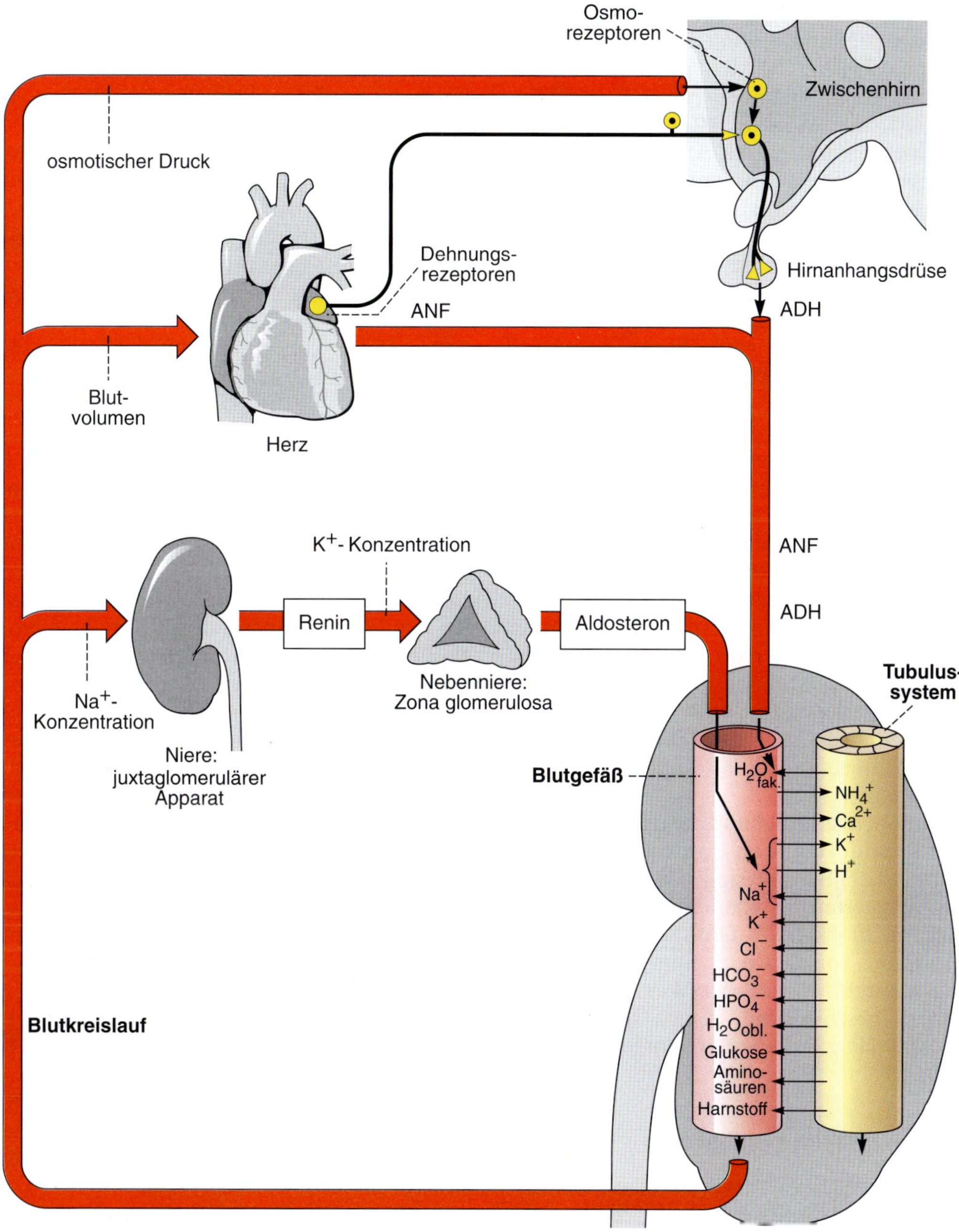

Abb. 10-9 Funktion des Tubulussystems.
NH_4^+ = Ammoniumionen.
Ca^{2+} = Calciumionen.
K^+ = Kaliumionen.
H^+ = Wasserstoffionen.
Na^+ = Natriumionen.
Cl^- = Chloridionen.
HCO_3^- = Bicarbonationen.
HPO_4^- = Monohydrogenphosphationen.
H_2O_{fak} = fakultative Wasserresorption.
H_2O_{obl} = obligate Wasserresorption.
ADH = antidiuretisches Hormon.
ANF = atrialer natriuretischer Faktor.

konzentration im Blut abhängig (Abb. 10-9). Nimmt der Natriumgehalt des Blutes ab, so wird aus Zellen, die sich in der Nähe der Nierenglomeruli befinden (juxtaglomerulärer Apparat), ein Molekül (**Renin**) freigesetzt. Das Renin wirkt durch Umwandlung von Bluteiweißkörpern (Angiotensin) anregend auf die Freisetzung von Aldosteron. Aldosteron gelangt zur Niere und fördert dort die Natriumresorption. Dadurch steigt die Natriumkonzentration im Blut wieder an. In weiterer Folge nimmt die Freisetzung von Renin und damit auch die von Aldosteron wieder ab. Neben dem beschriebenen Renin-Aldosteron-Mechanismus wirkt eine Zunahme der Kaliumionenkonzentration im Blut direkt auf die Zona glomerulosa der Nebennierenrinde und setzt dort Aldosteron frei. Insgesamt schließt sich durch die dargestellten Rückkopplungsvorgänge ein Regelkreis, in dem die Natrium- und Kaliumkonzentrationen im Blut eingestellt werden. Die **Calciumionen**, die wie Natrium- und Kaliumionen für die Funktion der Nerven- und Muskelzellen von Bedeutung sind, werden ebenfalls unter Beteiligung der Niere und unter Kontrolle des hormonalen Systems in ihrer Konzentration im Blut eingestellt (☞ Kap. 13 „Endokrines System").

Die Ionenverschiebung zwischen Blutkapillaren und Tubuli ist durch Medikamente beeinflußbar. So läßt sich z.B. die Wirkung von Aldosteron medikamentös durch Spironolacton blockieren. Dies vermindert die Resorption von Natrium und seines „Lösungswassers", so daß der Wassergehalt des Körpers gesenkt und einer Ödembildung (z.B. bei Herzkrankheiten) entgegengewirkt wird.

10.5.2 Transport von Glucose

Glucose gehört zu den wesentlichen Energielieferanten im Stoffwechsel der Zellen. Sie wird im Glomerulus uneingeschränkt filtriert und liegt damit im Primärharn in der gleichen Konzentration wie im Blutplasma vor. Während sie durch das Tubulussystem fließt, tritt sie vollständig aus dem Primärharn in das Blut über. Diese Resorption beruht auf einer aktiven Leistung der Epithelzellen im proximalen Tubulus, die in ihrem Ausmaß begrenzt ist. Deshalb wird bei einer ausgeprägten Erhöhung der Glucosekonzentration im Blut und damit im Primärharn die mögliche Resorptionsrate überschritten. So kommt es zur Glucoseausscheidung im Harn (Glucosurie). Dies kann bei der Zuckerkrankheit (**Diabetes mellitus**) der Fall sein (☞ Kap. 13 „Endokrines System").

Im Harn werden weitere Substanzen ausgeschieden, deren Bestimmung für die klinische Diagnostik von Bedeutung ist:

- **Creatinin** (aus dem Muskelstoffwechsel): 1–2,5 g pro Tag
- **Harnstoff** (aus dem Eiweißstoffwechsel): 15–30 g pro Tag
- **Harnsäure** (aus dem Nucleinsäurestoffwechsel): 0,1–1 g pro Tag.

10.5.3 Transport von Wasser

Die Niere ist entscheidend an der Regelung des Wasserhaushalts im Organismus beteiligt. Ein beträchtlicher Teil des im Glomerulus filtrierten Wassers gelangt bei der Natriumresorption in das Blut zurück. Da es sich hierbei um eine zwangsläufige Mitnahme von Lösungswasser handelt, spricht man von einer **„obligaten" Wasserresorption**. Die übrigen Wasserverschiebungen zwischen Tubulus und Blutkapillaren stehen unter der Kontrolle eines endokrinen Systems (Abb. 10-9). Dabei spielt das im Hypothalamus gebildete **antidiuretische Hormon** (ADH) eine große Rolle. Das ADH gelangt über Nervenfasern zum Hinterlappen der Hirnanhangsdrüse (Hypophyse; ☞ Abb. 13-5). Dort wird es durch ein Kapillarnetz in das Blut aufgenommen und zur Niere transportiert. Es fördert den Wassertransport durch das Epithel der Sammelrohre in die Blutkapillaren und wirkt damit einer Ausscheidung von Wasser (Diurese) entgegen.

Produktion und Ausschüttung von ADH stellen einen Regelkreis dar (Abb. 10-9). Regelgrößen sind die Höhe des osmotischen Drucks im Blut und das Blutvolumen. Der osmotische Druck wird durch spezielle Rezeptoren (**Osmorezeptoren**) **im Hypothalamus** gemessen und danach die ADH-Ausschüttung eingestellt. Eine Erhöhung des osmotischen Drucks führt zu einer Steigerung der ADH-Ausschüttung und damit zu einer vermehrten Resorption von Wassser. **Dehnungsrezeptoren**, die sich **im linken Vorhof** des Herzens befinden, registrieren die Volumenänderungen des Blutes. Nervenfasern leiten von diesen Rezeptoren die Informationen zum Hypothalamus. Nimmt die Vorhofdehnung zu, ist die ADH-Ausschüttung gehemmt. So kann eine Zunahme des Blutvolumens durch eine verminderte Resorption und damit durch eine vermehrte Harnausscheidung ausgeglichen werden. Die mit Hilfe des ADH-Systems kontrollierte Resorption des Wassers ergibt sich aus den aktuellen Gegebenheiten im Wasserhaushalt, dementsprechend als „**fakultative**" **Wasserresorption** bezeichnet. An der Einstellung des Blutvolumens ist ein weiteres, im Vorhof des Herzens gebildetes Hormon beteiligt. Es bestimmt u.a. über die Natriumresorption in der Niere die Ausscheidung von Wasser (**atrialer natriuretischer Faktor**, ANF).

10.6 Aufgabe der Niere im Säure-Basen-Haushalt

Die Nieren sind an der Einstellung des pH-Wertes im Gewebe beteiligt. Wasserstoffionen können ausgeschieden und Puffersubstanzen wie Bicarbonat im Körper zurückbehalten werden.

Die Resorptions- und Sekretionsvorgänge im Tubulussystem sind an der Einstellung der Gewebsreaktion (pH-Wert) beteiligt und wirken damit einer **Ansäuerung** bzw. **Alkalisierung** entgegen (☞ Kap. 8 „Atmung"). Die Vorgänge sind in Abb. 10-10 zusammengestellt. In der Tubuluszelle verbindet sich Kohlendioxid (CO_2) mit Wasser (H_2O) zu Kohlensäure (H_2CO_3), die ihrerseits in Bicarbonat (HCO_3^-) und Wasserstoffionen (H^+) zerfällt.

$$CO_2 + H_2O \rightleftarrows H_2CO_3 \rightleftarrows HCO_3^- + H^+$$

H-Ionen aus der Tubuluszelle werden gegen Natriumionen (Na^+) aus dem Tubuluslumen ausgetauscht und damit ausgeschieden. Natrium und Bicarbonat verbinden sich in der Tubuluszelle zu Natriumbicarbonat ($NaHCO_3$), das in das Blut übergeht. Beide Vorgänge verhindern eine Übersäuerung des Organismus (Abb. 10-10, 10-11). Eine Alkalisierung wird aufgefangen, indem die beschriebenen Austauschvorgänge vermindert werden.

Der Resorption von Bicarbonat (Basensparmechanismus) und der Ausscheidung von Wasserstoffionen liegen drei Prozesse zugrunde (Abb. 10-10). Sie gehen von drei verschiedenen im Tubuluslumen vorhandenen Natriumsalzen aus:

- Beim ersten Prozeß (**Bicarbonatmechanismus**) verbindet sich das sezernierte H-Ion mit dem Bicarbonat im Tubuluslumen zu Kohlensäure, die in Kohlendioxid und Wasser zerfällt. Das Wasser wird ausgeschieden, das Kohlendioxid diffundiert in die Tubuluszelle und steht dort wieder erneut für die Bildung von Bicarbonat zur Verfügung.
- Beim zweiten Prozeß (**Phosphatmechanismus**) verbindet sich im Tubuluslumen das sezernierte H-Ion mit Natriummonohydrogenphosphat ($NaHPO_4^-$) zu Natriumdihydrogenphosphat (NaH_2PO_4), das ausgeschieden wird.
- Beim dritten Prozeß (**Ammoniummechanismus**) bindet sich das sezernierte H-Ion im Tubuluslumen mit Chlorid an Ammoniak (NH_3). Dadurch entsteht Ammoniumchlorid (NH_4Cl), das gleichfalls ausgeschieden wird. Das Ammoniak entsteht in der Tubuluszelle aus Glutamin.

Die beschriebenen Mechanismen tragen zur Einstellung der Gewebereaktion (**pH-Wert**) durch folgende Vorgänge bei (Abb. 10-11):

- Ausscheidung von Kohlendioxid (CO_2) über die Lunge
- Ausscheidung von H-Ionen (H^+) über die Niere
- Wiederaufnahme von Bicarbonat (HCO_3^-) in der Niere.

Bei der Ansäuerung (Zunahme der H-Ionenkonzentration) des Gewebes verbinden sich H^+ und HCO_3^- zu H_2CO_3, das in CO_2 und H_2O zerfällt (Abb. 10-11). CO_2 wird über die Lunge ausgeschieden. Diese „Entsäuerungsreaktion" wird dadurch verstärkt, daß in der Niere vermehrt HCO_3^- in das Blut aufgenommen wird, das sich wiederum mit H^+ zu H_2CO_3 verbindet (siehe oben), und daß ebenfalls in der Niere direkt H-Ionen über den Urin ausgeschieden werden. Niere und Lunge arbeiten damit im Säure-Basen-Haushalt eng zusammen.

Nehmen Sie eine Urinprobe, und testen Sie mit einem Indikatorpapierstreifen den Urin-pH.

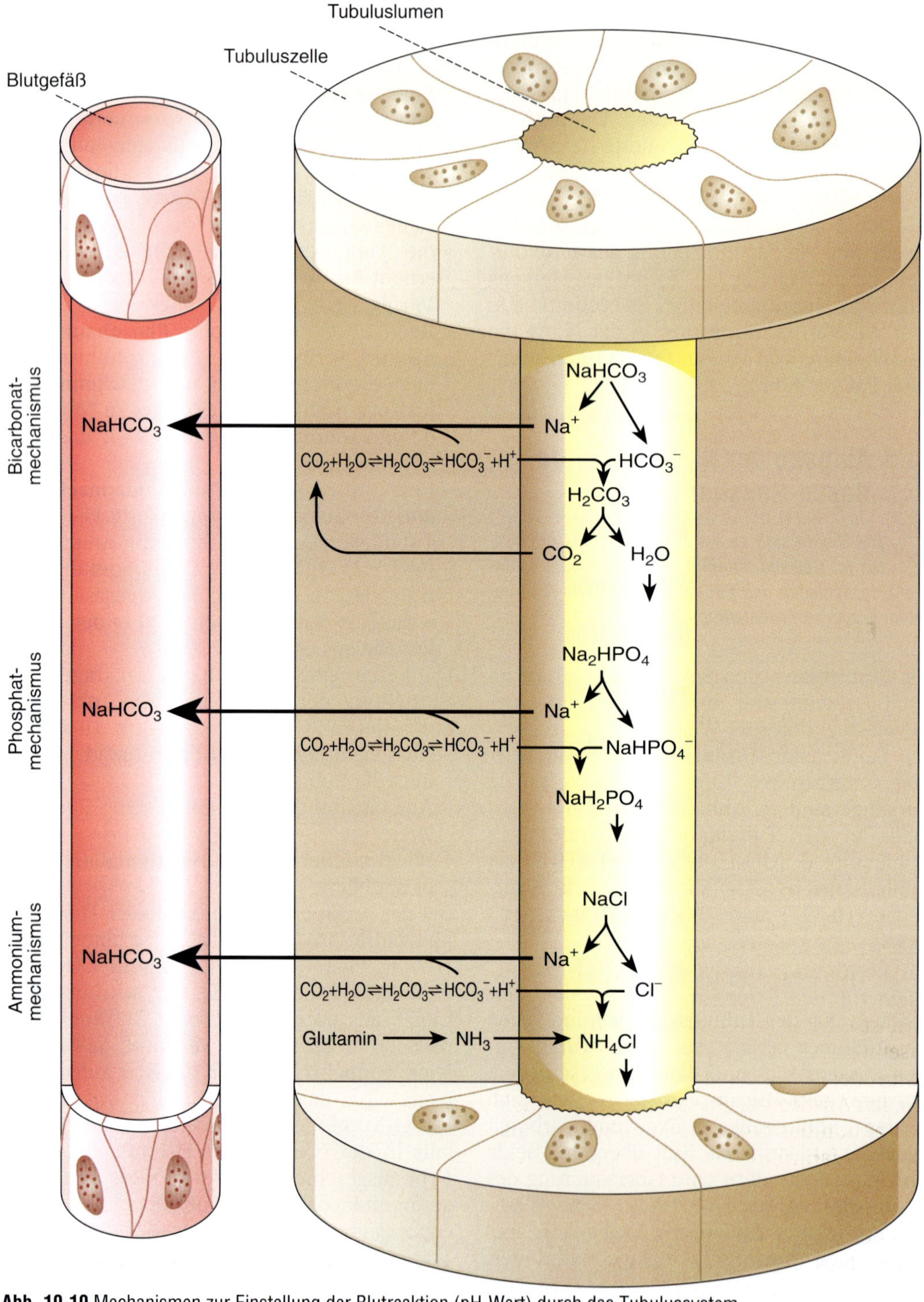

Abb. 10-10 Mechanismen zur Einstellung der Blutreaktion (pH-Wert) durch das Tubulussystem.

H^+ = Wasserstoffionen.
Na^+ = Natriumionen.
HCO_3^- = Bicarbonationen.
CO_2 = Kohlendioxid.
H_2O = Wasser.
H_2CO_3 = Kohlensäure.
$NaHCO_3$ = Natriumbicarbonat.
$NaHPO_4^-$ = Natriummonohydrogenphosphat.
NaH_2PO_4 = Natriumdihydrogenphosphat.
$NaCl$ = Natriumchlorid (Kochsalz).
NH_3 = Ammoniak.
NH_4Cl = Ammoniumchlorid.

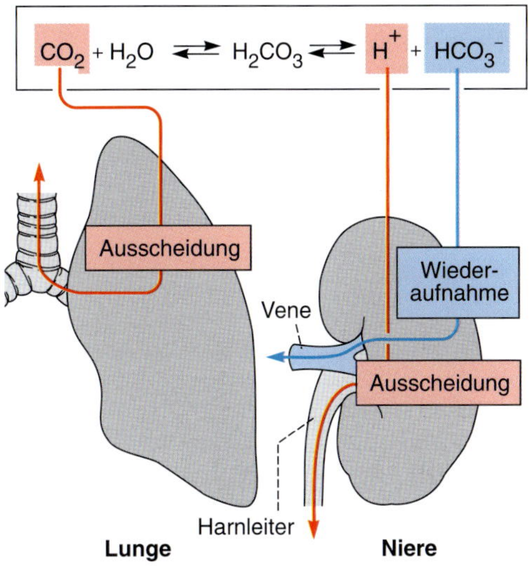

Abb. 10-11 Aufgaben der Niere und Lunge im Säure-Basen-Haushalt.

10.7 Füllung und Entleerung der Harnblase

Die Harnblase hat Speicher- und Entleerungsfunktionen. Beide werden durch das Nervensystem kontrolliert.

In der Harnblase wird der Harn aus beiden Nieren gesammelt (vgl. Abb. 10-7). Die Harnblase hat eine langdauernde Speicherfunktion (Kontinenz) und kurze Perioden der Entleerung (Miktion). Ihr normales Fassungsvermögen beträgt etwa 0,5 Liter.

In der **Kontinenzphase** nimmt die Harnblase den von den Nieren laufend produzierten Harn auf. Dank der glatten Muskulatur der Blasenwand kommt es trotz eines ständig zunehmenden Blasenvolumens nur zu einem geringen Anstieg des Blaseninnendrucks. Die Kontraktion des quergestreiften Schließmuskels der Harnröhre (M. sphincter urethrae) unterstützt die Kontinenz. Dehnungsrezeptoren registrieren die zunehmende Wandspannung der Harnblase. Nervenfasern leiten das Meßergebnis zum Rückenmark. Von dort steigen die Informationen zum Gehirn auf und vermitteln das Gefühl von **Harndrang**. Sie gelangen aber auch zu vegetativen (parasympathischen) Nervenzellen in den Sakralsegmenten des Rückenmarks, die die glatte Muskulatur der Blasenwand (M. detrusor vesicae) kontrollieren, und zu Neuronen des somatischen Nervensystems, die die Kontraktion des M. sphincter urethrae steuern. So wird bei gefüllter Blase die Entleerung ausgelöst (**Miktionsreflex**).

Beim Neugeborenen und bei Kleinkindern bis zu drei Jahren löst nur das Rückenmark den Miktionsreflex aus. Beim Erwachsenen unterliegen die somatischen und vegetativen (parasympathischen) Nervenzellen des Rückenmarks vielfältigen absteigenden Einflüssen aus dem Gehirn, die eine willkürliche Kontrolle ermöglichen. Diese Kontrolle durch das Gehirn entwickelt sich in den ersten Lebensjahren.

Beim Erwachsenen laufen bei der Miktion folgende Vorgänge ab: Die Miktion wird durch eine vom Gehirn ausgehende Hemmung der Nervenzellen eingeleitet, die die Kontraktion des M. sphincter urethrae bestimmen. Dadurch öffnet sich der Schließmuskel. Gleichzeitig werden die parasympathischen Nervenzellen erregt und so eine Kontraktion der glatten Muskulatur der Blasenwand (Detrusormuskel) ausgelöst. Damit erhöht sich der Blaseninnendruck und die Harnblase entleert sich bei geöffnetem Schließmuskel. Die Miktion endet durch eine Kontraktion des M. sphincter urethrae und eine Erschlaffung des Detrusormuskels.

Bei einer Schädigung des Rückenmarks oberhalb der Sakralsegmente (Querschnittslähmung) fehlt die Kontrolle des Gehirns auf Blasenfüllung und Blasenentleerung. Damit erfolgt wie beim Säugling die Entleerung reflektorisch. Eine Einflußnahme auf diesen Miktionsreflex ist jedoch durch Beklopfen der Bauchdecken möglich. Eine Verletzung der Sakralsegmente selbst löscht auch den Miktionsreflex aus. Größere Mengen von Harn können nicht mehr in der Blase gesammelt werden, da der Schließmuskel gelähmt ist (Inkontinenz). Auch eine Schwächung und Senkung der Beckenbodenmuskulatur kann insbesondere bei der älteren Frau zu einer Inkontinenz führen.

Das Volumen des täglich ausgeschiedenen Harns schwankt erheblich. Es ist u.a. abhängig von der Flüssigkeitsaufnahme, dem Wassergehalt der Nahrung, der Wasserausscheidung zur Temperaturregelung (☞ Kap. 14 „Temperaturregelung") und der Aktivität des endokrinen Systems. Als Richtgröße beim Erwachsenen kann ein Harnvolumen von 1 bis 1,5 Liter pro Tag gelten.

Lernkontrolle

1. Beschreiben Sie den Verlauf der männlichen und weiblichen Urethra.
2. Erläutern Sie das Zustandekommen der Flüssigkeitsbewegung im Gewebe.
3. Erklären Sie den Begriff „Primärharn".
4. Was versteht man unter einem „Nephron"?
5. In welcher Weise beeinflussen die Nieren den pH-Wert des Blutes?
6. Welche Stoffe dürfen sich normalerweise nicht im Urin befinden?

11 Blut und Abwehrsystem

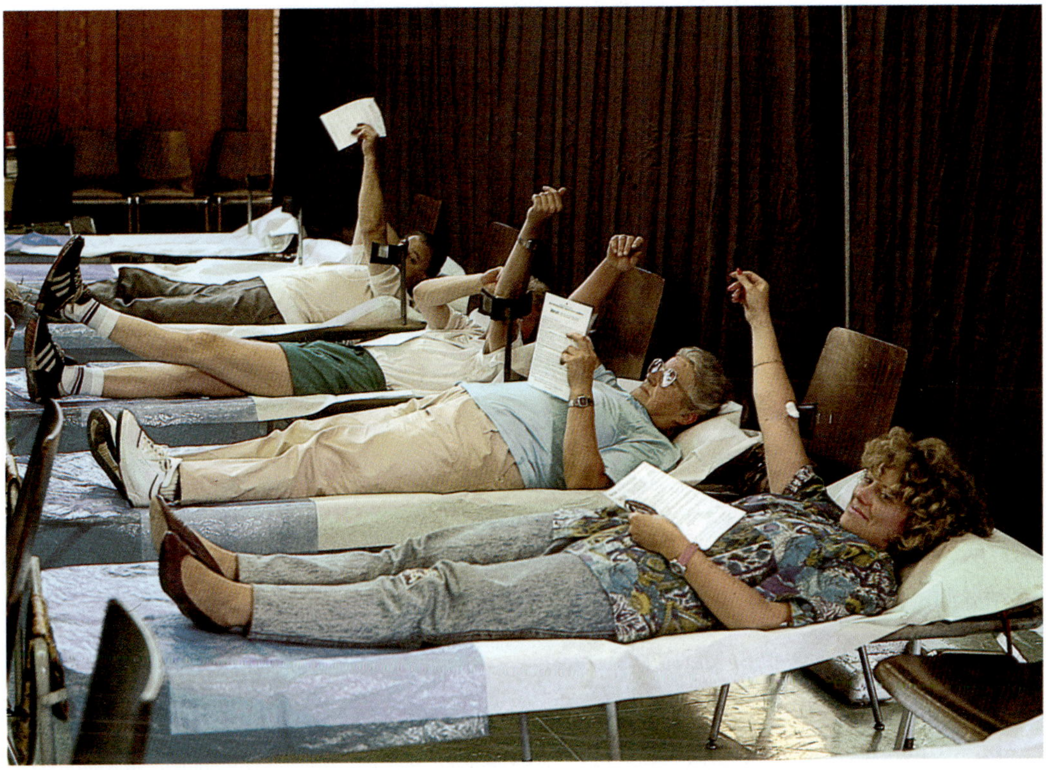

11

Das Blut besteht aus Flüssigkeit (Blutplasma) sowie Zellen (Blutkörperchen, Korpuskeln). Zu den Blutzellen gehören rote Blutkörperchen (Erythrozyten), weiße Blutkörperchen (Leukozyten) und Blutplättchen (Thrombozyten). Das Blut erfüllt erstens Transportfunktionen für den Zellstoffwechsel und für die Verteilung von Botenstoffen, zweitens Abwehrfunktionen, um körperfremde Substanzen unschädlich zu machen, und drittens Reparaturfunktionen für die Blutgefäße.

Das Blut erfüllt folgende Aufgaben:

- **Transportfunktion** für
  - die Nährstoffe Kohlenhydrate, Fette und Eiweiße sowie für Wasser, Salze, Vitamine und Spurenelemente (☞ Kap. 7 „Verdauungssystem und Resorption")
  - die Atemgase Sauerstoff und Kohlendioxid (☞ Kap. 8 „Atmung")
  - die Stoffwechselendprodukte (☞ Kap. 10 „Nierensystem und Wasserhaushalt")
  - die Hormone (☞ Kap. 13 „Endokrines System")
  - die Wärme zur Regelung der Körpertemperatur (☞ Kap. 14 „Temperaturregelung")
- **Abwehrfunktion** zur „Entsorgung" körperfremder Substanzen (Kap. 11.4)
- **Reparaturfunktion** für das Gefäßsystem (Kap. 11.7).

Beim erwachsenen Menschen beträgt das Blutvolumen etwa 6 bis 8% des Körpergewichts oder etwa 70 ml pro kg Körpergewicht; das entspricht bei einem Gewicht von 75 kg etwa 5 Liter. Der Volumenanteil der Blutzellen am Gesamtblutvolumen ist der sog. **Hämatokrit** (Abb. 11-1). Man erhält ihn durch Zentrifugieren einer Blutprobe. Dabei setzen sich die Blutzellen ab, da sie ein höheres spezifisches Gewicht als das Blutplasma haben. Der Hämatokrit beträgt beim Mann 0,45 (45 %) und bei der Frau 0,42 (42 %).

Der Hämatokrit wird überwiegend durch die **Erythrozyten** bestimmt, da sie den weitaus größten Teil der Blutzellen ausmachen. Dementsprechend nimmt bei gleichem Plasmavolumen der Hämatokrit zu, wenn die Erythrozytenkonzentration im Blut gesteigert ist (Abb. 11-1 D; **Polyglobulie**), und er nimmt ab, wenn die Erythrozytenkonzentration vermindert ist (Abb. 11-1 C; **Anämie**). Dieselben Änderungen des Hämatokrits ergeben sich, wenn bei gleichem Zellvolumen das **Plasmavolumen** erniedrigt (z.B. bei anhaltendem Erbrechen; Abb. 11-1 B; **Dehydratation**) bzw. erhöht ist (z.B. nach einer Infusion; Abb. 11-1 A; **Hyperhydratation**).

11.1 Blutplasma

Plasma und extrazelluläre Gewebsflüssigkeit haben weitgehend die gleiche Zusammensetzung. Lediglich die Eiweißkörper sind im Plasma höher konzentriert und bei Transportvorgängen, Abwehrmechanismen und Blutgerinnung wesentlich beteiligt.

Die nahezu gleiche Zusammensetzung von Blutplasma und extrazellulärer Flüssigkeit der Körpergewebe (Tab. 11-1) ist darauf zurückzuführen, daß die Blutkapillaren sehr gut für Wasser und kleine Moleküle, wie Salze und Glucose, durchlässig sind. Für **Ei-**

Tab. 11-1 Konzentration wichtiger Ionen im Blutplasma und im Extrazellulärraum der Zellgewebe.

	Blutplasma (mmol/l)	Extrazellulärraum der Zellgewebe (mmol/l)
Na^+	150	144
K^+	5	5
Ca^{2+}	5	3
Mg^{2+}	2	2
Cl^-	105	114
HCO_3^-	27	28
Eiweiß	~1	< 0,8

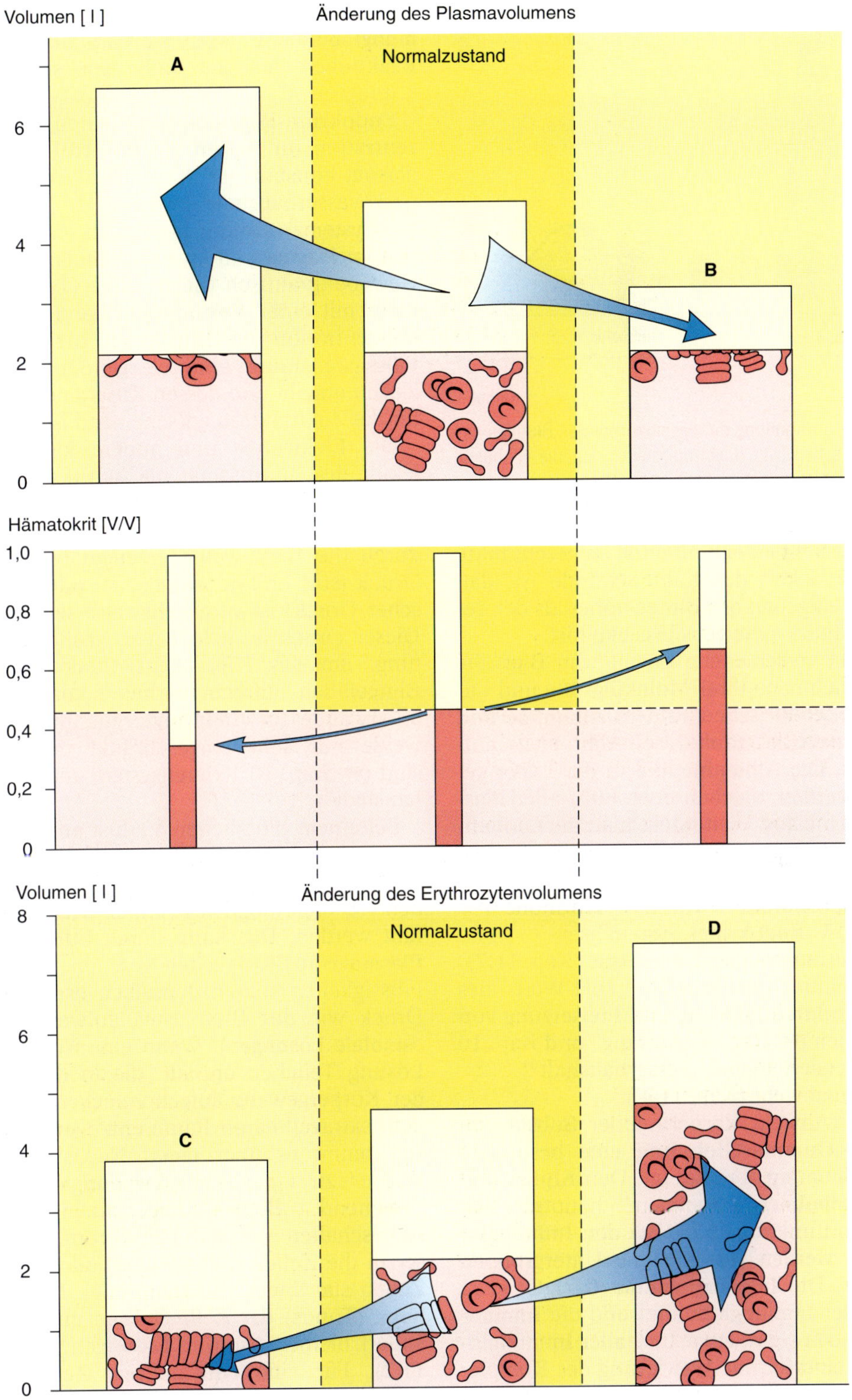

Abb. 11-1 Änderungen des Hämatokrits (Volumenanteil der Blutzellen am Gesamtvolumen einer Blutprobe). Abnahme des Hämatokrits bei Vermehrung des Plasmavolumens (**A**) und Verminderung des Zellvolumens (**C**). Zunahme des Hämatokrits bei Verminderung des Plasmavolumens (**B**)und Vermehrung des Zellvolumens (**D**).

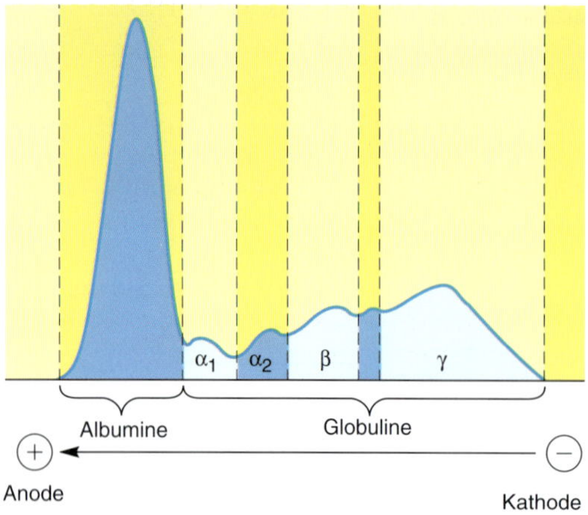

Abb. 11-2 Auftrennung der Eiweißkörper des Blutplasmas im elektrischen Feld (Elektrophorese). Für die Globuline sind die Untergruppen α_1 bis γ angegeben.

weiße besteht jedoch nur eine eingeschränkte Durchlässigkeit der Kapillarwände, so daß der Eiweißgehalt des Blutes höher als der der extrazellulären Gewebsflüssigkeit ist.

Es gibt verschiedene Eiweiße im Blut. Sie lassen sich nach ihrer Molekülgröße und Ladung im elektrischen Feld in **Albumine** und **Globuline** (Elektrophorese; Abb. 11-2) auftrennen. Die Albumine, die in der Leber gebildet werden, machen etwa 60% aller Plasmaproteine aus. Weiter teilt man die Globuline in eine α_1-, α_2-, β- und γ-Gruppe ein.
Aufgaben der Bluteiweiße:
- Transportfunktion für z.B. Hormone (☞ Kap. 13 „Endokrines System")
- Blutgerinnung und Fibrinolyse (Kap. 11.7)
- Einstellung der Reaktion (pH-Wert) des Blutes durch Bindung und Freisetzung von H-Ionen (☞ Kap. 8 „Atmung" und Kap. 10 „Nierensystem und Wasserhaushalt")
- Immunabwehr (Kap. 11.4).

Bei der Abwehr körperfremder Substanzen spielen **Gamma-Globuline** eine besondere Rolle (Immunglobuline, Ig). Den **Alpha-** und **Beta-Globulinen** kommen hauptsächlich Transportfunktionen zu. Bei den Immunglobulinen werden verschiedene Untergruppen gebildet. Die **Immunglobuline G** (IgG; etwa 70% aller Immunglobuline) und die **Immunglobuline M** (IgM; etwa 10% aller Immunglobuline) sind für die Aktivierung des Komplementsystems (Kap. 11.4) besonders wichtig. Die IgG wechseln als einzige Immunglobuline gegen Ende der Schwangerschaft in den kindlichen Organismus über und bewirken dort eine „passive" Immunisierung. Die **Immunglobuline E** (IgE) sind an allergischen Reaktionen beteiligt (z.B. am sog. Heuschnupfen).

Endokrine Regelvorgänge halten die Konzentration an Salzen (**Elektrolyte**) im Blutplasma konstant (☞ Kap. 10 „Nierensystem und Wasserhaushalt" und Kap. 13 „Endokrines System"). Da die Elektrolytkonzentrationen im Plasma und im Extrazellulärraum der Gewebe praktisch gleich sind (Tab. 11-1), kann mit einer Bestimmung der Elektrolytkonzentration im Blut auch diejenige im Flüssigkeitsraum ermittelt werden, der die Zellen umgibt und dessen Zusammensetzung für die Zellfunktion entscheidend ist.

Die Elektrolyte und andere kleine Moleküle des Blutplasmas machen den weitaus größten Teil der wasseranziehenden Kraft (**osmotischer Druck**) des Blutes aus. Der durch die Bluteiweiße erzeugte osmotische Druck (sog. kolloidosmotischer oder onkotischer Druck) ist vergleichsweise sehr gering. Dieser Druck ist jedoch von großer Bedeutung, um das Flüssigkeitsvolumen in den Blutgefäßen aufrechtzuerhalten, da die Kapillarwände für Elektrolyte gut und für Eiweiße nur sehr eingeschränkt durchlässig sind (☞ Kap. 10 „Nierensystem und Wasserhaushalt").

Bei einem plötzlichen Verlust an Blutplasma, z.B. bei der Verletzung eines größeren Gefäßes, muß das Flüssigkeitsvolumen in den Gefäßen möglichst schnell wieder aufgefüllt werden. Das kann durch Infusion von **Plasmaersatzflüssigkeiten** geschehen. Solche Flüssigkeiten sollten denselben osmotischen Druck wie das Blutplasma aufweisen (**isoosmolale Lösungen**). Wenn eine isoosmolale Lösung Teilchen enthält, die in die Zellen der Körpergewebe aufgenommen und damit dem extrazellulären Raum entzogen werden, so kommt es über einen Nachstrom von Wasser zu einer Zellschwellung. Dementsprechend sollten Plasmaersatzflüssigkeiten so beschaffen sein, daß kein Strom von Wasser in die Zellen (Schwellung) oder aus den Zellen stattfindet (Schrumpfung). Die Spannung (Tonus) der Zellmembran muß unverändert bleiben (isotone Lösungen; vgl. Kap. 11.2). Für eine einwandfreie Zellfunktion sind Natrium-, Kalium- und Calciumionen in einem bestimmten Konzentrationsverhältnis notwendig (isoionische Lösungen; ☞ Kap. 4 „Nervensystem – Allgemeine Grundlagen").

Die einfachste Plasmaersatzlösung ist die sog. **physiologische Kochsalzlösung** (isoton; 0,9%ig, d.h. 0,9 g Kochsalz auf 100 ml Wasser). Sie verläßt das Gefäßsystem jedoch wieder schnell, da sie keinen kolloidosmotischen Druck erzeugt (☞ Kap. 10 „Nierensystem und Wasserhaushalt"). Man fügt daher den Plasmaersatzlösungen häufig Kolloide (Albumine, Dextrane, Stärke) hinzu. Mit Hilfe sog. Plasmaexpander wird der kolloidosmotische Druck so erhöht, daß Wasser aus dem Gewebe in die Blutgefäße gesaugt und so das Plasmavolumen z.B. bei Blutverlust sehr schnell aufgefüllt wird.

Vergleichen Sie die auf einer Infusionsflasche angegebenen Elektrolytkonzentrationen mit den Elektrolytkonzentrationen des Blutes und des Extrazellulärraumes.

11.2 Rote Blutkörperchen (Erythrozyten)

Erythrozyten machen 95% aller Zellen im Blut aus. Mit Hilfe des roten Blutfarbstoffs (Hämoglobin) binden und transportieren sie die Atemgase Sauerstoff und Kohlendioxid.

11.2.1 Form und Bildung

Die roten Blutkörperchen (Erythrozyten) sind kleine, flache Scheiben von ca. 7,5 µm Durchmesser (vgl. Abb. 11-4 A). Typischerweise sind die roten Blutkörperchen auf beiden Seiten eingedellt (**bikonkav**) und dadurch zentral erheblich dünner (ca. 1 µm) als im ringförmigen Randbereich (ca. 2 µm). Im Profil erscheinen sie hantelförmig (vgl. Abb. 11-1). Die ausgereiften Erythrozyten besitzen beim Menschen keinen Zellkern und keine Zellorganellen, jedoch eine Zellmembran. Sie enthalten in gelöster Form den roten Blutfarbstoff (**Hämoglobin**). Dieser macht etwa ein Drittel ihres Inhalts aus und verleiht den einzelnen Erythrozyten und damit dem gesamten Blut die rote Farbe. Durch ihre geringe Größe, ihre Elastizität und ihre Verformbarkeit sind die Erythrozyten in der Lage, auch die feinsten Kapillaren zu passieren.

Die Zahl der Erythrozyten beträgt bei der Frau 4 bis 5 Millionen, beim Mann 5 bis 6 Millionen in einem millionsten Teil eines Liters. Der Mensch besitzt damit in fünf Litern Blut etwa 25 Billionen Erythrozyten. Beim Neugeborenen ist die Konzentration an Erythrozyten deutlich höher.

Die Erythrozyten bilden sich beim Embryo in Leber und Milz, beim Kind und auch beim Erwachsenen im **roten Knochenmark** (Abb. 11-3). Die Erythrozyten gehen laufend aus kernhaltigen Vorstufen des Knochenmarks hervor. Unmittelbare Vorgänger der reifen Erythrozyten sind **Normoblasten** (mit Zellkern) und **Retikulozyten**, die auch im Blut vorkommen. Eine erhöhte Zahl der Retikulozyten läßt auf eine verstärkte Neubildung schließen. In den langen Röhrenknochen des Jugendlichen und des Erwachsenen ist das rote blutbildende Mark durch gelbes Fettmark ersetzt. Die Blutbildung findet beim Erwachsenen vorwiegend in der Spongiosa (Maschenwerk von Knochenbälkchen; ☞ Abb. 6-2, 6-3) von Brustbein, Becken sowie Wirbeln und Rippen statt. Die **Lebensdauer** der Erythrozyten beträgt ca. **120 Tage**. Sie werden also ununterbrochen neu gebildet und wieder abgebaut. Letzteres ist eine der Aufgaben der Milz.

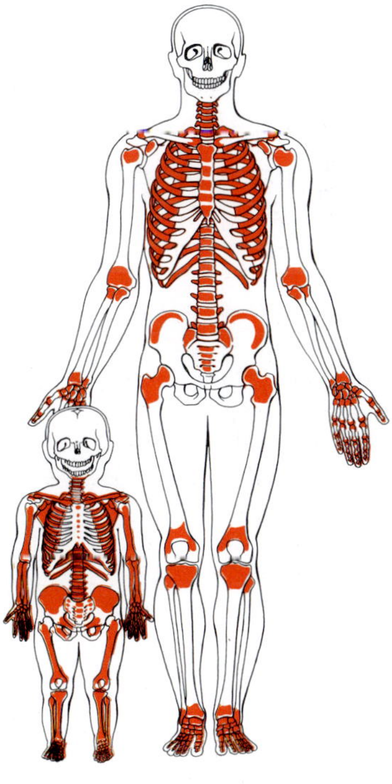

Abb. 11-3 Verteilung und Ausdehnung des roten Knochenmarks im Knochenskelett eines Kindes und eines Erwachsenen.

11.2.2 Funktionen

Die wichtigste Aufgabe der Erythrozyten ist, die Atemgase **Sauerstoff** und **Kohlendioxid** mit Hilfe des roten Blutfarbstoffs (Hämoglobin; ☞ Kap. 8 „Atmung") zu **transportieren**, gleichsam als „Transportschiffchen" für Atemgase. Der Hämoglobingehalt beträgt bei Männern 16 +/– 2 g pro 100 ml (g%) und bei Frauen 14 +/– 2 g pro 100 ml (g%). Der eigentliche Farbstoff (Häm) besteht aus ringförmigen Molekülen mit einem zentralen Eisenatom.

Eine verminderte Konzentration von Erythrozyten oder Hämoglobin nennt man **Anämie**. Berücksichtigt man den durchschnittlichen Hämoglobingehalt der Erythrozyten (mean corpuscular haemoglobin = MCH; Färbekoeffizient), so lassen sich verschiedene Formen von Anämien unterscheiden:

- **hypochrome** Anämie: Verminderter Hämoglobingehalt des einzelnen Erythrozyten. Ursache kann ein Eisenmangel sein.
- **normochrome** Anämie: Normaler Hämoglobingehalt des einzenen Erythrozyten. Ursache kann ein akuter Blutverlust sein, bei dem Blutkörperchenzahl und Hämoglobinmenge in gleichem Ausmaß herabgesetzt werden.
- **hyperchrome** Anämie: Erhöhter Hämoglobingehalt des einzelnen Erythrozyten. Ursache kann eine Störung in der Bildung der Blutkörperchen sein, wobei das mittlere Erythrozytenvolumen (mean corpuscular volume = MCV) vergrößert ist.

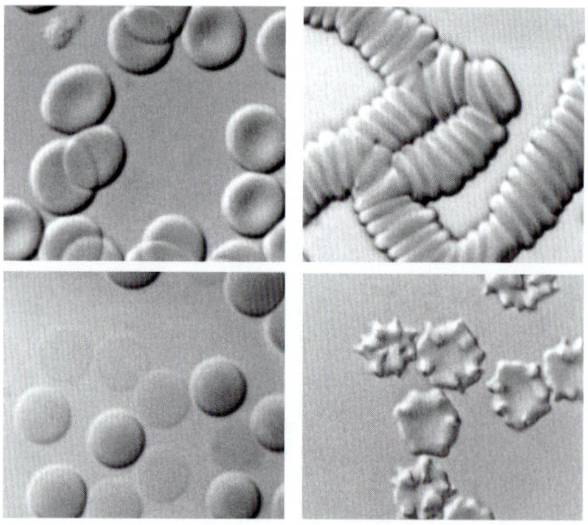

Abb. 11-4 Menschliche Erythrozyten.
A: Bikonkave Einzelzellen (Diskozyten).
B: Geldrollenbildung.
C: Zellschwellung bis zur Kugelform (Sphärozyten) und Hämolyse (Platzen) mit Bildung von Zellschatten (ghosts) in einer Lösung mit geringem osmotischem Druck.
D: Zellschrumpfung bis zur Stechapfelform (Echinozyten) in einer Lösung mit hohem osmotischem Druck.

Der sog. **Färbeindex** klärt, welche der Anämieformen vorliegt. Dabei wird von den Normwerten ausgehend der Hämoglobingehalt zur Erythrozytenzahl in Beziehung gesetzt. Der Färbeindex ist

- gleich 1 bei einer normochromen Anämie,
- kleiner 1 bei einer hypochromen und
- größer 1 bei einer hyperchromen Anämie.

Ist die Konzentration von Erythrozyten oder Hämoglobin erhöht, liegt eine **Polyglobulie** (Polyzythämie) vor. Ursache hierfür ist häufig ein Sauerstoffmangel bei Lungen- und Herzerkrankungen.

Bekannt ist auch die sog. Höhenpolyglobulie. Je weiter die Sauerstoffkonzentration der Luft sinkt, desto höher ist die Erythrozytenkonzentration. Deshalb soll man, wenn man sich im Gebirge aufhält, mehr Flüssigkeit zu sich nehmen, damit es nicht über eine „Bluteindickung" zu einer Thrombose kommt.

Bei langsamer Blutströmung oder bei Strömungsstillstand lagern sich die Erythrozyten zusammen (**Aggregation**). Diese zusammengeballten Erythrozyten sehen wie Geldrollen aus (Abb. 11-4 B). Eiweißkörper des Blutplasmas können die Aggregation fördern. Daher ist die Aggregation gesteigert, wenn sich, z.B. bei Entzündungen im Körper, die Eiweißzusammensetzung des Plasmas in charakteristischer Weise ändert. Diese erhöhte Aggregationsbereitschaft läßt sich durch die **Blutsenkungsgeschwindigkeit** (BSG) ermitteln. Dabei wird die Geschwindigkeit gemessen, mit der sich die Erythrozyten in einer senkrechten Röhre unter dem Einfluß der Schwerkraft absetzen. Die normale BSG beträgt bei dem häufig verwendeten Testverfahren nach Westergren 1 bis 5 mm pro Stunde; sie wird nach einer und nach zwei Stunden abgelesen.

Die Ruheform der Erythrozyten zeigt typische Änderungen, wenn sich der **osmotische Druck** des Blutplasmas verschiebt. Nimmt die extrazelluläre Osmolarität ab, strömt Wasser in die Erythrozyten ein. Dadurch nehmen sie zunächst Kugelform an (Abb. 11-4 C). Wird der osmotische Druck kritisch gesenkt, platzen die Zellen (osmotische Hämolyse). Es bleibt nur noch die Zellmembran übrig (ghost = „Schatten"). Im weiteren können auch Gifte und Antikörper die Erythrozytenmembran auflösen. Nimmt der extrazelluläre osmotische Druck zu, wird den Erythrozyten Wasser entzogen. Dadurch nehmen sie „Stechapfelform" an (Abb. 11-4 D).

11.2.3 Blutgruppen

Nach Antigenen auf der Membran lassen sich verschiedene Typen von Erythrozyten und damit Gruppen von Blut unterscheiden. Unter Antigenen werden Moleküle verstanden, die die Bildung von spezifischen „Gegenmolekülen" (Antikörper) auslösen (Kap. 11.4). Welche Antigene sich auf der Erythrozytenmembran befinden, wird durch Vererbung festgelegt. Die Unterscheidung von Blutgruppen des sog. **AB0-Systems** und des sog. **Rhesus-Systems** ist von großer Bedeutung.

Die gegen Antigene fremder Blutgruppen gerichteten Antikörper im Plasma werden in der Regel nach der Geburt gebildet. Dies erfolgt im AB0-System in den ersten Lebenswochen, im Rhesus-System jedoch erst nach Kontakt mit dem entsprechenden Antigen, z.B. bei einer unkorrekten Blutübertragung. Eine Unverträglichkeit (**Inkompatibilität**) besteht, wenn zwei verschiedene Blutgruppen zusammengebracht werden, die aufgrund der Antigene auf den Erythrozyten und den Antikörpern im Plasma nicht zusammenpassen. Als Unverträglichkeitsreaktion können Erythrozyten durch IgM-Antikörper im AB0-System verklumpen (Agglutination; Abb. 11-5) oder sie lösen sich durch IgG-Antikörper im Rhesus-System auf (Hämolyse; Kap. 11.1.)

Im AB0-System unterscheidet man die Blutgruppen **A**, **B**, **AB** und **0** (Null; Tab. 11-2). Gegen die Antigene A und B sind die Antikörper Anti-A und Anti-B gerichtet, die zu den Immunglobulinen M (IgM) gehören. Ihre Reaktion mit den entsprechenden Antigenen führt zur Agglutination der Erythrozyten.

Tab. 11-2 Blutgruppen des AB0-Systems. Antigene auf den Erythrozyten und Antikörper im Plasma der verschiedenen Gruppen sowie Häufigkeit des Vorkommens in Mitteleuropa.

Blutgruppe	Antigene auf den Erythrozyten	Antikörper im Plasma	Häufigkeit in % (Mitteleuropa)
A	A	Anti-B	44
B	B	Anti-A	10
AB	A und B	keine	4
0	keine	Anti-A und Anti-B	42

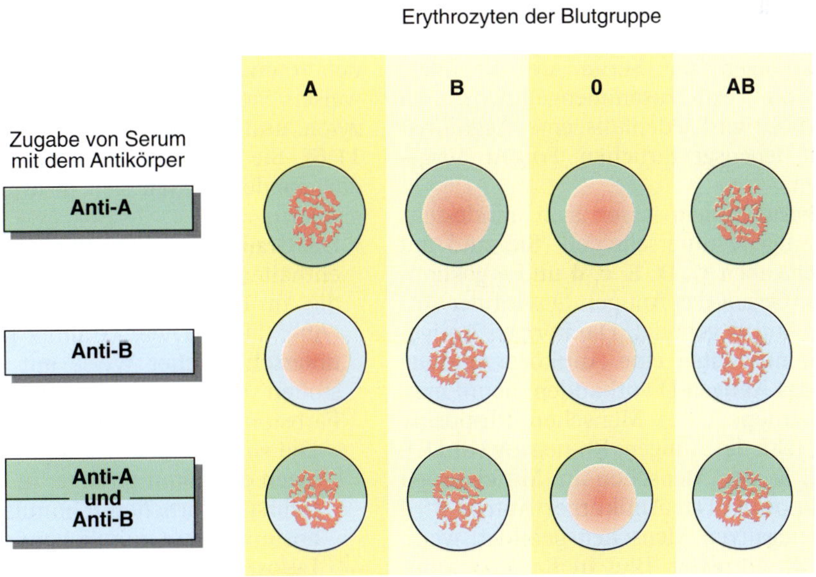

Abb. 11-5 Blutgruppenbestimmung. Schematische Darstellung der Agglutinationsreaktion bei Zugabe von Testseren mit verschiedenen Antikörpern zu Erythrozyten der vier Gruppen des AB0-Systems.

- Im Blut der Gruppe A befindet sich der Antikörper Anti-B.
- Im Blut der Gruppe B befindet sich der Antikörper Anti-A.
- Im Blut der Gruppe AB ist kein Antikörper gegen Antigen A oder B vorhanden.
- Im Blut der Gruppe 0 befinden sich sowohl der Antikörper Anti-A als auch der Antikörper Anti-B.

Die Häufigkeitsverteilung der Blutgruppen ist nach geographischen Regionen unterschiedlich. In Mitteleuropa herrschen die Blutgruppen A und 0 vor.

Die **Blutgruppenbestimmung** des AB0-Systems erfolgt folgendermaßen (Abb. 11-5): Erythrozyten aus einer Blutprobe werden mit drei verschiedenen Testseren zusammengebracht, die entweder die Antikörper Anti-A oder Anti-B oder beide Antikörper enthalten. Aus dem Auftreten bzw. Ausbleiben einer Agglutination läßt sich auf die Blutgruppe schließen.

- Bei der Blutgruppe AB tritt bei allen drei Seren eine Agglutination auf,
- bei der Gruppe 0 bei keinem der Seren,
- bei den Blutgruppen A und B tritt bei dem Serum mit beiden Antikörpern und jeweils bei dem Serum, das gegen die eigenen Antigene gerichtete Antikörper enthält, eine Agglutination auf.

Vor einer Blutübertragung wird zusätzlich zur Bestimmung der Blutgruppen eine sog. **Kreuzprobe** durchgeführt. Dabei werden Erythrozyten des Spenders mit Serum des Empfängers (sog. Major-Test) und Erythrozyten des Empfängers mit Serum des Spenders (sog. Minor-Test) zusammengebracht. Auf diese Weise wird jedenfalls eine Agglutination mit lebensgefährlichen Folgen ausgeschlossen.

Im **Rhesus-System** lassen sich mindestens sechs Antigene unterscheiden. Sie sind mit den Buchstaben **C**, **D**, **E**, **c**, **d** und **e** gekennzeichnet. Gegen das Antigen D wird der Antikörper Anti-D gebildet. Die übrigen Antigene lösen nur selten eine Antikörperbildung aus. Ist das Antigen D vorhanden, nennt man die Blutgruppe eines Menschen Rh-positiv (RhD+), fehlt das Antigen, Rh-negativ (RhD–). Etwa 85 % der Menschen in Mitteleuropa sind Rh-positiv. Der Antikörper Anti-D wird von Rh-negativen Menschen gebildet, wenn sie mit Rh-positivem Blut in Kontakt kommen.

Der Antikörper Anti-D kann auch von einer Rh-negativen schwangeren Frau gebildet werden, wenn gegen Ende der Schwangerschaft oder unter der Geburt Erythrozyten eines Rh-positiven Feten in das Blut der Mutter gelangen (**Rh-Inkompatibilität**). Dann ist es möglich, daß der Antikörper in den kindlichen Organismus übertritt und dort durch Agglutination und Hämolyse schwere Schäden auslöst (Morbus haemolyticus). Kommt es bei der „sensibilisierten" Rh-negativen Frau erneut zu einer Schwangerschaft mit einem Rh-positiven Kind, so fällt die Erkrankung des Kindes durch vermehrte Antikörperbildung der Mutter schwerer aus. Eine mögliche Schädigung des Kindes kann durch einen Blutaustausch vor oder nach der Geburt verhindert werden. Die Folgen einer Rh-Inkompatibilität von Mutter und Kind können durch eine Desensibilisierung der Frau vor der nächsten Schwangerschaft vermindert werden.

11.3 Weiße Blutkörperchen (Leukozyten)

Zu den Leukozyten gehören Granulozyten, Lymphozyten und Monozyten. Die Hauptfunktion dieser Blutzellen besteht in der Abwehr körperfremder Substanzen.

11.3.1 Form und Bildung

Die weißen Blutkörperchen (Leukozyten) werden so genannt, weil sie im Gegensatz zu den roten Blutkörperchen keine Farbe aufweisen. Sie sind etwas größer als die Erythrozyten und enthalten einen Zellkern (Abb. 11-6). Sie stellen keine einheitliche Zellart dar, sondern lassen sich in drei Zellsysteme gliedern:

- Die **Granulozyten** (Durchmesser 8 bis 14 µm) enthalten zahlreiche Körnchen (Granula), die in das Zytoplasma eingelagert sind (Abb. 11-6). Diese Granula lassen sich in unterschiedlicher Weise mit sauren Farbstoffen (z.B. Eosin) oder mit basischen Farbstoffen anfärben.
  - Die **eosinophilen** (acidophilen) Granulozyten enthalten größere, in der Regel rot färbbare Körnchen (Granula). Bei diesen eosinophilen Granula handelt es sich um Lysosomen mit spezifischen Enzymen für die Aufnahme und den Abbau von Antigen-Antikörper-Komplexen.

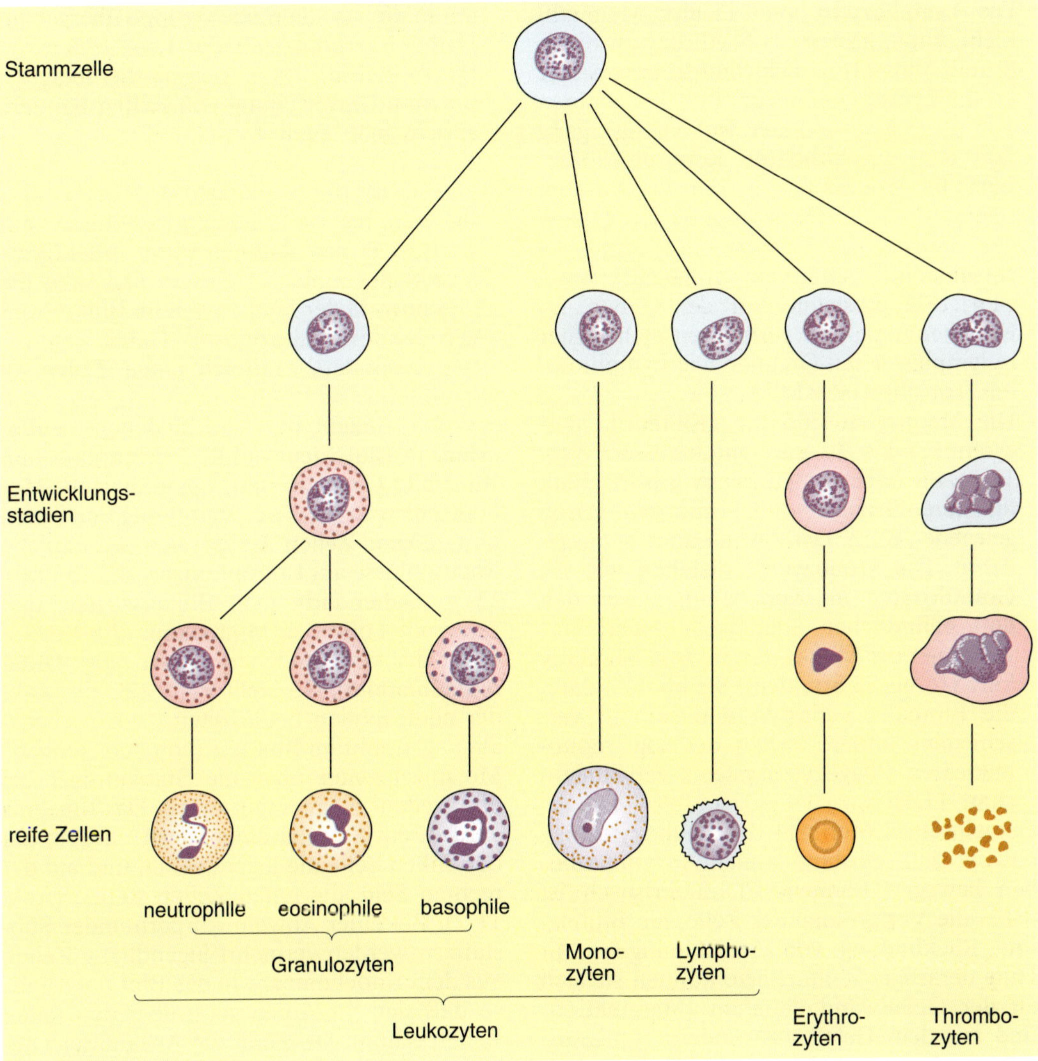

Abb. 11-6 Entwicklungsstadien von Leukozyten, Erythrozyten und Thrombozyten, ausgehend von Stammzellen des Knochenmarks bis zu reifen Zellen im Blut.

- Die **basophilen** Granulozyten enthalten größere, in der Regel blau färbbare Körnchen mit Histamin (gefäßerweiternd) und Heparin (Kap. 11.7).
- Die **neutrophilen** Granulozyten enthalten Granula, die sich weder mit sauren noch mit basischen Farbstoffen intensiver färben und zartrosa erscheinen. Bei den Granula handelt es sich zu einem Teil um Lysosomen. Neutrophile Granulozyten haben die Fähigkeit zur Phagozytose (Mikrophagen; vgl. Abb. 11-8; Kap. 11.4).

Alle Granulozyten besitzen einen Kern von unterschiedlichem Aussehen, der Aufschluß über ihr Alter gibt.

- **Jugendliche** Granulozyten haben einen stabförmigen, stark färbbaren Kern und werden als **stabkernige** Granulozyten bezeichnet.
- **Ältere** Granulozyten bekommen einen gelappten, segmentierten Kern und heißen daher **segmentkernige** Granulozyten.

Die **Lebensdauer** dieser weißen Blutzellen beträgt **zwei bis acht Tage**.

Die Granulozyten stammen aus dem Knochenmark. Sie entstehen dort aus Stammzellen mit einer jeweils charakteristischen Reihe von Vorläuferzellen (Abb. 11-6).

11

- Die **Lymphozyten** sind in der Mehrzahl klein, kaum größer als Erythrozyten (6 bis 8 µm; Abb. 11-6). Daneben kommen sog. große Lymphozyten vor. Bei den kleinen Lymphozyten wird der Zelleib fast ganz von dem gut färbbaren Kern eingenommen, bei den großen ist der Plasmasaum deutlich breiter. Die Lymphozyten dienen der spezifischen Abwehr und werden in verschiedene Gruppen eingeteilt (Kap. 11.4). Sie entstehen vor der Geburt im Knochenmark und vermehren sich später in lymphatischen Organen wie Lymphknoten, Tonsillen oder Milz.
- Die **Monozyten** sind die größten Leukozyten (15 bis 20 µm Durchmesser; Abb. 11-6). Sie haben einen relativ großen, häufig nierenförmigen und etwas exzentrisch gelegenen Kern. Der Plasmasaum ist ausgedehnt. Die Monozyten entstehen wie die Granulozyten im Knochenmark aus den dort befindlichen Stammzellen. Die Verweildauer der Monozyten im Blut ist relativ kurz (16 bis 23 Stunden). Sie können dann die Blutbahn verlassen und sich in verschiedene andere Zellen des sog. mononukleären Phagozytensystems verwandeln (Kap. 11.4).

Gemeinsames Merkmal der Leukozyten ist, daß sie sich selbständig nach Art von Amöben bewegen können. Charakteristisch ist dabei die Verformung der Zelle, die Bildung und Rückbildung von Ausstülpungen. Mit Hilfe derartiger Zellfortsätze können sie sich an der Gefäßwand anheften (Margination) und aus dem Gefäß auswandern (Emigration). So bewegen sie sich insbesondere zu Stellen mit Gewebeschädigung, Infektion und Entzündung und dienen mit ihren Phagozytosefähigkeiten der unspezifischen bzw. der spezifischen Abwehr (Kap. 11.4).

11.3.2 Differenzierung von Leukozyten im Blut

Bei den im Blut vorhandenen Leukozyten kann man zwei Gruppen (sog. Pools) unterscheiden. Die eine Gruppe, die bei jeder Blutentnahme erfaßt wird, kreist im Blut (sog. **zirkulierender Pool**). Die andere Gruppe ist an verschiedenen Stellen gespeichert oder haftet locker an der Gefäßwand (sog. marginierter Pool, **Speicherpool**).

- Aus der Speichergruppe können z. B. bei starker körperlicher Betätigung Leukozyten in die zirkulierende Gruppe übergehen. Dadurch erhöht sich die Leukozytenzahl (Leukozytose). Da es sich hierbei lediglich um eine Umverteilung von Zellen handelt, spricht man auch von einer Pseudoleukozytose.
- Davon ist die Leukozytose abzugrenzen, die sich bei einer gesteigerten Immunabwehr, z.B. im Rahmen einer Infektionskrankheit, ergibt. In diesem Fall wird die Gesamtzahl der Leukozyten im Blut erhöht (Produktionsleukozytose). Dabei erscheinen besonders zahlreich junge Zellen im Blut.

Aus der Anzahl der verschiedenen Leukozyten im Blut (neutrophile, eosinophile und basophile Granulozyten, Lymphozyten, Monozyten) sowie aus der Verteilung von reifen und jungen Zellen lassen sich wesentliche Rückschlüsse auf Erkrankungen ziehen (Tab. 11-3). Daher färbt man Blutausstriche und zählt mit Hilfe des Mikroskops die Leukozyten der verschiedenen Typen (sog. **Differentialblutbild**). So stellt man z.B. die Zahl der neutrophilen Leukozyten nach „Lebensalter" getrennt im Blut fest (von den „jungen" Metamyelozyten über die Stabkernigen zu den „reifen" Segmentkernigen). Das Ergebnis wird in ein Schema eingetragen, in dem auf der linken Seite die jugendlichen und auf der rechten Seite die reifen Zellen stehen (Abb. 11-7). Bei einer Abwehr körperfremder Substanzen werden vermehrt jugendliche Zellen aus dem Knochenmark in das Blut überführt, so daß sich ihr Anteil gegenüber den reifen Zellen erhöht. Da damit die Anzahl der Leukozyten im linken Teil des Schemas ansteigt, nennt man diesen Vorgang „Linksverschiebung".

Tab. 11-3 Verschiedene Leukozytentypen: Anteil an der Gesamtzahl der Leukozyten und Konzentration im Plasma.

Zelltyp	Häufigkeit in %	Anzahl pro µl
Leukozyten	100	4500 – 10000
• Granulozyten:		
– Neutrophile	50 – 65	1800 – 7500
Stabkernige	4 – 10	100 – 1500
Segmentkernige	45 – 60	1000 – 6000
– Eosinophile	2 – 4	0 – 700
– Basophile	0 – 1	0 – 150
• Monozyten	2 – 6	100 – 1000
• Lymphozyten	25 – 40	1500 – 3000

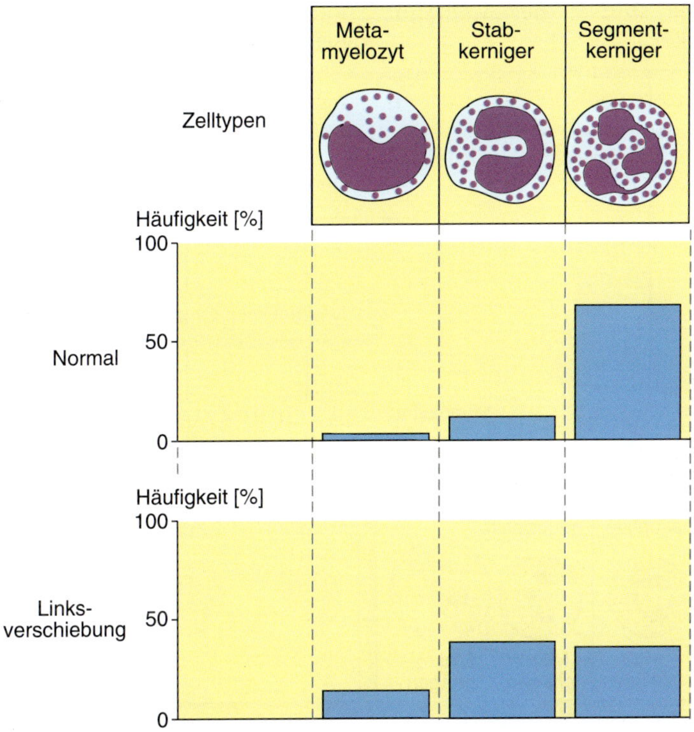

Abb. 11-7 Prozentuales Auftreten von neutrophilen Granulozyten unterschiedlichen Alters („junge" Formen: Metamyelozyt, Stabkerniger; „reife" Formen: Segmentkerniger) im Blut unter normalen Bedingungen und bei Linksverschiebung.

11.4 Immunabwehr

Der Körper verfügt über verschiedene Abwehrmechanismen. Die unspezifische Abwehr (Komplementreaktion und Phagozytose) ist angeboren und richtet sich gegen alle körperfremden Substanzen. Die spezifische Abwehr (humorale und zelluläre Abwehr) richtet sich gegen bestimmte Substanzen und wird nach wiederholtem Kontakt immer wirksamer.

Körperfremde Substanzen, z.B. Bakterien und Viren, finden im Körper eine nahezu ideale Umgebung zur Vermehrung vor. Innerhalb weniger Stunden können alle Gewebe befallen, geschädigt und schließlich zerstört werden. Um einen solchen Befall zu verhüten, verfügt der Körper über einen „Schutzwall". Hierzu gehört die Haut, die mit ihrem „Säuremantel" das Eindringen von z.B. Mikroorganismen weitgehend verhindert. Darüber hinaus besitzen z.B. Bronchialschleim und Flimmerepithel sowie die Magensäure eine „Reinigungswirkung" an den inneren Oberflächen des Körpers.

Hat eine körperfremde Substanz diesen Schutzwall überwunden und ist damit in das Körpergewebe eingedrungen, werden spezielle Abwehrzellen (**Leukozyten**) produziert und in das befallene Gewebe gebracht, um die Fremdkörper zu beseitigen. Der Bildungsort für die Abwehrzellen ist das Knochenmark (Abb. 11-8). Von dort gelangen sie über das Blut zum Einsatzort. Nach Verlassen des Knochenmarks können sie, solange sie nicht für die Abwehr gebraucht werden, an strategisch günstigen Stellen gespeichert werden (Kap. 11.5). Im Vergleich mit der Gesamtzahl befinden sich nur wenige Abwehrzellen auf dem Blutweg. Ihre Zahl kann jedoch bei einer Abwehrmaßnahme beträchtlich ansteigen.

In Abb. 11-8 sind die Abwehrmechanismen den verschiedenen Abwehrzellen zugeordnet. Die neutrophilen Granuloyten und die Monozyten (Phagozyten) sind in der Lage, Fremdstoffe aufzunehmen (Phagozytose, Kap. 11.4.1). Auf Grund ihrer Größenunterschiede werden sie als Mikrophagen (neutrophile Granulozyten) oder Makrophagen (Monozyten) bezeichnet. Zu den Makrophagen werden weitere Zellen in verschiedenen Geweben und Organen gerechnet (z.B. Alveolarmakrophagen der Lunge, Kupffer-Zellen der Leber, Mikrogliazellen des Gehirns).

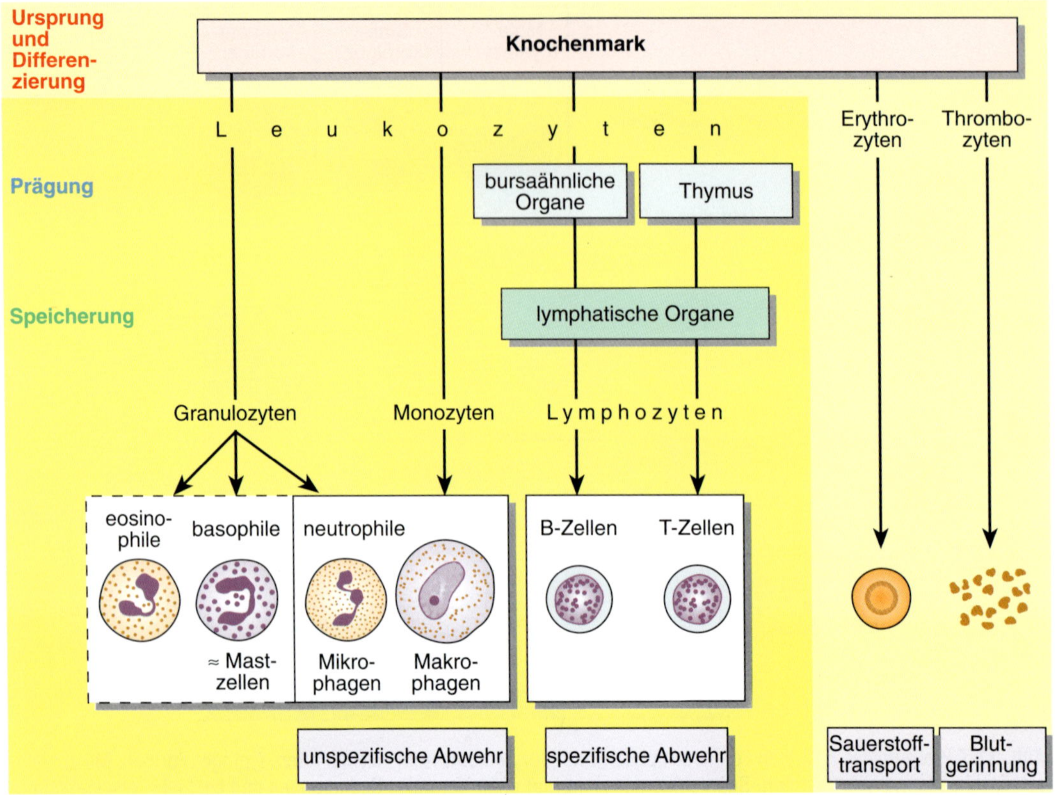

Abb. 11-8 Ursprung sowie Prägung, Speicherung und Wirkung der Blutzellen zur Abwehr körperfremder Substanzen. Die weißen Blutkörperchen (Leukozyten), die an der Abwehr körperfremder Substanzen teilnehmen, sind durch einen Rahmen zusammengefaßt. Die roten Blutkörperchen (Erythrozyten) und die Blutplättchen (Thrombozyten) sind zur Vervollständigung der Gesamtübersicht mit ihren Hauptfunktionen hinzugefügt.

Die Abwehr mit Hilfe der Phagozytose richtet sich gegen jede körperfremde Substanz. Sie wird daher als **unspezifische Abwehr** bezeichnet. Daneben gibt es die **spezifische Abwehr**, die auf spezielle körperfremde Substanzen ausgerichtet ist. Sie wird von den B- und T-Lymphozyten getragen. Bei der Beseitigung von Parasiten (z.B. Würmern) spielen die eosinophilen Granulozyten und bei allergischen Reaktionen und Entzündungsvorgängen die basophilen Granulozyten und deren Verwandte, die Mastzellen, eine Rolle.

11.4.1 Unspezifische Abwehr

- Bei der **Phagozytose** (Abb. 11-8, 11-9) müssen die Phagozyten (neutrophile Granulozyten und Monozyten, auch „Freßzellen" genannt) zunächst die körperfremden Substanzen erkennen. Dazu besitzen die Phagozyten an ihrer Oberfläche verschiedene Rezeptoren. Befinden sich an einem Fremdkörper Moleküle, die mit diesen Rezeptoren eine Verbindung eingehen können, so kommt es zum Anhaften (Adhärenz) am Phagozyten. Anschließend wird die Fremdsubstanz umschlossen, so in den Phagozyten aufgenommen (Phagozytose) und in Bruchstücke zerlegt (Lyse). Diese Spaltprodukte können aus dem Phagozyten in den Extrazellulärraum ausgeschieden (Exozytose) und dann abgelagert oder weiter abgebaut werden.
- Das **Komplementsystem** (Abb. 11-9) setzt sich aus einer Vielzahl von im Blut vorhandenen Faktoren zusammen. Diese humoralen Bestandteile können sich gegenseitig beeinflussen. Das Komplementsystem reagiert stufenweise (Komplementreaktion). Die Aktivierung kann auf zwei Wegen vorgenommen werden:
  - Die sog. **klassische Aktivierung** erfolgt über einen Antigen-Antikörper-Komplex, d. h. die Verbindung einer körperfremden

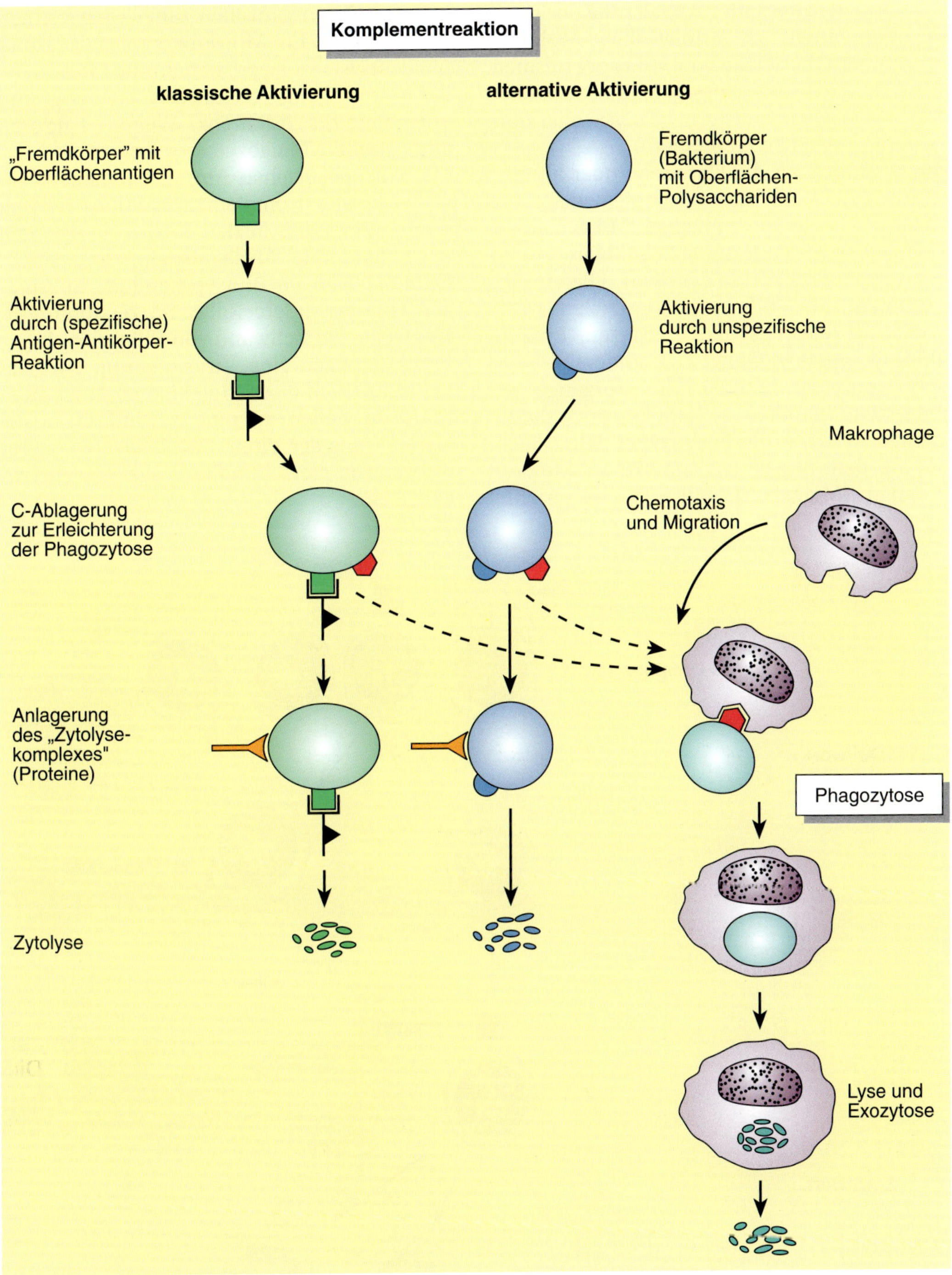

Abb. 11-9 Unspezifische Abwehr körperfremder Substanzen mit Hilfe von Komplementreaktion und Phagozytose.

Substanz (Antigen) mit einem Bluteiweißkörper, der zur Abwehr gebildet wurde (Antikörper). Die Antikörper gehören zu den Immunglobulinen (IgM und IgG; Kap. 11.1). Über eine am Antikörper vorhandene Bindungsstelle (C-Bindungsstelle) kann der Antigen-Antikörper-Komplex in die kettenförmige Komplementreaktion eingeschleust werden.

11

- Die sog. **alternative Aktivierung** der Komplementreaktion erfolgt über Moleküle an der Oberfläche von Mikroorganismen. Diese Aktivierungsmoleküle bestehen aus Vielfachzuckern (Polysacchariden) und Eiweißen (Proteinen).

Im Anschluß an die klassische oder alternative Aktivierung des Komplementsystems (Abb. 11-9) werden zum einen Mikroorganismen unter Mitwirkung extrazellulärer Enzyme direkt vernichtet (Zytolyse). Gleichzeitig kommen mit Hilfe von Mastzellen (Abb. 11-8), die u.a. Histamin freisetzen, Entzündungsprozesse in Gang. Zum anderen fördert das Komplementsystem die Vorgänge der Phagozytose, indem die Kapillarwände durchlässiger werden, die Phagozyten damit leichter aus dem Blut in das Gewebe auswandern können (Migration) und sich zielgerichtet auf die Mikroorganismen zubewegen können (Chemotaxis). Ein Molekülkomplex des Komplementsystems lagert sich an die Oberfläche der Mikroorganismen an (C-Ablagerung) und erleichtert die Adhärenz. Weitere Faktoren aktivieren die Phagozytose selbst.

Die unspezifischen Abwehrvorgänge (Phagozytose und Komplementreaktion) werden durch Wirkstoffe in den Körperflüssigkeiten (sog. **humorale Mechanismen**) unterstützt. Dabei spielen im Blut vorhandene Substanzen eine besondere Rolle. So zerstören z.B. Lysozyme die Zellwand von Bakterien. Interferone grenzen eine Virusinfektion ein. Dabei lagern sich diese Moleküle an noch nicht infizierte Zellen an und verhindern so die Vermehrung der Viren. Eine Vielzahl anderer Substanzen greift in nahezu alle Abwehrvorgänge ein.

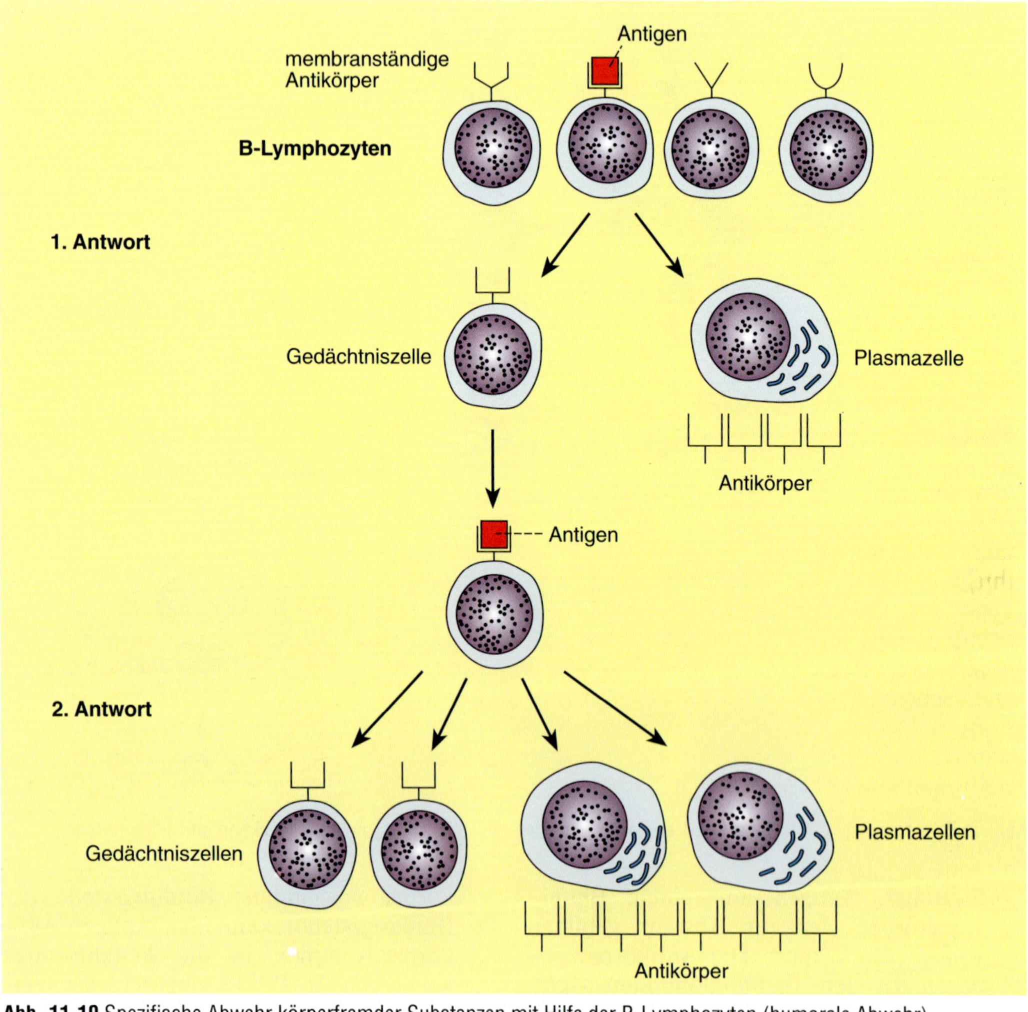

Abb. 11-10 Spezifische Abwehr körperfremder Substanzen mit Hilfe der B-Lymphozyten (humorale Abwehr).

11.4.2 Spezifische Abwehr

Wenn körperfremde Substanzen der unspezifischen Abwehr entgangen sind, können sie durch weitere Abwehrvorgänge dennoch unschädlich gemacht werden. Diese sind auf jede Fremdsubstanz speziell abgestimmt (spezifische Abwehr). Dazu gehört die Abwehr, die durch Moleküle in den Körperflüssigkeiten erfolgt (sog. humorale Abwehr), und diejenige, die durch Zellen vermittelt wird (sog. zelluläre Abwehr).

- Die **humorale Abwehr** erfolgt mit Hilfe von **B-Lymphozyten** (Abb. 11-10). Die B-Lymphozyten erhalten bei ihrer Prägung in „bursaähnlichen" Organen (vgl. Abb. 11-8) spezifische Adapter (Antikörper) für spezielle körperfremde Substanzen (Antigene). Durch die Antikörper verbinden sie sich mit den speziellen Antigenen. Über einen weiteren Teil der Antikörper wird das unspezifische Abwehrsystem aktiviert (vgl. Abb. 11-9). Gleichzeitig vermehren sich die mit dem speziellen Antigen in Kontakt gekommenen Lymphozyten. Ihre Tochterzellen lassen sich in Gedächtniszellen mit membranständigen Antikörpern und Plasmazellen unterteilen. Die Plasmazellen produzieren Antikörper derselben Antigenspezifität. Diese Antikörper werden in das Blut abgegeben und bilden die Basis der humoralen Abwehr (Sensibilisierung). Bei einem zweiten Kontakt mit einem Antigen desselben Typs vermehren sich die Lymphozyten durch eine Teilung der Gedächtniszellen aus der ersten Antwort erheblich (Abb. 11-10). Auch bei der zweiten Antwort entstehen wiederum Plasmazellen und Gedächtniszellen. Plasmazellen und ihre Tochterzellen bilden Antikörper eines Typs (sog. monoklonale Antikörper); Gedächtniszellen und ihre Tochterzellen sind untereinander gleichartig und besitzen identische Antikörper (sog. klonale Expansion). Bei jedem weiteren Kontakt mit dem speziellen Antigen nimmt daher die Konzentration von spezifischen Antikörpern im Blut und damit die Abwehrmöglichkeit des Körpers zu. Es hat sich gegen das betreffende Antigen eine Immunität entwickelt.
- Die **zelluläre Abwehr** geschieht mit Hilfe von **T-Lymphozyten** (Abb. 11-11). Die T-Lymphozyten erhalten bei ihrer Bildung im Thymus (vgl. Abb. 11-8) spezifische Oberflächenstrukturen, die sog. T-Zellrezeptoren. Nach der Besetzung mit solchen Rezeptoren unterscheidet man
  - T-Helferzellen
  - T-Suppressorzellen
  - zytotoxische T-Zellen (sog. Killerzellen).

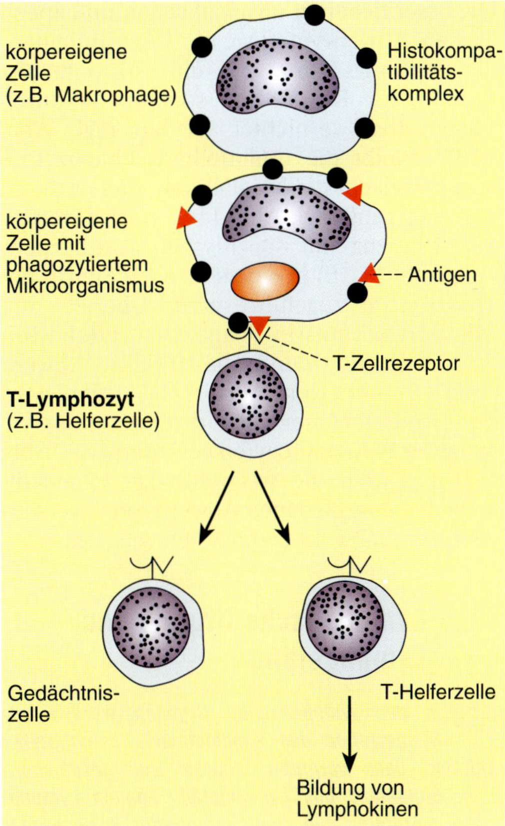

Abb. 11-11 Spezifische Abwehr körperfremder Substanzen mit Hilfe der T-Lymphozyten (zelluläre Abwehr).

Die Bedeutung der T-Lymphozyten bei der Immunabwehr wird an Hand der T-Helferzellen kurz dargestellt. Jede Zelle des Organismus besitzt an ihrer Oberfläche einen speziellen Molekülbesatz, der sie als körpereigen ausweist (Histokompatibilitätskomplex). Gelangt in eine Zelle, z.B. in einen körpereigenen Makrophagen, ein Mikroorganismus, so entstehen an der Zelloberfläche zusätzliche Moleküle, die als Antigene wirksam werden. Antigen und Histokompatibilitätskomplex verbinden sich mit spezifischen T-Zellrezeptoren. Dies löst eine Vermehrung der Lymphozyten aus. Dabei entstehen Gedächtniszellen und T-Lymphozyten, die sog. Lymphokine freisetzen. Diese Wirkstoffe fördern die Phagozytose und die humoralen Abwehrvorgänge der B-Lymphozyten.

Die beschriebenen unspezifischen und spezifischen Abwehrvorgänge sind eng miteinander verzahnt. Dringt z.B. ein Mikroorganismus in den Körper ein, so kann er durch Phagozytose vernichtet werden (vgl. Abb. 11-9). Bleibt die unmittelbare Phagozytose aus, so besteht die Möglichkeit, daß er durch C-Ablagerung (vgl. Abb. 11-9) oder durch einen Überzug mit spezifischen Antikörpern (vgl. Abb. 11-10) in einem zweiten Schritt der Phagozytose zugeführt wird. Überlebt der Mikroorganismus in Phagozyten, erfolgt seine Vernichtung durch die zelluläre Abwehr der T-Lymphozyten (Abb. 11-11). Dabei wird durch die T-Helferzellen die humorale Abwehr der B-Lymphozyten gefördert (vgl. Abb. 11-10). Durch die wechselseitige Unterstützung der verschiedenen Abwehrvorgänge wird die Gesamtabwehr beträchtlich verstärkt.

11.5 Lymphatische Organe und Lymphgefäße

In den lymphatischen Organen werden aus Stammzellen des Knochenmarks Lymphozyten geformt, dann vermehrt, geprägt und gespeichert. Über Blutgefäße und Lymphgefäße können Lymphozyten zirkulieren und damit Informationen im Körper verbreiten.

Die Abwehr körperfremder Stoffe kann sich in allen Organen und Geweben des Körpers abspielen. Abwehrzellen bilden dabei kleinere Ansammlungen oder sind zu lymphatischen Organen zusammengefaßt. Die lymphatischen Organe sind

- entweder als **lymphoepitheliale** Organe nach außen zur Umwelt (Haut, Atemwege und Verdauungswege) hin orientiert, wie die Mandeln (Tonsillen); so können sie das Eindringen von Fremdstoffen in den Körper verhindern;
- oder als **lymphoretikuläre** Organe dem Körperinnern zugewandt, wie die Lymphknoten. Bereits in den Körper eingedrungene Fremdstoffe werden durch sie abgefangen und unschädlich gemacht.

Da die Abwehrzellen zu einem Teil in den Blut- und Lymphgefäßen zirkulieren, können Informationen über eingedrungene Fremdstoffe schnell weitergegeben und nicht nur durch lokale, sondern auch durch gemeinsame Abwehrmechanismen mehrerer lymphatischer Organe beantwortet werden.

Allgemeines Bauelement der lymphatischen Organe sind kugelförmige Ansammlungen von Lymphozyten, die **Lymphfollikel,** sowie strangartige Ansammlungen von Lymphozyten (Abb. 11-12). B- und T-Lymphozyten besiedeln jeweils spezifische Bereiche der lymphatischen Organe (B- und T-Region). Bei den Lymphfollikeln unterscheidet man zwischen zwei Erscheinungsformen:

- **Primärfollikel** mit gleichmäßiger Zelldichte und Zellgröße. Diese Follikel haben noch keinen Antigenkontakt gehabt (bei Neugeborenen).
- **Sekundärfollikel** mit einem dunklen Lymphozytenwall und einem hellen Keimzentrum (Reaktionszentrum), welches sich nach Antigenkontakt entwickelt (Abb. 11-12). Hier werden vor allem B-Lymphozyten vermehrt und die Vorläufer der Plasmazellen gebildet.

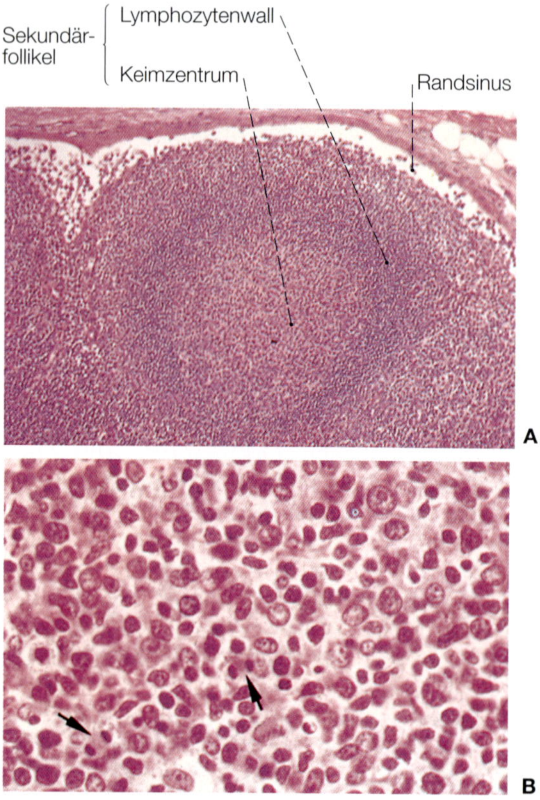

Abb. 11-12 Bauelemente lymphatischer Organe unter mikroskopischer Betrachtung.
A: Sekundärfollikel aus dem Rindenbereich eines Lymphknotens.
B: Vergrößerung des Keimzentrums eines Sekundärfollikels mit B-Lymphozyten (kleine, dunkle Kerne) und Vorstufen von Plasmazellen (große, helle Kerne). Beachte Zellteilungen von Plasmazellvorläufern (↑).

11.5.1 Thymus (Bries)

Eine Sonderstellung unter den lymphatischen Organen nimmt der Thymus ein, der wichtig ist für die Reifung des Immunsystems bei **Fetus** und **Kind**.

Der Thymus liegt zwischen den großen Gefäßen der Herzbasis und dem Brustbein (Abb. 11-13). Zu beiden Seiten grenzt er an die beiden Lungenflügel. Beim Neugeborenen und beim Kind ist er relativ groß und gut abgrenzbar. Mit der Pubertät bildet er sich zurück und verfettet allmählich (Thymusinvolution), so daß beim **Erwachsenen** nur noch vom Fettgewebe umgebene **Thymusreste** übrigbleiben (Thymusfettkörper; Abb. 11-13).

Vor der Geburt und während der Kindheit besteht der Thymus aus zwei charakteristischen Organabschnitten, dem hellen, baumartig verästelten, innen gelegenen Mark und einer dunklen Rindenzone, die das Mark umgibt (Abb. 11-13).

Im Thymus werden aus dem Knochenmark eingewanderte, unreife T-Lymphozyten zu reifen, immunkompetenten umgewandelt. Die Lymphozyten „lernen" dabei, körpereigene Substanz und körpereigene Zellen von körperfremden zu unterscheiden. Dieser Reifungsprozeß findet vor allem in der Zeit vor und nach der Geburt (perinatal) in der Rinde des Thymus statt. Reife T-Lymphozyten wandern von der Rinde in das Mark und gelangen über Blutwege zu den lymphatischen Organen, wo sie sich ansiedeln und bei Bedarf aktiviert werden. Der Thymus hat auch **endokrine Funktionen**. Er bildet das Hormon Thymopoetin (**Thymosin**), das für die Vermehrung und Reifung der Lymphozyten eine Rolle spielt.

11.5.2 Tonsillen und lymphatisches Gewebe in der Darmwand

Im Bereich des Verdauungstraktes besteht an vielen Stellen enger Kontakt und Zusammenarbeit zwischen der Deckzellschicht der Schleimhaut und darunter gelegenem lymphatischem Gewebe. Dadurch soll ein Eindringen von Krankheitserregern in den Körper verhindert werden. In diesem Zusammenhang sind die Mandeln im Mund-Rachen-Bereich von besonderer Bedeutung. Gaumen-, Zungen- und Rachenmandel sowie weitere Ansammlungen lymphatischen Gewebes in der Rachenwand bilden einen Ring lymphoepithelialer Organe an der Grenze von Mundhöhle und Nasenhöhle zum Rachen (**lymphatischer Rachenring**; Abb. 11-14 A). In der Kindheit sind die Mandeln relativ groß. Häufig laufen in Gaumen- und Rachenmandel Entzündungsprozesse ab. Die dabei auftretenden Schwellungen behindern Atmung und Schluckvorgang.

Charakteristisch für die Tonsillen ist eine Deckzellschicht (Epithel) mit zahlreichen trichterartigen Einbuchtungen (Krypten; Abb. 11-14 B). Das Epithel ist an vielen Stellen aufgelockert und wird von Abwehrzellen (vor allem Lymphozyten und Phagozyten) durchwandert. Das lymphatische Gewebe unter dem Epithel besteht aus dichtgelagerten Sekundärfollikeln, in denen Lymphozyten in charakteristischer Weise angeordnet sind. Hier laufen wichtige Vorgänge der spezifischen Abwehr ab. Die weißlichen Mandelpfröpfe (sog. Stippchen), die oft in den trichterartigen Krypten zu sehen sind, bestehen aus Speiseresten, abgestorbenen Deckzellen, weißen Blutkörperchen und auch Bakterien.

Weitere Stellen im Verdauungstrakt mit einem besonders engen Kontakt von lymphatischem Gewebe und Epithel finden sich im Krummdarm (Ileum) und Wurmfortsatz (Appendix vermiformis). Im **Ileum** sind Lymphfollikel der Darmwand zu größeren Platten (**Peyer-Platten**) angeordnet. Der **Wurmfortsatz** enthält zahlreiche Sekundärfollikel, hat Ähnlichkeit mit den Tonsillen und wird deshalb als „**Darmtonsille**" bezeichnet (☞ Kap. 7 „Verdauungssystem und Resorption").

11.5.3 Lymphknoten und Lymphgefäße

Sind Fremdstoffe, z.B. Krankheitserreger, in den Körper eingedrungen, wird ihre weitere Ausbreitung in der Regel durch die zahlreichen über den Körper verteilten Lymphknoten verhindert (Abb. 11-15, 11-16, 11-17). Dies ist möglich, weil die Lymphknoten jeweils aus bestimmten Körperregionen bzw. Organen über Lymphgefäße die Extrazellulärflüssigkeit (Lymphe) zur Kontrolle, Filterung und Reinigung zugeführt bekommen.

Die **Lymphgefäße** entstehen in den Gewebsspalten zwischen den Zellen (Extrazellulärraum) und nehmen einen Teil der aus den Blutkapillaren austretenden Flüssigkeit auf (☞ Abb. 10-5). Sie beginnen als kleinste

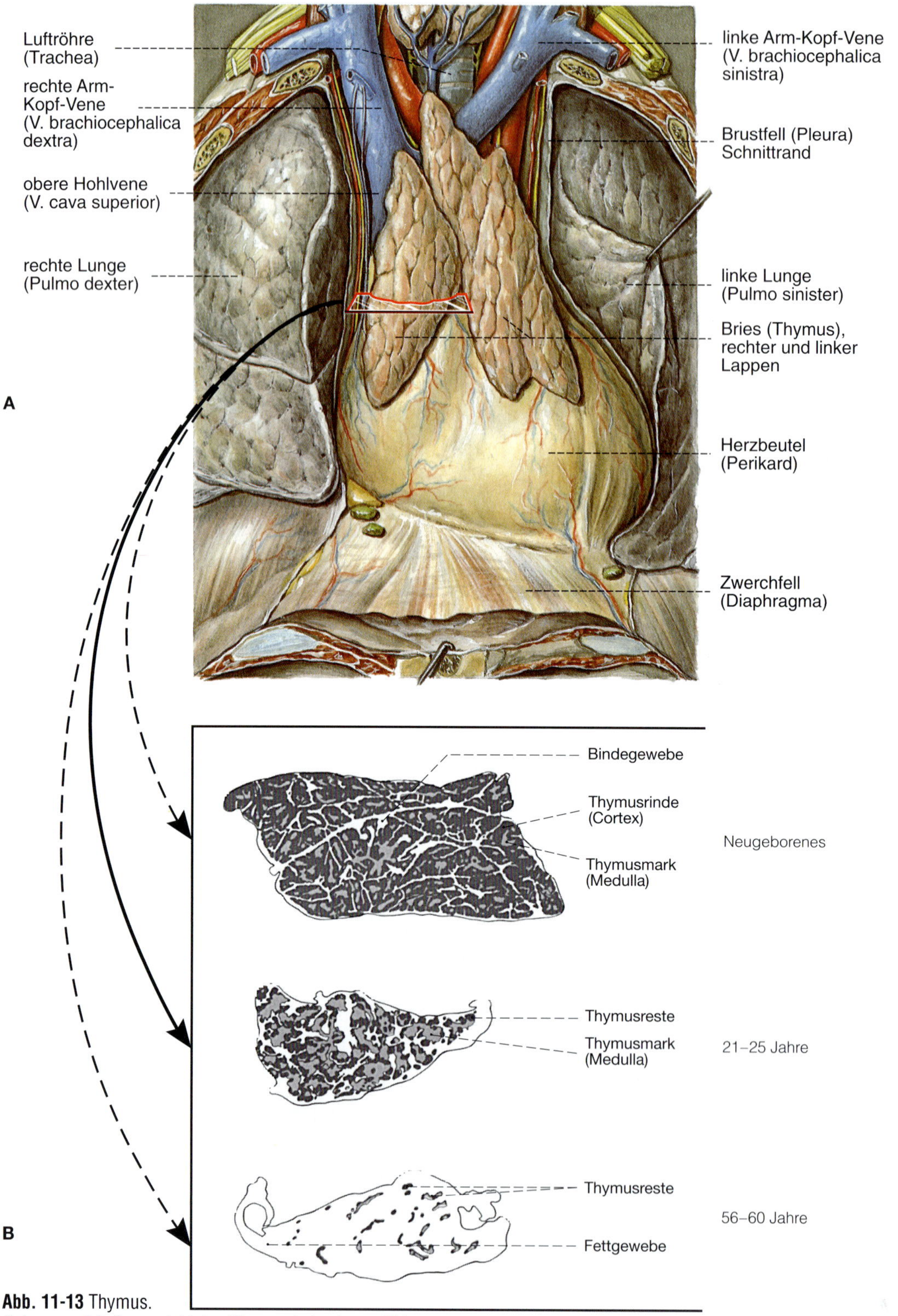

Abb. 11-13 Thymus.
A: Lage und Außenansicht des Thymus beim Jugendlichen.
B: Querschnitt durch den Thymus in verschiedenen Altersstufen mit der für den Thymus alterstypischen Rückbildung und Verfettung.

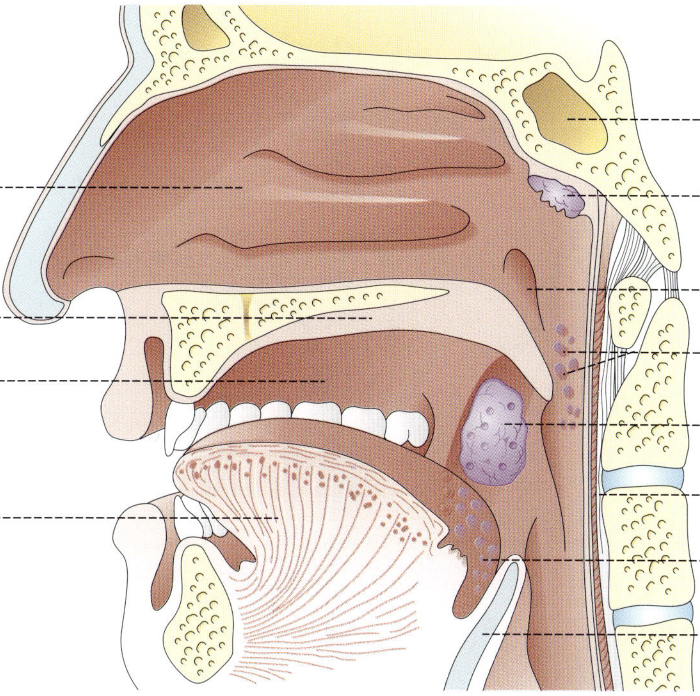

A

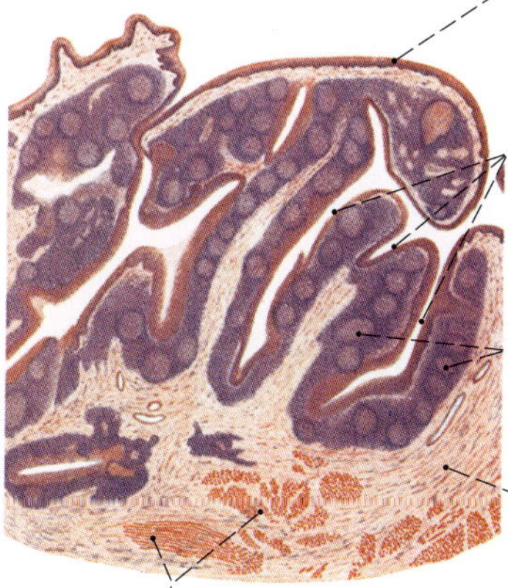

B

Abb. 11-14 Lymphatischer Rachenring.
A: Medianer Sagittalschnitt durch Nasenhöhle, Mundhöhle und Rachen mit Mandeln (Tonsillen).
B: Querschnitt durch die Gaumenmandel (Tonsilla palatina) bei mikroskopischer Betrachtung.

A

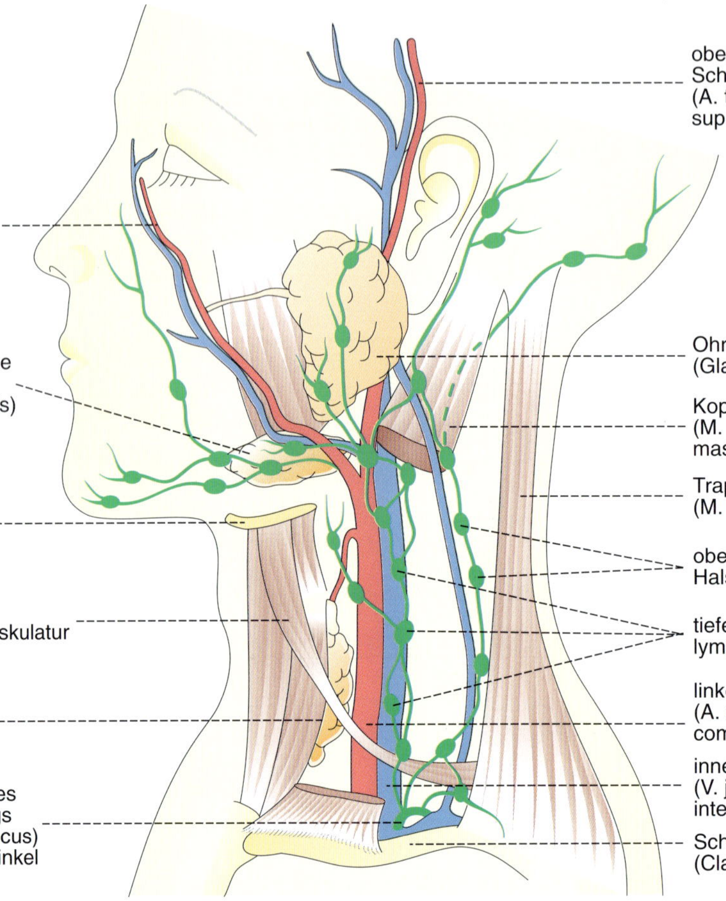

B

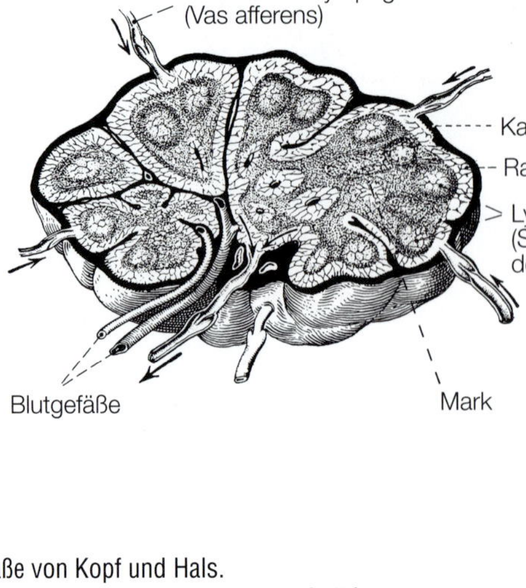

Abb. 11-15 Lymphknoten.
A: Lymphknoten und Lymphgefäße von Kopf und Hals.
B: Schnitt durch einen Lymphknoten mit zu- und abführenden Gefäßen.

Lymphkapillaren, die sich dann zu venenartigen Gefäßen wachsender Größe vereinigen. Wie die meisten Venen besitzen die Lymphgefäße Klappen, die die Lymphflüssigkeit nur in eine Richtung fließen lassen. Über größere Lymphgefäße wird die Lymphe schließlich dem Blutgefäßsystem zugeführt. Die Lymphgefäße der **Haut** fließen bevorzugt zu den Leistenbeugen und zu den Achselhöhlen (Abb. 11-16, 11-17). Dort laufen sie jeweils durch die regionalen Lymphknoten (**Leistenlymphknoten**, **Achsellymphknoten**) und vereinigen sich zu einem weiterführenden Lymphgang. Auch die Lymphgefäße der Bauchorgane schließen sich nach Unterbrechung durch zahlreiche Organlymphknoten zu einem größeren Gang zusammen. Dieser bildet mit den Lymphgängen der unteren Körperhälfte den sog. **Milchbrustgang** (Ductus thoracicus), der im Brustraum zwischen Aorta und Wirbelsäule aufwärts zieht und in die **linke Schlüsselbeinvene** am Zusammenfluß mit der Halsvene **einmündet** (Abb. 11-17). Hier enden auch links und rechts die Lymphgefäße von Kopf und Hals (vgl. Abb. 11-15). Die Lymphbahnen des Darmgebiets müssen zusätzlich die im Darm aufgenommenen Fette transportieren. Auf diese Weise umgehen die resorbierten Fette die Leber.

Lymphknoten sind bohnenförmige, durch

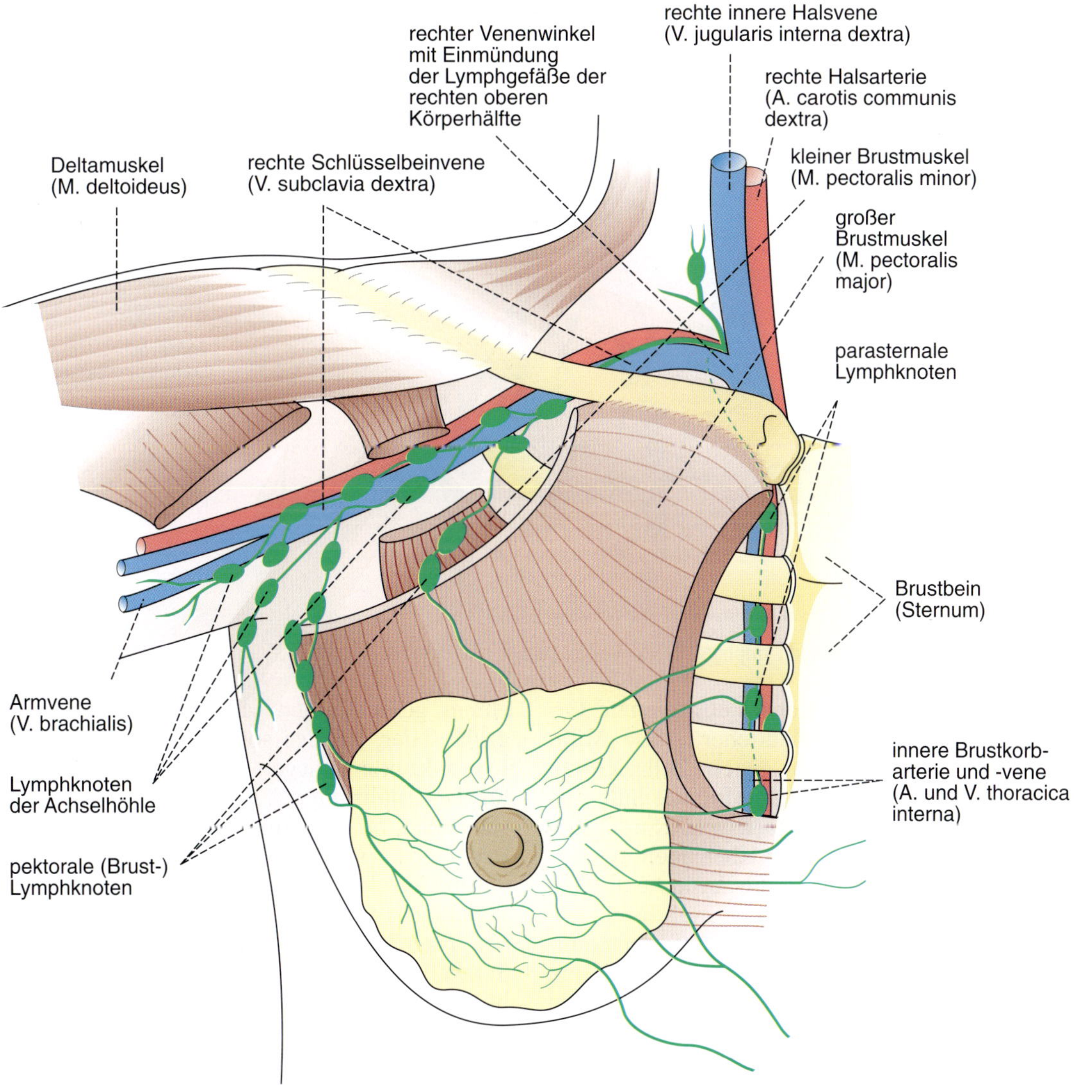

Abb. 11-16 Lymphknoten und Lymphgefäße im Bereich von Brustwand und Achselhöhle.

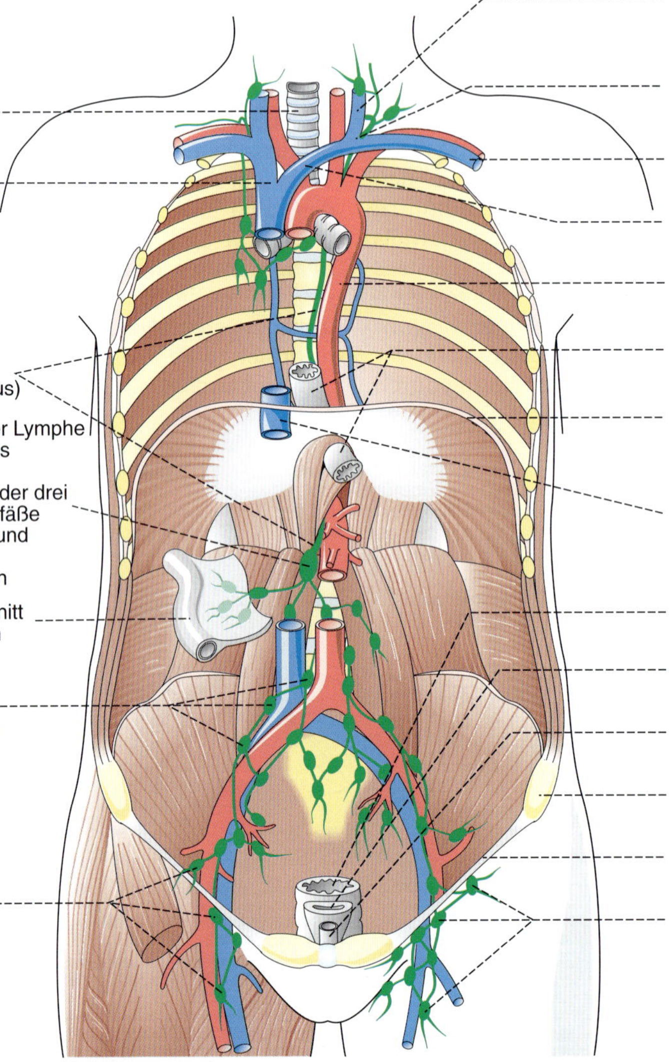

Abb. 11-17 Lymphknoten und Lymphgefäße von Leistengegend, Bauch- und Brustraum.

eine bindegewebige Kapsel abgegrenzte Organe mit sehr unterschiedlicher Größe (Millimeter bis Zentimeter). Nach Zellreichtum und Anordnung der Lymphfollikel läßt sich der Lymphknoten in Mark und Rinde gliedern (vgl. Abb. 11-15). Über mehrere zuführende Gefäße fließt die Lymphe in den Lymphknoten. Dort strömt sie durch ein System netzartig zusammenhängender Spalträume (Sinus) in Rinde und Mark und kommt dabei in engen Kontakt mit Zellen der unspezifischen und der spezifischen Abwehr. So laufen alle erforderlichen Abwehrvorgänge ab. Vom Markbereich des Lymphknotens fließt die gereinigte Lymphe zu einem gemeinsamen, abführenden Lymphgefäß. Hier, an der sog. Pforte (Hilus) des Lymphknotens, liegen auch die Blutgefäße für die Ernährung des Organs. Lymphknoten schwellen bei Entzündungen in ihrem Zustromgebiet vielfach stark an und können dann durch Kapselspannung erhebliche Schmerzen verursachen. So findet man z.B. bei Nagelbettentzündung am Finger eine Schwellung der Lymphknoten der Achselhöhle (vgl. Abb. 11-16) oder bei Entzündung der Mandeln (Tonsillitis) geschwollene Halslymphknoten im Bereich der Unterkieferdrüse und im Verlauf der großen Halsgefäße (vgl. Abb. 11-15). Bei Krebserkrankungen können über die Lymphflüssigkeit Tumorzellen in die regionären Lymphknoten verschleppt werden. Diese bilden zwar zunächst eine Barriere gegen eine weitere Ausbreitung, jedoch vermehren sich Krebszellen in diesen Lymphknoten meist schnell. Deshalb stellt sich bei Krebskranken in der Regel die Frage nach einem Lymphknotenbefall (Lymphknotenmetastase). Nach der Entfernung von tumorbefallenen Lymphknoten kann es in der zugehörigen Körperregion zu einer Schwellung (Ödem) kommen, weil der Lymphabfluß unterbrochen ist.

11.5.4 Milz (Lien, Splen)

Die Milz hat keinen Kontakt mit der Körperoberfläche und auch keine Kontrollfunktion für die Lymphe. Ihre Hauptfunktion besteht in einer „Filterung" und immunologischen Kontrolle des Blutes. Die braunrote Milz gehört zu den Oberbauchorganen (Abb. 11-18). Sie liegt, geschützt durch die unteren Rippen, unter der linken Zwerchfellkuppel. Ihre Längsachse entspricht bei einer Länge von 10 bis 15 cm etwa der 10. Rippe. Nachbarorgane sind Magen und Niere. Das Organ

11

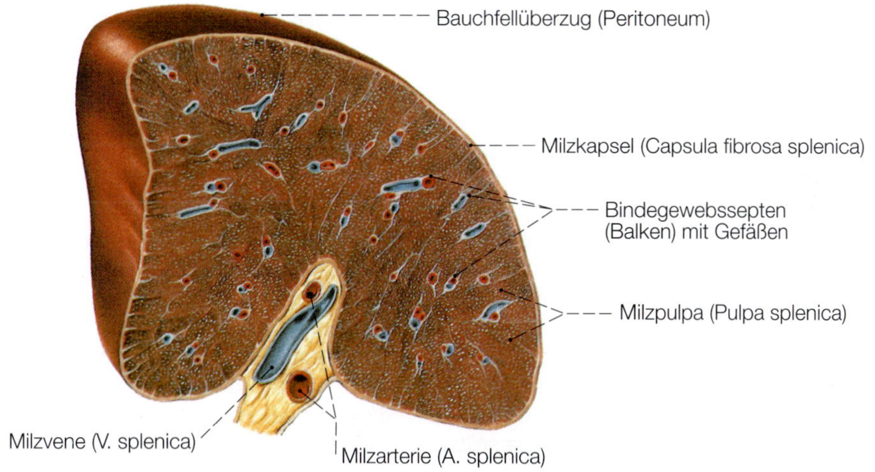

A

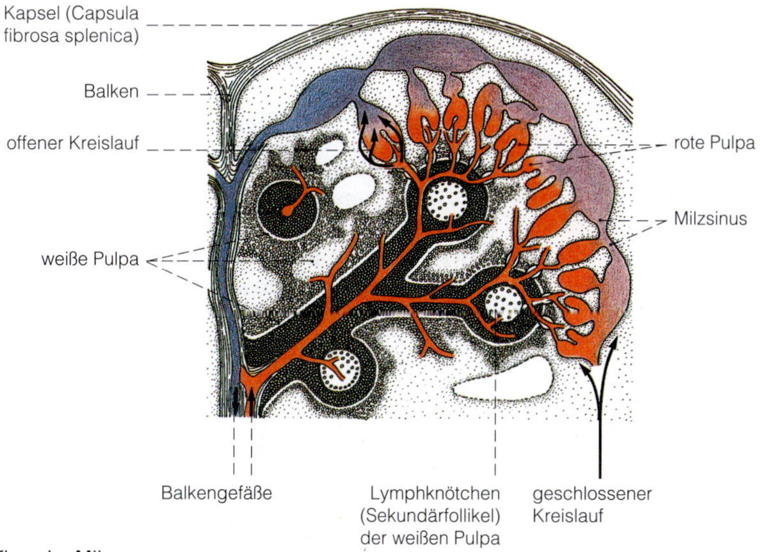

B

Abb. 11-18 Aufbau der Milz.
A: Schnitt durch Milz und Milzpforte.
B: Schematische Darstellung von Milzaufbau und Milzkreislauf.

ist von Bauchfell und darunter einer derben Bindegewebskapsel überdeckt. Das Organinnere wird von zahlreichen Bindegewebssträngen (Balken) durchzogen und dadurch in Kammern gegliedert. Charakteristisch für die Milz wie für andere lymphatische Organe ist ein Maschenwerk von Bindegewebszellen (Reticulum) mit reichlicher Ansammlung von Lymphozyten (Lymphfollikel, **weiße Pulpa**).

In enger Beziehung zu den Lymphfollikeln steht ein ausgedehntes und kompliziert gebautes Gefäßsystem (Abb. 11-18). Der Milzkreislauf ist nur teilweise geschlossen. Ein Teil des Blutes verläßt die arteriellen Blutgefäße und mündet in die Maschen des retikulären Bindegewebes (offener Kreislauf). Aus diesem strömt es in die weitlumigen Milzsinus zurück (Milzsinus und Milzreticulum = **rote Pulpa**). Durch diese Filtration kann das Blut auf Fremdstoffe oder entartete Zellen überprüft werden. Gleichzeitig werden Abwehrvorgänge eingeleitet. Der offene Kreislauf ermöglicht weiterhin die Phagozytose und den Abbau überalterter Blutzellen, insbesondere von roten Blutkörperchen (**Blutmauserung**). Das Eisen, das beim Abbau von Hämoglobin der roten Blutkörperchen anfällt, wird in das Knochenmark transportiert und dort bei der Neubildung von roten Blutkörperchen verwendet.

Bei **Unfällen** kann es leicht zu Kapselrissen der Milz und nachfolgend zu massiven Blutungen in den Bauchraum kommen. Die Milz muß dann operativ entfernt werden. Dieser Organverlust ist zu verkraften, da andere Organe, insbesondere Lymphknoten (Abwehraufgaben) und Leber (Blutabbau), die beschriebenen Funktionen übernehmen können.

11.6 Blutplättchen (Thrombozyten)

Die Thrombozyten sind die kleinsten Zellelemente des Blutes. Sie sind an Blutstillung und Blutgerinnung beteiligt.

Blutplättchen sind runde, 1 bis 3 µm große Gebilde (vgl. Abb. 11-6). Sie enthalten in charakteristischer Anordnung Zellorganellen und Granula, es fehlt jedoch ein Zellkern. Die Granula speichern Serotonin (biogenes Amin und Gewebshormon). Die Zahl der Thrombozyten im Blut liegt bei 250 000 bis 300 000 pro Mikroliter. Sie werden aus Riesenzellen des Knochenmarks, den Megakaryozyten, gebildet, die sich aus den Stammzellen ableiten (vgl. Abb. 11-6). Aus einem Megakaryozyten entsteht durch Fragmentierung (Zerfall) seines Zytoplasmas eine größere Zahl von Blutplättchen. Ihre **Lebensdauer** im Blut liegt bei **etwa sieben Tagen**.

11.7 Blutgerinnung

Nach der Verletzung eines Gefäßes laufen verschiedene Verschluß- und Reparaturvorgänge ab. Zunächst wird das Gefäß durch einen neugebildeten Plättchenpfropf abgedichtet (Blutstillung). Um die Abdichtung zu verfestigen, bildet sich ein Fibrinnetz und damit ein Thrombus (Blutgerinnung). Bei der Wundheilung kann sich der Thrombus wieder auflösen (Fibrinolyse). Es ist möglich, die Blutgerinnung und Fibrinolyse medikamentös zu hemmen bzw. zu fördern.

Die Unversehrtheit der Blutgefäße und damit die Undurchlässigkeit der Gefäßwand für Blut wird durch Blutstillung und Blutgerinnung gewährleistet. Nach Verletzung einer Gefäßwand kommt es innerhalb von Sekunden bis Minuten zu einem vorübergehenden Stillstand der Blutung (**Blutstillung**). Dabei spielen die Blutplättchen (Thrombozyten) eine entscheidende Rolle. Zur Sicherung des Gefäßverschlusses folgt dann die örtliche Verfestigung des Blutes (**Blutgerinnung**). Dabei kommt Wirkstoffen aus dem Blut und dem verletzten Gewebe eine besondere Bedeutung zu. Mit ihrer Hilfe wird aus Bluteiweißkörpern eine Faserstruktur aufgebaut, die zur endgültigen **Gefäßabdichtung** führt.

11.7.1 Blutstillung

Die Blutstillung wird auch primäre Hämostase oder „vorläufige" Blutstillung genannt. Sie geschieht im wesentlichen mit Hilfe der Thrombozyten. Der gesamte Vorgang läuft in drei Stufen ab.

- Erste Stufe:
  Thrombozyten lagern sich an der defekten Stelle der Gefäßwand an (**Thrombozyten-Adhäsion**).
- Zweite Stufe:
  Weitere vorbeiströmende Thrombozyten kommen hinzu. Diese Zusammenballung wird endgültig, wenn die Thrombozyten Fortsätze ausbilden und durch Auflösung ihrer Membran miteinander verschmelzen (**Thrombozyten-Aggregation**).

– Dritte Stufe:
Immer mehr Thrombozyten lagern sich an, so daß ein Plättchenpfropf entsteht und damit der Gefäßdefekt abgedichtet wird (**hämostatischer Pfropf**; „weißer Thrombus").

Die blutstillende Wirkung des hämostatischen Pfropfes wird durch eine Gefäßverengung im Bereich der verletzten Stelle unterstützt. Diese Verengung erfolgt durch die vor Ort freigesetzten Catecholamine Adrenalin und Noradrenalin sowie durch Serotonin aus den Thrombozyten. Pfropfbildung und Gefäßverengung führen innerhalb von ein bis drei Minuten nach der Verletzung zur vorläufigen Blutstillung (Blutungszeit).

11.7.2 Blutgerinnung und Blutgerinnungsstörungen

Die Blutgerinnung heißt auch sekundäre Hämostase oder „endgültige" Blutstillung. Sie wird im wesentlichen durch Bildung eines dichten Filzes von Eiweißfäden erreicht. Der gesamte Vorgang läuft in drei Schritten ab (Abb. 11-19).

– Erster Schritt = **Faktorenaktivierung:**
Die Gerinnungsfaktoren, die sich in der Elektrophorese unter den Alpha-1- und Beta-Globulinen finden (vgl. Abb. 11-2), werden aktiviert. Diese Faktorenaktivierung kann auf zwei Wegen ablaufen. Man spricht von einem exogenen Mechanismus, wenn die Aktivierung durch Wirkstoffe aus dem Gewebe (Phospholipide) erfolgt, und von einem endogenen Mechanismus, wenn sie durch Faktoren aus dem Blutplasma ausgelöst wird. Im exogenen System ist der entscheidende Vorgang die Umwandlung von Faktor VII in Faktor VIIa (a = aktiviert). Der endogene Mechanismus aktiviert zunächst den Faktor XII durch Kontakt mit der verletzten Stelle des Gefäßes. In einer treppenförmigen Reaktion (sog. Kaskade) werden dann die Faktoren XI, IX und VIII aktiviert, bis der Faktor VIIIa gebildet ist. Für endogenen und exogenen Mechanismus werden Calciumionen (Ca^{2+}) benötigt. Die beiden Mechanismen der Aktivierung münden über die Faktoren VIIa bzw. VIIIa in den sog. „gemeinsamen Weg", durch den der Faktor X aktiviert wird. Für den nächsten Vorgang sind die Faktoren Va und Ca^{2+} notwendig. Den wirksamen Komplex dieser Gerinnungsfaktoren bezeichnet man als Thromboplastin (Thrombokinase).

– Zweiter Schritt = **Fibrinbildung:**
Es bildet sich ein Netz aus Eiweißfäden (Fibrin; Abb. 11-19). Die dazu notwendigen Prozesse werden durch die Umwandlung von Prothrombin (II) zu Thrombin (IIa) eingeleitet. Thrombin spaltet aus dem Fibrinogenmolekül Fibrinfäden ab. Diese bilden mit Hilfe des Faktors XIIIa schließlich ein Fibrinnetz, das sich an benachbarte Gewebsstrukturen und Zelloberflächen anlegt. Für die genannten Vorgänge wird wiederum Ca^{2+} benötigt.

– Dritter Schritt = **Thrombusbildung:**
Mit Hilfe des Fibrinnetzes entsteht der Thrombus (Abb. 11-19). Da mit dem Netz die Blutzellen und somit auch die roten Blutkörperchen „gefangen" werden, spricht man auch von einem roten oder gemischten Thrombus. Er heftet sich an den Rändern der Gefäßverletzung an, zieht sich zusammen (Retraktion) und verschließt so das geöffnete Gefäß fest.
Der gemischte Thrombus verändert sich durch einwandernde Leukozyten in seiner Struktur und löst sich schrittweise auf. In der Folge können von den Gefäßrändern Bindegewebszellen einwachsen und eine Narbe bilden. Schließlich kann auch die Gefäßwand wiederhergestellt und das Gefäß wieder für den Blutstrom geöffnet werden (Rekanalisierung).

Die Blutgerinnung kann auf praktisch allen Stufen im Reagenzglas getestet werden. So läßt sich z.B. das endogene System durch Bestimmung der partiellen **Thromboplastinzeit** (**p**artial **t**hromboplastin **t**ime = PTT) untersuchen. Dazu wird der Faktor XII künstlich aktiviert und die Zeit bis zum Beginn der Gerinnung gemessen. Dieser Test zeigt einen möglichen Mangel an Faktoren XII, XI, IX und VIII an. Das exogene System läßt sich durch künstliche Aktivierung des Faktors VII untersuchen (**Quick-Test**).

Blutungs- und Gerinnungsstörungen, wie sie z.B. bei der Bluterkrankheit (Hämophilie) auftreten, können verschiedene Ursachen haben. Die primäre Hämostase ist gestört, wenn die Thrombozyten stark vermindert sind (Thrombopenie). Die sekundäre Hämostase ist z.B. bei einem Mangel an Faktor VIII (Hämophilie A) oder an Faktor IX (Hämophilie B) eingeschränkt.

Da Prothrombin und andere Gerinnungsfaktoren in der Leber gebildet werden und dazu Vitamin K notwendig ist, kann bei

11

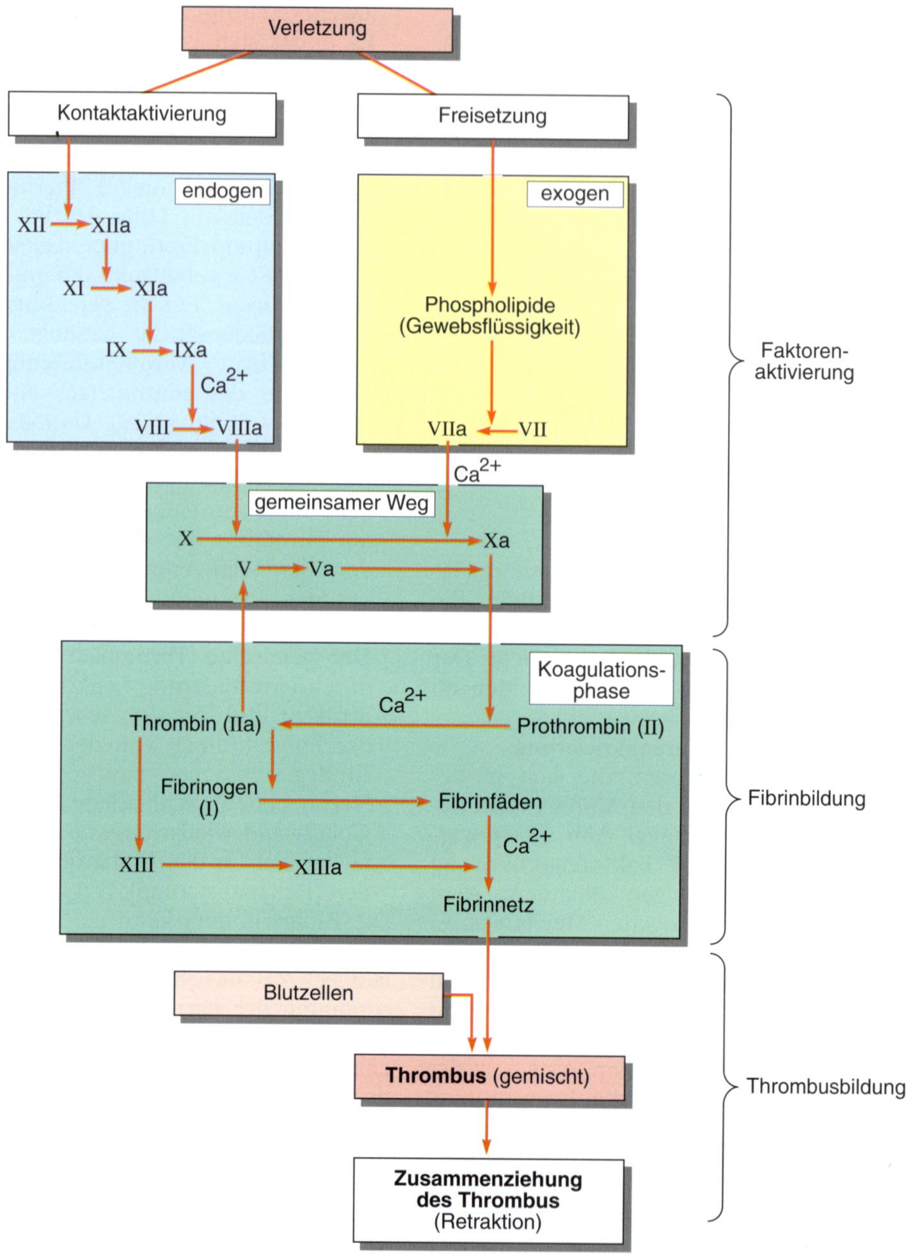

Abb. 11-19 Ablauf der Blutgerinnung nach einer Gefäßverletzung. Der Vorgang läßt sich in die Schritte Faktorenaktivierung im endogenen und exogenen System, Fibrinbildung und Thrombusbildung einteilen.

Lebererkrankungen und Vitamin-K-Mangel eine Blutungsneigung durch Gerinnungsstörungen auftreten.

Bei Neugeborenen, deren Leber meist unreif ist, wird deshalb prophylaktisch Vitamin K verabreicht. Ist das Gerinnungssystem überbeansprucht, verknappen die Gerinnungsfaktoren, und und es kommt zu einer Gerinnungsstörung (Verbrauchskoagulopathie).

Ist die Gefäßinnenwand geschädigt oder entzündet, bilden sich in der Blutbahn (intravaskulär) Thromben (**Thrombose**). Dies ist zwar für die Abdichtung der Blutgefäße von großer Bedeutung, birgt aber auch Gefahren in sich.

Denn durch die Folgen des Gefäßverschlusses schwillt z.B. das Bein bei einer Beinvenenthrombose an. Auch kann ein Thrombus von der Blutströmung mitgerissen werden und dann als Embolus wichtige Gefäße (z.B. der Lunge) verstopfen (**Embolie**).

11.7.3 Gerinnungshemmung und Fibrinolyse

Ist die Bewegung (z.B. bei Bettruhe) eingeschränkt, begünstigt dies durch die verlangsamte Blutströmung Thrombosen. Deshalb ist bei allen gefährdeten Patienten eine Thrombose-Prophylaxe angezeigt. Auch kann ein bereits bestehender Thrombus wachsen. Dann ist es notwendig, die Blutgerinnung herabzusetzen (Thrombose-Prophylaxe). Dazu werden Hemmstoffe der Blutgerinnung (Antikoagulanzien) verwendet.

Außerdem muß für verschiedene Untersuchungen das Blut nach der Abnahme ungerinnbar gemacht werden.

Möglichkeiten einer **Gerinnungshemmung** (Abb. 11-20):
- Auffangen des Blutes in Gefäßen, deren Oberflächen z.B. silikonisiert sind.
- Bindung von Calciumionen. Blockierung der Ca^{2+}-abhängigen Schritte der Gerinnung durch Bindung von Ca^{2+} mit Natriumcitrat, Natriumoxalat oder EDTA.
- Wirkungssteigerung von Antithrombin. Der im Plasma vorhandene Faktor blokkiert die Entstehung von aktiviertem Faktor X und kann in seiner Wirksamkeit durch Heparin erheblich gesteigert werden.
- Blockade der Synthese von Prothrombin und anderen Gerinnungsfaktoren: Durch Cumarinabkömmlinge (z.B. Dicumarol) kann die Produktion der genannten Faktoren in der Leber unterdrückt werden. Die gerinnungshemmende Wirkung tritt bei dieser Art der Gerinnungshemmung verzögert ein.

Nach Blutstillung und Blutgerinnung stellen

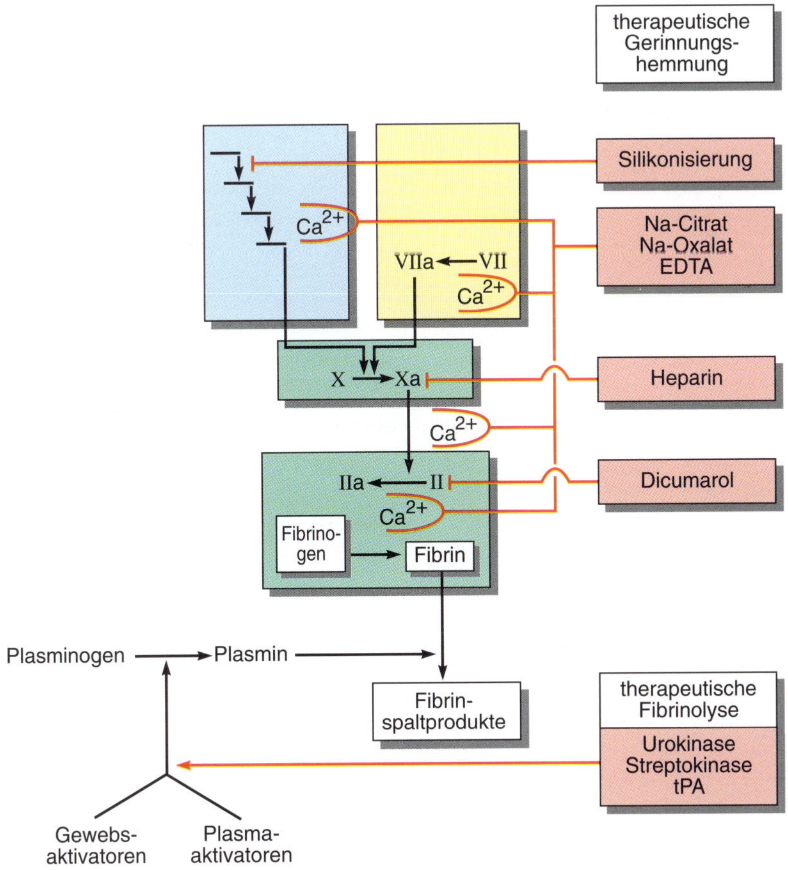

Abb. 11-20 Therapeutische Gerinnungshemmung und Fibrinolyse. Die Einzelschritte bis zur Fibrinbildung entsprechen denen im Gerinnungssystem der Abb. 11-19.

einwandernde Bindegewebszellen oder Endothelzellen die Gefäßwand in nahezu ursprünglicher Form wieder her. Das sich auflösende Fibrinnetz (**Fibrinolyse**) unterstützt diesen Vorgang (Abb. 11-20). Ein Eiweißkörper des Blutplasmas spaltet das Fibringerüst. Er wird aus Plasminogen gebildet und als Plasmin bezeichnet. Die Umwandlung von Plasminogen zu aktivem Plasmin wird – ähnlich wie bei der Blutgerinnung – durch ein endogenes System (Plasmaaktivatoren) und ein exogenes System (Gewebsaktivatoren, **t**issue **p**lasminogen **a**ctivator = tPA) gefördert. Die Vorgänge der Fibrinolyse können künstlich verstärkt werden, um einen Thrombus aufzulösen (Thrombolyse). Dazu verwendet man die Aktivatoren Urokinase, Streptokinase und gentechnisch hergestellten tPA (Abb. 11-20).

Lernkontrolle

1. Erläutern Sie die Funktionen der Plasmaeiweiße.
2. Beschreiben Sie Herkunft und Funktion der roten Blutkörperchen.
3. Die Leukozyten werden in drei Gruppen unterteilt. Wie heißen sie und welche Funktionen haben sie?
4. Erklären Sie die spezifische Abwehr.
5. Welche Stellung haben die lymphatischen Organe innerhalb der Körperabwehr und wie wirken sie?
6. Stellen Sie die Phasen der Blutgerinnung dar.

12 Koordination spezialisierter Organfunktionen: Vegetatives Nervensystem

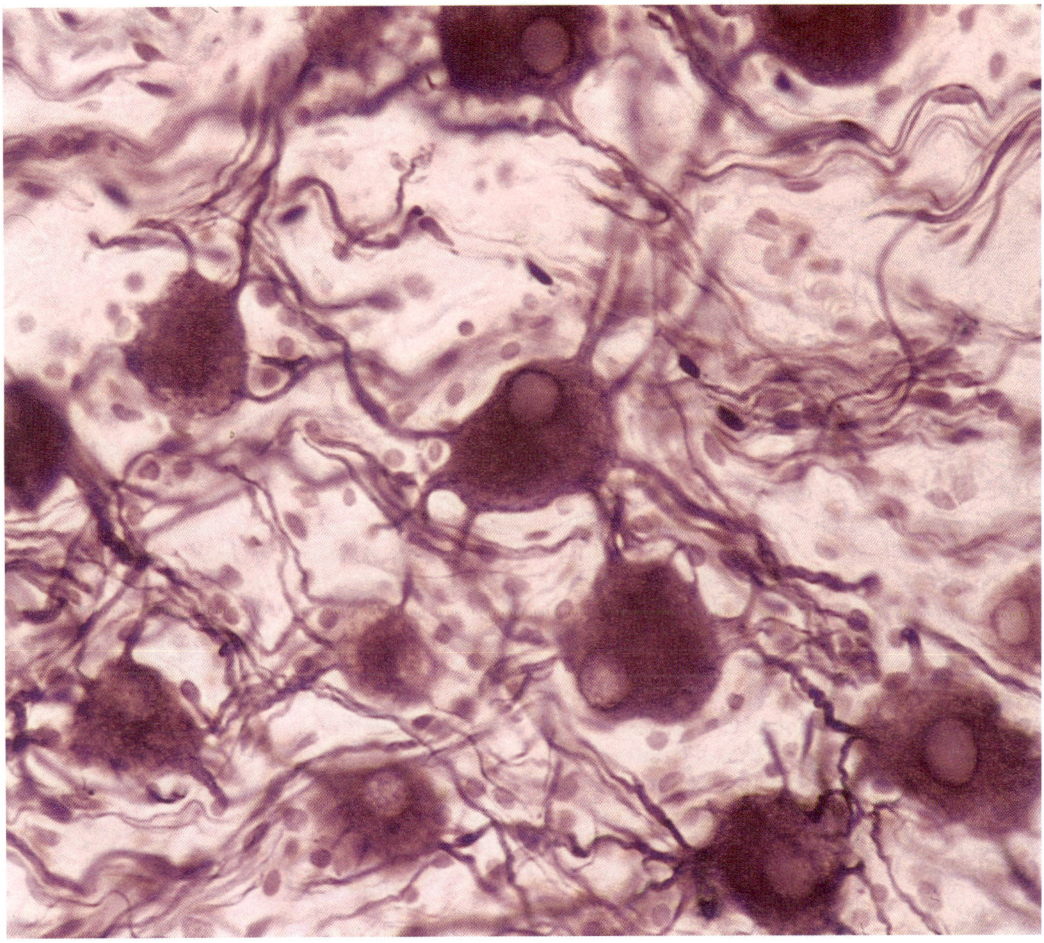

Vegetatives Nervensystem und endokrines System koordinieren spezialisierte Organfunktionen zur Versorgung des sensorischen und motorischen Systems. Das vegetative Nervensystem kann über Nervenimpulse schnelle Umstellungen der Organaktivitäten auslösen. Es läßt sich in einen peripheren und zentralen Teil untergliedern und erfüllt seine Aufgaben, ohne das Bewußtsein einzuschalten.

Sensorisches und motorisches Nervensystem benötigen wie alle übrigen Organe des Organismus Energie, um ihre Aufgaben zu erfüllen. Die Energie wird durch den Stoffwechsel der Zellen bereitgestellt. Um diesen Stoffwechsel aufrechterhalten zu können, müssen die Zellen mit Nährstoffen und Sauerstoff beliefert und von Stoffwechselendprodukten befreit werden. Dies geschieht z.B. durch den Magen-Darm-Kanal, die Lunge, den Kreislauf und die Nieren.

Das vegetative Nervensystem und das endokrine System stimmen die Einzelfunktionen des „Versorgungsteils" aufeinander ab und passen die Gesamtfunktion des in sich abgeschlossenen Versorgungsteils an die augenblickliche Tätigkeit des Körpers an.

Das vegetative Nervensystem erfüllt seine koordinierende Funktion in der Regel, ohne Willkürimpuls und ohne das Bewußtsein einzuschalten. Daher wird es auch **autonomes** oder unwillkürliches **Nervensystem** genannt. Damit die Koordination ohne Beeinträchtigung ablaufen kann, ist es Voraussetzung, daß das vegetative Nervensystem mit den inneren Organen in einem ununterbrochenen Informationsaustausch steht. Dies geschieht durch periphere und zentrale Anteile des Systems.

Die Nervenzellen des vegetativen Nervensystems werden durch Kerngebiete des zentralen Nervensystems (Rückenmark und Gehirn) in ihrer Aktivität aufeinander abgestimmt. Ihre Aufgabe ist es, mit Hilfe ihrer peripheren Fortsätze die Informationsleitung in alle Teile des Körpers zu gewährleisten.

12.1 Ausbreitung und Zielorgane des peripheren vegetativen Nervensystems

Das periphere vegetative Nervensystem läßt sich in Sympathikus und Parasympathikus unterteilen. In beiden Teilsystemen sind jeweils zwei Nervenzellen hintereinandergeschaltet. Die Zellkörper der ersten Nervenzelle (präganglionäre Neurone) befinden sich im Gehirn oder Rückenmark, die der zweiten Nervenzelle (postganglionäre Neurone) in vegetativen Ganglien oder in den Zielorganen. Ein eigenes sog. Darmnervensystem, das mit Sympathikus und Parasympathikus verbunden ist, gewährleistet Grundfunktionen des Magen-Darm-Kanals.

Sympathisches wie parasympathisches Nervensystem leiten Erregungen zu glatter Muskulatur, Herzmuskulatur und exokrinen Drüsen und beeinflussen deren Funktion (Abb. 12-1). Sie verlaufen in der Regel getrennt und kommen aus verschiedenen Abschnitten des zentralen Nervensystems.

12.1.1 Sympathikus

Die Ursprungszellen des sympathischen Nervensystems liegen in den **Seitenhörnern des Rückenmarks** (Abb. 12-1). Diese Seitenhörner befinden sich im Brust- und oberen Lendenabschnitt des Rückenmarks zwischen den Vorder- und Hinterhörnern und bilden einen Teil der nervenzellreichen grauen Substanz (☞ Kap. 4 „Nervensystem – Allgemeine Grundlagen"). Die Fasern, die von diesen Ursprungszellen ausgehen, heißen **präganglionäre Fasern**. Sie treten mit den Vorderwurzeln aus und gelangen über den Ramus communicans albus in den Grenzstrang des Sympathi-

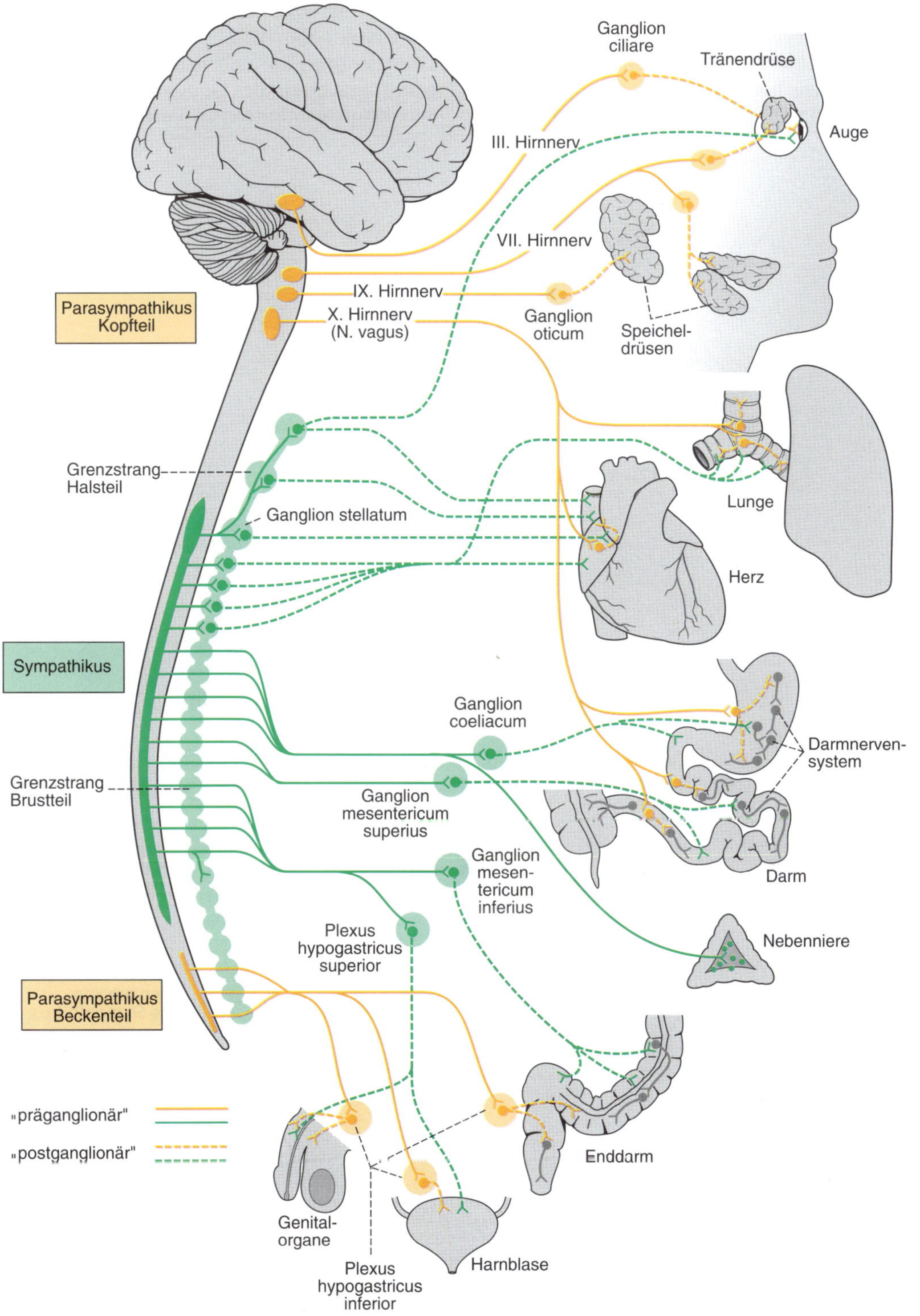

Abb. 12-1 Übersicht über Organisation und Gliederung des peripheren vegetativen Nervensystems. Sympathikus: grün. Parasympathikus: orange.

kus (Abb. 12-2), eine beiderseits der Wirbelsäule gelegene Kette von paarig angelegten Ganglien (Nervenzellgruppen), die von der Schädelbasis bis zum Steißbein verläuft. Nervenfaserbündel verbinden die Ganglien untereinander sowie mit den benachbarten Spinalnerven (Abb. 12-2). Mit den Ganglien des Grenzstrangs, die neben der Wirbelsäule liegen (paravertebrale Ganglien), stehen Nervenzellansammlungen in Verbindung, die vor

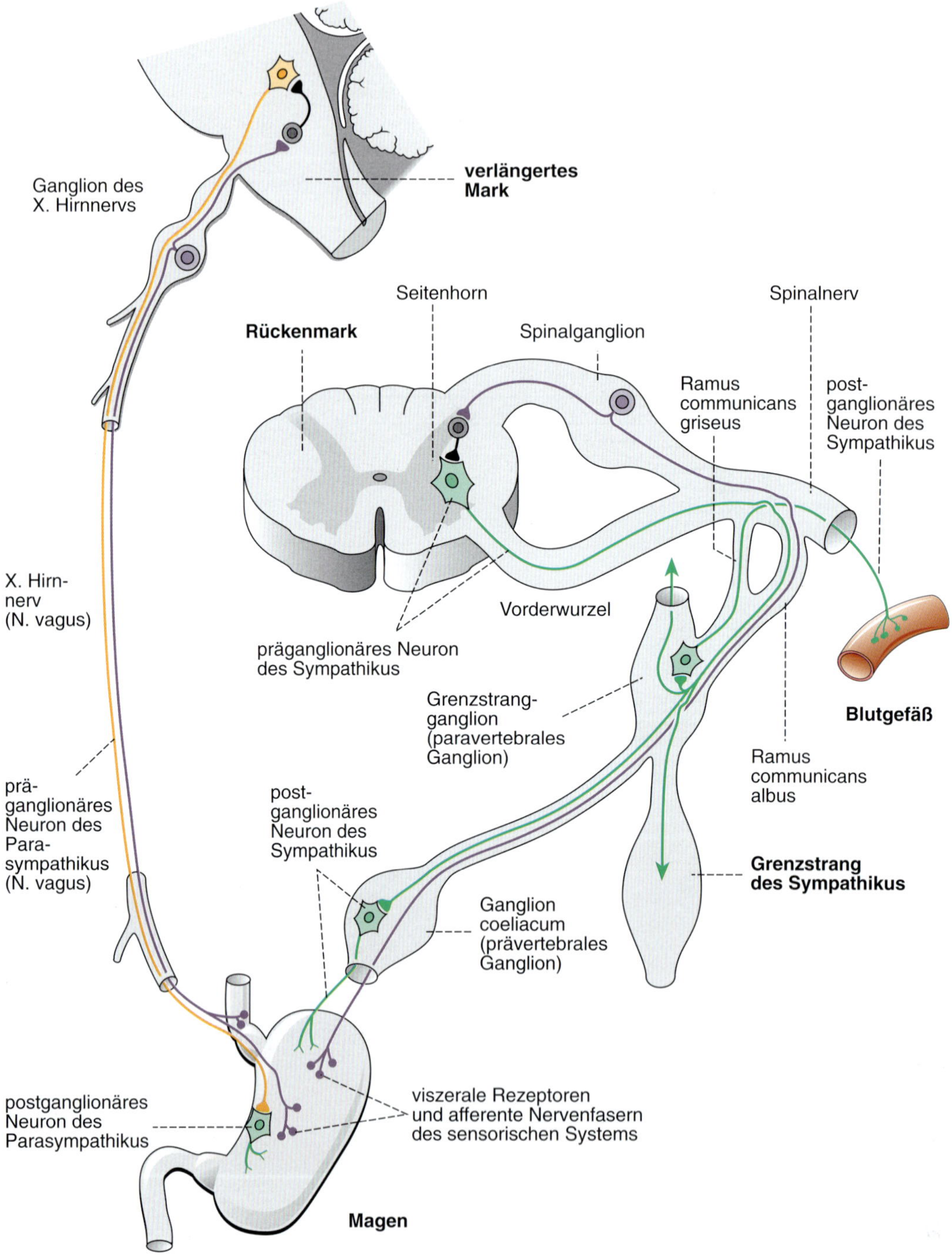

Abb. 12-2 Schematische Darstellung der Innervation des Magens durch Sympathikus (grün) und Parasympathikus (orange) sowie der Rezeptoren und afferenten Neurone des sensorischen Systems (violett).

der Wirbelsäule (prävertebrale Ganglien) liegen. In diesen sind die präganglionären Fasern mit weiteren Nervenzellen verknüpft (Umschaltstelle, Synapse). Diese zweiten Neurone erreichen mit ihren postganglionären Nervenfasern die Eingeweide. Damit besteht der Sympathikus aus zwei hintereinandergeschalteten Neuronen, die die Verbindung zwischen dem Zentralnervensystem und den inneren Organen herstellen.

Die Schaltstellen zu den **postganglionären** sympathischen **Neuronen** liegen in einiger Entfernung zu den versorgten Organen. Für die Organe von Kopf, Hals und Brustraum finden sich die Zellkörper der zweiten Neurone in den Grenzstrangganglien (vgl. Abb. 12-1). So beginnen die postganglionären Neurone für die Innervation des Herzens überwiegend in Grenzstrangganglien des Halses (Abb. 12-3). Die Schaltstellen des Sympathikus für die Bauchorgane hingegen sind in sog. **prävertebralen Ganglien** lokalisiert (vgl. Abb. 12-2). Diese bilden mit ihren Nervenfasern ausgedehnte Geflechte um die großen unpaaren Äste der Bauchaorta und heißen Ganglion coeliacum, Ganglion mesentericum superius und Ganglion mesentericum inferius (vgl. Abb. 12-2, 12-4).

Die **Drüsenzellen des Nebennierenmarks** sind umgewandelte, postganglionäre sympathische Neurone. Entsprechend werden sie von präganglionären sympathischen Fasern innerviert. Nach der Stimulation geben sie Adrenalin und Noradrenalin – die Überträgerstoffe des Sympathikus – an das Blut ab (vgl. Abb. 12-1, 12-4).

12

12.1.2 Parasympathikus

Die Ursprungszellen des parasympathischen Systems liegen im Hirnstamm und im Sakralabschnitt des Rückenmarks (vgl. Abb. 12-1). Deshalb ist der Parasympathikus in einen **Kopfteil** und einen **Beckenteil** gegliedert. Die parasympathischen Fasern des Kopfteils verlaufen in verschiedenen **Hirnnerven**, vor allem im X. Hirnnerven (N. vagus), die des Beckenteils bilden die Beckennerven (N. pelvicus;

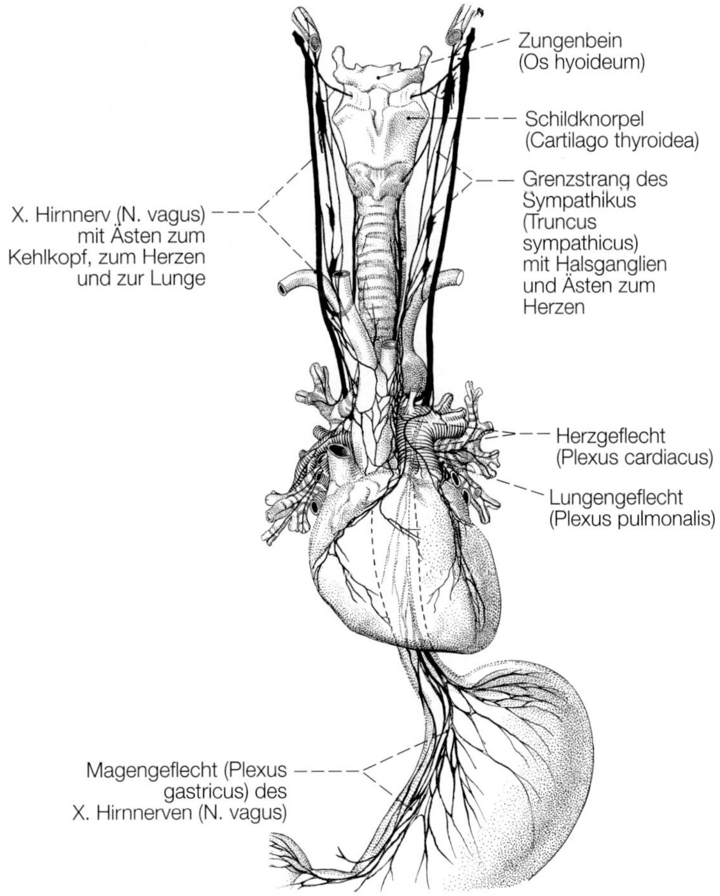

Abb. 12-3 Innervation von Herz, Lunge und Magen durch Sympathikus und Parasympathikus (Ansicht von vorne).

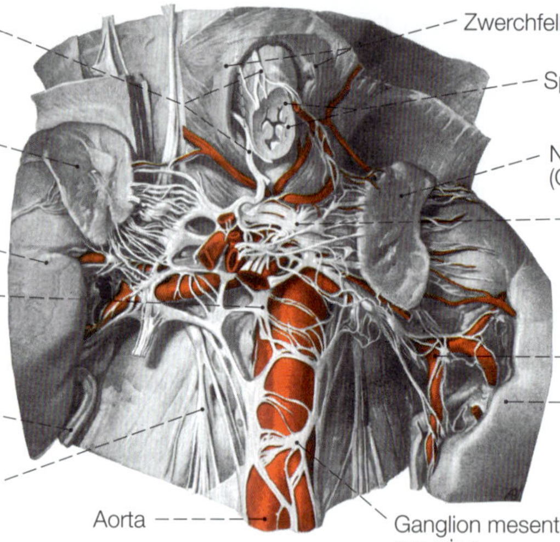

Abb. 12-4 Bauchaorta mit vegetativen Ganglien und Nervengeflechten (Ansicht von vorne).

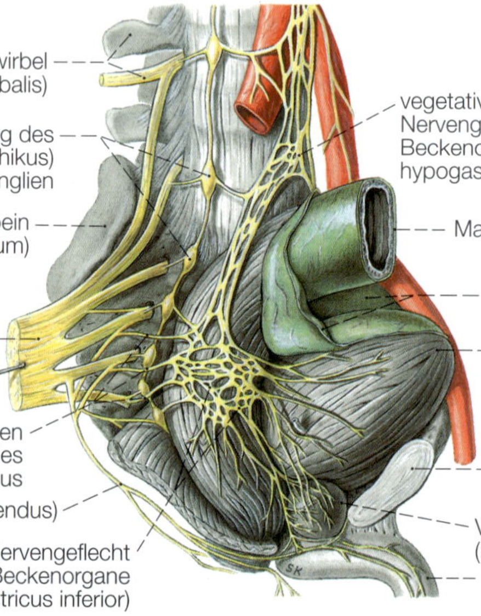

Abb. 12-5 Vegetative Ganglien und Nervengeflechte im kleinen Becken (rechte Seitenansicht).

Abb. 12-5). Auch der Parasympathikus besteht aus zwei hintereinandergeschalteten Neuronen. Die Umschaltstelle auf das zweite Neuron liegt im Gegensatz zum Sympathikus allerdings sehr nahe am Organ (z.B. Kopfganglien) oder in den Organen selbst (vgl. Abb. 12-2).

Impulse von Rezeptoren der Eingeweideorgane erreichen das Zentralnervensystem auf verschiedenen Wegen. Die afferenten viszeralen Nerven laufen meist mit den Nervenbahnen von Sympathikus und Parasympathikus zum Rückenmark oder zum Hirnstamm. Ihre Zellkörper liegen in den Spinalganglien des Rückenmarks oder in den Ganglien des VII., IX. bzw. X. Hirnnerven (vgl. Abb. 12-2).

12.1.3 Darmnervensystem

Der Verdauungstrakt ist in seinen Grundfunktionen ebenso wie das Herz mit seinem erregungsbildenden und erregungsleitenden System vom zentralen Nervensystem unabhängig. Er verfügt über ein eigenes, sog. Darmnervensystem (Abb. 12-6). Dieses besteht aus **afferenten** (zuführenden) und **efferenten** (herausführenden) **Neuronen**, die die

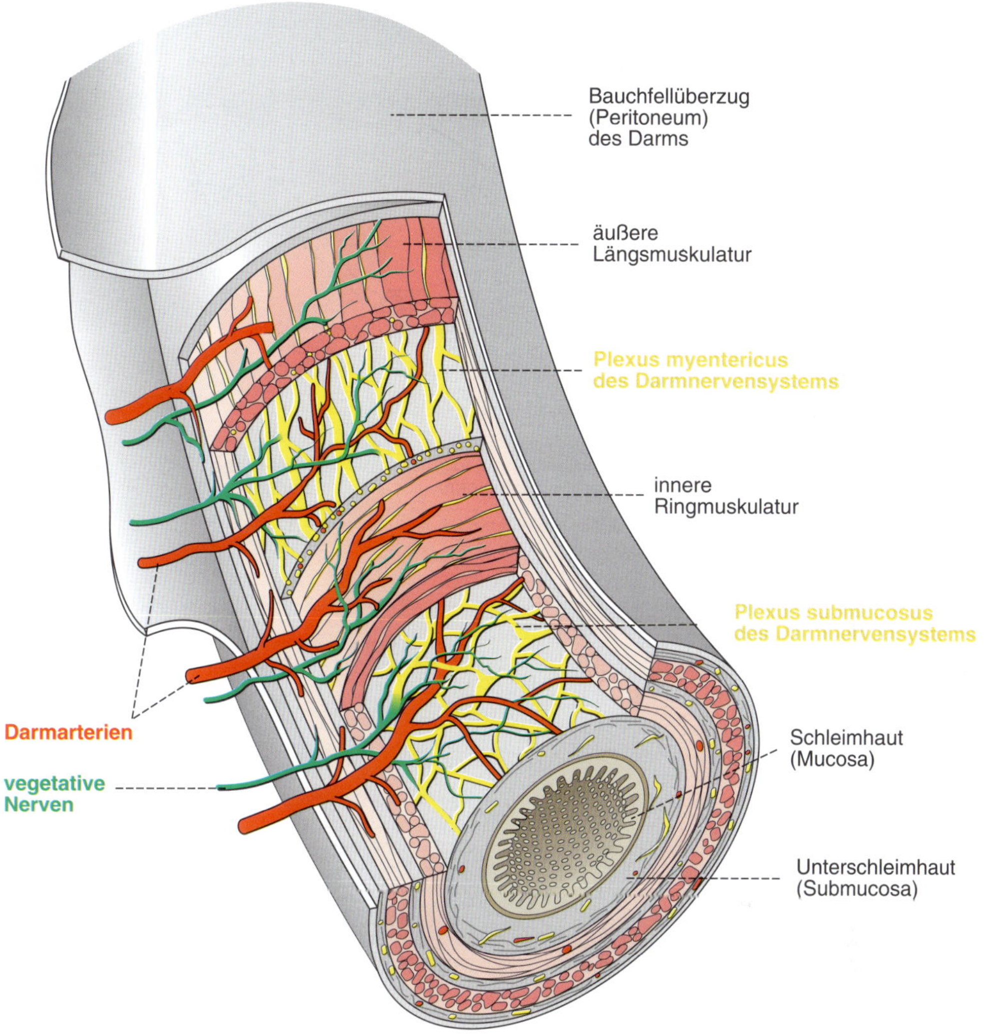

Abb. 12-6 Abschnitt des Darmrohrs mit Darstellung von Lage und Ausbreitung des Darmnervensystems.

Darmmotorik und Darmsekretion regulieren. Die Nervenzellen dieses Systems liegen als Plexus myentericus zwischen den Muskelschichten der Darmwand oder als Plexus submucosus in der Unterschleimhaut (Submucosa).

12.2 Erregungsverarbeitung im peripheren vegetativen Nervensystem

Die Erregungsübertragung vom prä- zum postganglionären Neuron erfolgt im Sympathikus und Parasympathikus durch den Transmitter Acetylcholin. Der Sympathikus beeinflußt die Zielorgane durch Adrenalin und Noradrenalin (Catecholamine), der Parasympathikus durch Acetylcholin. Die beiden vegetativen Systeme wirken an einigen Zielorganen gegensätzlich. Durch Nervenzellen des sensorischen Systems, des peripheren vegetativen Nervensystems und des motorischen Systems werden vielfältige Reflexbögen geschlossen.

Der Grundbaustein des peripheren vegetativen Nervensystems ist, ähnlich dem motorischen System, ein **Reflexbogen** (vgl. auch Abb. 12-2, 12-7). Auch der vegetative Reflexbogen setzt sich aus einem **afferenten** und einem **efferenten** Schenkel zusammen. Mechano-, Thermo- und Schmerzrezeptoren sowie andere Sensoren, z.B. Chemorezeptoren, nehmen Informationen aus den inneren Organen auf. Diese Erregungen aus den Rezeptoren laufen über afferente Nervenfasern zen-

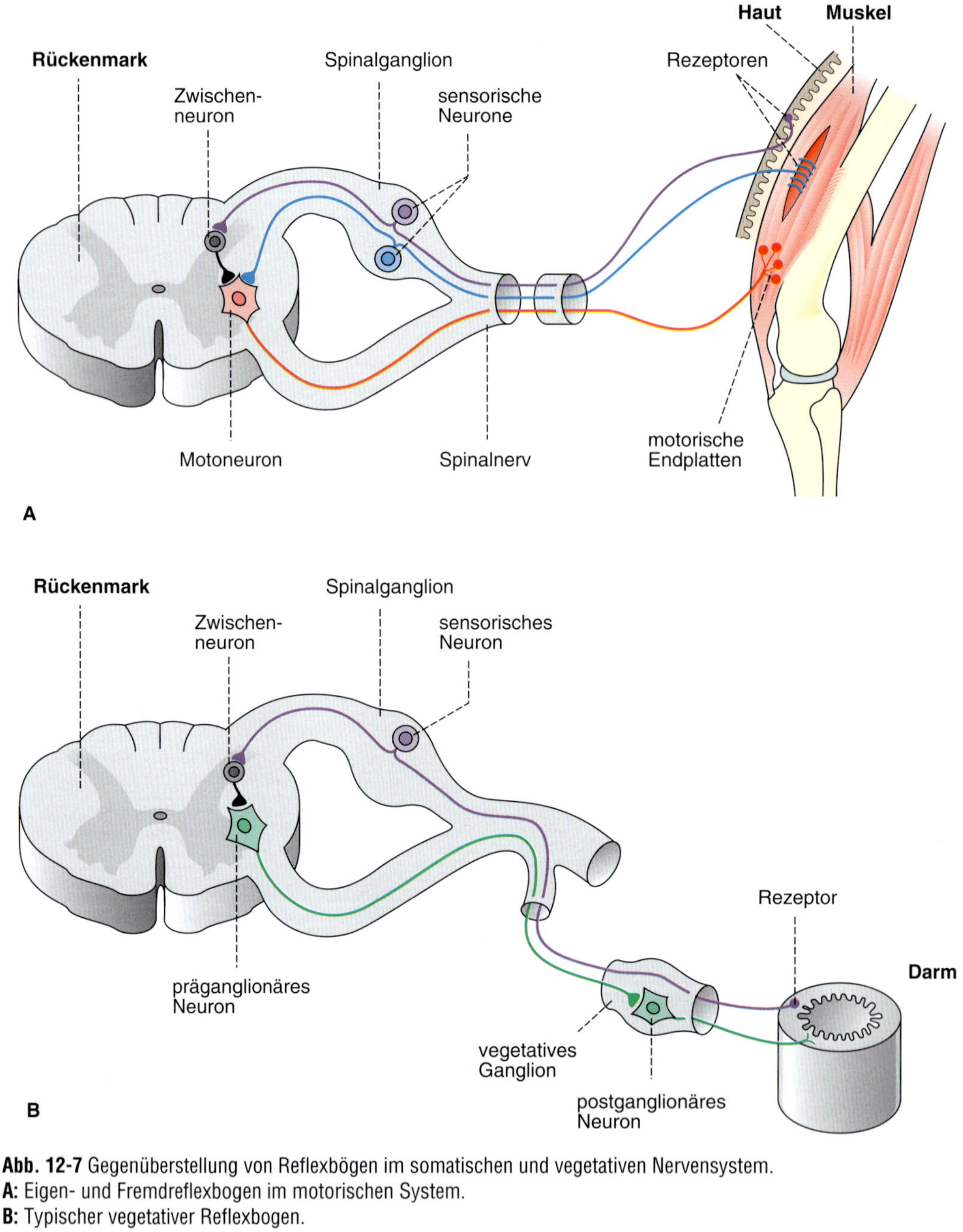

Abb. 12-7 Gegenüberstellung von Reflexbögen im somatischen und vegetativen Nervensystem.
A: Eigen- und Fremdreflexbogen im motorischen System.
B: Typischer vegetativer Reflexbogen.

tralwärts und gelangen über die hintere Wurzel in das Rückenmark bzw. über Hirnnerven in den Hirnstamm (Abb. 12-8 A). Die eintreffenden Erregungen werden auf sensorische Nervenzellen, auf efferente Neurone des vegetativen Nervensystems und auf Motoneurone aufgeteilt.

Erregungen, die von Eingeweiderezeptoren ausgehen, lösen an den sensorischen Neuronen im Rückenmark ebenfalls Erregungen aus. Auf diesem Wege gelangen die Informationen über aufsteigende Bahnen zur Hirnrinde, die sie zu bewußten Empfindungen wie „Druck" und „Schmerz" verarbeitet. Auch Erregungen, die an den Thermo- und Schmerzrezeptoren der Haut entstehen, gelangen zu den sensorischen Neuronen im Rückenmark. Da Erregungen, die einerseits in den Eingeweiden und andererseits in der Haut ausgelöst werden, im Rückenmark zum Teil auf dieselben sensorischen Neurone einströmen, geht die Information über den Ursprungsort der Erregungen zumindest teilweise verloren. Häufig deutet das Gehirn ungeachtet des tatsächlichen Ursprungsortes deshalb Erregungen als von der Haut ausgehend. So können Schmerzerregungen aus dem Bereich des Herzens in der Haut des linken Armes und Schmerzimpulse des Zwerchfells in der Schulterregion empfunden werden. Die Hautareale, in die Erregungen von inneren Organen „projiziert" werden, nennt man **Head-Zonen** (Abb. 12-8 B). Die inneren Organe und die zugehörigen Head-Zonen können örtlich weit auseinander liegen, weil sich die Eingeweide- und Hautregionen, die vom selben Rückenmarkssegment versorgt werden, während der fetalen Entwicklung zum Teil erheblich voneinander entfernen.

Während der afferente Schenkel des vegetativen Reflexbogens grundsätzlich dem Verlauf der Nerven im System der somato-viszeralen Sensibilität und damit den motorischen Reflexbögen entspricht (☞ Kap. 5 „Sensori-

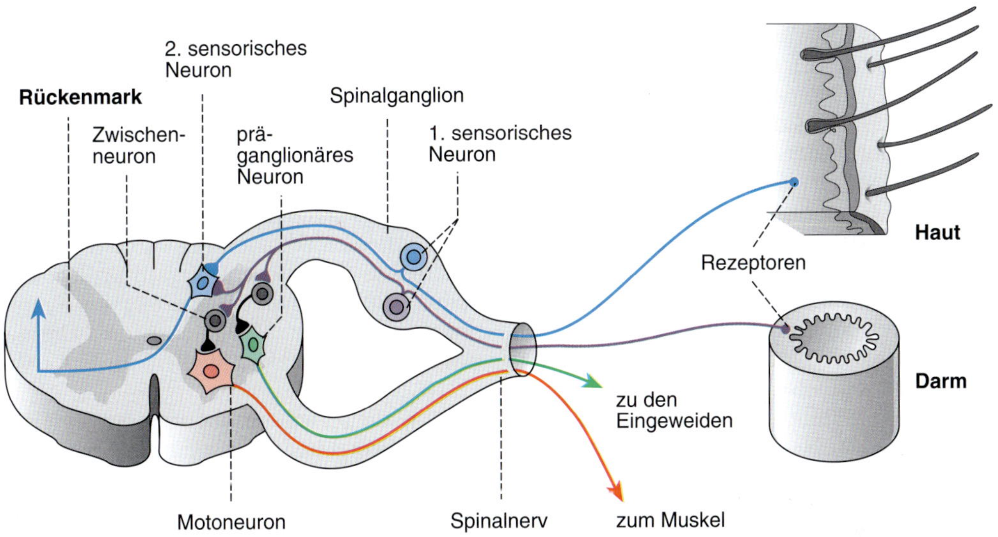

A

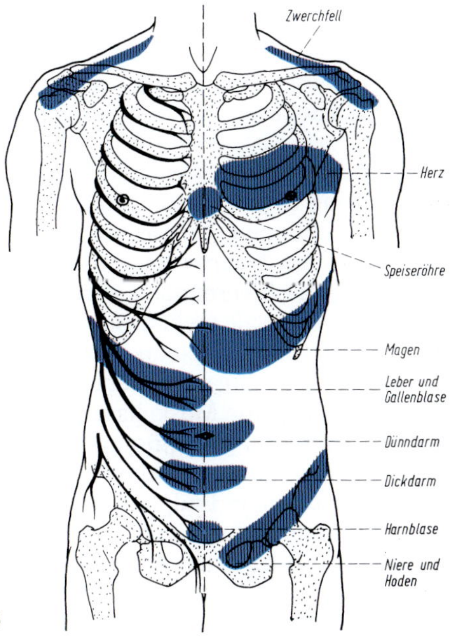

B

Abb. 12-8 Verteilung von Haut- und Eingeweideafferenzen im Rückenmark (**A**) und in den Head-Zonen (**B**).
A: Die Informationen von Eingeweiderezeptoren und Hautrezeptoren strömen auf eine sensorische Nervenzelle im Rückenmark zu.
B: Einige typische Head-Zonen und ihre Beziehungen zu Organen und Rückenmarkssegmenten.

sches System"), weist der efferente Schenkel Unterschiede zum motorischen System auf (vgl. auch Abb. 12-2, 12-7; ☞ Kap. 6 „Motorisches System"). Er besitzt immer eine Umschaltstelle, die in einem vegetativen Ganglion gelegen ist. Der efferente Teil des Reflexbogens besteht also aus zwei hintereinandergeschalteten Neuronen, dem präganglionären Neuron und dem postganglionären Neuron.

12.2.1 Sympathikus

Im Sympathikus vermittelt **Acetylcholin** die Erregungsübertragung vom präganglionären zum postganglionären Neuron. Synaptische Endformationen der präganglionären Fasern setzen diesen Transmitter durch Aktionspotentiale frei, der sich dann mit Rezeptoren in der Membran der postganglionären Neurone verbindet (☞ Kap. 4 „Nervensystem – Allgemeine Grundlagen"). Dadurch entstehen in den postganglionären Neuronen Erregungen.

Die Erregungsübertragung in den vegetativen Ganglien kann auf verschiedene Weise beeinflußt werden. Beispielsweise können Gifte von Krankheitserregern (z.B. Botulinustoxin) die Transmitterausschüttung aus den präganglionären Neuronen blockieren. Die Erregungsübertragung kommt auch nicht zustande, wenn Acetylcholin durch Wirkstoffe von seiner Bindungsstelle am Rezeptor verdrängt wird. Bei diesen sog. **Ganglienblockern** unterscheidet man zwei Typen:

- **Stabilisationsblocker** (z.B. Curarin). Die Rezeptoren werden besetzt, ohne daß durch diese Verbindung Reaktionen im postganglionären Neuron ausgelöst werden.
- **Depolarisationsblocker** (z.B. Nikotin). Die Besetzung der Rezeptoren ruft anhaltende Depolarisationen hervor, wobei im postganglionären Neuron das Membranpotential so kritisch vermindert wird, daß keine Aktionspotentiale mehr auslösbar sind.

Die postganglionären Neurone zeigen an den Zielzellen der Organe (Herzmuskelfasern, Drüsenzellen, glatte Muskelfasern) keine klar abgrenzbaren und gleichförmigen Endformationen, wie sie im motorischen Nervensystem als neuromuskuläre Endplatten vorliegen (☞ Kap. 6 „Motorisches System"). Sie werden als Kontaktstelle oder Kontakt bezeichnet (☞ Abb. 4-1 C).

Das sympathische System beeinflußt die Zielorgane durch die Transmitter **Adrenalin** und **Noradrenalin**, wobei dem Noradrenalin bei der Erregungsübertragung zwischen postganglionären Neuronen und Zielzellen die größere Bedeutung zukommt. Dieser Transmitter wird aus den Nervenenden freigesetzt. Er verbindet sich darauf mit den Membranrezeptoren der Effektorzelle. Die Noradrenalinwirkung endet überwiegend durch einen Rücktransport des Transmitters in die Nervenfasern. Ein enzymatischer Abbau ist nur von untergeordneter Bedeutung.

Die durch Noradrenalin ausgelösten Wirkungen sind unterschiedlich. Zum einen stellen sie Depolarisationen dar (exzitatorische Kontaktpotentiale). Zum anderen bestehen sie in Hyperpolarisationen (inhibitorische Kontaktpotentiale). Im Gegensatz zum motorischen System kann das sympathische Nervensystem in den Zielzellen also sowohl Erregungen als auch Hemmungen auslösen. Diese unterschiedlichen Reaktionen der Zielzellen sind überwiegend organspezifisch. So hemmt eine Aktivitätssteigerung im Sympathikus die glatte Muskulatur des Darmes, während sie die Herztätigkeit fördert (Abb. 12-10).

Auch die Erregungsübertragung zwischen den postganglionären sympathischen Neuronen und den Zielzellen kann durch zahlreiche Wirkstoffe beeinflußt sein. Solche Stoffe können die Wirkung des natürlichen Transmitters verstärken (**Sympathikomimetika**) oder abschwächen (**Sympathikolytika**).

An den Zielzellen können zwei Typen von Membranrezeptoren unterschieden werden. Sie werden als α- und β-Rezeptoren bezeichnet und besitzen jeweils noch die Untertypen α_1 und α_2 bzw. β_1 und β_2. Die α- und β-Rezeptoren vermitteln je nach Zielzelle sowohl hemmende als auch fördernde Wirkungen (Abb. 12-9). Ausmaß und Richtung der Sympathikuswirkung auf einzelne Organe sind also vom Typ der Zielzelle abhängig. Die α- und β-Rezeptoren können durch Medikamente gezielt besetzt und damit der natürliche Transmitter von seinem Bindungsort verdrängt werden. Solche α- bzw. β-Rezeptorenblocker haben in der Medizin eine große Bedeutung. Nimmt beispielsweise die Aktivität des Sympathikus zu, steigert sich die Schlagfrequenz des Herzens über β-Rezeptoren (Abb. 12-9). Ein β-Rezeptorenblocker vermindert die Sympathikuswirkung

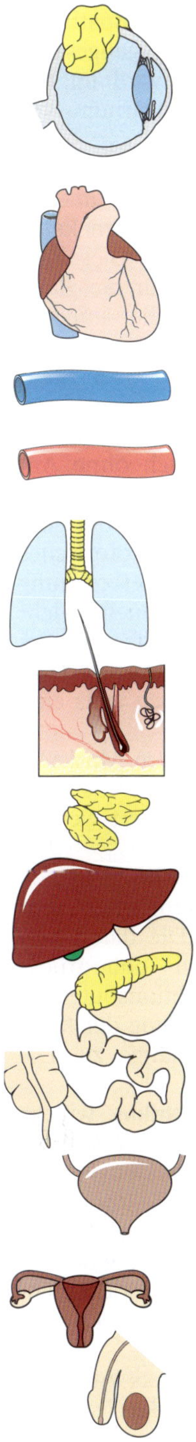

	Parasympathikus	Sympathikus
Tränendrüse	Sekretion	
Auge		
M. dilatator pupillae		Kontraktion (Pupillenerweiterung) (α_1)
M. sphincter pupillae	Kontraktion (Pupillenverengung)	
M. ciliaris	Kontraktion (Nahakkommodation)	geringe Relaxation
Herz		
Sinusknoten	Frequenzabnahme	Frequenzzunahme (β_1)
AV-Knoten	Erregungsabnahme	Erregungszunahme (β_1)
Myokard (Kontraktilität)	Abnahme (nur im Vorhof)	Zunahme (Vorhof und Ventrikel) (β_1)
Koronararterien		Vasokonstriktion (α_1)
Venen		Vasokonstriktion (α_1)
Arterien		
des Magen-Darm-Trakts		Vasokonstriktion (α_1)
der Nieren		Vasokonstriktion (α_1)
der Skelettmuskulatur		Vasokonstriktion (α_1) Vasodilatation: a) (β_2) b) cholinerg
Trachea und Bronchien		
Muskulatur	Kontraktion	Erschlaffung (β_2)
Drüsen	Schleimsekretion	
Haut		
Blutgefäße		Vasokonstriktion (α_1)
Schweißdrüsen		Schweißsekretion (cholinerg!)
Speicheldrüsen	dünnflüssige Sekretion	zähflüssige Sekretion (α_1)
Leber	Glykogenose	Glykogenolyse (β_2)
Gallenblase	Kontraktion	Relaxation
Pankreas		
Exokrine Sekretion	Zunahme	geringe Abnahme (α_1)
Insulinausschüttung		Hemmung (α_2)
Magen-Darm-Trakt		
Peristaltik	Motilitätszunahme	Motilitätsabnahme (α_2 / β_2)
Schließmuskeln	Erschlaffung	Kontraktion (α_1)
Sekretion	Zunahme	Abnahme oder kein Effekt
Harnblase		
Detrusor	Kontraktion	Erschlaffung (gering) (β_2)
M. sphincter internus		Kontraktion (α_1)
Genitalorgane		
Schwellkörper	Vasodilatation (Erektion)	Vasodilatation (Erektion) (?)
Geschlechtsdrüsen	Sekretion	
Uterus		Kontraktion (Schwangerschaft) (α_1) Erschlaffung (hormonabhängig) (β_2)

Abb. 12-9 Übersicht über die Wirkungen von Parasympathikus und Sympathikus an verschiedenen Organen. Beim Sympathikus sind die Membranrezeptoren (α, β) der Zielzellen vermerkt.

und vermeidet eine Überbelastung des Herzens (☞ Kap. 9 „Kreislauf").

12.2.2 Parasympathikus

Die Erregungsübertragung vom präganglionären zum postganglionären Neuron vermittelt **Acetylcholin**. Dieser Transmitter kommt aus den präganglionären Fasern und bewirkt in den postganglionären Neuronen eine Erregung. Die ganglionäre Erregungsübertragung im Parasympathikus entspricht also derjenigen im Sympathikus.

Im Unterschied zum sympathischen System bewirkt Acetylcholin beim Parasympathikus ebenfalls die Erregungsübertragung vom postganglionären Neuron auf die Zielzellen. Der Transmitter verbindet sich wiederum mit den Membranrezeptoren der Zielzellen und löst entweder erregende oder hemmende Kontaktpotentiale aus. Welche dieser Wirkungen auftritt, hängt wie beim Sympathikus vom Zielorgan ab (Abb. 12-9). So steigert sich die Aktivität der glatten Muskulatur des Darmes, während die Aktivität des Herzens abnimmt. Die Acetylcholinwirkung endet in erster Linie durch eine chemische Spaltung des Transmitters. Enzyme beschleunigen diesen Abbau.

Auch im parasympathischen System können verschiedene Wirkstoffe die Erregungsübertragung vom postganglionären Neuron zu den Zielzellen beeinflussen.

- Erregungsfördernde Stoffe (**Parasympathikomimetika**) greifen entweder direkt an der Membran der Zielzellen an (**direkte** Parasympathikomimetika) oder hemmen den enzymatischen Abbau des natürlichen Transmitters (z.B. Physostigmin) und verstärken dadurch die Transmitterwirkung (**indirekte** Parasympathikomimetika).
- Substanzen, die die Erregungsübertragung blockieren, heißen **Parasympathikolytika**. Zu ihnen gehört z.B. das Atropin. Es verdrängt das Acetylcholin von den Membranrezeptoren, so daß Parasympathikuswirkungen aufgehoben werden.

12.2.3 Gegensätzliche Wirkungen von Sympathikus und Parasympathikus

Das sympathische und das parasympathische Teilsystem bilden den efferenten Schenkel des vegetativen Reflexbogens. Beide Teilsysteme versorgen gleichzeitig die Mehrzahl der inneren Organe (vgl. Abb. 12-1, 12-9). Dabei sind die Wirkungen von Sympathikus und Parasympathikus häufig entgegengesetzt. Dieser Wirkungsantagonismus wird im folgenden am Beispiel der glatten Darmmuskulatur näher erläutert (Abb. 12-10).

In den glatten Muskelfasern treten auch dann Aktionspotentiale auf, wenn in den vorgeschalteten vegetativen Neuronen keine Erregungen ablaufen (Abb. 12-10). Diese sog. spontane Erregungsbildung ist für die glatte Muskulatur charakteristisch. Sie entsteht durch Schwankungen im Ruhemembranpotential, die über eine Dehnung oder Stauchung ausgelöst werden können. Überschreiten diese Potentialschwankungen die Membranschwelle, so entstehen auch ohne Anstoß durch das Nervensystem Erregungen und als Folge davon Verkürzungen der glatten Muskelfasern (☞ Kap. 6 „Motorisches System"). Daher lähmt eine Unterbrechung der neuronalen Versorgung auch nicht zwangsläufig die glatten Muskelfasern. Bei einem Funktionsausfall der Motoneurone in der Skelettmuskulatur tritt jedoch stets eine Lähmung auf.

Die Spontanaktivität der glatten Muskulatur kann durch das vegetative Nervensystem sowohl gehemmt als auch gefördert werden (Abb. 12-10).

- **Erregungen des Sympathikus** lösen in den glatten Muskelfasern des Darmes hemmende Kontaktpotentiale aus. Die damit verbundene Hyperpolarisation unterdrückt die spontan auftretenden Aktionspotentiale. Damit nimmt die Verkürzung der Muskelzellen ab und die Faserlänge zu. Die Darmmuskulatur erschlafft.
- **Erregungen des Parasympathikus** wirken umgekehrt. Die Aktionspotentiale der parasympathischen postganglionären Neurone führen zu erregenden Kontaktpotentialen. Dadurch treten in den Muskelzellen vermehrt Aktionspotentiale auf, wodurch die Verkürzung zu- und die Faserlänge abnimmt. Die Wandspannung des Darmes vergrößert sich.

Ein echter Wirkungsantagonismus zwischen Sympathikus und Parasympathikus ist auch an der Schlagfrequenz des Herzens feststellbar (vgl. Abb. 12-9). An anderen Organen ist der Einfluß nicht so gleichmäßig auf die beiden vegetativen Teilsysteme verteilt. Es liegt zwar häufig eine doppelte vegetative Innervation vor, jedoch tritt eines der beiden Teil-

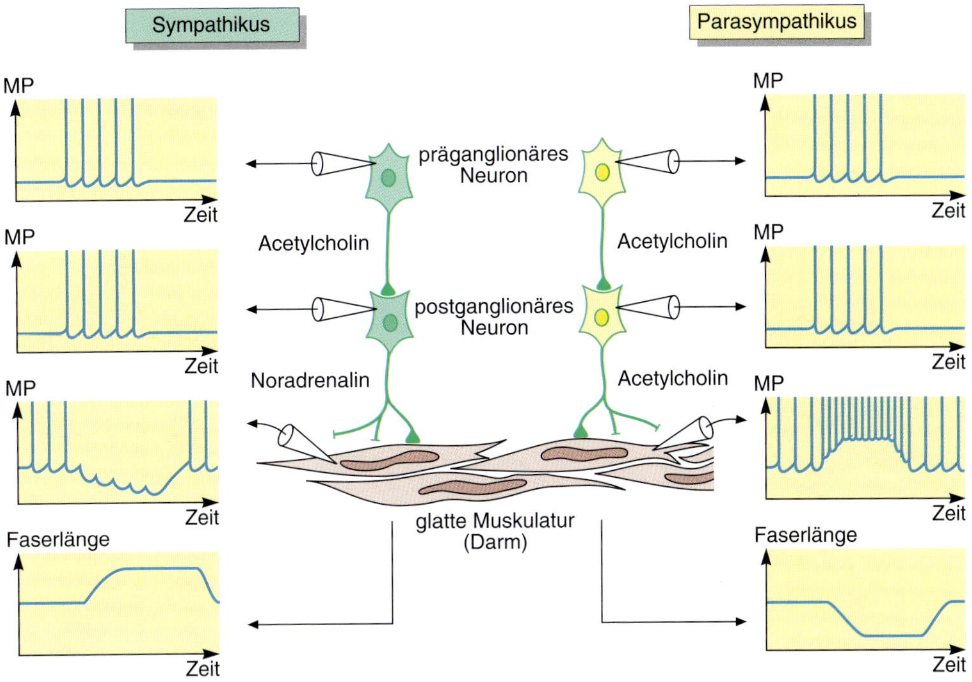

Abb. 12-10 Erregungsverarbeitung in Sympathikus und Parasympathikus. Membranpotentiale (MP) der prä- und postganglionären Nervenzellen sowie der zugehörigen glatten Muskelzellen des Darmes werden mit Mikroelektroden abgeleitet und die Länge der Muskelfaser wird gemessen. Die wirksamen Transmittersubstanzen sind jeweils neben den Stellen der Erregungsübertragung vermerkt.

systeme ganz in den Vordergrund. So kontrolliert z.B. überwiegend der Parasympathikus Füllung und Entleerung der Harnblase (☞ Kap. 10 „Nierensystem und Wasserhaushalt"); die Weite der Blutgefäße, von wenigen Gefäßgebieten abgesehen, bestimmt nur die Aktivität des Sympathikus (☞ Kap. 9 „Kreislauf"; vgl. Abb. 12-9).

Machen Sie rasch hintereinander zehn bis fünfzehn Kniebeugen. Ermitteln Sie vorher und anschließend Pulsfrequenz und Blutdruck. Listen Sie sodann Ihre Meßwerte auf. Versuchen Sie nun, diese Beobachtungen einem Teil des vegetativen Nervensystems zuzuordnen.

12.2.4 Periphere Reflexe

Strukturen, die den vegetativen Reflexbogen bilden und an ihn angeschlossen sind, kontrollieren zahlreiche Körperfunktionen (Abb. 12-11):

- **Eingeweide-Eingeweide-Reflex** (viszero-viszeraler Reflex; vgl. Abb. 12-2):
  Die Erregungen starten an Rezeptoren (z.B. des Darmes). Sie gelangen über efferente Fasern in das Rückenmark und werden dort auf präganglionäre vegetative Neurone übertragen. Mit den Fasern dieser Nervenzellen und denen der nachgeschalteten postganglionären Neurone kehren die Erregungen (z.B. zum Darm) zurück. Auf diesem Wege wird ein Teil der Magen-Darm-Bewegungen koordiniert.
- **Eingeweide-Muskel-Reflex** (viszero-motorischer Reflex):
  Erregungen aus den Eingeweiden (z.B. aus dem Darm) gelangen über das Zwischenneuronennetz des Rückenmarks zu den (somatischen) Motoneuronen. Über die Fasern dieser Nervenzellen erreichen sie direkt die quergestreifte Skelettmuskulatur. So entstehen bei Entzündungen innerer Organe Abwehrspannungen in der Bauchmuskulatur.
- **Haut-Eingeweide-Reflex** (kuti-viszeraler Reflex):
  Die Erregungen starten an Rezeptoren der Haut. Sie gelangen über afferente Fasern in das Rückenmark und werden dort auf präganglionäre vegetative Neurone übertragen. Mit den Fasern dieser Nervenzellen

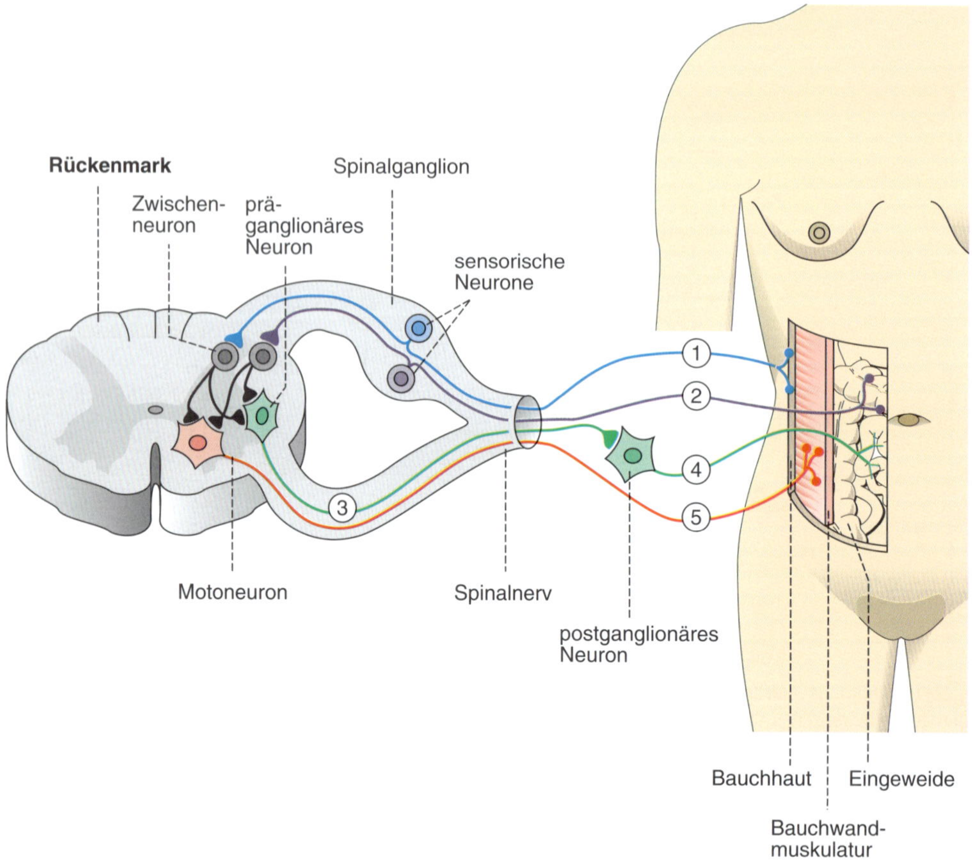

Abb. 12-11 Reflexe im peripheren vegetativen und somatischen Nervensystem.
Eingeweide-Eingeweide-Reflex (viszero-viszeraler Reflex) über Nervenfasern 2, 3 und 4.
Eingeweide-Muskel-Reflex (viszero-motorischer Reflex) über Nervenfasern 2 und 5.
Haut-Eingeweide-Reflex (kuti-viszeraler Reflex) über Nervenfasern 1, 3 und 4.
Haut-Muskel-Reflex (kuti-motorischer Reflex; Fremdreflex) über Nervenfasern 1 und 5.

und denen der nachgeschalteten postganglionären Neurone verlaufen sie zu den Eingeweiden (z.B. zum Darm). Auf diese Weise kann durch Hautreize (kalte oder warme Umschläge) die Tätigkeit innerer Organe beeinflußt werden.

- **Haut-Muskel-Reflex** (kuti-motorischer Reflex):
  Erregungen aus der Haut gelangen über (somatische) Motoneurone des Rückenmarks zur quergestreiften Skelettmuskulatur. Auf diesem Weg werden die Reflexe der unbewußten Zielmotorik, sog. Fremdreflexe, vermittelt (☞ Kap. 6 „Motorisches System"). So kontrahiert sich z.B. die Bauchmuskulatur beim Bestreichen der Bauchhaut.

12.3 Organisation des zentralen vegetativen Nervensystems

Das zentrale vegetative Nervensystem stimmt die Funktionen der verschiedenen Teile des peripheren vegetativen Nervensystems aufeinander ab und stellt die Verbindung zum endokrinen System her. Es steht unter dem Einfluß von sensorischem und motorischem System des Großhirns.

Das zentrale vegetative Nervensystem ist stufenweise aufgebaut (Abb. 12-12). Auf einer ersten Organisationsstufe stimmen Kerngebiete im Rückenmark und Gehirn die verschiedenen Teile des peripheren vegetativen Nervensystems in ihrer Aktivität aufeinander ab. Dadurch werden bereits komplexere Lei-

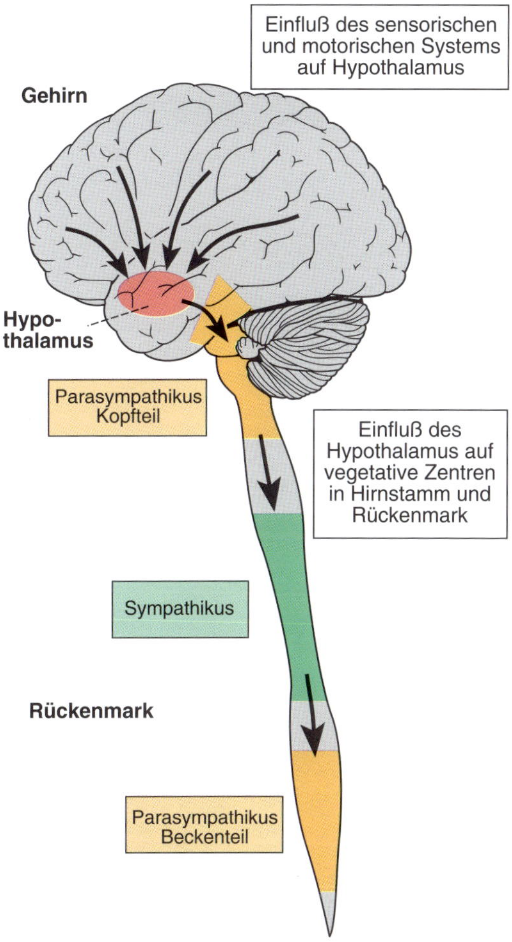

Abb. 12-12 Schematische Darstellung zur Organisation des zentralen vegetativen Nervensystems. Die Pfeile symbolisieren den Einfluß des sensorischen und motorischen Systems auf den Hypothalamus und den Einfluß des Hypothalamus auf die Zentren im Hirnstamm und Rückenmark.

stungen möglich. Weitere Kerngebiete des Gehirns koordinieren diese Leistungen auf einer zweiten Organisationsstufe mit der Tätigkeit des sensorischen und motorischen Systems (sog. somatisches Nervensystem). Obwohl im Zentralnervensystem keine klare Trennung zwischen somatischem und vegetativem System möglich ist, werden die Kerngebiete, die überwiegend die Funktionen des vegetativen Nervensystems zusammenfassen, als zentrales vegetatives Nervensystem bezeichnet.

- Die **erste Organisationsstufe** besteht aus **Kerngebieten des Rückenmarks**. So liegen im Kreuz- und Lendenmark vegetative Zentren, die die Füllung und Entleerung der Harnblase (Centrum vesicospinale), die Darmentleerung (Centrum anospinale) und die reflektorischen Sexualfunktionen (Centrum genitospinale) regeln. An der Grenze zwischen Hals- und Brustmark liegt ein Zentrum, das u.a. die Pupillenweite beeinflußt (Centrum ciliospinale). Schließlich befinden sich im verlängerten Mark die lebenswichtigen Kerngebiete, die Atmung und Blutkreislauf kontrollieren (Atemzentrum, ☞ Abb. 8-8; Kreislaufzentrum, ☞ Abb. 9-21 bis 9-24).
- Die **zweite Organisationsstufe** besitzt als zentrale Struktur den **Hypothalamus** (Abb. 12-12). Zum einen steht er mit der ersten Organisationsstufe und mit dem endokrinen System in Verbindung. Zum anderen ist er mit dem sensorischen und dem motorischen System gekoppelt. Mit Hilfe dieser Verbindungen können die spezialisierten Organe in den Dienst der Aktionen des gesamten Körpers gestellt werden. So bezieht die Vermittlung des Hypothalamus bei einer motorischen Handlung alle Teilgebiete des vegetativen Nervensystems mit ein. Dabei steigern sich häufig schon in der „Planungsphase" einer motorischen Aktion (☞ Kap. 6 „Motorisches System") die Herzschlagfrequenz, der arterielle Blutdruck und das Atemzeitvolumen. In der Regel werden sensorisches, motorisches und vegetatives Nervensystem unter Mitbeteiligung des endokrinen Systems immer gleichzeitig aktiv. In Grenzfällen können Organe überfordert sein und damit sog. psychosomatische Erkrankungen auftreten.

Lernkontrolle

1. Erläutern Sie die Funktion der beiden Teile des vegetativen Nervensystems.
2. Beschreiben Sie den Ablauf einer peripheren Reflexreaktion im vegetativen Nervensystem.
3. Welche Rolle spielt das Nebennierenmark im vegetativen Nervensystem?
4. Nennen Sie jeweils vier Wirkungen des Sympathikus und des Parasympathikus an Zielorganen.

13 Koordination spezialisierter Organfunktionen: Endokrines System

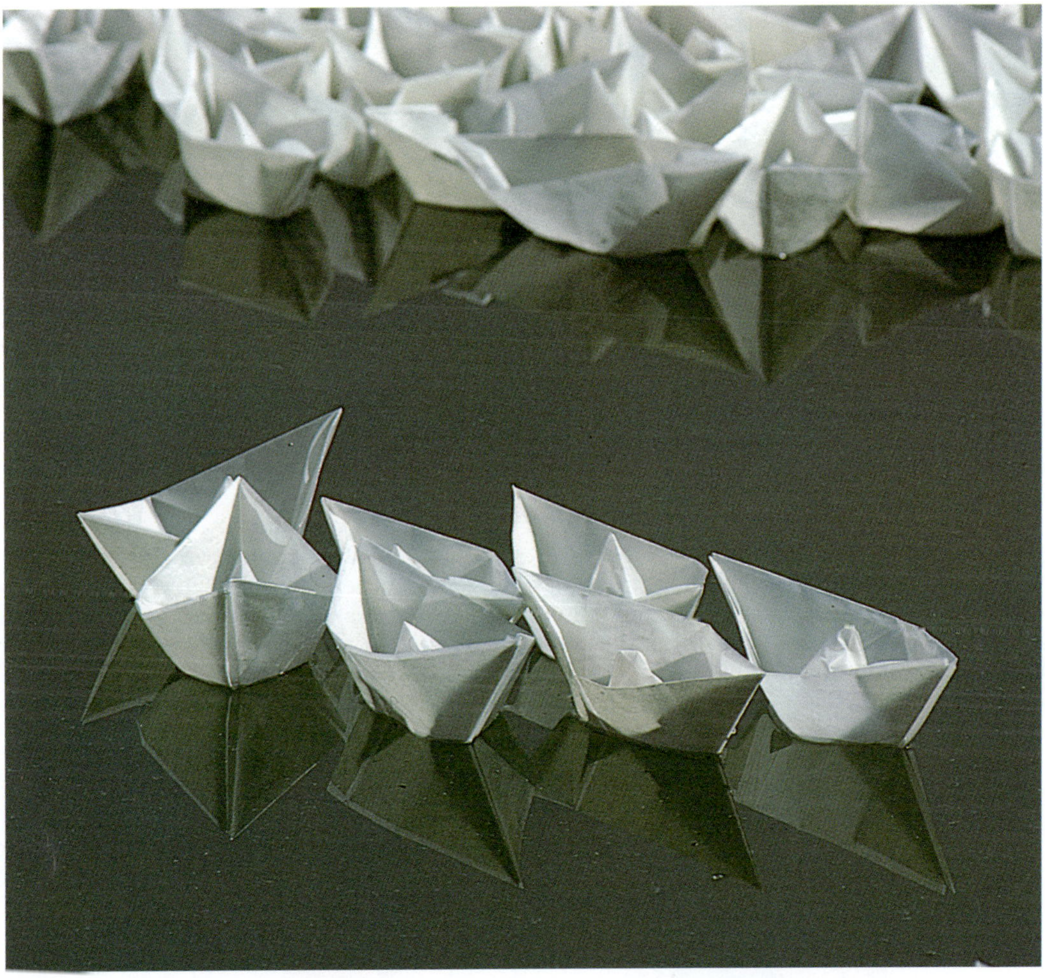

Das endokrine System und das vegetative Nervensystem bewirken eine Koordination der spezialisierten Organfunktionen zur Versorgung des sensorischen und motorischen Systems. Das endokrine System besitzt die Fähigkeit, über spezielle Moleküle (Hormone) die Tätigkeit der Organe langfristig zu beeinflussen. Die Hormone werden in endokrinen Drüsen gebildet. Regelkreise kontrollieren ihre Freisetzung in das Blut.

13.1 Wirkung von Hormonen und Aufbau des endokrinen Systems

Hormone aktivieren an den Zielzellen bereits vorhandene Enzyme oder fördern die Neubildung von Enzymen. Hormone, die an den Zielzellen angreifen, heißen effektorische Hormone. Ihre Produktion und Ausschüttung können durch glandotrope Hormone und Releasing- bzw. Release-inhibiting-Hormone übergeordneter Systeme nach dem Prinzip des Regelkreises beeinflußt werden.

Im endokrinen System erfüllen Moleküle, Hormone genannt, die Signalfunktion. Es gibt chemisch verschiedene Hormonarten wie Peptidhormone (z.B. Wachstumshormone) und Steroidhormone (z.B. Nebennierenrindenhormone). Sie werden meist in umschriebenen Zellverbänden, den endokrinen Drüsen, gebildet. Dort gelangen die Hormone in den Kreislauf und verteilen sich mit dem Blut im gesamten Organismus und somit in allen Geweben. Ihre Wirkung entfalten sie jedoch nur an den Zellen, die über entsprechende Rezeptoren verfügen (Abb. 13-1). So entsteht die gezielte Hormonwirkung, d.h. eine funktionelle Zuordnung von Hormondrüsen und Zielzellen (**Effektorzellen**). Diesen Mechanismus nennt man auch **Schlüssel-Schloß-Reaktion**, wobei das Hormon mit dem Schlüssel und der Rezeptor mit dem Schloß verglichen wird.

Durch die Verbindung von Hormonen mit Rezeptoren der Zielzellen können zwei verschiedene **Reaktionsketten** ausgelöst werden (Abb. 13-2).

- In Zelle A aktiviert die Hormon-Rezeptor-Verbindung ein Enzym, das auf zelleigene Enzymsysteme einwirkt. Die endgültige Hor-

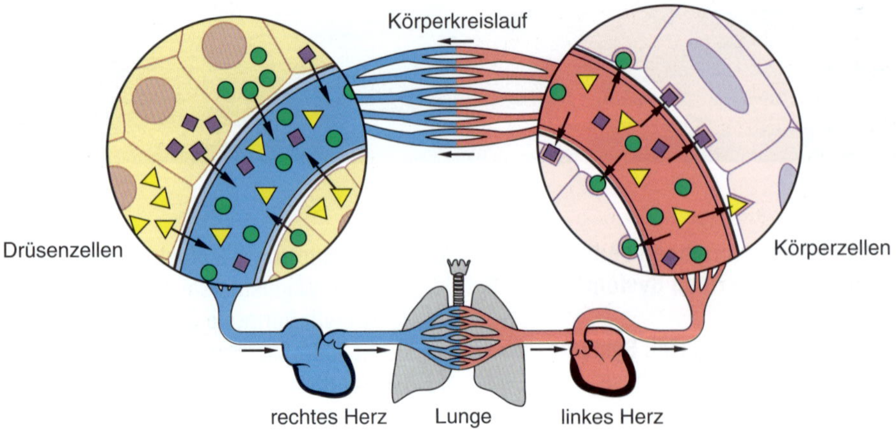

Abb. 13-1 Freisetzung von Hormonen (Kreise, Vierecke, Dreiecke) aus endokrinen Drüsen und Bindung an verschiedene Körperzellen.

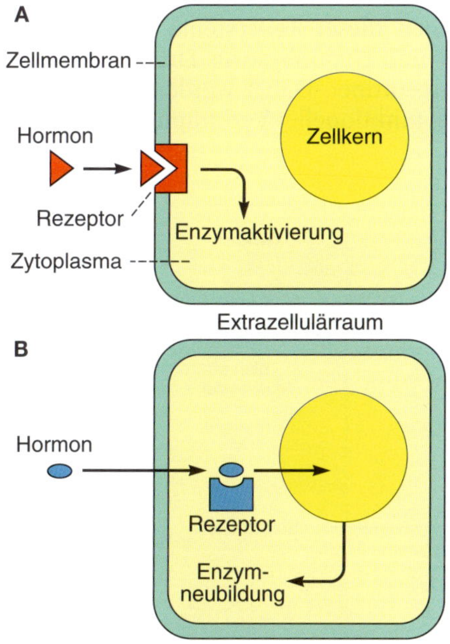

Abb. 13-2 Die wichtigsten Hormonwirkungen.
A: Aktivierung vorhandener Enzyme.
B: Neubildung von Enzymen.

monwirkung besteht an solchen Zielzellen z.B. in einer Formänderung (Kontraktion glatter Muskelzellen).

- Die Hormon-Rezeptor-Verbindung in Zelle B löst die Herstellung von zellspezifischen Enzymen aus. An diesem Prozeß ist der Zellkern mit seiner Erbinformation (DNS) beteiligt. Auf diese Weise kann z.B. das Wachstum gesteigert werden.

Beide Hormonwirkungen können sich in einer Zielzelle nebeneinander entfalten.

Die Hormone, die an den Zielzellen angreifen, werden als **effektorische Hormone** und ihre Bildungsstätten als effektorische **Hormondrüsen** (z.B. die Schilddrüse) bezeichnet (Abb. 13-3). Eine übergeordnete Hormondrüse kann die Aktivität der effektorischen Hormondrüsen steigern. Die wichtigste übergeordnete Hormondrüse ist die **Hypophyse,** deren Hormone **glandotrope Hormone** („auf Drüsen wirkende" Hormone) heißen. Produktion und Ausschüttung dieser Hormone bestimmen wiederum spezifische Substanzen des Hypothalamus. Dieser aktiviert über releasing factors oder Releasing-Hormone (Liberine; „freisetzende" Hormone) bzw. hemmt über Release-inhibiting factors oder Release-inhibiting-Hormone (Inhibine, Statine; „die Freisetzung hemmende" Hormone) die übergeordnete Hormondrüse. Dem endokrinen System liegt also ein kettenförmiger Aufbau mit einer funktionellen Abhängigkeit zugrunde. Funktionsentgleisungen des Gesamtorganismus, die auf pathologischen Abweichungen der Hormonproduktion auf einer dieser Stufen beruhen, werden entsprechend der Dreigliederung als primäre, sekundäre oder tertiäre Störungen klassifiziert.

Die Aktivität des Hypothalamus beeinflußt die Konzentration an effektorischen Hormonen und/oder die Menge an Stoffwechselprodukten, die ihrerseits von der Produktion effektorischer Hormone abhängig sind. Dabei hemmen ansteigende effektorische Hormone bzw. Stoffwechselprodukte die Ausschüttung von releasing factors und umgekehrt. Diese Rückkopplung ist die Grundlage eines Regelkreises, der die Konzentration der effektorischen Hormone in einem weiten Bereich konstant hält. Auch wenn die endokrinen Teilsysteme in Einzelheiten ihres Aufbaus erhebliche Unterschiede aufweisen können, gilt fast immer das Prinzip der Regelung. In einigen hormonalen Systemen ist auch eine Rückkopplung zu den übergeordneten oder

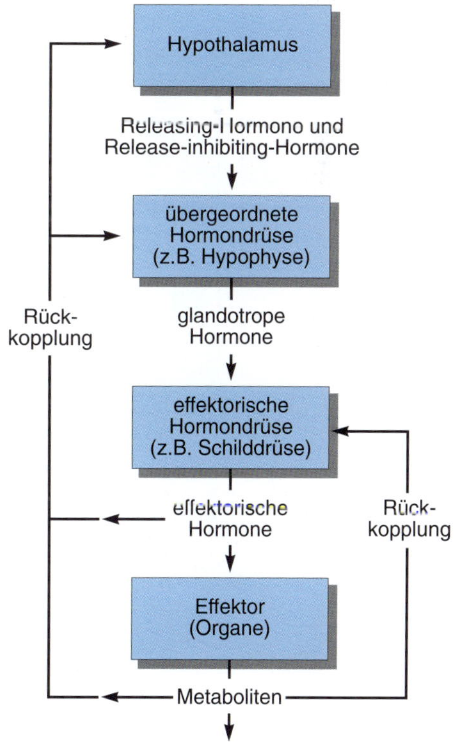

Abb. 13-3 Stufenweiser Aufbau des endokrinen Systems mit Rückkopplungen.

13

von den Stoffwechselprodukten direkt zu den effektorischen endokrinen Drüsen vorhanden.

Das gesamte endokrine System gliedert sich in verschiedene Teilsysteme, die bis auf das Hormonsystem der Fortpflanzung in Abb. 13-4 zusammengestellt sind. Bei zahlreichen dieser Teilsysteme sind Hypothalamus und Hypophyse als Drüsen beteiligt und übergeordnet. Daher werden ihr Aufbau und ihre funktionelle Verknüpfung vorab erläutert.

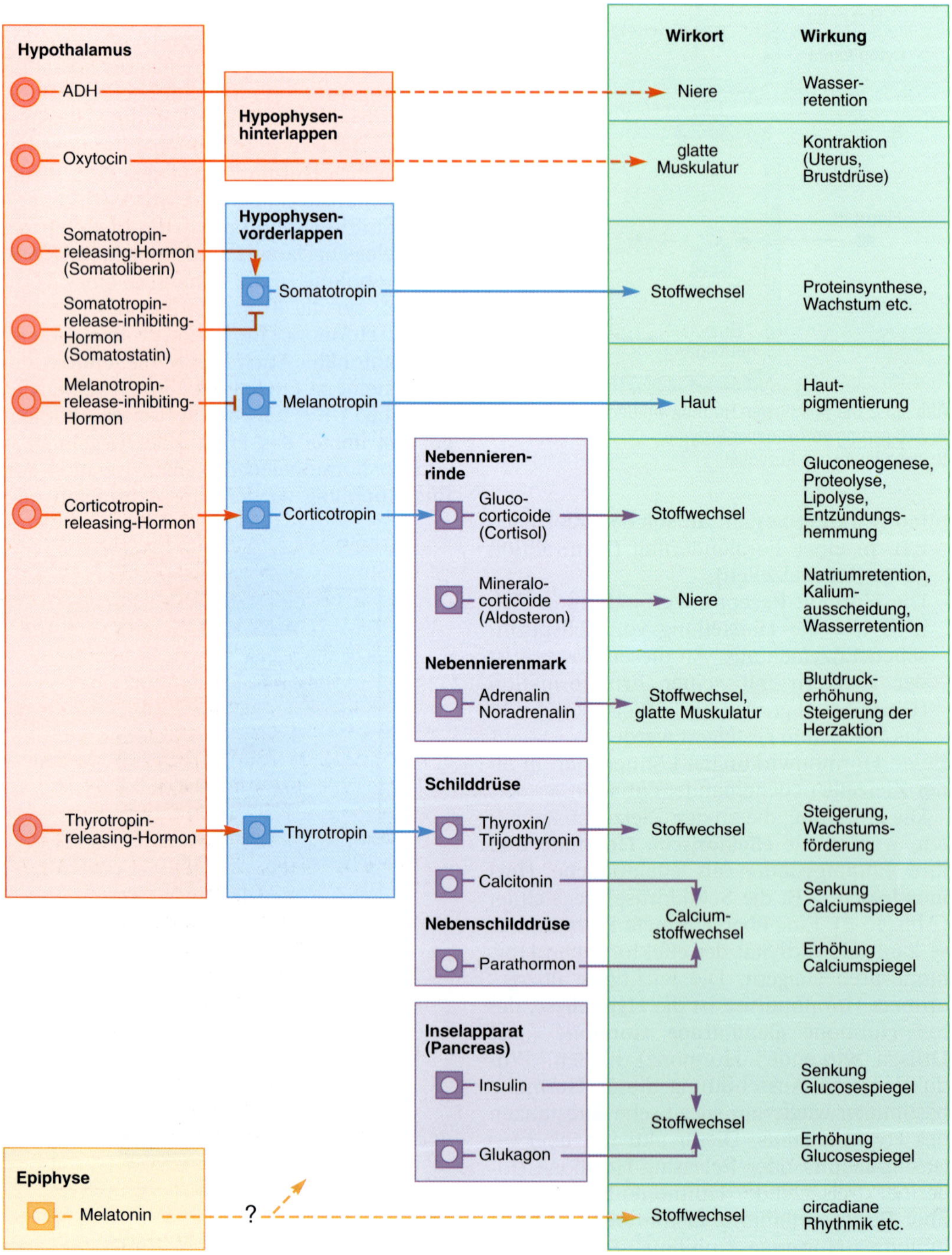

Abb. 13-4 Zusammenstellung der endokrinen Teilsysteme. Sexualhormone siehe Kap. 15 „Fortpflanzung".

13.2 Übergeordnete endokrine Systeme

Zu den übergeordneten endokrinen Systemen gehören der Hypophysenvorderlappen, der Hypothalamus und die Epiphyse. Der Hypophysenvorderlappen bildet glandotrope Hormone. Dabei steht er unter dem Einfluß von Releasing- und Release-inhibiting-Hormonen hypothalamischer Nervenzellen.

13.2.1 Hypothalamus und Hypophyse

Die Hypophyse (Hirnanhangdrüse) liegt in einer Einbuchtung der Schädelbasis (Türkensattel). Sie ist durch einen trichterartigen Stiel (**Infundibulum**) mit dem Hypothalamus verbunden (Abb. 13-5). Dieser Stiel stellt auch eine wichtige funktionelle Verknüpfung zwischen Nervenzellen des Hypothalamus und Drüsenzellen der Hypophyse dar. Die Nervenfasern transportieren nämlich **Releasing**- und **Release-inhibiting-Hormone** der hypothalamischen Nervenzellen zum Hypophysenstiel und geben sie dort an ein spezielles Gefäßsystem ab, das die Wirkstoffe direkt den Drüsenzellen im Vorderlappen der Hypophyse zuleitet (Abb. 13-5).

Neben glandotropen Hormonen bildet die

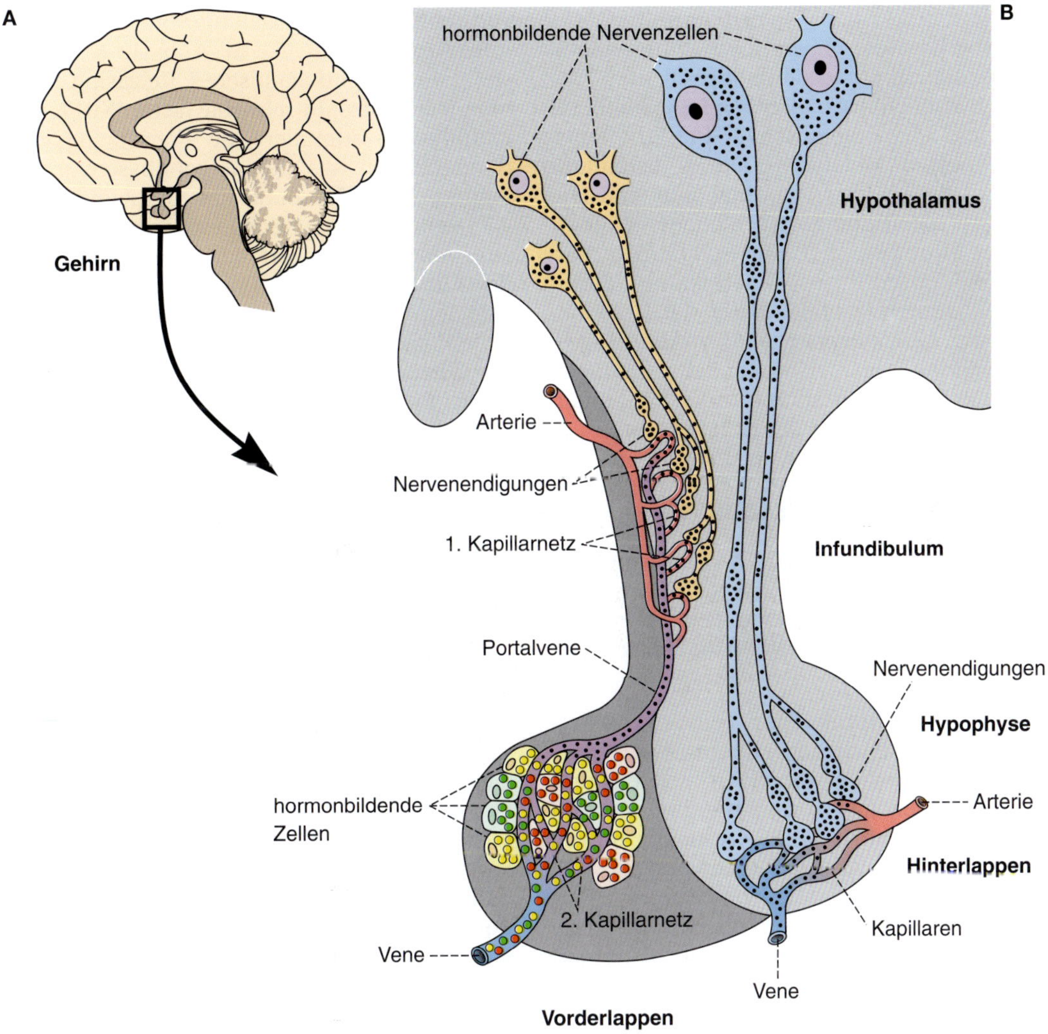

Abb. 13-5 Hypothalamus-Hypophysen-System.
A: Übersicht an einem Medianschnitt des Gehirns.
B: Schematisierte Zeichnung des Systems. Im Hypothalamus gebildete Hormone werden über ein spezielles Gefäßsystem (Portalgefäßsystem) zum Vorderlappen und über Nervenfasern zum Hinterlappen der Hypophyse transportiert. Die im Vorderlappen gebildeten und im Hinterlappen gespeicherten Hormone gelangen über Venen in den Körperkreislauf.

Hypophyse unter hypothalamischem Einfluß auch effektorische Hormone, vor allem **Somatotropin** (Wachstumshormon) und **Prolactin**. Die Vorderlappenhormone entstehen in der Regel in verschiedenen Zellgruppen mit jeweils charakteristischen morphologischen Merkmalen (Abb. 13-5).

Der Hypophysenhinterlappen gibt mit Adiuretin und Oxytocin ebenfalls effektorische Hormone ab. Diese Wirkstoffe bilden sich in hypothalamischen Nervenzellgruppen, deren Fasern im Hinterlappen an Blutgefäßen enden (Abb. 13-5).

13.2.2 Epiphyse

Ebenso wie der Hypophysenhinterlappen gehört die Epiphyse (Zirbeldrüse) zum Gehirn (Zwischenhirn). Lichtabhängig bildet sie in einem charakteristischen Tagesrhythmus das Hormon **Melatonin**. Dieses beeinflußt wahrscheinlich über Hypothalamus und Hypophyse die Bildung verschiedener effektorischer Hormone, z.B. der Schilddrüse und der Keimdrüsen. Insbesondere kann die Epiphyse dadurch hemmend auf die Entwicklung der Geschlechtsorgane wirken. Tagesrhythmische und saisonale Schwankungen (z.B. der Schilddrüsenfunktion) schreibt man ebenfalls der Aktivität der Epiphyse zu.

13.3 Endokrine Teilsysteme

Innerhalb des endokrinen Systems lassen sich einige Teilsysteme abgrenzen. Sie werden nach Wirkung (z.B. Somatotropin) oder nach Ursprungsort (z.B. Schilddrüse) ihrer effektorischen Hormone charakterisiert.

Die einzelnen hormonalen Teilsysteme werden geordnet nach den effektorischen Hormonen besprochen. Ihrer Wirkung entsprechend werden die Hormone Adrenalin und Noradrenalin im Kap. 9 „Kreislauf" und im Kap. 12 „Vegetatives Nervensystem", die Hormone Aldosteron sowie Adiuretin im Kap. 10 „Niere, Wasserhaushalt" und die Sexualhormone im Kap. 15 „Fortpflanzung" behandelt.

13.3.1 Somatotropin (somatotropes Hormon [STH], Wachstumshormon, growth hormone [GH])

Das vielfältig wirkende Somatotropin wird im Vorderlappen der Hypophyse gebildet. Zunächst ist der fördernde Effekt auf das Zellwachstum hervorzuheben. Im Eiweißstoffwechsel steigert es die Eiweißsynthese (anabole Wirkung). Im Kohlenhydratstoffwechsel hemmt es im wesentlichen die Glucoseverwertung und die Insulinwirkung. Dies steigert den Blutzuckerspiegel (vgl. Abb. 13-17). Im Fettstoffwechsel hemmt Somatotropin die Fettsynthese und steigert die Fettverbrennung. Die Regelung von Produktion und Ausschüttung ist in Abb. 13-6 dargestellt. Ein hypothalamisches Releasing-Hormon (**somatotropin-releasing factor** [SRF], Somatoliberin) stimuliert die Freisetzung von Somatotropin aus dem Hypophysenvorderlappen. Eine Zunahme des Blutzuckerspiegels senkt die Freisetzung von Somatoliberin, eine Abnahme steigert sie. Da Somatotropin die Glucosekonzentration im Blut erhöht, liegt somit ein Regelkreis vor. Dieser funktionelle Zusammenhang spielt bei der Einstellung des Glucosespiegels im Blut eine wesentliche Rolle. Ein weiterer hypothalamischer Faktor kann die Ausschüttung von Somatotropin aus den Zellen des Hypophysenvorderlappens auch hemmen (Somatostatin; **growth-hormone-inhibiting factor** [GH-IF]).

Abweichungen der Somatotropin-Produktion bewirken vor allem **Störungen** des Zellstoffwechsels und des **Körperwachstums**. Tritt die Somatotropin-Überproduktion vor Abschluß des Wachstums ein, so entwickelt sich ein Riesenwuchs (**Gigantismus**). Eine gesteigerte Somatotropin-Freisetzung nach Abschluß des Wachstums kann nur noch zu einer Vergrößerung von Nase, Unterkiefer, Händen und Füßen führen (**Akromegalie**). Gleichzeitig kann der Blutzuckerspiegel erhöht sein (Diabetes mellitus). Eine Unterproduktion hat bei Jugendlichen einen **proportionierten Zwergwuchs** (hypophysärer Zwergwuchs) zur Folge.

13.3.2 Schilddrüsenhormone

Mit zwei seitlichen Lappen und einem sie verbindenden Isthmus liegt die Schilddrüse (Glandula thyroidea) im Übergangsbereich von Kehlkopf zu Luftröhre (Abb. 13-7A). Sie

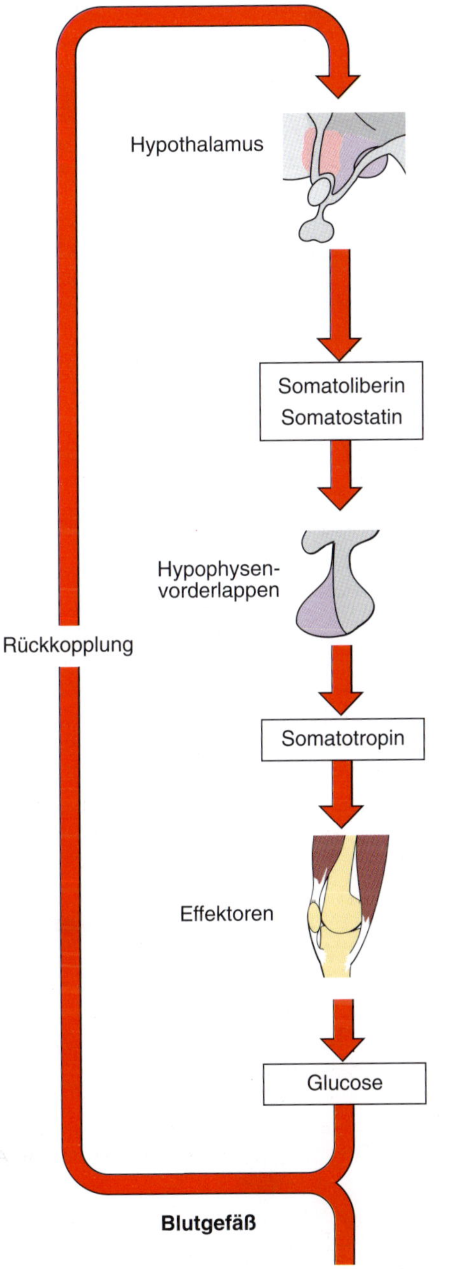

Abb. 13-6 Regelung der Produktion und Ausschüttung von Somatotropin.

wird von den unteren Zungenbeinmuskeln bedeckt (Abb. 13-7 B). Die Blutversorgung erfolgt über zwei obere und zwei untere Schilddrüsenarterien. Mikroskopisch unterscheidet sich die Schilddrüse von anderen endokrinen Drüsen durch eine bläschenförmige Anordnung der Drüsenzellen (Abb. 13-8). Diese Bläschen (Follikel) bestehen aus einem einschichtigen Drüsenepithel mit funktionsabhängiger Höhe und einer Höhle, die in kolloidaler Form Schilddrüsenhormone enthält.

Die Schilddrüse synthetisiert die Hormone **Tetrajodthyronin** (T4; Thyroxin) und **Trijodthyronin** (T3), die eine Wirkung auf den Stoffwechsel entfalten. Weiterhin bildet sie **Thyrocalcitonin** (Calcitonin), das den Calciumhaushalt beeinflußt. Das Calcitonin wird im Zusammenhang mit der Funktion der Nebenschilddrüse (Glandula parathyroidea) besprochen.

Thyroxin und Trijodthyronin werden in den Follikelepithelien und im Kolloid der Follikel aus Jod und Tyrosin aufgebaut. Diese Synthese findet in enger Bindung an ein schilddrüsenspezifisches Eiweiß, Thyroglobulin, statt. Aus dieser Bindung werden Thyroxin und Trijodthyronin in das Blut freigesetzt, wo sie überwiegend an Eiweißkörper gebunden transportiert werden. Nur ein kleiner Anteil liegt in freier Form vor. Am Wirkungsort verbinden sich Thyroxin und Trijodthyronin mit den Zellrezeptoren, nachdem sie die Bindung an die Transporteiweißkörper verlassen haben.

In einigen Gegenden wird das Jod aus dem Grundwasser herausgewaschen und führt dort bei der Bevölkerung zu einem Jodmangel. Überlegen Sie, welche Folgen dies für die Funktion der Schilddrüse haben kann. Welche prophylaktischen Maßnahmen kennen Sie?

Die Wirkung der Schilddrüsenhormone ist je nach ihrer Konzentration unterschiedlich. In physiologischen Konzentrationen (sog. **Ruhekonzentrationen**) fördern sie besonders den Eiweißaufbau (anabole Wirkung). Eine Mindestkonzentration an Schilddrüsenhormonen ist für die Entwicklung der verschiedenen Organe und besonders des zentralen Nervensystems Voraussetzung. Thyroxin und Trijodthyronin fördern das Längenwachstum der Knochen. **Erhöhte** Konzentrationen von **Schilddrüsenhormonen** führen zu einem vermehrten Abbau von Eiweiß (katabole Wirkung) sowie von Glykogen und Fetten. Durch den damit einhergehenden Anstieg der Wärmeproduktion steigen im Rahmen der Temperaturregelung die Herzschlagfrequenz und die Schweißsekretion an.

Thyrotropin (Thyreoidea-stimulierendes Hormon [TSH]; schilddrüsenstimulierendes Hormon) regt die Bildung und Ausschüttung

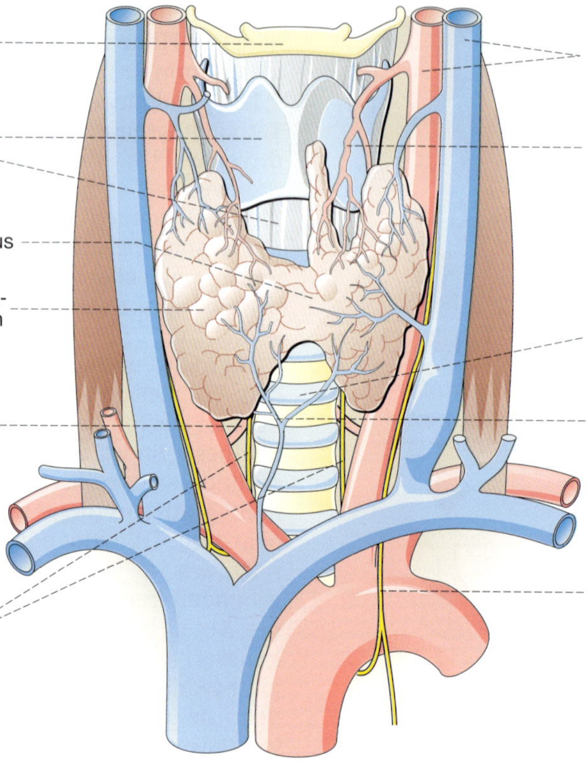

A

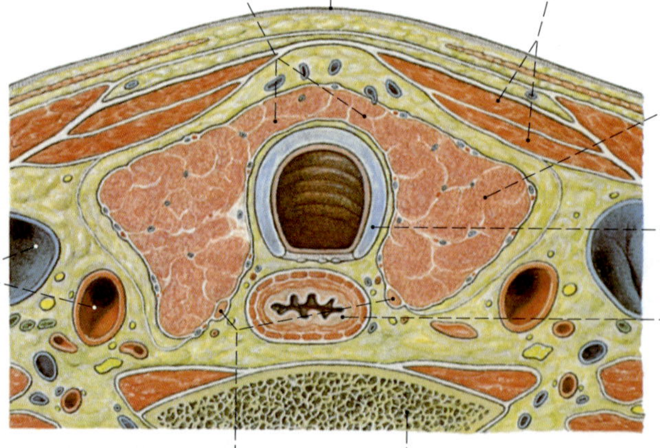

B

Abb. 13-7 Nachbarschaftsverhältnisse der Schilddrüse.
A: Vorderansicht von Kehlkopf und Luftröhre mit anliegender Schilddrüse. Beachte den Gefäßreichtum des Organs sowie die Nachbarschaft großer Gefäße und Nerven.
B: Querschnittbild von Schilddrüse, Luftröhre und Speiseröhre.

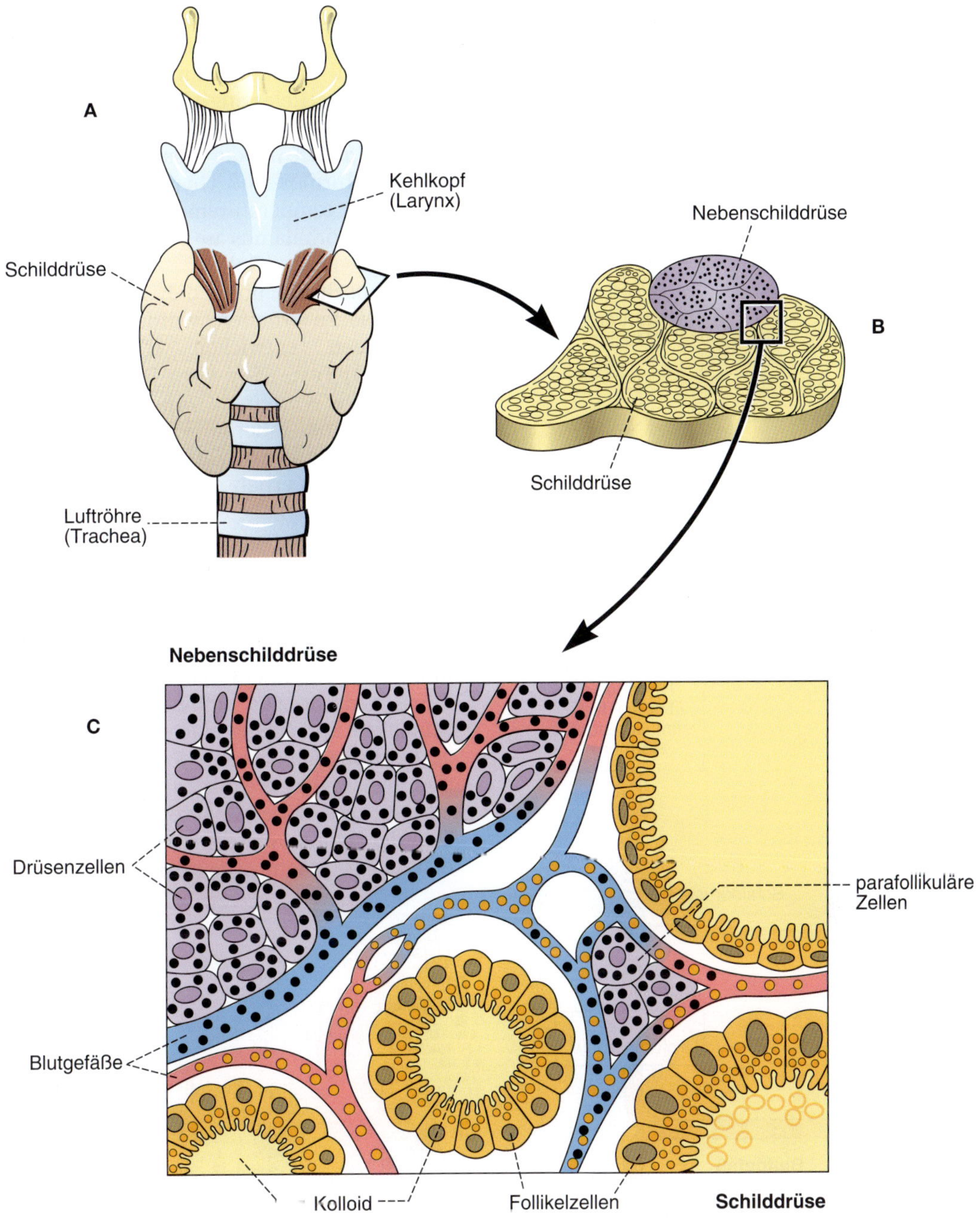

Abb. 13-8 Feinstruktur von Schilddrüse mit Nebenschilddrüse.
A: Vorderansicht mit Schnittführung.
B und C: Darstellung der unterschiedlichen Anordnung der Drüsenzellen in Schilddrüse und Nebenschilddrüse bei schwacher (**B**) und stärkerer (**C**) Vergrößerung.

13

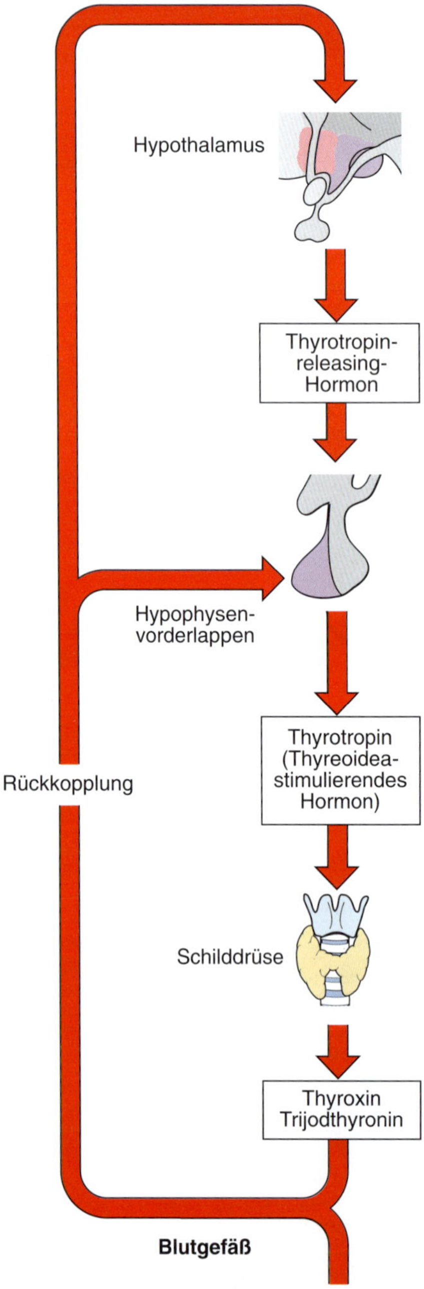

Abb. 13-9 Regelung der Produktion und Ausschüttung von Schilddrüsenhormonen (Thyroxin und Trijodthyronin).

der Schilddrüsenhormone an (Abb. 13-9). Es stimuliert die Synthese von Thyroxin und Trijodthyronin und setzt sie aus der Speicherform mit Thyreoglobulin frei. Ist Thyrotropin höher konzentriert, kann es zu einer Vergrößerung der Schilddrüse (**Struma**) kommen. Schilddrüsenhormone bremsen die Ausschüttung von Thyrotropin, das hypothalamische Thyrotropin-releasing-Hormon (TRH) steigert sie. Eine hohe Konzentration an Thyroxin und Trijodthyronin hemmt die Produktion dieses Releasing-Hormons und eine niedrige fördert sie (negative Rückkopplung). Daneben spielen für die Ausschüttung von Releasing-Hormon und Thyrotropin offenbar Impulse aus temperaturempfindlichen Arealen des Hypothalamus und psychische Einflüsse eine wichtige Rolle.

Um Aufschluß über die Aktivität der Schilddrüse zu erhalten, wurden zahlreiche **Testmethoden** entwickelt (Protein-bound iodine [PBI]-Test, T3-in-vitro-Test, Radiojodtest u.a.). Die Verteilung von injiziertem radioaktivem Jod innerhalb der Schilddrüse läßt sich mit einem Szintigramm ermitteln (Abb. 13-10). So erhält man eine Darstellung der individuellen Lage und Form der Schilddrüse sowie einen Anhalt über die Verteilung der Hormonproduktion in ihr. Mit anderen Methoden wird der Spiegel von Thyrotropin und Releasing-Hormon im Blut bestimmt.

- Eine **Unterproduktion** von Schilddrüsenhormonen führt zu einer **Hypothyreose**. Es treten durch herabgesetzte Stoffwechselreaktionen Müdigkeit und häufig eingeschränkte geistige Leistungsfähigkeit auf. Gleichzeitig kann durch eine Wassereinlagerung in die Haut ein „sulziges" Ödem (Myxödem) entstehen. Tritt die Hypothyreose beim Heranwachsenden auf, so kommt eine starke Verzögerung

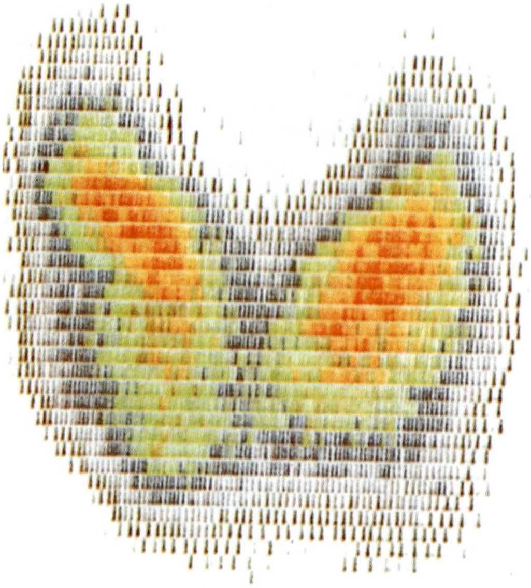

Abb. 13-10 Normales Szintigramm („Strahlungsbild") der Schilddrüse nach Verabreichung von radioaktivem Jod.

des Wachstums hinzu (Minderwuchs). Eine Hypothyreose kann auf Funktionsstörungen in der Schilddrüse selbst beruhen. So wird z.B. bei einem **Jodmangel** in der Nahrung zu wenig Schilddrüsenhormon hergestellt. Gesenkte Schilddrüsenhormonspiegel lösen über Rückkopplungsmechanismen (vgl. Abb. 13-9) eine vermehrte Thyrotropinfreisetzung und damit eine Vergrößerung der Schilddrüse (Kropf oder Struma) aus.

Eine Struma engt nicht selten die benachbarte Luft- und Speiseröhre (vgl. Abb. 13-7) ein, so daß Schluck- und Atemstörungen auftreten. Eine Hypothyreose kann auch entstehen, wenn die Aktivität einer der übergeordneten, steuernden Drüsen (Hypophysenvorderlappen, Hypothalamus) vermindert ist.

- Eine **Überproduktion** von Schilddrüsenhormonen führt zur **Hyperthyreose**. Als Krankheitszeichen treten dabei häufig Gewichtsverlust, Schweißausbruch und das Verlangen nach kühlen Räumen auf. Das ist auf eine Steigerung der meisten Stoffwechselreaktionen und auf eine damit verbundene Erhöhung der Wärmeproduktion zurückzuführen. Gleichzeitig ist eine gesteigerte Erregbarkeit des Nervensystems zu beobachten, was sich z.B. in einer Weitstellung der Pupillen und anfallsweisem Herzjagen äußert („Bild des permanenten Schreckens"). Durch die Freisetzung eines speziellen Faktors (Exophthalmus-produzierender Faktor) kommt es zum Hervortreten der Augäpfel (Exophthalmus). Die Hyperthyreose kann auf Funktionsstörungen in der Schilddrüse selbst oder in den übergeordneten, steuernden Drüsen beruhen. Wird z.B. vermehrt Thyrotropin freigesetzt, so entwickelt sich – wie bei einigen Hypothyreoseformen – eine Struma.

13

13.3.3 Parathormon, Calcitonin, Vitamin D

Parathormon, Calcitonin und Vitamin D (D-Hormon) sind für die Einstellung der **Calciumkonzentration** in Blut und Gewebe wichtig (Abb. 13-11).

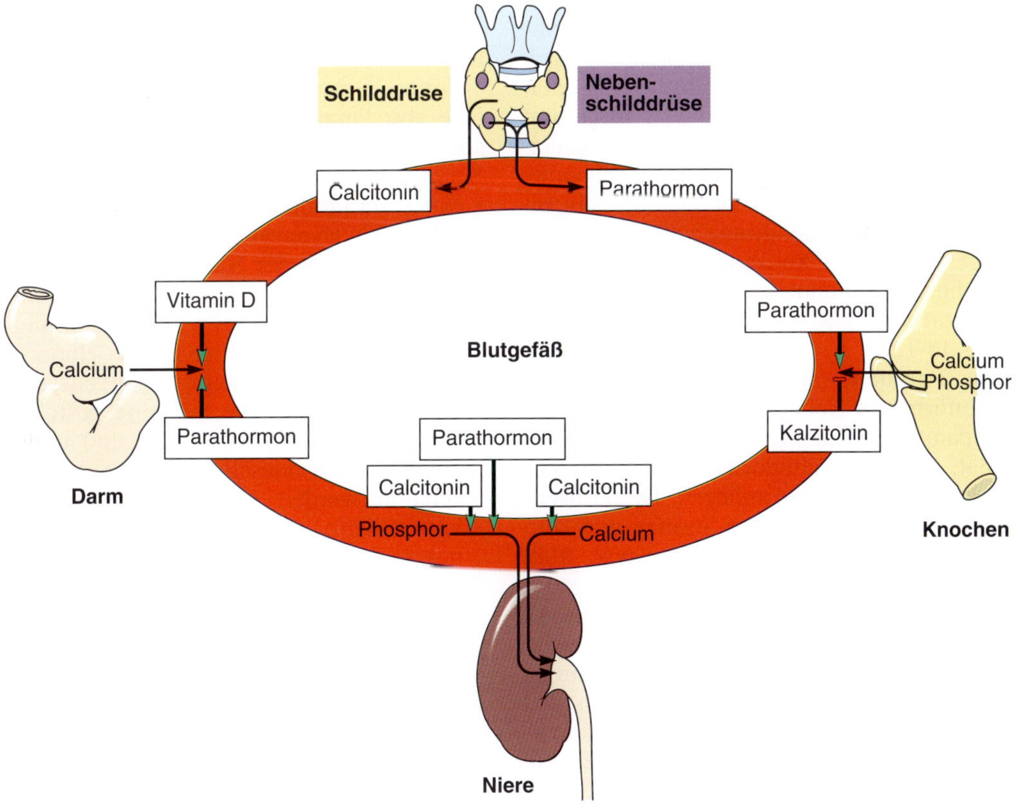

Abb. 13-11 Schematische Darstellung des Zusammenwirkens von Parathormon, Calcitonin und Vitamin D zur Einstellung der Calciumkonzentration im Blut. Stimulierende Hormonwirkungen sind durch Pfeile, hemmende durch Querbalken gekennzeichnet.

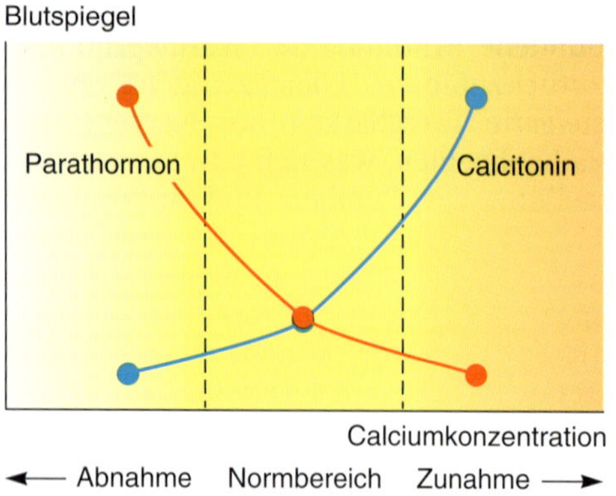

Abb. 13-12 Abhängigkeit der Parathormon- und Calcitonin-Freisetzung von der Höhe der Calciumkonzentration im Blut.

Calcitonin (Thyrocalcitonin [TC]) wird in Zellgruppen gebildet, die zwischen den Bläschen (Follikeln) der Schilddrüse liegen (vgl. Abb. 13-8). Sie heißen parafollikuläre Zellen oder C-Zellen und machen etwa 20% der Schilddrüsenzellen aus.

Im Knochen hemmt Calcitonin die Freisetzung von Calcium (Abb. 13-11), dessen Konzentration im Blut dadurch vermindert wird. In der Niere fördert Calcitonin die Ausscheidung von Calcium (Abb. 13-11). Insgesamt kommt es damit bei einer gesteigerten Calcitoninkonzentration zu einer Hypocalcämie. Die Konzentration des Calciums im Blut regelt direkt die Ausschüttung von Calcitonin. Steigt die Calciumkonzentration an, erhöht sich die Calcitoninausschüttung, fällt die Calciumkonzentration ab, vermindert sie sich (Abb. 13-12).

Das **Parathormon** (PTH) wird in den vier linsenförmigen Nebenschilddrüsen (Glandulae parathyroideae; Epithelkörperchen) gebildet, die den Schilddrüsenlappen an der Rückseite unmittelbar anliegen. Die Drüsenzellen bilden Haufen oder Stränge und sind von einem Kapillarnetz umgeben (vgl. Abb. 13-8).

In den Knochen stimuliert Parathormon die Freisetzung von Calcium in das Blut (Abb. 13-11). Im Darm führt Parathormon zu einer gesteigerten Calciumaufnahme in den Organismus. Für diese Wirkung ist Vitamin D notwendig (Abb. 13-11). Eine gesteigerte Ausschüttung von Parathormon bewirkt eine Hypercalcämie. Die Produktion von Parathormon ist direkt abhängig von der Höhe der Calciumkonzentration im Blut. Ein Anstieg des Calciumgehaltes unterdrückt die Parathormonausschüttung, ein Abfall dagegen steigert sie (Abb. 13-12).

Die beiden Hormone Calcitonin und Parathormon stellen die Calciumkonzentration des Blutes auf einen weitgehend konstanten Wert ein, der bei 2,5 mmol/l (10 mg/100 ml) liegt (Abb. 13-12). Mit steigender Calciumkonzentration nimmt die Ausschüttung von Calcitonin zu. Dadurch senkt sich der Calciumgehalt des Blutes wieder auf den Normwert. Fällt dagegen der Calciumspiegel des Blutes ab, so steigert sich zunehmend die Produktion von Parathormon, wodurch die Calciumkonzentration wieder bis auf das Normalniveau ansteigt.

Das **Vitamin D** (D-Hormon) unterstützt die Wirkung von Calcitonin und Parathormon, weil es die Aufnahme von Calcium aus der Nahrung in den Organismus fördert und für den Knocheneinbau zur Verfügung stellt. Veränderungen der Calciumkonzentration im Blut sind eng verbunden mit dem ständigen Umbau von Knochengewebe durch Osteoklasten (knochenabbauende Zellen) und Osteoblasten (knochenaufbauende Zellen; ☞ Kap. 6 „Motorisches System").

Treten in dem beschriebenen Wirkungsgefüge von Parathormon, Calcitonin und Vitamin D Störungen auf, verändert sich die Konzentration des Blutcalciums.

- Eine Verminderung des Blutcalciumspiegels heißt **Hypocalcämie**. Sie kann entstehen, wenn mit der Nahrung zu wenig Calcium zugeführt wird oder die Calciumresorption infolge eines Vitamin-D-Mangels vermindert ist. Bei einer akuten Hypocalcämie stehen Störungen des Nervensystems im Vordergrund, die auf eine gesteigerte Erregbarkeit zurückzuführen sind und als Tetanie (im Kindesalter: Spasmophilie) bezeichnet werden. Die Symptome sind unkontrollierte tonische Muskelkontraktionen (z.B. Pfötchenstellung der Hände und Streckkrämpfe der Beine). Spasmen der Bronchialmuskulatur führen zu einer erschwerten Atmung. Die Tetanie kann auch bei einem weitgehend ungestörten Wirkungsgefüge von Parathormon, Calcitonin und Vitamin D auftreten (normocalcämische Tetanie), wenn Calciumionen bei einer Alkalose (Anstieg des pH-Wertes) vermehrt an Bluteiweißkörper gebunden werden und damit für eine dämpfende Wirkung im Nervensystem nicht zur Verfügung stehen. Eine Alkalose tritt z.B. bei einer gesteigerten Atmung (Hyperventilation) auf. Eine chronische Hypocalcämie kann zu Störungen der Knochenverkalkung führen (Osteoporose; Rachitis).

- Die Erhöhung der Calciumkonzentration im Blut wird **Hypercalcämie** genannt. Grund für eine Hypercalcämie ist meist eine erhöhte Ausschüttung von Parathormon. Bei erhöhtem Calciumspiegel können auch Nierensteine entstehen.

13.3.4 Nebennierenrindenhormone

Die zwei Nebennieren liegen beiderseits dem oberen Pol der Niere an (Abb. 13-13). Sie werden von mehreren Arterien versorgt. Außenliegende Rinde und innenliegendes Mark lassen sich an einem Schnitt deutlich voneinander unterscheiden. Embryonale Entwicklung, Zellcharakteristika und Funktion beider Organabschnitte sind verschieden. Die Rinde ist in drei oberflächenparallel verlaufende Zonen gegliedert:

- Zona glomerulosa
- Zona fasciculata
- Zona reticularis.

Sie stellen jeweils eigenständige Hormondrüsen dar (Abb. 13-13). Die Blutgefäße laufen radiär durch die Rinde zum Mark, wo sich das venöse Blut sammelt.

Aufgrund ihrer typischen Angriffspunkte und Wirkungsweisen lassen sich bei den Nebennierenrindenhormonen Mineralocorticoide, Glucocorticoide und Nebennierenrinden-Androgene unterscheiden. Die Bildung dieser Hormone verteilt sich auf die drei Zonen der Nebennierenrinde:

- In der Zona glomerulosa entstehen Mineralocorticoide.
- In der Zona fasciculata entstehen Glucocorticoide.
- In der Zona reticularis entstehen Nebennierenrinden-Androgene.

Im folgenden sind nur die Wirkungen der Glucocorticoide berücksichtigt. Die Mineralocorticoide und die Nebennierenrinden-Androgene sind – ihrem Haupteinsatz entsprechend – in Kap. 10 „Nierenfunktion" und Kap. 15 „Fortpflanzung" beschrieben. Im Nebennierenmark werden Wirkstoffe gebildet, die auch an sympathischen Nervenendigungen freigesetzt werden (Adrenalin, Noradrenalin). Daher sind sie in Kap. 12 „Vegetatives Nervensystem" beschrieben.

Das wichtigste Hormon aus der Gruppe der Glucocorticoide ist das **Cortisol**, von dem täglich 20 bis 30 mg ausgeschüttet werden. Die Produktion schwankt deutlich im Tagesrhythmus mit hohen Werten in den frühen Morgenstunden und niedrigen um Mitternacht.

Cortisol beeinflußt fast alle Stoffwechselvorgänge im Organismus. Durch seine Wirkung auf den Kohlenhydratstoffwechsel führt es zu einer Steigerung der Glucosekonzentration im Blut. Im Fettstoffwechsel setzt Cortisol Fettsäuren frei. Unter hohen Konzentrationen kann sich ein erheblicher Fettansatz im Gesicht und am Körperstamm entwickeln. Im Eiweißstoffwechsel fördert Cortisol den Eiweißabbau (katabole Wirkung) und hemmt die Eiweißsynthese (antianabole Wirkung). Im Blut reduziert Cortisol die Anzahl der eosinophilen Leukozyten und der Lymphozyten und steigert die der Erythrozyten und Thrombozyten. Gleichzeitig vermindert es die Blutsenkungsgeschwindigkeit.

Aufgrund seiner vielfältigen Angriffspunkte in den verschiedenen Stoffwechselvorgängen des Organismus wendet man Cortisol bei der Therapie zahlreicher Krankheiten an. Es wirkt entzündungshemmend (antiphlogistische Wirkung) und unterdrückt Immunreaktionen (immunsuppressive Wirkung).

Bei lang anhaltender Therapie kommt es zu einem Abbau von Knochensubstanz (Osteoporose) und durch gesteigerte Bildung von saurem Magensaft zu Entzündungen und Geschwüren in Magen und Darm.

Corticotropin (**a**dreno**c**ortico**t**ropes **H**ormon [ACTH]; nebennierenrindenstimulierendes Hormon) regt die Produktion und Ausschüttung von Cortisol an. Es wird im Hypophysenvorderlappen gebildet. Das hypothalamische Corticotropin-releasing-Hormon (CRH) steigert die Ausschüttung von Corticotropin (Abb. 13-14). Ein Anstieg der Cortisolkonzentration im Blut bremst und ein Abfall fördert die Ausschüttung des Releasing-Hormons und des Corticotropins. So entsteht ein Regelkreis, durch den der Cortisolspiegel im Blut eingestellt wird. Aber auch andere Einflüsse verändern die Cortisolausschüttung. Bei körperlicher Belastung (z.B. durch Hitze, Kälte) und bei psychischer Anspannung nimmt die Releasing-Hormon-Freisetzung und damit die Cortisolausschüt-

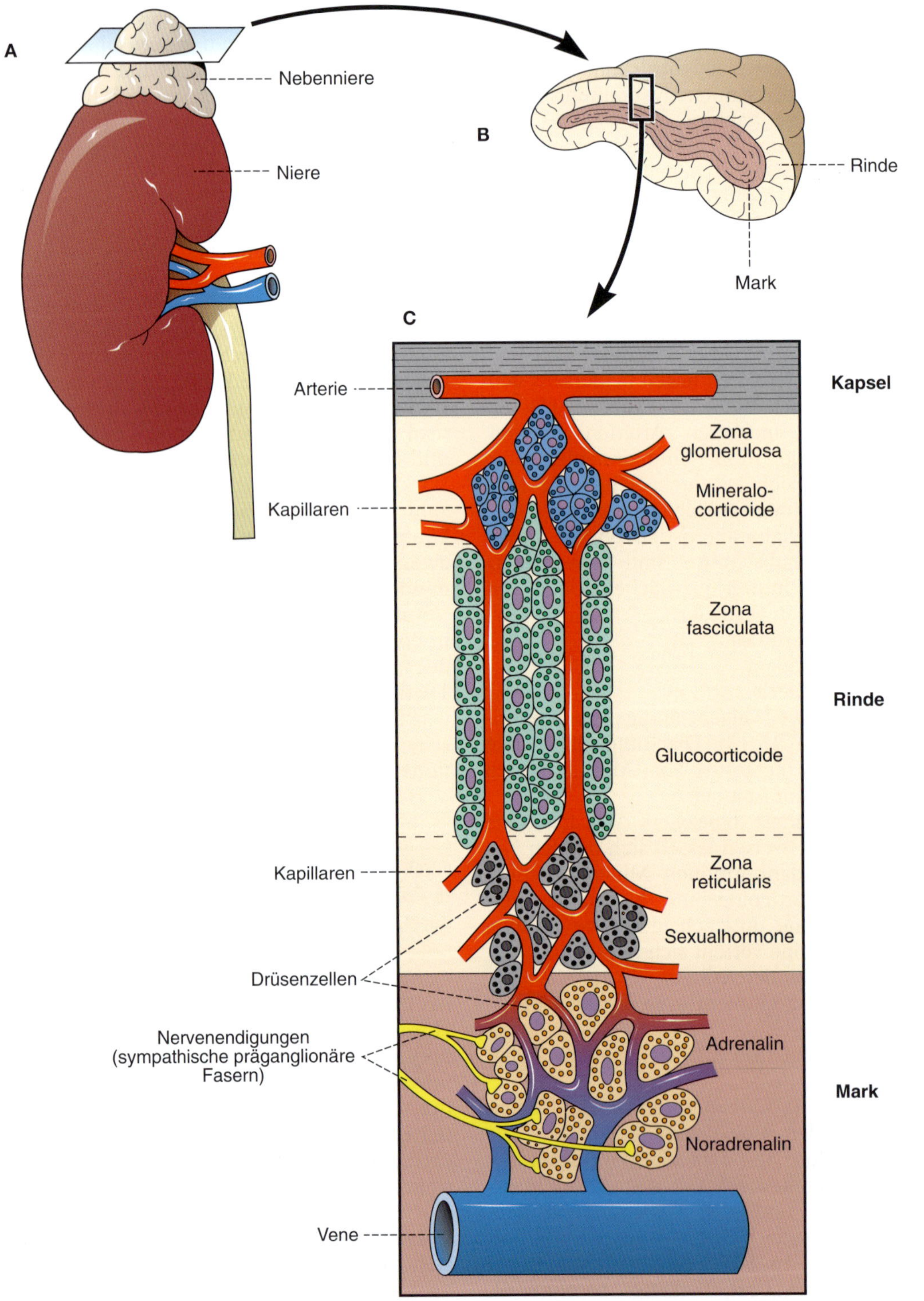

Abb. 13-13 Nachbarschaftsverhältnisse und Feinstruktur der Nebenniere.
A: Vorderansicht mit Schnittführung.
B: Rinde und Mark der Nebenniere.
C: Typische Anordnung der Drüsenzellen in den verschiedenen Zonen der Rinde sowie im Mark bei stärkerer Vergrößerung.

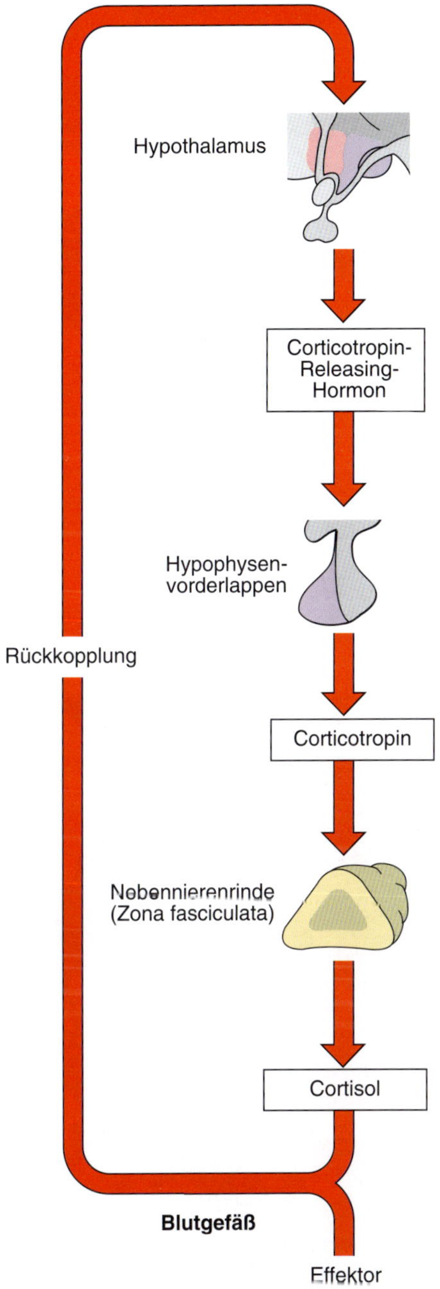

Abb. 13-14 Regelung der Produktion und Ausschüttung des Glucocorticoids Cortisol.

tung zu. Die unspezifischen Einflüsse auf den Organismus heißen Stressoren und die dadurch ausgelösten Reaktionen Streß. Unter einer Streßsituation erhöht Cortisol die aktuelle Leistungsbereitschaft der Zellverbände (Organe). Bei einer chronischen Streßbelastung und entsprechend erhöhtem Cortisolspiegel kann es (z.B. durch eine Schwächung des Immunsystems) zu verschiedenen Erkrankungen kommen (Infektanfälligkeit).

- Bei einer **Überproduktion** von Cortisol bilden sich zahlreiche Funktionsstörungen aus (**Hypercortisolismus**). Ein Hypercortisolismus kann dadurch entstehen, daß die Zellen der Zona fasciculata, meist durch einen Tumor bedingt, vermehrt Cortisol freisetzen. Dabei ist die Corticotropin-Ausschüttung vermindert. Auch ein Hypophysentumor, der Corticotropin produziert, führt zu einem Hypercortisolismus (Morbus Cushing). Den beschriebenen Cortisolwirkungen entsprechend führt ein Hypercortisolismus beispielsweise zu einer diabetischen Stoffwechsellage und zu Knochenschwund (Osteoporose). Im äußeren Erscheinungsbild fällt eine typische Fettumverteilung auf (Vollmondgesicht, Stammfettsucht).
- Eine **Unterproduktion** von Cortisol bewirkt einen **Hypocortisolismus**. Dieses Krankheitsbild kann ausgelöst werden, wenn die Zona fasciculata infolge eines erblichen Enzymausfalls kein Cortisol synthetisieren kann. Meist kommt es dabei zu einem Ausfall der gesamten Nebennierenrinde. Diese Störung geht mit einem Anstieg der Corticotropin-Ausschüttung einher. Ein Hypocortisolismus kann auch dadurch entstehen, daß – bei normalem Leistungsvermögen der Zona fasciculata – die Corticotropin-Produktion durch ein vermindertes Leistungsvermögen des Hypophysenvorderlappens eingeschränkt ist. Beim Hypocortisolismus kommt es zu einem Verfall der Körperkräfte.

13.3.5 Inselzellhormone des Pancreas (Insulin, Glukagon)

Die Bauchspeicheldrüse (Pancreas) besteht als Verdauungsdrüse und Anhangsorgan des Zwölffingerdarms überwiegend aus exokrinem Drüsengewebe, das Verdauungsenzyme bildet und freisetzt (Abb. 13-15). Endokrines Gewebe ist in Form zahlloser Zellgruppen, der Langerhans-Inseln, über das exokrine Gewebe verstreut. Innerhalb der aus Zellsträngen und Zellnestern bestehenden Inseln lassen sich mehrere Zelltypen unterscheiden. Die A-Zellen bilden Glukagon, die B-Zellen Insulin. Beide Hormone wirken hauptsächlich im Kohlenhydratstoffwechsel.

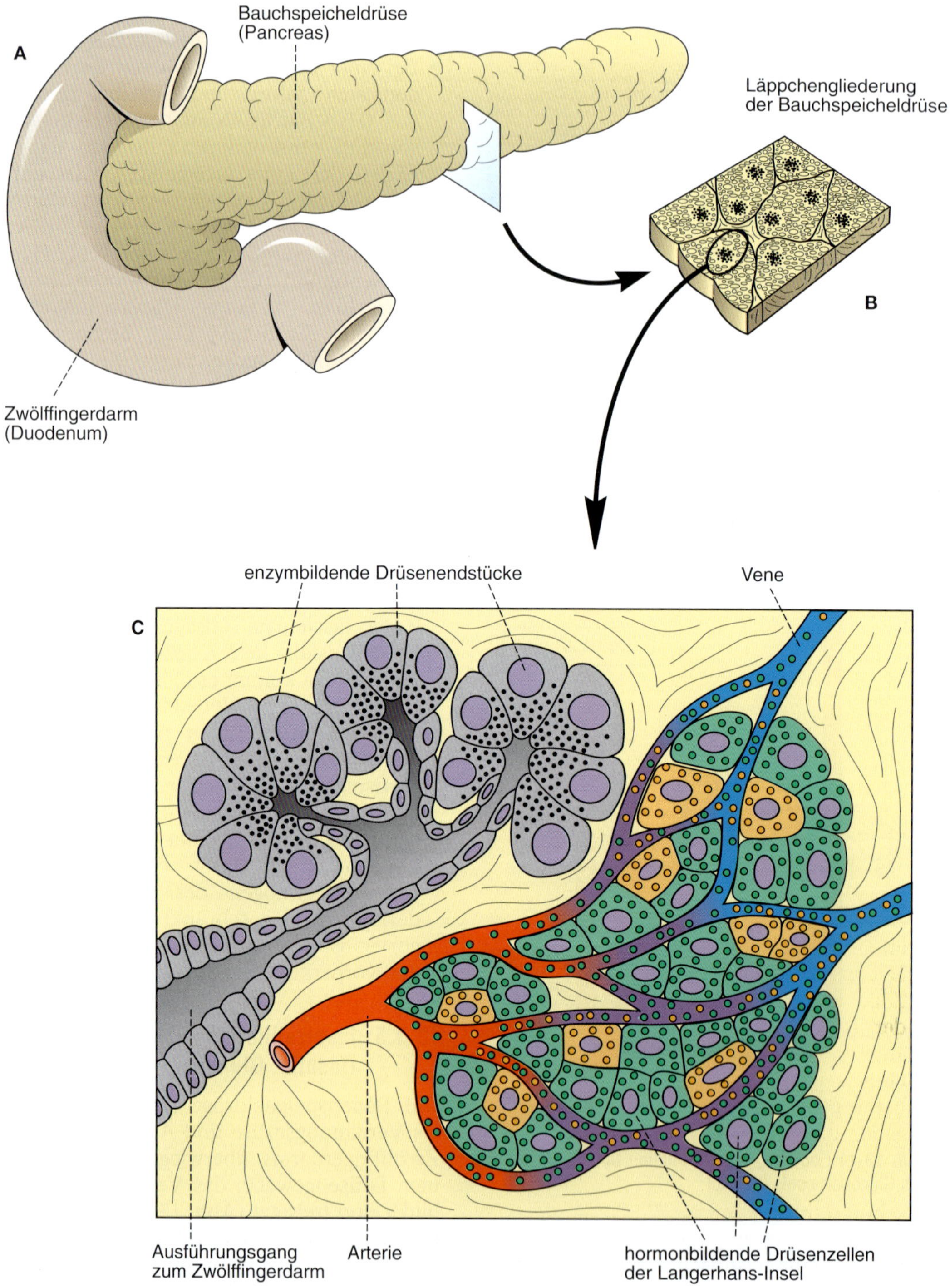

Abb. 13-15 Nachbarschaftsverhältnisse und Feinstruktur der Bauchspeicheldrüse.
A: Vorderansicht mit Schnittführung.
B und C: Darstellung von enzymbildenden Drüsenendstücken (mit Ausführungsgang) und einer Langerhans-Insel mit hormonbildenden Drüsenzellen bei schwacher (**B**) und stärkerer (**C**) Vergrößerung.

Insulin steigert die Aufnahme von Glucose aus dem Blut in die Zellen. Im Zellinneren fördert es den Abbau von Glucose. Das Insulin senkt also den Blutzucker. Es ist aber auch im Fettstoffwechsel wirksam, indem es den Fettabbau hemmt und den Fettaufbau fördert.

Die Ausschüttung von Insulin hängt direkt von der Höhe des Blutzuckerspiegels ab. Ein Anstieg der Glucosekonzentration im Blut (Hyperglykämie) steigert die Insulinfreisetzung, ein Abfall der Glucosekonzentration (Hypoglykämie) hemmt sie. Durch diese Abhängigkeit kann der Blutzuckerspiegel auf einen konstanten Wert eingestellt werden. Diese Zusammenhänge verdeutlicht Abb. 13-16. Bei einmaliger Glucosegabe steigt zunächst der Blutzuckerspiegel an. Dadurch wird vermehrt Insulin freigesetzt und der weitere Anstieg des Blutzuckers gebremst. Die Insulinausschüttung erfolgt in der Regel so reichlich, daß auf die Hyperglykämie eine Hypoglykämie folgt. Danach pendelt sich der Blutzuckerspiegel auf den Ausgangswert ein. Erfolgt eine zweite Glucosegabe, so ist durch die überschießende Insulinfreisetzung nur noch ein geringer Anstieg des Blutzuckerspiegels zu beobachten (Doppelbelastungstest nach Staub-Traugott).

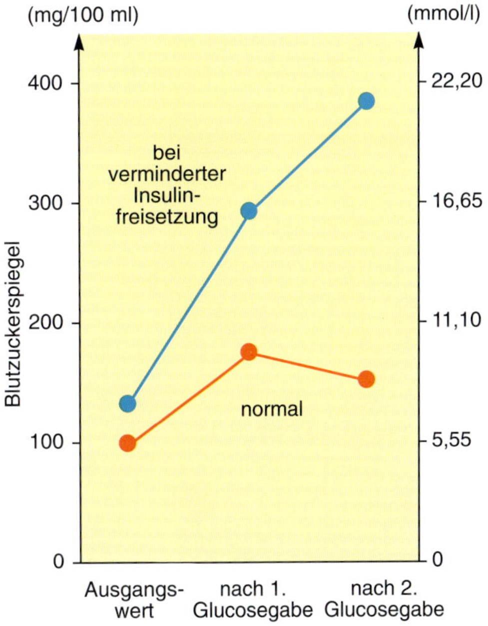

Abb. 13-16 Reaktionen des Blutzuckerspiegels nach zweimaliger Glucosegabe bei normaler und verminderter Insulinfreisetzung. Doppelbelastungstest nach Staub-Traugott.

Stärkere Abweichungen der Insulinproduktion von der Norm führen zu Funktionsstörungen im Organismus.

- Ein **Insulinmangel** löst das Krankheitsbild des **Hypoinsulinismus**, den **Diabetes mellitus**, aus. Symptome sind ein hoher Blutzuckerspiegel, Ausscheidung von Glucose im Urin (Glucosurie) sowie ein Wasserverlust und ein damit verbundenes Durstgefühl. Eine mangelnde Leistungsfähigkeit der B-Zellen des Pancreas spiegelt sich auch im Verlauf der Blutzuckerkurve nach Glucosegabe wider. Wie aus Abb. 13-16 hervorgeht, steigt nach der ersten Glucosegabe, häufig schon auf einem erhöhten Ausgangswert beginnend, der Blutzuckerspiegel hoch an. Da die Insulinreserven schon durch die erste Glucosezufuhr weitgehend ausgeschöpft sind, führt die zweite Glucosegabe, anders als beim gesunden Menschen (Abb. 13-16), zu einem weiteren Anstieg des Blutzuckerspiegels, der über den ersten hinausgeht. Überschreiten die Stoffwechselstörungen bei einem Hypoinsulinismus eine kritische Grenze, so kommt es zu Funktionsausfällen des Zentralnervensystems mit Bewußtseinsverlust (Coma diabeticum). Ein Diabetes mellitus kann u.a. durch tägliche Insulininjektionen behandelt werden.
- Bei einem **Insulinüberschuß** im Blut, z.B. durch einen Inselzelltumor oder durch Insulinüberdosierung, kommt es zum Krankheitsbild eines **Hyperinsulinismus** mit sehr niedrigem Blutzuckerspiegel. Dabei entsteht ein Schwächegefühl, das häufig mit Heißhunger gekoppelt ist. Werden kritische Werte des Blutzuckerspiegels unterschritten, kommt es zu Störungen in der Aktivität des Nervensystems, die in einen fortschreitenden Funktionsausfall übergehen können (hypoglykämischer Schock).

Glukagon steigert hauptsächlich den Abbau von Glykogen (Speicherform der Glucose) in der Leber. Dadurch löst es einen Blutzuckeranstieg aus. Die Höhe der Blutzuckerkonzentration regelt die Produktion und Ausschüttung von Glukagon. Eine Verminderung des Blutzuckerspiegels steigert, eine Erhöhung hemmt die Glukagonfreisetzung. Für die Glukagonausschüttung und -wirkung liegen also beim Blutzuckerspiegel die umgekehrten Verhältnisse wie beim Insulin vor. Erkrankungen durch alleinige Abweichun-

13

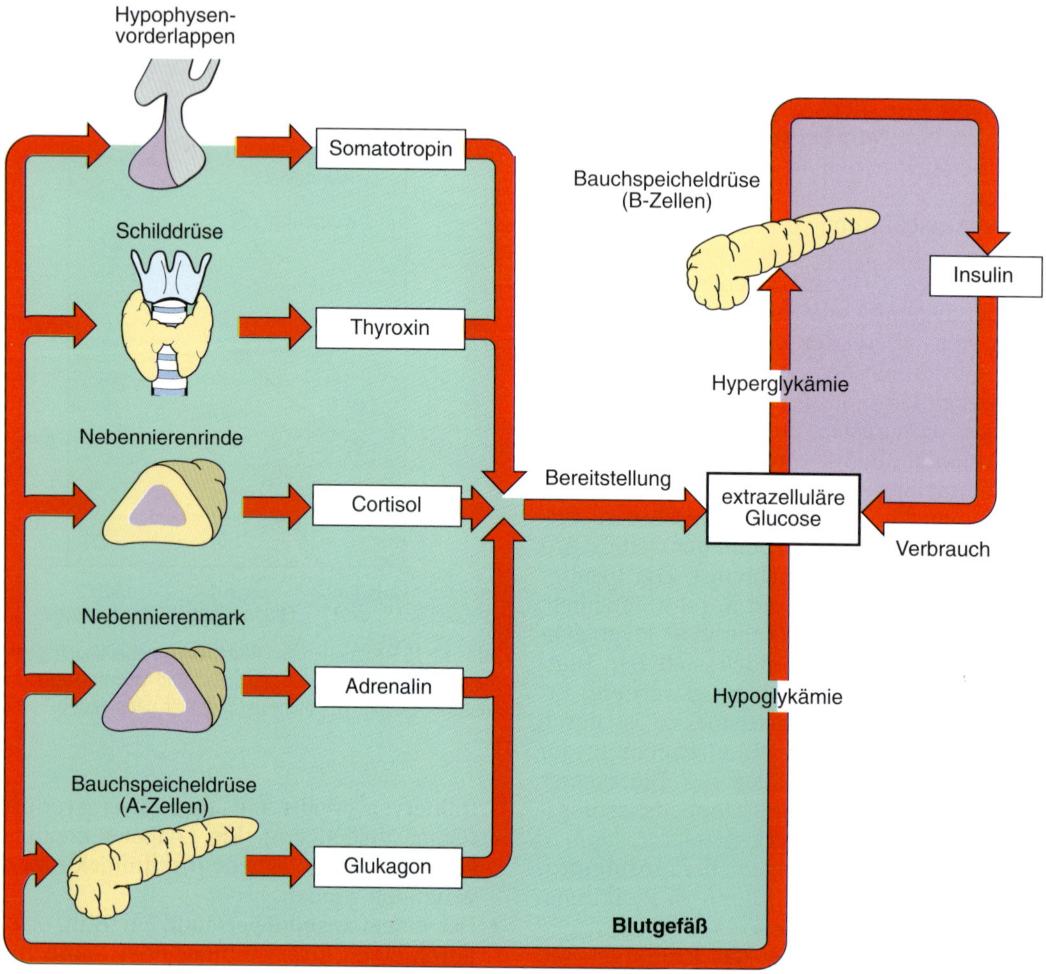

Abb. 13-17 Einstellung der Glucosekonzentration im Extrazellulärraum über die hormonale Regelung des Blutzuckerspiegels.

gen in der Glukagonproduktion sind bislang nicht bekannt.

An der Einstellung des Blutzuckerspiegels sind neben Insulin und Glukagon zahlreiche Hormone beteiligt. Die wesentlichen hormonalen Aktivitäten sind in Abb. 13-17 zusammengefaßt. Für die Senkung eines erhöhten Blutzuckerspiegels ist in erster Linie das Insulin verantwortlich. Eine kritische Verminderung des Blutzuckerspiegels können dagegen mehrere Mechanismen verhindern. Besonderen Einfluß haben Somatotropin, die Schilddrüsenhormone (Thyroxin und Trijodthyronin), die Glucocorticoide mit ihrem Hauptvertreter Cortisol, Adrenalin und schließlich Glukagon. Ein sinnvolles Zusammenspiel ergibt sich, indem diese Hormone Glucose bereitstellen, das durch Insulin in den Zellstoffwechsel eingeschleust wird.

Lernkontrolle

1. Beschreiben Sie die prinzipielle Wirkungsweise der Hormone.
2. Erläutern Sie die Funktion des Hypophysenvorderlappens.
3. Welche Funktion erfüllt die Schilddrüse?
4. Der Calciumhaushalt wird hauptsächlich durch Hormone geregelt. Beschreiben Sie diesen Vorgang.
5. Cortisol ist ein bedeutendes Hormon der Nebennierenrinde. Welche Wirkungen hat es?
6. Stellen Sie möglichst genau das System der Blutzuckerregulation im menschlichen Organismus dar.

14 Temperaturregelung

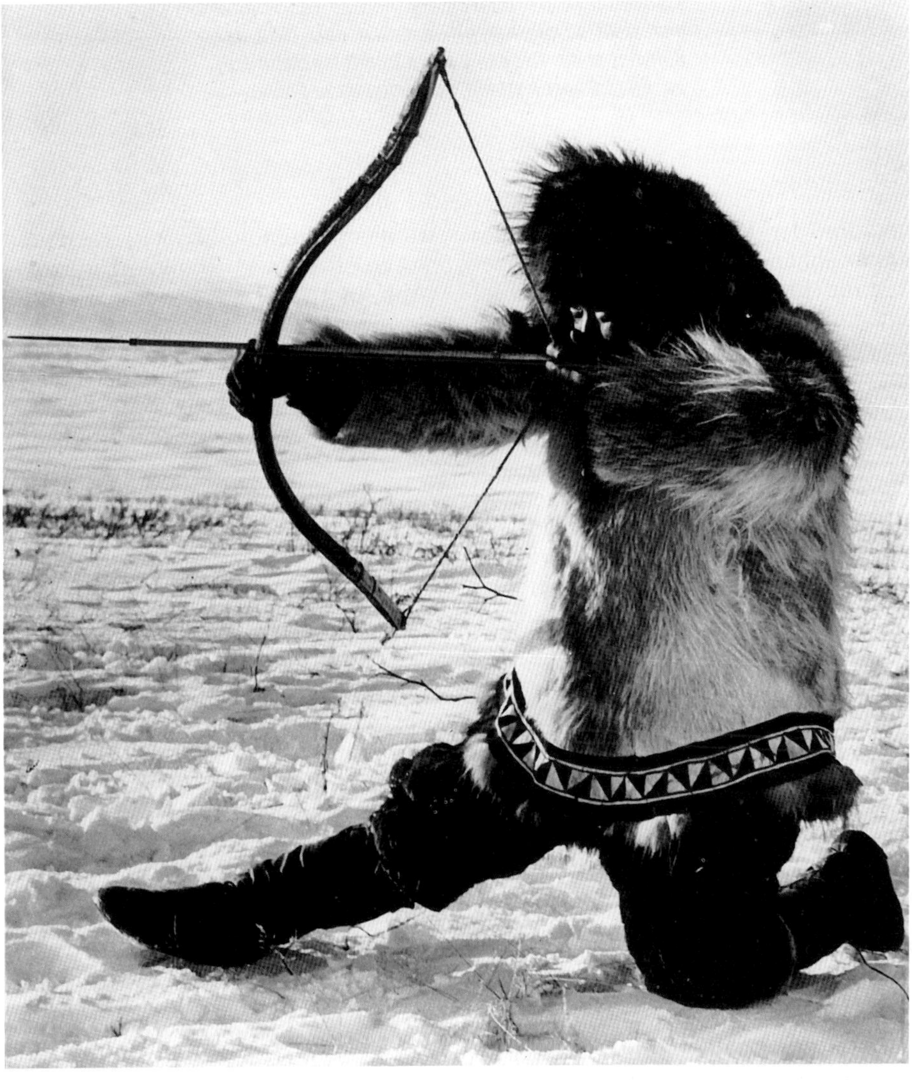

14

Der Stoffwechsel wichtiger innerer Organe ist auf eine konstante Temperatur von etwa 37° Celsius angewiesen. Um diese Voraussetzung zu schaffen, kontrolliert ein Regelsystem im Körper Bildung und Abgabe von Wärme und stellt so die Körpertemperatur ein. Wird der Sollwert in der Regelung der Körpertemperatur z.B. bei Erkrankungen erhöht, so kommt es zu Fieber.

Die Funktion der Körperzellen ist von der Temperatur abhängig. Die günstigste Temperatur für die Enzyme, die im Stoffwechsel von Bedeutung sind, liegt bei 37 °Celsius (C). Größere Abweichungen von diesem Wert haben einen Funktionsverlust des Körpers zur Folge. Daher muß die Körpertemperatur präzise eingestellt werden, um somit eine Unabhängigkeit von den großen Schwankungen der Umgebungstemperatur zu erreichen. In diesen Vorgang sind zahlreiche Körperfunktionen einbezogen. Sie umfassen die **Wärmebildung**, die **Wärmeabgabe**, die Temperaturmessung und das Zusammenfassen dieser Prozesse zur Temperaturregelung.

14.1 Temperaturfelder des Körpers und Körpertemperatur

Organe im Körperinneren mit gleichbleibender Temperatur (Körperkern) sind von Körperteilen mit wechselnder Temperatur (Körperschale) umgeben. Die Körperkerntemperatur schwankt im Tagesverlauf um etwa 1 °Celsius mit dem Tiefstwert am Morgen und dem Höchstwert am Nachmittag.

Die Einstellung einer konstanten Temperatur von etwa 37 °C ist besonders für die Organe von großer Wichtigkeit, die sich im Inneren der Körperhöhlen befinden. Dazu gehören z.B. Gehirn, Rückenmark, Herz, Leber und Nieren. Diese Organe bilden mit anderen Strukturen den Körperkern, der von der sog. Körperschale umgeben ist. Diese steht in direktem Kontakt mit der Umwelt. In der **Körperschale** können sich im Gegensatz zum **Körperkern** unterschiedliche Temperaturen einstellen. Der Organismus verfügt damit über ein Temperaturfeld mit einem „gleichwarmen" (homoiothermen) Kern und einer „wechselwarmen" (poikilothermen) Schale (Abb. 14-1, 14-2).

Die Körpertemperatur wird in der Achselhöhle (Axilla), in der Mundhöhle oder im Enddarm (Rectum) gemessen. Die Meßwerte von Mundhöhle und Rectum liegen um etwa 0,5 °C höher als die Werte der Axilla.

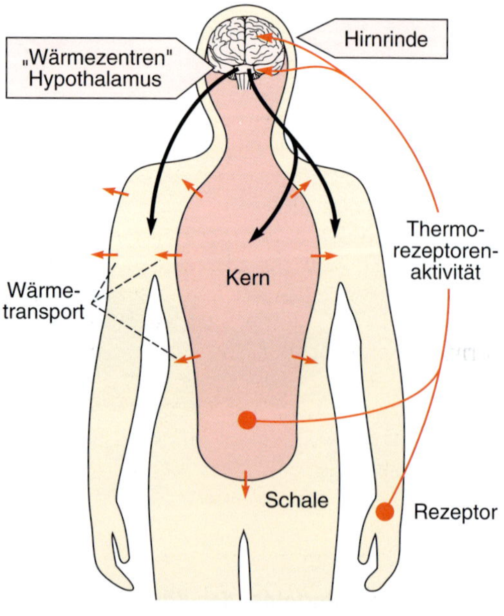

Abb. 14-1 Regelung der Körpertemperatur.
Durch Temperaturrezeptoren (Thermorezeptoren) wird die Temperatur laufend gemessen und das Meßergebnis über Nervenfasern dem Hypothalamus und der Hirnrinde mitgeteilt. Der Hypothalamus stellt mit Hilfe von Wärmebildung und Wärmetransport im Körperkern und in der Körperschale die Körpertemperatur ein (schwarze Pfeile).

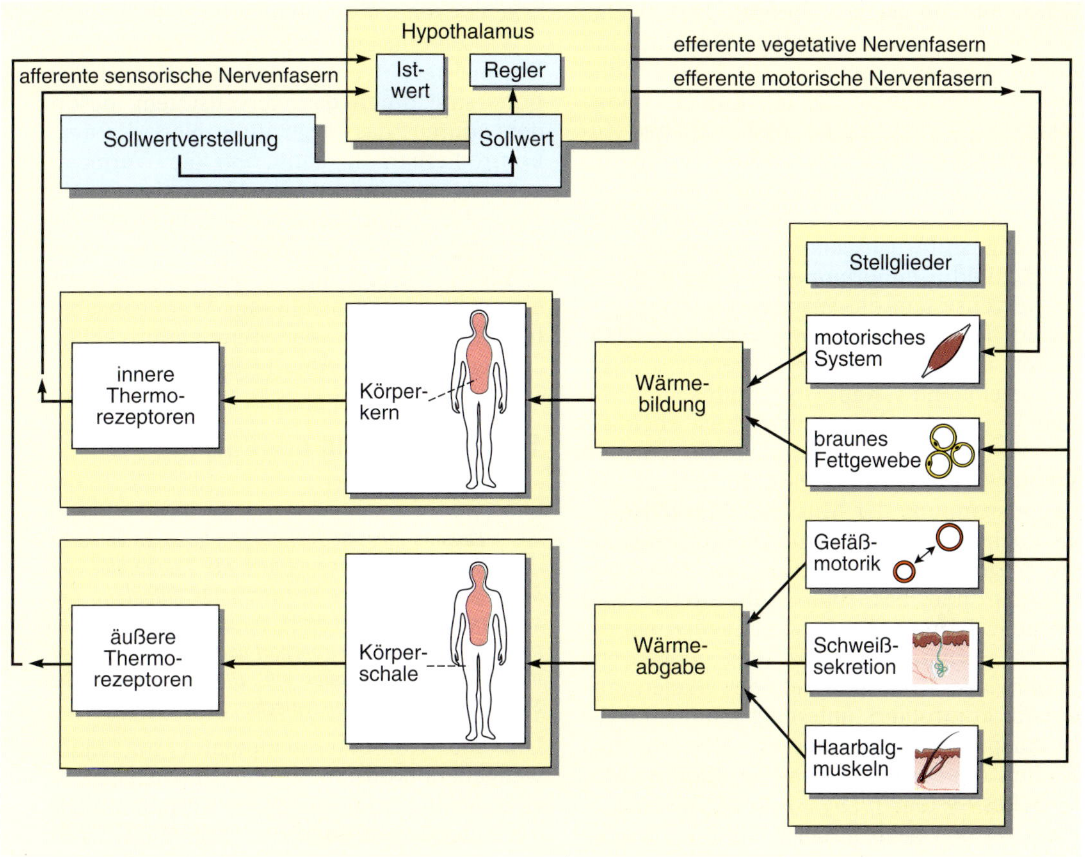

Abb. 14-2 Schaltbild zur unwillkürlichen Regelung der Körpertemperatur.

Bei einer Entzündung des Darmes (z.B. Appendicitis) kann sich dieser Temperaturunterschied erhöhen. Wegen zahlreicher Störfaktoren (z.B. Lage des Thermometers) ist die Axilla zur genauen Messung ungeeignet. Die **Rektaltemperatur** entspricht am ehesten der Kerntemperatur und wird daher als Maß der Körpertemperatur genommen. Als besonders zuverlässiger Meßwert hat sich die morgendliche Aufwachtemperatur im Rectum erwiesen. Diese sog. **Basaltemperatur** weist bei der Frau zyklische Schwankungen auf (☞ Kap. 15 „Fortpflanzung").

Die Körpertemperatur zeigt typische Schwankungen im Tagesverlauf. Sie hat ihren Tiefstwert in den frühen Morgenstunden und ihren Höchstwert am späten Nachmittag (Abb. 14-3). Die Schwankungen betragen etwa 1 °C. Es handelt sich dabei um einen endogenen Rhythmus (☞ Kap. 4 „Schlaf-Wach-Rhythmus"). Bei Verschiebungen des Schlaf-Wach-Rhythmus, z.B. durch Flugreisen, paßt sich der endogene Rhythmus durch äußere Zeitgeber wieder an.

14.2 Wärmebildung und Wärmetransport

Die Wärmebildung erfolgt durch Stoffwechselvorgänge und Muskelverkürzungen. Der Wärmetransport wird u.a. durch Wärmeströmung (Blutkreislauf) und Wärmeabgabe durch Verdunstung (Schweißabsonderung) vermittelt. Er ist vom Körperkern über die Körperschale zur Umwelt gerichtet. Bildung und Transport von Wärme sind durch das endokrine System sowie durch das vegetative und motorische Nervensystem beeinflußbar.

Die Wärme entsteht im wesentlichen durch den **Stoffwechsel** der Zellen und durch die Tätigkeit der Skelettmuskeln (Abb. 14-1, 14-2). Im Stoffwechsel wird beim Abbau der Nährstoffe („**Verbrennung**") in jedem Fall Wärme freigesetzt. Besonders wichtig für die

Wärmebildung ist das braune Fettgewebe, das im Gegensatz zum weißen Fett stark mit Blutgefäßen durchsetzt ist und eine hohe Stoffwechselaktivität hat (☞ Kap. 15 „Fortpflanzung"). Augrund der beschriebenen Zusammenhänge wird die Wärmeproduktion über gesteigerte oder verminderte Stoffwechselvorgänge kontrolliert. So kann z.B. die Wirkung stoffwechselaktiver Hormone wie der Schilddrüsenhormone oder das vegetative Nervensystem die Wärmeproduktion verändern (☞ Kap. 12 „Koordination spezialisierter Organfunktionen: Vegetatives Nervensystem" und Kap. 13 „Endokrines System"). Jede Muskelverkürzung ist ebenfalls mit Wärmebildung verbunden. So entsteht Wärme sowohl bei einer Erhöhung der Grundspannung der Muskeln (**Muskeltonus**) als auch bei Bewegungen. Die „**Gänsehaut**" als Folge einer Kontraktion der Haarbalgmuskeln und das sog. „**Kältezittern**" sind spezielle Formen der Muskelverkürzung, die Wärme produzieren. Da das motorische System alle Kontraktionen der Skelettmuskulatur kontrolliert, unterliegt somit auch die Wärmeproduktion in diesem Bereich dem Einfluß des Nervensystems (☞ Kap. 6 „Motorisches System"). Die Arten der Wärmebildung werden nach ihrem Ursprung als „Zitterthermogenese" (Muskelverkürzung) und „zitterfreie Thermogenese" (Stoffwechselsteigerung) voneinander unterschieden.

Der Wärmetransport erfolgt entlang einem Temperaturgefälle, in der Regel vom Körperkern über die Körperschale in die Umwelt (vgl. Abb. 14-1). Mehrere Mechanismen kommen in Betracht:

- **Wärmeströmung** (Wärmetransport durch ein bewegtes Medium, Konvektion).
  Die Wärmeströmung erfolgt z.B. durch die Blutzirkulation im Organismus und durch die bewegte Luft an der Körperoberfläche.
- **Wärmeleitung** (Wärmetransport durch ein ruhendes Medium, Konduktion).
  Die Wärmeleitung betrifft die Wärmeabgabe innerhalb der Gewebe des Organismus.
- **Wärmestrahlung** (Wärmetransport über elektromagnetische Strahlung).
- **Wärmeabgabe** über Verdunstungsvorgänge, besonders beim Wärmetransport von der Körperschale zur Umwelt. Durch die Absonderung und anschließende Verdunstung von **Schweiß** kann eine beachtliche Wärmemenge abgegeben werden. Für die Praxis ist wichtig, daß es bei starkem Schwitzen zu erheblichen Kochsalz- und Wasserverlusten des Körpers kommt.

Die meisten Mechanismen des Wärmetransports sind durch das Nervensystem, besonders durch das vegetative Nervensystem, kontrollierbar. So kann, um die Wärmeabgabe zu vermindern, die Durchblutung der Haut durch eine Gefäßverengung (Hautblässe) eingeschränkt werden.

Alle Vorgänge, die die Körpertemperatur ein-„stellen" (Wärmebildung, Wärmeabgabe), heißen im Sinne der Temperaturregelung „Stellglieder" (vgl. Abb. 14-2).

14.3 Einstellung der Körpertemperatur

Laufend messen Thermorezeptoren an verschiedenen Stellen des Körpers die Temperatur. Das Meßergebnis wird dem Hypothalamus mitgeteilt. Dieser Hirnabschnitt stellt durch Veränderungen von Wärmebildung und Wärmetransport den Körperkern auf eine konstante Temperatur ein. Die dabei beteiligten Strukturen formen einen typischen Regelkreis.

Um die Körperkerntemperatur auf einen weitgehend konstanten Wert einzustellen, ist es zunächst notwendig, die Körpertemperatur laufend zu messen (vgl. Abb. 14-1, 14-2). Zum Temperaturmessen stehen im Organismus Temperaturrezeptoren (**Thermorezeptoren**) zur Verfügung, die sich im Körperkern und in der Körperschale befinden. Sie lassen sich je nach Meßbereich in **Warm**- und **Kaltrezeptoren** gliedern (☞ Kap. 5.2 „System der somatoviszeralen Sensibilität"). Die Thermorezeptoren stehen über Nervenfasern mit dem Rückenmark und dem Gehirn in Verbindung. Auf diesem Wege werden Empfindungen und Wahrnehmungen wie „kalt" oder „warm" ausgelöst. Gleichzeitig gelangen die Informationen zu den Wärmezentren des Hypothalamus.

Füllen Sie zwei Wassergläser, eines mit kaltem und eines mit sehr warmem Wasser. Stecken Sie nun einen Finger in jedes Glas, und Sie erfahren gleichzeitig die beiden verschiedenen Temperaturwahrnehmungen.

Die Einstellung der Körpertemperatur geschieht mit Hilfe der Mechanismen der Wärmeproduktion, der Wärmeabgabe, der Temperaturmessung und unter Kontrolle des Hypothalamus. Dabei sind die verschiedenen

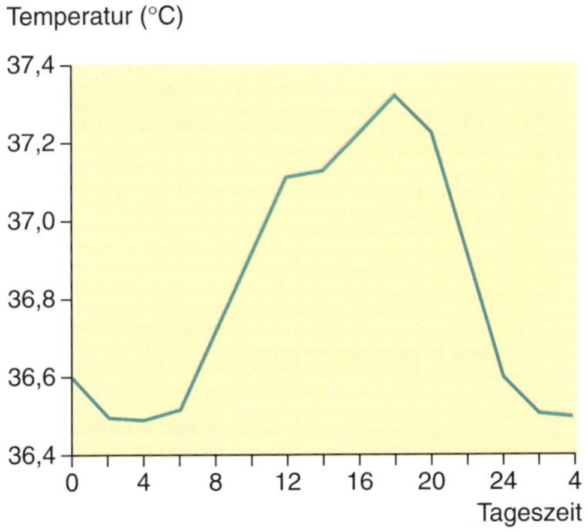

Abb. 14-3 Schwankungen der Körperkerntemperatur im Tagesverlauf.

Körperfunktionen so miteinander verbunden, daß sich ein typischer Regelkreis ergibt (vgl. Abb. 14-1, 14-2). Diese Regelschaltung wird bis in Einzelheiten bei modernen Wohnungsheizungen imitiert. Als Regelzentrale dient der **Hypothalamus**. Er empfängt durch die Thermorezeptoren Informationen über die aktuelle Temperatur in den verschiedenen Teilen des Körpers. Auf Grund dieser Meßergebnisse leitet der Hypothalamus Reaktionen ein. Da Wärmebildung und Wärmeabgabe durch das neuronale und hormonale System beeinflußbar sind, kann der Hypothalamus die Körpertemperatur auf einen konstanten Wert einstellen, indem er Bildung und Transport von Wärme verändert. Bei einer Senkung der Körperkerntemperatur wird die Wärmebildung (z.B. durch Stoffwechselsteigerung und Anhebung des Muskeltonus) erhöht und der Wärmetransport (z.B. durch eine Einschränkung der Hautdurchblutung) vermindert. Bei einem Anstieg der Körperkerntemperatur erfolgen die umgekehrten Maßnahmen.

Die als Regelkreis verschalteten Vorgänge zur Einstellung der Körpertemperatur laufen ohne Beteiligung von Bewußtsein und willkürlichen Handlungen ab. Diese unwillkürliche Temperaturregelung wird häufig durch eine willkürliche Beeinflussung der Körpertemperatur unterstützt. So ändern sich je nach „Wärmeempfinden" bestimmte Verhaltensweisen. Sinkt z.B. die Umgebungstemperatur ab, so wirken Einschränkungen des Wärmetransports durch entsprechende („warme") Kleidung und willkürliche Muskelbewegungen (Armeschlagen) einer Abkühlung entgegen.

Der Körper ist also durch die Mechanismen der unwillkürlichen und willkürlichen Temperaturregelung weitgehend von seiner Umgebungstemperatur unabhängig.

Versagt die Wärmeabgabe, kann es besonders bei hohen Umgebungstemperaturen zur Wärmestauung im Körper kommen (**Hitzschlag**). Wird zur Steigerung der Wärmeabgabe das gesamte Gefäßgebiet der Haut erweitert und sind gleichzeitig andere Gefäßsysteme des Körpers weit gestellt (z.B. die Gefäße der Baucheingeweide nach einer reichhaltigen Mahlzeit), so sinkt der arterielle Blutdruck ab (☞ Kap.9 „Kreislauf"). Dadurch kommt es zu einer kritischen Verminderung der Hirndurchblutung mit nachfolgender Ohnmacht (**Hitzekollaps**). Im Unterschied dazu wirkt beim Sonnenstich die Sonnenstrahlung direkt auf den Kopf ein, was u.a. zu einer Reizung der Hirnhäute führt. Kopfschmerzen, Übelkeit und Erbrechen können die Folge sein.

14.4 Fieber, Hyperthermie und Hypothermie

Beim Fieber ist durch die Einwirkung von „Giften", z.B. aus Bakterien, der Wert erhöht, auf den die Körperkerntemperatur eingestellt wird. Hyperthermie und Hypothermie entstehen durch eine Überforderung der Temperaturregelung des Körpers bei starker Wärmezufuhr bzw. bei großem Wärmeentzug.

Der Hypothalamus kontrolliert die Einstellung der Körpertemperatur (vgl. Abb. 14-1, 14-2). „Gifte" (sog. **Pyrogene**), z.B. aus Bakterien freigesetzt, wirken auf das temperaturregulierende Zentrum ein. Der Wert, auf den der Hypothalamus die Körpertemperatur einstellen soll (Sollwert), bleibt nicht bei 37 °C, sondern wird auf z.B. 40 °C angehoben (Sollwertverstellung).

Dieser Vorgang ist mit dem Einstellen eines Thermostaten auf eine höhere Temperatur vergleichbar. Unter diesen Bedingungen wirkt die normale Temperatur wie Kälte. Dementsprechend hebt der Körper seine Temperatur auf den neuen Sollwert an. Es entsteht **Fieber**, das häufig mit einer Steigerung der Abwehr einhergeht. Zur Temperatursteigerung wird z.B. die Wärmeabgabe durch Verengung der Hautgefäße herabgesetzt und die Wärmeproduktion durch Kältezittern (**Schüttelfrost**) gesteigert. Gleichzeitig entsteht das Gefühl von Kälte und Frieren.

Bei der Pflege von Patienten in dieser Fieberphase kann der Anstieg der Körpertemperatur z.B. durch Zudecken und heiße Getränke unterstützt werden. Fiebersenkende Maßnahmen, z.B. Wadenwickel, empfehlen sich erst bei kritischen Anstiegen der Körpertemperatur und bei heißen Extremitäten.

Schließlich ist die Körpertemperatur auf den Fieberwert eingeregelt. Beenden z.B. körpereigene Abwehr (☞ Kap. 11 „Blut und Abwehrsystem") oder Medikamente die Freisetzung von Pyrogenen, kehrt der Sollwert auf seine normale Höhe zurück. Der Körper ist von der Fieberperiode ausgehend dem neuen (normalen) Sollwert gegenüber zu warm. Zur **Temperatursenkung** erweitern sich die Hautgefäße, und die Schweißproduktion steigt (Schweißausbruch; sog. „**Gesundschwitzen**"). Gleichzeitig entsteht ein Gefühl von Hitze.

Eine von außen aufgezwungene (passive) Überwärmung des Körpers (**Hyperthermie**) setzt erst bei sehr hohen Außentemperaturen ein (Hitzschlag, Hitzekollaps). In diesem Fall ist im Gegensatz zum Fieber der Sollwert der Kerntemperatur unverändert. Die Temperaturregelung des Körpers jedoch ist der Wärmezufuhr aus der Umwelt nicht gewachsen. Bei einer Körpertemperatur von etwa 43 °C erfolgt der Hitzetod (Zerstörung der Körpereiweiße).

Eine von außen aufgezwungene (passive) Unterkühlung des Körpers (**Hypothermie**) setzt bei starkem Wärmeentzug ein. Wie bei der Hyperthermie ist der Sollwert unverändert, jedoch die Temperaturregelung überfordert. Bei einer Senkung der Körpertemperatur auf etwa 25 °C erlöschen die Reflexe im motorischen System. Außerdem werden Atmung und Herzfunktion kritisch beeinträchtigt (Atemstillstand, Kammerflimmern). Eine abgestufte und kontrollierte künstliche Hypothermie wird bei langdauernden chirurgischen Eingriffen angewandt. Unter diesen Bedingungen sind alle Körperfunktionen verlangsamt und der Sauerstoffbedarf von Herz und Gehirn vermindert.

14.5 Akklimatisation

Der Körper kann sich über längere Zeiträume an Hitze und Kälte anpassen. Diese Akklimatisation beruht auf einer Umstellung der Wärmeabgabe bzw. der Kälteempfindung.

Die Umstellungen bei der sog. thermischen Akklimatisation des menschlichen Körpers vollziehen sich in einem Zeitraum von Wochen und Monaten.

Bei der Hitzeakklimatisation wird über eine gleichmäßige Absonderung die produzierte Schweißmenge gesteigert. Schweißausbrüche bleiben aus. Gleichzeitig sinkt die Salzkonzentration des Schweißes erheblich. Dadurch wird die Verdunstungsfähigkeit erhöht und der Kochsalzverlust vermindert.

Die Kälteakklimatisation ist weniger ausgeprägt. Bei längerem Aufenthalt in kalter Umgebung läßt die Kälteempfindung nach. Es tritt eine „Gewöhnung an die Kälte" ein.

Lernkontrolle

1. Wie und wo bildet der menschliche Körper Wärme?
2. Auf welche Art und Weise kann der Organismus Wärme abgeben?
3. Ein Patient bekommt auf Grund einer Infektion Fieber. Erläutern Sie an diesem Beispiel die Funktion der Körpertemperaturregulation (Regelkreis).

15 Fortpflanzung

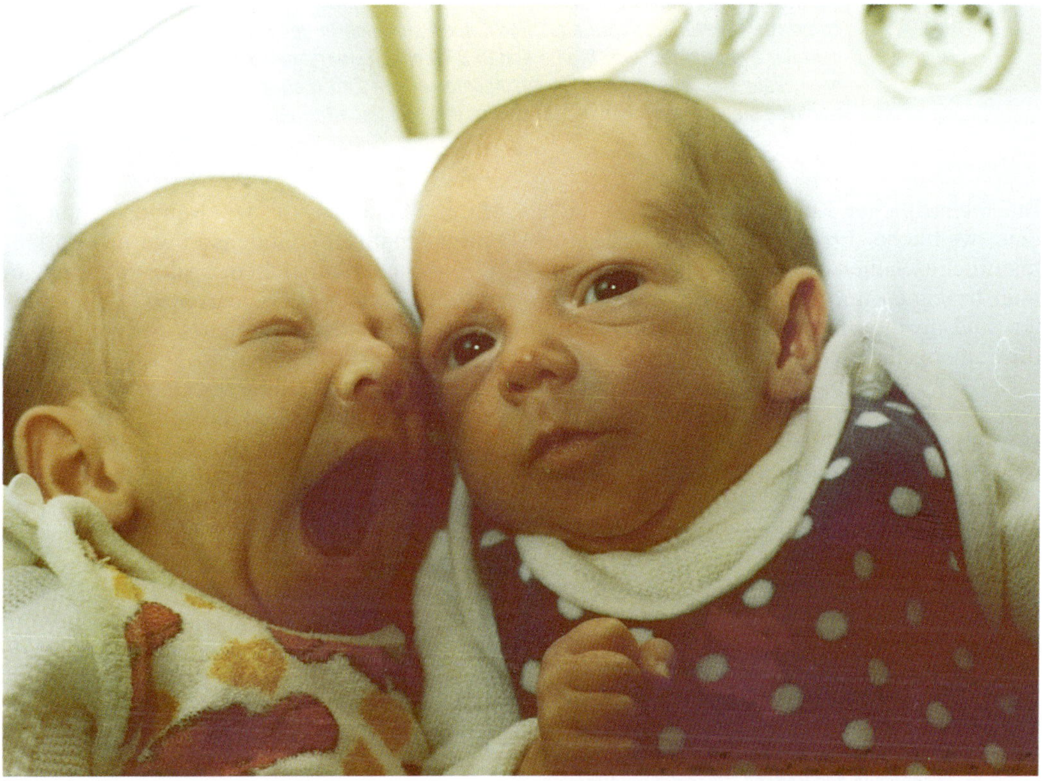

An der Fortpflanzung sind männlicher und weiblicher Organismus mit einem jeweils spezifischen Organsystem beteiligt. In männlichen und weiblichen Keimdrüsen entstehen mittels einer hormonellen Regelung Keimzellen. Ein kindlicher Keim entsteht, wenn sich eine weibliche Keimzelle (Eizelle) mit einer männlichen Keimzelle (Spermium) vereinigt. Der Keim nistet sich in der Schleimhaut der Gebärmutter ein. In den ersten 8 Wochen (Embryonalperiode) entwickeln sich alle Organe. In der nachfolgenden Zeit (Fetalperiode) wachsen sie und erreichen bis zur Geburt ihre funktionelle Reife.

Ein menschlicher Keim entsteht, wenn sich eine weibliche Eizelle (Oozyte) und eine männliche Samenzelle (Samenfaden, Spermie) begegnen und vereinigen. Bildungsstätten sind für die Eizelle der Eierstock und für die Samenzellen der Hoden.

Daß sich Eizellen und Samenzellen begegnen, ermöglichen samenabführende Wege (Samenleiter) und samen-übertragendes Organ beim Mann (Harnröhre, Glied) sowie die eileitenden Wege (Eileiter) und samenaufnehmende Organe bei der Frau (Scheide).

Die Gebärmutter (Uterus) nimmt schließlich das befruchtete Ei auf und gewährleistet die Entwicklung des Keims.

15.1 Männliche Geschlechtsorgane

Die männlichen Keimzellen entstehen in den Samenkanälchen des Hodens. Über die ableitenden Geschlechtswege von Nebenhoden und Samenleiter gelangen die Keimzellen in den Teil der Harnröhre, der von der Vorsteherdrüse umgeben ist. Das Sekret der Anhangsdrüsen Samenblase und Vorsteherdrüse wird dem Samen beigemischt. Der weitere Weg des Samens verläuft durch das männliche Glied.

15.1.1 Entwicklung der Geschlechtsorgane

Die Geschlechtsdrüsen (Keimdrüsen, Gonaden) und Geschlechtswege von Mann und Frau entwickeln sich aus einer nicht geschlechtsspezifischen Anlage (Abb. 15-1). Die Keimdrüsenanlage mit den Urkeimzellen entsteht embryonal (4. bis 6. Schwangerschaftswoche) in der hinteren Bauchwand. Erst ab der 7. Schwangerschaftswoche bilden sich die für das männliche und weibliche Geschlecht typischen Merkmale aus. Beim Mann entstehen in der Keimdrüsenanlage (Gonadenanlage) Hodenstränge als Vorläufer der Samenkanälchen, und es differenzieren sich **Leydig-Zwischenzellen**, die bereits vor der Geburt männliches Sexualhormon (**Testosteron**) produzieren. Dieses Hormon ist für die Entwicklung der Geschlechtsorgane wichtig. Die Hodenanlage verbindet sich mit dem Gangsystem der Urniere. Die Urniere, ein Vorläuferorgan der Niere, ist bei der Entwicklung des Menschen nur für die Bildung der samenableitenden Wege von Bedeutung. So entstehen mit den Nebenhodengängen und dem Samenleiter (Ductus deferens) die samenleitenden Geschlechtswege.

Etwa im 7. Schwangerschaftsmonat verlagert sich der Hoden des Feten von der hinteren Bauchwand über die Leistengegend mit Durchtritt durch den Leistenkanal der Bauchwand in den Hodensack (Descensus testis). Für diese Lageänderung ist das untere Keimdrüsenband notwendig. Es reicht vom unteren Pol des Hodens bis zum Hodensack und gibt die Richtung des Descensus vor. Etwa im 7. Monat hat der Hoden beim Feten seine endgültige Position erreicht.

Störungen der Hormonproduktion und/oder der Verkürzung des Keimdrüsenbandes können zu einer Fehllagerung des Hodens (Kryptorchismus) führen. Dabei erreicht der Hoden nicht den Hodensack, sondern bleibt in der Bauchhöhle liegen. Wegen der hohen Umgebungstemperatur kann dieser Hoden keine reifen Samenzellen produzieren.

Wenn sich eine während des Descensus ausgebildete kanalartige Verbindung zwischen Bauchhöhle und Hoden nicht zurückbildet, können in diesen Kanal Darmschlingen hineingepreßt werden. So entstehen angeborene Leistenbrüche.

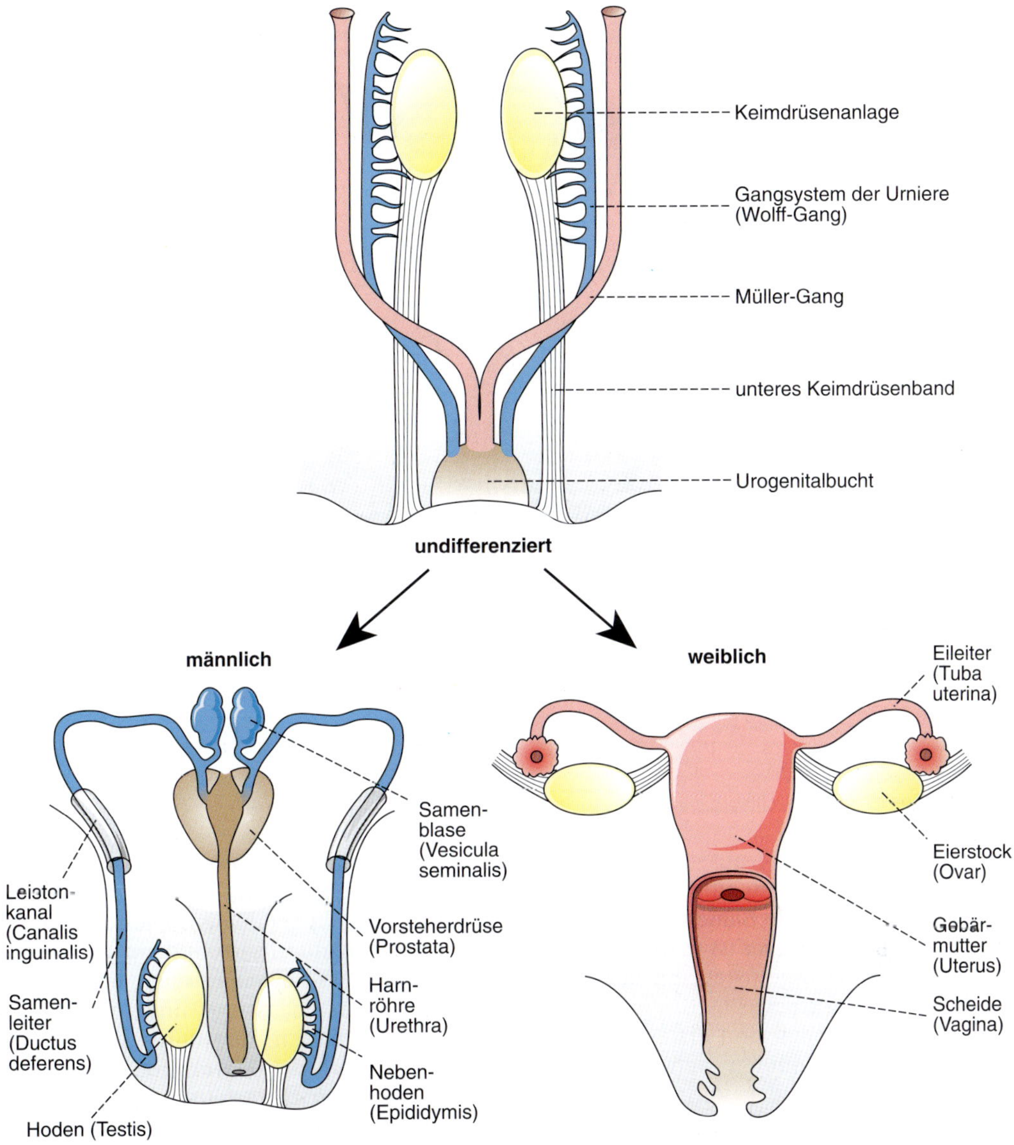

Abb. 15-1 Differenzierung männlicher und weiblicher Geschlechtsorgane vor der Geburt aus einer undifferenzierten (geschlechtsneutralen) Anlage.

15.1.2 Geschlechtsdrüsen (Keimdrüsen)

Der Samen wird im paarig angelegten **Hoden** (Testis) gebildet, einem ovalen, seitlich abgeplatteten Organ, das von einer kräftigen bindegewebigen Kapsel umschlossen ist (Abb. 15-2). Das in Läppchen gegliederte Innere ist von den stark geschlängelten Samenkanälchen ausgefüllt, in denen unter Mitwirkung der Sertoli-Zellen die **Samenzellen** (Samenfäden, Spermien) entstehen (Abb. 15-3). In den Räumen zwischen den Kanälchen befindet sich lockeres Bindegewebe mit Zellnestern (Leydig-Zwischenzellen), die das männliche Geschlechtshormon (Testosteron) erzeugen. Die Samenzellen besitzen einen elliptischen Kopf mit dem Zellkern, ein Mittelstück, das Mitochondrien für die Energieversorgung des Schwanzes enthält, und einen langen Schwanz, durch dessen schlängelnde Bewegung sie sich fortbewegen (Abb. 15-3).

Die **Samenkanälchen** münden mit ihren Ausführungsgängen in den Kopf des **Nebenhodens** (Epididymis), der direkt neben dem

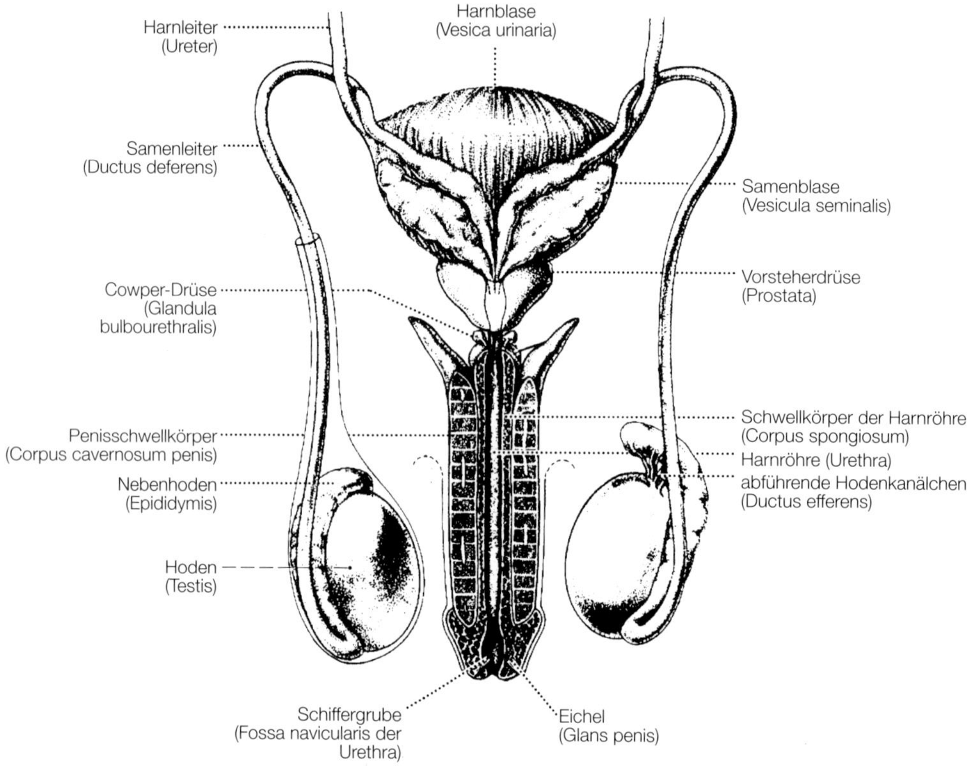

Abb. 15-2 Männliche Geschlechtsorgane in der Ansicht von hinten.

Hoden liegt. Er besteht aus einem vielfach gewundenen Gangsystem und dient als Samenspeicher, der in den **Samenleiter** (Ductus deferens) übergeht. Dieser ist mit einer kräftigen Muskelwand ausgerüstet, mit der er die Samenflüssigkeit fortbewegt.

Hoden, Nebenhoden und erster Abschnitt des Samenleiters befinden sich im **Hodensack** (Scrotum). Aus der Verlagerung während der Entwicklung wird verständlich, daß der Samenleiter des Mannes vom Hoden her kommend im Samenstrang aufwärts zieht und erst durch den Leistenkanal wieder in die Leibeshöhle gelangt (Abb. 15-2, 15-3).

15.1.3 Geschlechtswege und akzessorische Geschlechtsdrüsen

Der vom Nebenhoden kommende Samenleiter (Ductus deferens) verläuft mit Blutgefäßen und Nerven innerhalb des sog. Samenstranges beiderseits durch den Leistenkanal in den Bauchraum bzw. in die Beckenhöhle (Abb. 15-2). Er zieht zur hinteren Wand der Harnblase, wo er zu einer Ampulle erweitert ist. Dort vereinigt sich der Samenleiter mit dem Ausführungsgang zweier ebenfalls hinter der Harnblase gelegener Drüsen, den **Samenblasen** (Vesicula seminalis). Die samenableitenden Wege durchsetzen dann als **Spritzgänge** (Ductus ejaculatorius) schräg die **Prostata** (Vorsteherdrüse) und münden auf dem Samenhügel in den durch die Prostata ziehenden Teil der **Harnröhre**. Über diese Verbindung von Harnröhre und Samenleiter können z.B. bei Patienten mit Blasenkathetern Erreger in die Samenwege wandern und zu einer schmerzhaften Entzündung des Hodens führen. Die Prostatadrüse gleicht in Form und Größe einer Kastanie (Abb. 15-2). Sie umschließt die aus der Blase austretende Harnröhre. Dabei weist ihre Spitze abwärts. Sie sondert das alkalische **Prostatasekret** ab und ist mit glatten Muskelfasern durchsetzt, die das Sekret während des Samenergusses in die Harnröhre herausdrücken und dem Samen beimischen, der durch die Harnröhre im männlichen Glied (Penis) weitergeleitet wird.

Die schleimbildenden **Bulbourethraldrüsen** (Cowper-Drüsen) liegen hinter dem Harnröhrenschwellkörper im Bindegewebe des

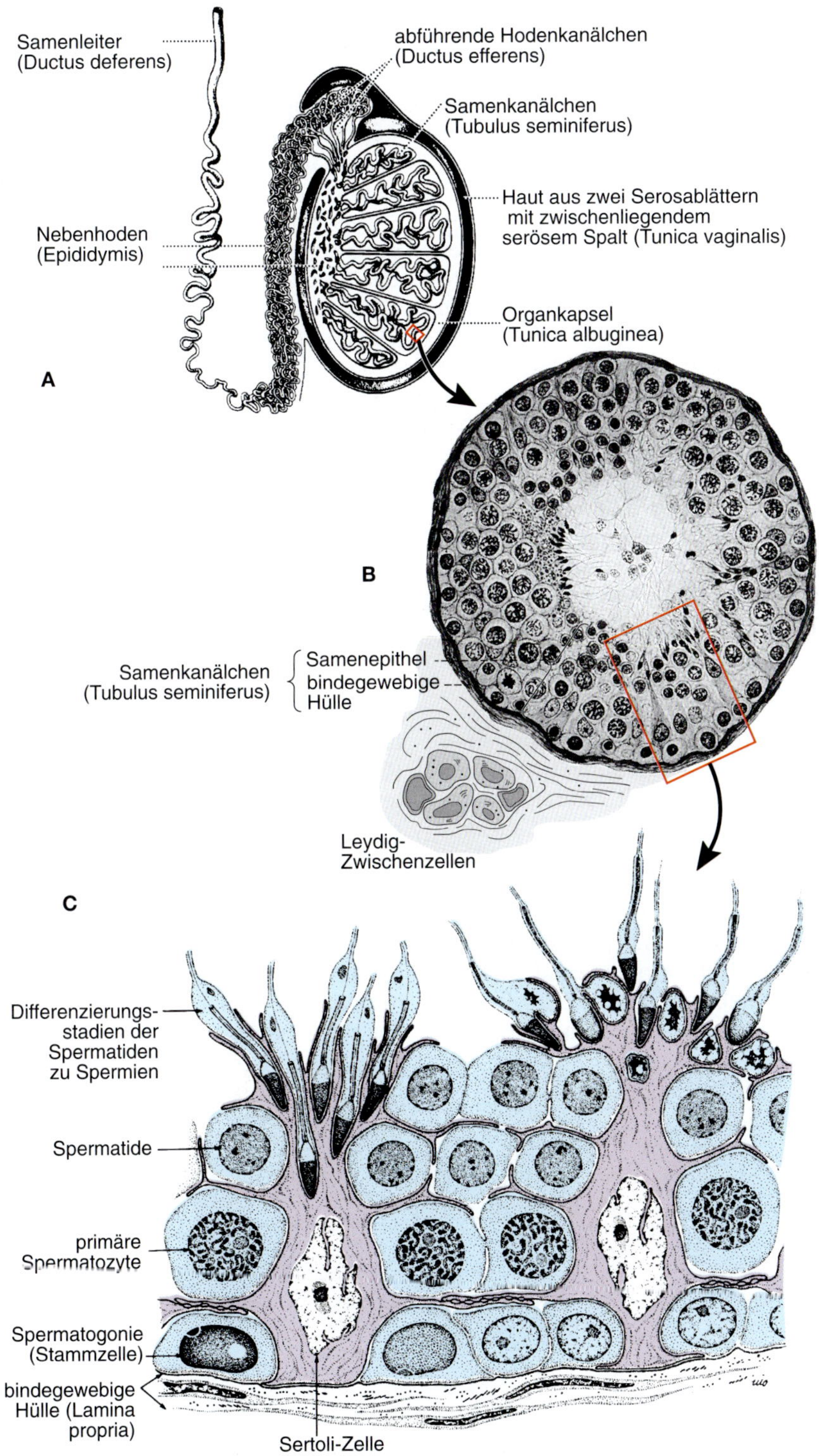

Abb. 15-3 Organstruktur des Hodens.
A: Hoden mit Läppchengliederung und gewunden verlaufenden Samenkanälchen sowie ableitenden Samenwegen.
B: Querschnitt durch ein Samenkanälchen.
C: Ausschnitt aus dem Epithel eines Samenkanälchens mit verschiedenen Stadien der Spermatogenese und der typischen Beziehung zu Sertoli-Zellen.

Beckenbodens. Ihre Ausführungsgänge münden in die Harnröhre (vgl. Abb. 15-2). Das Sekret befeuchtet die Eichel des Gliedes.

Im Alter kommt es häufig zu einer gutartigen Gewebsvermehrung und Vergrößerung vor allem des zentralen Drüsenanteils der Prostata (Prostatahypertrophie, Prostataadenom). Die Folge ist ein allmählicher Verschluß des Blasenausgangs mit Beschwerden beim Wasserlassen und Rückstau des Urins in die Harnblase. Bei über fünfzigjährigen Männern treten nicht selten Krebserkrankungen im Bereich der Prostata auf. Daher gehört die Untersuchung dieses Organs zum Vorsorgeprogramm. Durch ihre Nachbarschaft zum Mastdarm ist die Drüse bei rektaler Untersuchung gut tastbar (Abb. 15-4). Für die Frühdiagnose eines Prostatakarzinoms ist es günstig, daß diese Erkrankung in der Regel im Außenbereich der Drüse beginnt. In diesem Fall sind Beschwerden beim Wasserlassen zunächst nicht vorhanden.

15.1.4 Äußere Geschlechtsorgane

Der **Hodensack** (Scrotum) besteht aus einer dünnen, gerunzelten Haut ohne Unterhautfettgewebe. Die Haut enthält zahlreiche glatte Muskelzellen, die sich bei Kälte zusammenziehen und bei Wärme erschlaffen. Dadurch wirken sie temperaturregelnd. Glatte Muskulatur der Haut sowie Schlingen von quergestreifter Muskulatur (M. cremaster) um Hoden und Nebenhoden ermöglichen, daß der Hoden näher an den Körper herangezogen werden kann. Die **Temperatur** im Hodensack ist um etwa 2 bis 4 °C niedriger als in der Bauchhöhle. Diese niedrige Temperatur ist für die Reifung der Spermien notwendig. Eng anliegende Kleidungsstücke können dazu führen, daß die Hodentemperatur ansteigt und damit die Spermienbildung gestört wird.

Das männliche **Glied** (Penis) ist durch die eingelagerte Harnröhre sowohl der Weg für die Ableitung des Harns als auch Organ der Begattung (vgl. Abb. 15-2). Dazu ist das Glied mit **Schwellkörpern** ausgestattet, die ein System dehnbarer Hohlräume zur Blutaufnahme enthalten. Diese füllen sich, indem sich die Arterien der Schwellkörper erweitern, während gleichzeitig der venöse Abfluß weitgehend gedrosselt wird. Dadurch vergrößert sich das Glied, wird steif und richtet sich auf (**Erektion**). In seinem Schaft befinden sich drei Schwellkörper, von denen die **zwei** paarigen **Penisschwellkörper** (Corpus cavernosum penis) auf der Innenseite der Schambeine beiderseits der Symphyse entspringen und befestigt sind. Sie werden durch eine derbe Bindegewebshülle zusammengefaßt. Der mittlere **Harnröhrenschwellkörper** (Corpus spongiosum) besitzt an seinem hinteren Ende eine Anschwellung, die Harnröhrenzwiebel (Bulbus penis), und vorne eine zweite Verdickung, die **Eichel** (Glans penis; vgl. Abb. 15-2). Durch die Harnröhrenzwiebel treten die beiden Ausführungsgänge der Cowper-Drüsen (Glandula bulbourethralis) in die Harnröhre ein. Das Glied ist mit einer dünnen, verschiebbaren Haut überzogen, die vorne eine Falte bildet. Diese **Vorhaut**

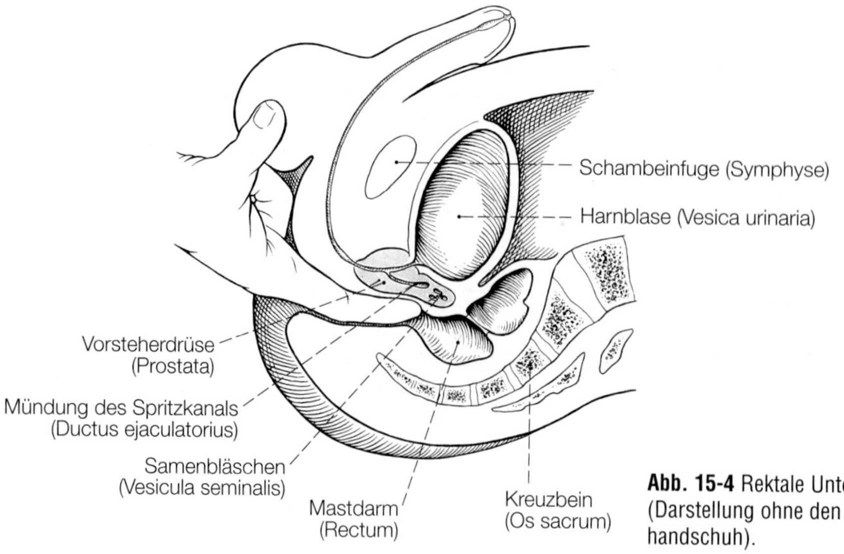

Abb. 15-4 Rektale Untersuchung der Prostata (Darstellung ohne den sonst üblichen Schutzhandschuh).

(Praeputium) bedeckt die Eichel und kann zurückgezogen werden. Nach unten ist sie mit Hilfe des Vorhautbändchens (Frenulum praeputii) befestigt. Ist die Vorhautöffnung so eng, daß die Vorhaut sich nicht zurückstreifen läßt, spricht man von Vorhautenge (Phimose), die operativ entfernt werden muß.

Die Erektion ist grundsätzlich ein reflektorischer Vorgang, der unter Beteiligung des vegetativen Nervensystems (Kreuz- und Lendenmark; ☞ Kap. 12 „Vegetatives Nervensystem") abläuft. Sie steht jedoch auch unter Kontrolle des Gehirns (bewußte Gefühle und Stimmungen). Ähnliches gilt für den **Samenerguß** (Ejakulation). Dabei kontrahiert sich die glatte Muskulatur von Nebenhoden, Samenleiter, Samenblase und Prostata. Die Samenflüssigkeit wird in die Harnröhre gedrückt und gleichzeitig mit dem Sekret von Samenblase und Prostata durchmischt. Ruckartige Kontraktionen der Beckenbodenmuskulatur stoßen das Ejakulat aus. Die Samenflüssigkeit eines **Ejakulats** (2 bis 5 ml) enthält etwa 40 Millionen Spermien pro ml.

15.2 Weibliche Geschlechtsorgane

Die weiblichen Keimzellen entstehen im Eierstock. Im monatlichen Zyklus reift eine Eizelle heran. Sie wird vom Eierstock abgestoßen und von der trichterförmigen Öffnung des Eileiters aufgenommen. Der Eileiter mündet in die Gebärmutter und bildet mit ihr die Geschlechtswege, in denen die Befruchtung und Entwicklung des Keims stattfindet.

15.2.1 Entwicklung der Geschlechtsorgane

Aus der bei beiden Geschlechtern gemeinsamen Keimdrüsenanlage entwickeln sich beim weiblichen Embryo ab der 7. Schwangerschaftswoche die spezifischen Strukturen des Eierstocks (Ovar; vgl. Abb. 15-1). Dabei entstehen sog. Rindenstränge. Im Gegensatz zum Hoden kommt es bereits vor der Geburt zu einer Vermehrung der Keimzellen. Weibliche Geschlechtshormone werden in dieser Phase noch nicht gebildet.

Die ableitenden Geschlechtswege entstehen nicht aus Anteilen der Urniere, sondern aus dem sog. Müller-Gang. Aus ihm bilden sich die beiden Eileiter (Tuba uterina) sowie durch Verschmelzung des unteren Abschnitts Gebärmutter und Scheide (Uterovaginalkanal). Ebenso wie der Hoden wird auch der Eierstock nach unten verlagert und liegt dann seitlich im kleinen Becken.

15.2.2 Geschlechtsdrüsen (Keimdrüsen)

Die weiblichen Keimzellen, die Eizellen, bilden sich in den paarig angelegten, kleinen, elliptoid geformten **Eierstöcken** (Ovar; Abb. 15-5), die der seitlichen Wand des kleinen Beckens anliegen. Die Oberfläche des Ovars ist beim Kind glatt, bei der Frau höckerig. In seinem Rindenbereich entstehen innerhalb der Follikelbläschen die **Eizellen**. Sie entwickeln sich hier von ihrem unreifen Stadium im **Primärfollikel** bis zum reifen Stadium im vollständig ausgebildeten Tertiärfollikel (**Graaf-Follikel**; Abb. 15-6). Der Primärfollikel besteht aus der Eizelle und aus dem einschichtigen Follikelepithel, das die Eizelle umgibt. Daraus entsteht beim allmählichen Heranreifen und unter Bildung eines flüssigkeitsgefüllten Raumes schließlich ein Bläschen mit einem Durchmesser von 1–2 cm, der vor dem Platzen stehende Graaf-Follikel. Im Hohlraum dieses Bläschens liegt, der Wand eng angelagert, die Eizelle (Abb. 15-6). Sie ist bis 200 μm groß, nimmt aber vom Follikel nur einen ganz kleinen Raum ein.

Im **monatlichen Zyklus**, beginnend mit dem Einsetzen der Regelblutung, reift bei der geschlechtsreifen Frau ein solcher Graaf-Follikel im Eierstock heran. Wird der Follikel größer, reicht er dicht unter die Oberfläche des Eierstocks. Dadurch entsteht eine Vorwölbung der Organoberfläche, die etwa am 14. Tag des 28tägigen Zyklus zerreißt. Follikelflüssigkeit und Eizelle treten aus. Dieser Vorgang heißt **Eisprung** (Ovulation; Abb. 15-6). Beim Platzen des Follikels in der Mitte des Zyklus kann das Bauchfell gereizt werden und der sog. Mittelschmerz entstehen.

Die Eierstöcke bilden auch die weiblichen Geschlechtshormone **Östrogen** und **Progesteron**.

15.2.3 Geschlechtswege

Der sich an den Eierstock anschließende **Eileiter** (Tuba uterina, Tube) ist ein Muskelschlauch von 14–20 cm Länge (Abb. 15-5). Er besitzt seitlich eine freie, in die Bauchhöhle mündende Öffnung. Hier ist die Tube trichterförmig erweitert und läuft in fransenartige Fortsätze aus (**Fimbrien**). Von diesen

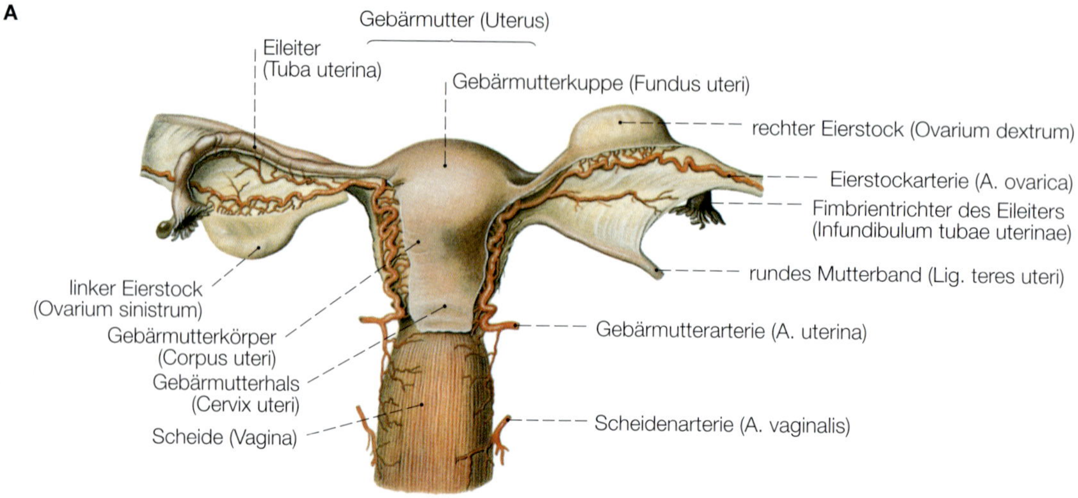

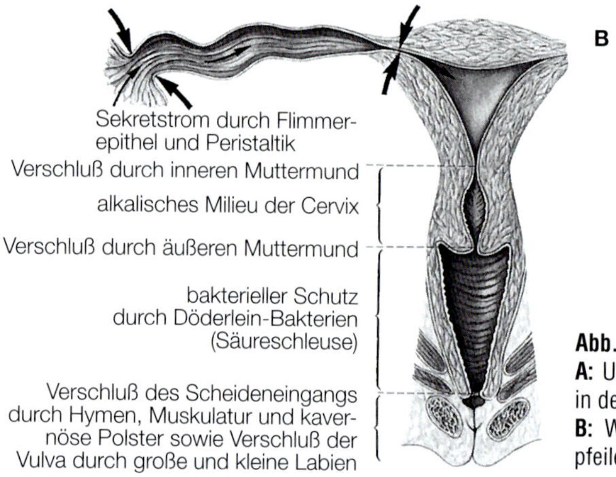

Abb. 15-5 Weibliche Geschlechtsorgane.
A: Uterus, Tube und Ovar mit versorgenden Blutgefäßen in der Ansicht von hinten.
B: Weibliche Geschlechtswege im Schnitt. Die Doppelpfeile deuten den funktionellen Verschluß des Eileiters an.

Fortsätzen liegt mindestens einer unmittelbar auf dem Eierstock. Vom Trichter zieht der sich verengende Schlauch zur Körpermitte, durchbohrt die seitliche Wand der Gebärmutter und mündet in deren Innenraum. Eine trichternahe Erweiterung, die Ampulle, zeigt eine Schleimhaut mit hohen Falten. Der Fimbrientrichter legt sich jeweils an der Stelle an den Eierstock an, an der sich ein sprungreifer Follikel bildet (Eiabnahmemechanismus). Das aus dem platzenden Follikel freiwerdende Ei wird vom Fimbrientrichter aufgenommen und in die angrenzende Ampulle gesaugt. Die innere Epithelauskleidung des Eileiters besteht aus Flimmer- und Drüsenepithel. Der gebärmutterwärts gerichtete Schlag des Flimmerepithels und der dadurch erzeugte Sekretstrom transportieren dann das Ei langsam zur **Gebärmutter**. Die Befruchtung (Zusammentreffen der Eizelle mit den aufwärts wandernden Spermien) erfolgt in der Mehrzahl der Fälle im Eileiter.

Die Gebärmutter (Uterus) ist ein birnenförmiges, 7 bis 9 cm langes Organ (Abb. 15-5) und liegt im kleinen Becken zwischen Harnblase und Mastdarm. Sie besteht aus dem Körper (Corpus) mit dem Gebärmuttergrund (Fundus uteri) und dem Hals (Cervix uteri), dessen unteres Ende sich als **Muttermund** in die Scheide vorstülpt und öffnet (Portio vaginalis). In der Gebärmutter befindet sich ein dreieckiger mit Schleimhaut ausgekleideter Spaltraum, der im Fundusteil am weitesten ist (Abb. 15-5). Oben münden von beiden Seiten die Eileiter in den Innenraum der Gebärmutter ein. Unten geht das Gebärmutterlumen in einen Kanal (**Cervixkanal**) über, der den Halsteil der Gebärmutter bis zum äußeren Muttermund durchsetzt. Die Wand der Gebärmutter besteht von außen nach innen aus:

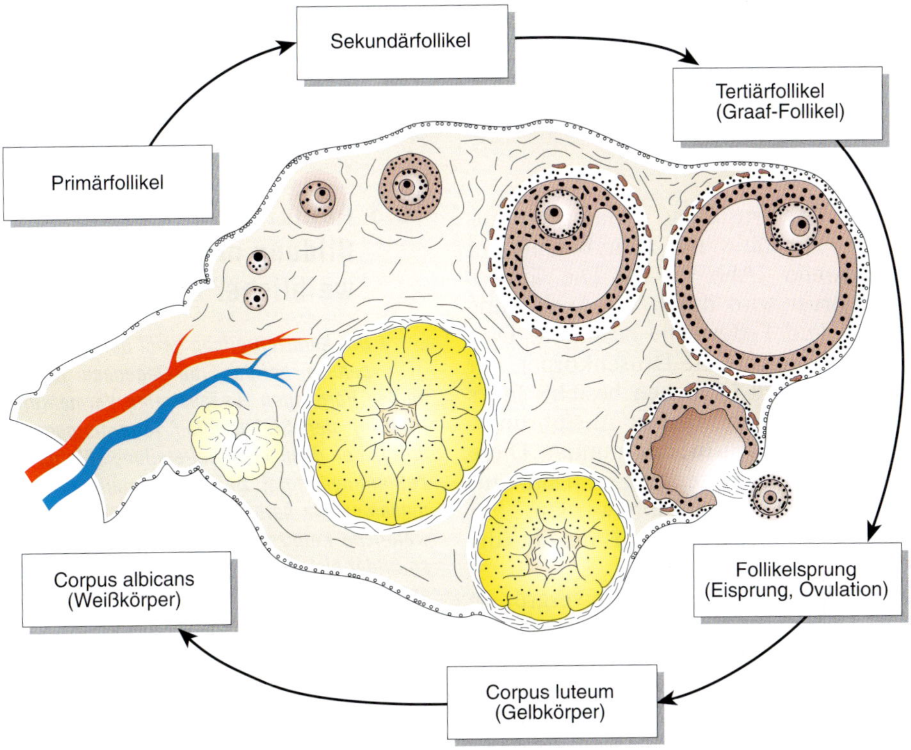

Abb. 15-6 Ovar im Schnitt mit schematisierter Darstellung der Reifungsstadien der Follikel bis zum Follikelsprung und der Entwicklung des Gelbkörpers und Weißkörpers.

- dem Bauchfellüberzug (Perimetrium),
- einer dicken Muskelwand, die aus Geflechten glatter Muskelfasern besteht (Myometrium), und
- der inneren Schleimhautauskleidung der Gebärmutterhöhle (Endometrium).

Die Gebärmutter erfüllt für das befruchtete Ei die Bedingungen für seine Einbettung und Ernährung. In ihr kann sich der Keim entwickeln und heranwachsen.

15.2.4 Äußere Geschlechtsorgane

Die **Scheide** (Vagina) ist ein bindegewebig-muskulärer Schlauch, der schräg von unten nach oben hinter der Harnröhre aufwärts zieht (Abb. ☞ 2-29, 15-5). An seinem inneren oberen Ende, dem Scheidengewölbe, umschließt er den Muttermund des Gebärmutterhalses. Das in der Scheide gebildete **Sekret** ist **sauer**, da Glykogen aus abgeschilferten Epithelzellen bakteriell zu Milchsäure abgebaut wird (ein wirksamer Schutz gegen Infektionen). Zusätzlich verhindert ein im Gebärmutterhals sitzender **Schleimpfropf** das Eindringen körperfremder Substanzen.

Am Eingang der Scheide liegt, auf beiden Seiten von den **kleinen Schamlippen** (Labia minora) umschlossen, der Vorhof der Scheide (Vestibulum vaginae). Die Grenze zur Scheide bildet bei Jungfrauen das dünne ringförmige **Jungfernhäutchen** (Hymen). Beide Schamlippen laufen bauchwärts in zwei kleine Falten aus, die sich in der Mitte an der Stelle des **Kitzlers** (Clitoris) treffen. Die Clitoris enthält echte **Schwellkörper,** die den Penisschwellkörpern entsprechen. Auch die kleinen Schamlippen enthalten Schwellkörper. Auf den kleinen Schamlippen münden die Ausführungsgänge der **Bartolin-Drüsen**, die den Scheideneingang anfeuchten. Sie entsprechen den Bulbourethraldrüsen des Mannes. Die **großen Schamlippen** sind zwei mit Fettgewebe gefüllte Hautfalten. Die äußeren Geschlechtsorgane heißen **Vulva**.

Gebärmutter (Uterus) und Adnexe (Eierstock und Eileiter) sind am besten mit Hilfe beider Hände zu tasten (Abb. 15-7). Dabei drückt der in die Scheide oder in den Mastdarm eingeführte Finger der einen Hand den Uterus nach oben vorne zur Bauchwand, die andere Hand tastet durch die Bauchdecke dagegen. So läßt sich der Uterus auf Größe, Form, Lage, Beweglichkeit und Gewebsveränderungen, z.B. Muskeltumoren (Myome), untersuchen.

15.2.5 Brustdrüse

Die weibliche Brustdrüse (Mamma) entwickelt sich verstärkt mit dem Beginn der Geschlechtsreife (Abb. 15-8). Die äußere Form der Brust wird durch die Ausbildung von Binde- und Fettgewebe bestimmt. Darunter liegt der eigentliche Drüsenkörper, der aus etwa **15 bis 20 Läppchen** besteht. Jedes Läppchen hat seinen eigenen Ausführungsgang, der auf der **Brustwarze** mündet. Diese kann durch eingelagerte glatte Muskulatur aufgerichtet und vorgestülpt werden. Ein stark pigmentierter **Warzenhof** umgibt die Brustwarze von allen Seiten.

Während der Schwangerschaft vergrößert sich die Brust durch Wachstum ihres Drüsenkörpers. Nach der Geburt „schießt" unter hormonalem Einfluß die **Milch** in die Drüse ein. Die Sekretion beginnt zunächst mit Bildung einer stark eiweißhaltigen Flüssigkeit, der **Vormilch** (Kolostrum). Die danach gebildete Milch enthält größere Anteile an Fett, dazu Eiweiß und Kohlenhydrate.

15.3 Ablauf und Regelung der Bildung männlicher und weiblicher Keimzellen

Die Keimzellreifung heißt beim Mann Spermatogenese, bei der Frau Oogenese. Gemeinsam ist beiden Vorgängen zunächst eine Vermehrungsperiode (Mitose) der Stammzellen (Spermatogonien, Oogonien), der dann eine Reifeteilung (Meiose) mit zwei Zellteilungen folgt. Bei der Reifeteilung wird der Chromosomensatz halbiert. Verschmelzen männliche und weibliche Keimzelle bei der Befruchtung miteinander, so bildet sich wieder ein vollständiger Chromosomensatz. Spermatogenese und Oogenese sowie die Produktion von Geschlechtshormonen in den Keimdrüsen werden durch Hormone der Hypophyse (Gonadotropine) geregelt.

A

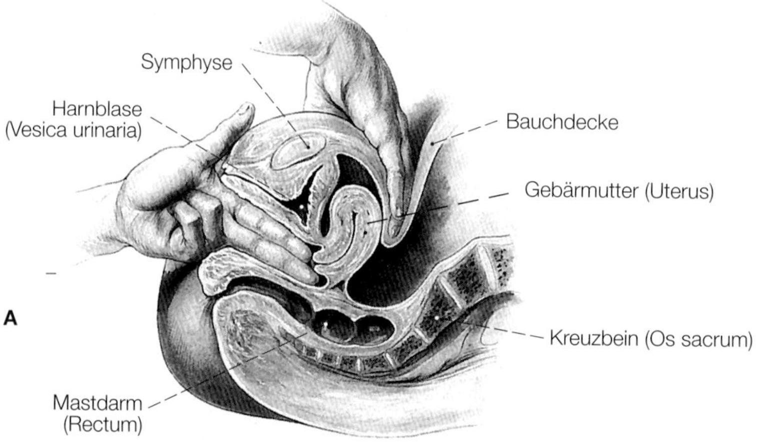

B

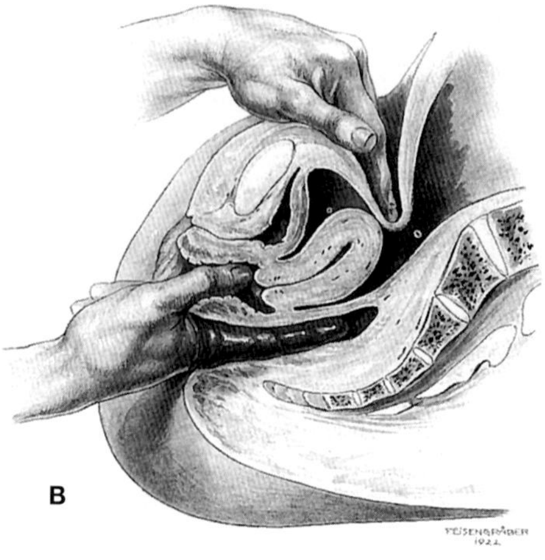

Abb. 15-7 Manuelle Untersuchung der Gebärmutter (Darstellung ohne den sonst üblichen Schutzhandschuh).
A: Vaginale Untersuchung.
B: Rektale Untersuchung.

15.3.1 Keimzellbildung bei Mann und Frau (Gametogenese)

Die Keimzellen entwickeln, vermehren und differenzieren sich beim Mann im **Hoden** (Testis) und bei der Frau im **Eierstock** (Ovar; Abb. 15-9). Diese Entwicklungsvorgänge unterscheiden sich jedoch wesentlich von der Mitose anderer Zellteilungen, bei der die Mutterzelle ihre Chromosomen (46, diploider Chromosomensatz) zunächst paarweise verdoppelt und dann so teilt, daß jede Tochterzelle wieder den vollen Satz von **46 Chromosomen** erhält (☞ Kap. 3 „Zellen und Gewebe"). Würden bei der Verschmelzung von männlicher und weiblicher Keimzelle beide den vollen Chromosomensatz enthalten, so würde sich mit jeder neuen Generation die Chromosomenzahl verdoppeln. Dies wird dadurch verhindert, daß Samen- und Eizelle vor der Verschmelzung eine sog. **Reifeteilung** durchmachen. Dabei wird die Zahl der Chromosomen in den Keimzellen jeweils auf die Hälfte reduziert (haploider Chromosomensatz; Reduktionsteilung). Auf diese Weise trifft bei der Verschmelzung von Samenzelle und Eizelle von jeder Keimzelle nur ein halber Chromosomensatz zusammen und ergänzt sich zu einem vollständigen Chromosomensatz. Vater und Mutter liefern also jeweils das halbe Erbgut für ihr Kind. Der Reifungsprozeß bei den Samenzellen (Spermatogenese) und bei den Eizellen (Oogenese) verläuft unterschiedlich:

- Die Samenzellen bilden sich im Epithel der Samenkanälchen (**Spermatogenese**; vgl. Abb. 15-3, 15-9). Dabei vermehren sich zunächst Spermatogonien durch mitotische Teilung und reifen dann zu Spermatozyten I. Ordnung heran. Durch zwei Reifeteilungen (Meiose) gehen aus dieser diploiden Zelle vier gleich große Spermatiden hervor, die jeweils nur den halben Chromosomensatz (haploid) besitzen. Sie erhalten dann ihren Schwanz und werden zu selbstbeweglichen Samenzellen (Spermien; vgl. Abb. 15-3, 15-9). Die Spermatogenese beginnt erst mit der Pubertät. Von da an werden fortlaufend bis ins hohe Alter Spermien gebildet.
- Die Eizellen bilden sich im Rindenbereich des Eierstocks (**Oogenese**; vgl. Abb. 15-6, 15-9). Dabei steht ebenfalls die mitotische Teilung am Anfang. Die Oogonien vermehren sich jedoch nicht fortlaufend wie die Spermatogonien, sondern nur in der Zeit vor der Geburt. Beim Beginn der Pubertät enthält jedes Ovar etwa 300 000 Eizellen (Oozyten) im Ruhestadium vor der ersten Reifeteilung. Nur etwa 300 bis 400 davon kommen als reife Eizellen zum Follikelsprung. Die anderen gehen in verschiedenen Stadien der Entwicklung zugrunde (Follikelatresie). Die Eizelle im Primärfollikel reift in einem dicker werdenden Mantel aus Follikelepithelzellen (Sekundärfollikel; vgl. Abb. 15-6, 15-9). Dann entsteht unter schneller Vergrößerung im Innern ein mit Flüssigkeit gefüllter Hohlraum (Tertiärfollikel, Graaf-Follikel). Gleichzeitig läuft die erste Reifeteilung mit Reduktion des Chromosomensatzes ab (Reduktionsteilung). Die eine Chromosomenhälfte (haploid) verbleibt in der Eizelle, die andere wird als erstes Polkörperchen ausgestoßen und degeneriert. Die erste Reifeteilung endet unmittelbar vor dem Follikelsprung. Die zweite Reifeteilung vollzieht sich nach Eindringen eines Spermiums in die Eizelle. Es handelt sich um eine Sonderform der Mi-

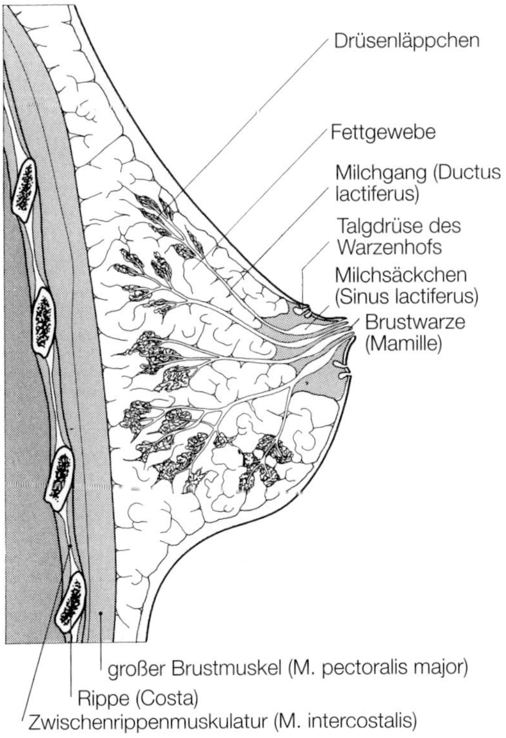

Abb. 15-8 Sagittalschnitt der weiblichen Brust mit typischer Verteilung von inaktivem Drüsengewebe umgeben von Fettgewebe.

15

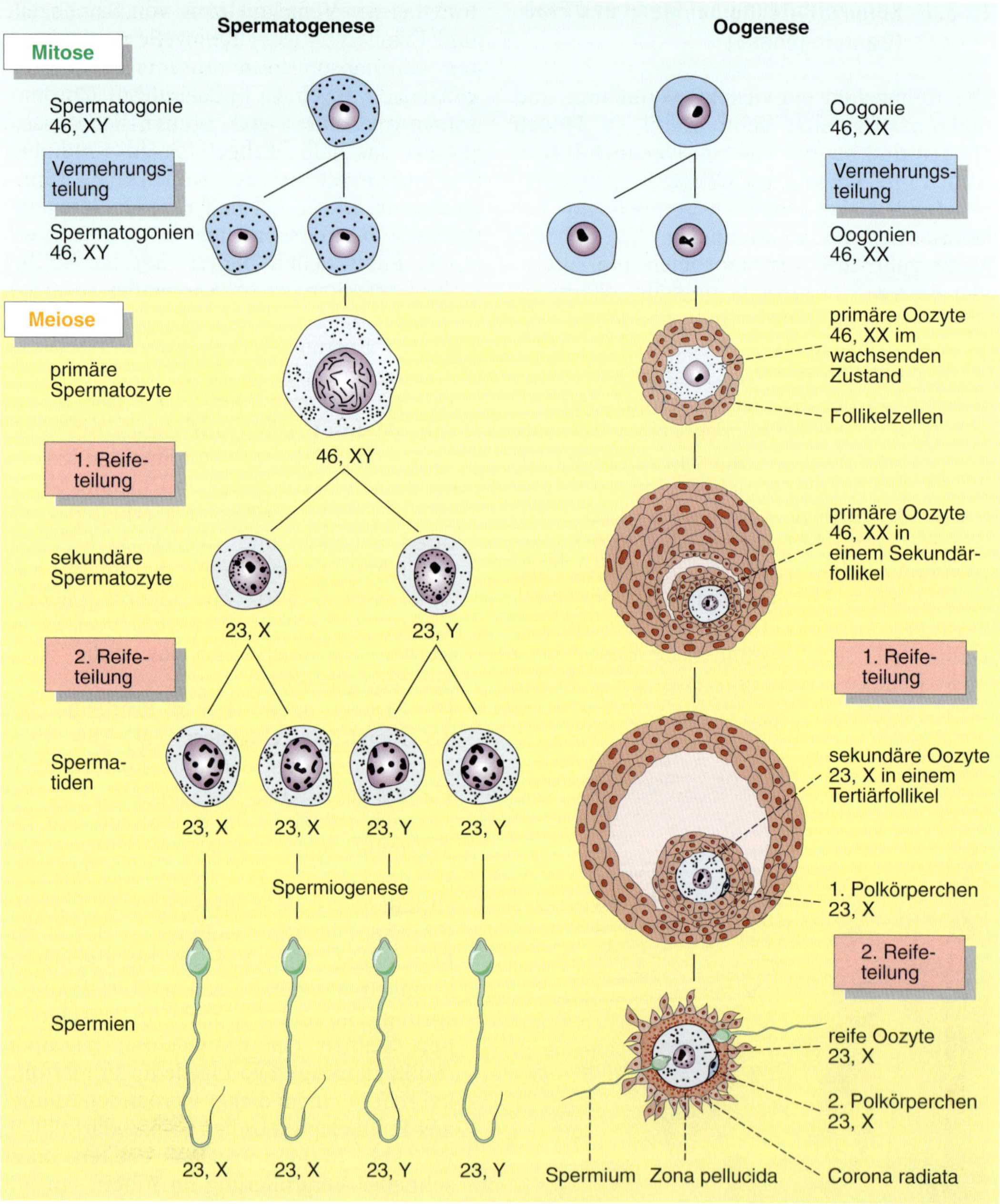

Abb. 15-9 Ablauf und Stadien der Bildung von Spermien (Spermatogenese) und Eizellen (Oogenese). Die Ziffern geben die Chromosomenzahl an, X und Y sind die Geschlechtschromosomen.

tose, bei der das Chromosomenmaterial (Kern) der einen Tochterzelle als zweites Polkörperchen nahezu ohne Plasma aus der Eizelle ausgestoßen wird. Damit verbleibt das Zytoplasma fast ganz bei der anderen Tochterzelle, der Eizelle (Abb. 15-9). Die Körperzellen von Mann und Frau haben einen unterschiedlichen Chromosomensatz (☞ Kap. 3 „Zellen und Gewebe"). Zu den 22 Paaren von Autosomen kommt ein Paar **Geschlechtschromosomen**. Sie sind bei der **Frau** einander gleich und werden als **XX** bezeichnet. Beim **Mann** sind sie verschieden und heißen **XY**. Vereinigen sich bei der Befruchtung Ei und Samenzelle mit halbiertem Chromosomensatz, so entsteht eine Zelle, die entweder zwei X-Chromosomen enthält (weibliches Geschlecht), oder eine Zelle mit einem

X- und einem Y-Chromosom (männliches Geschlecht).

15.3.2 Endokrine Regelung von männlichen und weiblichen Geschlechtsfunktionen

Hypothalamus und **Hypophyse** regeln die Spermatogenese und die Oogenese (Abb. 15-10). Das **follikelstimulierende Hormon** (FSH) des Hypophysenvorderlappens fördert direkt Keimzellbildung und -reifung. Es ist, wie auch die anderen hypophysären und hypothalamischen Hormone, bei beiden Geschlechtern gleich. Ein weiteres auf die Keimdrüsen wirkendes Hormon des Hypophysenvorderlappens ist das **luteinisierende Hormon** (LH). LH und FSH werden als Gonadotropine bezeichnet. Das **Gonadotropin-Releasing-Hormon** (GnRH) des Hypothalamus steigert ihre Produktion und Freisetzung.

Beim **Mann** verstärkt das LH die Testosteronbildung durch die Leydig-Zwischenzellen,

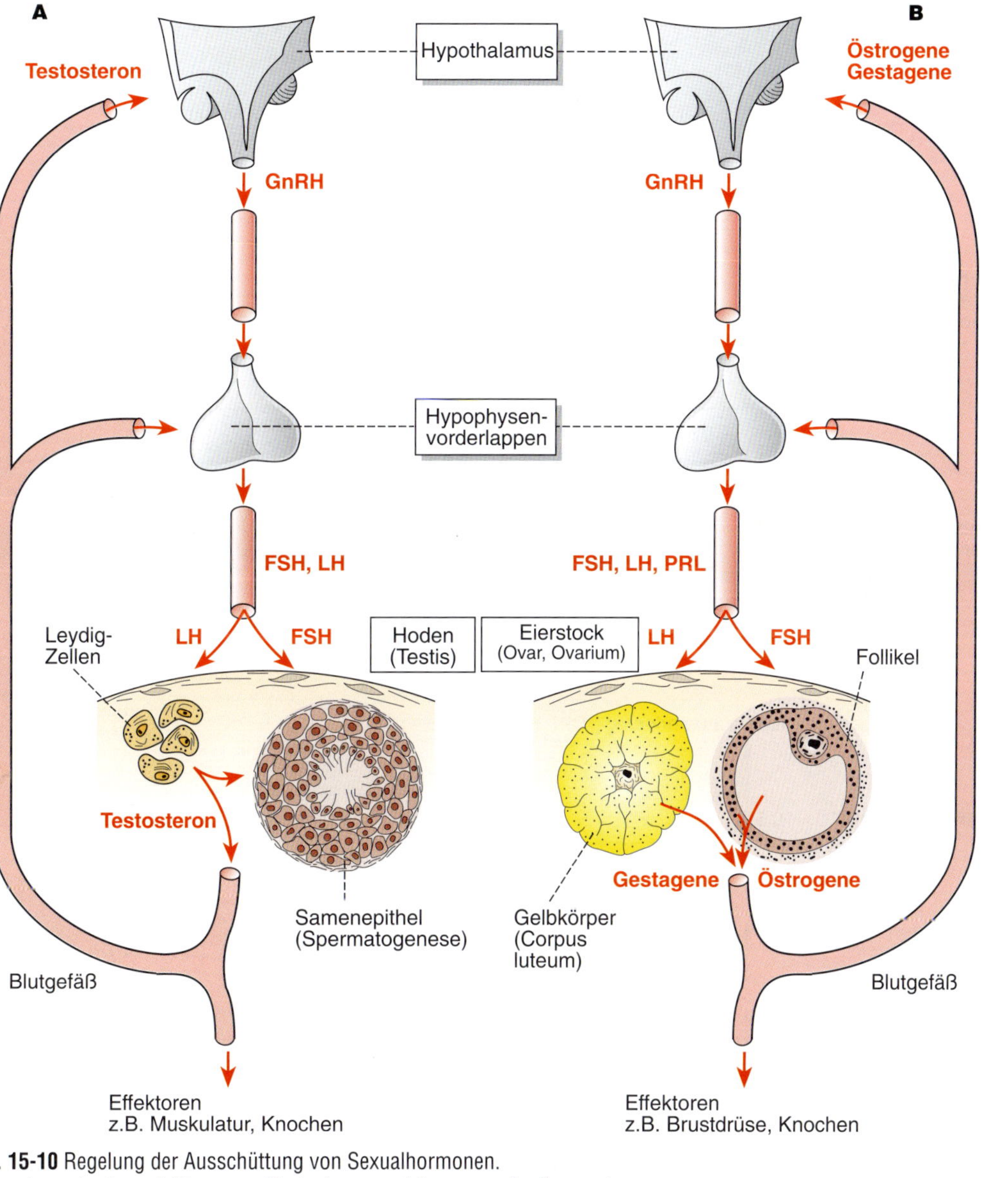

Abb. 15-10 Regelung der Ausschüttung von Sexualhormonen.
A: Regelung der Ausschüttung von Testosteron und Anregung der Spermatogenese.
B: Regelung der Ausschüttung von Östrogenen und Gestagenen sowie der Oogenese.

die als Zellgruppen zwischen den Samenkanälchen liegen (vgl. Abb. 15-3). Die Produktion und Freisetzung von Testosteron durch den Hoden erfolgt durch einen Regelkreis mit Hypothalamus und Hypophyse (Abb. 15-10). Dabei werden durch einen Abfall von Testosteron im Blut das Gonadotropin-Releasing-Hormon und die Gonadotropine (LH, FSH) des Vorderlappens vermehrt ausgeschüttet. Testosteron wird außer im Hoden auch in der Zona reticularis der Nebennierenrinde sowie im Eierstock und in der

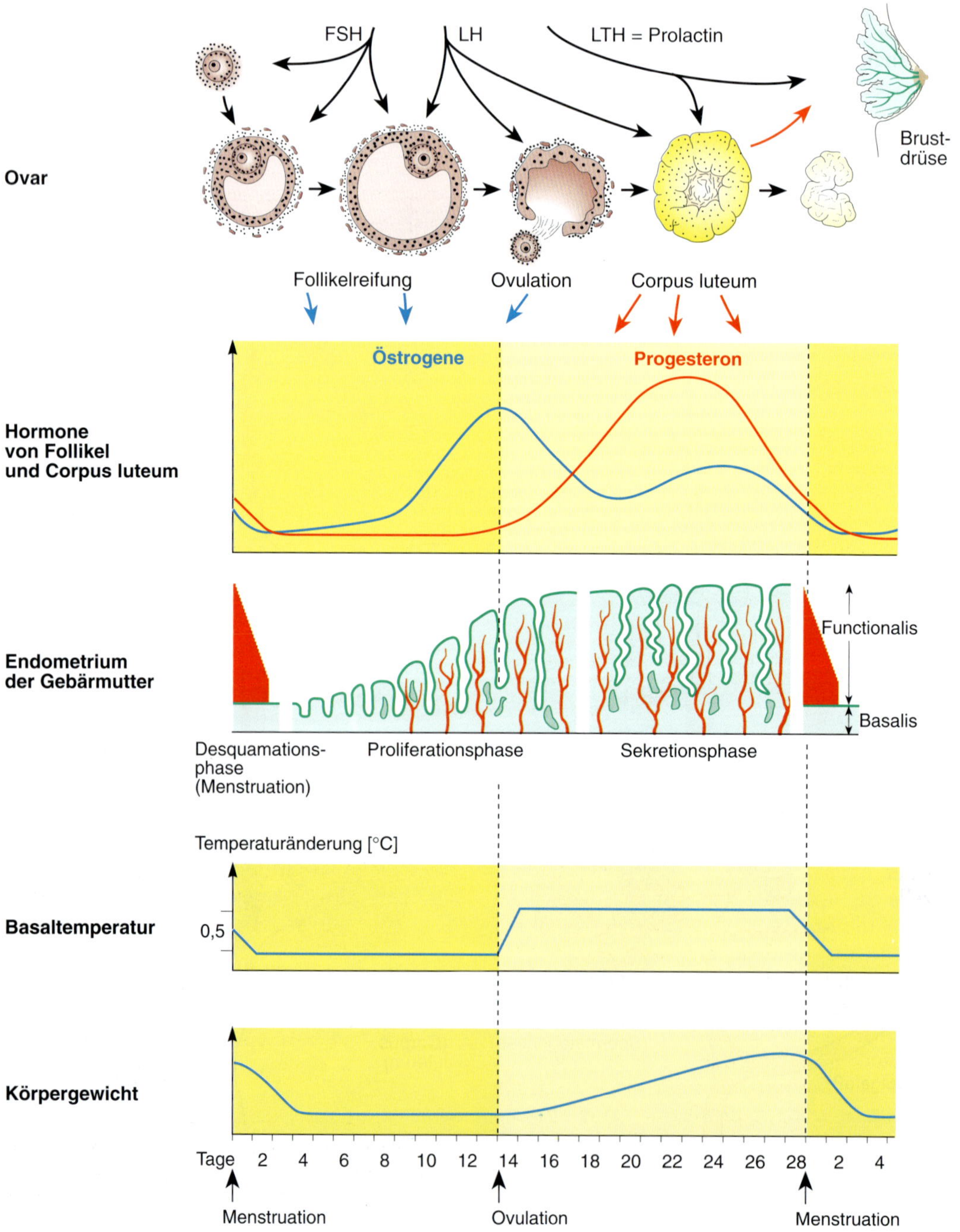

Abb. 15-11 Schematische Darstellung des weiblichen Zyklus: Wirkungen der gonadotropen Hormone (FSH, LH, Prolactin) auf Follikelreifung, Corpus-luteum-Bildung und Brustdrüse; Freisetzung der Sexualhormone (Östrogen, Progesteron); Veränderungen von Endometrium, Basaltemperatur und Körpergewicht.

Leber gebildet. Es beeinflußt entscheidend die Entwicklung von primären und sekundären Geschlechtsmerkmalen, die sexuelle Aktivität und hat darüber hinaus anabole Stoffwechselwirkungen (Aufbau von Knochen und Muskulatur).

Bei der **Frau** stimulieren FSH und LH gemeinsam die Produktion der beiden Hormone Östrogen und Progesteron durch das Ovar (Abb. 15-10, 15-11). Östrogen beeinflußt maßgeblich die Ausbildung der sekundären Geschlechtsmerkmale in der Pubertät. Dazu gehören Wachstum der Brust und die geschlechtsspezifische Verteilung von Unterhautfettgewebe.

Beginnend mit der Pubertät (12. bis 15. Lebensjahr) reifen in den Eierstöcken die ersten Eizellen. Nach dem ersten Eisprung kommt es zur ersten Regelblutung, der Menarche. Danach stellt sich allmählich ein regelmäßiger Menstrualzyklus von ungefähr 28 Tagen ein. Der erste Tag der monatlichen **Regelblutung** (Menstruation) ist als erster Tag des Zyklus festgelegt. Der Zyklus entsteht durch ein kompliziertes Zusammenspiel verschiedener Hormone und Organe. Er besteht aus

- Follikelphase (1. bis 12. Tag)
- Ovulationsphase (13. bis 15. Tag)
- Lutealphase (16. bis 28. Tag).

Jede dieser Phasen ist durch charakteristische Hormonspiegel und Veränderungen verschiedener Organe (insbesondere in Ovar und Uterus) gekennzeichnet (Abb. 15-11).

- **Follikelphase**: Zu Beginn der Follikelphase kommt es zur Menstruation. Diese beruht auf einer Abstoßung (Desquamation) eines großen Teils der Gebärmutterschleimhaut (Endometrium). Sie tritt immer dann ein, wenn die aus dem Eierstock freigesetzte Eizelle nicht befruchtet wird. Zu dieser Zeit steigt die FSH-Ausschüttung der Hypophyse an (Abb. 15-11). Dies führt zu einer beschleunigten Follikelreifung und der Oogenese im Ovar mit gleichzeitiger Erhöhung der Östrogenproduktion durch die Granulosazellen der Follikel. Dabei reift der Follikel, der am meisten FSH bindet und am meisten Östrogen produziert, zum sprungreifen Follikel (dominanter Follikel) heran. Unter Einfluß von Östrogen regeneriert das Endometrium des Uterus durch Proliferation (Wucherung) von Bindegewebe, Drüsenschläuchen und Gefäßen (Proliferationsphase; Abb. 15-11).
- **Ovulationsphase**: Die in der Follikelphase steigenden Östrogenspiegel unterdrücken die FSH-Freisetzung der Hypophyse und fördern andererseits den LH-Anstieg vor dem Eisprung (Abb. 15-11). In dieser Phase beginnt die Progesteronproduktion durch den Follikel.
- **Lutealphase**: Nach dem Eisprung wandelt sich der zurückbleibende Follikelrest unter Einfluß von LH zum Gelbkörper (Corpus luteum). Er setzt steigende Mengen von Progesteron frei (Abb. 15-6, 15-11). Dieses Hormon verändert die Uterusschleimhaut. Die Drüsenschläuche verlängern sich und beginnen zu sezernieren (Sekretionsphase). Die Schleimhaut wird damit für die Einnistung einer befruchteten Eizelle vorbereitet. Progesteron führt in dieser Phase auch zu einem Anstieg der Körpertemperatur um etwa 0,5 °C (Basaltemperatur; ☞ Kap. 14 „Temperaturregelung") sowie durch Wassereinlagerungen zu einer Erhöhung des Körpergewichts (Abb. 15-11). Bleibt eine Befruchtung aus, so kommt es gegen Ende der Lutealphase zu einer Rückentwicklung des Corpus luteum. Die lumenseitige Schicht des Endometriums (Functionalis) wird abgestoßen (Menstrualblutung).

Durch anhaltende Erhöhung der Östrogen- und Progesteronkonzentration läßt sich die Freisetzung von GnRH des Hypothalamus und Gonadotropinen (LH, FSH) der Hypophyse hemmen und damit eine hormonale Kontrazeption (Empfängnisverhütung) bewirken. Unter diesen Bedingungen bleibt die Ovulation aus. Damit kann eine Konzeption verhindert werden (**Ovulationshemmer**). Dazu nimmt die Frau über einen meist 28tägigen Zyklus Östrogen und Progesteron ein. Anschließend wird die Hormonzufuhr unterbrochen, und es kommt zu einer Abstoßung der zuvor aufgebauten Uterusschleimhaut (Abbruchblutung).

15.4 Befruchtung und Keimentwicklung bis zur Implantation

Bei der Befruchtung verschmelzen Eizelle und Spermium miteinander. Damit beginnt die Keimentwicklung, die sich in den ersten Tagen meist im Eileiter abspielt und in Zellteilungen über ein Maulbeerstadium zu einem Bläschenstadium führt. In dieser Entwicklungsphase (am Ende der 1. Woche nach der Befruchtung) nistet sich der Keim in die Gebärmutterschleimhaut ein.

15.4.1 Befruchtung

Die Befruchtung findet in der Regel in der Ampulle des Eileiters statt (Abb. 15-12). Die vom Fimbrientrichter des Eileiters bei der Ovulation aufgenommene Eizelle gelangt in diesen Eileiterabschnitt und wird zunächst nicht weitergeleitet. Spermien kommen beim Samenerguß in das hintere Scheidengewölbe. Sie bewegen sich durch den Cervixkanal in das Uteruslumen. Der **Schleimpfropf** im Cervixkanal ist nur während der Ovulation für Spermien **durchlässig**. In dieser Zeit verflüssigt er sich unter dem hohen Östrogenspiegel. Die Spermien wandern durch das Uteruslumen aufwärts und sodann in der Tube gegen den Sekretstrom bis zur Ampulle. Sie können sich in den weiblichen Geschlechtsorganen ein bis zwei Tage lang bewegen. Die Eizelle ist bis zu 24 Stunden befruchtungsfähig.

Vor der Befruchtung verändern sich Eizelle und Spermium. Spermien reifen während ihrer Wanderung und ändern ihre Membran (sog. Kapazitation), die sich teilweise löst und Enzyme (sog. Akrosomreaktion) freisetzt. Dadurch können die Spermien dann die Eihüllen (Zona pellucida, Zellmembran) durchdringen (Abb. 15-12). Das Eindringen von Kopf- und Mittelstück des Spermiums in die Eizelle heißt **Imprägnation**. Gleichzeitig verhindert die nun „aktivierte" Eizelle das Eindringen weiterer Spermien und schließt ihre Reifeteilung ab, indem sie das zweite Polkörperchen abstößt. Im weiteren verdichten sich die Chromosomen der Vorkerne und ordnen sich in der Metaphasenplatte der Teilungsspindel an (☞ Kap. 3 „Zellen und Gewebe"; Abb. 15-12). Die Eizelle ist nun befruchtet und besitzt einen vollständigen (diploiden) Chromosomensatz (Zygote).

15.4.2 Frühembryonale Entwicklung

Die Embryonalentwicklung beginnt mit der Teilung der Eizelle in zwei Tochterzellen, die **Blastomeren** (Abb. 15-12). Es folgen rasch weitere mitotische Teilungen bei kaum veränderter Gesamtgröße. Im Acht-Zellen-Stadium werden die ersten Zellbestandteile nach dem genetischen Muster des neuen Organismus hergestellt. Nach drei Tagen ist der Keim eine kompakte, beerenartige Zellkugel, die als **Morula** bezeichnet wird (Maulbeerstadium). Dann trennen sich innere und äußere Blastomeren. Die inneren bilden den Embryo, die äußeren sorgen für seine Ernährung (Abb. 15-12). Da gleichzeitig im Innern ein Hohlraum entsteht, wird von einem Bläschenstadium gesprochen und der Keim nun **Blastozyste** genannt. Der innere Zellhaufen heißt Embryoblast, die äußere Zellhülle Trophoblast. Inzwischen ist der Keim im Uterus angelangt. Die Uterusschleimhaut ist 6 bis 7 Tage nach der Ovulation für die Einnistung (Implantation) des Keims vorbereitet (Sekretionsstadium der Uterusschleimhaut).

15.4.3 Implantation in die Uterusschleimhaut

Der Keim nistet sich (Implantation, Nidation) meist im oberen Drittel des Uterus (Fundus uteri; Abb. 15-12) ein. Die außen gelegenen Trophoblasten entwickeln eine Zottenhaut (Chorion). Durch enzymatische Auflösung von mütterlichen Zellen dringt der Keim tief in die Schleimhaut ein. Nach wenigen Tagen ist das Schleimhautepithel über dem eingenisteten Keim wieder geschlossen.

Bei einer **Eileiterschwangerschaft** (Einnistung in der Tube; Tubargravidität) kann es zu einem Zerreißen der Tube mit lebensgefährlichen Blutungen kommen. Auch eine Einnistung in der Nähe des Uterushalses gefährdet die Schwangerschaft (Placenta praevia).

15.5 Entwicklung des Embryos sowie Ausbildung von Embryonalhüllen und Placenta

Bei der Einnistung des Keimes in die Gebärmutterschleimhaut lassen sich bereits die Anlage für den Embryo und für die Embryonalhüllen deutlich voneinander unterscheiden. Der Embryo besteht zunächst aus zwei, dann aus drei Keimblättern, aus denen sich in rascher Folge bis zum Ende des 2. Schwangerschaftsmonats alle Organsysteme des Körpers entwickeln. In der Embryonalzeit entstehen auch die Embryonalhüllen Amnion und Chorion. Das Amnion umschließt die mit Fruchtwasser gefüllte Höhle, in der der Embryo schwimmt; das Chorion bildet gemeinsam mit der mütterlichen Schleimhaut die Placenta, die den sich entwickelnden Keim versorgt.

15.5.1 Entwicklung des Embryos

In der **2. Woche** der Keimentwicklung entstehen im Embryoblasten zwei Zellagen, das

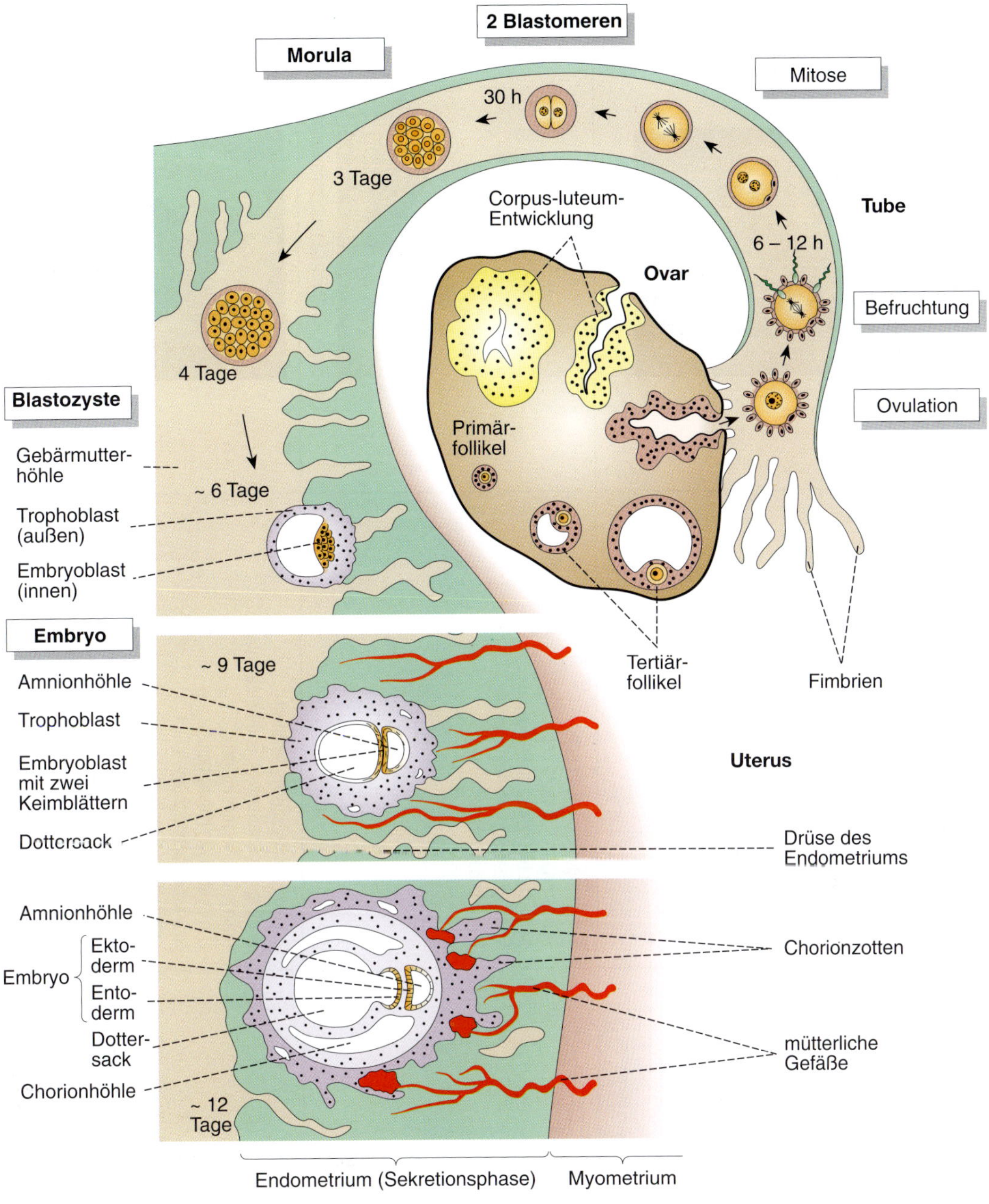

Abb. 15-12 Schematische Darstellung der Vorgänge in Ovar, Tube und Uterus, die unmittelbar vor und bei der Befruchtung sowie in der ersten Woche der Keimentwicklung bis zur Einnistung in die Uterusschleimhaut ablaufen.

äußere (Ektoderm) und das **innere Keimblatt** (Entoderm; Abb. 15-12). Vom Ektoderm hebt sich das Amnion ab. Amnion und Ektoderm begrenzen die Amnionhöhle. Auf der Entodermseite liegt der Dottersack als weitere Höhle. So befindet sich die scheibenartige Embryonalanlage aus den zwei Keimblättern zwischen Amnionhöhle und Dottersack.

In der **3.** und **4. Woche** wächst die Keimscheibe und streckt sich zunächst zum Keimschild. Im äußeren Keimblatt erscheinen ein Primitivstreifen und eine Primitivgrube als äußere Zeichen für erhebliche Zellwanderung und Zellvermehrung. Zwischen Ektoderm und Entoderm bildet sich das **mittlere Keimblatt** (Mesoderm). Dabei entsteht ein

Keim-alter	Größe	Stadium (n. Carnegie)	Entwicklungsschritte (nach Keith Moore)	
1. Woche	(Scheitel-Steiß-Länge)	1 2 3 4	Befruchtung 2-Zellenstadium, Maulbeerstadium Blastocyste Einnistung in Gebärmutter-schleimhaut beginnt	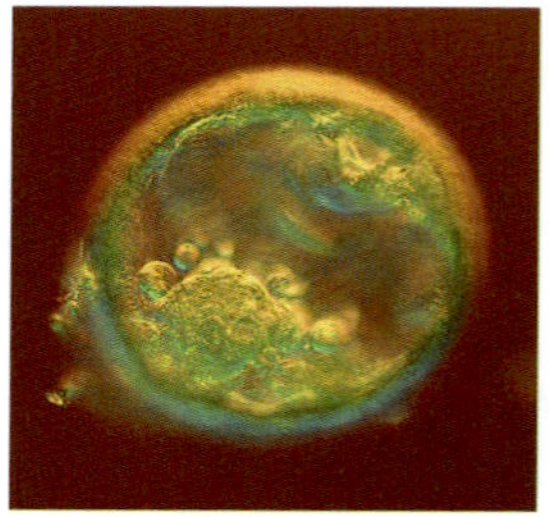 Blastocystenstadium
2. Woche	bis 1 mm	5 6	Einnistung in die Gebärmutter-schleimhaut mit Bildung der Keimscheibe (Ektoderm, Entoderm) sowie Dottersack und Amnionhöhle beginnende Plazentabildung	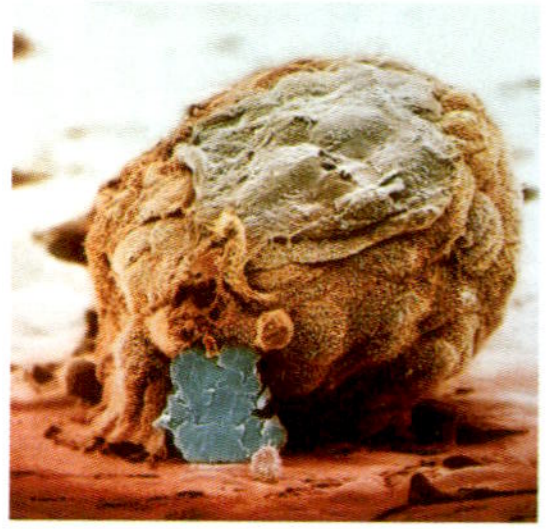 Einnistung in die Gebärmutterschleimhaut
3./4. Woche	3. Wo 1,5 mm 4. Wo 4 mm	7 8 9 10 11 12	3. Keimblatt (Mesoderm) entsteht. Bildung von Chorda dors. und Neuralrinne, (Anlage des Nervensystems) Somitenbildung (Ursegmente) Neuralrohr faltet sich ab Kreislauf funktionsfähig Gehirnanlage vorhanden Arm- und Beinknospen	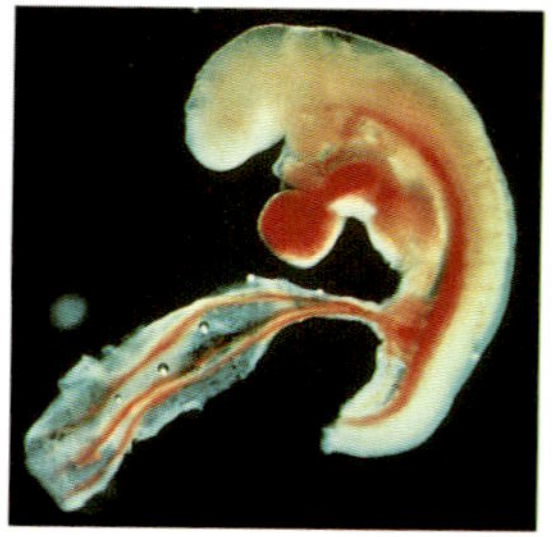 Blutzirkulation beginnt

Abb. 15-13 Zeittafel der Entwicklungsschritte des menschlichen Keimes unter besonderer Berücksichtigung der Embryonalzeit (1. bis 8. Woche).

Keim- alter	Größe	Stadium (n. Carnegie)	Entwicklungsschritte (nach Keith Moore)	
5./6. Woche	5. Wo 8 mm 6. Wo 13 mm	13 14 15 16	Sinnesorgane (Auge, Ohr ...) entstehen primitive Mundhöhle Handplatten (Paddel) Gesichtswülste Hirnbläschen, Fußplatten Gesichtsbildung Oberlippen- und Gaumenbildung Netzhautbildung	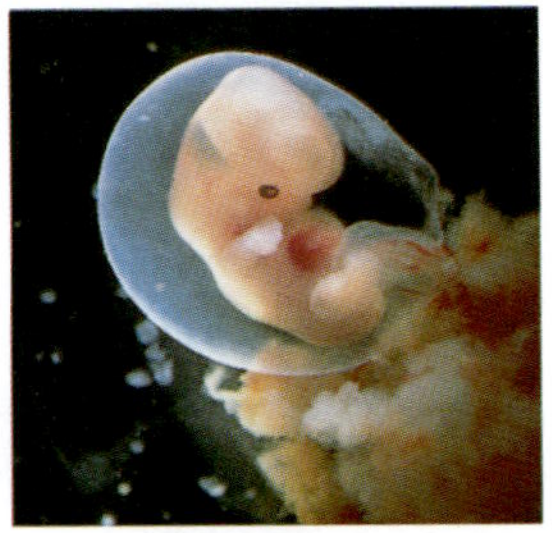 Hand- und Gesichtsentwicklung
7./8. Woche	 7. Wo 18 mm 8. Wo 30 mm	17 18 19 20 21 22	Finger entstehen Augenlider, Zehen entstehen Knochenbildung beginnt Verlängerung und Aufrichtung des Rumpfes Arme in Ellenbogen abgewinkelt, Finger getrennt Genitale erkennbar, aber nicht differenziert Anlage aller wichtigen äußeren und inneren Organe vorhanden erste spontane elektrische Aktivität, muskuläre Reaktion auf äußere Reize	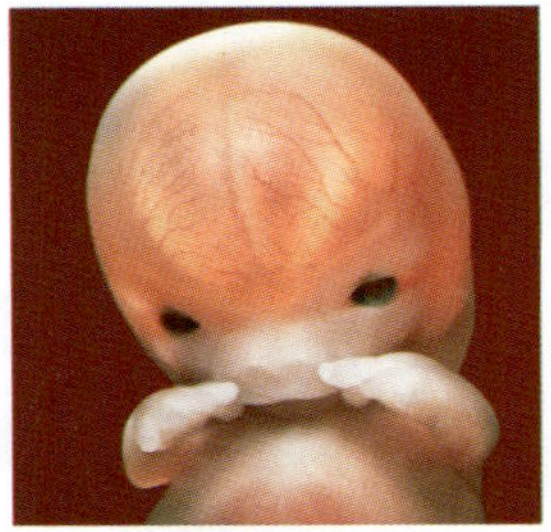 Finger entstanden
9. Wo ↓ Geburt	(Scheitel- Fersenlänge) Lunarmonat: 3 9 cm 4 16 cm 5 25 cm 6 30 cm 7 35 cm 8 40 cm 9 45 cm 10 50 cm		Weitere Differenzierung und Wachstum – morphologische und funktion. Ausreifung der Organe: – Ausbildung der Körperformen 9. Wo: erste spontane Bewegungen (Rückenmarksreifung) 10. Wo: Gesicht zeigt menschl. Profil 12. Wo: Differenzierung des äußeren Genitales 4.–5. Mo: Saug- und Greifreflexe vorhanden, Atemzentrum wird funktionsfähig, Muskel-Sehnenreflexe auslösbar; Reifung des Großhirns beginnt 6. Mo: Sinnesleistungen (Hören, Schmecken, Sehen, Schmerzempfindung) nachweisbar	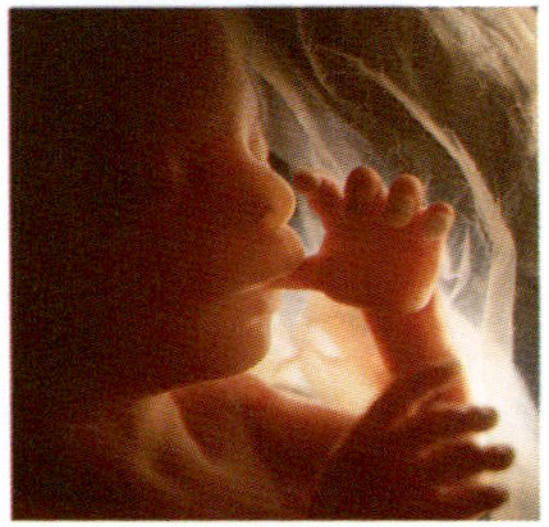 Daumenlutscher

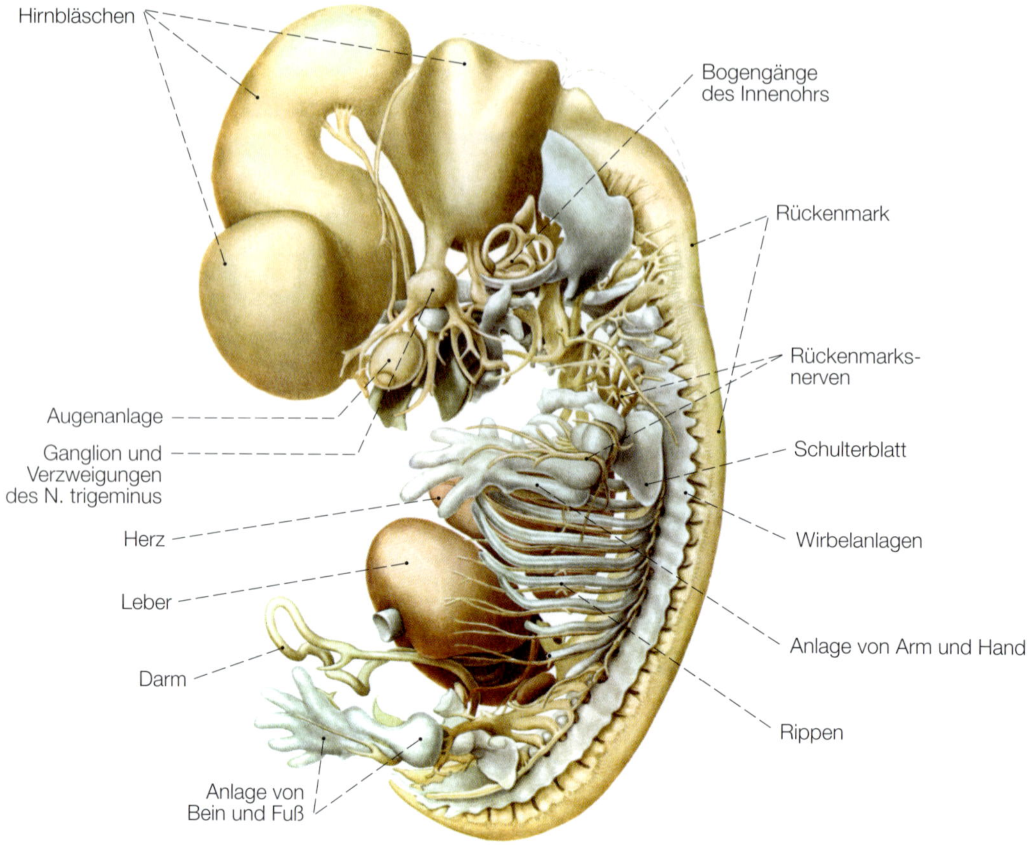

Abb.15-14 Seitenansicht von Skelett und inneren Organen eines etwa sechs Wochen alten Embryos. Beachte die schnelle und überproportionale Größenzunahme von Gehirn und Rückenmark mit Entwicklung von Auge, Hirn- und Rückenmarksnerven, die knorpeligen Anlagen des Skeletts sowie die Anlagen von Leber, Darm und Herz.

primitives Achsenorgan (Chorda dorsalis), und die Entwicklung des Nervensystems aus dem Ektoderm beginnt, indem sich eine sog. Neuralrinne bildet (Abb. 15-13, 15-14). Diese wird zum Neuralrohr und als Anlage von Rückenmark und Gehirn unter das Ektoderm verlagert. Aus den drei Keimblättern gehen nun in rascher Folge alle weiteren Organanlagen hervor. Aus dem Ektoderm bilden sich auch die Oberhaut (Epidermis) sowie das Nervensystem und die Sinnesorgane.

Aus dem Entoderm entsteht das Epithel des Atmungstrakts und des Verdauungstrakts mit den Anhangsdrüsen wie Leber und Bauchspeicheldrüse. Aus dem Mesoderm entwickelt sich das gesamte Binde- und Stützgewebe einschließlich Knorpel und Knochen, die Blutzellen und Blutgefäße, aber auch die verschiedenen Arten von Muskulatur (Abb. 15-14).

In der **4. Woche** ändert sich die Gestalt des Embryos erheblich. Durch Abfaltung vom Dottersack entsteht aus dem Embryonalschild die Grundform des menschlichen Körpers mit einem in diesem Stadium überproportional großen Kopf und am Rumpf erscheinenden Arm- und Beinknospen. Am Ende der 4. Woche ist der Kreislauf funktionsfähig, und das Herz beginnt zu schlagen. Der Embryo hat nun eine Größe von knapp 0,5 cm.

In der **5. bis 8. Woche** krümmt sich der Embryo mit seinem Nacken-Kopfbereich nach vorne (Abb. 15-14). Durch die Entwicklung des Großhirns ist der Vorderkopf besonders groß. Die Gliedmaßen wachsen aus dem Rumpf, wobei zuletzt Finger und Zehen entstehen (Abb. 15-18, 15-19). Aus Gesichtswülsten bilden sich Nase und Oberlippe sowie der Gaumen. Auge und Ohr entwickeln sich. Die Geschlechtsorgane sind noch nicht klar zu unterscheiden. Haut und Muskulatur werden durch Nerven mit dem Zentralnervensystem verbunden. Am Ende des 2. Monats sind alle wichtigen inneren und äußeren Organe vorhanden (Abb. 15-13, 15-14). Die Körpergröße beträgt nun 3 cm.

15.5.2 Embryonalhüllen und Placenta

Nach seiner Abfaltung vom Dottersack wird der Embryo ganz von der **Amnionhöhle** und dem **Amnion** umgeben (Abb. 15-15). Die dünne Wand des Amnions sezerniert die Amnionflüssigkeit, in der der Embryo schwimmt. Dieses **Fruchtwasser** schützt ihn und verhindert Verwachsungen zwischen Embryo und Amnion. Die Menge an Fruchtwasser beträgt am Ende der Schwangerschaft etwa 1000 ml.

Das Fruchtwasser wird alle drei Stunden einmal ausgetauscht. Vom 5. Monat an schluckt der Fetus Fruchtwasser (pro Tag ca. 400 ml) und scheidet gegen Ende der Schwangerschaft einen allerdings schwach konzentrierten Urin in die Amnionhöhle aus. Zur pränatalen (vorgeburtlichen) Diagnostik

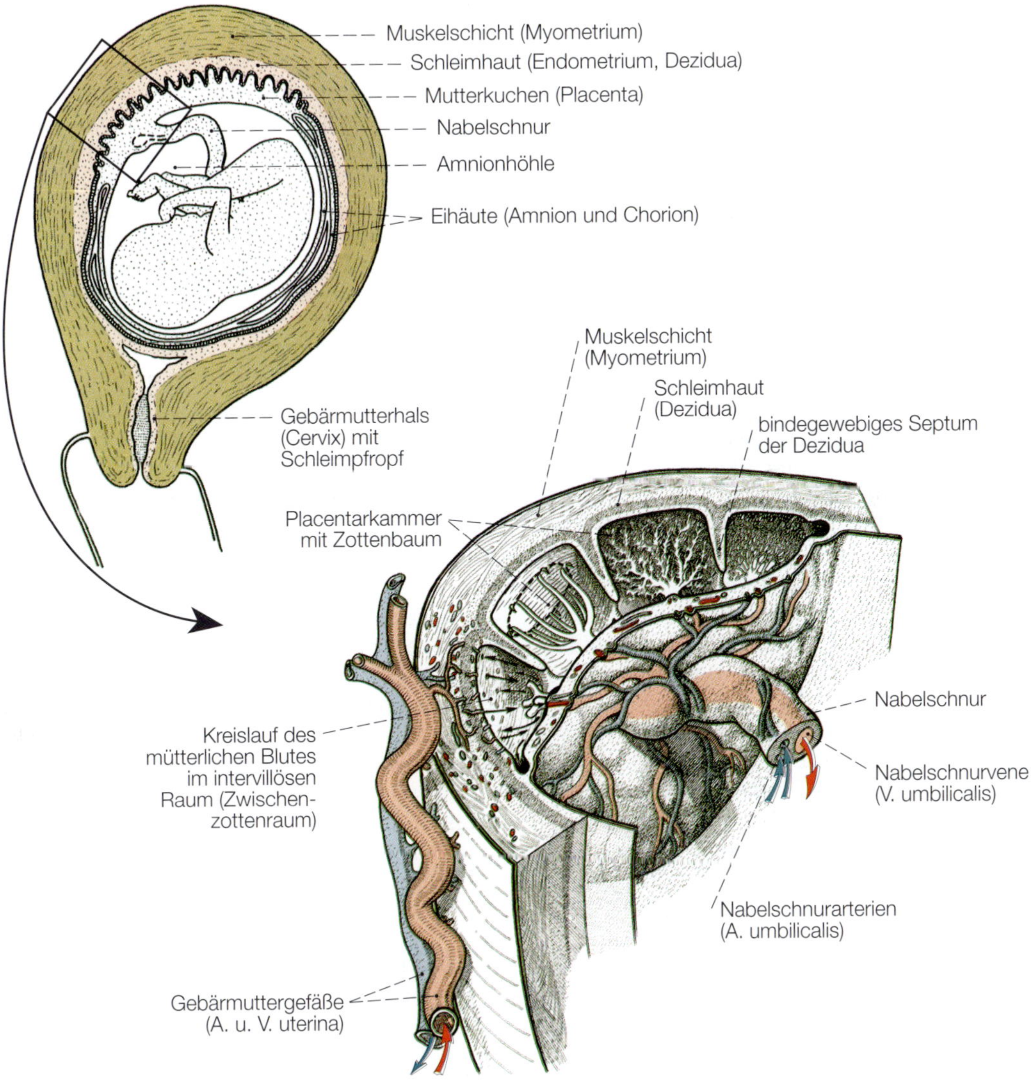

Abb. 15-15 Schematische Darstellung von Entwicklung, Lage und Bau von Amnionhöhle und Placenta.

können die Amnionhöhle punktiert (**Amniozentese**) und die Zellen der Amnionflüssigkeit untersucht werden.

Mit Ausdehnung der Amnionhöhle lagern sich Haftstiel, Rest des Dottersacks und primäre Harnblase (Allantois) aneinander. So entsteht die von Amnion umgebene **Nabelschnur**, die die **Ernährung** des Embryos sicherstellt. Außen ist das Amnion von einer weiteren Embryonalhülle, dem **Chorion** (Zottenhaut), umgeben, das sich aus der Trophoblastschale entwickelt hat. Die Zotten des Chorion (Placentazotte) werden nach der Einnistung in das Endometrium immer zahlreicher und kleiner (Abb. 15-15). Sie eröffnen Drüsen und Blutgefäße der mütterlichen Schleimhaut und gewährleisten als Zubringer zur Nabelschnur so die Ernährung des Embryos. Aus den Zotten des Chorions und der mütterlichen Schleimhaut (Decidua) baut sich dann die Placenta (**Mutterkuchen**) auf. Von der mütterlichen Seite steigen bindegewebige Septen auf und teilen als unvollständige Scheidewände die Placenta in zahlreiche Kammern (Lappen, Cotyledo; Abb. 15-15). Die Zotten des Chorions gehören zum kindlichen Teil der Placenta. Ihre Gesamtoberfläche beträgt bei der reifen Placenta 15 m^2. Sie hat einen Durchmesser von knapp 20 cm und wiegt 500 g.

Die Zotten enthalten kleine Verzweigungen der kindlichen Gefäße (Abb. 15-16). Sie tauchen in drei- bis viermal pro Minute erneuertes Blut ein, das aus Arterien der mütterlichen Schleimhaut (der sog. Decidua) stammt. Aus dem blutgefüllten Zwischenzottenraum (intervillöser Raum mit einem Fassungsvermögen von etwa 150 ml) entnehmen die Placentazotten die erforderlichen Nährstoffe. Eine direkte Verbindung zwischen kindlichem Kreislauf und mütterlichem Blut gibt es nicht. Der Stoffaustausch vollzieht sich durch eine dünne Membran mit Schrankenfunktion (**Placentaschranke**; Abb. 15-16). Aus dem mütterlichen Blut werden zahlreiche Nährstoffe, Sauerstoff, Ionen, Wasser und Hormone aufgenommen und Kohlendioxid sowie andere Stoffwechselendprodukte und Hormone abgegeben. Durch den teilweise aktiven Transport erhält der Fetus auch mütterliche **Antikörper** (γ-Globuline), z.B. gegen Diphtherie, Pocken und Masern, nicht jedoch gegen Windpocken und Keuchhusten. Dieser Antikörperschutz hält bis einige Monate nach der Geburt an („Nestschutz"), bis das Immunsystem des Kindes selbst über die erforderlichen Abwehrmechanismen verfügt. Nur bei Lücken der Placentaschranke können kindliche Blutzellen in das mütterliche Blut übertreten.

Neben den Austauschvorgängen für den Stoffwechsel hat die Placenta noch andere Aufgaben. Sie produziert Eiweiße, speichert Vitamine (A, C, D), synthetisiert Hormone, vor allem Östrogen, Progesteron sowie humanes Choriongonadotropin (HCG) und humanes Placentalactogen (HPL).

Aus der Placenta geht die Nabelschnur hervor (Abb. 15-15). Sie wird 1,5 cm dick, bis zu einem Meter lang und enthält mit den Nabelschnurgefäßen wichtige Anteile des embryonalen Blutkreislaufs (Abb. 15-17). Die **Nabelvene** (V. umbilicalis) führt sauerstoffreiches Blut aus den Zotten der Placenta zum kindlichen Körper. Dort gelangt es in die Leber bzw. die untere Hohlvene und weiter zum rechten Vorhof des Herzens. Vor der Geburt fließt das Blut durch eine Öffnung in der Scheidewand zwischen den Vorhöfen **(Foramen ovale)** in den linken Vorhof und von dort in die linke Kammer und in die Aorta. Das fetale Blut umgeht damit den Lungenkreislauf. Nur ein kleiner Teil gelangt über die rechte Kammer in die noch funktionslosen Lungen.

Ein weiterer Kurzschluß zur Umgehung des Lungenkreislaufs besteht zwischen Lungenarterie und Aorta (**Ductus arteriosus Botalli**). Die **Nabelarterien** (A. umbilicalis), die das sauerstoffarme Blut des Embryos wieder der Placenta zur Sauerstoffsättigung zuleiten, zweigen von den Beckenarterien (A. iliaca interna) ab und steigen an der vorderen Bauchwand zum Abgang der Nabelschnur auf. Nach der Geburt muß sich der Kreislauf durch die Funktionsübernahme der Lungen völlig umstellen. Die Kurzschlüsse zwischen rechtem und linkem Herzen, Foramen ovale und Ductus arteriosus Botalli, werden verschlossen.

15.6 Entwicklung des Feten

Ab dem 3. Schwangerschaftsmonat bis zur Geburt wird der Keim als Fetus bezeichnet. Die vorhandenen Organanlagen wachsen und differenzieren sich zu funktionsfähigen Organen.

Die Schwangerschaft wird in Mondmonate (Lunarmonate) eingeteilt. Ein Lunarmonat

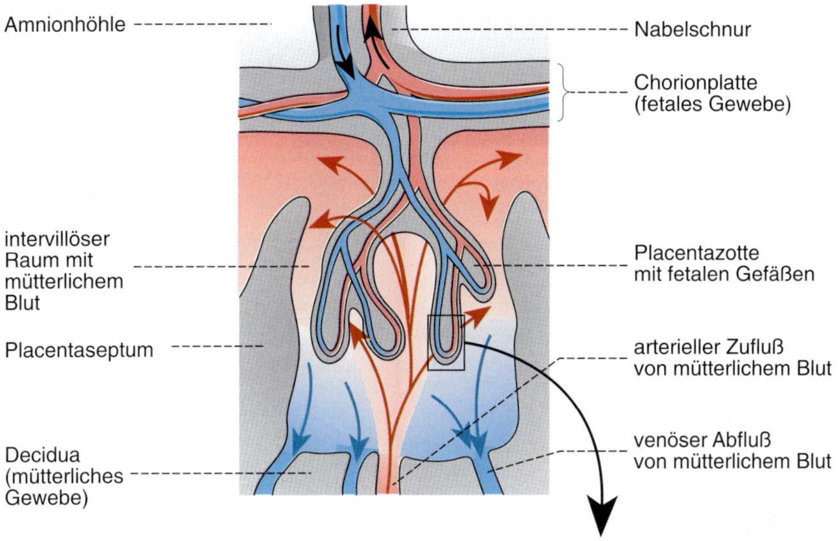

A

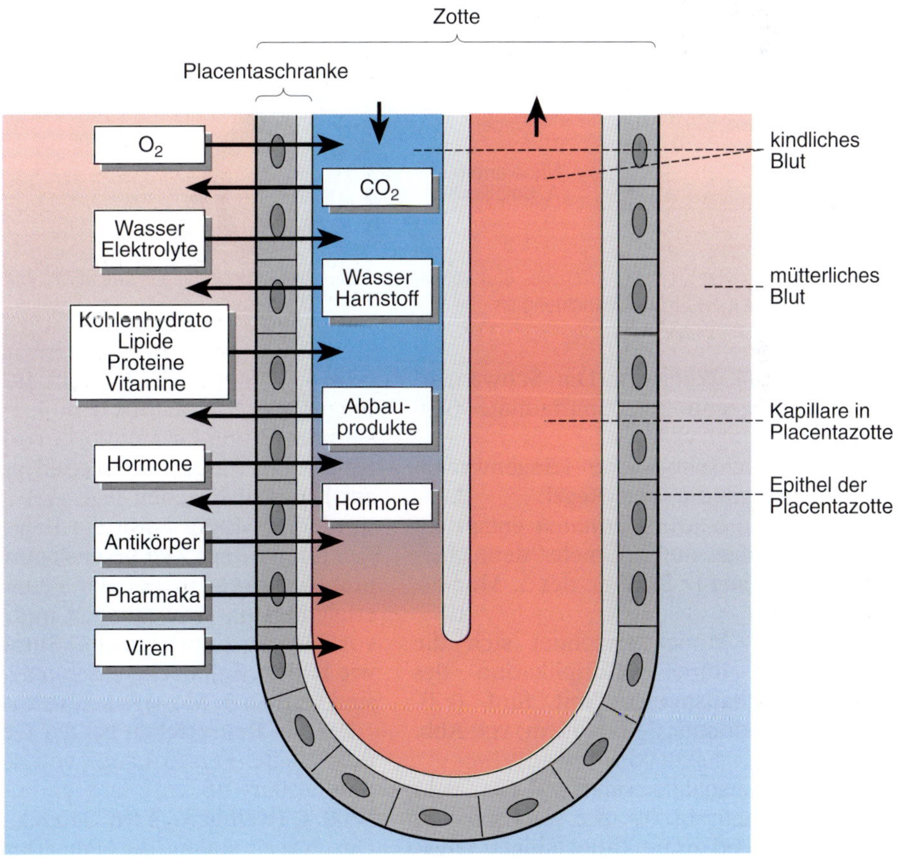

B

Abb. 15-16 Bau und Funktion der Placenta.
A: Schematische Darstellung von mütterlichem und kindlichem Blutkreislauf.
B: Austauschvorgänge zwischen mütterlichem und kindlichem Blut.

15

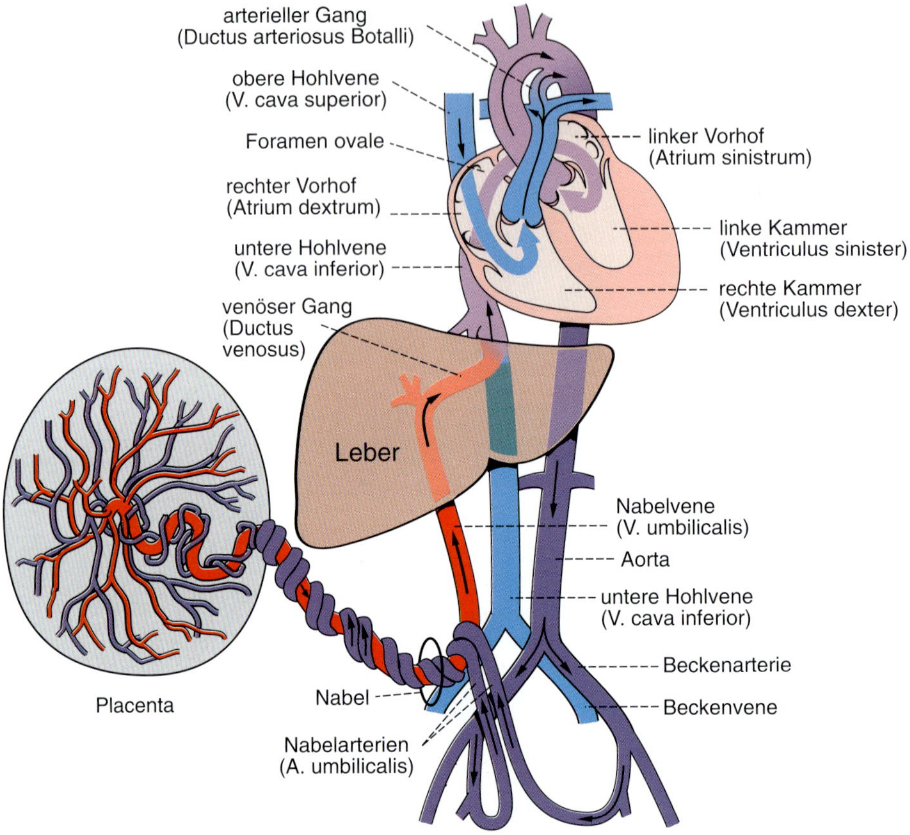

Abb. 15-17 Embryonaler Kreislauf. Arterielles Blut: rot, venöses Blut: blau, Mischung aus arteriellem und venösem Blut: blau-rot. Pfeile geben die Strömungsrichtung an.

hat 28 Tage (4 Wochen). Die Schwangerschaft dauert somit 10 Lunarmonate (280 Tage).

Für das durchschnittliche Längenwachstum des Feten gilt die **Haas-Regel**:

- In den ersten 5 Mondmonaten entspricht die Körperlänge in Zentimeter dem Quadrat der Monate (z.B. Ende des 3. Monats: $3 \times 3 = 9$ cm).
- Ab dem 6. Monat errechnet sich die Körperlänge durch Multiplikation des Schwangerschaftsmonats mit fünf (z.B. Ende des 7. Monats: $7 \times 5 = 35$cm; vgl. Abb. 15-13).

Im 3. Schwangerschaftsmonat sind alle Organe angelegt (Abb. 15-18). Sie wachsen und reifen zunehmend zu funktionsfähigen Organen aus. Der Fetus nimmt nun außerdem Reize aus seiner Umwelt wahr und reagiert auf sie. Erste Bewegungen in der 9. Woche weisen auf die Reifung des Rückenmarks hin. In der 12. Woche werden die äußeren Geschlechtsorgane erkennbar.

Im 4. Monat ist das Gesicht individuell geprägt (Abb. 15-20). Ab dem 4. bis 5. Monat sind Saug- und Greifmotorik vorhanden, das Kind kann Finger und Zehen bewegen und am Daumen lutschen (vgl. Abb. 15-13). Die werdende Mutter kann die Bewegungen des Kindes in dieser Zeit bereits spüren. Die Amnionflüssigkeit, in der der Fetus schwimmt, erleichtert die Bewegungen und schützt ihn vor äußeren Einwirkungen. Sinnesleistungen wie Hören, Schmecken, Schmerzempfindung sind ab dem 5. Monat nachweisbar.

Zu den **Reifezeichen bei der Geburt** zählen die Scheitel-Fersen-Länge von 49 bis 51 cm (mindestens 48 cm) und ein Gewicht von 3200 g (weiblich) bzw. 3400 g (männlich). Die Nägel sollen die Fingerkuppen überragen, und das typische fetale Haarkleid (Lanugohaare) sollte verschwunden sein.

Vorgeburtliche Schädigungen des Keimes (insbesondere in der Embryonalperiode), Mißbildungen und Fehl- oder Totgeburten werden als Embryopathie bezeichnet. Die

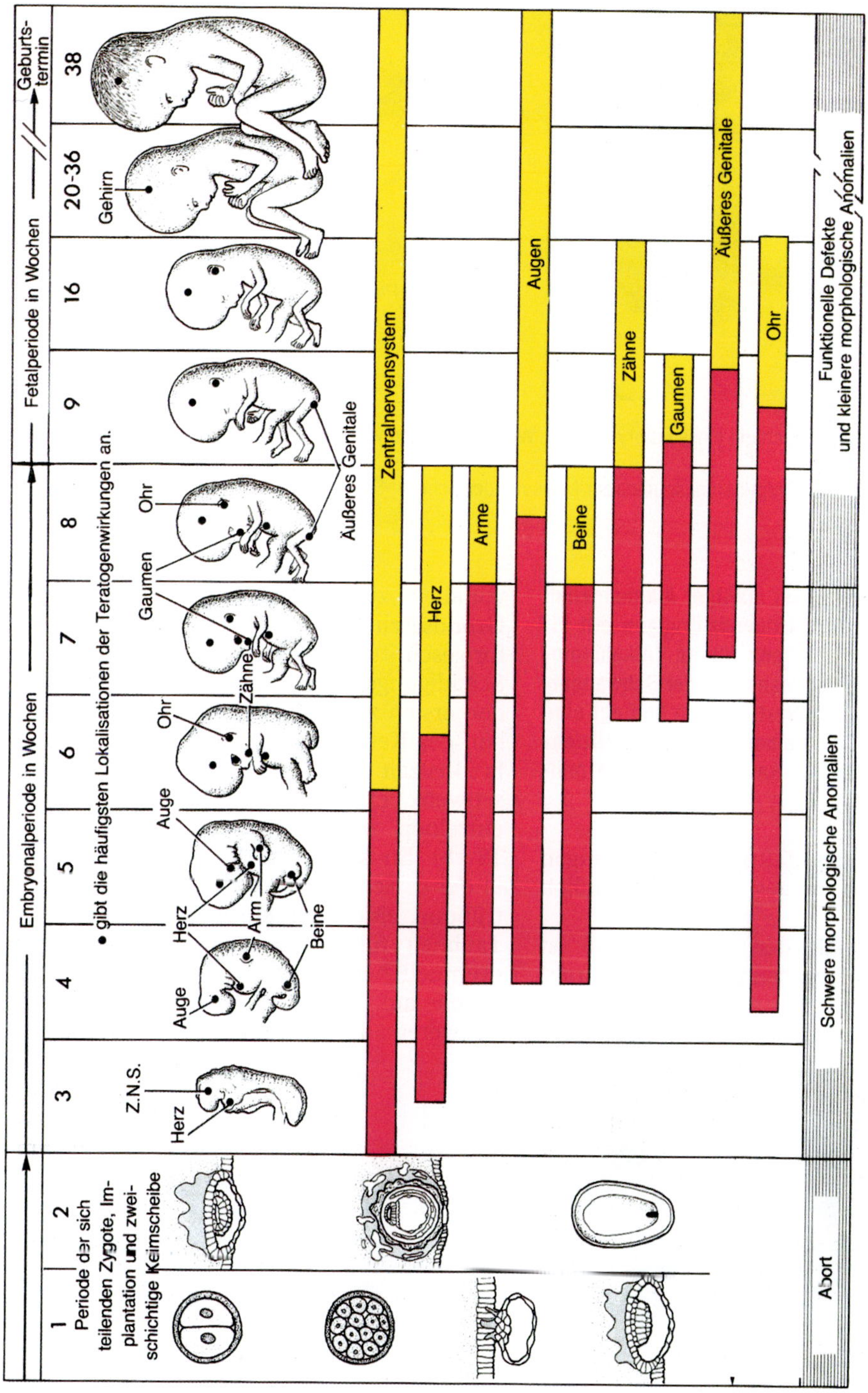

Abb. 15-18 Zeittafel der Organentwicklung bei Embryo und Fetus mit den gegenüber Schädigungsreizen besonders empfindlichen Perioden und möglichen Folgen.
rot: Periode der Organentstehung

Schädigungsreize (Noxen) können unterschiedlicher Natur sein. Besonders bekannt und gefürchtet sind Virusinfektionen (Röteln-Virus und andere). Aber auch chemische Stoffe, eine Vielzahl von Arzneimitteln und Röntgenstrahlen sind keimschädigend.

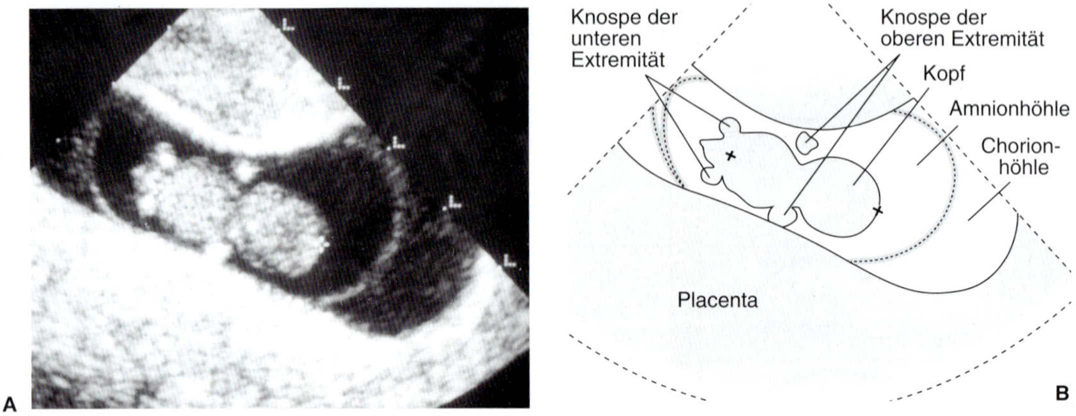

Abb. 15-19 Ultraschalluntersuchung eines Embryos der 6. Woche umgeben von Amnion- und Chorionhöhle.
A: Ultraschallbild.
B: Umrißzeichnung von A; + : Markierungspunkte zur Messung der Scheitel-Steiß-Länge im Ultraschallbild.

Regelmäßiger, auch schon mäßiger Alkoholgenuß kann zu schweren Entwicklungsstörungen mit einer verminderten Intelligenz führen (Alkoholembryopathie). Alkohol ist deshalb in der Schwangerschaft nicht empfehlenswert. Nikotin bedingt eine Gefäßverengung, die zu einer Placentainsuffizienz führen kann. Kinder von Raucherinnen sind meistens untergewichtig.

Es ist auch möglich, daß sich Erkrankungen der Mutter (z.B. Diabetes mellitus) schädlich auswirken.

Für das Ausmaß der Embryopathie ist nicht nur ausschlaggebend, wie konzentriert der Schädigungsreiz ist und ob er ungehindert die Placentaschranke passiert, sondern vor allem, zu welchem Zeitpunkt er einwirkt. Grundsätzlich gilt: je weiter die Entwicklung fortgeschritten ist, desto geringer sind die Schädigungsfolgen. So führt eine Noxe in den ersten zwei Wochen häufig zum Absterben des Keims (Abort), in der weiteren Embryonalzeit beobachtet man dann häufiger schwere Fehlentwicklungen (Anomalien) an einzelnen oder mehreren Organen (Abb. 15-18). So kann eine Röteln-Virusinfektion in der 6. Schwangerschaftswoche zu Linsentrübung, eine Infektion in der 9. Woche zu Taubheit führen. Herzmißbildungen treten eventuell bei Erkrankung in der 5. bis 10. Woche auf. In der Fetalzeit nimmt dann der Schweregrad der Erkrankungen erheblich ab.

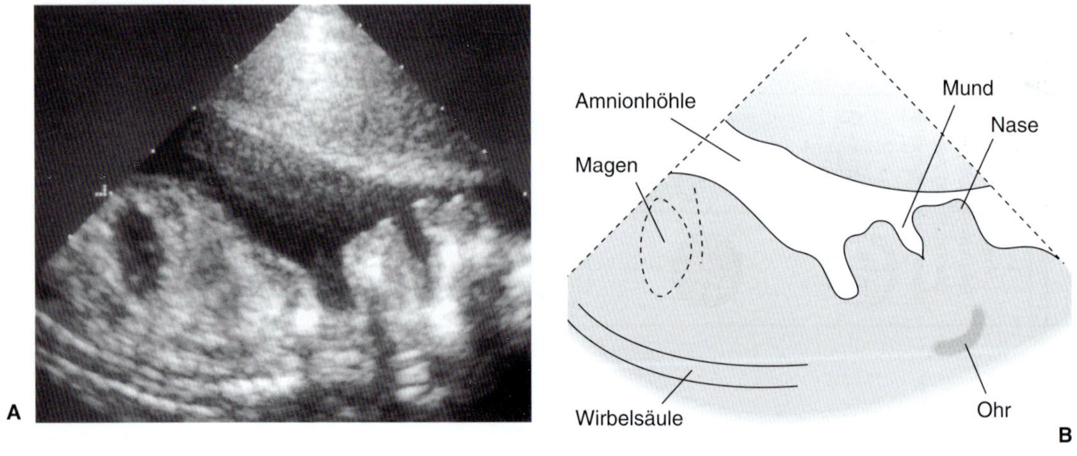

Abb. 15-20 Ultraschalluntersuchung eines Feten (Gesicht, Oberkörper) der 20. Woche.
A: Ultraschallbild.
B: Umrißzeichnung.

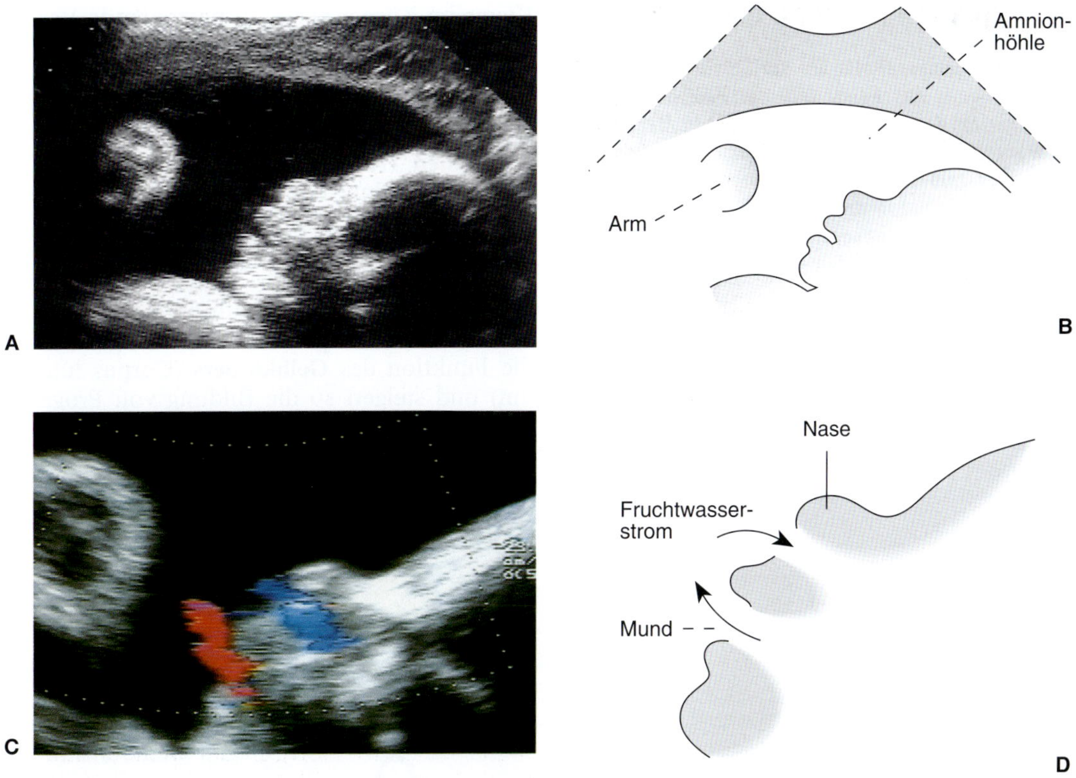

Abb. 15-21 Ultraschalluntersuchung eines Feten der 38. Woche.
A: Ultraschallbild von Kopf, Brust und Arm.
B: Umrißzeichnung von A.
C: Ausschnittsvergrößerung von A mit Darstellung des Fruchtwasserstromes zur Vitalitätskontrolle; blau: Einstrom in die Nase; rot : Ausstrom aus dem Mund; Doppler-Sonographie.
D: Umrißzeichnung von C.

Auch **Veränderungen des Erbgutes** des Kindes (genetische oder chromosomale Faktoren) können zu Mißbildungen führen:

- abnorme Zahl von Autosomen und Geschlechtschromosomen (Trisomie = zusätzliches Chromosom; Monosomie = 1 Chromosom fehlt): z.B. Trisomie 21: dabei unterbleibt die Trennung des Chromosoms 21 während der Meiose. Die daraus folgende Erkrankung wird als Down-Syndrom (Mongolismus) bezeichnet.
- Strukturveränderungen an Chromosomen: z.B. können kleinere Chromosomenstücke fehlen.
- Veränderungen eines einzelnen Gens: dabei können Stoffwechselanomalien durch Enzymdefekte entstehen.

Die Diagnostik fetaler Erkrankungen bzw. Mißbildungen hat in den letzten Jahren große Fortschritte gemacht. Insbesondere wurde die **Ultraschalldiagnostik** so verfeinert, daß die Entwicklung des Keims genau registriert werden kann (Abb. 15-19, 15-20, 15-21). Es ist möglich, die Organgrößen zu messen (Fetometrie) und Fehlbildungen, auch innerer Organe wie des Herzens oder des Gehirns, festzustellen. Dies ermöglicht in vielen Fällen eine pränatal beginnende Therapie oder eine vorzeitige Einleitung der Geburt.

Bei der pränatalen Diagnostik genetischer Erkrankungen ist die **Chorionzottenbiopsie** (Entnahme von Zottenmaterial unter Ultraschallkontrolle) mit anschließender Chromosomenanalyse Methode der Wahl. Diese Untersuchung kann bereits in der Embryonalzeit (7. bis 12. Schwangerschaftswoche) vorgenommen werden. Durch diese Methode ist auch zu klären, ob der Keim bei einer Rötelnerkrankung der Mutter Schaden erlitten hat. In späteren Entwicklungsstadien (ab Beginn der Fetalzeit) wählt man zur Diagnostik die **Amniozentese**.

15

15.7 Schwangerschaft und Geburt

Eine Schlüsselrolle bei der Ernährung und Entwicklung des Keims fällt der Placenta zu, die nicht nur für den Stoffaustausch zwischen Mutter und Kind sorgt, sondern auch durch Hormonproduktion entscheidend zum Erhalt der Schwangerschaft beiträgt. Die Geburt erfolgt in der Regel mit vorausgehendem kindlichen Kopf (Kopflage) und verläuft in mehreren Phasen unter krampfartigen Kontraktionen der Gebärmuttermuskulatur (Wehen).

15.7.1 Schwangerschaft

Mit Beginn der Schwangerschaft (Gravidität) gehen zur Ernährung und Entwicklung des Keims im Körper der Frau tiefgreifende Veränderungen vor. Entscheidend sind dabei die bereits geschilderten Vorgänge in der Gebärmutter mit Bildung der Placenta. Das zyklische Geschehen in Ovar und Uterus wird unterbrochen (Abb. 15-22). Der Keim bildet nach seiner Einnistung in den Chorionzotten der sich entwickelnden Placenta ein Schwangerschaftshormon, das humane **Choriongonadotropin** (HCG; Abb. 15-23). Dieses ist dem LH der Hypophyse sehr ähnlich. Es aktiviert in der Frühphase der Schwangeschaft die Funktion des **Gelbkörpers** (Corpus luteum) und steigert so die Bildung von Progesteron und Östrogen. Im 3. Monat stellt der

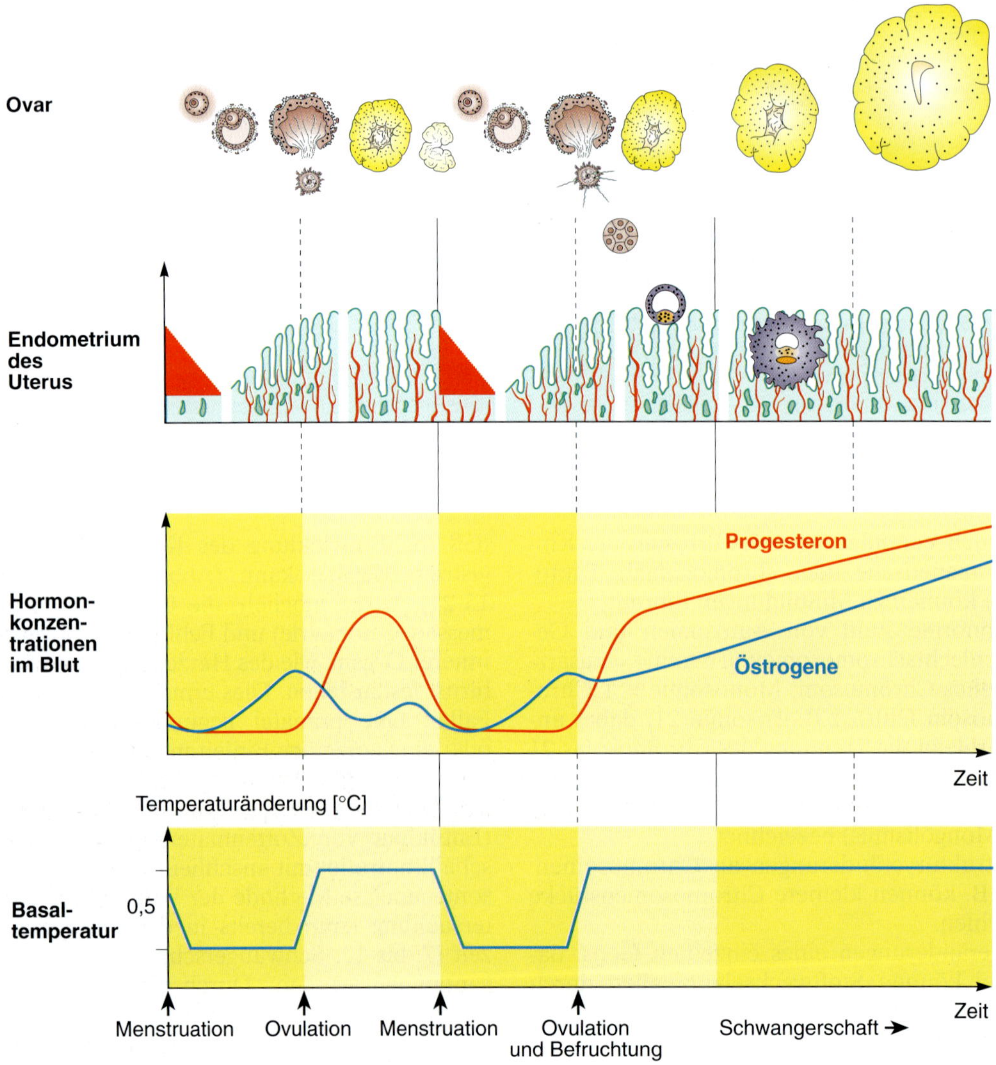

Abb. 15-22 Veränderungen von Gelbkörper im Ovar, Endometrium des Uterus, Hormonkonzentrationen im Blut und Basaltemperatur zu Beginn einer Schwangerschaft.

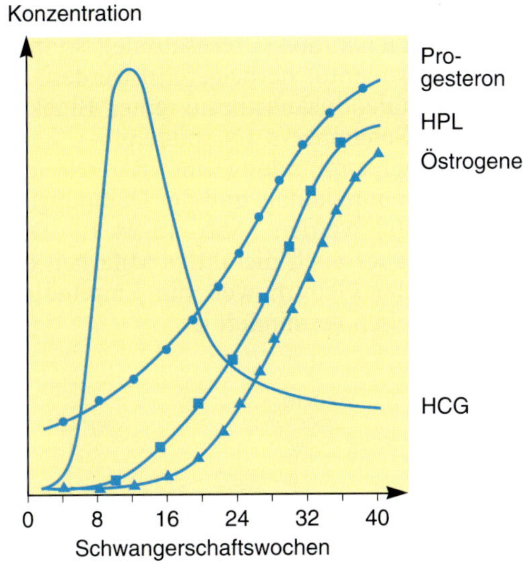

Abb. 15-23 Veränderungen von Hormonkonzentrationen im Verlaufe einer Schwangerschaft. HPL: humanes Placentalactogen; HCG: humanes Choriongonadotropin.

Gelbkörper seine Funktion allmählich ein, und die Placenta übernimmt die Produktion beider Sexualhormone, die für den Erhalt der Schwangerschaft entscheidend sind.

Schwangerschaftstests beruhen in der Regel auf dem Nachweis von im Harn ausgeschiedenem HCG. Mit einer immunologischen Methode, d.h. mit Hilfe von Antikörpern gegen das Hormon, wird das HCG nachgewiesen.

Ein weiteres wichtiges Hormon der Placenta ist das **humane Placentalactogen** (HPL), das dem Prolactin und dem Somatotropin der Hypophyse ähnelt (☞ Kap. 13 „Endokrines System"). Es wirkt ausschließlich im mütterlichen Organismus (Abb. 15-23). Hier ist es mit Prolactin an der Differenzierung der Brustdrüse beteiligt und hat darüber hinaus verschiedene Stoffwechselwirkungen, die dem wachsenden Keim, vor allem seiner Versorgung mit Blutzucker, zugute kommen.

In den vielfältigen endokrinen Leistungen der Placenta zeigt sich eine enge Wechselbeziehung zwischen Mutter und Kind. Sie unterdrücken auch Abwehrreaktionen der Mutter gegen das „körperfremde" Kind. HCG und Progesteron haben eine immunsuppressive Wirkung.

Auch die Geburt wird durch die hormonalen Wechselbeziehungen zwischen Mutter und Kind eingeleitet. Nebennierenrindenhormone des Feten setzen offenbar Mechanismen in Gang, die zum Einsetzen der Uteruskontraktionen führen. Stärke und Dauer der **Wehen** sind abhängig von mütterlichem **Oxytocin**, einem Neurohormon des Zwischenhirns, das in der Hypophyse an die Blutbahn abgegeben wird.

15

Die Schwangerschaft dauert vom Tage der Befruchtung an gerechnet 263 bis 273 Tage. Die Zeit verlängert sich um ca. 15 Tage auf rund 40 Wochen oder 10 Mondmonate, wenn der 1. Tag der letzten Regel als Schwangerschaftsbeginn eingesetzt wird. Errechnet wird der voraussichtliche **Geburtstermin** meistens nach der **Naegele-Regel**. Danach werden vom 1. Tag der letzten Regel 3 Monate zurück- und 7 Tage dazugerechnet.

15.7.2 Geburt

Am Ende der Schwangerschaft nimmt der kindliche Körper eine charakteristische Stellung ein (Abb. 15-24). Durch den nach vorne gebeugten Kopf und die an den Leib gezogenen und übereinandergeschlagenen Beine wird er zu einem eiförmigen Gebilde. Entweder ist im mütterlichen Körper der Kopf (**Kopflage** bei über 90%) oder der Steiß (**Steißlage**) nach unten gerichtet. Der Geburtshelfer muß Lage und Stellung des Kindes feststellen und evtl. auch korrigieren, um eine komplikationslose Geburt vorzubereiten. Ein Geburtshindernis ist z.B. die Querlage des Kindes. Ist eine manuelle Drehung des Ungeborenen nicht möglich, muß es durch einen Kaiserschnitt (Sectio caesarea) entbunden werden. Dabei werden Bauchhöhle und Gebärmutter mit einem Schnitt eröffnet (Schnittentbindung). Dies ist auch bei einem für das Kind zu engen Geburtskanal erforderlich. Die Geburt verläuft in drei Phasen (Abb. 15-24):

- **Eröffnungsphase:** Es kommt zu krampfartigen Kontraktionen der Gebärmuttermuskulatur, den Wehen. Diese treten in immer kürzeren Abständen und mit zunehmender Heftigkeit auf. Sie drücken das Kind in das Becken hinein und dehnen dabei den Halskanal der Gebärmutter. Der Gebärmutterhals wird eröffnet und von der Fruchtwasserblase ausgefüllt, die dem Kopf vorangeht. Unter fortgesetztem Druck platzt diese Fruchtblase, und das Fruchtwasser fließt ab.
- **Austreibungsphase:** Preßwehen treiben das Kind durch den erweiterten Geburtskanal

15

nach außen (Abb. 15-24). Die Geburt kann für die Frau durch eine eingeübte Atemtechnik, das Entspannen der Beckenbodenmuskulatur und Mitpressen (Bauchmuskulatur) wesentlich erleichtert werden.

- **Nachgeburtsphase:** Eihäute und Placenta bilden die Nachgeburt. Sie werden nach der Geburt des Kindes ausgestoßen (Abb. 15-24). Dabei entsteht im Uterus eine große Wundfläche. Eine Kontraktion der Uterusmuskulatur verhindert in der Regel stärkere Nachblutungen. Bleibt dieses Zusammenziehen aus (Uterusatonie), so muß es medikamentös herbeigeführt werden.

Mit der Pudendusanästhesie, einer Blockierung des Schamnervs (N. pudendus), kann die Schmerzempfindung im Bereich des äußeren Geburtskanals und der Dammregion ausgeschaltet werden (Abb. 15-24 B). Dies erschwert aber auch die aktive Mitarbeit der Frau bei der Geburt, weil die Empfindung der Preßwehen vermindert ist.

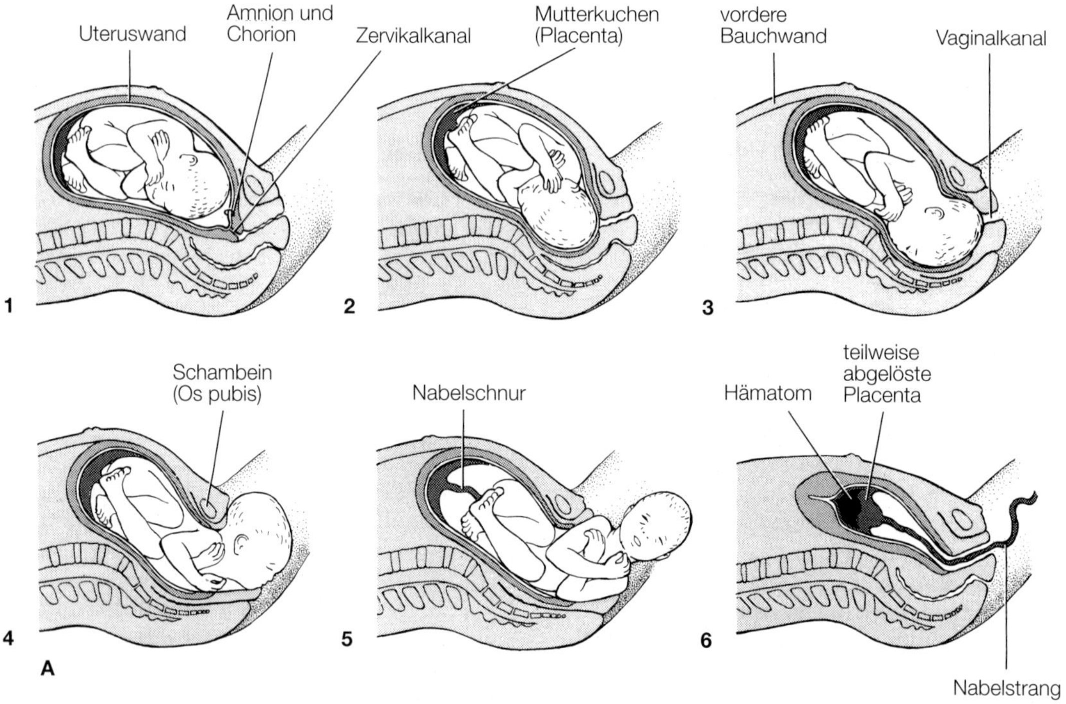

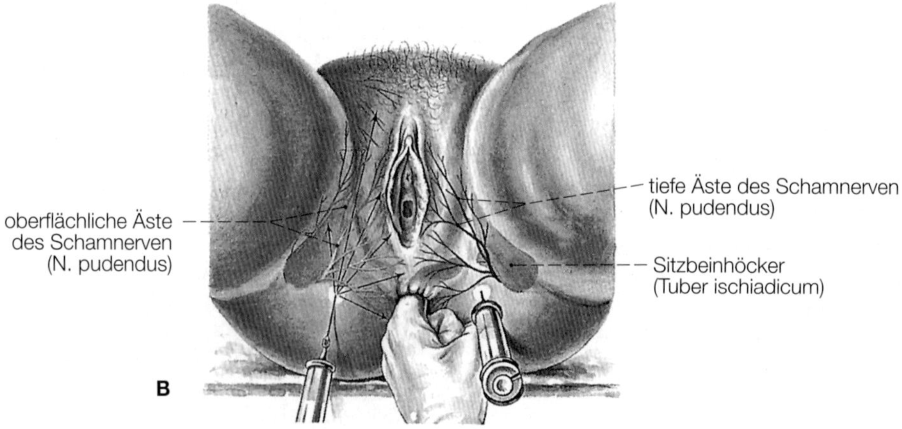

Abb. 15-24 Darstellung des Geburtsvorgangs (A) und Anästhesie der Dammregion (B).
A: 1 und 2: Eröffnungsphase. 3–5: Austreibungsphase. 6: Nachgeburtsphase.
B: Injektion zur Blockade der Erregungsleitung des N. pudendus (Pudendusanästhesie).

15.8 Entwicklung des Neugeborenen

Die neue Umwelt führt beim Neugeborenen zu einer Reihe von Funktionsänderungen von Organen. So müssen vor allem Lunge und Darm Funktionen der Placenta übernehmen. Die Kreisläufe von rechtem und linkem Herzen werden getrennt. Bei Frühgeburten ergeben sich wegen der noch nicht ausgereiften Organe häufig Anpassungsschwierigkeiten.

Die Geburt stellt nicht nur für die Frau, sondern auch für das Kind eine große Belastung dar. Das Neugeborene muß sich sehr schnell auf eine völlig veränderte Umwelt und Versorgung einstellen. Gleichzeitig übernehmen verschiedene Organe andere Funktionsweisen bzw. neue Funktionen. Dies trifft besonders auf die Lungen zu, die sich mit den ersten Atemzügen (in der Regel mit Schreien verbunden) mit Luft füllen und entfalten. Veränderungen an Herz und Kreislauf folgen. Der Lungenkreislauf ersetzt nun den Placentakreislauf. Die Nabelschnurgefäße schließen sich, die Nabelschnur wird unterbunden und durchtrennt. Veränderte Druckverhältnisse führen zu einem anderen Verlauf der Blutströme im Herzen. Die Kurzschlußverbindungen zwischen beiden Vorhöfen (Foramen ovale) und zwischen Pulmonalarterie und Aorta (Ductus arteriosus Botalli) werden geschlossen (vgl. Abb. 15-17). Damit trennen sich die Kreisläufe von rechtem und linkem Herzen sowie die von ihnen versorgten Arterien voneinander.

Das Neugeborene muß nun selbständig Nahrung aufnehmen, verdauen und die Nährstoffe im Darm resorbieren. Die Regelung der Körpertemperatur wird umgestellt. Je kleiner ein Körper ist, desto größer ist seine Oberfläche im Verhältnis zur Größe. Mit der Vergrößerung der Oberfläche nimmt der Wärmeverlust zu. Deshalb kühlen Frühgeborene bei niedriger Außentemperatur besonders schnell aus. Zwar reagiert auch das Neugeborene bei Kälte mit einer Verengung der Hautgefäße, die „Schale" ist aber noch so dünn, daß nur eine geringe Isolation eintritt. Der Säugling reagiert auf Kälte mit einer erheblichen Umsatzsteigerung, die auf seiner Fähigkeit zur zitterfreien Wärmebildung beruht (☞ Kap. 14 „Temperaturregelung").

Daher muß nach der Geburt für eine warme Umgebung des Neugeborenen gesorgt werden (vorgewärmte Tücher).

Unter einer Frühgeburt versteht man nach Empfehlung der Weltgesundheitsorganisation (WHO) jedes Neugeborene, das vor Ende der 37. Schwangerschaftswoche geboren wird, und zwar unabhängig vom Geburtsgewicht.

Der Entwicklungsgrad (Reife) ist abhängig vom Gestationsalter (Schwangerschaftsdauer), das aus vorhandenen Reifezeichen bestimmbar ist. Aus dem Verhältnis zwischen Gestationsalter und Geburtsgewicht ergeben sich folgende Einteilungen:

- eutroph (richtiges Gewicht für das entsprechende Alter)
- hypotroph (zu wenig Gewicht für das entsprechende Alter)
- hypertroph (zu viel Gewicht für das entsprechende Alter).

Da die Organe des Frühgeborenen noch nicht ausgereift sind, ergeben sich verschiedene Probleme bei der Anpassung an das Leben außerhalb der Gebärmutter. Komplikationen können vor allem durch eine gestörte Lungenentfaltung (Fehlen von „Surfactant"; ☞ Kap. 8 „Atmung"), Hirnblutungen, erhöhte Infektanfälligkeit sowie mangelnde Wärmeregulation auftreten.

Lernkontrolle

1. Erläutern Sie die endokrine und die exokrine Funktion des Hodens.
2. Beschreiben Sie die hormonelle Beeinflussung der Ovarien.
3. Skizzieren Sie den Weg einer gesprungenen Eizelle aus dem Ovar.
4. Wie gelangen Spermien zur befruchtungsfähigen Eizelle?
5. Was versteht man unter dem Begriff „Reduktionsteilung"?
6. Beschreiben Sie die zyklusabhängigen Veränderungen der Uterusschleimhaut.
7. Erläutern Sie Aufbau und Funktion der Placenta.
8. Welche Unterschiede bestehen zwischen dem Kreislauf eines Embryos und dem eines Neugeborenen?

Abbildungsnachweis

Die neu gezeichneten bzw. modifizierten Abbildungen sind mit den Kürzeln der Zeichner versehen:
Michael Budowick (**M. B.**)
Mary Anna Barratt-Dimes (**M. B.-D.**)
Jochen Buschmann (**J. B.**)
Jonathan Dimes (**J. D.**)
Henriette Rintelen (**H. R.**)
Die Namen der Fotografen bzw. die Quellen für die Kapitelaufmacher sind beim jeweiligen Kapitel genannt.

das „Merkesymbol" von Karl Dengler

Kapitel 1 (Foto: Gerhard Bäuerle)

1-1	**H. R.**
1-2	**H. R.**

Kapitel 2 (Foto: Gerhard Bäuerle)

2-1 bis 2-29	**J. B.** und **H. R.**

Kapitel 3 (Foto: Geert Staemmler)

3-1	modifiziert **M. B.**: Schütz, E., Rothschuh, K. E.: Bau und Funktionen des menschlichen Körpers. Urban & Schwarzenberg, München–Wien–Baltimore, 17. Aufl. 1982, S. 7, Abb. 1-3 (künftig zit.: Schütz, Rothschuh)
3-2	**H. R.**
3-3 A	modifiziert **H. R.**: Ostendorf, P. (Hrsg.): Hämatologie (= Band 8 Innere Medizin der Gegenwart). Urban & Schwarzenberg, München–Wien–Baltimore, 1. Aufl. 1990, Abb. 14-1 (künftig zit.: Ostendorf, Hämatologie)
3-3 B	modifiziert **H. R.**: Gray's Anatomy. Churchill Livingstone, Edinburgh–London–Melbourne–New York, 1989, S. 36
3-4	Schütz, Rothschuh, S. 9
3-5	modifiziert **H. R.**: Schütz, Rothschuh, S. 11
3-6	**H. R.**

Kapitel 4 (Foto: Gerhard Bäuerle)

4-1 A–D	**H. R.**
4-2 A–C	**H. R.**
4-3 A, B	modifiziert **H. R.**: Duus, P.: Neurologisch topische Diagnostik. Thieme, 5. Aufl. 1990, Abb. 1-3, 1-4
4-4	**M. B.-D.** und **J. D.**
4-5 A	**J. D.**
4-5 B, C	modifiziert **J. D.**: Deetjen, P., Speckmann, E. J. (Hrsg.): Physiologie. Urban & Schwarzenberg, München– Wien–Baltimore, 2. Aufl. 1994, Abb. 2-5 (künftig zit.: Deetjen, Speckmann, Physiologie)
4-6 A, B	**M. B.-D.** und **J. D**
4-7 A–E	modifiziert **M. B.-D.** und **J. D.**: Deetjen, Speckmann: Physiologie, 1. Aufl., Abb. 2-16
4-8 A	**J. D.**
4-8 B	Deetjen, Speckmann, 1. Aufl., Abb. 2-8
4-9 A	Sobotta, J.: Atlas der Anatomie des Menschen, Bd. 1. Urban & Schwarzenberg, München–Wien–Baltimore, 20. Aufl. 1993, Abb. 476 (künftig zit.: Sobotta, Anatomie)
4-9 B	Sobotta, Anatomie, Bd. 1, 20. Aufl., Abb. 486
4-10	Sobotta, Anatomie, Bd. 1, 19. Aufl., Abb. 472
4-11	Sobotta, Anatomie, Bd. 1, 19. Aufl., Abb. 477
4-12	Lippert, H.: Anatomie. Text und Atlas. Urban & Schwarzenberg, München–Wien–Baltimore, 5. Aufl. 1989, S. 455 (künftig zit.: Lippert, Anatomie)
4-13	Sobotta, Anatomie, Bd. 1, 19. Aufl., Abb. 485
4-14 A, B	Sobotta, Anatomie, Bd. 1, 19. Aufl., S. 298 und 317
4-14 C	Lippert, Anatomie, S. 427
4-15	Sobotta, Anatomie, Bd. 1, 20. Aufl., Abb. 544
4-16	Benninghoff, A.: Anatomie, Makroskopische und mikroskopische Anatomie des Menschen, Bd. 2. Urban & Schwarzenberg, München–Wien–Baltimore, 15. Aufl. 1993, Abb. 16.9-18 a und 18 b (künftig zit.: Benninghoff, Anatomie)
4-17	Schütz, Rothschuh, S. 153
4-18	modifiziert **J. D.**: Lippert, Anatomie, S. 449
4-19	modifiziert **J. D.**: Lippert, Anatomie, S. 437
4-20	Sobotta, Anatomie, Bd. 1, 20. Aufl., Abb. 436
4-21 A	Sobotta, Anatomie, Bd. 1, 20. Aufl., Abb. 573
4-21 B	**H. R.**
4-22	Sobotta, Anatomie, Bd. 1, 20. Aufl., Abb. 468.
4-23 A	Sobotta, Anatomie, Bd. 1, 20. Aufl., Abb. 472
4-23 B	Sobotta, Anatomie, Bd. 1, 19. Aufl., Abb. 568
4-24	**H. R.**
4-25	modifiziert **H. R.**: Deetjen, Speckmann, Physiologie, 1. Aufl., Abb. 5.1-2

4-26 modifiziert **J. D.**: Deetjen, Speckmann, Physiologie, 1. Aufl., Abb. 5-3
4-27 modifiziert **M. B.-D.**: Deetjen, Speckmann, Physiologie, 2. Aufl., Abb. 5-4
4-28 modifiziert **M. B.-D.** und **J. D.**: Deetjen, Speckmann, Physiologie, 2. Aufl., Abb. 5-8
4-29 modifiziert **M. B.-D.**: Deetjen, Speckmann, Physiologie, 2. Aufl., Abb. 5-6

Kapitel 5 (Foto: Umschlagabbildung Busse, H.: Augenerkrankungen. Urban & Schwarzenberg, München–Wien–Baltimore, 1990)

5-1 modifiziert **H. R.**: Speckmann, E. J.: Einführung in die Neurophysiologie. Wissenschaftliche Buchgesellschaft, Darmstadt, 1986, Abb. 16 (künftig zit.: Speckmann, Neurophysiologie)
5-2 modifiziert **H. R.**: Speckmann, Neurophysiologie, Abb. 17
5-3 modifiziert **H. R.**: Rohen, J. W., Lütjen-Drecoll, E.: Funktionelle Histologie. Schattauer, Stuttgart–New York, 1990, Abb. 324
5-4 **H. R.**
5-5 Benninghoff, Anatomie, Bd. 3, 14./15. Aufl., Abb. 6-9
5-6 **J. D.**
5-7 **J. D.**
5-8 **H. R.**
5-9 A Sobotta, Anatomie, Bd. 1, 20. Aufl., Abb. 637
5-9 B Benninghoff, Anatomie, Bd. 3, 13./14. Aufl., Abb. 23-41 a + b
5-10 A, B **H. R.**
5-11 A, B **H. R.**
5-12 A, B **J. D.**
5-13 modifiziert **J. D.**: Deetjen, Speckmann, Physiologie, 1. Aufl., Abb. 3-29
5-14 Deetjen, Speckmann, Physiologie, 2. Aufl., Abb. 3-27
5-15 **M. B.-D.**
5-16 **J. D.**
5-17 **J. D.**
5-18 modifiziert **H. R.**: Schütz, E./Casper, H./Speckmann, E. J.: Physiologie. Urban & Schwarzenberg, München–Wien–Baltimore, 3. Aufl. 1982, Abb. 26-1 (künftig zit.: Schütz, Physiologie)
5-19 **H. R.**
5-20 A–C **H. R.**
5-21 modifiziert **H. R.**: Schütz, Physiologie, Abb. 26-10
5-22 **H. R.**
5-23 **J. D.**
5-24 modifiziert **H. R.**: Schütz, Physiologie, Abb. 26-2
5-25 A, B Sobotta, Anatomie, Bd. 1, 19. Aufl., S. 179
5-26 A–C **H. R.**
5-27 **H. R.**
5-28 **J. D.**
5-29 A–C modifiziert **H. R.**: Deetjen, Speckmann, Physiologie, 2. Aufl., Abb. 3-71 b
5-30 Deetjen, Speckmann, Physiologie, 1. Aufl., Abb. 3-72
5-31 **J. D.**
5-32 A, B Sobotta, Anatomie, Bd. 1, 20. Aufl., Abb. 151/152
5-33 A, B **H. R.**
5-34 **H. R.**
5-35 A, B **M. B.-D.**
5-36 **J. D.**
5-37 **J. D.**
5-38 modifiziert **M. B.-D.**: Deetjen, Speckmann, Physiologie, 2. Aufl., Abb. 5-12
5-39 modifiziert **M. B.-D.**: Deetjen, Speckmann, Physiologie, 1. Aufl., Abb. 5-11 a

Kapitel 6 (Foto: PRS-Bilderdienst, Schmitten-Obereifenberg/Taunus)

6-1 A Sobotta, Anatomie, Bd. 1, 20. Aufl., Abb. 290
6-1 B Sobotta, Anatomie, Bd. 1, 20. Aufl., Abb. 12
6-2 A, B Lippert, Anatomie, S. 123
6-2 C Benninghoff, Anatomie, Bd. 1, 15. Aufl., Abb. 4.5-3
6-3 modifiziert **H. R.**: Junqueira, L., Carneiro, J.: Histologie. Springer, Berlin–Heidelberg–New York–London–Paris–Tokio, 2. Aufl. 1986, S. 205
6-4 A Benninghoff, Anatomie, Bd. 1, 14. Aufl., Abb. 3.6-2
6-4 B Benninghoff, Bd. 1, 14. Aufl., Abb. 3.6-5 a
6-4 C Benninghoff, Bd. 1, 14. Aufl., Abb. 3.6-5 b
6-5 A–D **J. D.**
6-6 modifiziert **J. D.**: Benninghoff, Anatomie, Bd. 1, 14. Aufl., Abb. 2.6-1 a
6-7 A–D **J. D.**
6-8 A–C **M. B.-D.** und **J. D.**
6-9 A, B **M. B.-D.** und **J. D.**
6-10 **M. B.-D.**
6-11 Schütz, Rothschuh, Abb. 25-8
6-12 A modifiziert **J. D.**: Sobotta, Anatomie, Bd. 1, 20. Aufl., Abb. 541
6-12 B modifiziert **J. D.**: Sobotta, Anatomie, Bd. 1, 20. Aufl., Abb. 542
6-13 **H. R.**
6-14 Lippert, Anatomie, S. 189
6-15 Benninghoff, Anatomie, Bd. 1, 15. Aufl., Abb. 8.4-11
6-16 A Benninghoff, Anatomie, Bd. 1, 15. Aufl., Abb. 8.4-12
6-16 B Benninghoff, Anatomie, Bd. 1, 15. Aufl., Abb. 8.4-9
6-17 modifiziert **H. R.**: Montgomery, R. L.: Anatomy for the Allied Health Professions. Urban & Schwarzenberg, München–Wien–Baltimore, S. 88 (künftig zit.: Montgomery, Anatomy)
6-18 A Lippert, Anatomie, S. 191, Abb. C u. D
6-18 B modifiziert **J. D.**: Benninghoff, Anatomie, Bd. 1, 14. Aufl., Abb. 4.9-37
6-19 modifiziert **J. D.**: Benninghoff, Anatomie, Bd. 1, 15. Aufl., Abb. 8.4-44
6-20 A Sobotta, Anatomie, Bd. 2, 20. Aufl., Abb. 686
6-20 B Sobotta, Anatomie, Bd. 2, 20. Aufl., Abb. 685
6-20 C Sobotta, Anatomie, Bd. 2, 20. Aufl., Abb. 687
6-21 A Sobotta, Anatomie, Bd. 2, 20. Aufl., Abb. 687
6-21 B Sobotta, Anatomie, Bd. 2, 20. Aufl., Abb. 701
6-21 C Sobotta, Anatomie, Bd. 2, 20. Aufl., Abb. 705
6-21 D Sobotta, Anatomie, Bd. 2, 20. Aufl., Abb. 711
6-21 E Sobotta, Anatomie, Bd. 2, 20. Aufl., Abb. 716

6-22 A Lippert, H.: Lehrbuch Anatomie. Urban & Schwarzenberg, München–Wien–Baltimore, 3. Aufl. 1993, Abb. 212 C (künftig zit.: Lippert, Lehrbuch)
6-22 B Lippert, Lehrbuch, Abb. 217 A
6-22 C Lippert, Lehrbuch, Abb. 212 C
6-23 A Lippert, Lehrbuch, Abb. 215 A
6-23 B Benninghoff, Anatomie, Bd. 1, 15. Aufl., Abb. 8.1-24 b
6-24 Benninghoff, Anatomie, Bd. 1, 15. Aufl., Abb. 8.3-23
6-25 Sobotta, Anatomie, Bd. 2, 20. Aufl., Abb. 756
6-26 Sobotta, Anatomie, Bd. 2, 20. Aufl., Abb. 689
6-27 modifiziert **J. D.**: Sobotta, Anatomie, Bd. 2, 20. Aufl., Abb. 783
6-28 A Benninghoff, Anatomie, Bd. 1, 14. Aufl., Abb. 4.4-3
6-28 B Faller, A.: Körper des Menschen. Thieme, Stuttgart, 11. Aufl. 1988, Abb. 59 (künftig zit.: Faller, Körper des Menschen)
6-29 Benninghoff, Anatomie, Bd. 1, 15. Aufl., Abb. 8.1-72
6-30 Benninghoff, Bd. 1, 15. Aufl., Abb. 8.3-27
6-31 A, B Schütz, Rothschuh, Abb. 2-23 a und b
6-32 A Benninghoff, Anatomie, Bd. 1, 15. Aufl., Abb. 8.3-58 b
6-32 B Benninghoff, Anatomie, Bd. 1, 15. Aufl., Abb. 8.3-58 a
6-33 Sobotta, 20. Aufl., Bd. 1, Abb. 330
6-34 Sobotta, 19. Aufl., Bd. 1, Abb. 370
6-35 A–C Benninghoff, Anatomie, Bd. 1, 14. Aufl., Abb. 4.8-10 a, b, c
6-36 modifiziert **J. D.**: Benninghoff, Anatomie, Bd. 1, 15. Aufl., Abb. 8.3-50
6-37 modifiziert **J. D.**: Benninghoff, Anatomie, Bd. 1, 15. Aufl., Abb. 8.3-51
6-38 A Benninghoff, Anatomie, Bd. 1, 15 Aufl., Abb. 8-3-44.
6-38 B, C Benninghoff, Anatomie, Bd. 1, 15. Aufl., Abb. 8.3-54 a, b
6-39 modifiziert **J. D.**: Benninghoff, Anatomie, Bd. 1, 15. Aufl., Abb. 8.3-69
6-40 modifiziert **J. D.**: Benninghoff, Anatomie, Bd. 1, 15. Aufl., Abb. 8.3-75
6-41 A Benninghoff, Anatomie, Bd. 1, 14. Aufl., Abb. 4.8-70 b
6-41 B Benninghoff, Anatomie, Bd. 1, 14. Aufl., Abb. 4.8-70 a
6-42 Schütz, Rothschuh, Abb. 2.26
6-43 A Lippert, Lehrbuch, Abb. 273 a
6-43 B Sobotta, Anatomie, Bd. 2, 20. Aufl., Abb. 1147
6-43 C Sobotta, Anatomie, Bd. 2, 20. Aufl., Abb. 1137
6-43 D Sobotta, Anatomie, Bd. 2, 20. Aufl., Abb. 1138
6-44 modifiziert **J. D.**: Benninghoff, Anatomie, Bd.1, 15. Aufl., Abb. 8.2-23
6-45 Benninghoff, Anatomie, Bd. 1, 15. Aufl., Abb. 8.2-25
6-46 modifiziert **J. D.**: Benninghoff, Anatomie, Bd. 1, 15. Aufl., Abb. 8.2-34
6-47 A, B modifiziert **H. R.**: Sobotta, Anatomie, Bd. 2, 20. Aufl., Abb. 1306, 1307
6-48 A Sobotta, Anatomie, Bd. 2, 20. Aufl., Abb. 1186
6-48 B Sobotta, Anatomie, Bd. 2, 20. Aufl., Abb. 1195 a + b
6-48 C Sobotta, Anatomie, Bd. 2, 20. Aufl., Abb. 1196
6-49 A Sobotta, Anatomie, Bd. 2, 20. Aufl., Abb. 1203
6-49 B Sobotta, Anatomie, Bd. 2, 20. Aufl., Abb. 1204
6-50 Sobotta, Bd. 2, 20. Aufl., Abb. 1197
6-51 A modifiziert **J. D.**: Wiedemann, M., Braun, W., Rüter, A.: Leitfaden Unfallchirurgie. Urban & Schwarzenberg, München–Wien–Baltimore, 1992, S. 185 (künftig zit.: Wiedemann, Unfallchirurgie)
51 B modifiziert **J. D.**: Pernkopf, E.: Atlas der topographischen und angewandten Anatomie des Menschen, Bd. 2. Urban & Schwarzenberg, München–Wien–Baltimore, 3. Aufl. 1989, Abb. 384 (künftig zit.: Pernkopf, Atlas)
6-52 modifiziert **J. D.**: Benninghoff 1, 15. Aufl., Abb. 8.2-83
6-53 modifiziert **J. D.**: Benninghoff 1, 15. Aufl., Abb. 8.2-87
6-54 modifiziert **J. D.**: Sobotta, Anatomie, Bd. 2, 19. Aufl., Abb. 516
6-55 **J. D.**
6-56 **H. R.**
6-57 A–E **H. R.**
6-58 **J. D.**
6-59 **J. D.**
6-60 **J. D.**
6-61 **H. R.**
6-62 Schütz, Physiologie, Abb 16-3
6-63 Faller, Körper des Menschen, S. 93, 94
6-64 **H. R.**

Kapitel 7 (Foto: Gerhard Bäuerle)

7-1 **H. R.**
7-2 Sobotta, Anatomie, Bd. 1, 19. Aufl., Abb. 250
7-3 Benninghoff, Anatomie, Bd. 2, 13./14. Aufl., Abb. 2.2-33
7-4 A, B Sobotta, Anatomie, Bd. 1, 20. Aufl., Abb. 180, 181
7-4 C Sobotta, Anatomie, Bd. 1, 20. Aufl., Abb. 167
7-5 Benninghoff, Anatomie, Bd. 1, 15. Aufl., Abb. 12.2-8
7-6 Sobotta, Anatomie, Bd. 1, 20. Aufl., Abb. 275
7-7 Sobotta, Anatomie, Bd. 1, 20. Aufl., Abb. 247
7-8 **H. R.**
7-9 Sobotta, Anatomie, Bd. 2, 20. Aufl., Abb. 915
7-10 Sobotta, Anatomie, Bd. 2, 20. Aufl., Abb. 919 a
7-11 **J. D.**
7-12 **H. R.**
7-13 **J. D.**
7-14 **J. D.**
7-15 **J. D.**
7-16 Benninghoff, Anatomie, Bd. 1, 15. Aufl., Abb. 12.9-10
7-17 A–D Sobotta, Anatomie, Bd. 2, 19. Aufl., Abb. 252–255
7-18 A–F modifiziert **J. D.**: Deetjen, Speckmann, Physiologie, 2. Aufl., Abb. 11-1
7-19 A–C **H. R.**
7-20 **H. R.**
7-21 **H. R.**
7-22 **H. R.**

Kapitel 8 (Foto: Gerhard Bäuerle)

8-1 a	Benninghoff, Anatomie, Bd. 1, 14. Aufl., Abb. 733 a
8-1 b	Benninghoff, Anatomie, Bd. 1, 15. Aufl., Abb. 9.3-3
8-2	Benninghoff, Anatomie, Bd. 1, 15. Aufl., Abb. 9.3-1
8-3 A–D	Lippert, Lehrbuch, Abb. 754 a; Abb. 752; Abb. 754 b; Abb. 755 b
8-4	Sobotta, Anatomie, Bd. 2, 20. Aufl., Abb. 850
8-5 A, B	Lippert, Lehrbuch, Abb. 321 b
8-6	**H. R.**
8-7 A	Lippert, Lehrbuch, Abb. 334
8-7 B	**H. R.**
8-8	**J. D.**
8-9	modifiziert **H. R.**: Schütz, Physiologie, 16. Aufl., Abb. 5-12
8-10	modifiziert **H. R.**: Schütz, Physiologie, 16. Aufl., Abb. 5-14
8-11	**J. D.**
8-12	**M. B.-D.**
8-13	**J. D.**
8-14	**M. B.-D.**

Kapitel 9 (Foto: Gerhard Bäuerle)

9-1	Lippert, Lehrbuch, S. 36
9-2	**J. D.**
9-3	Sobotta, Anatomie, Bd. 2, 19. Aufl., Abb. 136
9-4	ergänzt **H. R.**: Sobotta, Anatomie, Bd. 2, 19. Aufl., Abb. 170
9-5	Sobotta, Anatomie, Bd. 2, 19. Aufl., Abb. 144
9-6	**M. B.-D.**
9-7	**M. B.-D.**
9-8	ergänzt **H. R.**: Wicke, L.: Röntgen-Anatomie. Normalbefunde. Urban & Schwarzenberg, München–Wien–Baltimore, 4. Aufl. 1992, Abb. 104
9-9	**M. B.-D.**
9-10	**J. D.**
9-11	**M. B.-D.** und **J. D.**
9-12	**M. B.**, **M. B.-D.** und **J. D.**
9-13	**M. B.-D.** und **J. D.**
9-14	**M. B.-D.**
9-15	**M. B.**
9-16	**M. B.**
9-17	**M. B.**
9-18	**M. B.**
9-19	**M. B.**
9-20	**M. B.**
9-21	**M. B.-D.** und **J. D.**
9-22	**M. B.-D.** und **J. D.**
9-23	**M. B.-D.** und **J. D.**
9-24	**M. B.-D.** und **J. D.**
9-25	**M. B.-D.**
9-26	**M. B.** und **J. D.**

Kapitel 10 (Foto: Christine Zschorn)

10-1 A, B	Lippert, Lehrbuch, Abb. 481 a, b
10-2	Sobotta, Anatomie, Bd. 2, 19. Aufl., S. 207
10-3 A	Sobotta, Anatomie, Bd. 2, 19. Aufl., Abb. 307
10-3 B	Lippert, Lehrbuch, Abb. 483 c
10-4	**H. R.**
10-5 A, B	aus diesem Buch, Kapitel 2
10-5 B, D	**H. R.**
10-6 A, B	**H. R.**
10-7	**H. R.**
10-8	**H. R.**
10-9	**J. D.**
10-10	**H. R.**
10-11	**J. D.**

Kapitel 11 (Foto: Gerhard Bäuerle)

11-1	modifiziert **M. B.-D.**: Deetjen, Speckmann, Physiologie, 1. Aufl., Abb. 7-2
11-2	modifiziert **M. B.-D.**: Deetjen, Speckmann, Physiologie, 1. Aufl., Abb. 7-4
11-3	Rauber/Kopsch, Anatomie des Menschen, Bd. II. Thieme, Stuttgart–New York, 1987, S. 85 (künftig zit.: Rauber, Anatomie)
11-4 A–D	Deetjen, Speckmann, Physiologie, 1. Aufl., Abb. 7-7
11-5	modifiziert **M. B.-D.**: Deetjen, Speckmann, Physiologie, 2. Aufl., Abb. 7-21
11-6	**H. R.**
11-7	modifiziert **M. B.-D.**: Deetjen, Speckmann, Physiologie, 2. Aufl., Abb. 7-10
11-8	**H. R.**
11-9	**H. R.**
11-10	**H. R.**
11-11	**H. R.**
11-12 A, B	Wheater, P. R., Burkitt, H. G., Daniels, V. G.: Funktionelle Histologie. Urban & Schwarzenberg, München–Wien–Baltimore, 2. Aufl. 1987, S. 169 (künftig zit.: Wheater, Histologie)
11-13 A	Sobotta, Anatomie, Bd. 2, 20. Aufl., Abb. 884
11-13 B	Rauber, Anatomie, Abb. 2.23
11-14 A	**H. R.**
11-14 B	Lippert, Lehrbuch, Abb. 744 b
11-15 A	**H. R.**
11-15 B	Benninghoff, Anatomie, Bd. 2, 13./14. Aufl., Abb. 7.3-1
11-16	**H. R.**
11-17	**H. R.**
11-18 A	Sobotta, Anatomie, Bd. 2, 20. Aufl., Abb. 963
11-18 B	Rauber, Anatomie, Abb. 2.38
11-19	modifiziert **M. B.-D.**: Deetjen, Speckmann, Physiologie, 2. Aufl., Abb. 7-12
11-20	modifiziert **M. B.-D.**: Deetjen, Speckmann, Physiologie, 1. Aufl., Abb. 7-14

Kapitel 12 (Foto: Gerhard Bäuerle)

12-1	**J. D.**
12-2	**H. R.**
12-3	Benninghoff, Anatomie, Bd. 2, 15. Aufl., Abb. 16.23-19
12-4	Benninghoff, Anatomie, Bd. 3, 13./14. Aufl., Abb. 20-9
12-5	Benninghoff, Anatomie, Bd. 2, 15. Aufl., Abb. 16.20-9
12-6	**H. R.**
12-7 A, B	**H. R.**
12-8 A	**H. R.**
12-8 B	Schütz, Physiologie, Abb. 18-3
12-9	**J. D.**
12-10	**H. R.**
12-11	**H. R.**
12-12	**J. D.**

Kapitel 13 (Foto: Gerhard Bäuerle)

13-1	**J. D.**
13-2	**M. B.-D.**
13-3	**M. B.-D.**
13-4	**M. B.**
13-5	**M.B.-D.** und **M. B.**
13-6	**J. D.**
13-7 A	**H. R.**
13-7 B	Sobotta, Anatomie, Bd. 1, 20. Aufl., Abb. 245
13-8	**M. B.**
13-9	**J. D.**
13-10	Lippert, Lehrbuch, Abb. 748 c
13-11	**J. D.**
13-12	**J. D.**
13-13 A–C	**M. B.**
13-14	**J. D.**
13-15	**M. B.**
13-16	**M. B.-D.**
13-17	**J. D.**

Kapitel 14 (Foto: PRS-Bilderdienst, Schmitten-Obereifenberg/Taunus)

14-1	**M. B.-D.**
14-2	**J. D.**
14-3	modifiziert **M. B.-D.** und **J. D.**: Deetjen, Speckmann, Physiologie, 1. Aufl., Abb. 13-7

Kapitel 15 (Foto: Margit Büttner)

15-1	**H. R.**
15-2	Weiss, L.: Cell And Tissue Biology, A Textbook of Histology. Urban & Schwarzenberg, München–Wien–Baltimore, Abb. 30-2 (künftig zit.: Weiss, Histology)
15-3 A	Weiss, Histology, Abb. 30-3
15-3 B	Lippert, Lehrbuch, Abb. 573 a
15-3 C	Weiss, Histology, Abb. 30-7
15-4	Benninghoff, Anatomie, Bd. 2, 15. Aufl., Abb. 13.3-38
15-5 A	Sobotta, Anatomie, Bd. 2, 20. Aufl., Abb. 1037
15-5 B	Benninghoff, Anatomie, Bd. 2, 13./14. Aufl., Abb. 4.5-7
15-6	**H. R.**
15-7 A, B	Lippert, Lehrbuch, Abb. 563 a
15-8	Wheater, Histologie, S. 305, Abb. 19-23
15-9	modifiziert **H. R.**: Moore, K.: Embryologie. Schattauer, Stuttgart–New York, 2. Aufl. 1985, S. 18 (künftig zit.: Moore, Embryologie)
15-10	**H. R.**
15-11	**H. R.**
15-12	modifiziert **H. R.**: Gray's, Anatomy, S. 128
15-13	Nilsson, L.: Ein Kind entsteht. Mosaik Verlag, München, 1990, Abb. 63, 67, 79, 85, 90, 134
15-14	Blechschmidt, E.: Vom Ei zum Embryo. dva, Stuttgart, 1968, S. 69
15-15	Tuchmann-Duplessis, H.: Embryogenesis, Bd. I. Springer, Berlin–Heidelberg–New York–London–Paris–Tokyo, 1982, S. 71
15-16	**H. R.**
15-17	**J. D.**
15-18	Moore, Embryologie, 1985, S. 172
15-19 A	Prof. Dr. W. Holzgreve, Frauenklinik der Universität Münster (künftig zit.: Prof. Holzgreve)
15-19 B	**H. R.**
15-20 A	Prof. Holzgreve
15-20 B	**H. R.**
15-21 A	Prof. Holzgreve
15-21 B	**H. R.**
15-21 C	Prof. Holzgreve
15-21 D	**H. R.**
15-22	**H. R.**
15-23	**H. R.**
15-24 A	Moore, Embryologie, S. 139
15-24 B	Lippert, Lehrbuch, Abb. 597 b

Register

A

B

C

D

E

F

G

H

I

M

O

P

Q

R

T

U

V